APPARATUS PILATES

기구 필라테스 I

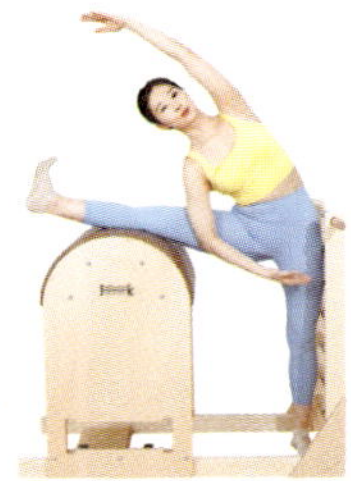

기구 필라테스 I

Apparatus pilates

2021년 9월 10일 1판 1쇄 인쇄
2021년 9월 20일 1판 1쇄 발행

지은이 | 김창민 · 김도은 · 최명관 · 박현주
펴낸이 | 김진환
펴낸곳 | 학지사메디컬
04031 서울특별시 마포구 양화로 15길 20 마인드월드빌딩
대표전화_ 02-330-5188　　팩스_ 02-326-0338
등　록 | 2010년 2월 8일 제313-2010-36호
메　일 | hakjisamd@hakjisamd.co.kr
홈페이지 | http://www.hakjisamd.co.kr

ISBN 978-89-6069-946-5 93510

가　격 | 45,000원

기구 필라테스 I

APPARATUS PILATES

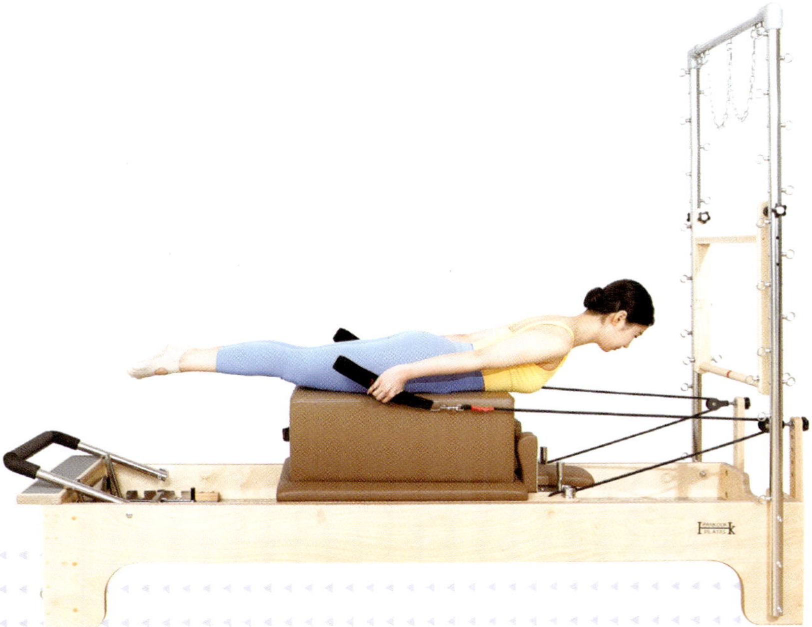

학지사메디컬
HAKJISA MEDICAL

저자소개

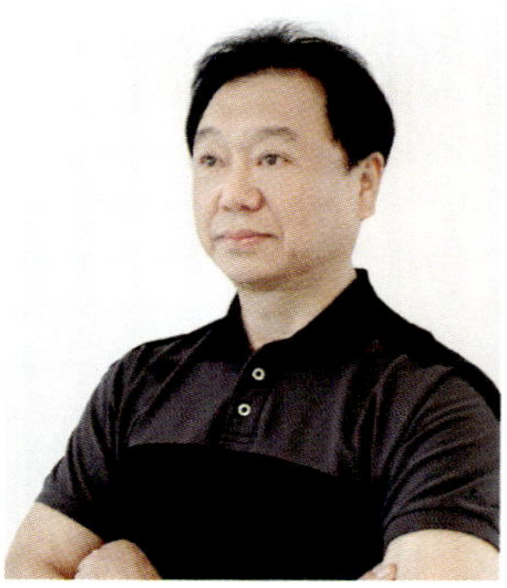

대표저자

김창민　　국제코어필라테스협회 회장
대구보건대학교, 대구가톨릭대학교(물리치료학과) 외래교수
필라테스 국제강사(영국, 호주)

김도은　　국제코어필라테스협회 교육강사(instructor)
PMA-NCPT(세계필라테스연맹 국제인증강사)

최명관　　국제코어필라테스협회 교육강사(instructor)
포항탑정형외과 재활의학과의원 물리치료실 팀장

박현주　　닥터 아라 필라테스랩 원장
청주대학교 물리치료과 겸임교수

머리말

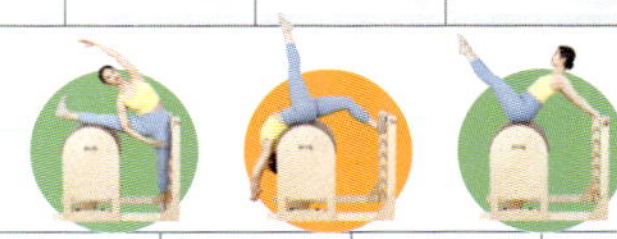

2003년 물리치료사로 병원에 근무하던 중 우연히 필라테스를 알게 되었다. 그 후 병원 물리치료실에서 필라테스 동작과 호흡법을 적용한 재활운동 프로그램을 활용해 많은 환자들에게 재활치료를 하면서 자부심을 얻게 되었고, 필라테스 동작을 통한 재활 운동을 연구하게 되었다.

필라테스를 조금 더 깊이 있고 체계적으로 배우기 위하여 영국에 있는 바디컨트롤필라테스협회와 산학협력을 체결하여 서로 교류하고, PMA(세계필라테스연맹)의 컨퍼런스에 참여하는 등 필라테스 연구에 집중하게 되었다.

2004년에 국제코어필라테스협회를 창립하여 현재 전국 각 지도에 20여 개의 지부와 지회가 있다. 2014년에는 물리치료학과에 재활필라테스를 소개하면서 과목을 개설하여 현재에도 계속해서 지도해오고 있으며, 2018년에 물리치료학과 대학원과정 메디컬 스포츠전공에 재활필라테스 전공과목을 개설하여 지도하고 있다. 그리고 지금까지의 경험을 바탕으로 제대로 된 필라테스 지도자를 양성하고 필라테스를 널리 알리고자 책을 집필하게 되었다.

우리가 자신이 가진 에너지를 온전히 사용하기 위해서는 몸의 움직임이 원활해야 한다. 그런데 잘못된 생활습관, 부상이나 통증으로 인해 골격과 근육에 긴장과 스트레스를 주게 되면 신체의 비효율적인 움직임이 나타나게 된다. 일상생활 속에서 바른 자세를 유지하려면 신체의 관절들이 정렬되어 있고 근육이 기능적으로 균형을 이루어야 한다. 기구 필라테스는 신체의 정렬을 바로 잡고 근력을 기능적으로 강화시켜 신체의 불균형을 개선시키는 좋은 운동방법이다. 특히, 필라테스 기구를 통해 근력, 유연성, 균형감각을 활용하여 운동을 할 수 있기 때문에 부상의 위험이 적고 바른 자세를 유지하는 데 도움이 된다.

이 책의 목적은 기구 필라테스 동작을 통해 자세를 올바르게 취할 수 있게 하는 것으로, 해부학 지식을 기반으로 필라테스 운동 동작을 연계하여 설명한다. 단순하게 동작만 수행하는 것이 아니라 본인 몸의 상태를 알고 운동 효과를 이해할 수 있도록 만들어 효과적인 동작을 취하는데 큰 도움이 될 것이다.

이 책은 2부로 구성되어 있다. 1부에서는 리포머 필라테스 동작, 2부에서는 레더 바렐 필라테스 동작에 대해 상세히 다루고 있다. 저자들은 인체해부학을 기초로 하여 해당 동작마다의 운동목표와 금기사항 또는 주의사항, 동작분석, 동작의 대상근육인 주동근과 길항근을 서술하였다. 안전하고 효과적인 운동방법을 개발하고 보급하여 필라테스를 배우는 사람들이 필라테스의 정확한 원리를 이해하고 동작을 습득할 수 있도록 노력하고 있다.

이 책이 필라테스에 관심이 있는 일반인과 강사, 임상선생님들이 기구 필라테스를 배우거나 가르칠 때, 관심을 가져야 하는 범위를 제시하는 지침서 역할을 할 수 있기를 기대한다. 또한 정확한 이해를 바탕으로 동작을 응용하거나 변형을 적용할 수 있고 보다 디테일한 이해와 티칭이 가능하도록 도움을 주었으면 한다.

이 책이 출판되기까지 함께 연구하며 많은 시간을 같이 했던 최명관 팀장, 박현주 교수, 김도은 원장에게 감사드리며, 마지막으로 이 책을 완성하는데 협조를 아끼지 않은 학지사메디컬 모든 관계자분들께 깊은 감사를 드린다.

I-CORE PILATES
아이코어필라테스

차례

PART I 리포머 필라테스

CHAPTER 1 FOOTWORK 3

CHAPTER 2 HANDS IN STRAPS SUPINE 31

CHAPTER 3 FEET IN STRAPS 51

CHAPTER 4 LONG STRETCH SERIES 77

CHAPTER 5 UPRIGHT ARMS SEATED ON BOX 97

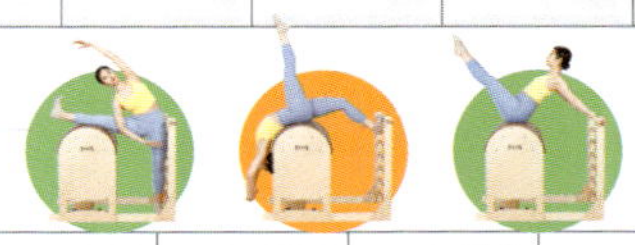

차례

PART II 바렐 필라테스

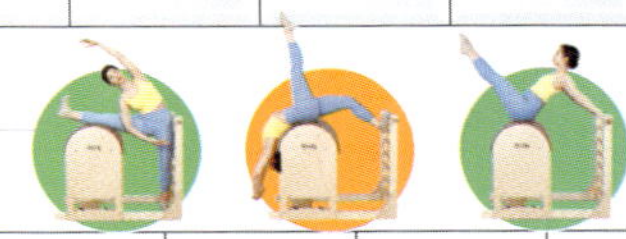

CHAPTER 19

주의사항

필라테스 장비를 부적절하게 사용할 경우, 신체에 심각한 손상(혹은 부상)을 입게 될 수도 있다. 위험을 줄이기 위해서는 자격을 가진 필라테스 강사의 지도를 받고 필라테스 장비를 사용해야 한다.

- 필라테스 운동을 할 목적으로만 장비를 사용해야 한다.
- 신체의 조건과 능력 수준에 알맞게 조절하여 장비를 사용해야 한다.
- 운동 중 가슴에 통증이 있거나 현기증을 느끼고, 호흡곤란을 겪거나 근골격에 불편함을 느끼면 운동을 멈추어야 한다.
- 장비의 모든 움직이는 부분에 몸, 옷, 머리가 걸리지 않게 해야 한다.
- 아이들이 어른의 지도 감독 없이 장비를 사용하거나 장비 근처에 가는 것을 허락해서는 안 된다.
- 리포머 캐리지가 갑작스럽게 움직이면 신체에 손상(혹은 부상)을 입을 수 있기 때문에, 운동 시작 전에 스프링이 걸려 있는지 확인하고, 운동이 끝나면 중간 스프링을 걸어 놓아 안정성에 대비해야 한다.

PART

I

리포머 필라테스

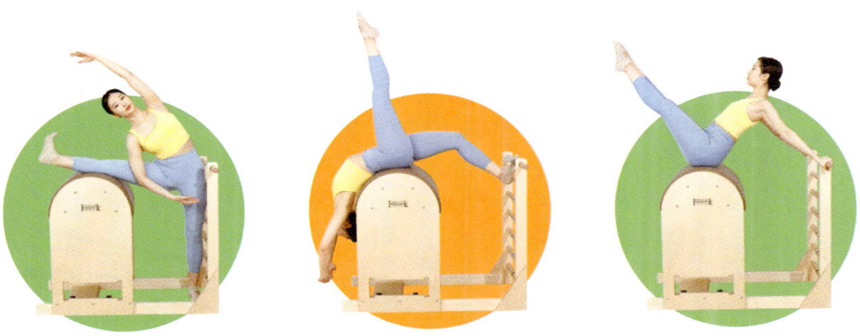

유니버셜 리포머 Universal reformer

필라테스 창시자인 조셉 필라테스가 만든 운동기구이다. 캐리지라는 지지대가 레일 위에서 움직이게 되어 있다. 수련자는 이 위에 눕거나 앉거나 엎드리는 등의 다양한 자세를 취하고, 지지대에 연결된 스프링을 밀고 당기는 동작을 통해 신체의 전 부위를 단련한다. 리포머를 비롯하여 필라테스의 기구들은 스프링을 적극적으로 이용한다. 스프링은 수련자에게 다양한 운동 강도를 제공하고 운동 범위를 확장시켜 준다. 또한 스프링의 흔들림을 조절하는 능력을 발달시키고, 이것을 통해 신체의 불균형이 심한 사람들에게 신체의 근육을 바르게 사용하는 법을 가르쳐 준다. 기존의 웨이트 트레이닝식의 운동기구가 보통 한 가지 운동만 할 수 있다면, 리포머는 조셉 필라테스가 만들고, 필라테스 메소드연맹이 정립한 수십 가지의 기본 동작과 더불어 백여 가지의 다양한 동작을 할 수 있다.

리포머는 스프링 자체의 강도, 스프링 개수, 스프링과 수련자의 거리 및 수련자의 자세로 운동 강도가 결정되며, 재활에서 일반인의 건강, 운동선수의 운동능력 향상에 이르기까지 다양한 운동을 할 수 있는 복합운동기구이다.

리포머 운동은 실제 인간이 해부학적으로 행하는 운동을 기본으로 전개된다는 특징이 있다. 인간은 살아오면서 잘못된 운동습관과 생활습관으로 자신의 근육 및 관절을 불량하게 사용하여 신체가 왜곡되고 스스로 불균형을 만들게 된다. 예를 들어 발목의 경우, 발목의 무게중심을 정확히 중심으로 하지 않는 발등굽힘/발바닥굽힘 동작을 반복하게 되면, 발목은 안쪽과 바깥쪽의 근육 불균형을 일으키고 잦은 발목부상뿐만 아니라 발과 다리의 부정렬을 일으킨다. 이때 리포머의 풋바에 발을 바르게 정렬하여 발목을 바르게 발등굽힘/발바닥굽힘하는 동작을 통해 다시 발목의 올바른 사용법을 배우게 하는 것이다.

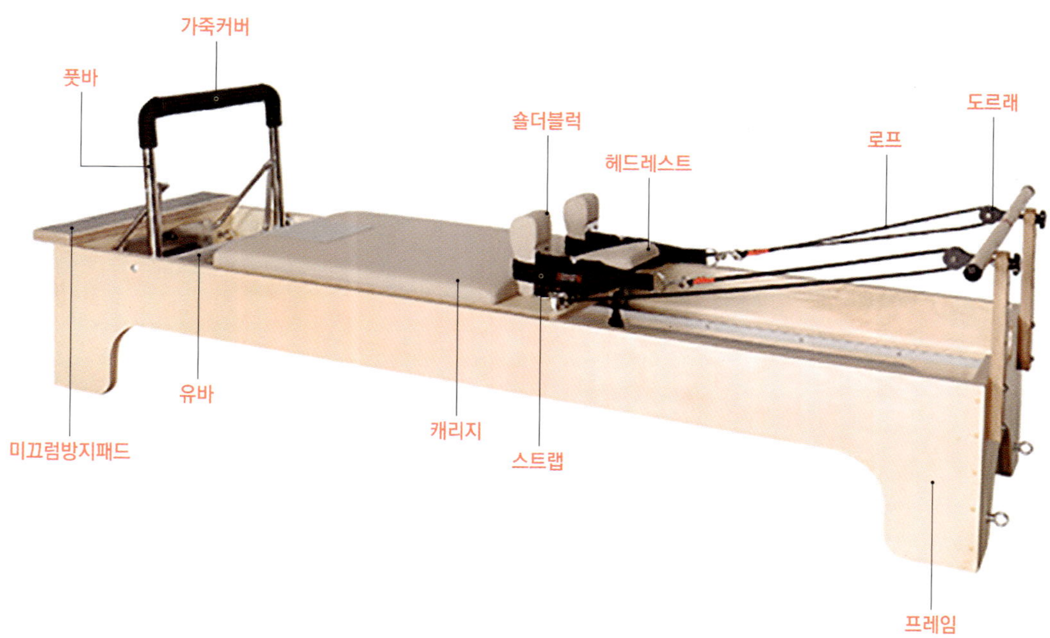

CHAPTER 1

FOOTWORK

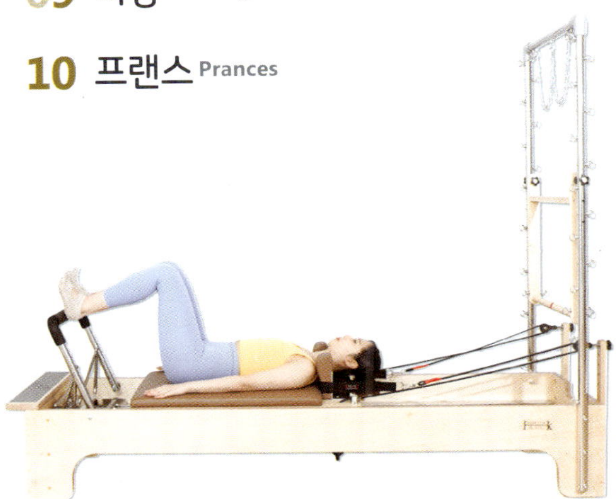

목표

- 하지의 바른 자세 정렬
- 하지근육 강화
- 엉덩관절, 무릎관절, 발목관절의 움직임 활성화
- 골반과 척추의 중립 유지

금기

- 무릎, 발목, 허리에 문제가 있는 경우

01 투 핏 온 바-힐즈 Two feet on bar-Heels

시작 자세

- 누운 자세를 취한다.
- 발뒤꿈치를 풋바에 대고, 발목은 굽힘한다.
- 다리를 평행하게 하고 모음시키고, 무릎을 굽힘시킨다.

운동 방법

- 들숨: 숨을 들이마시며 자세를 준비한다.
- 날숨: 캐리지를 밀기 위해 코어의 힘을 이용하면서 무릎은 펴하고 신장시킨다.
- 들숨: 무릎과 엉덩관절을 굽힘시키고, 캐리지가 되돌아오는 것을 조절한다.

10~30회 반복한다.

대상 근육

- 동작분석: 엉덩관절 폄/굽힘, 무릎관절 굽힘/폄
- 주동근
  엉덩관절 폄: 큰모음근, 큰볼기근, 중간볼기근, 넙다리두갈래근, 반막모양근, 반힘줄모양근
  무릎관절 굽힘: 넙다리빗근, 두덩정강근, 넙다리두갈래근, 반막모양근, 반힘줄모양근, 오금근, 장딴지근
- 길항근
  엉덩관절 굽힘: 허리근, 엉덩근, 넙다리빗근, 넙다리근막긴장근, 넙다리곧은근, 두덩근, 짧은모음근, 긴모음근, 큰모음근, 중간볼기근
  무릎관절 폄: 넙다리곧은근, 가쪽넓은근, 중간넓은근, 안쪽넓은근

주의 사항

- 하지의 정렬을 유지한다.
- 발목관절의 움직임을 허락한다.
- 움직임을 최소화한다.

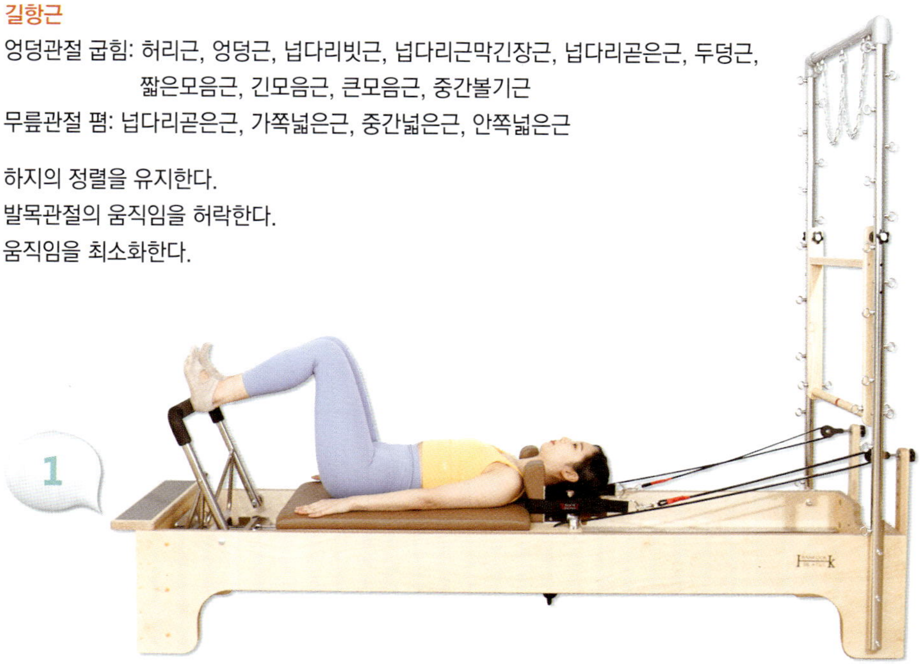

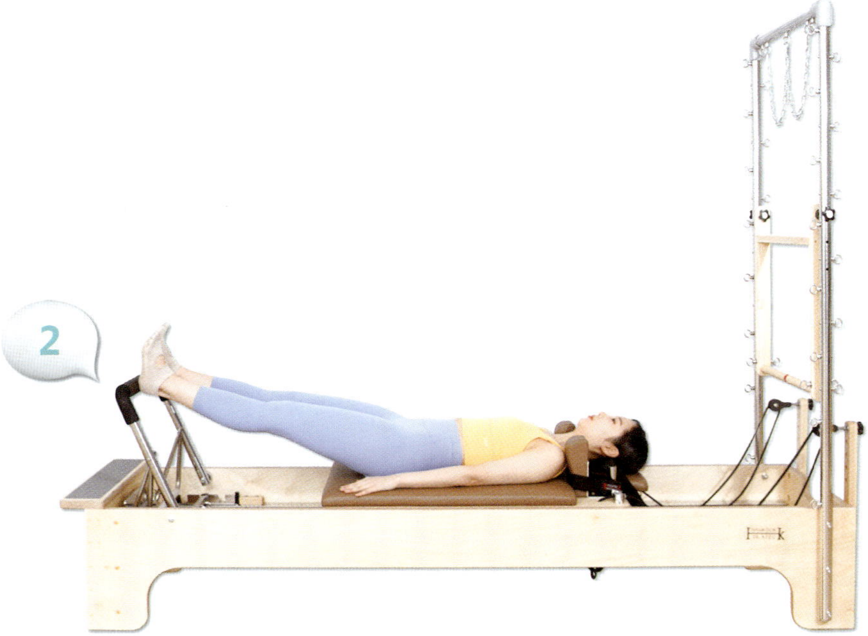

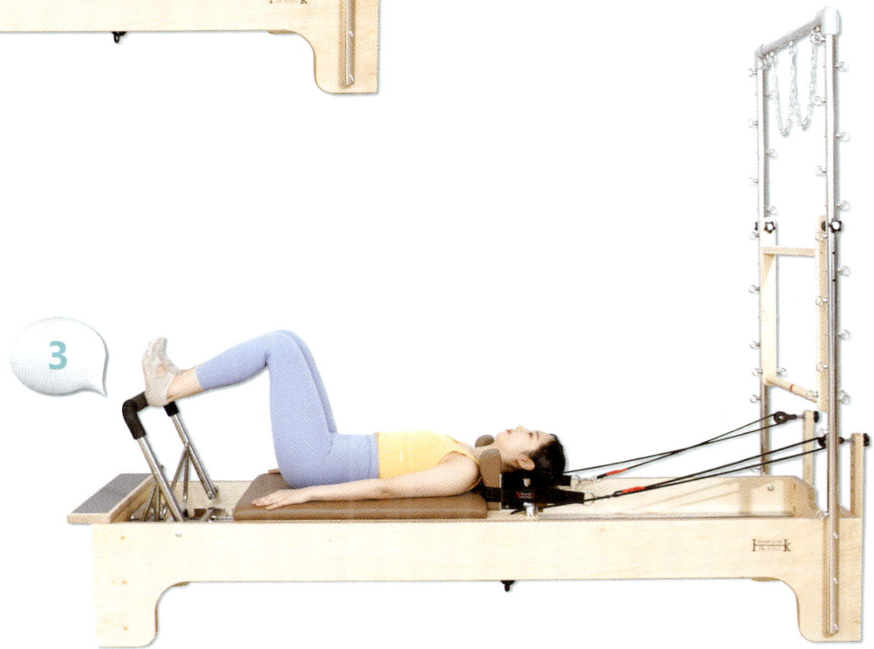

참고

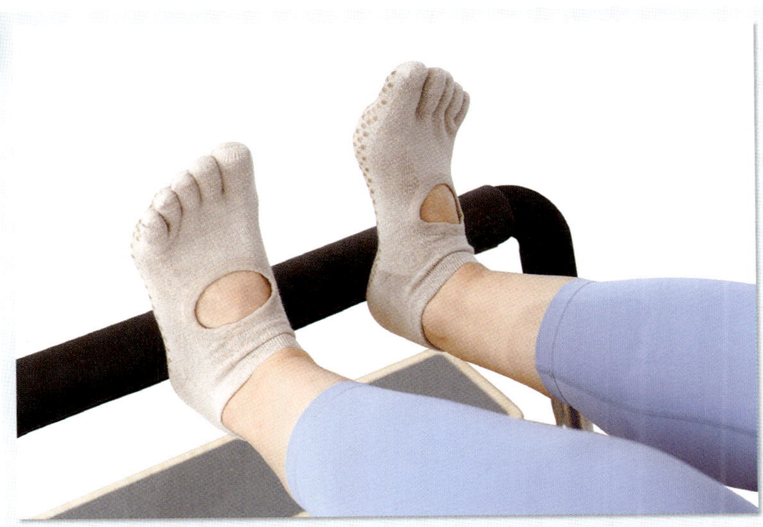

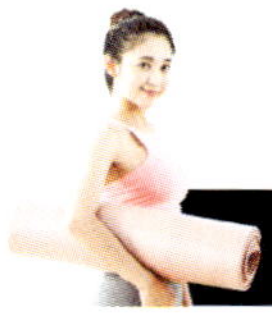

목표

- 하지의 바른 자세 정렬
- 하지근육 강화
- 엉덩관절, 무릎관절, 발목관절의 움직임 활성화
- 골반과 척추의 중립 유지

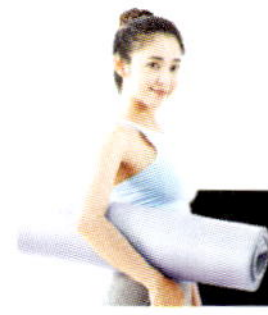

금기

- 무릎, 발목, 허리에 문제가 있는 경우

02 투 핏 온 바-토우즈 Two feet on bar-Toes

시작 자세

- 누운 자세를 취한다.
- 발가락을 풋바에 대고, 다리를 평행하게 하고 모음시키고, 무릎을 굽힘시킨다.

운동 방법

- 들숨: 숨을 들이마시며 자세를 준비한다.
- 날숨: 캐리지를 밀기 위해 코어의 힘을 이용하면서 무릎은 폄하고 신장시킨다.
- 들숨: 무릎과 엉덩관절을 굽힘시키고, 캐리지가 되돌아오는 것을 조절한다.

10~30회 반복한다.

대상 근육

- 동작분석: 엉덩관절 폄/굽힘, 무릎관절 굽힘/폄
- 주동근
  엉덩관절 폄: 큰모음근, 큰볼기근, 중간볼기근, 넙다리두갈래근, 반막모양근, 반힘줄모양근
  무릎관절 굽힘: 넙다리빗근, 두덩정강근, 넙다리두갈래근, 반막모양근, 반힘줄모양근, 오금근, 장딴지근
- 길항근
  엉덩관절 굽힘: 허리근, 엉덩근, 넙다리빗근, 넙다리근막긴장근, 넙다리곧은근, 두덩근, 짧은모음근, 긴모음근, 큰모음근, 중간볼기근
  무릎관절 폄: 넙다리곧은근, 가쪽넓은근, 중간넓은근, 안쪽넓은근

주의 사항

- 발가락이 풀리지 않도록 발의 위치를 유지한다.
- 뒤꿈치를 들어 올리거나 내리지 않고 자세를 유지한다.

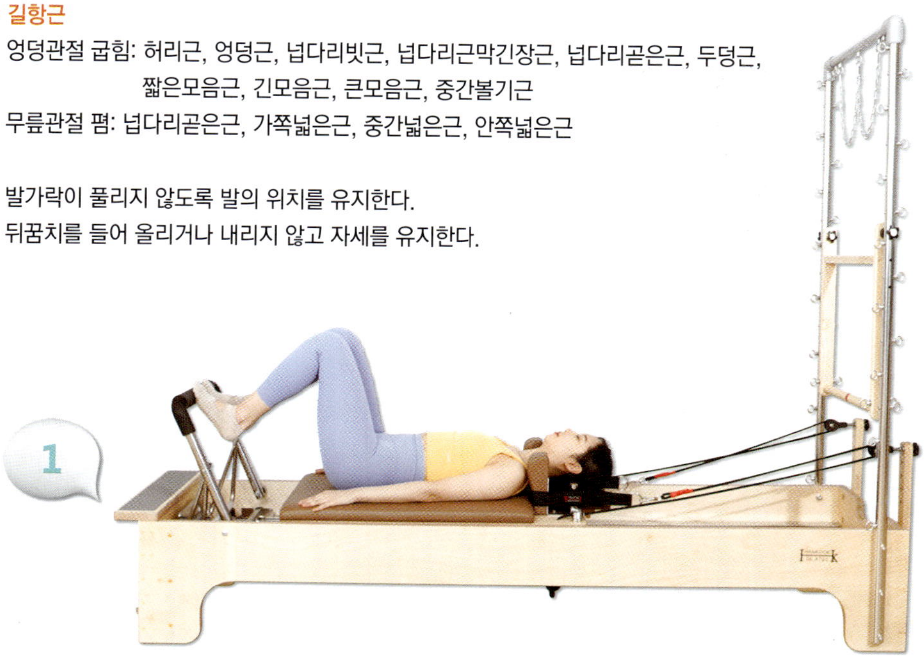

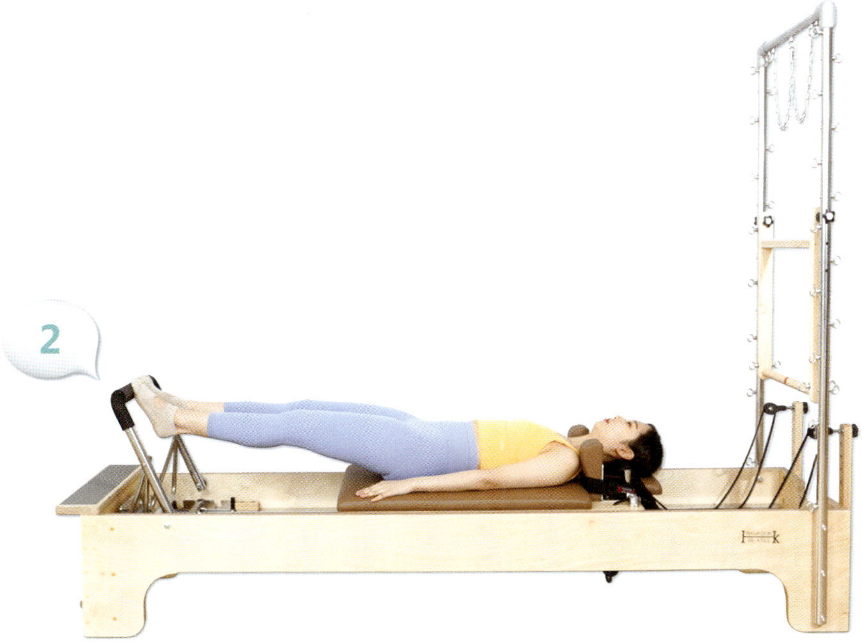

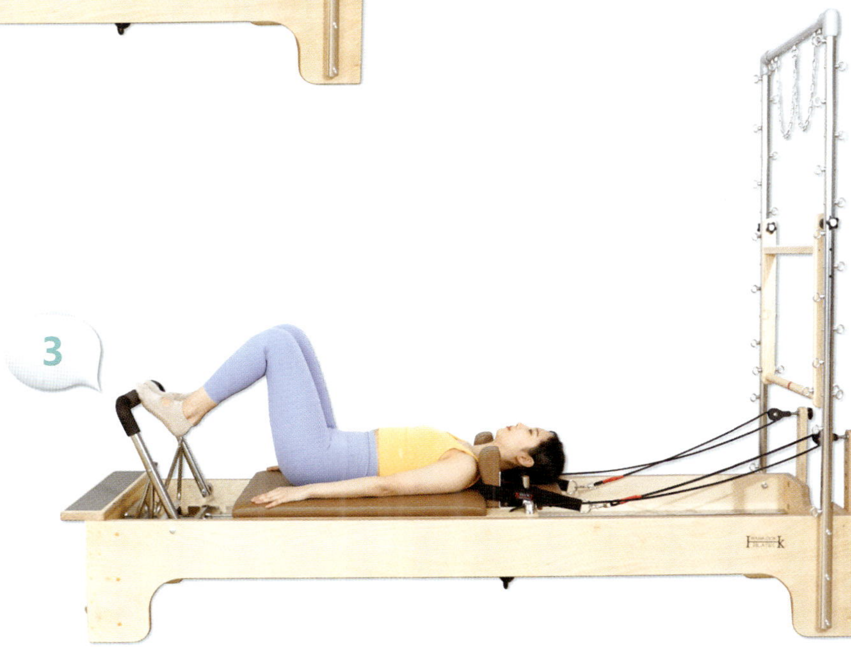

참고

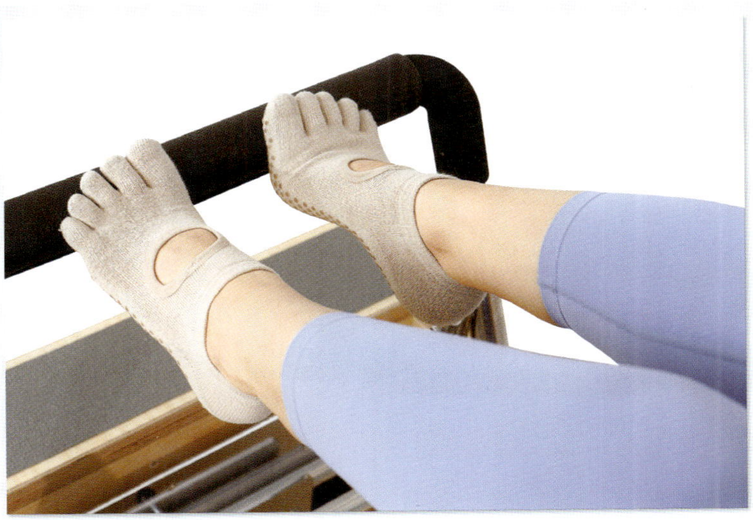

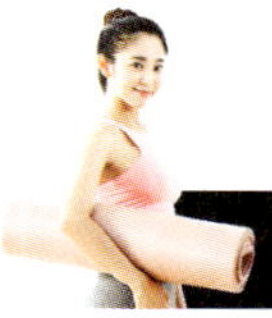

목표

- 하지의 바른 자세 정렬
- 하지근육 강화
- 엉덩관절, 무릎관절, 발목관절의 움직임 활성화
- 골반과 척추의 중립 유지
- 모음근 강화

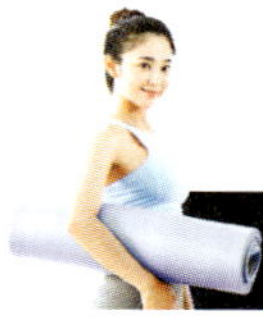

금기

- 무릎, 발목, 허리에 문제가 있는 경우

03 투 핏 온 바-턴아웃 Two feet on bar-Turnout

시작 자세

- 누운 자세를 취한다.
- 발가락을 풋바에 대고, 양 발뒤꿈치를 붙인다(v).
- 다리를 평행하게 하고 모음시키고, 무릎을 굽힘시킨다.

운동 방법

- 들숨: 숨을 들이마시며 자세를 준비한다.
- 날숨: 캐리지를 밀기 위해 코어의 힘을 이용하면서 무릎은 폄하고 신장시킨다.
- 들숨: 무릎과 엉덩관절을 굽힘시키고, 캐리지가 되돌아오는 것을 조절한다.

10~30회 반복한다.

대상 근육

- 동작분석: 엉덩관절 폄/굽힘, 무릎관절 폄/굽힘, 엉덩관절 바깥돌림/안쪽돌림
- 주동근
  엉덩관절 폄: 큰모음근, 큰볼기근, 중간볼기근, 넙다리두갈래근, 반막모양근, 반힘줄모양근
  무릎관절 폄: 넙다리곧은근, 가쪽넓은근, 중간넓은근, 안쪽넓은근
  엉덩관절 바깥돌림: 허리근, 엉덩근, 넙다리빗근, 짧은모음근, 큰볼기근, 중간볼기근, 궁둥구멍근, 위쌍둥이근, 아래쌍둥이근, 속폐쇄근, 넙다리네모근, 넙다리두갈래근
- 길항근
  엉덩관절 굽힘: 허리근, 엉덩근, 넙다리빗근, 넙다리근막긴장근, 넙다리곧은근, 두덩근, 짧은모음근, 긴모음근, 큰모음근, 중간볼기근
  무릎관절 굽힘: 넙다리빗근, 두덩정강근, 넙다리두갈래근, 반막모양근, 반힘줄모양근, 오금근, 장딴지근
  엉덩관절 안쪽돌림: 넙다리근막긴장근, 중간볼기근, 작은볼기근, 반막모양근, 반힘줄모양근

주의 사항

- 뒤꿈치를 들어 올리거나 내리지 않고 자세를 유지한다.

1

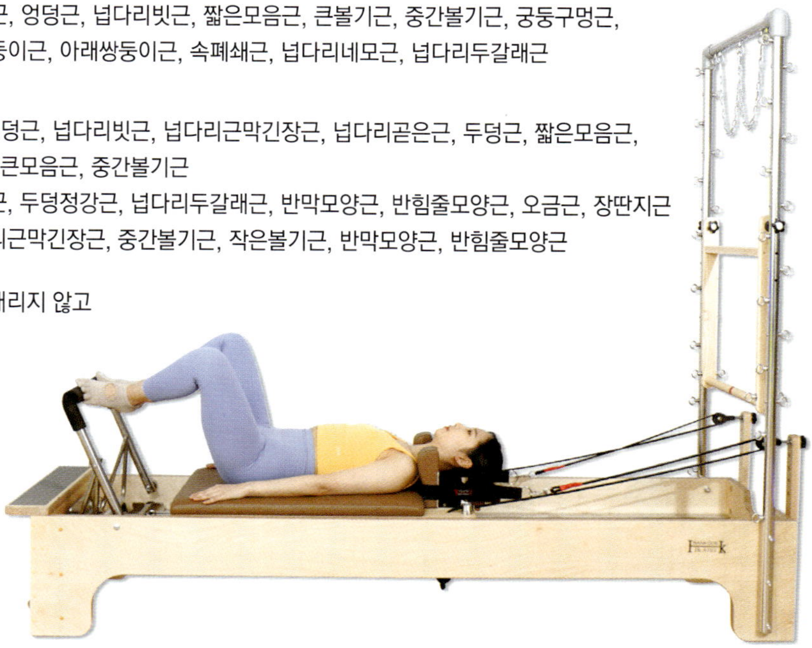

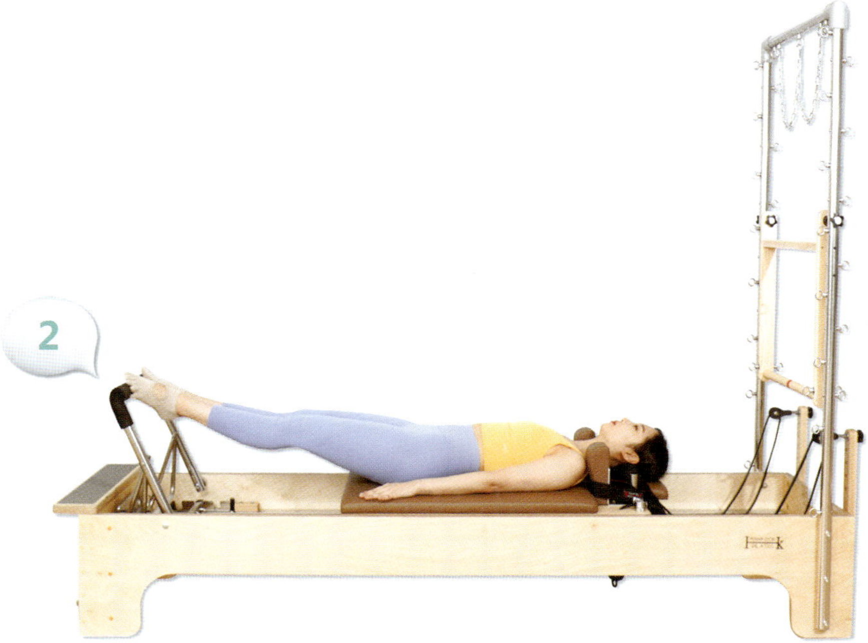

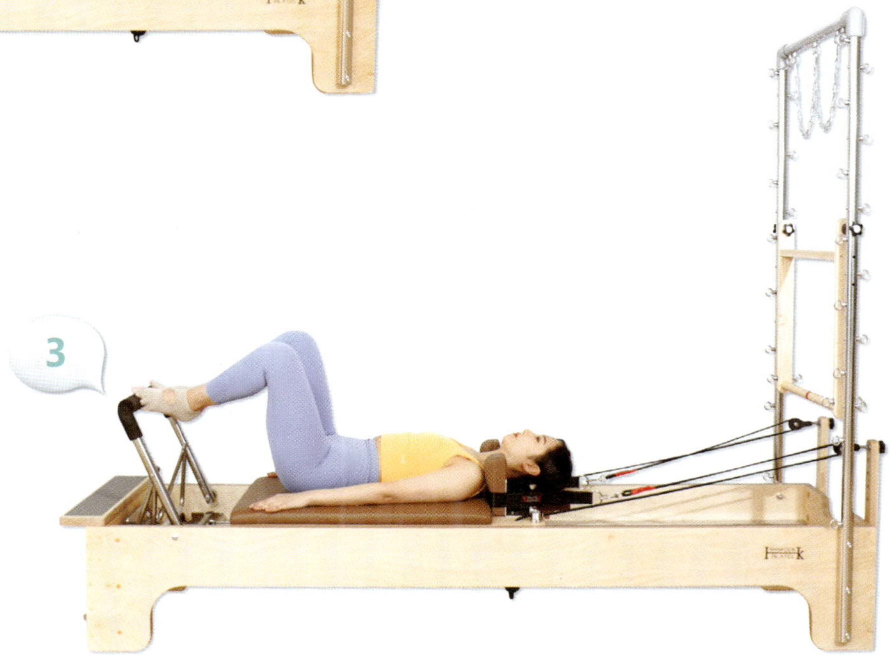

참고

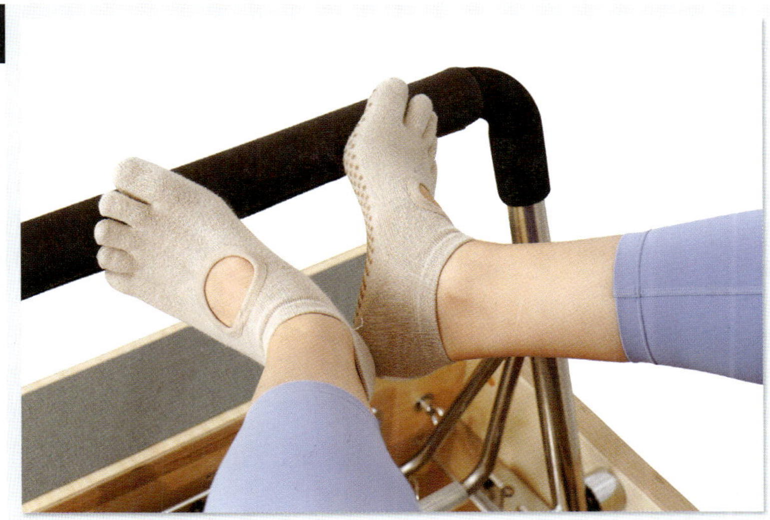

목표

- 하지의 바른 자세 정렬
- 하지근육 강화
- 엉덩관절, 무릎관절, 발목관절의 움직임 활성화
- 골반과 척추의 중립 유지

금기

- 무릎, 발목, 허리에 문제가 있는 경우

04 투 핏 온 바-패러럴 Two feet on bar-Parallel

시작 자세

- 누운 자세를 취한다.
- 풋바 위에 발의 중간 부분을 올리고 발목을 굽힘시킨다.

운동 방법

- 들숨: 숨을 들이마시며 자세를 준비한다.
- 날숨: 캐리지를 밀기 위해 코어의 힘을 이용하면서 무릎은 펴하고 신장시킨다.
- 들숨: 무릎과 엉덩관절을 굽힘시키고, 캐리지가 되돌아오는 것을 조절한다.

10~30회 반복한다.

대상 근육

- 동작분석: 엉덩관절 폄/굽힘, 무릎관절 폄/굽힘
- 주동근
  엉덩관절 폄: 큰모음근, 큰볼기근, 중간볼기근, 넙다리두갈래근, 반막모양근, 반힘줄모양근
  무릎관절 굽힘: 넙다리빗근, 두덩정강근, 넙다리두갈래근, 반막모양근, 반힘줄모양근, 오금근, 장딴지근
- 길항근
  엉덩관절 굽힘: 허리근, 엉덩근, 넙다리빗근, 넙다리근막긴장근, 넙다리곧은근, 두덩근, 짧은모음근, 긴모음근, 큰모음근, 중간볼기근
  무릎관절 폄: 넙다리곧은근, 가쪽넓은근, 중간넓은근, 안쪽넓은근

주의 사항

- 하지의 정렬을 유지한다.

1

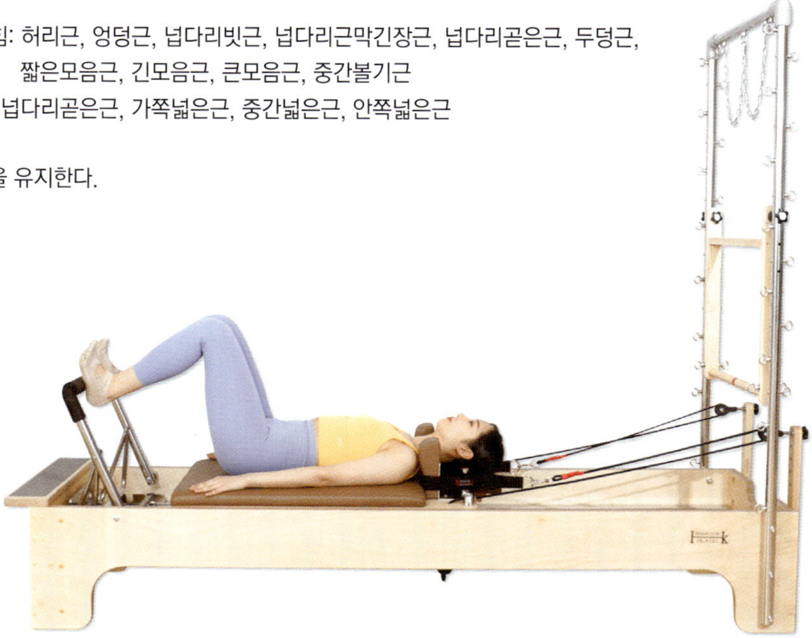

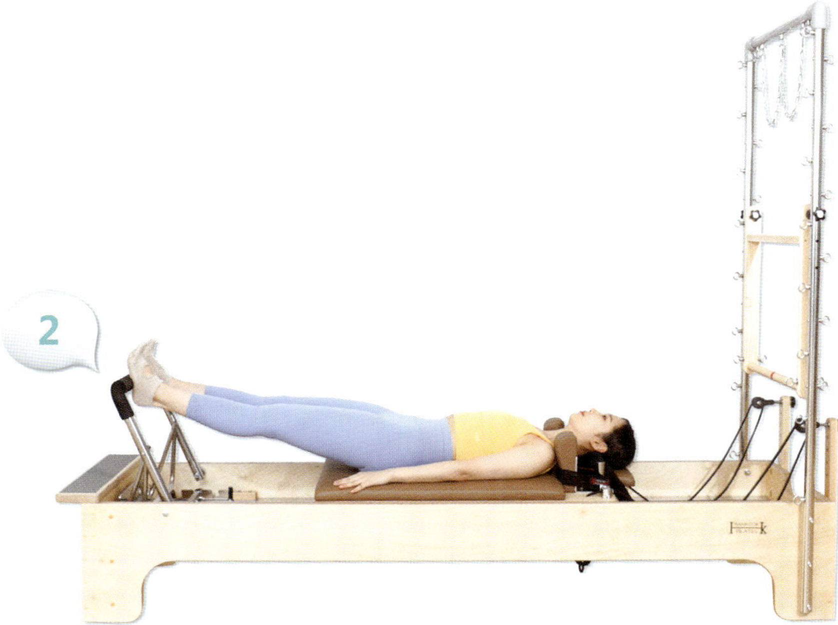

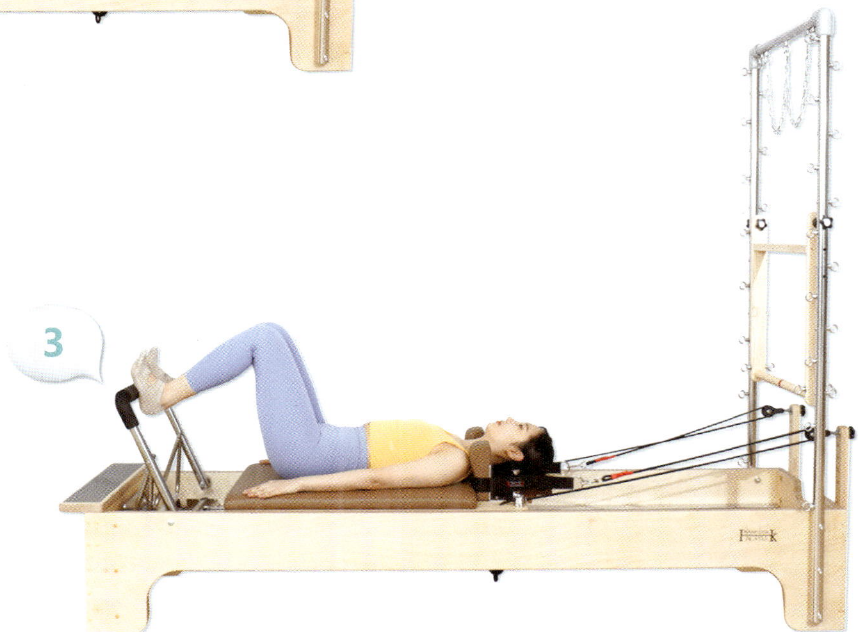

참고

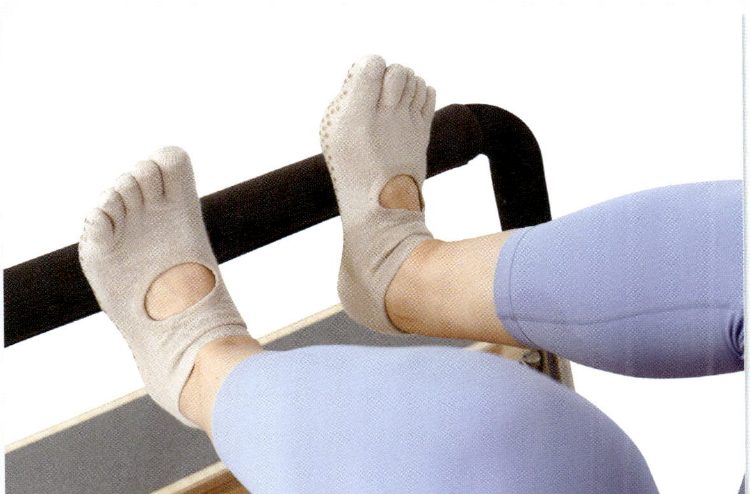

목표

- 하지의 바른 자세 정렬
- 하지근육 강화
- 엉덩관절, 무릎관절, 발목관절의 움직임 활성화
- 골반과 척추의 중립 유지

금기

- 무릎, 발목, 허리에 문제가 있는 경우

05 원 풋 온 바-토우즈 One foot on bar-Toes

시작 자세

- 누운 자세를 취한다.
- 풋바에 한 발의 볼을 댄다.

운동 방법

- **들숨:** 숨을 들이마시며 자세를 준비한다.
- **날숨:** 한쪽 다리로 캐리지를 밀기 위해 코어의 힘을 이용하면서 무릎은 펴하고 신장시킨다.
- **들숨:** 무릎과 엉덩관절을 굽힘시키고, 캐리지가 되돌아오는 것을 조절한다.

10~30회 반복한다.

대상 근육

- **동작분석:** 엉덩관절 폄/굽힘, 무릎관절 굽힘/폄
- **주동근**
  엉덩관절 폄: 큰모음근, 큰볼기근, 중간볼기근, 넙다리두갈래근, 반막모양근, 반힘줄모양근
  무릎관절 굽힘: 넙다리빗근, 두덩정강근, 넙다리두갈래근, 반막모양근, 반힘줄모양근, 오금근, 장딴지근
- **길항근**
  엉덩관절 굽힘: 허리근, 엉덩근, 넙다리빗근, 넙다리근막긴장근, 넙다리곧은근, 두덩근, 짧은모음근, 긴모음근, 큰모음근, 중간볼기근
  무릎관절 폄: 넙다리곧은근, 가쪽넓은근, 중간넓은근, 안쪽넓은근

주의 사항

- 하지의 정렬을 유지한다.
- 발목관절의 움직임을 허락한다.
- 움직임을 최소화한다.
- 들고 있는 다리의 정렬을 유지한다.

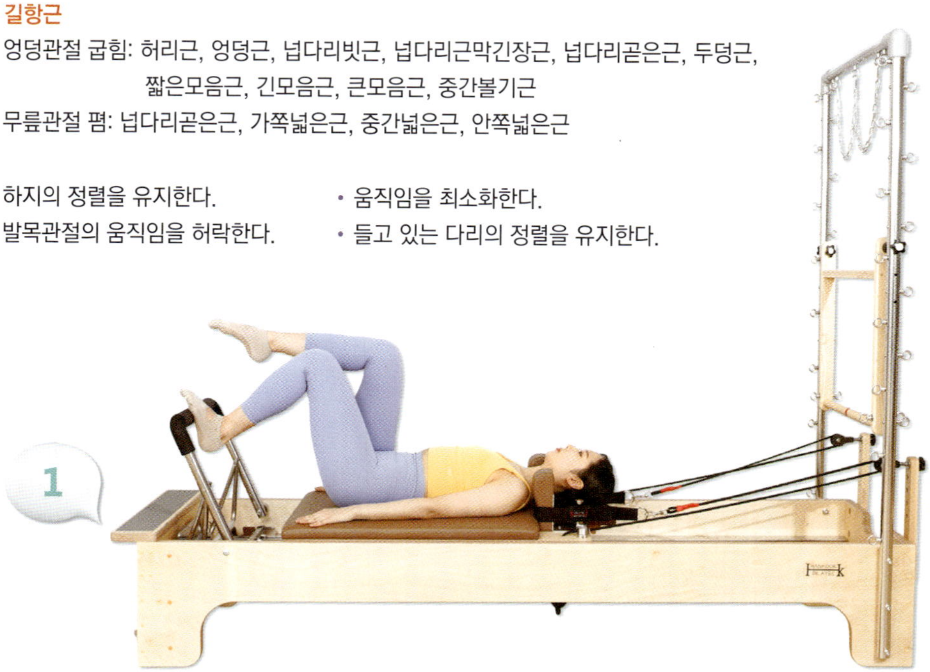

2

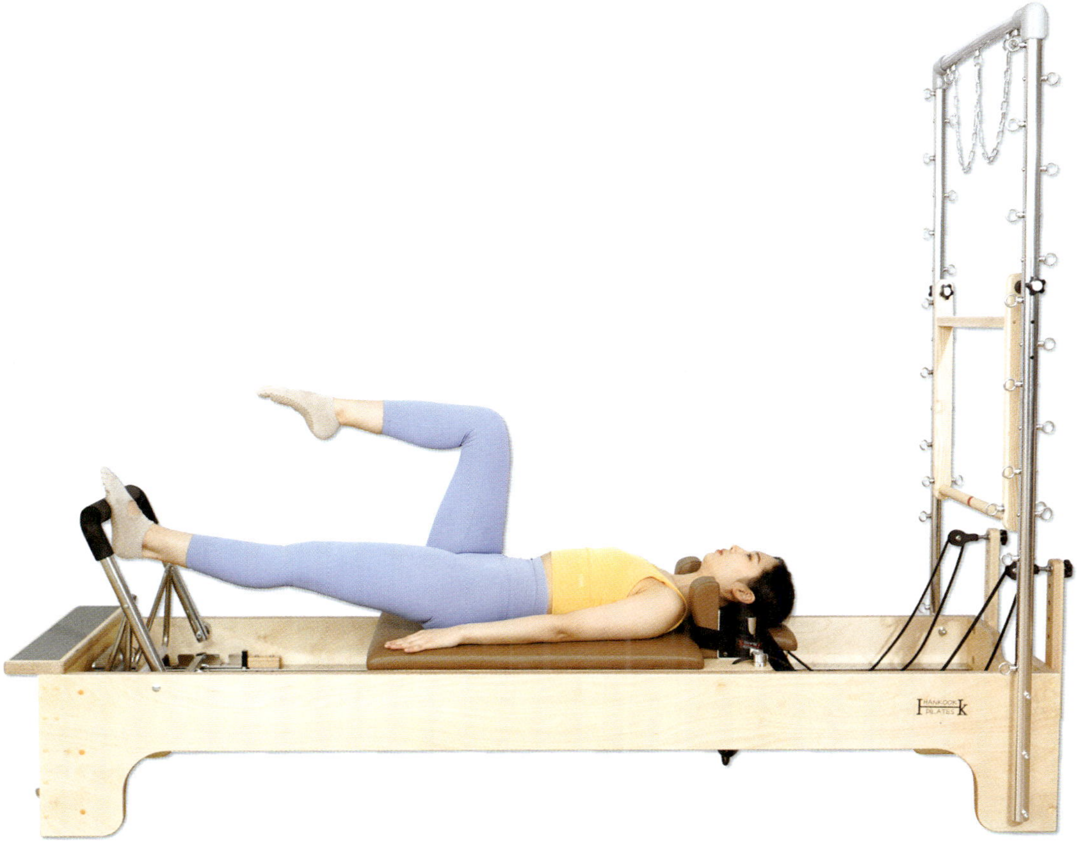

3

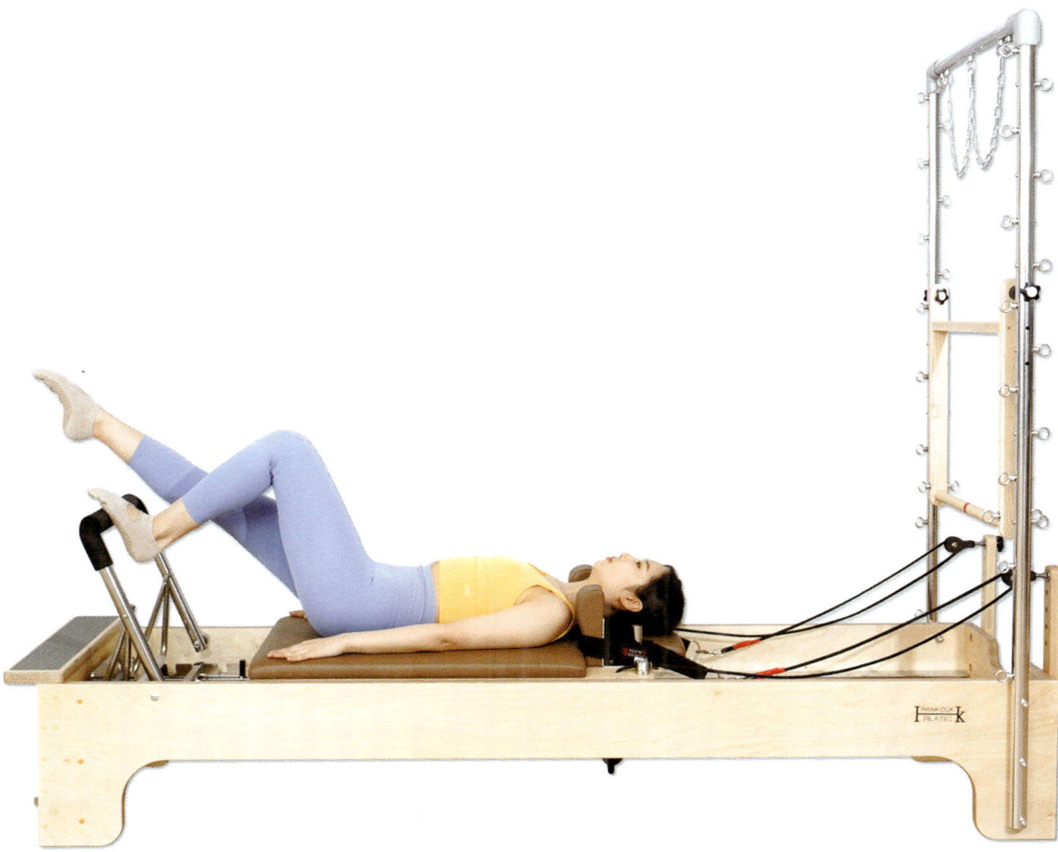

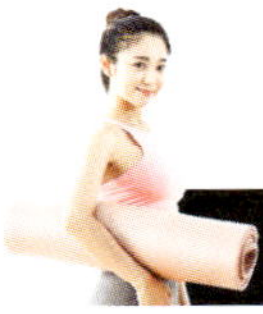

목표

- 하지의 바른 자세 정렬
- 하지근육 강화
- 엉덩관절, 무릎관절, 발목관절의 움직임 활성화
- 골반과 척추의 중립 유지

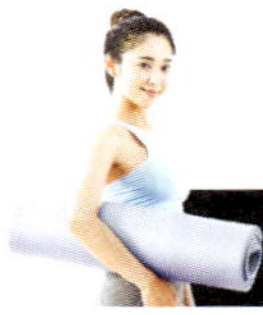

금기

- 무릎, 발목, 허리에 문제가 있는 경우

06 원풋온바-힐즈 One foot on bar-Heels

시작 자세

- 누운 자세를 취한다.
- 풋바에 한 발의 뒤꿈치를 댄다.

운동 방법

- 들숨: 숨을 들이마시며 자세를 준비한다.
- 날숨: 한쪽 다리로 캐리지를 밀기 위해 코어의 힘을 이용하면서 무릎은 펴하고 신장시킨다.
- 들숨: 무릎과 엉덩관절을 굽힘시키고, 캐리지가 되돌아오는 것을 조절한다.

10~30회 반복한다.

대상 근육

- 동작분석: 엉덩관절 폄/굽힘, 무릎관절 굽힘/폄
- 주동근
  엉덩관절 폄: 큰모음근, 큰볼기근, 중간볼기근, 넙다리두갈래근, 반막모양근, 반힘줄모양근
  무릎관절 굽힘: 넙다리빗근, 두덩정강근, 넙다리두갈래근, 반막모양근, 반힘줄모양근, 오금근, 장딴지근
- 길항근
  엉덩관절 굽힘: 허리근, 엉덩근, 넙다리빗근, 넙다리근막긴장근, 넙다리곧은근, 두덩근, 짧은모음근, 긴모음근, 큰모음근, 중간볼기근
  무릎관절 폄: 넙다리곧은근, 가쪽넓은근, 중간넓은근, 안쪽넓은근

주의 사항

- 하지의 정렬을 유지한다.
- 발목관절의 움직임을 허락한다.
- 움직임을 최소화한다.
- 들고 있는 다리의 정렬을 유지한다.

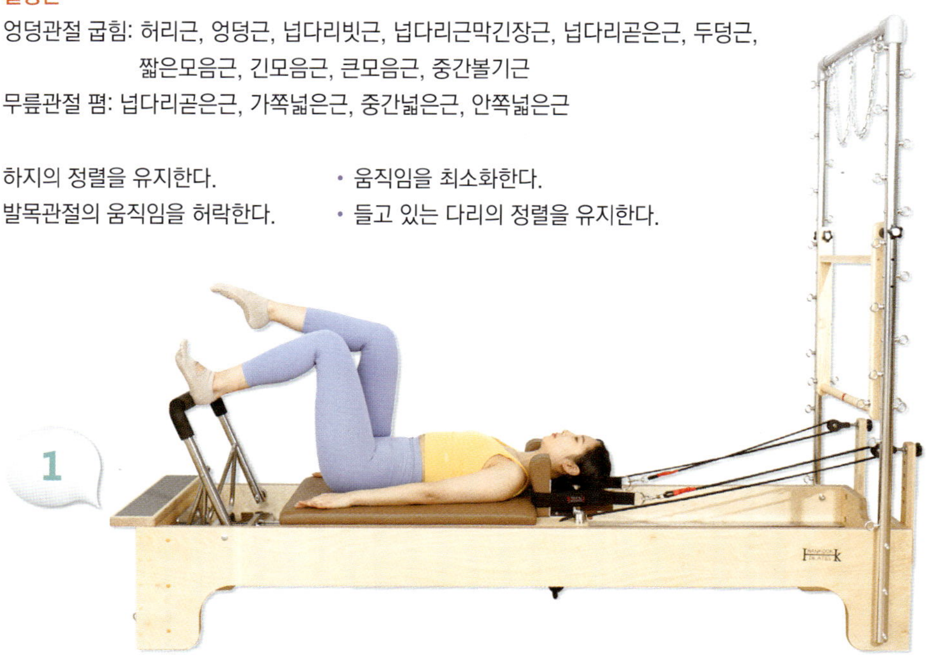

2

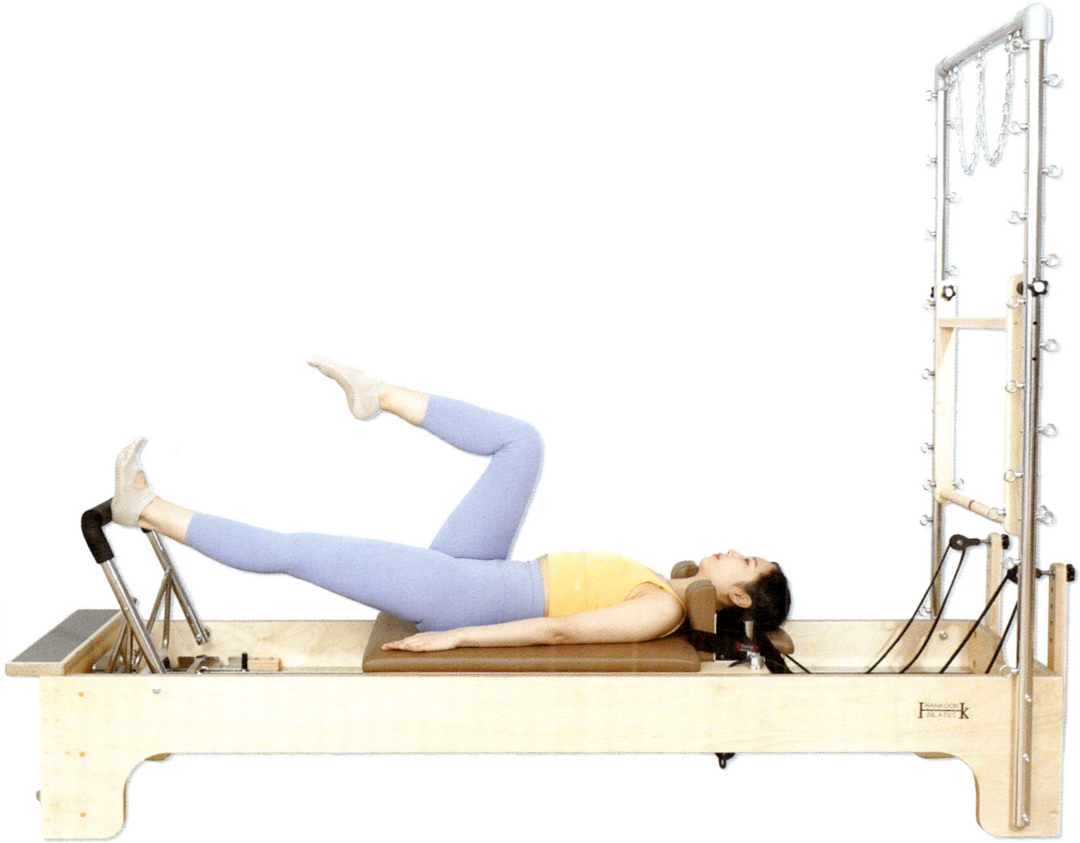

3

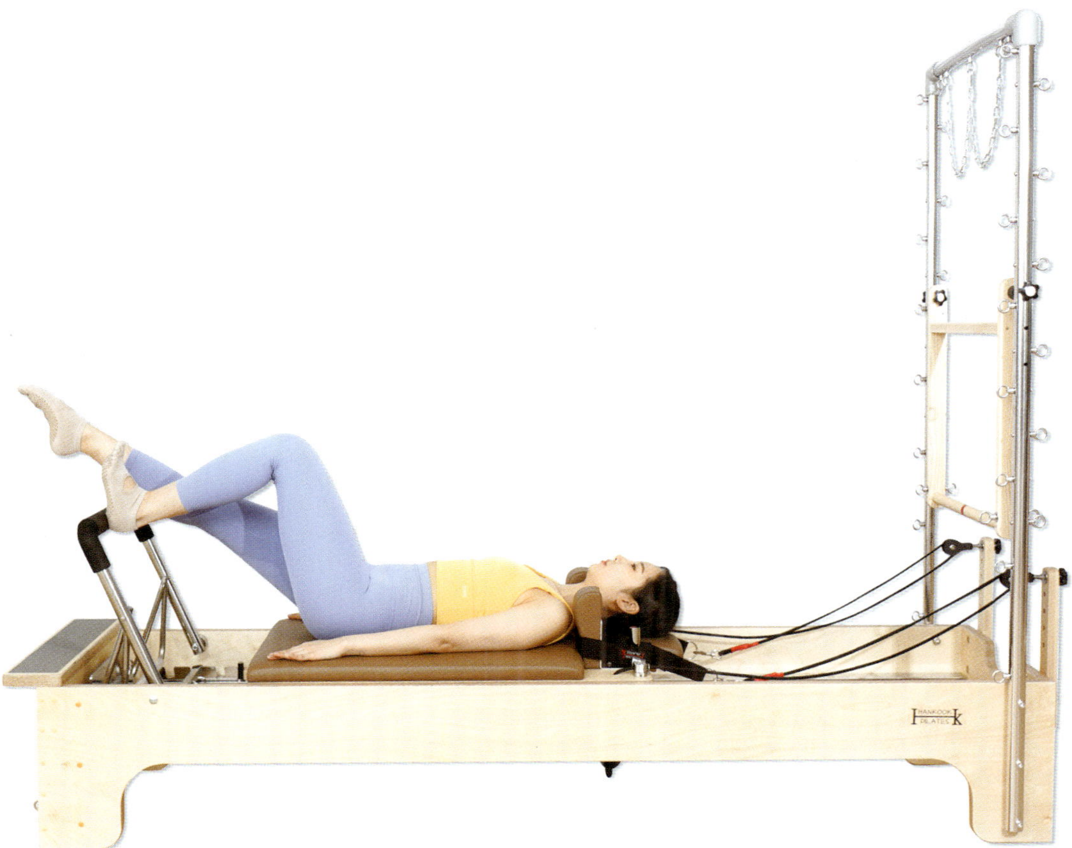

목표

- 하지의 바른 자세 정렬
- 하지근육 강화
- 엉덩관절, 무릎관절, 발목관절의 움직임 활성화
- 골반과 척추의 중립 유지
- 종아리근육 스트레칭

금기

- 무릎, 발목, 허리에 문제가 있는 경우

07 카프 스트레치 - 더블 Calf stretch-Double

시작 자세

- 누운 자세를 취한다.
- 풋바에 양발의 발가락을 댄다.

운동 방법

- 들숨: 숨을 들이마시며 자세를 준비한다.
- 날숨: 무릎은 폄하고 발목굽힘을 유지하며, 굽힘하는 동안 풋바 아래로 뒤꿈치를 낮춘다.
- 들숨: 양쪽 다리를 직선으로 되돌리기 위하여 무릎을 펴고 발바닥굽힘한다.
- 날숨: 뒤꿈치 들기를 유지하고 무릎을 굽힘하여 캐리지가 되돌아오도록 한다.

5~10회씩 5세트를 반복한다.

대상 근육

- 동작분석: 엉덩관절 폄/굽힙, 무릎관절 폄/굽힘, 발목관절 폄/굽힘
- 주동근

  엉덩관절 폄: 큰모음근, 큰볼기근, 중간볼기근, 넙다리두갈래근, 반막모양근, 반힘줄모양근

  무릎관절 폄: 넙다리곧은근, 가쪽넓은근, 중간넓은근, 안쪽넓은근

  발목관절 폄: 장딴지근, 가자미근, 장딴지빗근, 긴종아리근, 짧은종아리근, 뒤정강근, 긴발가락굽힘근, 긴엄지굽힘근
- 길항근

  엉덩관절 굽힘: 허리근, 엉덩근, 넙다리빗근, 넙다리근막긴장근, 넙다리곧은근, 두덩근, 짧은모음근, 긴모음근, 큰모음근, 중간볼기근

  무릎관절 굽힘: 넙다리빗근, 두덩정강근, 넙다리두갈래근, 반막모양근, 반힘줄모양근, 오금근, 장딴지근

  발목관절 굽힘: 앞정강근, 긴발가락폄근, 긴엄지폄근, 셋째종아리근

주의 사항

- 뒤꿈치가 내려갈 때 중립 골반을 유지한다.

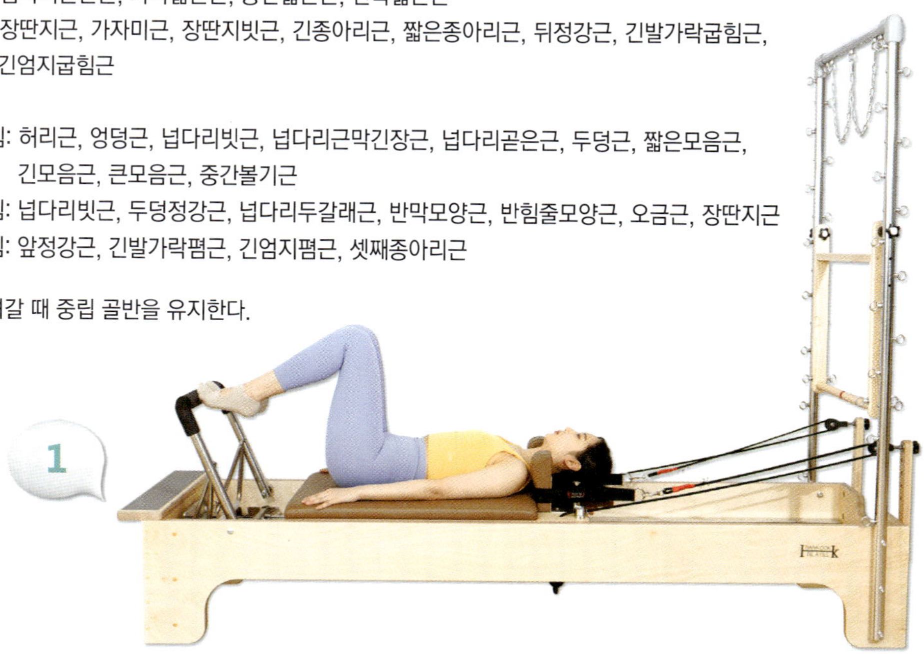

2

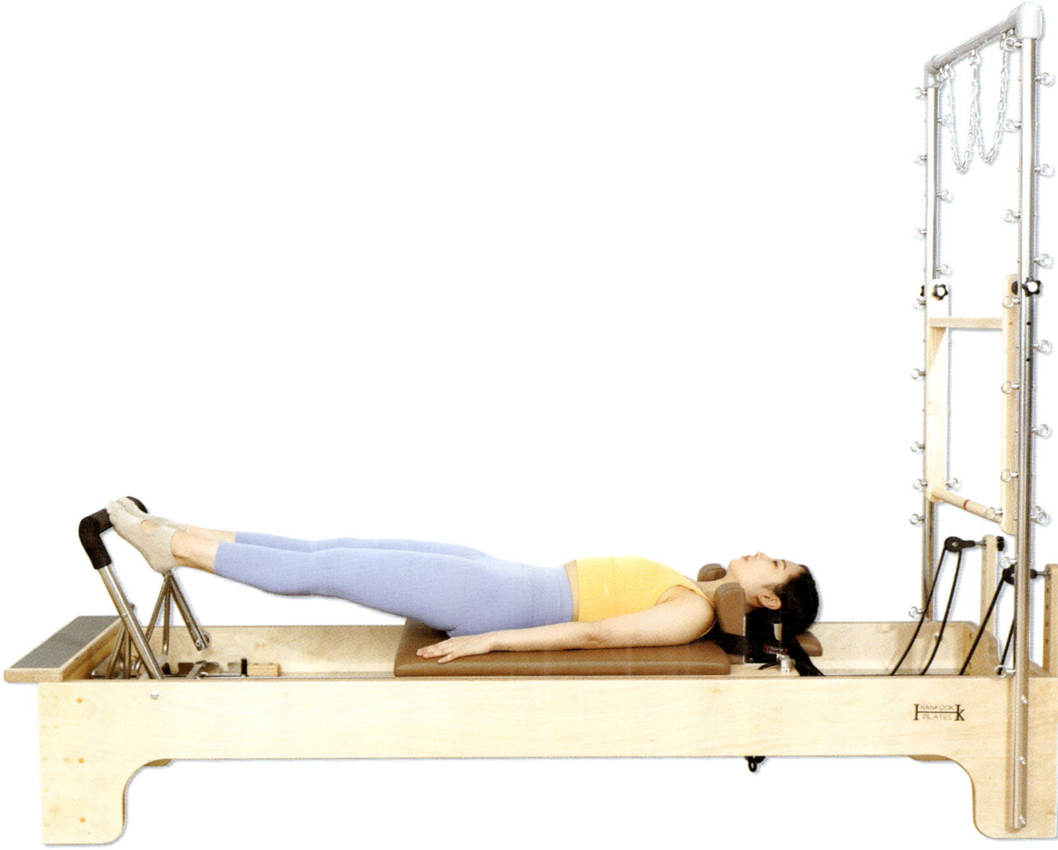

3

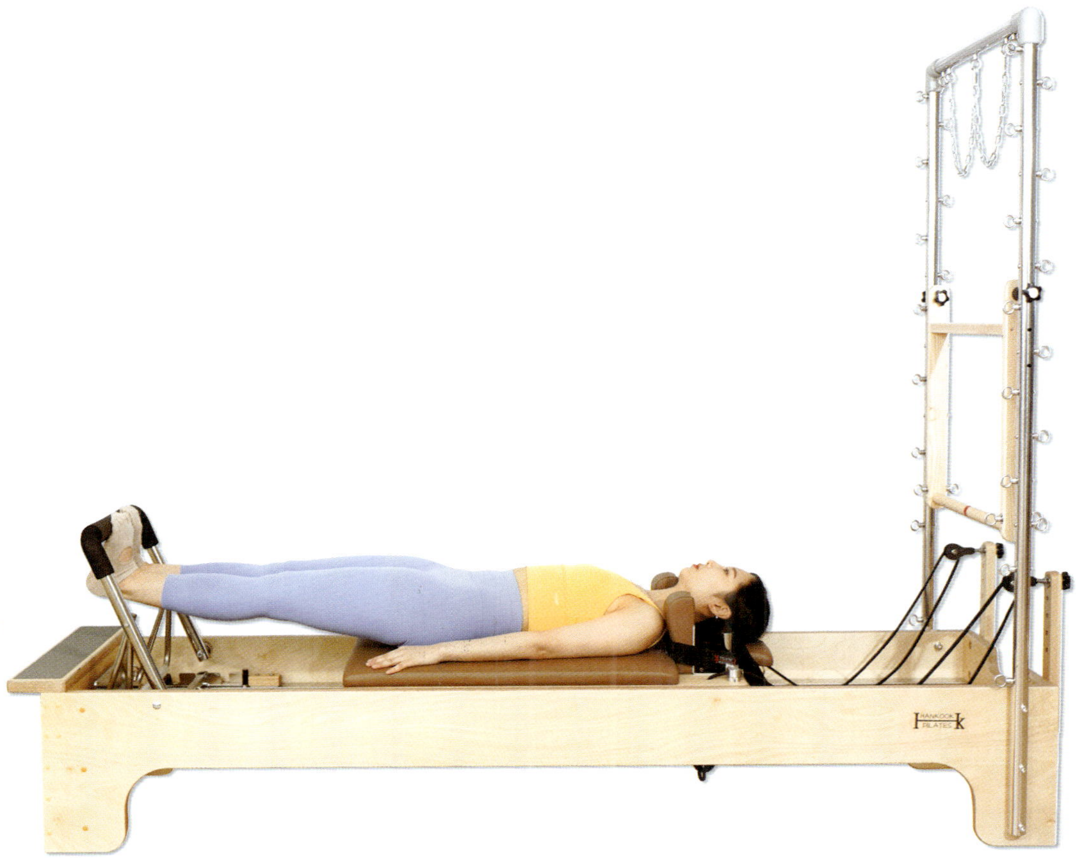

4

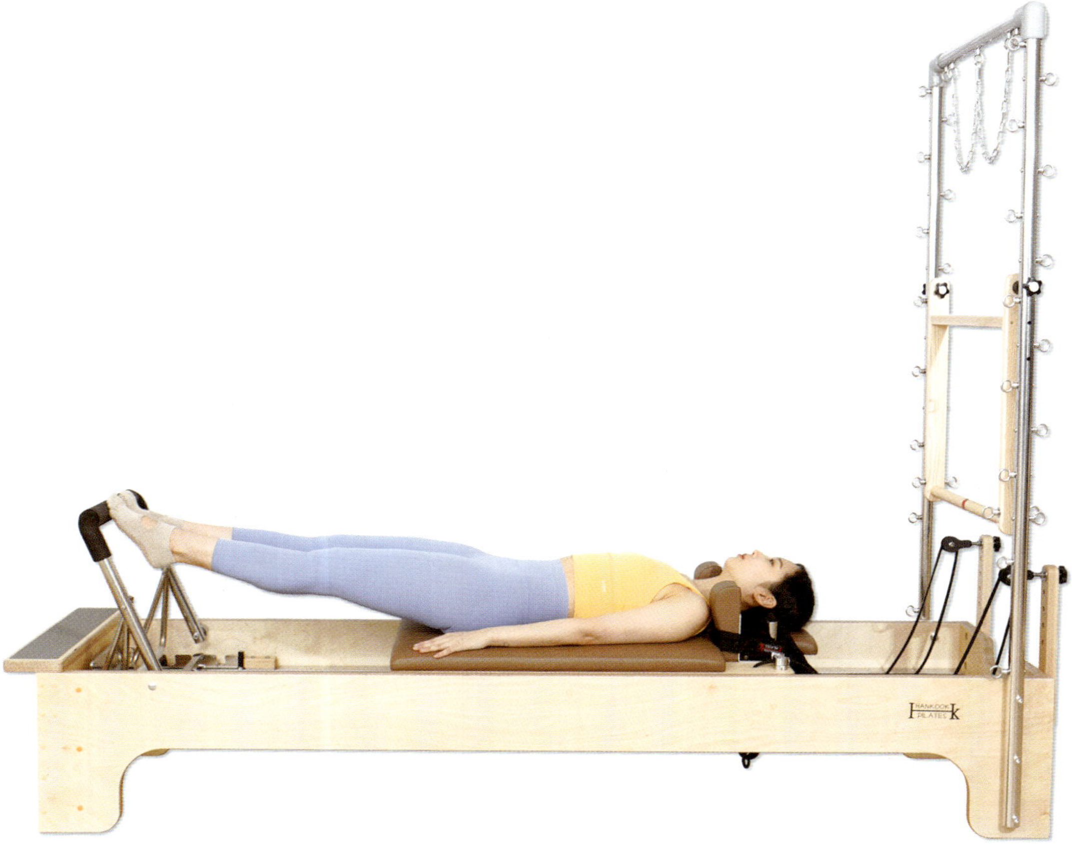

5

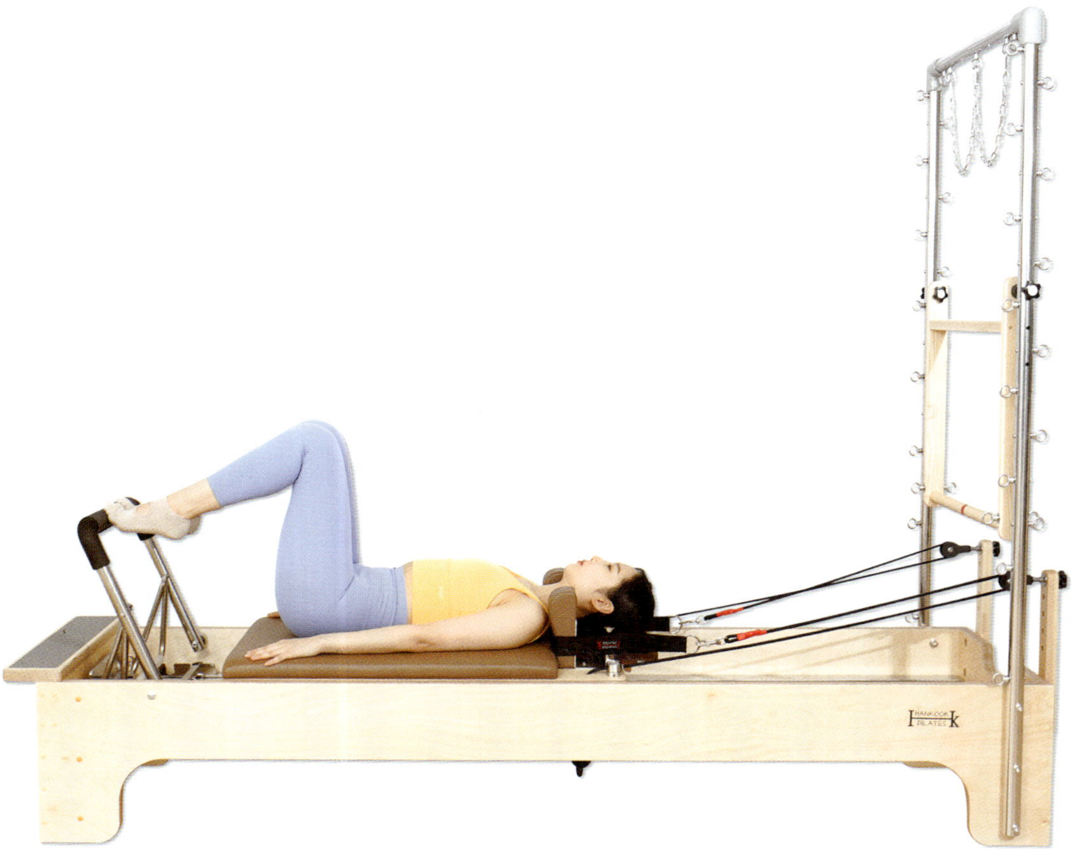

목표

- 하지의 바른 자세 정렬
- 하지근육 강화
- 엉덩관절, 무릎관절, 발목관절의 움직임 활성화
- 골반과 척추의 중립 유지
- 종아리근육 스트레칭

금기

- 무릎, 발목, 허리에 문제가 있는 경우

08 카프 스트레치 - 싱글 Calf stretch-Single

시작 자세

- 누운 자세를 취한다.
- 풋바에 한 발의 발가락을 댄다.

운동 방법

- 들숨: 숨을 들이마시며 자세를 준비한다.
- 날숨: 한쪽 무릎은 굽힘을 유지하고 반대쪽 다리의 무릎을 펌하며 발목굽힘하는 동안 풋바 아래로 뒤꿈치를 낮춘다.
- 들숨: 한쪽 다리를 직선으로 되돌리기 위하여 무릎을 펴고 발바닥굽힘한다.
- 날숨: 뒤꿈치 들기를 유지하고 무릎을 굽힘하여 캐리지가 되돌아오도록 한다.

5~10회씩 5세트를 반복한다.

대상 근육

- 동작분석: 엉덩관절 폄/굽힙, 무릎관절 폄/굽힘, 발목관절 폄/굽힘
- 주동근
  엉덩관절 폄: 큰모음근, 큰볼기근, 중간볼기근, 넙다리두갈래근, 반막모양근, 반힘줄모양근
  무릎관절 폄: 넙다리곧은근, 가쪽넓은근, 중간넓은근, 안쪽넓은근
  발목관절 폄: 장딴지근, 가자미근, 장딴지빗근, 긴종아리근, 짧은종아리근, 뒤정강근, 긴발가락굽힘근, 긴엄지굽힘근
- 길항근
  엉덩관절 굽힘: 허리근, 엉덩근, 넙다리빗근, 넙다리근막긴장근, 넙다리곧은근, 두덩근, 짧은모음근, 긴모음근, 큰모음근, 중간볼기근
  무릎관절 굽힘: 넙다리빗근, 두덩정강근, 넙다리두갈래근, 반막모양근, 반힘줄모양근, 오금근, 장딴지근
  발목관절 굽힘: 앞정강근, 긴발가락폄근, 긴엄지폄근, 셋째종아리근

주의 사항

- 뒤꿈치가 내려갈 때 중립 골반을 유지한다.

1

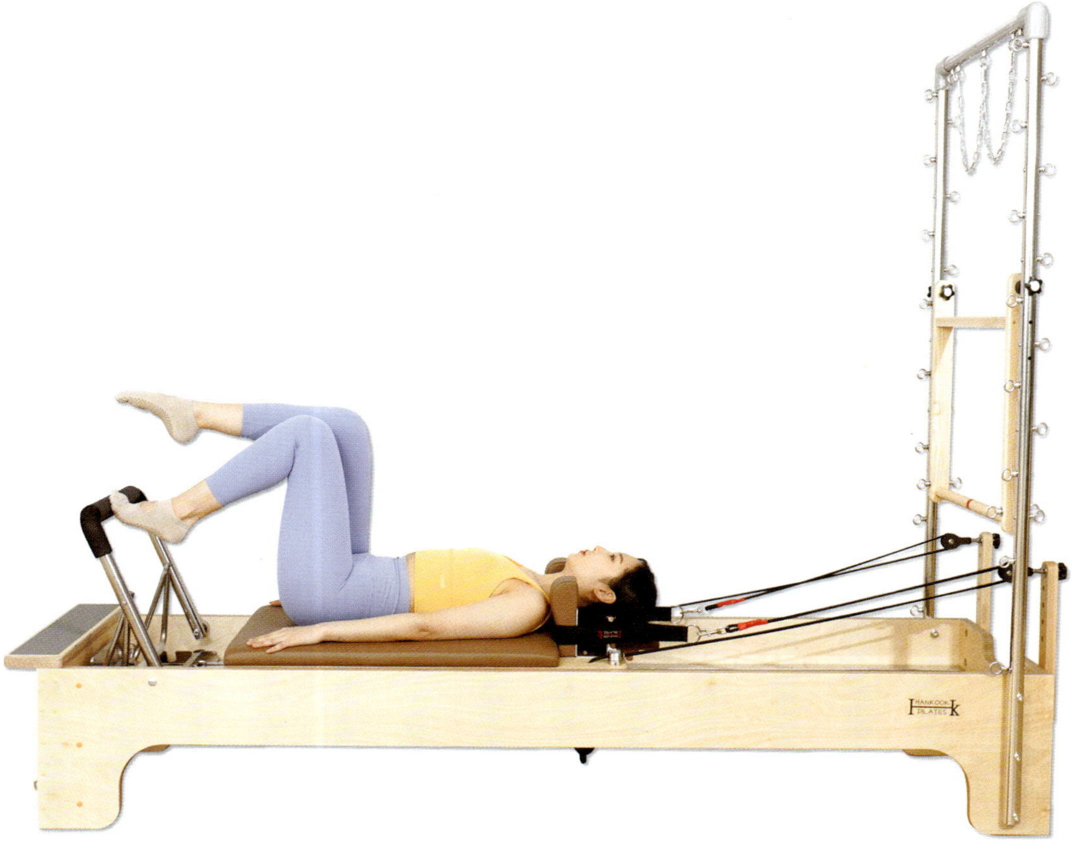

2

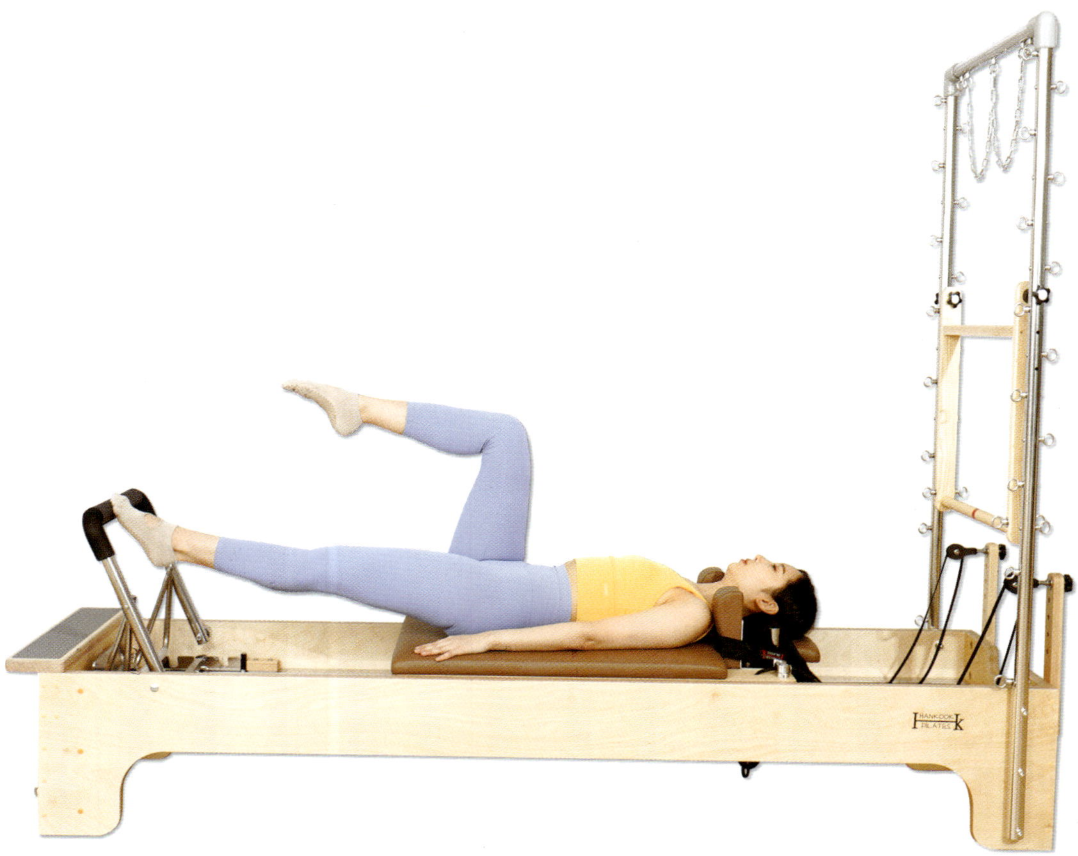

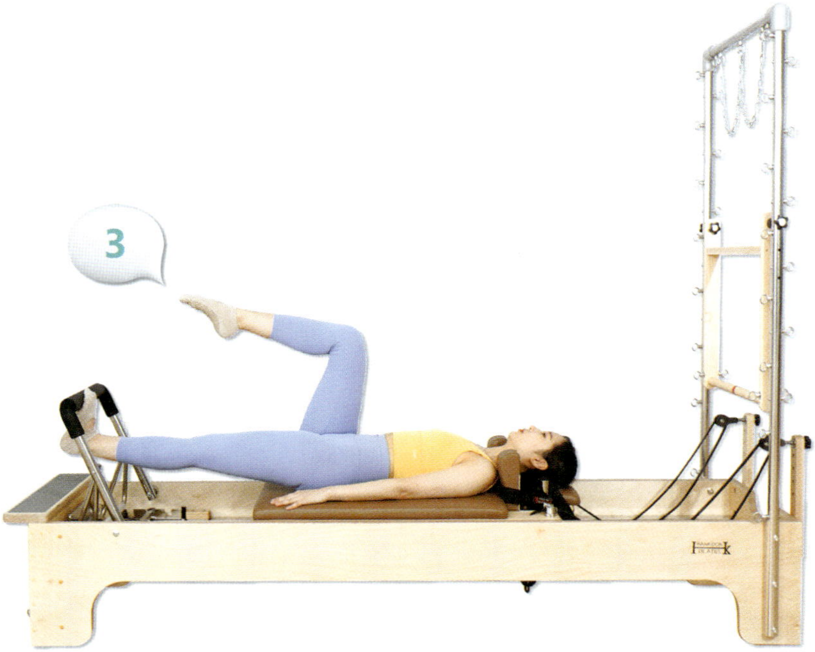
3

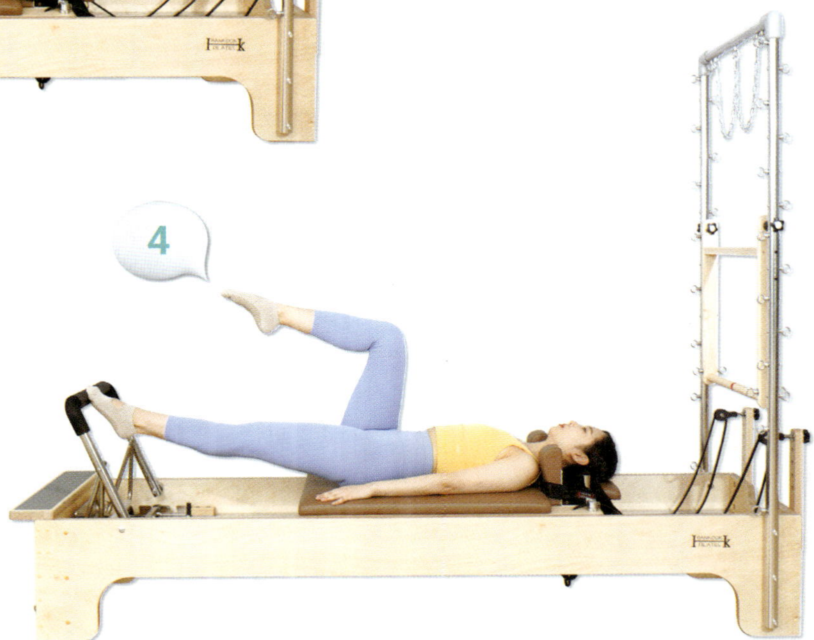
4

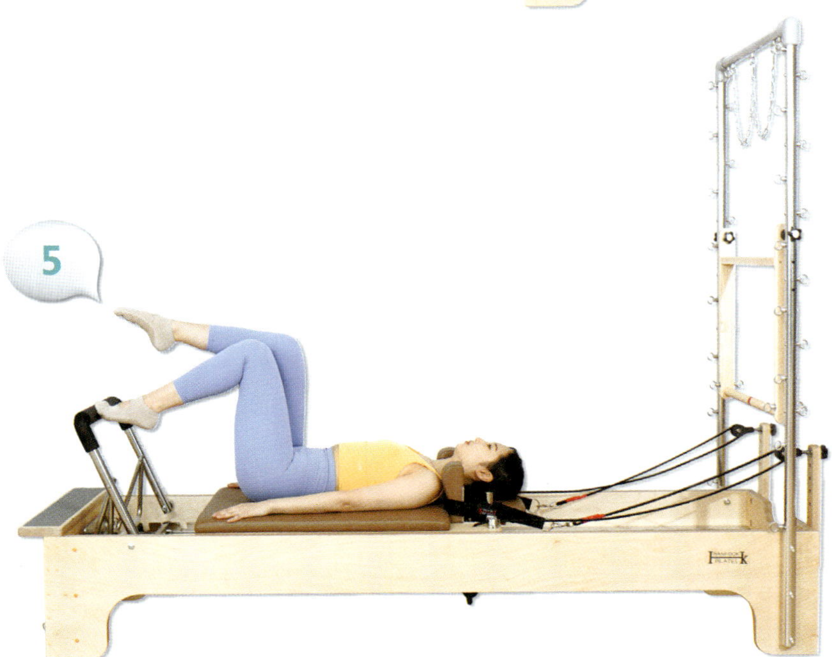
5

목표

- 하지의 바른 자세 정렬
- 하지근육 강화
- 엉덩관절, 무릎관절, 발목관절의 움직임 활성화
- 골반과 척추의 중립 유지
- 종아리근육 스트레칭
- 걷기 인지 교육

금기

- 무릎, 발목, 허리에 문제가 있는 경우

09 러닝 Running

시작 자세

- 누운 자세를 취한다.
- 풋바에 양발의 발가락을 댄다.

운동 방법

- 들숨: 숨을 들이마시며 자세를 준비한다.
- 날숨: 두 다리의 무릎을 펴하고 발바닥굽힘한다.
- 들숨: 자세를 유지한다.
- 날숨: 한쪽 발을 발등굽힘하는 동안 반대쪽 다리는 무릎굽힘한다.
- 들숨, 날숨: 한쪽 무릎을 펴고 발등굽힘하는 동안, 반대쪽 다리는 무릎굽힘하고 발바닥굽힘한다.

20회 이상 반복한다. 시작 자세로 돌아온다.

대상 근육

- 동작분석
  한쪽 다리: 엉덩관절 굽힘, 무릎관절 굽힘
  다른 쪽 다리: 엉덩관절 폄, 무릎관절 폄
- 주동근
  엉덩관절 폄: 큰모음근, 큰볼기근, 중간볼기근, 넙다리두갈래근, 반막모양근, 반힘줄모양근
  무릎관절 폄: 넙다리곧은근, 가쪽넓은근, 중간넓은근, 안쪽넓은근
- 길항근
  엉덩관절 굽힘: 허리근, 엉덩근, 넙다리빗근, 넙다리근막긴장근, 넙다리곧은근, 두덩근, 짧은모음근, 긴모음근, 큰모음근, 중간볼기근
  무릎관절 굽힘: 넙다리빗근, 두덩정강근, 넙다리두갈래근, 반막모양근, 반힘줄모양근

주의 사항

- 발바닥굽힘할 때 과다폄되는 것을 주의한다.
- 하지의 정렬을 유지한다.

1

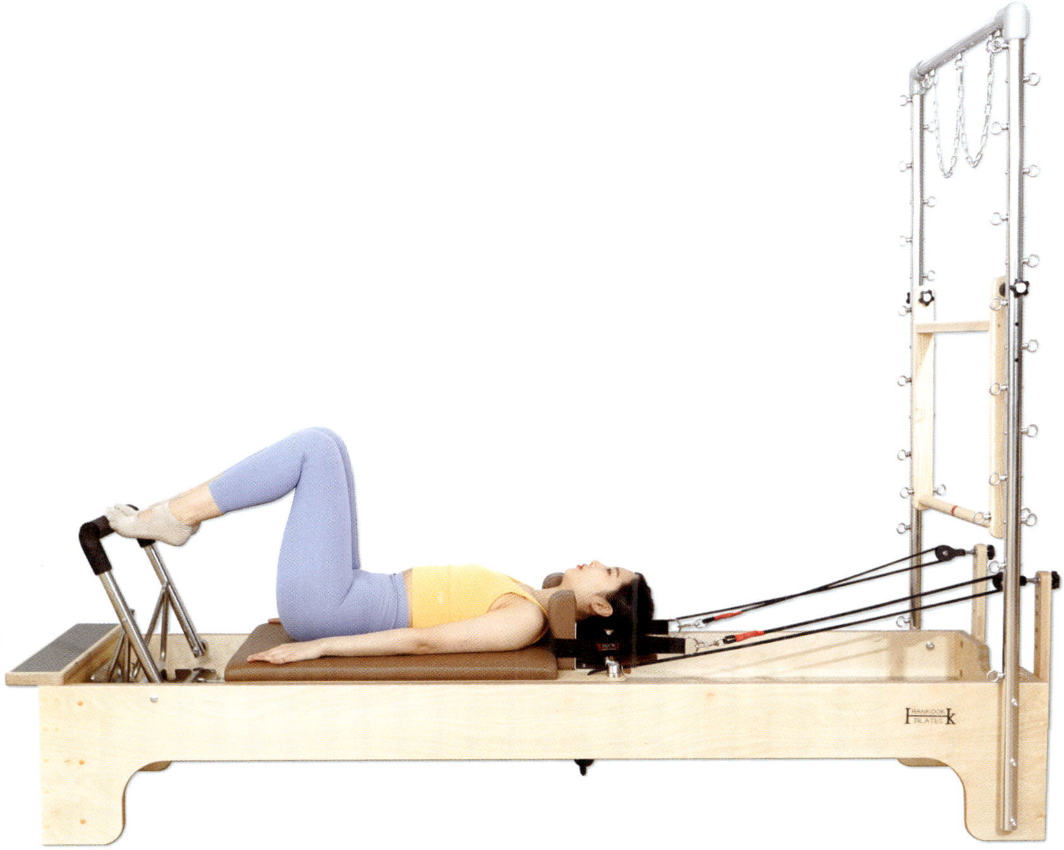

2

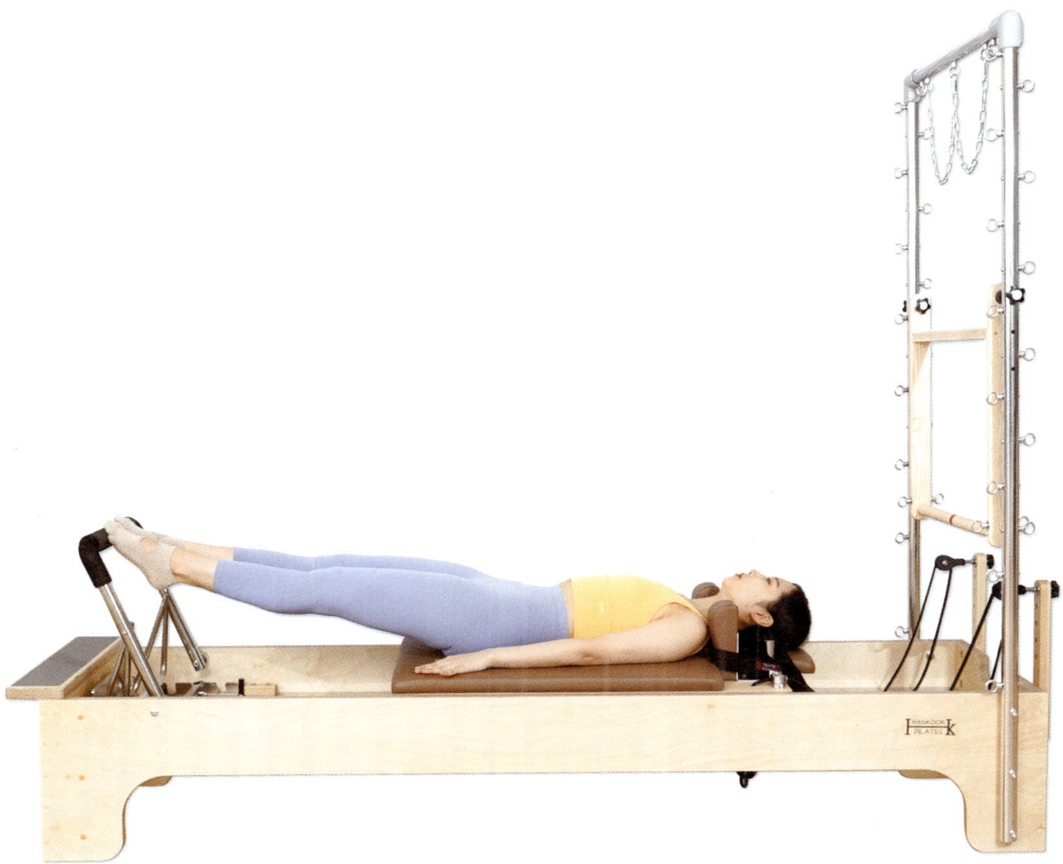

3

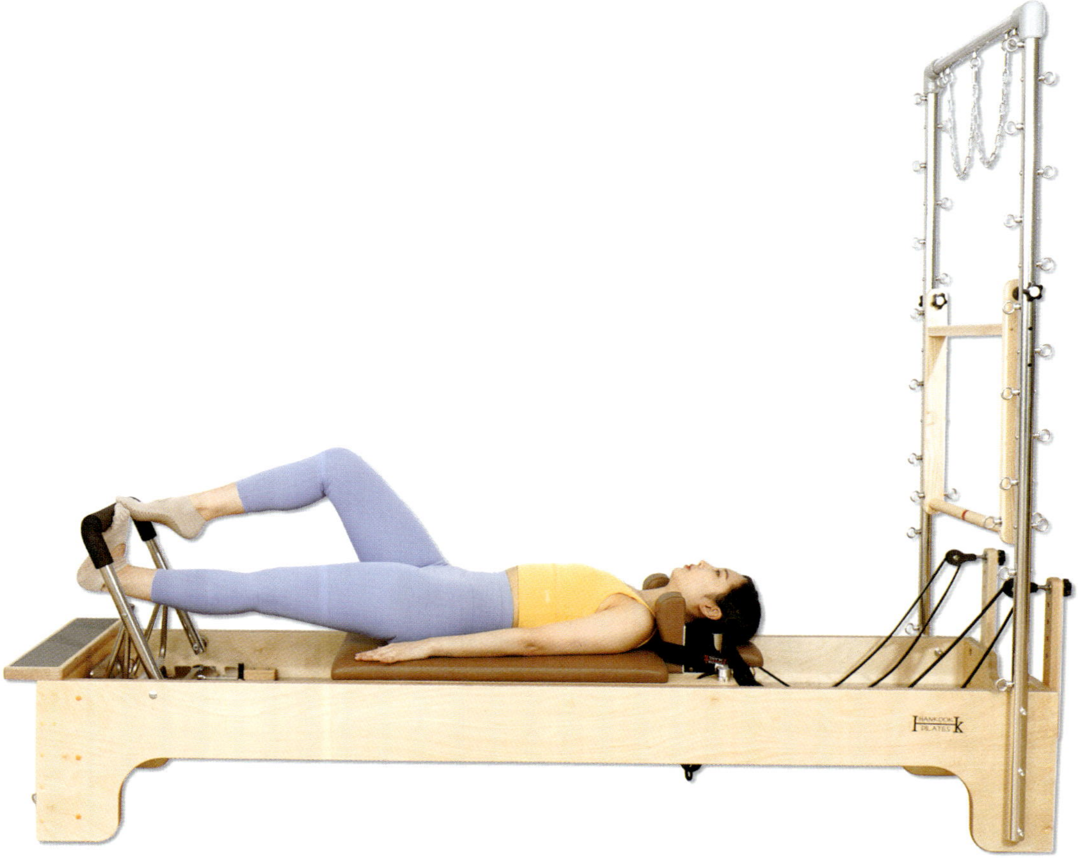

4

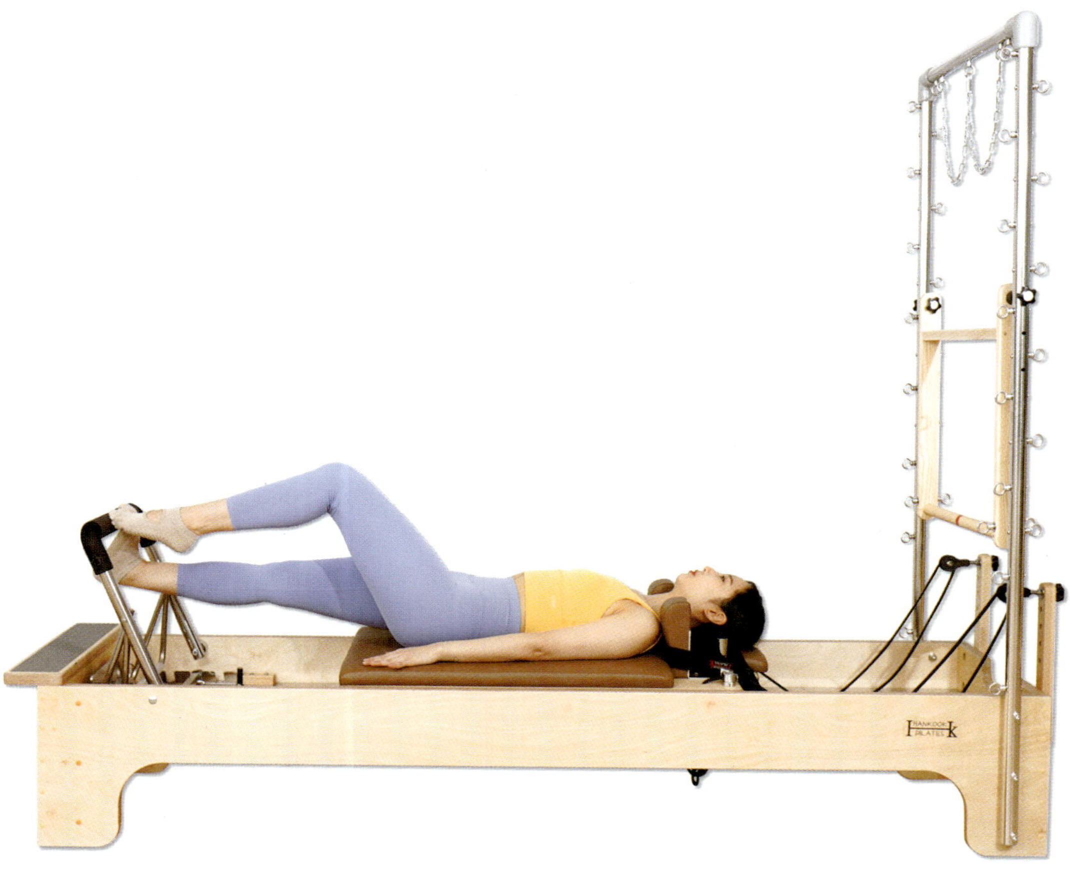

5

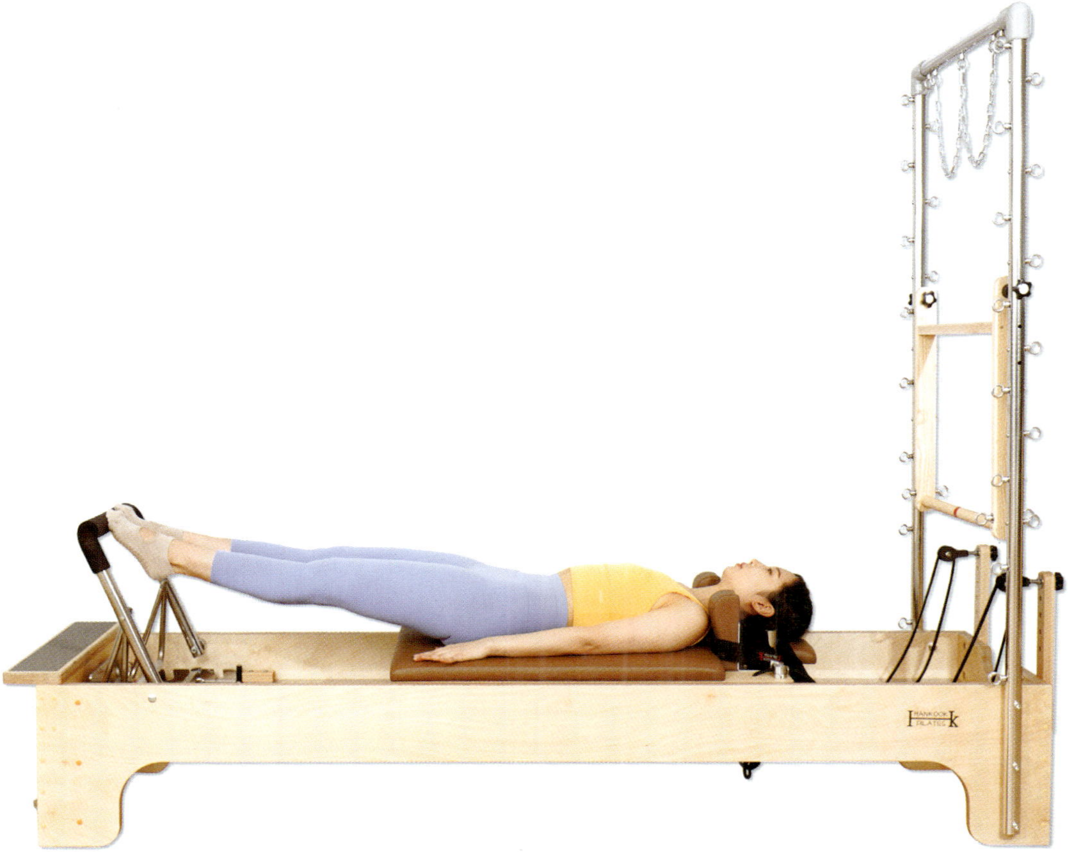

6

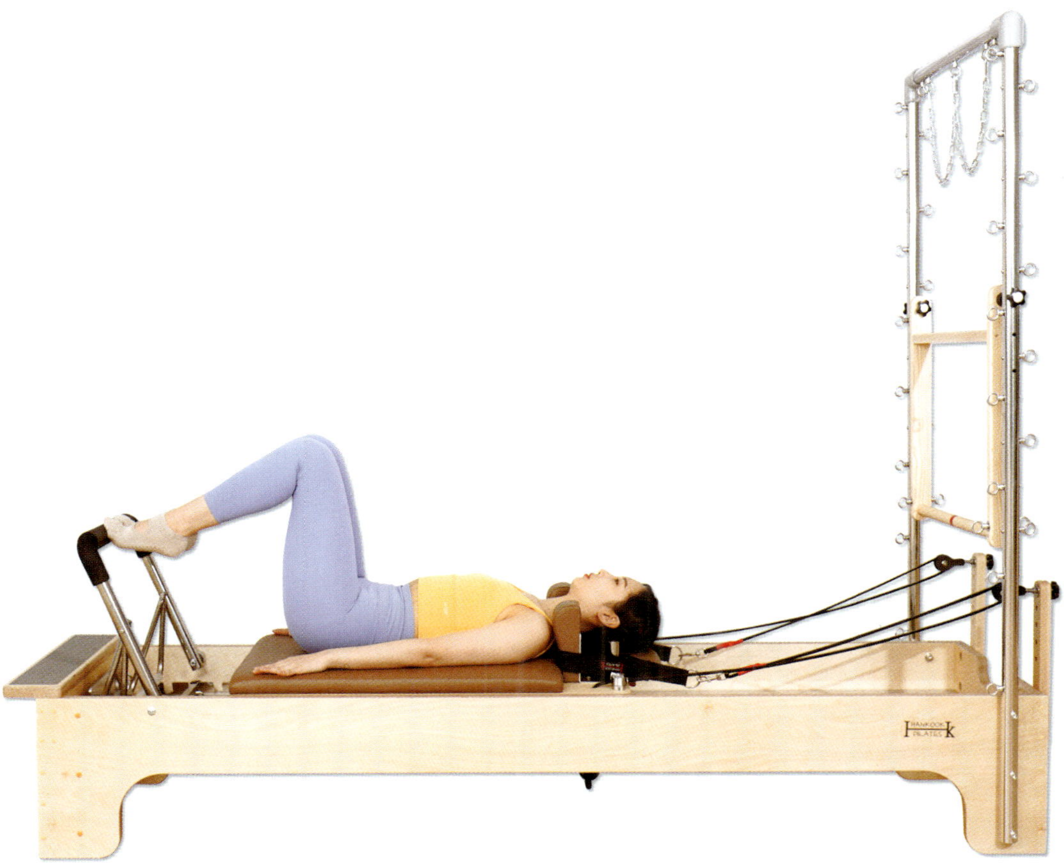

목표

- 하지의 바른 자세 정렬
- 하지근육 강화
- 엉덩관절, 무릎관절, 발목관절의 움직임 활성화
- 골반과 척추의 중립 유지
- 종아리근육 스트레칭
- 걷기 인지 교육

금기

- 무릎, 발목, 허리에 문제가 있는 경우

10 프랜스 Prances

시작 자세

- 누운 자세를 취한다.
- 풋바에 양발의 발가락을 댄다.

운동 방법

- 들숨: 숨을 들이마시며 자세를 준비한다.
- 날숨: 두 다리의 무릎을 펴하고 발바닥굽힘한다.
- 들숨: 자세를 유지한다.
- 날숨: 한쪽 발을 발등굽힘하는 동안 반대쪽 다리는 무릎굽힘한다.
- 들숨: 양쪽 다리를 직선으로 되돌리기 위하여 한쪽 무릎을 펴고 반대쪽 다리는 뒤꿈치를 올려 발바닥굽힘한다.
- 날숨: 한쪽 발을 발등굽힘하는 동안 반대쪽 다리는 무릎굽힘한다.
- 들숨: 양쪽 다리를 직선으로 되돌리기 위하여 한쪽 무릎을 펴고 반대쪽 다리는 뒤꿈치를 올려 발바닥굽힘한다.

20회 이상 반복한다. 시작 자세로 돌아온다.

대상 근육

- 동작분석
  한쪽 다리: 엉덩관절 굽힘, 무릎관절 굽힘
  다른 쪽 다리: 엉덩관절 폄, 무릎관절 폄
- 주동근
  엉덩관절 폄: 큰모음근, 큰볼기근, 중간볼기근, 넙다리두갈래근, 반막모양근, 반힘줄모양근
  무릎관절 폄: 넙다리곧은근, 가쪽넓은근, 중간넓은근, 안쪽넓은근
- 길항근
  엉덩관절 굽힘: 허리근, 엉덩근, 넙다리빗근, 넙다리근막긴장근, 넙다리곧은근, 두덩근, 짧은모음근, 긴모음근, 큰모음근, 중간볼기근
  무릎관절 굽힘: 넙다리빗근, 두덩정강근, 넙다리두갈래근, 반막모양근, 반힘줄모양근

주의 사항

- 발바닥굽힘할 때 과다폄되는 것을 주의한다.
- 하지의 정렬을 유지한다.

1

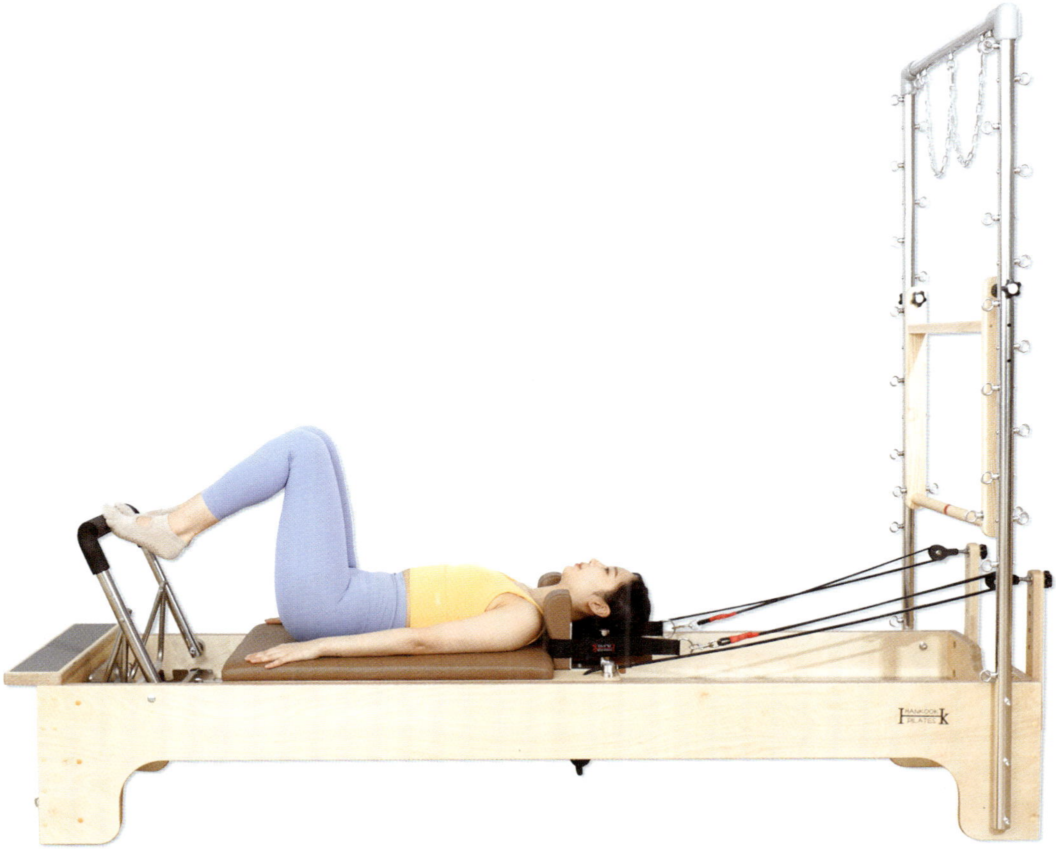

2

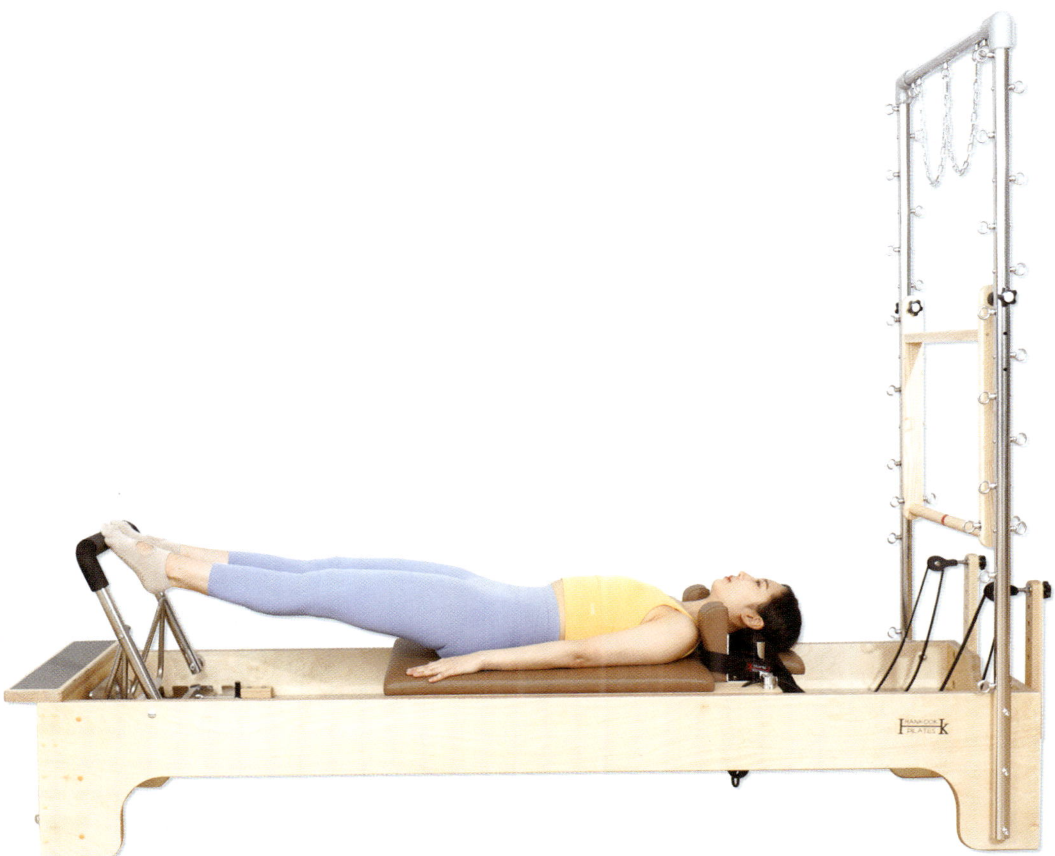

3

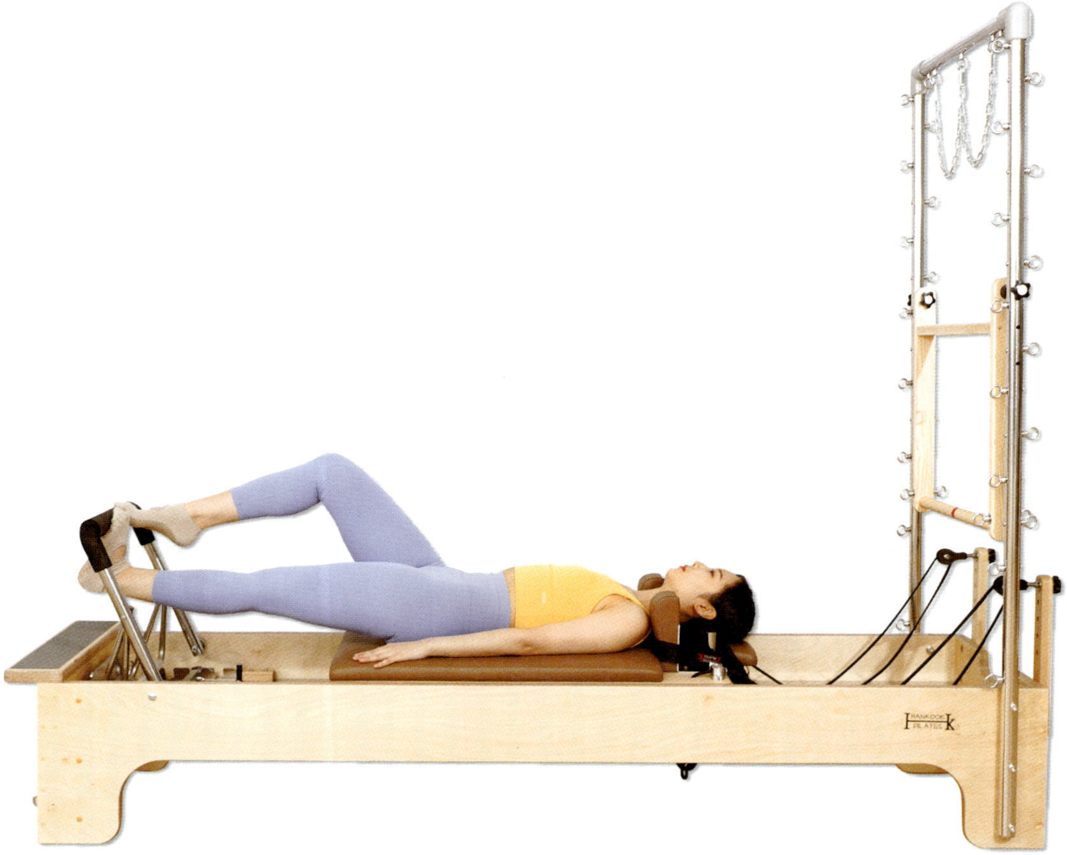

4

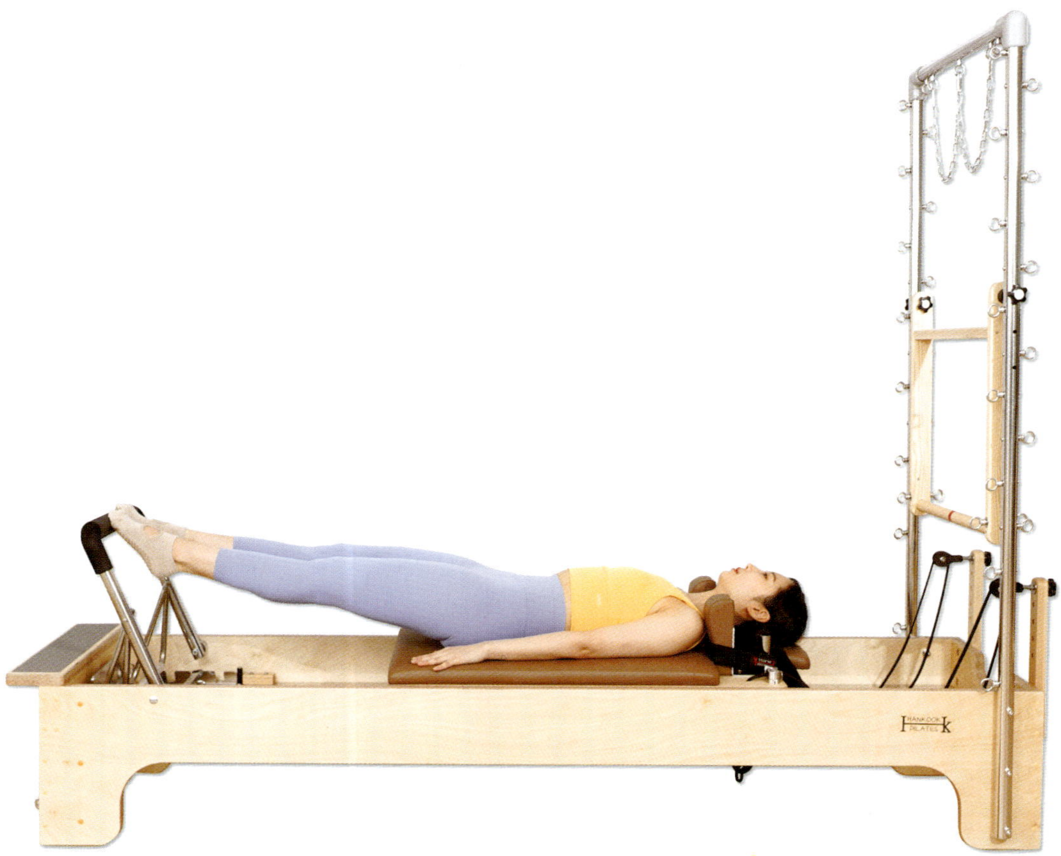

5

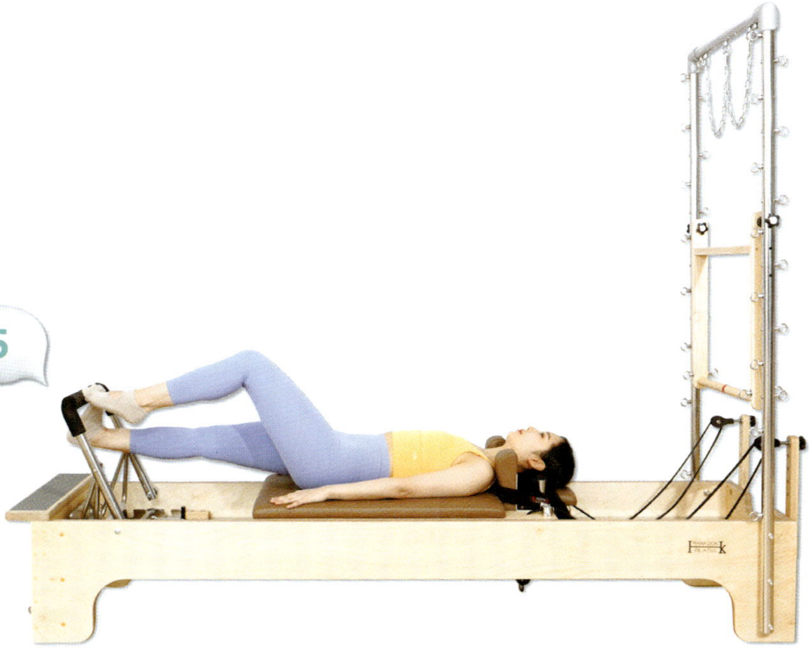

6

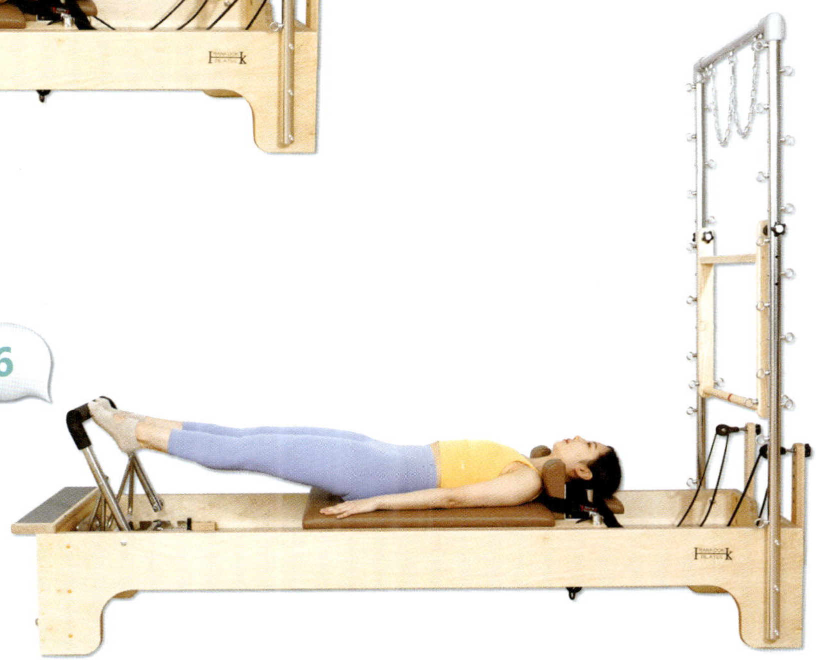

7

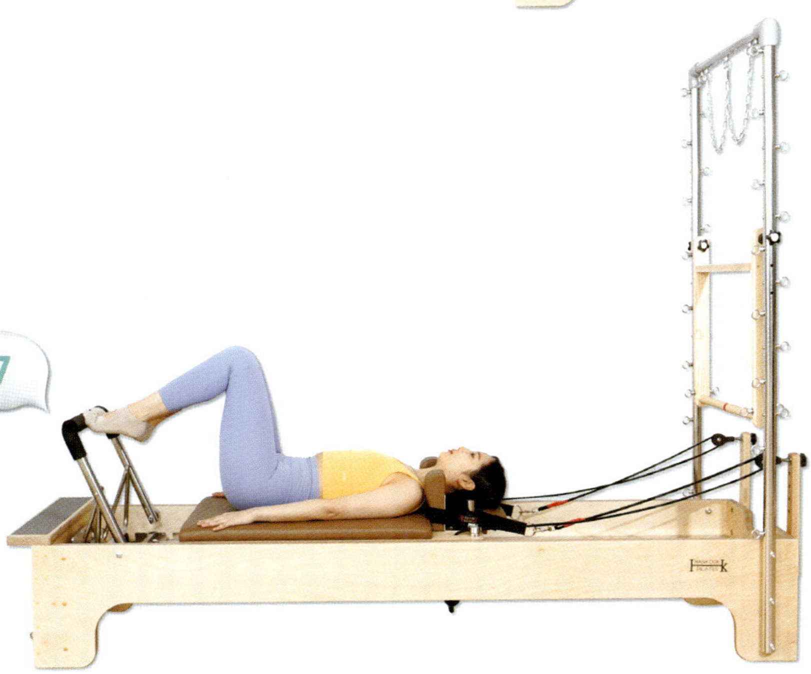

CHAPTER 2

HANDS IN STRAPS SUPINE

01 트라이셉스 Triceps

02 암 다운 Arm down

03 암 사이드 Arms side

04 암 써클 Arm circles

05 헌드레드 Hundreds

06 컬 업 Curl up

07 코디네이션 Coordination

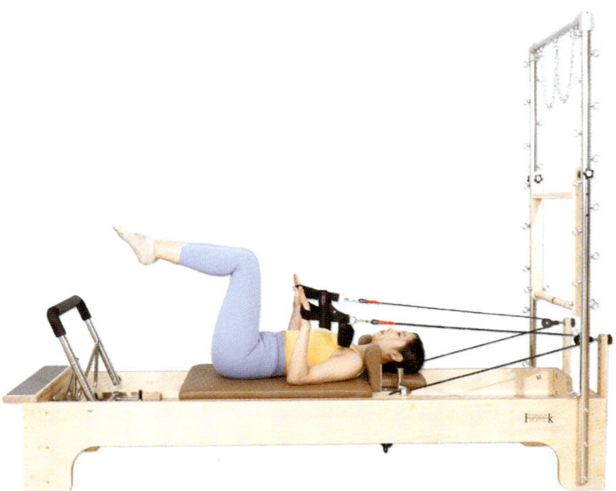

❷ HANDS IN STRAPS SUPINE

목표

- 어깨관절의 움직임 활성화
- 팔의 근육 강화
- 팔의 움직임을 통한 코어의 안정성을 향상
- 위팔세갈래근 강화

금기

- 어깨관절, 팔꿈치관절, 손목관절에 문제가 있는 경우

01 트라이셉스 Triceps

시작 자세

- 누운 자세를 취한다.
- 다리는 테이블 탑 자세를 취한다.
- 손은 스트랩을 잡는다.
- 양쪽 팔을 몸통에 붙이고 팔꿈치를 굽힌다.

운동 방법

- 들숨: 양쪽 팔을 몸통에 붙이고 팔꿈치를 굽힌 자세로 준비한다.
- 날숨: 어깨뼈를 안정시키고 팔을 밑으로 편다.
- 들숨: 시작 자세로 돌아온다.

10~30회 반복한다.

대상 근육

- 동작분석: 팔목관절 폄/굽힘, 엉덩관절/무릎관절 굽힘 유지
- 주동근

  팔목관절 폄: 위팔세갈래근, 팔꿈치근, 손뒤침근, 자쪽손목폄근, 손가락폄근, 새끼폄근
- 길항근

  팔목관절 굽힘: 위팔두갈래근, 위팔근, 위팔노근, 노쪽손목굽힘근, 긴손바닥근, 자쪽손목굽힘근, 원엎침근, 긴노쪽손목폄근, 짧은노쪽손목폄근

주의 사항

- 어깨의 안정성을 유지한다.
- 들어 올린 다리의 정렬을 유지한다.
- 위팔세갈래근에 집중한다.

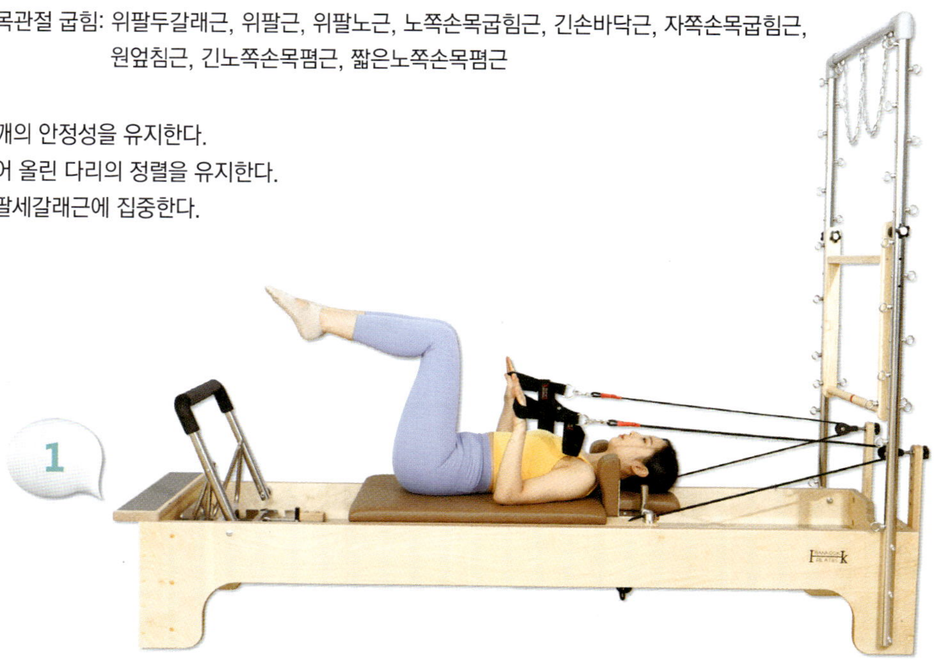

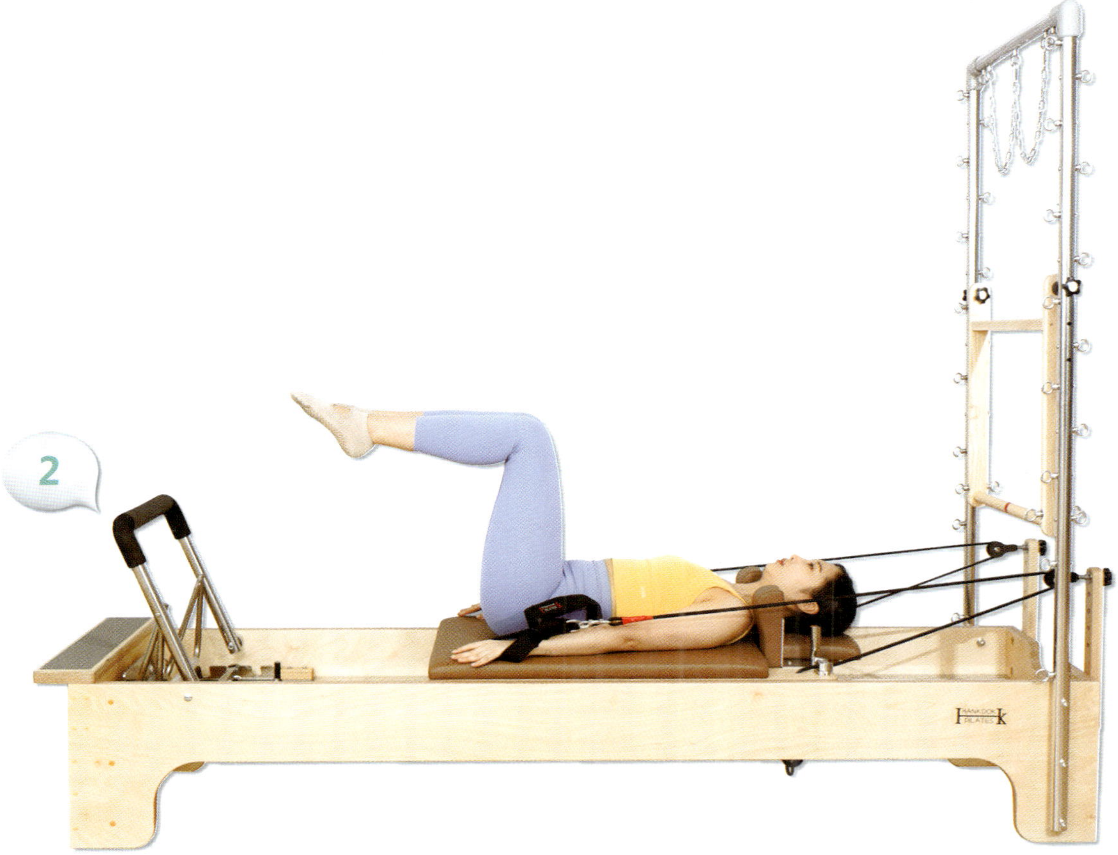
2

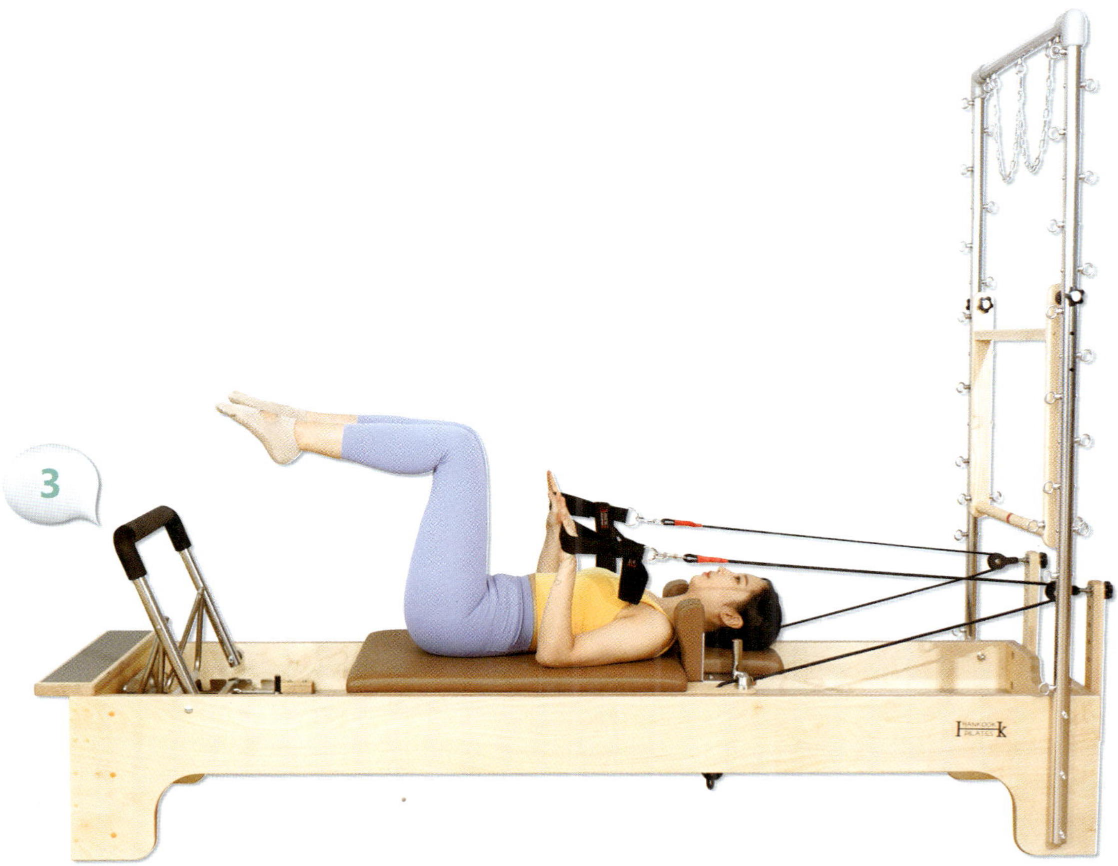
3

목표

- 어깨관절의 움직임 활성화
- 팔의 근육 강화
- 팔의 움직임을 통한 코어의 안정성을 향상
- 뒤쪽어깨세모근, 넓은등근, 큰원근 강화

금기

- 어깨관절, 팔꿈치관절, 손목관절에 문제가 있는 경우

02 암 다운 Arm down

시작 자세

- 누운 자세를 취한다.
- 다리는 테이블 탑 자세를 취한다.
- 손은 스트랩을 잡는다.

운동 방법

- 들숨: 팔을 똑바로 유지하고 어깨뼈를 안정시키고 팔은 천장으로 향하게 한다.
- 날숨: 팔을 똑바로 유지하면서 캐리지를 이동하기 위해서 캐리지 쪽으로 당겨 내린다.
- 들숨: 팔을 천장으로 되돌아오는 것을 조절한다.

10~30회 반복한다.

대상 근육

- 동작분석: 어깨관절 폄/굽힘, 엉덩관절/무릎관절 굽힘 유지
- 주동근
  어깨관절 폄: 어깨세모근, 넓은등근, 큰원근, 큰가슴근, 위팔세갈래근
- 길항근
  어깨관절 굽힘: 어깨세모근, 큰가슴근, 부리위팔근, 위팔두갈래근

주의 사항

- 손목과 어깨의 안정성을 유지한다.
- 들어 올린 다리의 정렬을 유지한다.
- 어깨의 범위가 90°를 넘지 않도록 한다.
- 팔꿈치가 과다폄되지 않도록 한다.

1

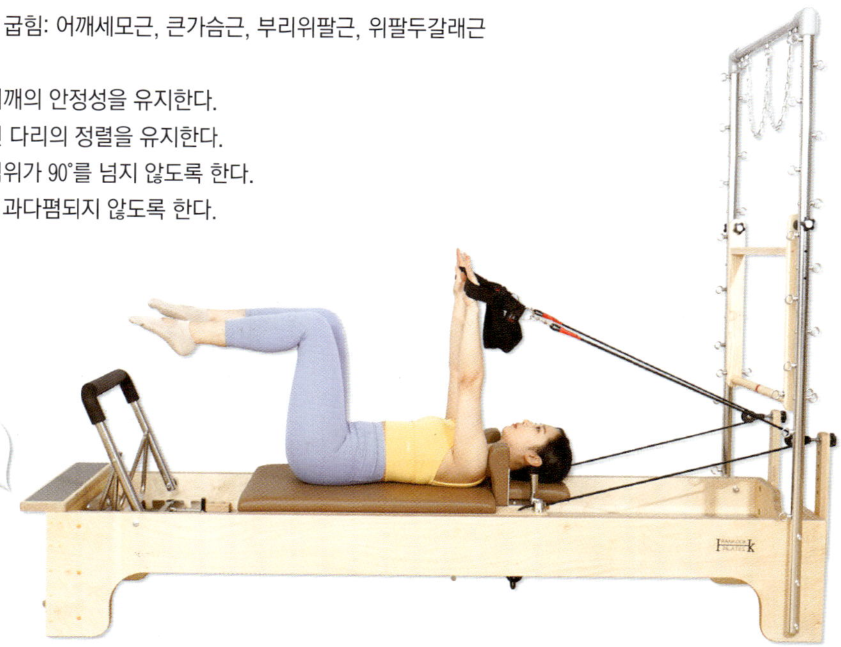

2

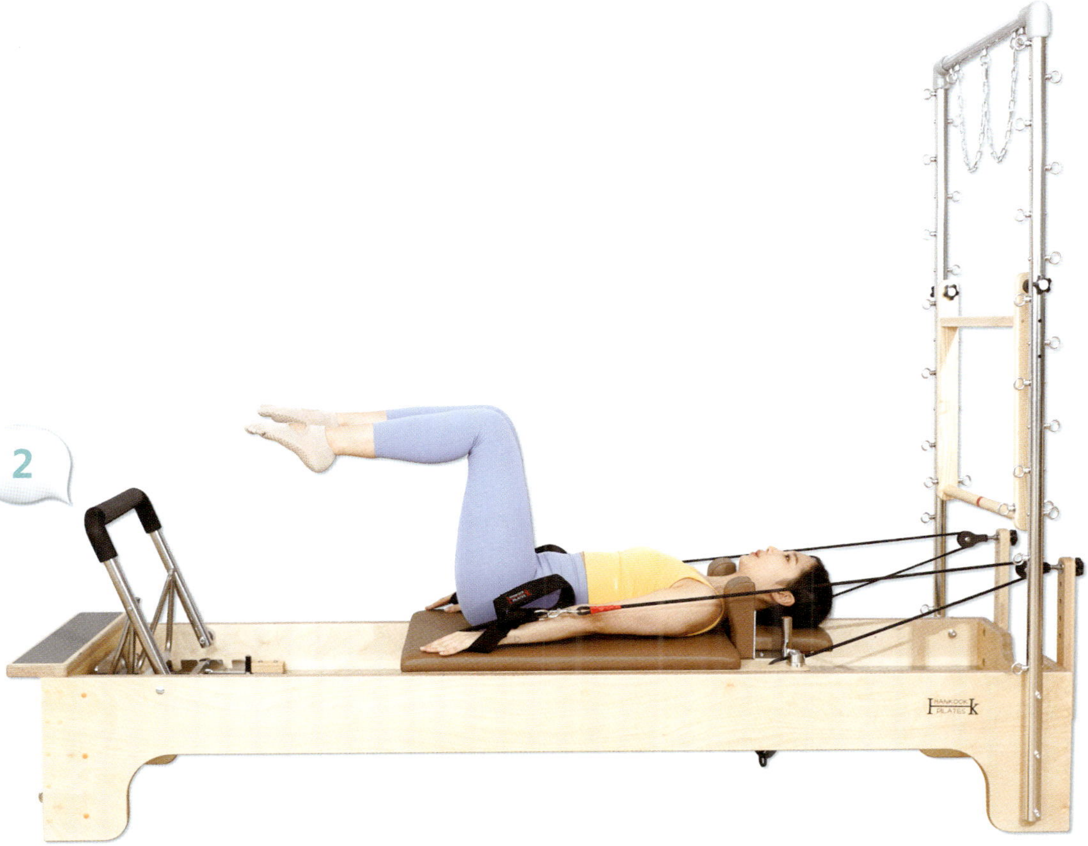

3

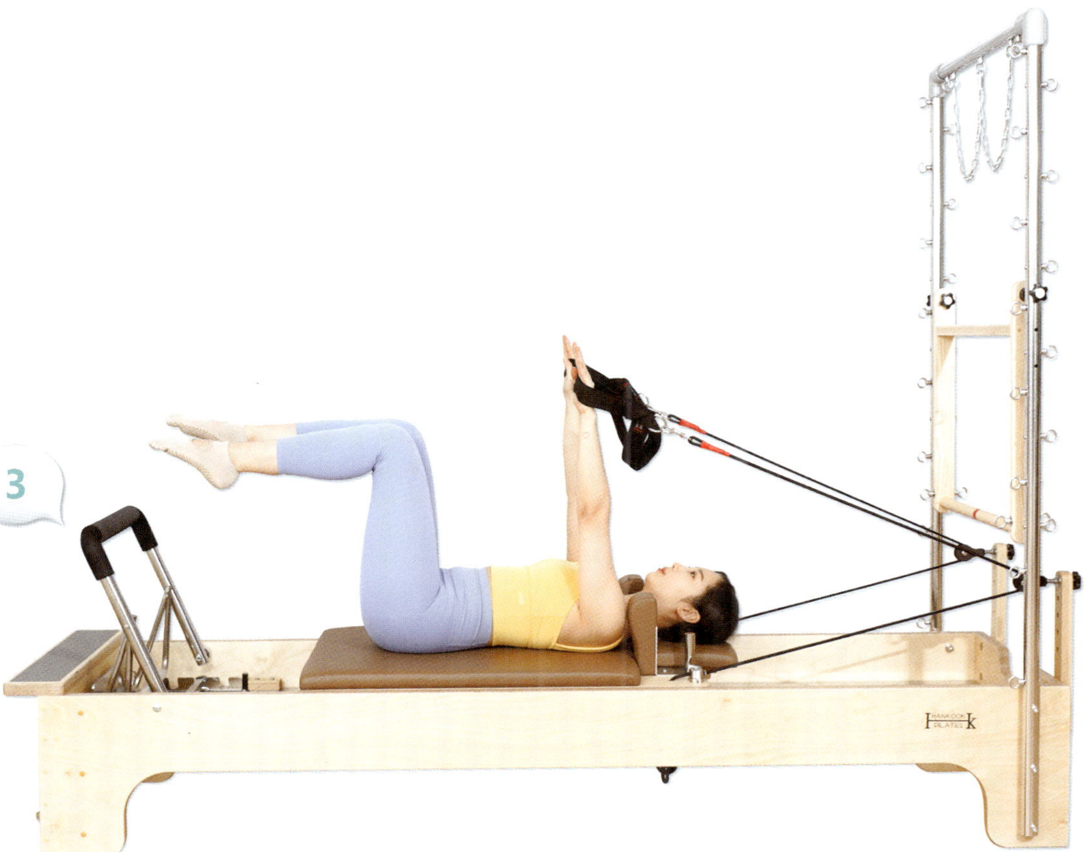

목표

- 어깨관절의 움직임 활성화
- 팔의 근육 강화
- 팔의 움직임을 통한 코어의 안정성을 향상
- 어깨관절 모음: 어깨세모근, 가시위근, 작은원근 강화

금기

- 어깨관절, 팔꿈치관절, 손목관절에 문제가 있는 경우

03 암 사이드 Arms side

시작 자세

- 누운 자세를 취한다.
- 다리는 테이블 탑 자세를 취한다.
- 손은 스트랩을 잡는다.

운동 방법

- 들숨: 팔을 곧게 뻗고 어깨뼈를 고정시키고 팔을 곧바로 엉덩이 측면에서 멀어지도록 자세를 취하고(벌림), 캐리지가 되돌아오는 것을 조절한다.
- 날숨: 팔을 곧게 유지하고 캐리지를 이동하기 위해 엉덩이 쪽으로 팔을 당긴다(모음).

10~30회 반복한다.

대상 근육

- 동작분석: 어깨관절 모음/벌림
- 주동근

  어깨관절 모음: 어깨세모근, 가시위근, 큰가슴근
- 길항근

  어깨관절 벌림: 큰가슴근, 넓은등근, 큰원근, 작은원근, 부리위팔근, 위팔두갈래근

주의 사항

- 손목과 어깨의 안정성을 유지한다.
- 들어 올린 다리의 정렬을 유지한다.
- 어깨의 범위가 90°를 넘지 않도록 한다.
- 팔꿈치가 과다폄되지 않도록 한다.

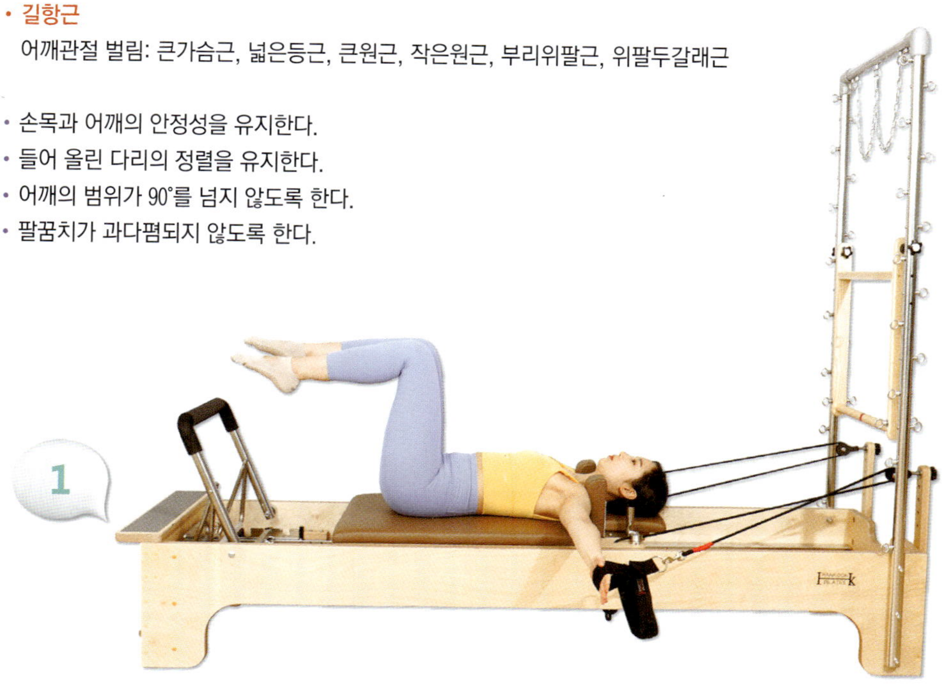

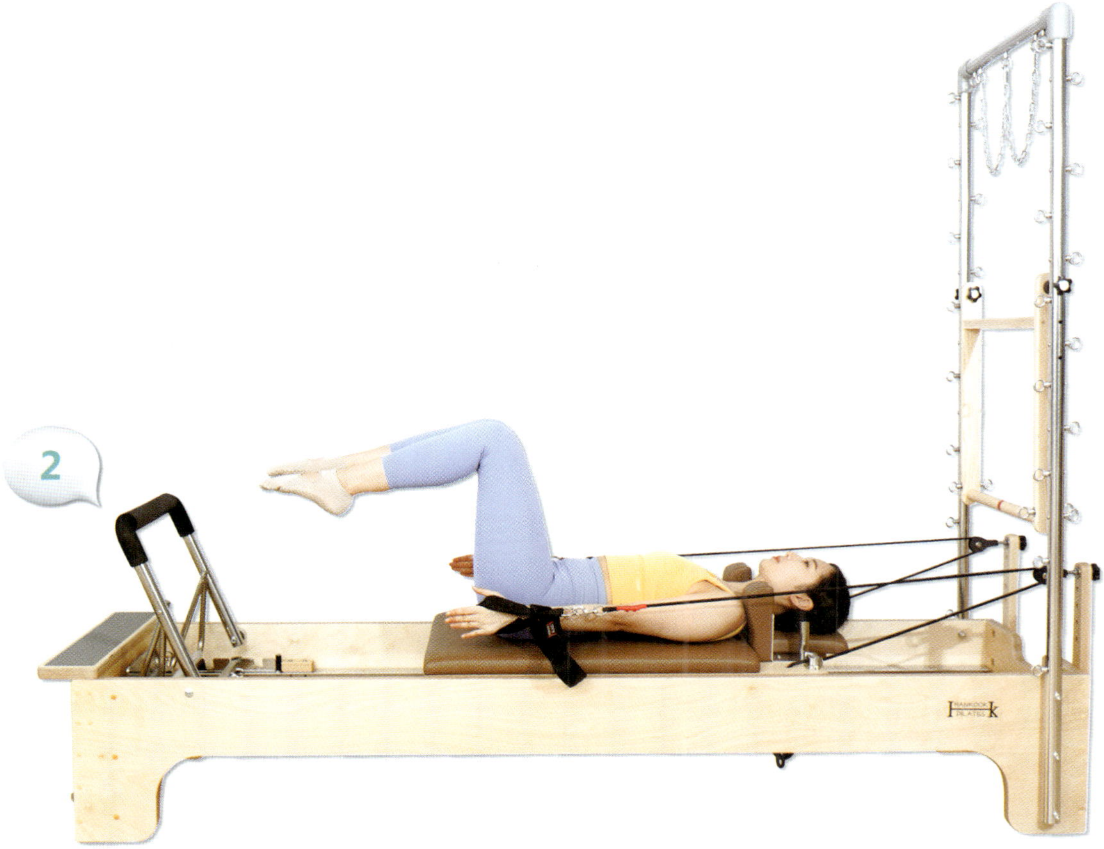
2

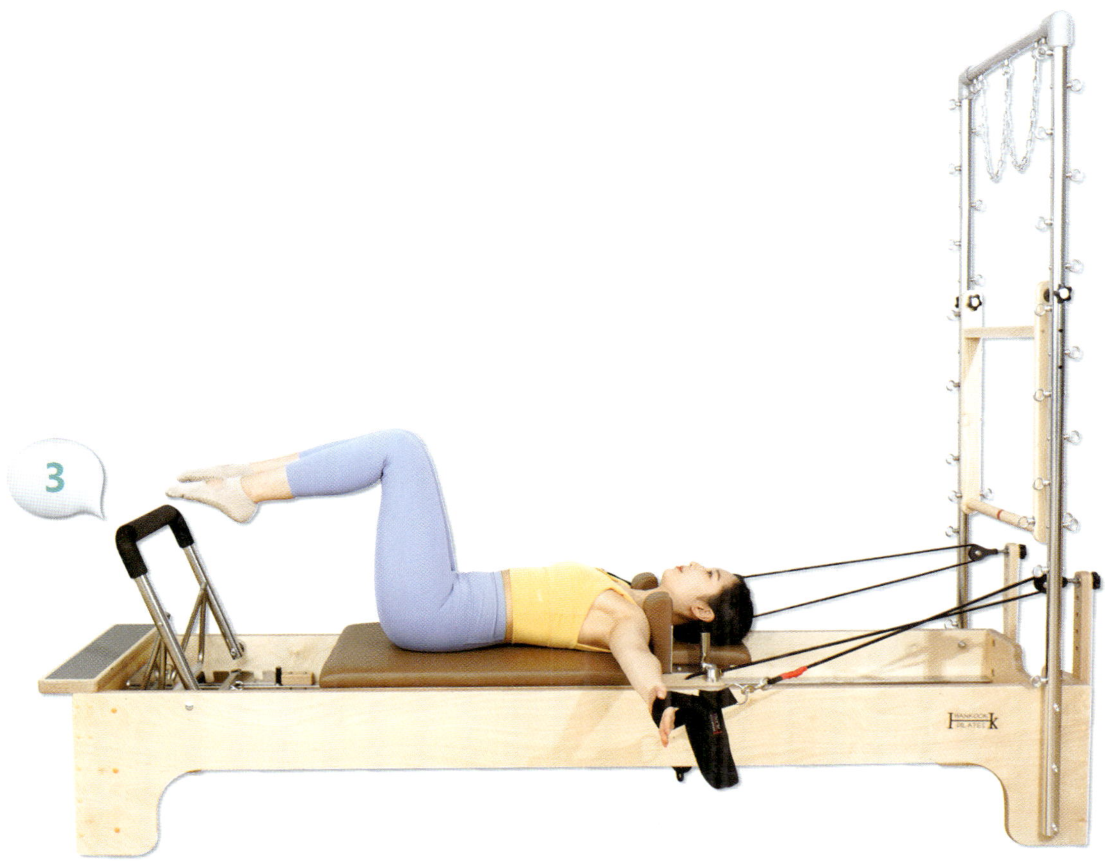
3

❷ HANDS IN STRAPS SUPINE

목표

- 어깨관절의 움직임 활성화
- 팔의 근육 강화
- 팔의 움직임을 통한 코어의 안정성을 향상
- 어깨세모근, 가시아래근, 넓은등근, 작은원근 강화

금기

- 어깨관절, 팔꿈치관절, 손목관절에 문제가 있는 경우

04 암 써클 Arm circles

시작 자세

- 누운 자세를 취한다.
- 다리는 테이블 탑 자세를 취한다.
- 손은 스트랩을 잡는다.

운동 방법

- 들숨: 팔을 곧게 뻗고 어깨뼈를 안정시키고 팔을 천장 쪽을 향하게 하고, 캐리지가 되돌아오는 것을 조절한다.
- 날숨: 팔을 곧게 유지하고 양옆으로 벌리면서 원을 그려 엉덩이 쪽으로 당겨서 캐리지를 이동시킨다.

각 방향에서 5회씩 원운동을 한다.

- 들숨: 시작 자세로 돌아온다.

대상 근육

- 동작분석: 어깨관절 수평벌림/수평모음, 어깨관절 모음/벌림
- 주동근
  어깨관절 수평벌림: 어깨세모근, 가시아래근, 넓은등근, 작은원근
  어깨관절 모음: 어깨세모근, 가시위근, 큰가슴근
- 길항근
  어깨관절 수평모음: 큰가슴근, 어깨세모근
  어깨관절 벌림: 큰가슴근, 넓은등근, 큰원근, 작은원근, 부리위팔근, 위팔두갈래근

주의 사항

- 어깨의 안정성을 유지한다.

1

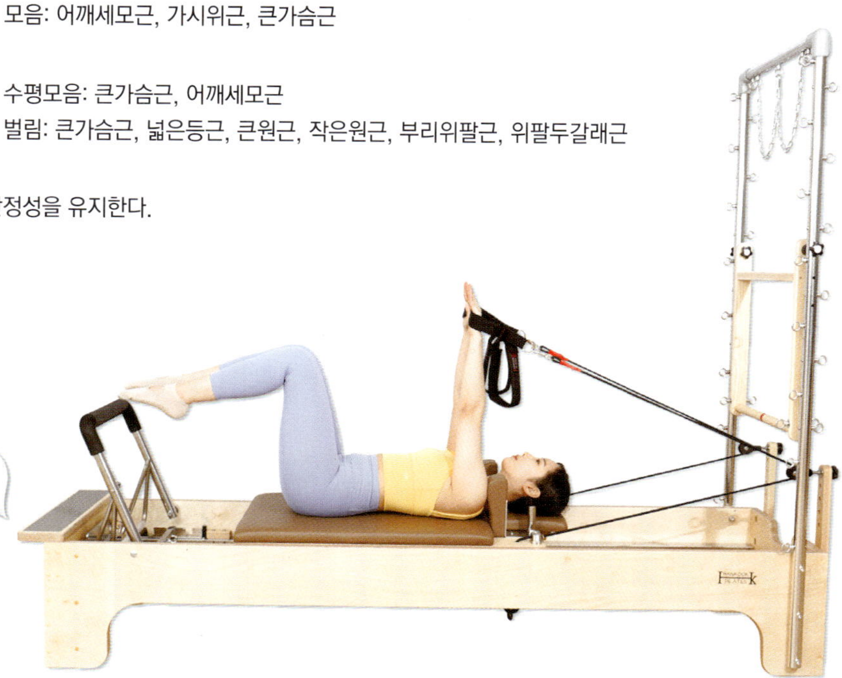

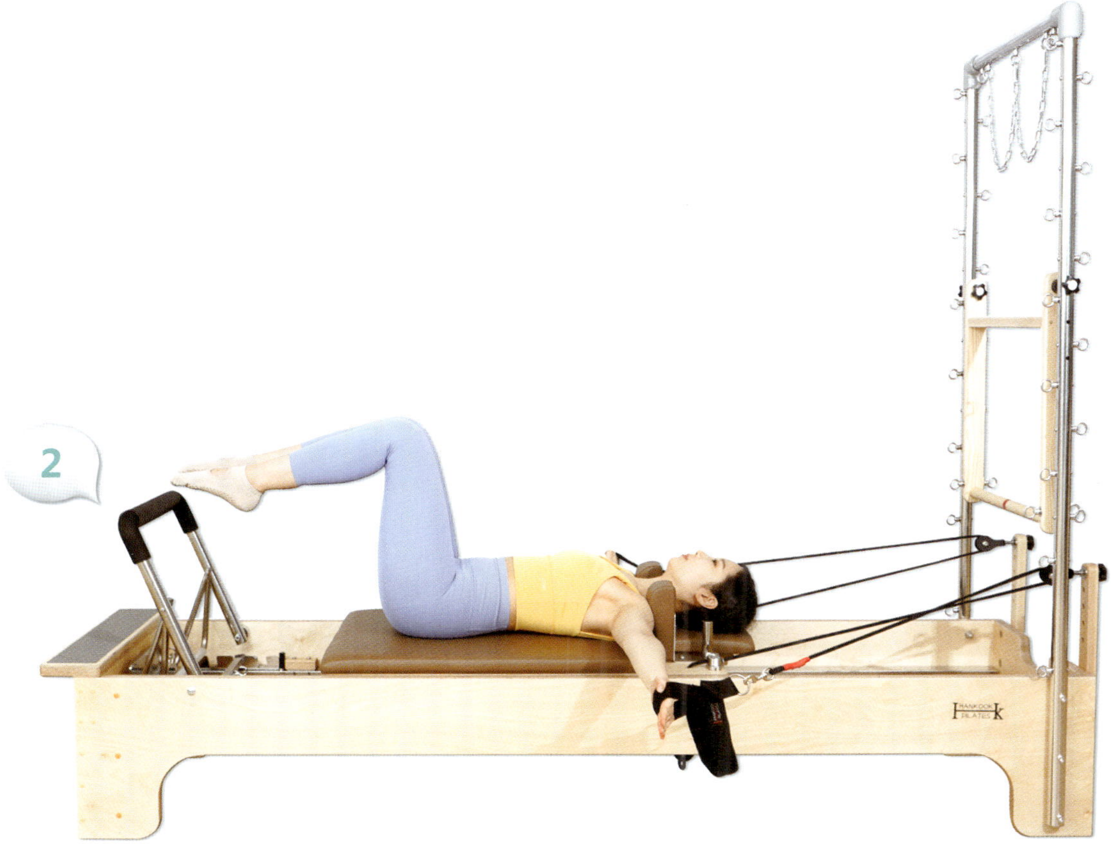
2

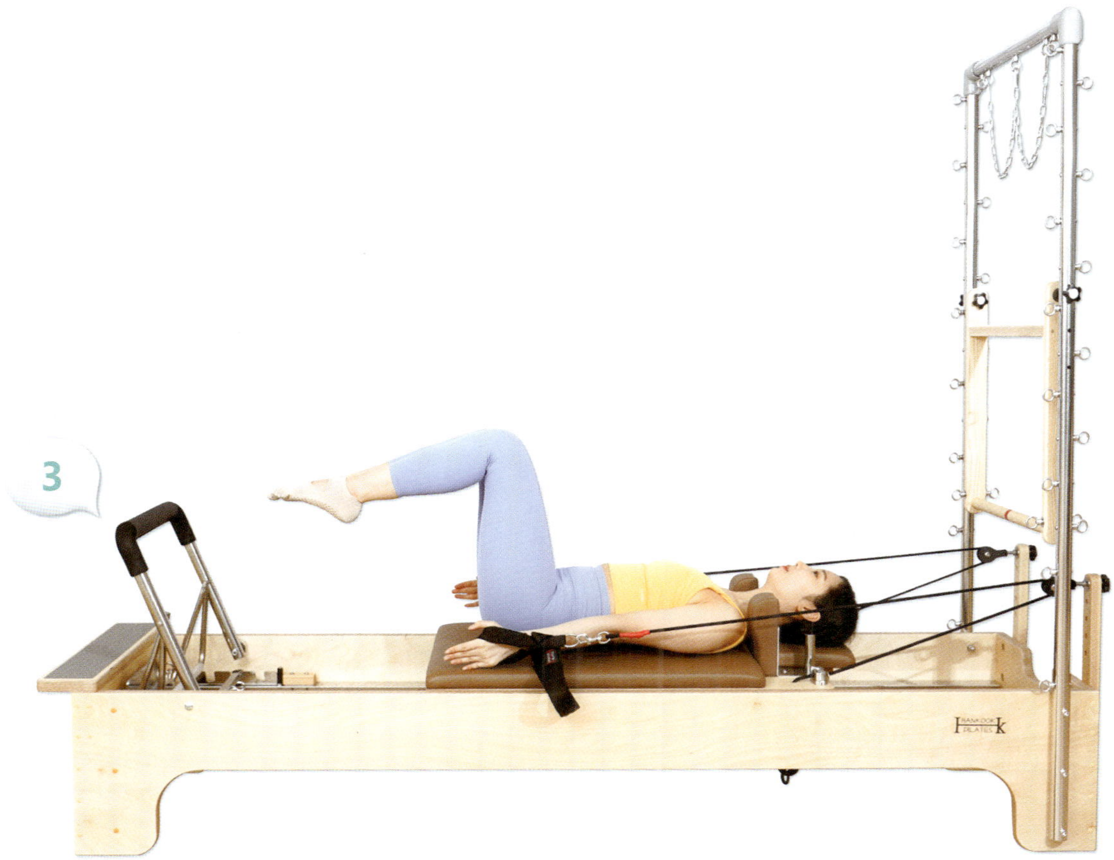
3

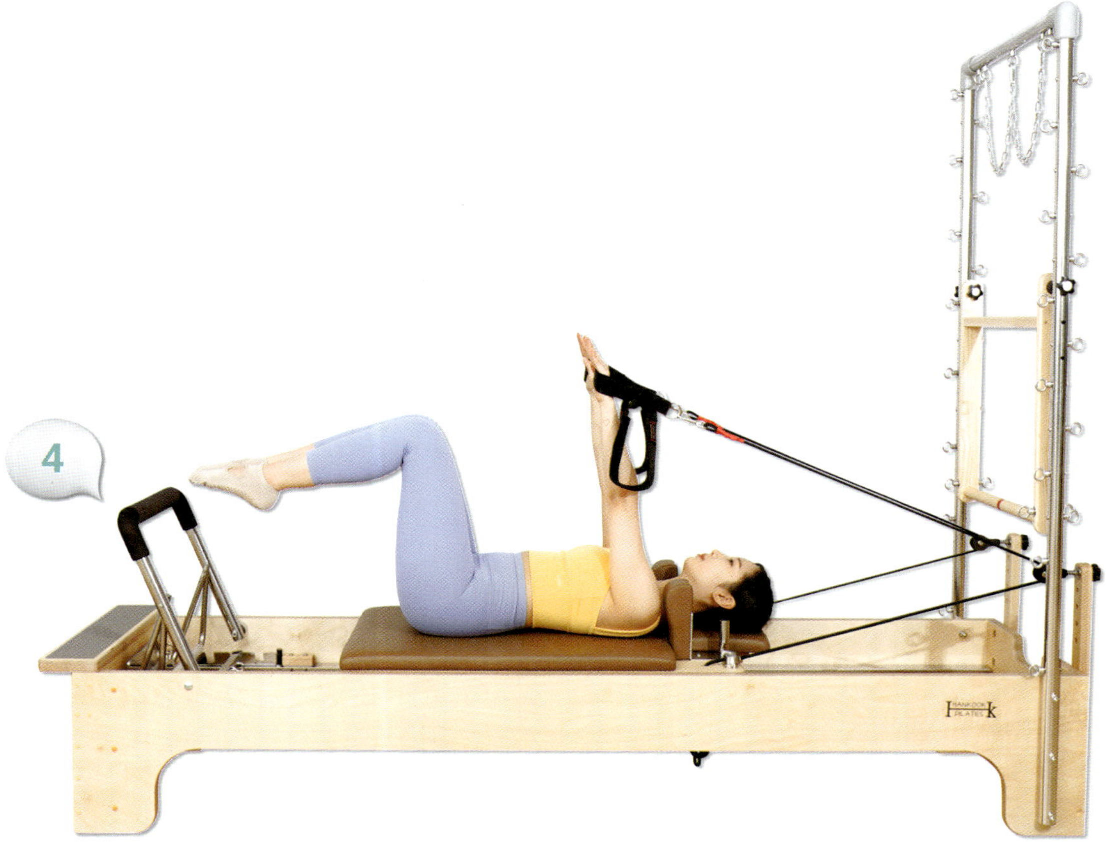
4

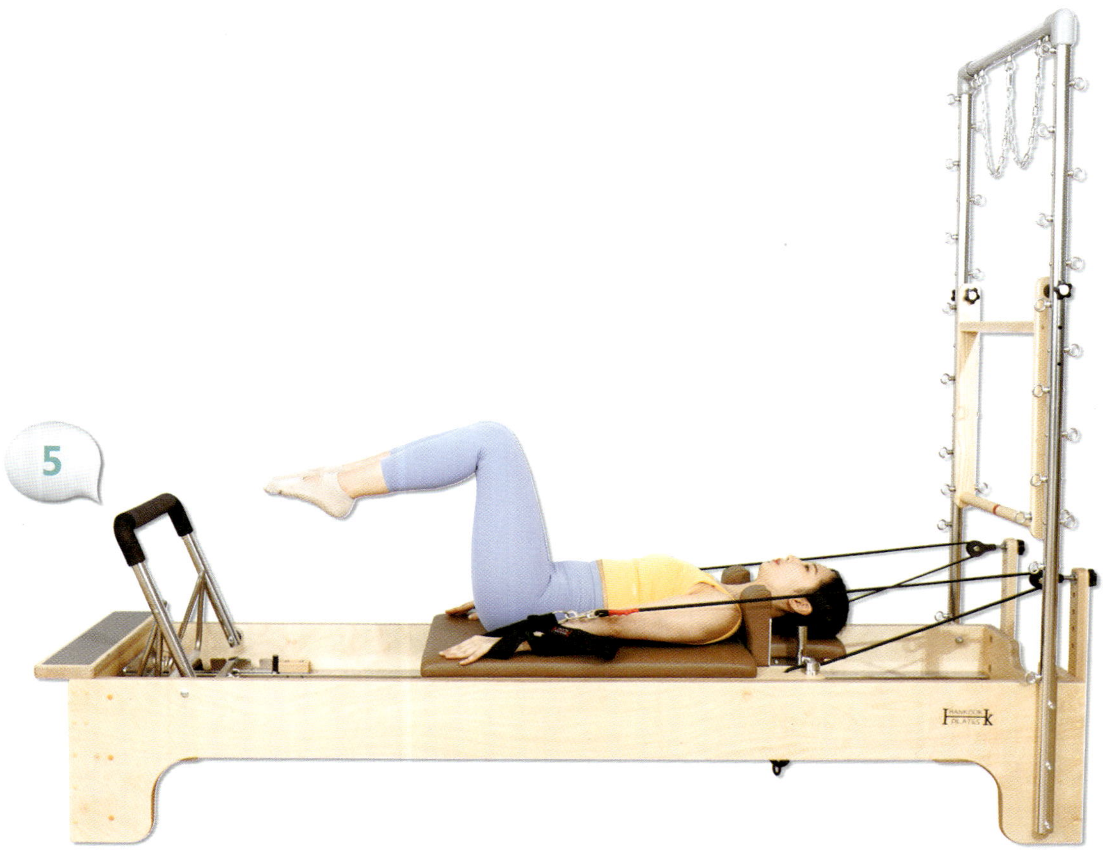
5

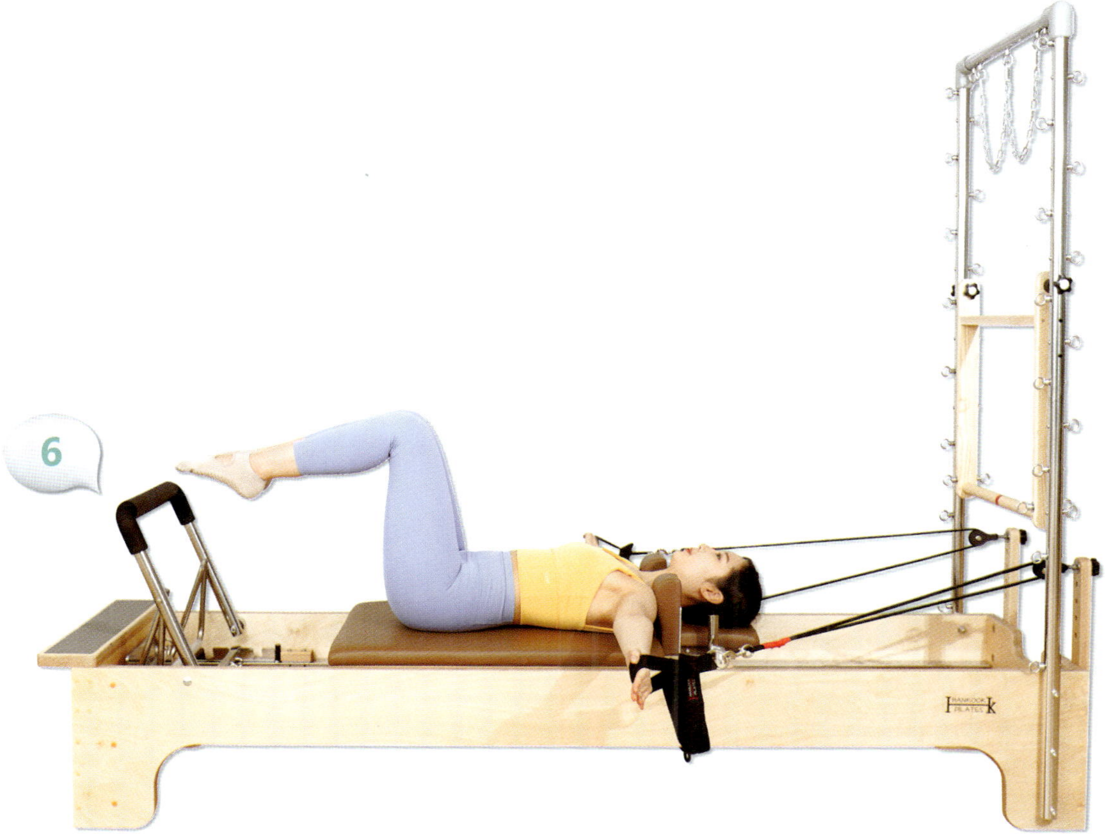
6

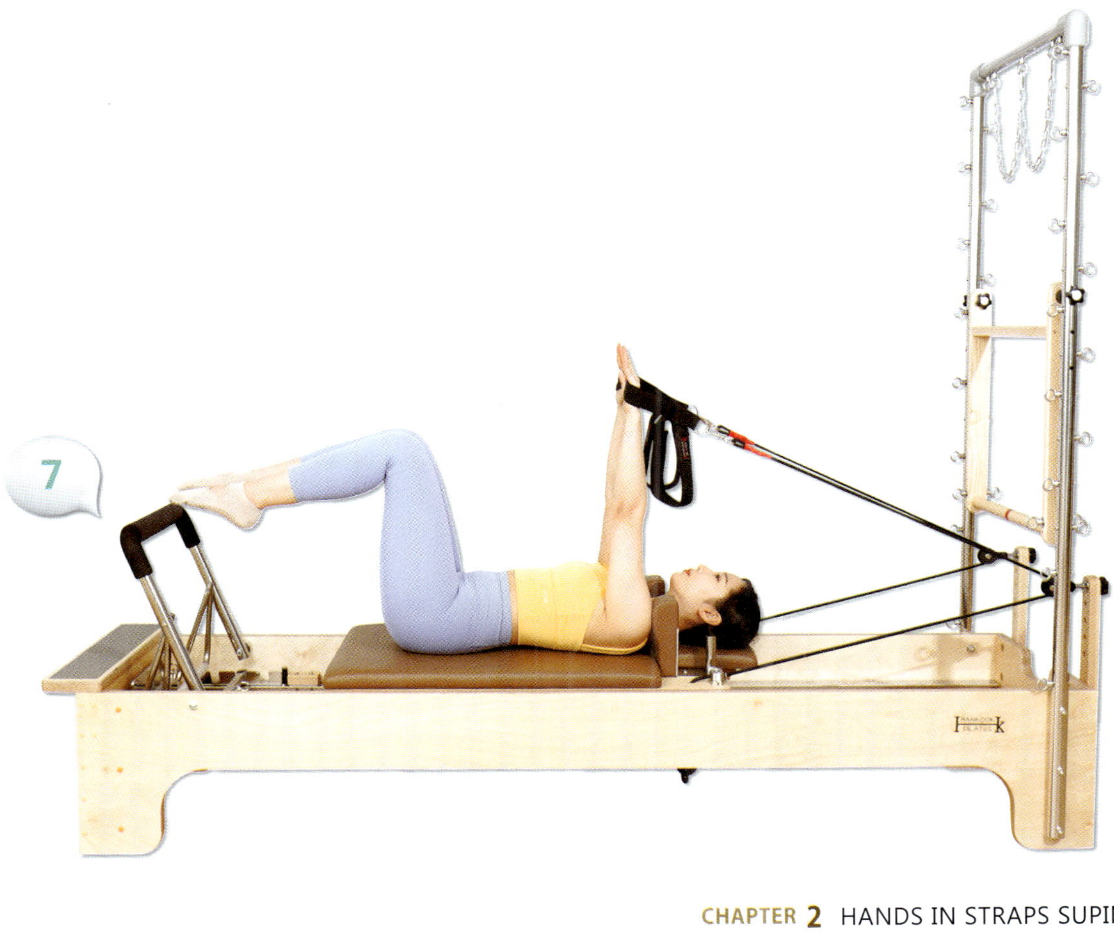
7

목표

- 어깨관절의 움직임 활성화
- 팔의 근육 강화
- 팔의 움직임을 통한 코어의 안정성을 향상
- 배곧은근, 배바깥빗근, 배속빗근(코어근육) 강화

금기

- 어깨관절, 팔꿈치관절, 손목관절에 문제가 있는 경우

05 헌드레드 Hundreds

시작 자세

- 누운 자세를 취한다.
- 다리는 테이블 탑 자세를 취한다.
- 손은 스트랩을 잡는다.

운동 방법

- 들숨: 숨을 들이마시며 자세를 준비한다.
- 날숨: 목뼈를 굽힘하고, 등뼈를 굽힘하기 위해 배근육을 수축시킨다. 동시에 팔꿈치를 펴고, 팔을 골반 옆에 닿게 한다.
- 들숨: 3~5초 동안 자세를 유지한다.
  팔을 아래위로 작게 움직이는 운동을 하는 동안 상체 굽힘, 어깨뼈 및 골반의 안정성을 유지한다.
- 날숨: 팔을 계속해서 운동하는 동안 5까지 센다.
- 들숨: 팔을 계속해서 운동하는 동안 5까지 센다.

10세트(총계 100)를 한다. 시작 자세로 돌아온다.

대상 근육

- 동작분석: 몸통 굽힘/폄, 엉덩관절 굽힘/폄, 무릎관절 굽힘/폄, 어깨관절 폄/굽힘
- 주동근
  몸통 굽힘: 배곧은근, 배바깥빗근, 배속빗근
  엉덩관절 굽힘: 허리근, 엉덩근, 넙다리빗근, 넙다리근막긴장근, 넙다리곧은근, 두덩근, 짧은모음근, 긴모음근, 큰모음근, 중간볼기근
  무릎관절 굽힘: 넙다리빗근, 두덩정강근, 넙다리두갈래근, 반막모양근, 반힘줄모양근
  어깨관절 폄: 어깨세모근, 넓은등근, 큰원근, 큰가슴근, 위팔세갈래근
- 길항근
  몸통 폄: 엉덩갈비근, 가장긴근, 가시근, 허리네모근, 반가시근, 돌림근, 뭇갈래근, 가시사이근
  엉덩관절 폄: 큰모음근, 큰볼기근, 중간볼기근, 넙다리두갈래근, 반막모양근, 반힘줄모양근
  무릎관절 폄: 넙다리곧은근, 가쪽넓은근, 중간넓은근, 안쪽넓은근
  어깨관절 굽힘: 어깨세모근, 큰가슴근, 부리위팔근 위팔두갈래근

주의 사항

- 목의 긴장을 피하기 위하여 등뼈를 굽힘하고, 가슴우리와 어깨뼈를 안정시킨다.
- 목에 문제가 있는 경우 주의한다.
- 팔꿈치가 과다폄되지 않도록 한다.
- 손목의 정렬을 유지한다.
- 들어 올린 다리의 정렬과 안정성을 유지한다.

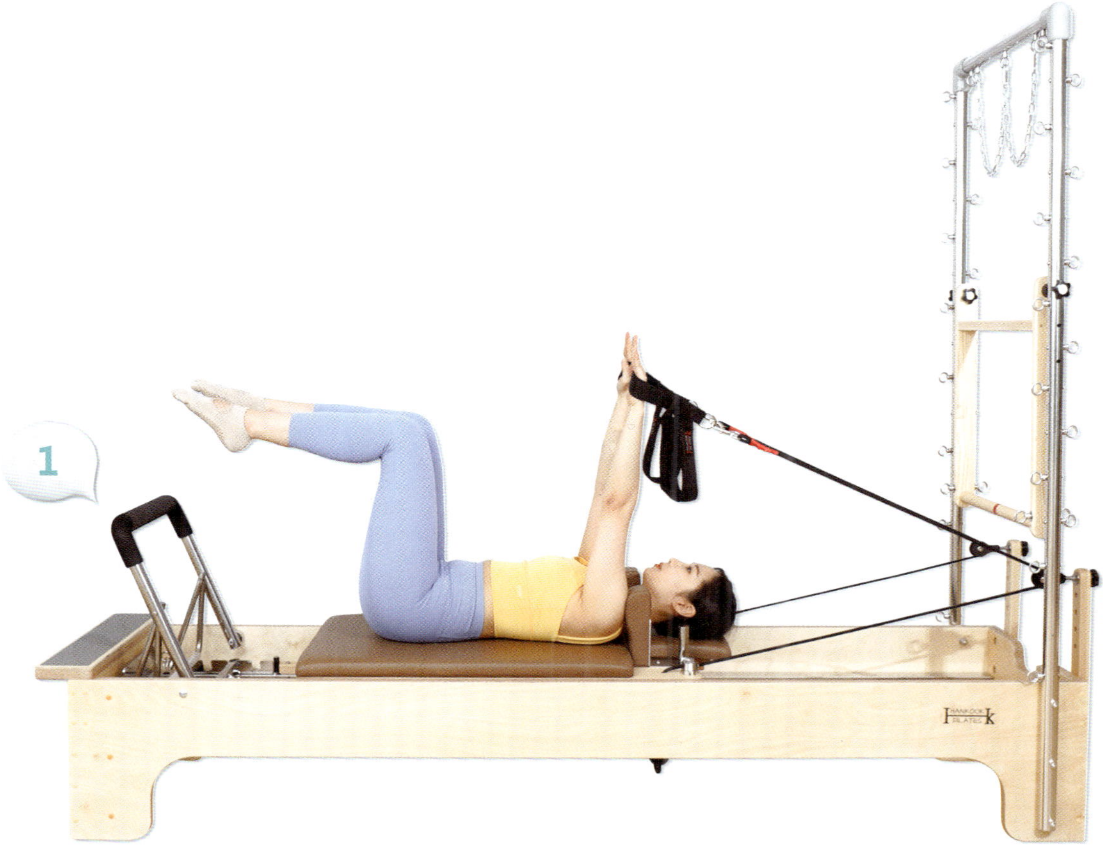
1

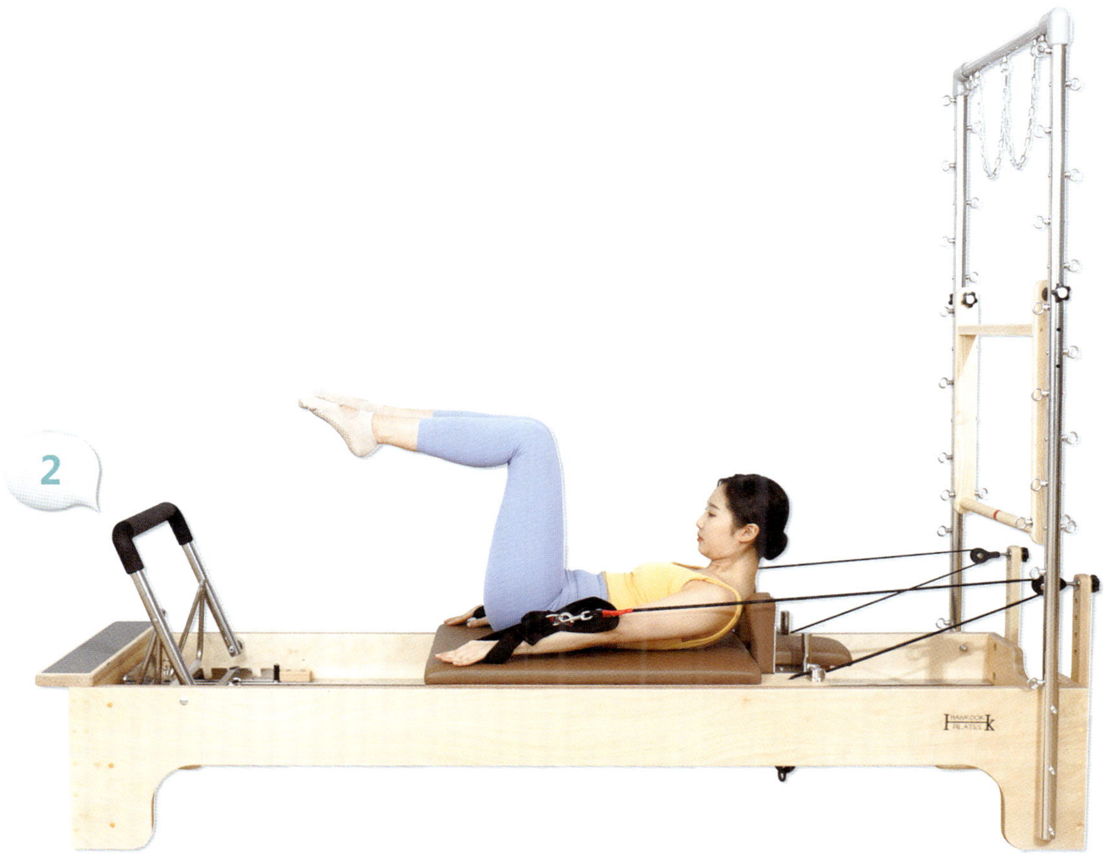
2

3

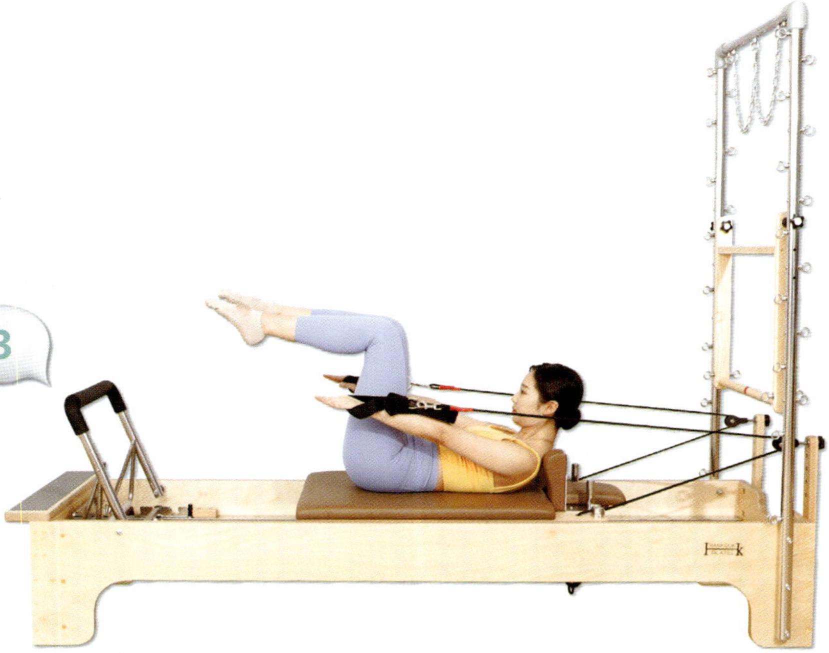

4

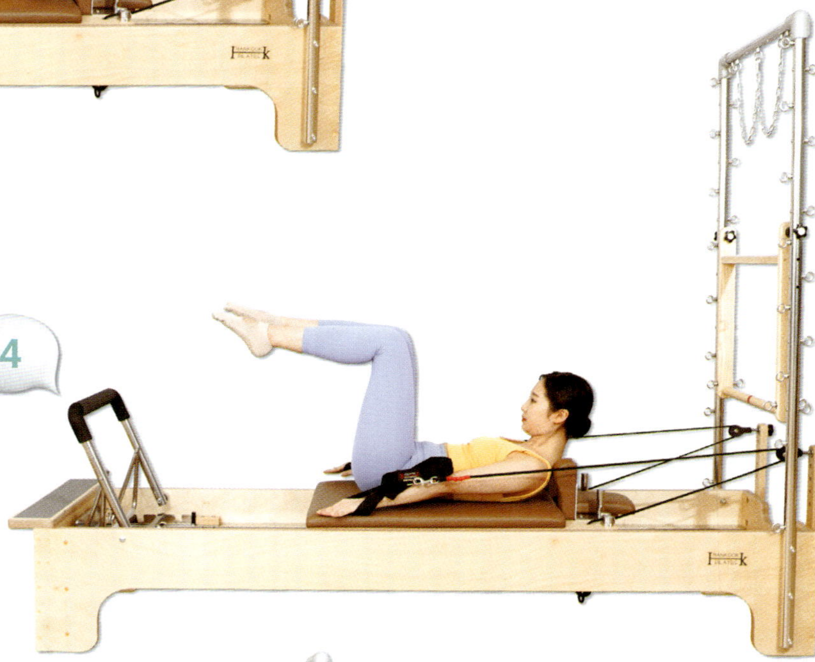

5

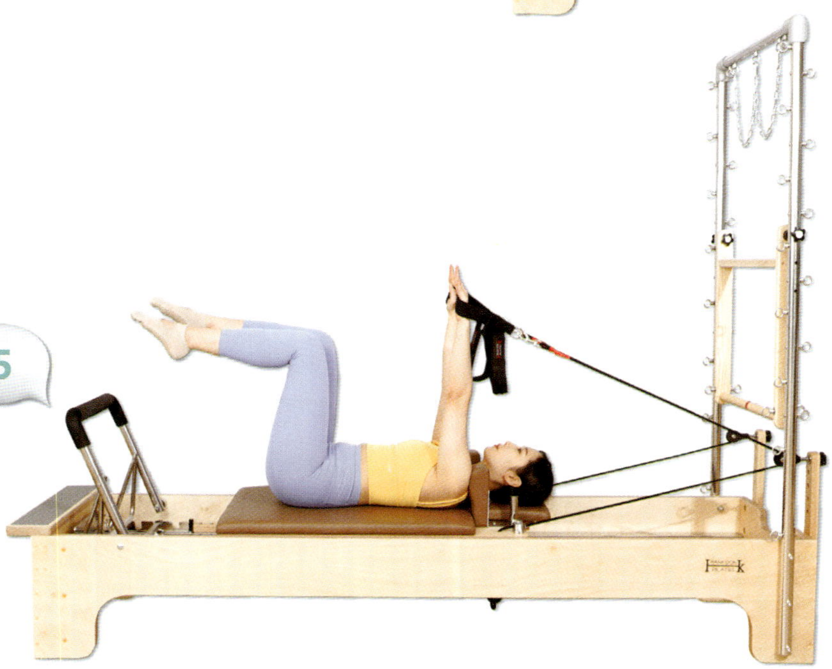

목표

- 어깨관절의 움직임 활성화
- 팔의 근육 강화
- 팔의 움직임을 통한 코어의 안정성을 향상
- 배곧은근, 배바깥빗근, 배속빗근(코어근육) 강화

금기

- 어깨관절, 팔꿈치관절, 손목관절에 문제가 있는 경우

06 컬 업 Curl up

시작 자세

- 누운 자세를 취한다.
- 다리는 테이블 탑 자세를 취한다.
- 손은 스트랩을 잡는다.

운동 방법

- 들숨: 숨을 들이마시며 자세를 준비한다.
- 날숨: 목의 뒷부분을 길게 하고, 어깨뼈를 안정화시키고 목뼈를 굽힘한다. 등뼈를 굽힘하기 위해 배근육을 수축시킨다. 동시에 팔꿈치를 펴고, 팔을 골반 옆에 닿게 한다.
- 들숨: 3~5초 동안 자세를 유지하며 상체 굽힘, 어깨뼈 및 골반의 안정성을 유지한다.
- 날숨: 시작위치로 돌아온다.

5~20회 반복한다.

대상 근육

- 동작분석: 몸통 굽힘/폄, 어깨관절 폄/굽힘
- 주동근
  몸통 굽힘: 배곧은근, 배바깥빗근, 배속빗근
  어깨관절 폄: 어깨세모근, 넓은등근, 큰원근, 큰가슴근, 위팔세갈래근
- 길항근
  몸통 폄: 엉덩갈비근, 가장긴근, 가시근, 허리네모근, 반가시근, 돌림근, 뭇갈래근, 가시사이근
  어깨관절 굽힘: 어깨세모근, 큰가슴근, 부리위팔근, 위팔두갈래근

주의 사항

- 목의 긴장을 피하기 위하여 등뼈를 굽힘하고, 가슴우리와 어깨뼈를 안정시킨다.
- 목에 문제가 있는 경우 주의한다.
- 팔꿈치가 과다폄되지 않도록 한다.
- 손목의 정렬을 유지한다.
- 들어 올린 다리의 정렬과 안정성을 유지한다.

1

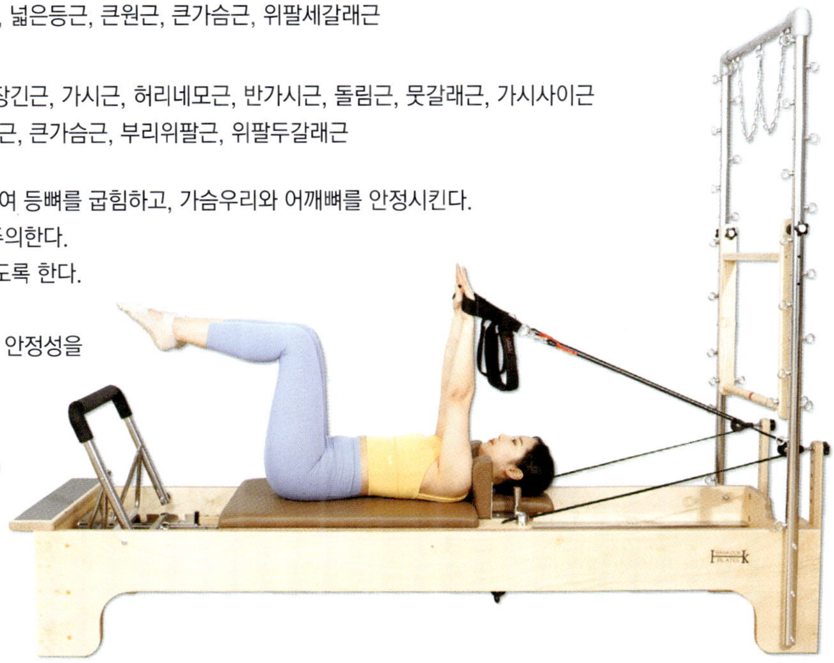

2

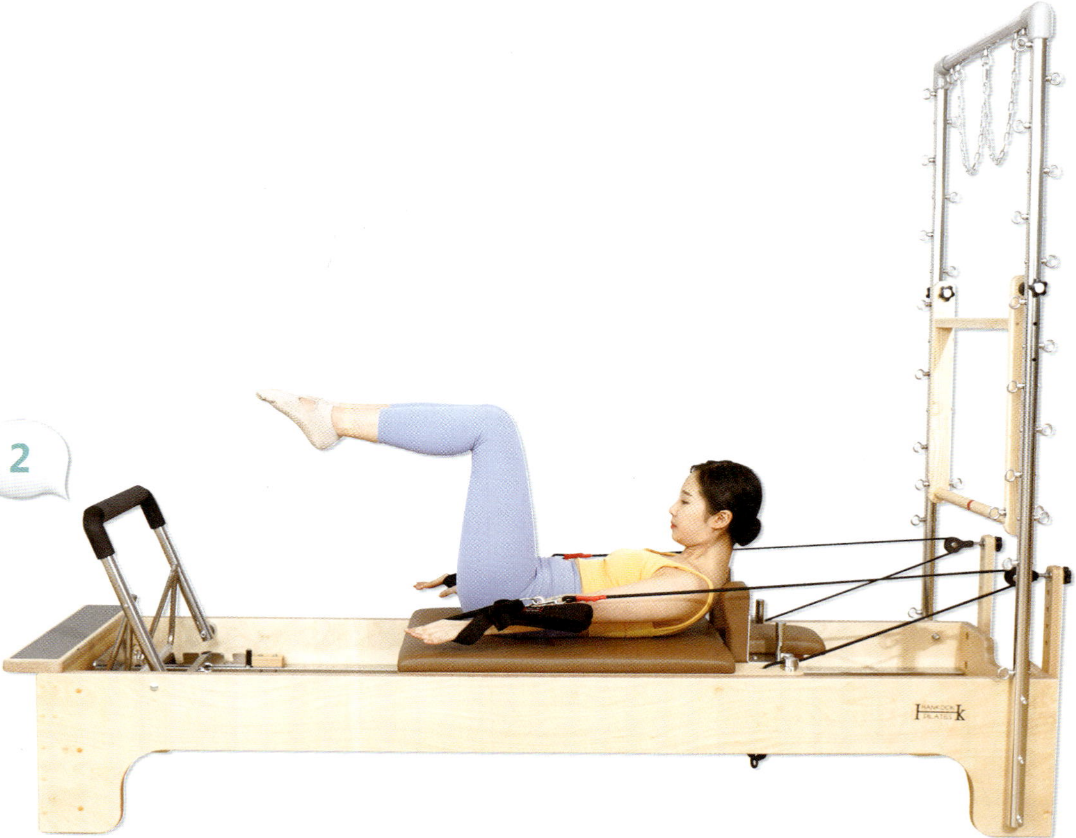

3

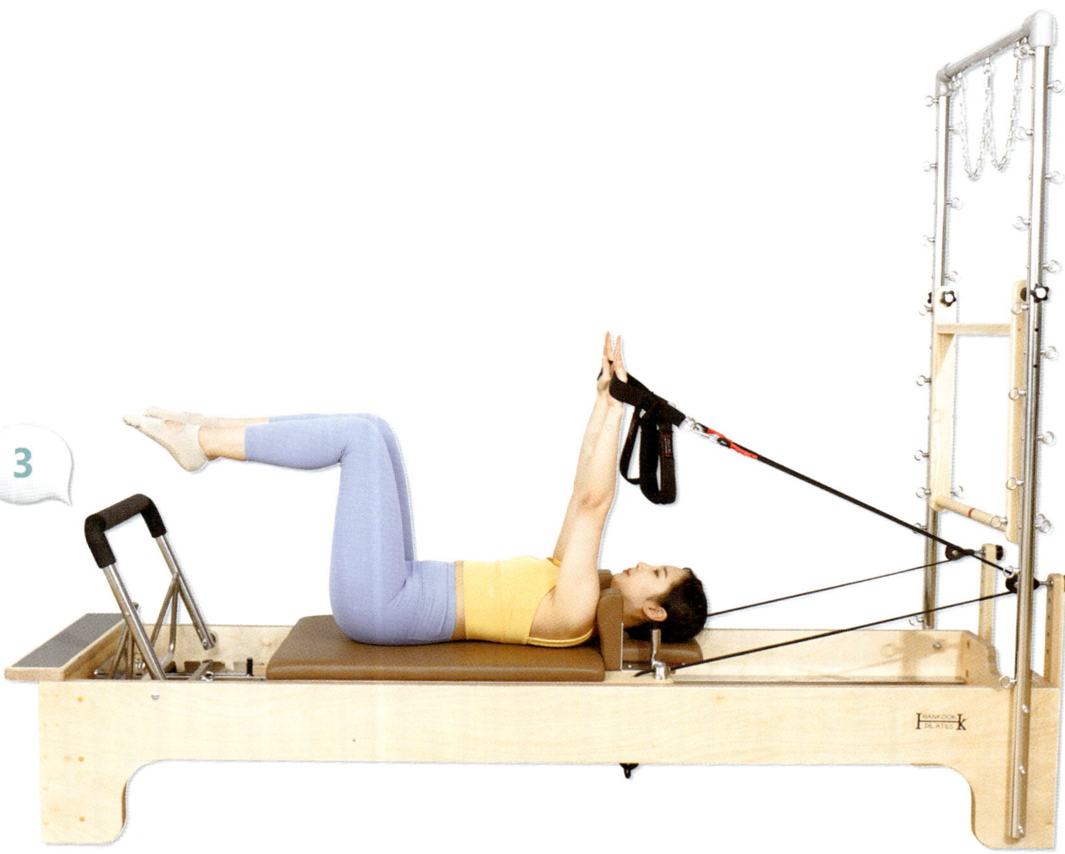

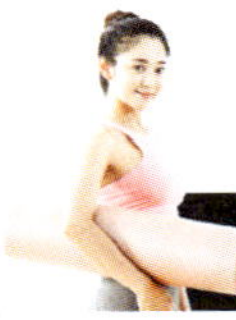

목표

- 어깨관절의 움직임 활성화
- 팔의 근육 강화
- 팔의 움직임을 통한 코어의 안정성을 향상
- 배곧은근, 배바깥빗근, 배속빗근(코어근육) 강화
- 모음근, 벌림근 강화
- 협응력 향상

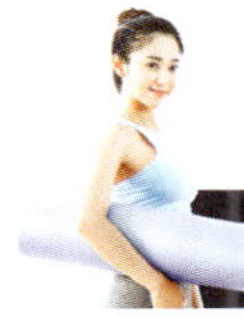

금기

- 어깨관절, 팔꿈치관절, 손목관절에 문제가 있는 경우

07 코디네이션 Coordination

시작 자세

- 누운 자세를 취한다.
- 다리는 테이블 탑 자세를 취한다.
- 손은 스트랩을 잡는다.

운동 방법

- 들숨: 숨을 들이마시며 자세를 준비한다.
- 날숨: 목의 뒷부분을 길게 하고, 어깨뼈를 안정화시키고 목뼈와 등뼈를 굽힘하기 위해 배근육을 수축시킨다. 동시에 팔꿈치를 펴고, 팔을 골반 옆에 닿게 한다. 무릎을 펴고 다리를 길게 위로 올려 동시에 다리를 벌렸다 붙인다.
- 들숨: 시작 자세로 돌아온다.

10~30회 반복한다.

대상 근육

- 동작분석: 몸통 굽힘/폄, 어깨관절 폄/굽힘, 엉덩관절 폄/굽힘, 무릎관절 폄/굽힘, 엉덩관절 벌림/모음
- 주동근
  몸통 굽힘: 배곧은근, 배바깥빗근, 배속빗근
  어깨관절 폄: 어깨세모근, 넓은등근, 큰원근, 큰가슴근, 위팔세갈래근
  엉덩관절 폄: 큰모음근, 큰볼기근, 중간볼기근, 넙다리두갈래근, 반막모양근, 반힘줄모양근
  무릎관절 폄: 넙다리곧은근, 가쪽넓은근, 중간넓은근, 안쪽넓은근
  엉덩관절 벌림: 넙다리빗근, 넙다리근막긴장근, 궁둥구멍근, 큰볼기근, 중간볼기근, 작은볼기근
- 길항근
  몸통 폄: 엉덩갈비근, 가장긴근, 가시근, 허리네모근, 반가시근, 돌림근, 뭇갈래근, 가시사이근
  어깨관절 굽힘: 어깨세모근, 큰가슴근, 부리위팔근, 위팔두갈래근
  엉덩관절 굽힘: 허리근, 엉덩근, 넙다리빗근, 넙다리근막긴장근, 넙다리곧은근, 두덩근, 짧은모음근, 긴모음근, 큰모음근, 중간볼기근
  무릎관절 굽힘: 넙다리빗근, 두덩정강근, 넙다리두갈래근, 반막모양근, 반힘줄모양근
  엉덩관절 모음: 두덩근, 짧은모음근, 긴모음근, 두덩정강근, 큰모음근, 큰볼기근, 위쌍둥이근, 아래쌍둥이근, 속폐쇄근, 바깥폐쇄근, 넙다리네모근

주의 사항

- 목의 긴장을 피하기 위하여 등뼈를 굽힘하고, 가슴우리와 어깨뼈를 안정시킨다.
- 목에 문제가 있는 경우 주의한다.
- 팔꿈치가 과다폄되지 않도록 한다.
- 손목의 정렬을 유지한다.
- 들어 올린 다리의 정렬과 안정성을 유지한다.

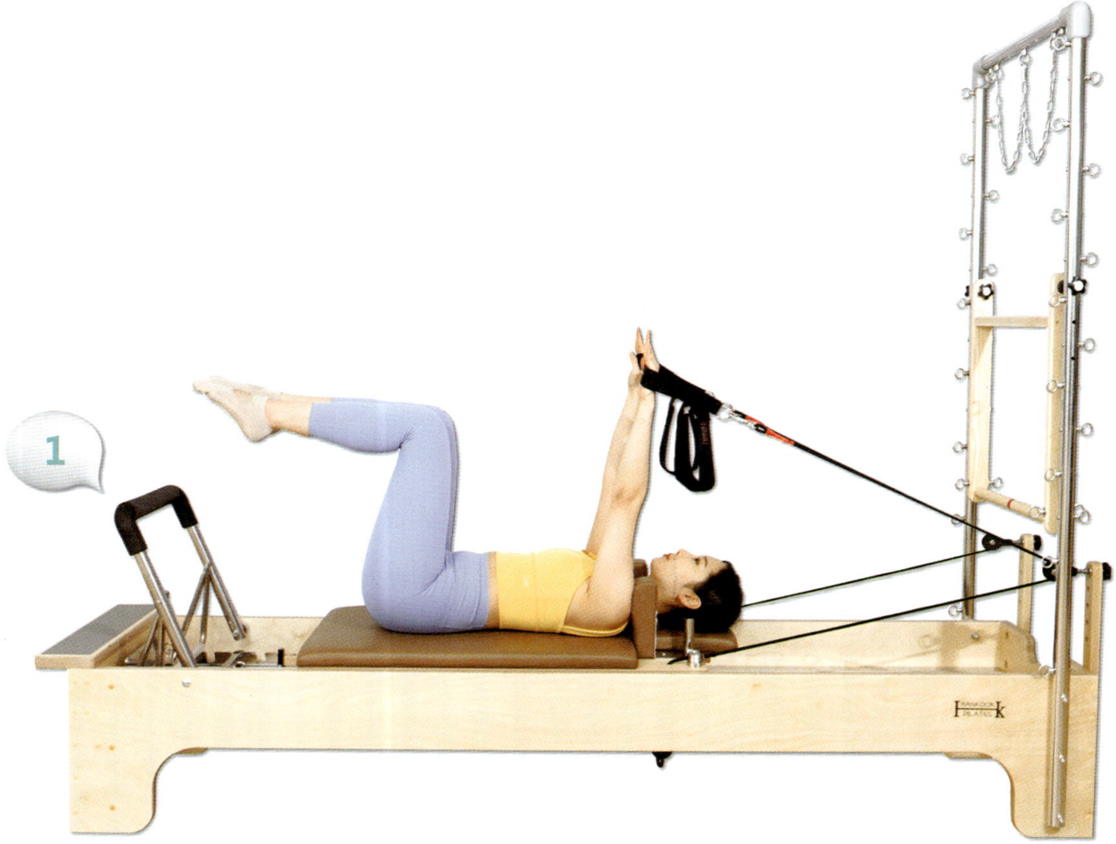
1

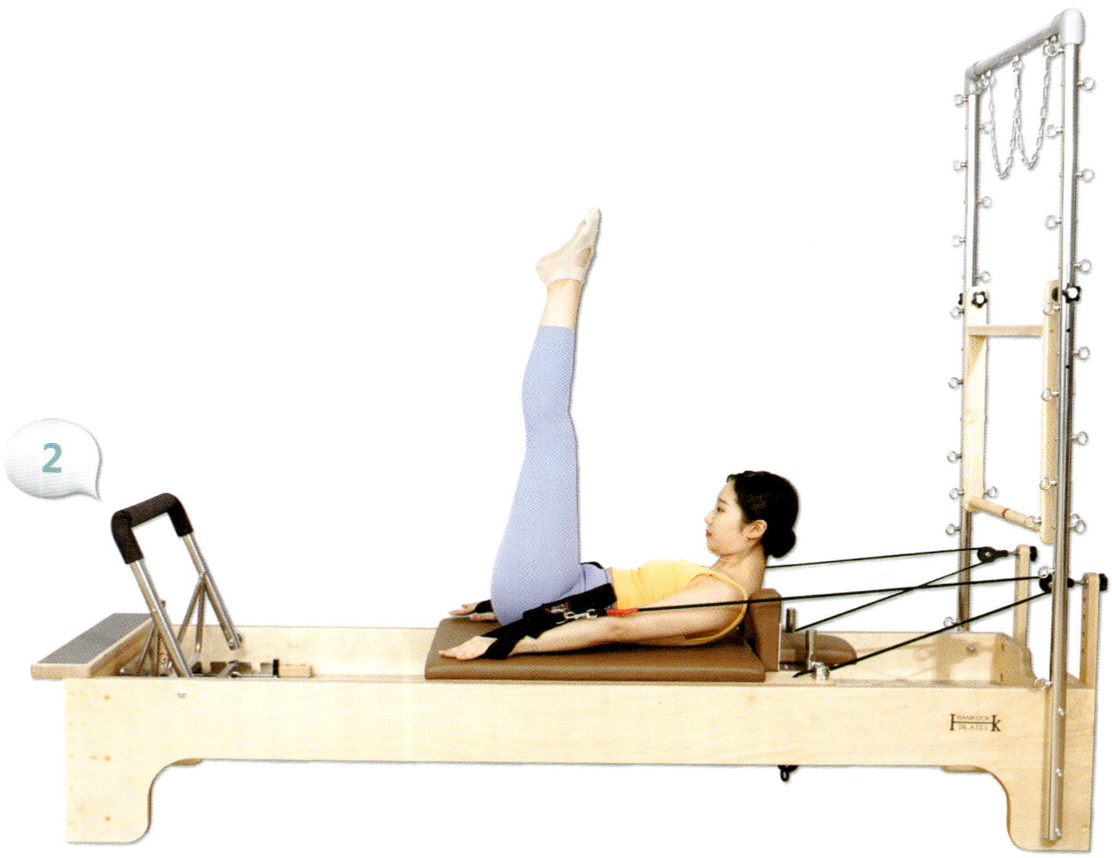
2

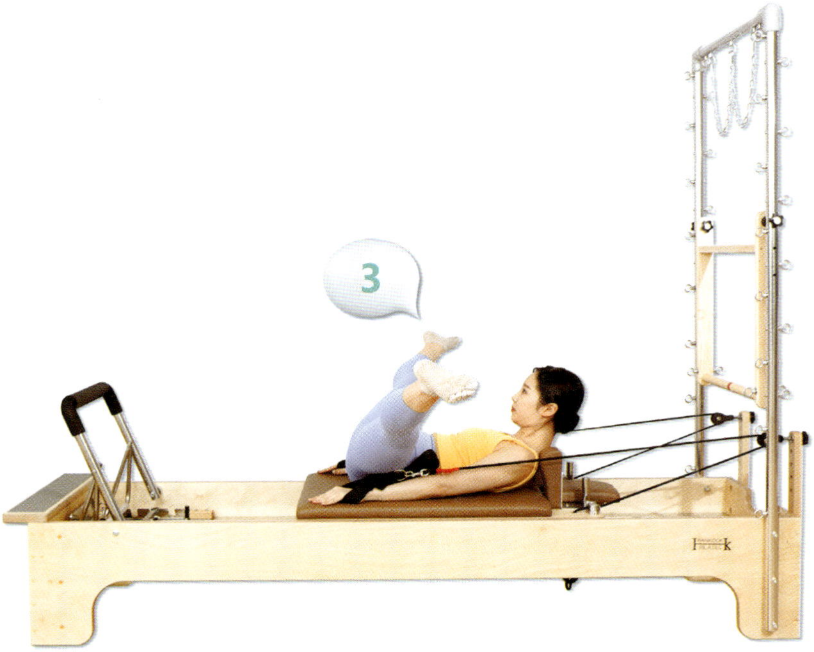
3

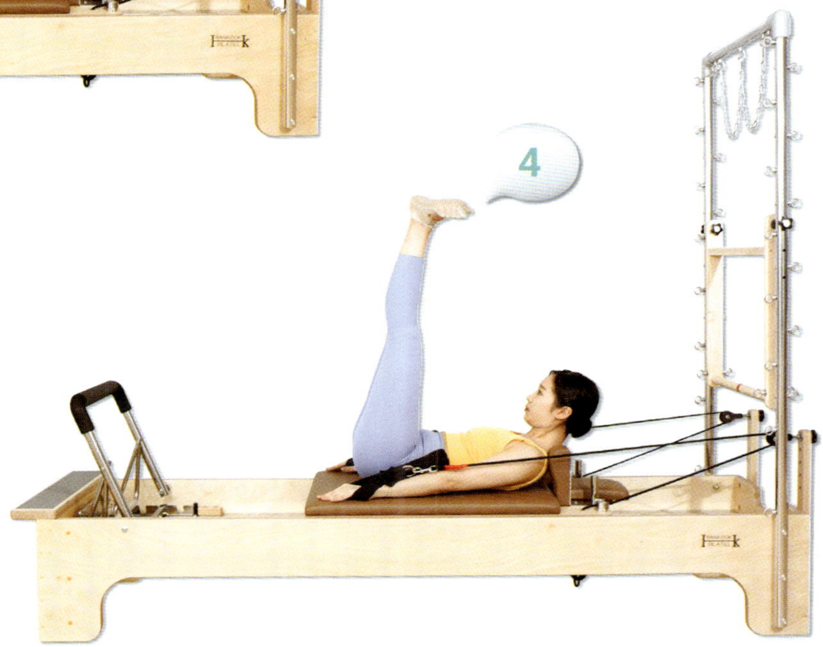
4

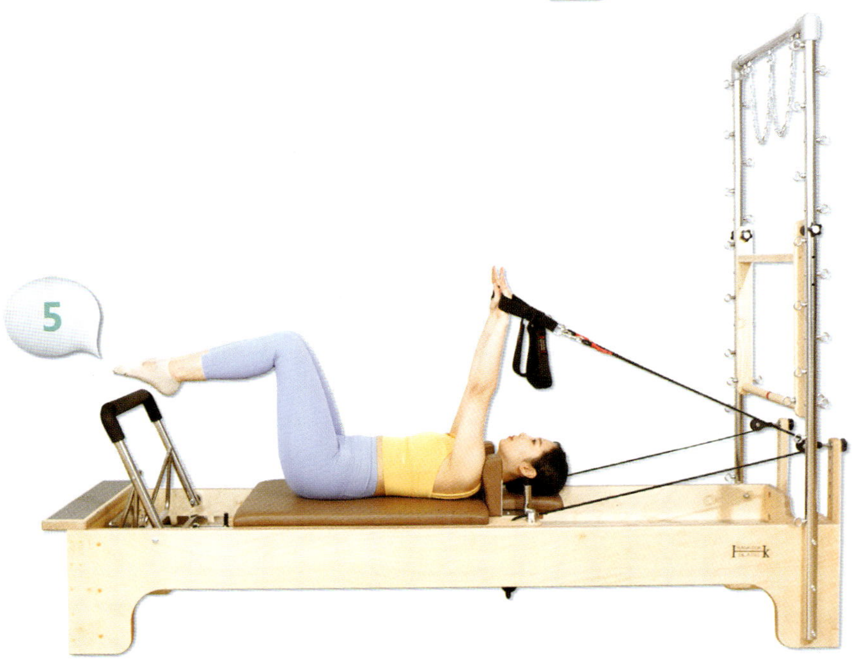
5

CHAPTER 3

FEET IN STRAPS

01 더블 햄스트링(레그 로워) Double hamstring (leg lowers)

02 햄스트링 코디네이션(리드 온 더 박스) Hamstring coordination (lid on the box)

03 스몰 프로그 Small frogs

04 익스텐디드 프로그 Extended frogs

05 레그 써클 Leg circles

06 레그 오프닝(인사이드 싸이) Leg openings (inside thighs)

07 프로그 숏 스파인 Frog short spine

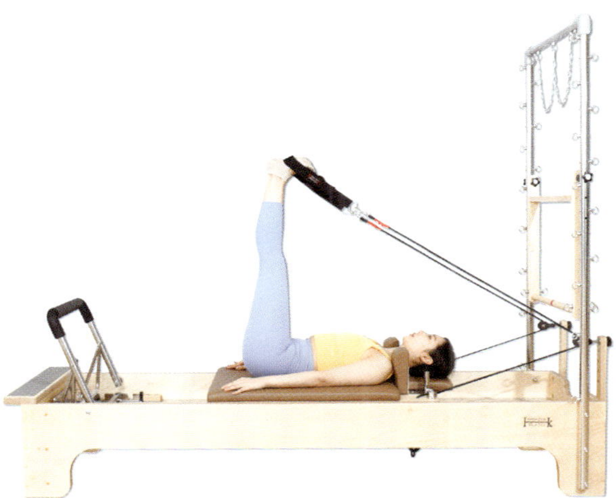

❸ FEET IN STRAPS

목표

- 코어와 골반의 안정성 향상
- 다리의 근육 강화
- 엉덩관절의 가동력 증가
- 넙다리뒤근육의 조절 기능 향상

금기

- 코어근육의 안정성에 문제가 있는 경우
- 엉덩관절과 다리에 문제가 있는 경우

01 더블 햄스트링(레그 로워)
Double hamstring (leg lowers)

시작 자세

- 누운 자세를 취한다.
- 스트랩에 발을 넣고, 발목을 발등굽힘하고, 발가락은 부드럽게 앞을 가리킨다.
- 팔은 신체의 옆으로 길게 늘어뜨리고 손바닥은 아래로 향하게 한다.

운동 방법

- 들숨: 몸통 쪽으로 다리를 접고, 넙다리뒤근을 길게 하고 중립이 되도록 골반을 움직인다.
- 날숨: 무릎을 펴고 다리를 80~90° 위쪽으로 유지한다. 몸통에서 멀어지도록 척추와 골반의 안정성이 유지될 수 있을 만큼 낮게 다리를 대각선으로 뻗는다.
- 들숨: 시작위치로 돌아온다.

10~30회 반복한다.

대상 근육

- 동작분석: 엉덩관절 폄/굽힘
- 주동근

  엉덩관절 폄: 큰모음근, 큰볼기근, 중간볼기근, 넙다리두갈래근, 반막모양근, 반힘줄모양근
- 길항근

  엉덩관절 굽힘: 허리근, 엉덩근, 넙다리빗근, 넙다리근막긴장근, 넙다리곧은근, 두덩근, 짧은모음근, 긴모음근, 큰모음근, 중간볼기근

주의 사항

- 골반의 안정성과 중립 척추를 유지한다.

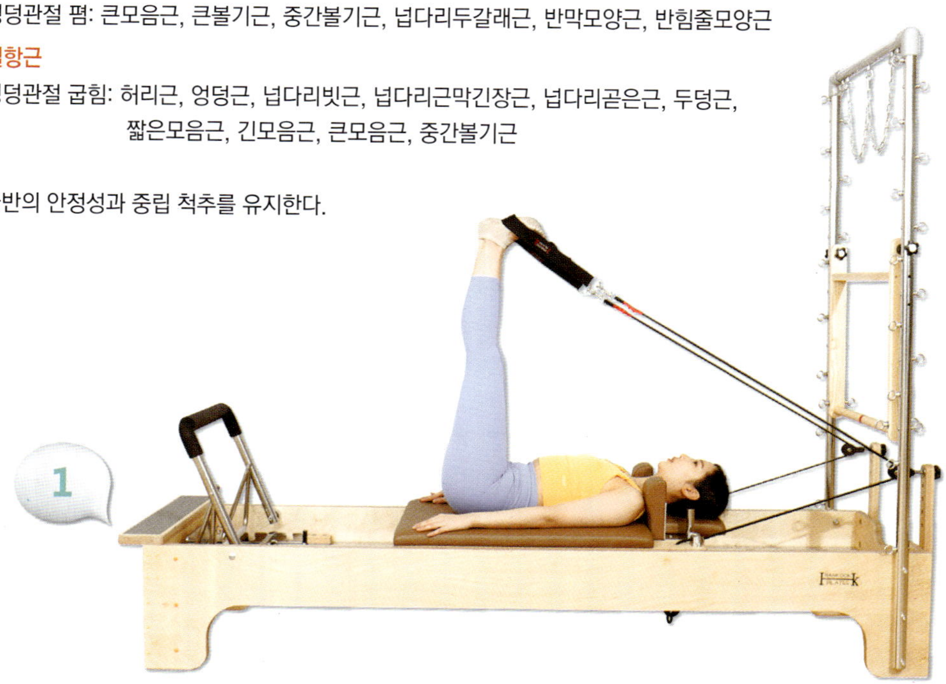

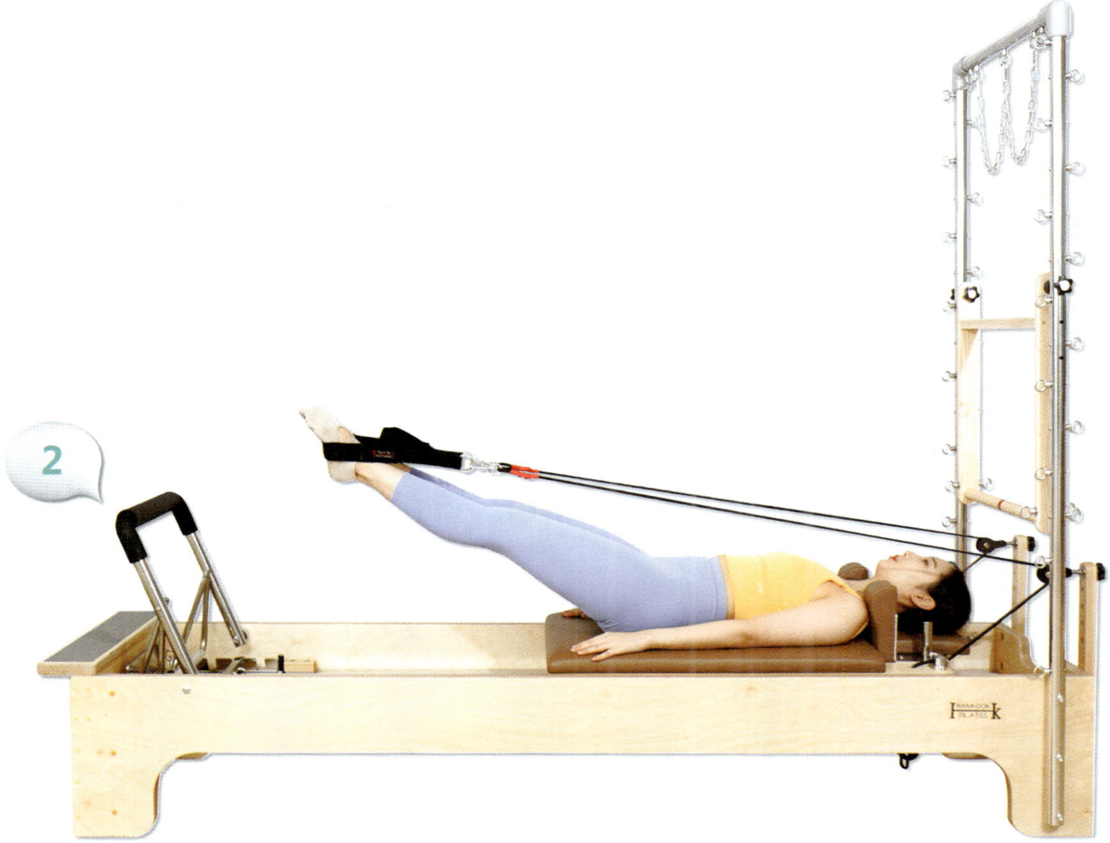
2

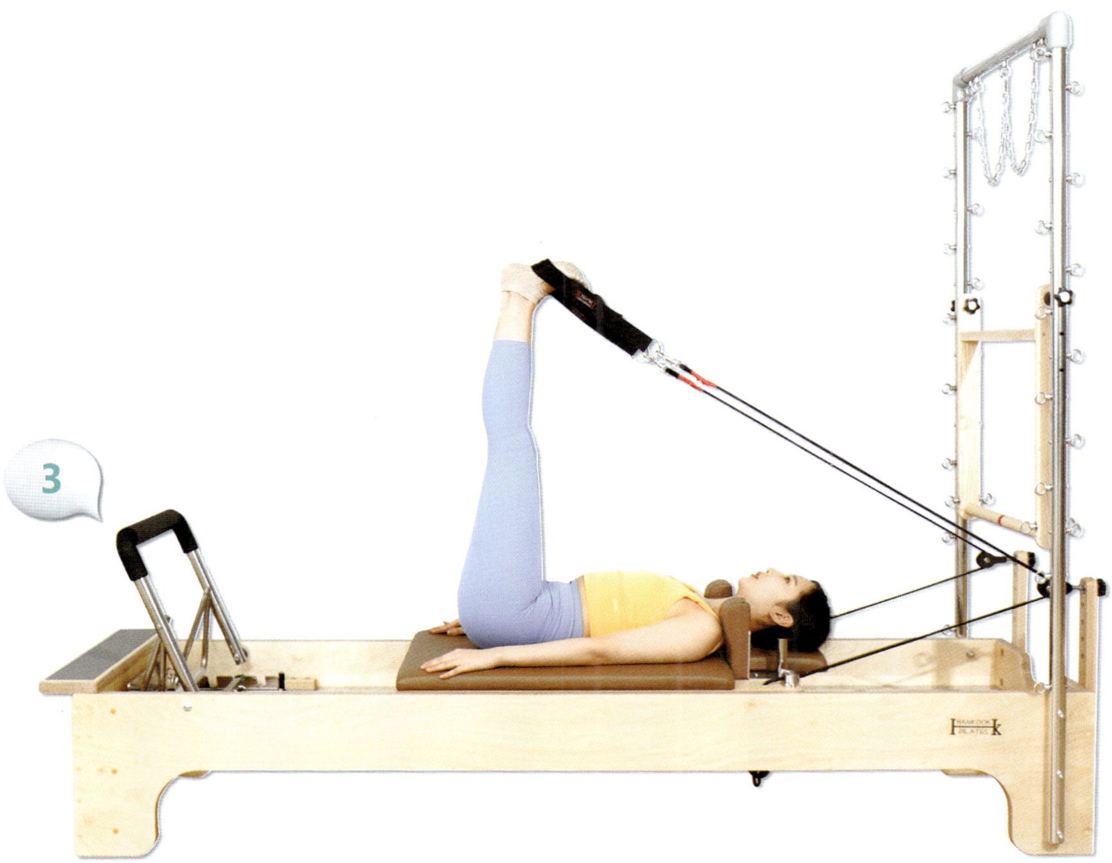
3

목표

- 코어와 골반의 안정성 향상
- 다리의 근육 강화
- 엉덩관절의 가동력 증가
- 넙다리뒤근육의 조절 기능과 근력 향상

금기

- 코어근육의 안정성에 문제가 있는 경우
- 엉덩관절과 다리에 문제가 있는 경우

02 햄스트링 코디네이션(리드 온 더 박스)

Hamstring coordination (lid on the box)

시작 자세

- 누운 자세를 취한다.
- 스트랩에 발을 넣고, 발목을 발등굽힘하고, 발가락은 부드럽게 앞을 가리킨다.
- 팔은 신체의 옆으로 길게 늘어뜨리고 손바닥은 아래로 향하게 한다.

운동 방법

- 들숨: 숨을 들이마시며 자세를 준비한다.
- 날숨: 두 다리를 90°로 굽힘하고 대각선으로 무릎을 편다.
- 들숨: 시작위치로 돌아온다.

6회 반복한다.

대상 근육

- 동작분석: 무릎관절 굽힘/폄, 엉덩관절 폄/굽힘
- 주동근
  무릎관절 굽힘: 넙다리빗근, 두덩정강근, 넙다리두갈래근, 반막모양근, 반힘줄모양근
  엉덩관절 폄: 큰모음근, 큰볼기근, 중간볼기근, 넙다리두갈래근, 반막모양근, 반힘줄모양근
- 길항근
  무릎관절 폄: 넙다리곧은근, 가쪽넓은근, 중간넓은근, 안쪽넓은근
  엉덩관절 굽힘: 허리근, 엉덩근, 넙다리빗근, 넙다리근막긴장근, 넙다리곧은근, 두덩근, 짧은모음근, 긴모음근, 큰모음근, 중간볼기근

주의 사항

- 골반의 안정성과 중립 척추를 유지한다.
- 햄스트링을 이용해서 무릎을 굽힘한다.
- 무릎을 굽힘할 때 엉덩관절은 고정된 상태에서 굽힘한다.

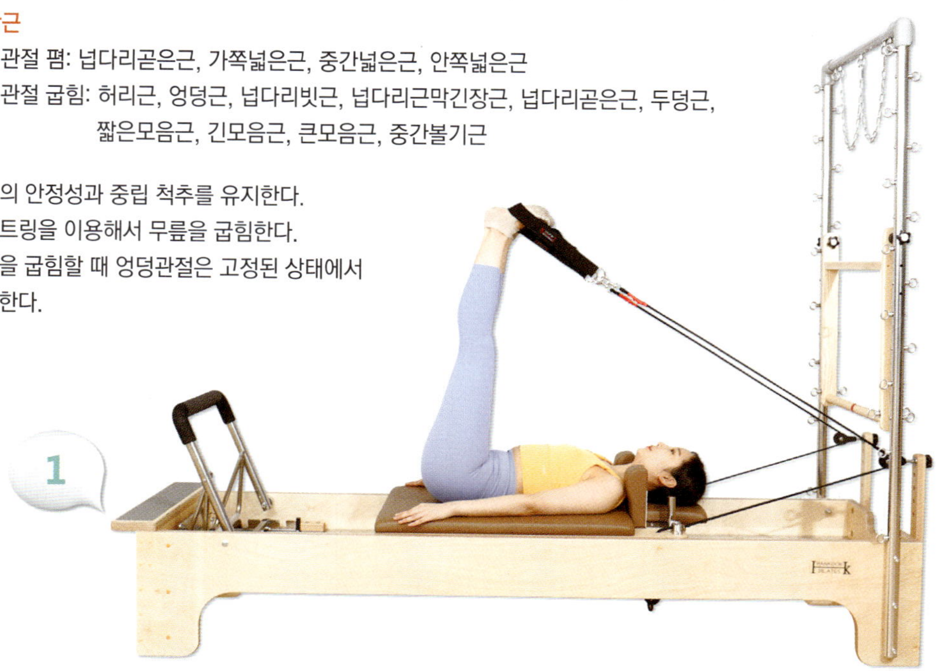

2

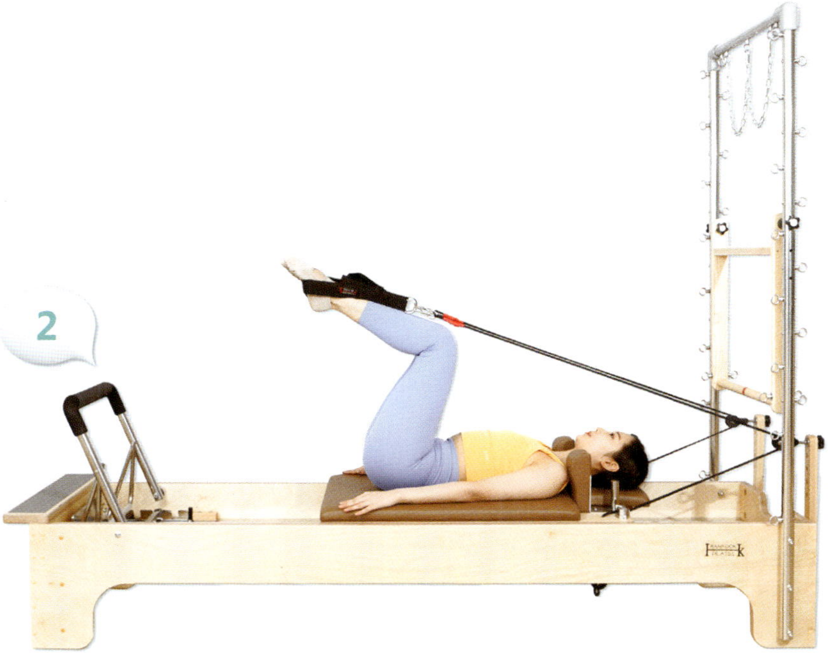

3

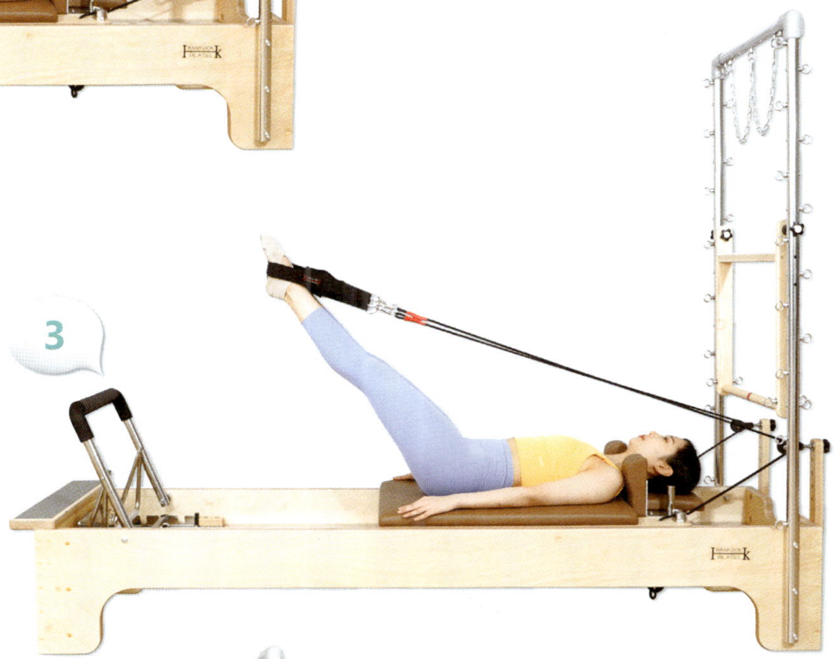

4

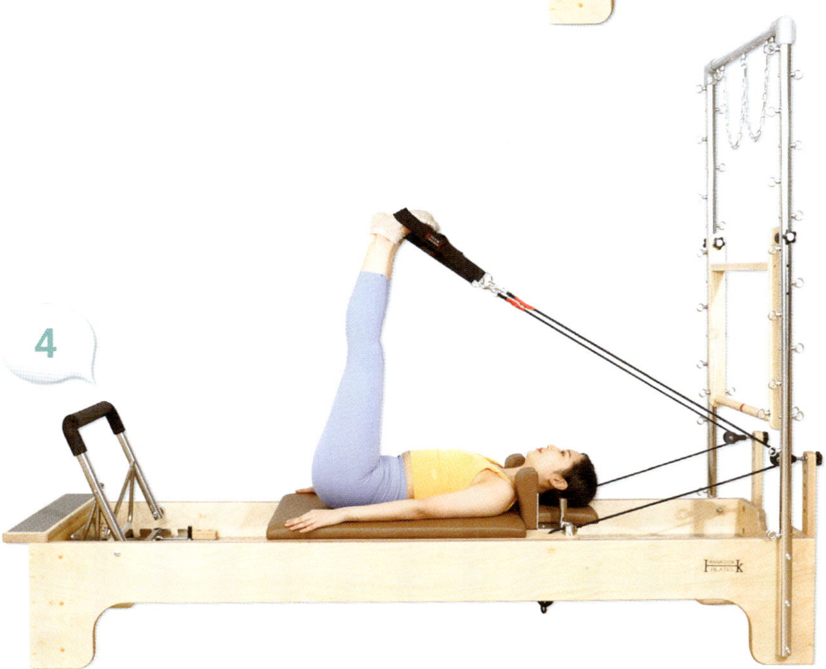

❸ FEET IN STRAPS

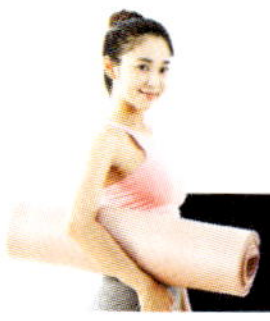

목표

- 코어와 골반의 안정성 향상
- 다리의 근력 강화
- 엉덩관절의 가동력 증가
- 모음근 강화

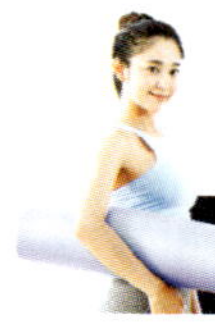

금기

- 코어근육의 안정성에 문제가 있는 경우
- 엉덩관절과 다리에 문제가 있는 경우

03 스몰 프로그 Small frogs

시작 자세

- 누운 자세를 취한다.
- 스트랩에 발을 넣고, 발목을 발등굽힘하고, 발가락은 부드럽게 앞을 가리킨다.
- 팔은 신체의 옆으로 길게 늘어뜨리고 손바닥은 아래로 향하게 한다.

운동 방법

- 들숨: 양쪽 발뒤꿈치를 붙이고 바깥돌림과 바깥벌림을 유지하고 몸통을 향해 다리를 접는다(프로그 자세).
  골반은 중립을 유지한다.
- 날숨: 양쪽 발뒤꿈치를 붙이고 바깥돌림과 바깥벌림을 유지하고 비스듬한 상태에서 접힌 다리를 몸통으로부터 멀어지게 한다.
  동시에 허리뼈가 접촉이 되고, 접촉이 유지될 만큼 다리를 낮게 뻗는다(약 45°).
- 들숨: 시작위치로 돌아온다.

10~30회 반복한다.

대상 근육

- 동작분석: 엉덩관절 바깥돌림/안쪽돌림, 무릎관절 굽힘/폄, 엉덩관절 폄/굽힘
- 주동근
  엉덩관절 바깥돌림: 허리근, 엉덩근, 넙다리빗근, 짧은모음근, 큰볼기근, 중간볼기근, 궁둥구멍근, 위쌍둥이근, 아래쌍둥이근, 속폐쇄근, 넙다리네모근, 넙다리두갈래근
  무릎관절 굽힘: 넙다리빗근, 두덩정강근, 넙다리두갈래근, 반막모양근, 반힘줄모양근
  엉덩관절 폄: 큰모음근, 큰볼기근, 중간볼기근, 넙다리두갈래근, 반막모양근, 반힘줄모양근
- 길항근
  엉덩관절 안쪽돌림: 넙다리근막긴장근, 중간볼기근, 작은볼기근, 반막모양근, 반힘줄모양근
  무릎관절 폄: 넙다리곧은근, 가쪽넓은근, 중간넓은근, 안쪽넓은근
  엉덩관절 굽힘: 허리근, 엉덩근, 넙다리빗근, 넙다리근막긴장근, 넙다리곧은근, 두덩근, 짧은모음근, 긴모음근, 큰모음근, 중간볼기근

주의 사항

- 골반의 안정성과 중립 척추를 유지한다.
- 두다리를 같은 힘으로 운동한다.
- 무릎이 과다폄되지 않도록 주의하고, 두 무릎을 붙이도록 노력한다.
- 엉덩관절과 무릎관절에 문제가 있는 경우 주의한다.

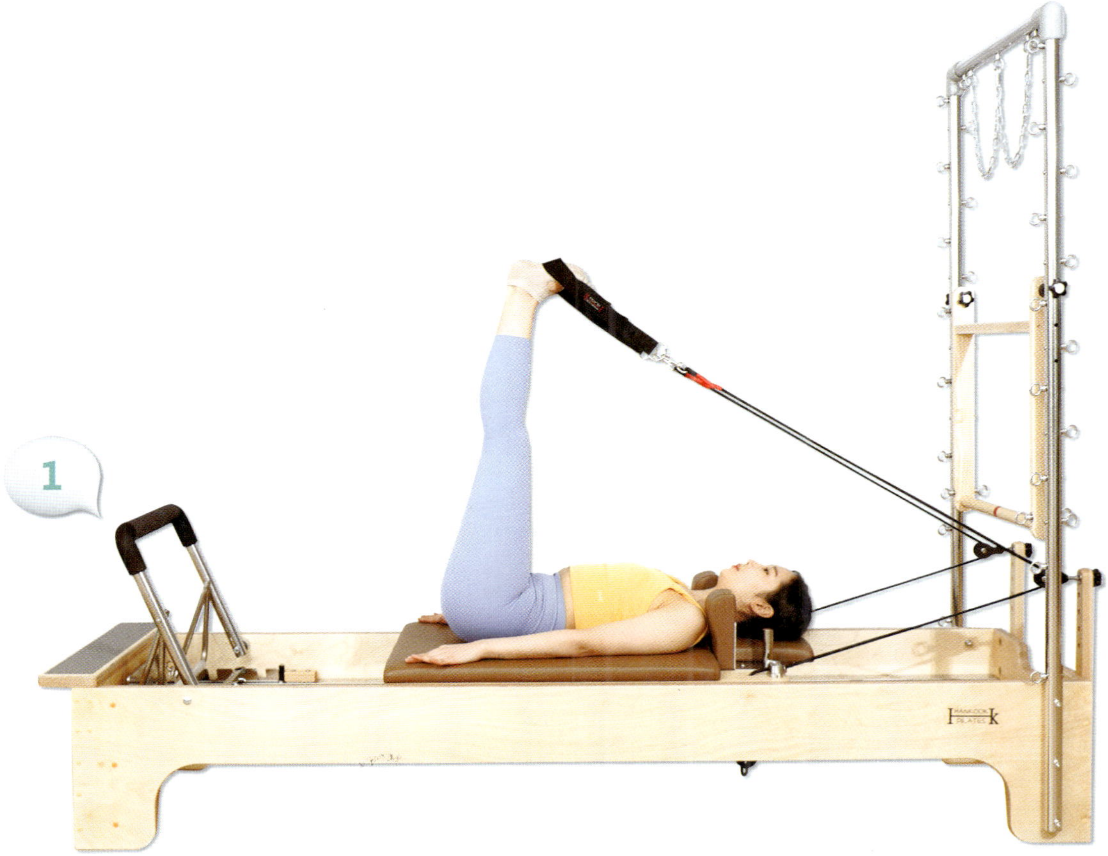
1

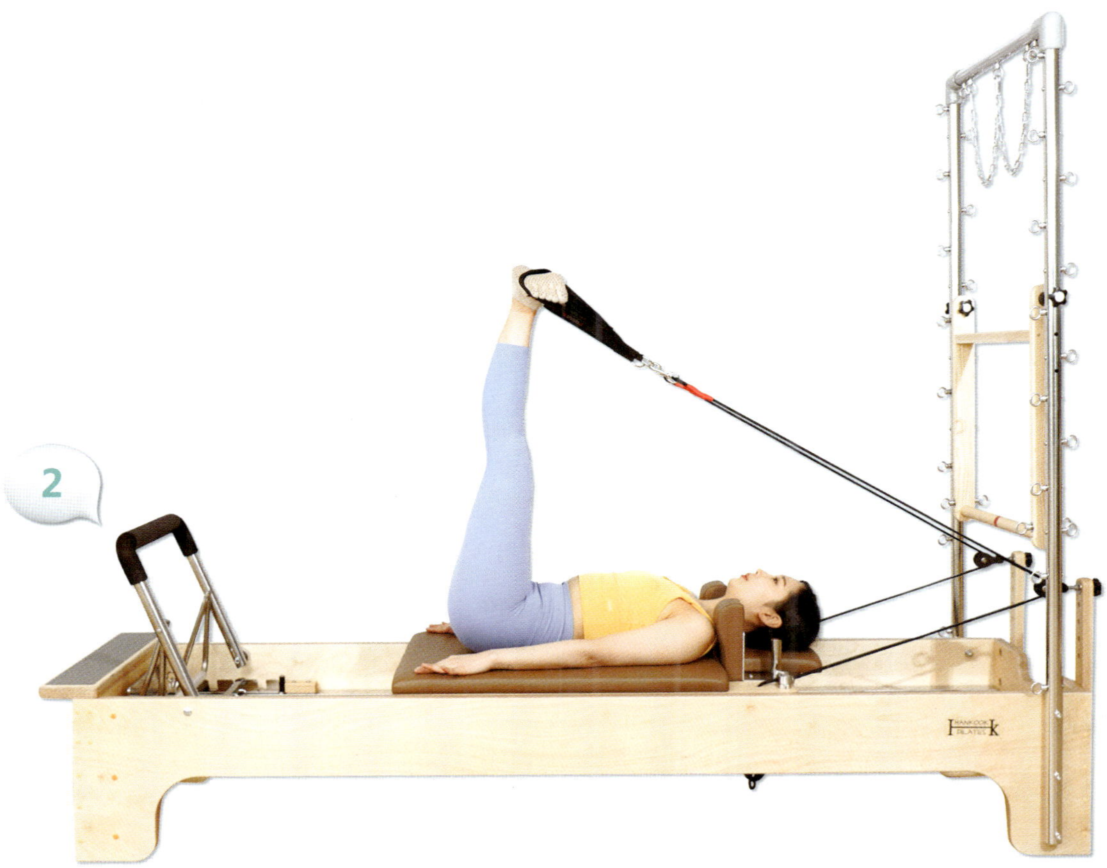
2

3

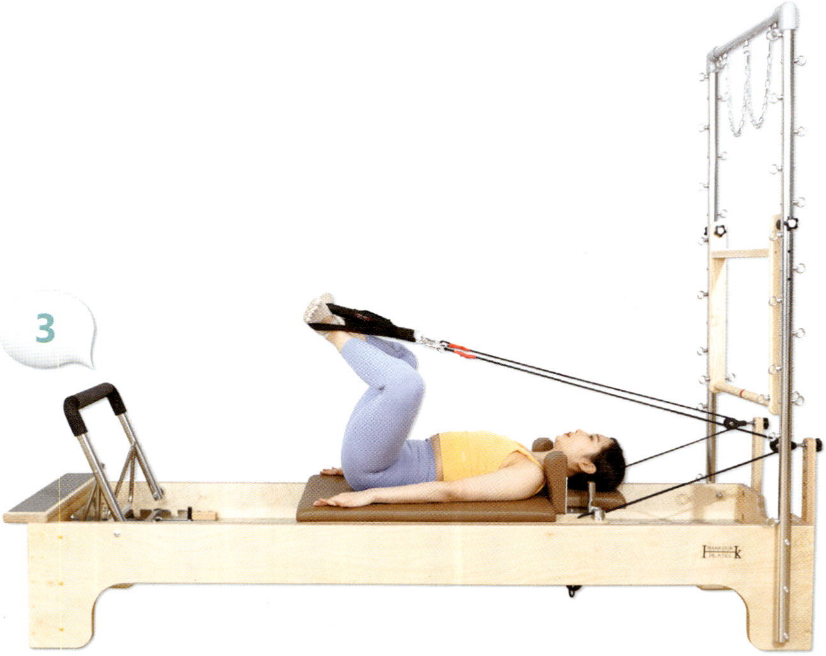

4

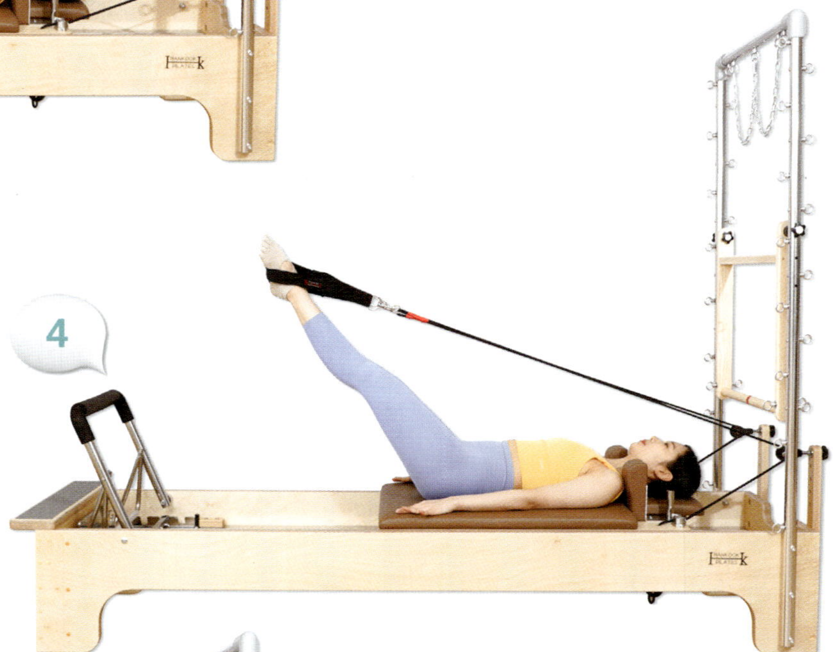

5

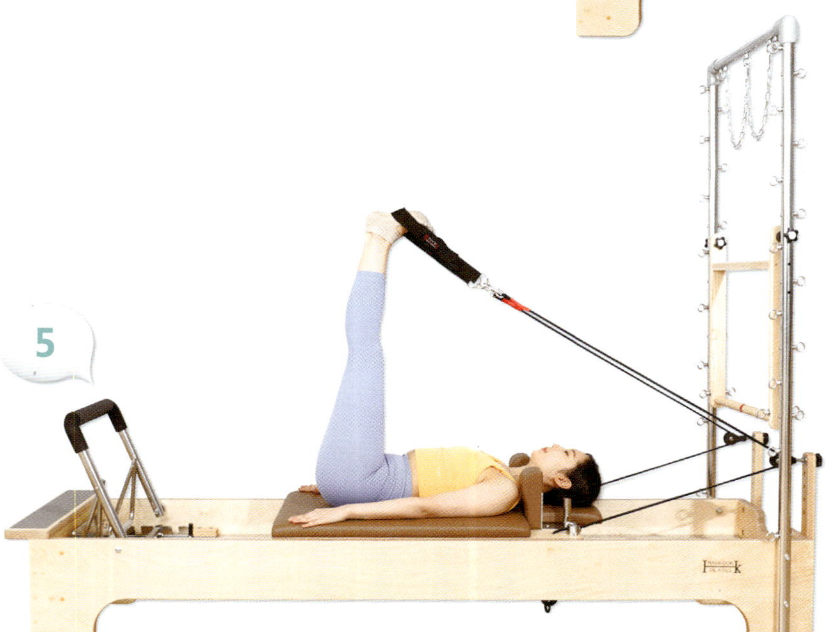

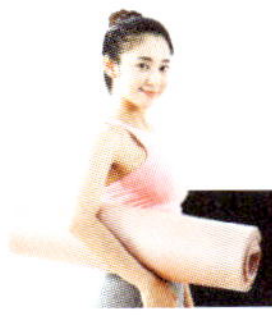

목표

- 코어와 골반의 안정성 향상
- 다리의 근력 강화
- 엉덩관절의 가동력 증가
- 협응력 향상

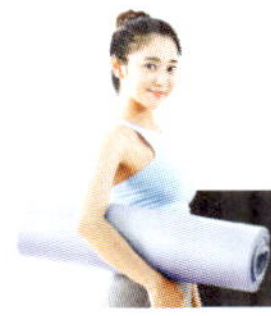

금기

- 코어근육의 안정성에 문제가 있는 경우
- 엉덩관절과 다리에 문제가 있는 경우

04 익스텐디드 프로그 Extended frogs

시작 자세

- 누운 자세를 취한다.
- 스트랩에 발을 넣고, 발목을 발등굽힘하고, 발가락은 부드럽게 앞을 가리킨다.
- 팔은 신체의 옆으로 길게 늘어뜨리고 손바닥은 아래로 향하게 한다.

운동 방법

- 들숨: 양쪽 다리를 90° 위로 올린다.
- 날숨: 양쪽 다리를 바깥쪽으로 벌려서 양쪽 발뒤꿈치를 붙이고 바깥돌림과 바깥벌림을 유지하며 몸 쪽으로 다리를 접는다(frog 자세). 접힌 다리를 몸통으로부터 멀어지도록 다리를 밑으로 낮게 뻗는다(약 45°).
- 들숨: 다리를 붙이면서 90° 위로 올려 시작 자세로 돌아온다.

5~20회 반복한다. 반대로 시행한다.

대상 근육

- 동작분석: 무릎관절 굽힘/폄, 엉덩관절 폄/굽힙, 엉덩관절 모음/벌림
- 주동근
  무릎관절 굽힘: 넙다리빗근. 두덩정강근, 넙다리두갈래근, 반막모양근, 반힘줄모양근
  엉덩관절 폄: 큰모음근, 큰볼기근, 중간볼기근, 넙다리두갈래근, 반막모양근, 반힘줄모양근
  엉덩관절 모음: 두덩근, 짧은모음근, 긴모음근, 두덩정강근, 큰모음근, 큰볼기근, 위쌍둥이근, 아래쌍둥이근, 속폐쇄근, 바깥폐쇄근, 넙다리네모근
- 길항근
  무릎관절 폄: 넙다리곧은근, 가쪽넓은근, 중간넓은근, 안쪽넓은근
  엉덩관절 굽힘: 허리근, 엉덩근, 넙다리빗근, 넙다리근막긴장근, 넙다리곧은근, 두덩근, 짧은모음근, 긴모음근, 큰모음근, 중간볼기근
  엉덩관절 벌림: 넙다리빗근, 넙다리근막긴장근, 궁둥구멍근, 큰볼기근, 중간볼기근, 작은볼기근

주의 사항

- 골반의 안정성과 중립 척추를 유지한다.
- 두다리를 같은 힘으로 운동한다.
- 무릎이 과다폄되지 않도록 주의하고, 두 무릎을 붙이도록 노력한다.
- 엉덩관절과 무릎관절에 문제가 있는 경우 주의한다.
- 벌림의 범위와 스프링의 강도를 유지한 상태로 운동한다.

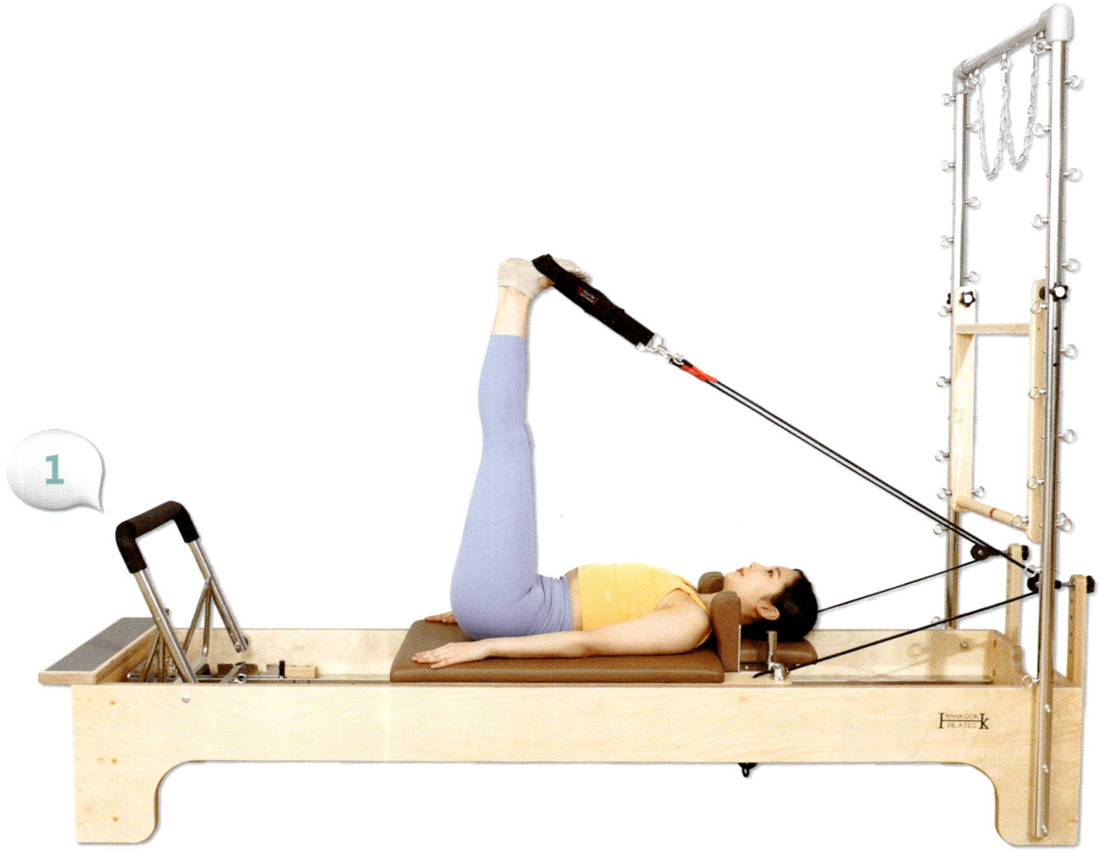
1

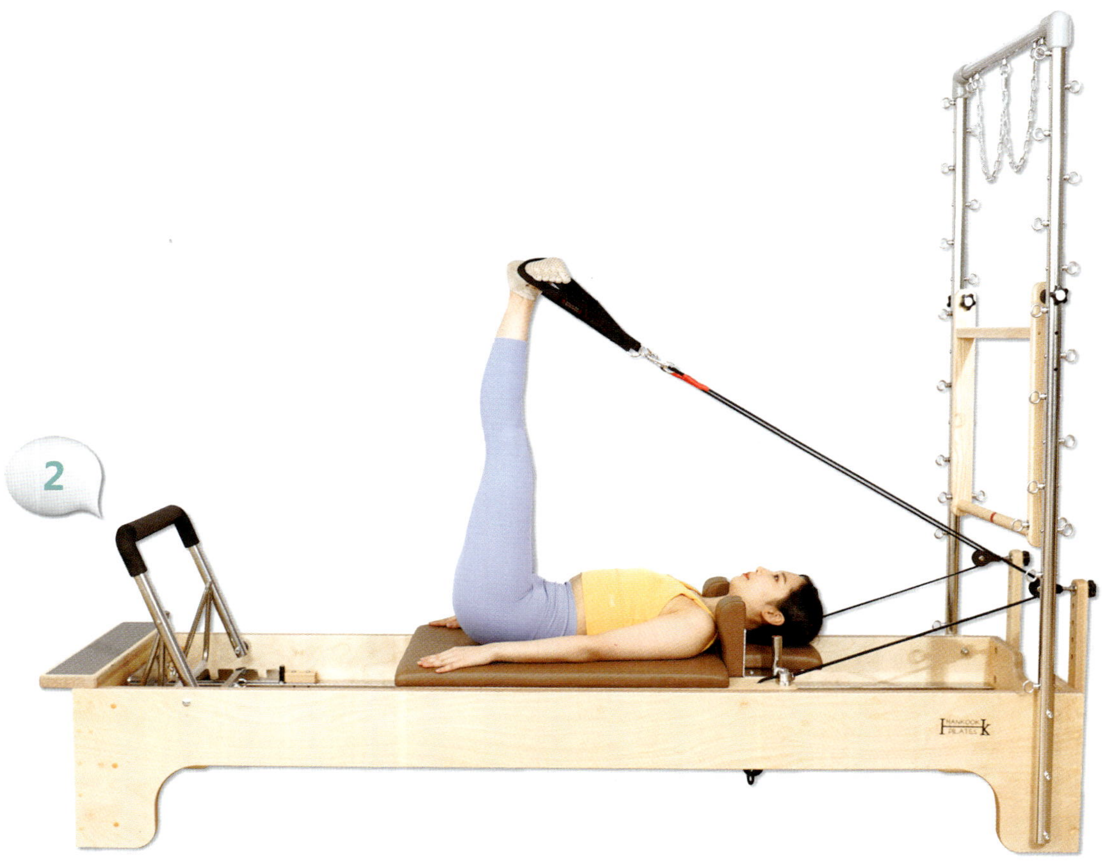
2

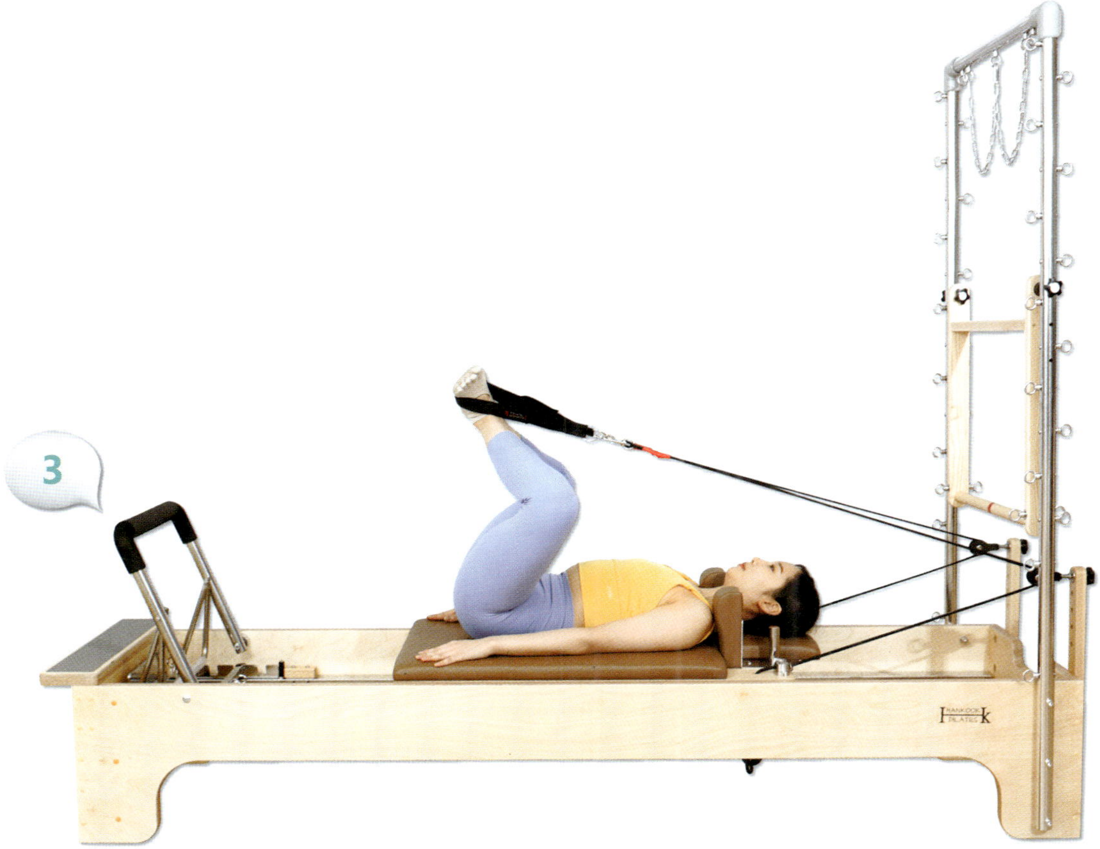
3

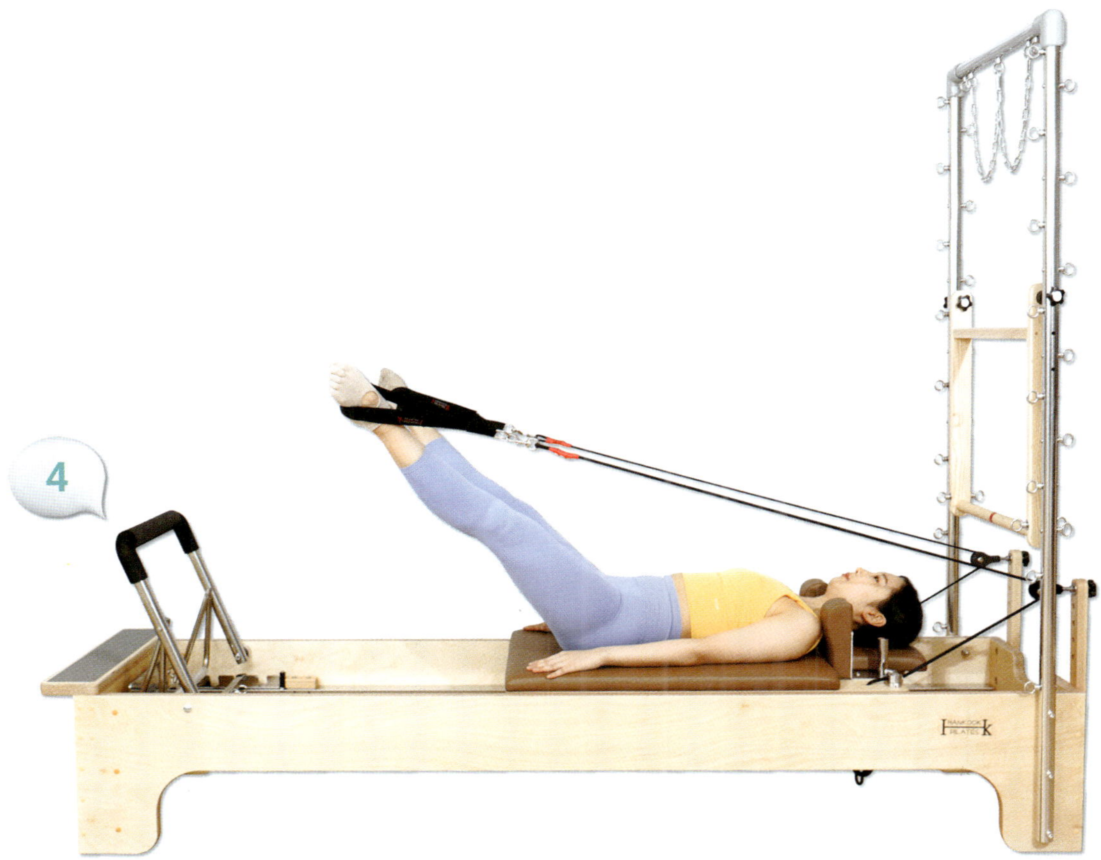
4

5

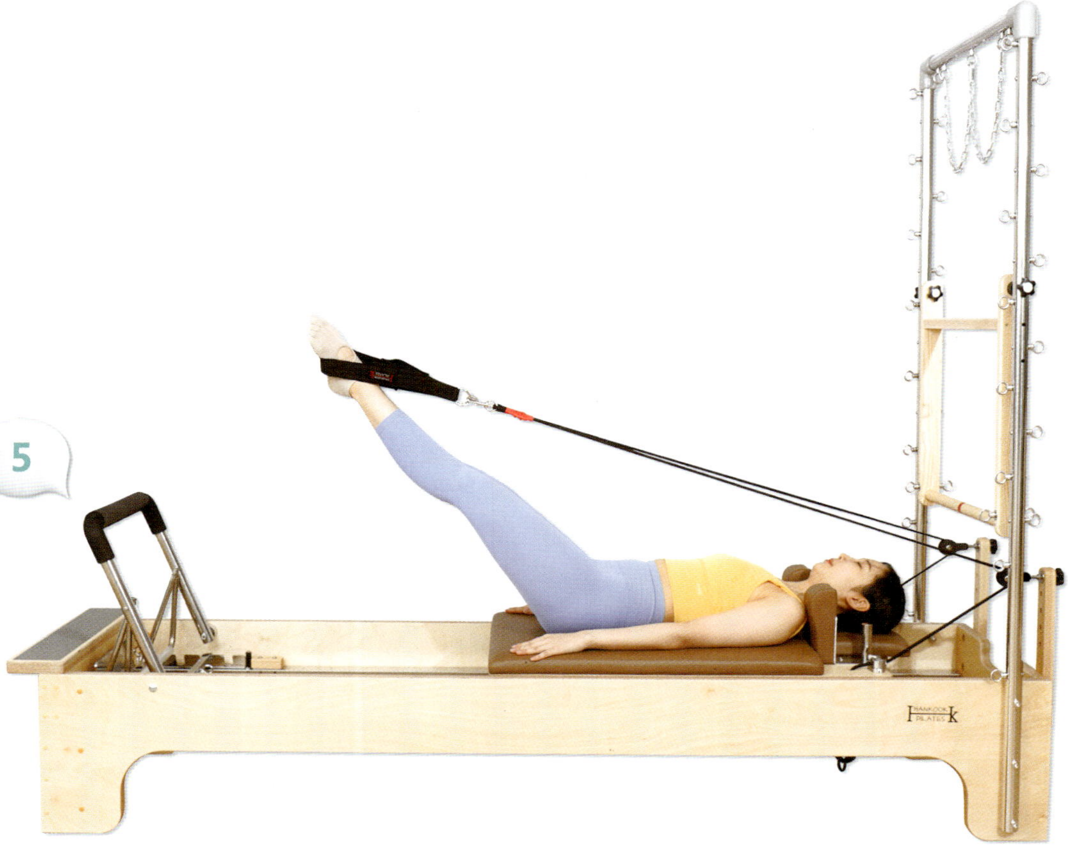

6

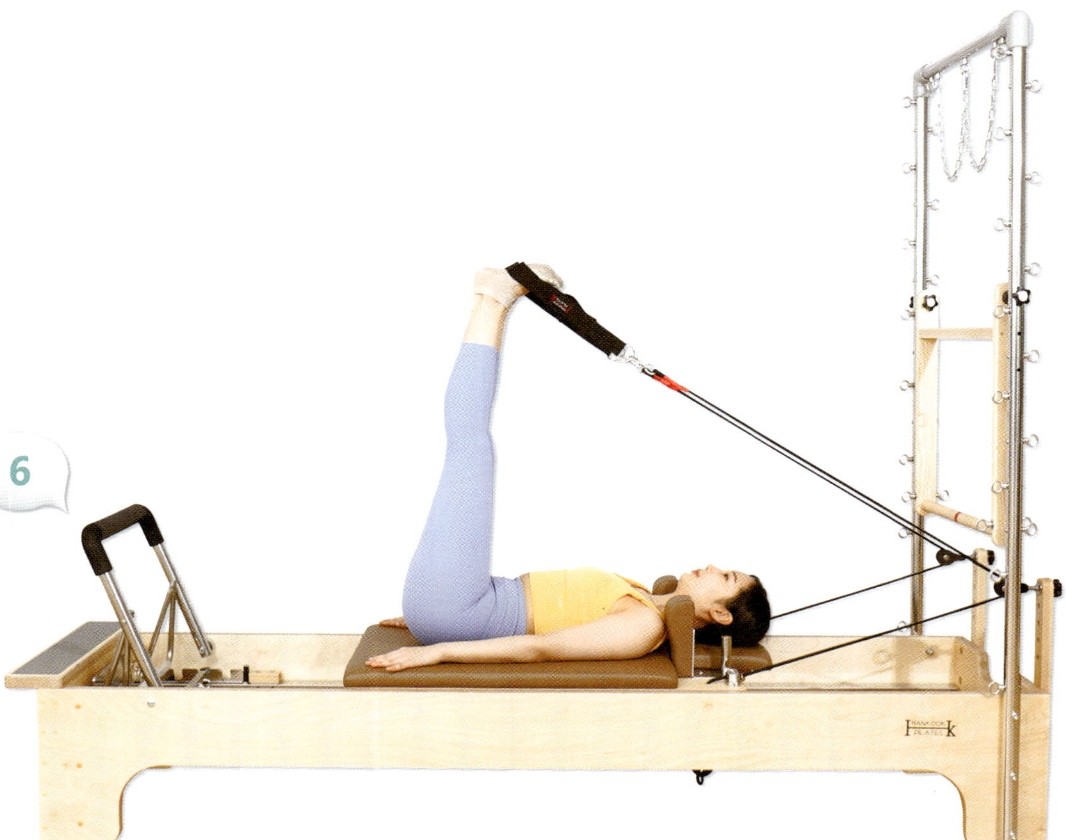

7

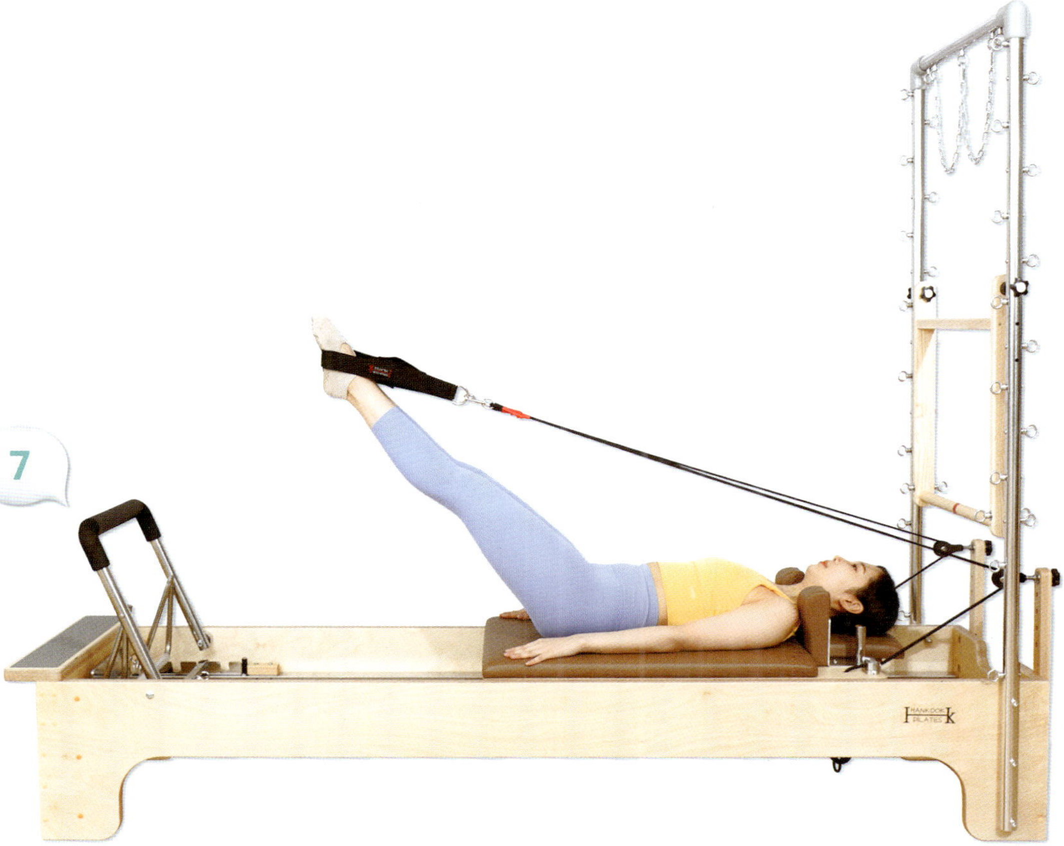

8

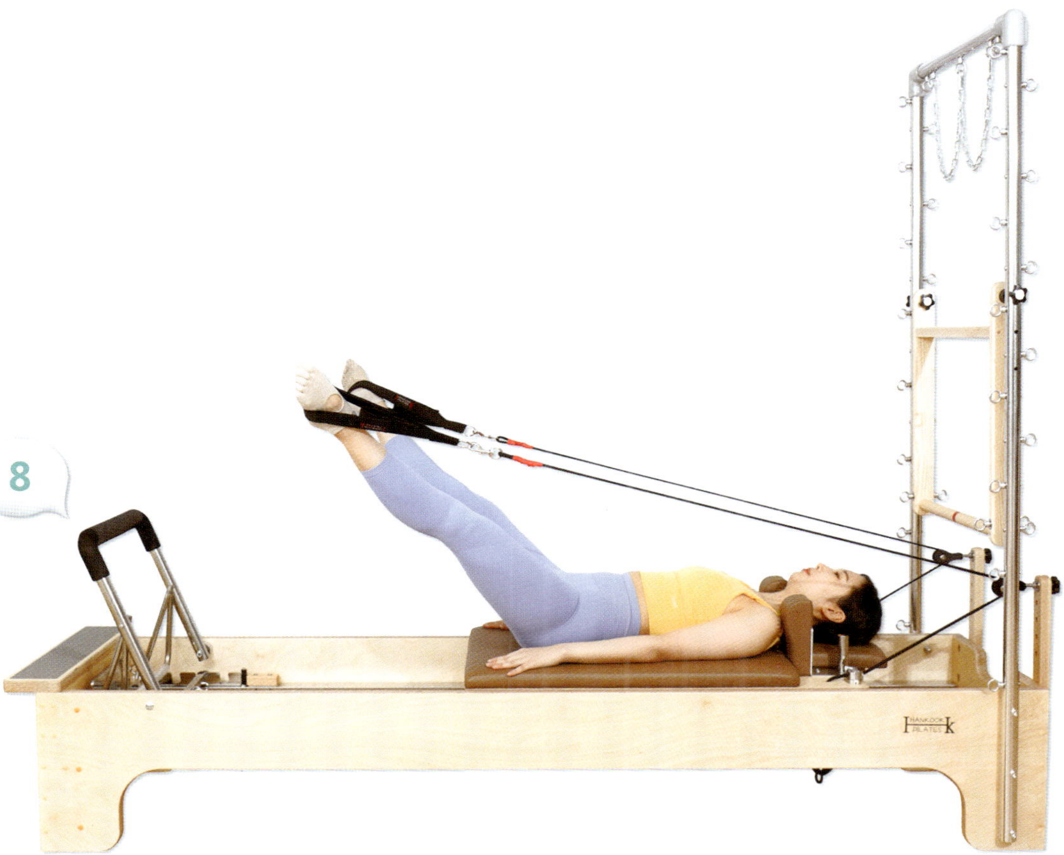

9

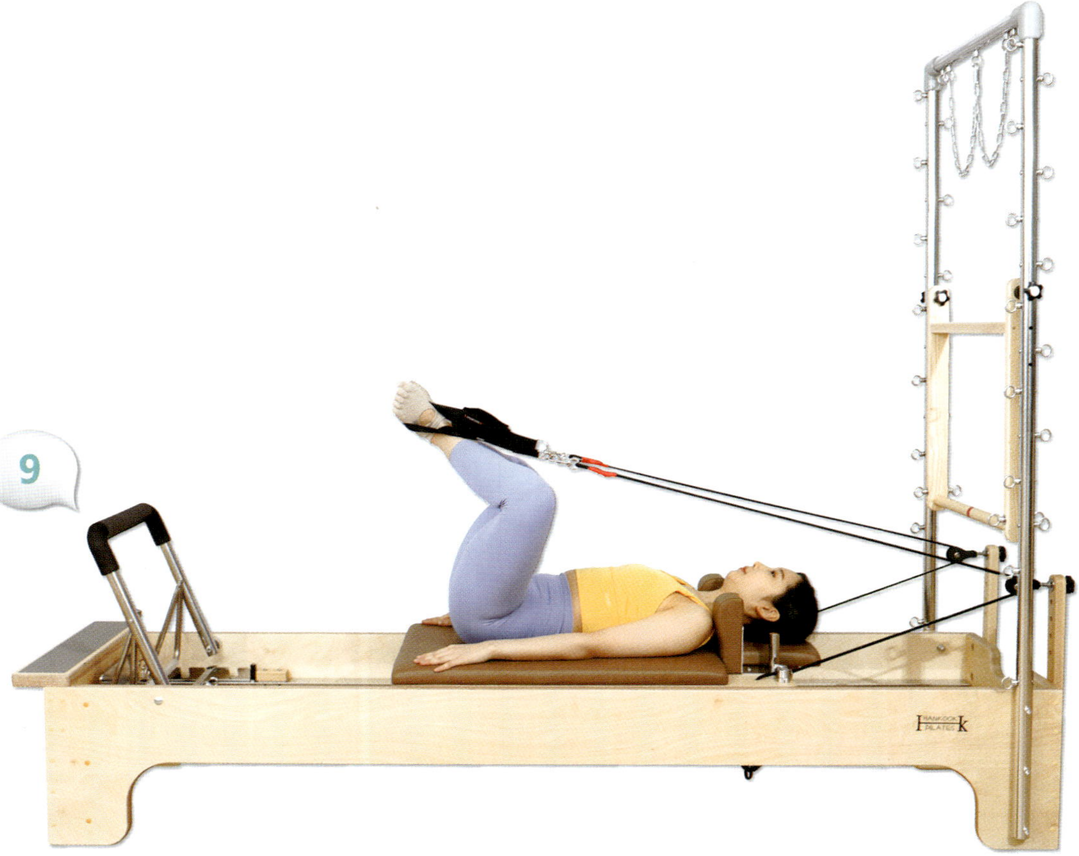

10

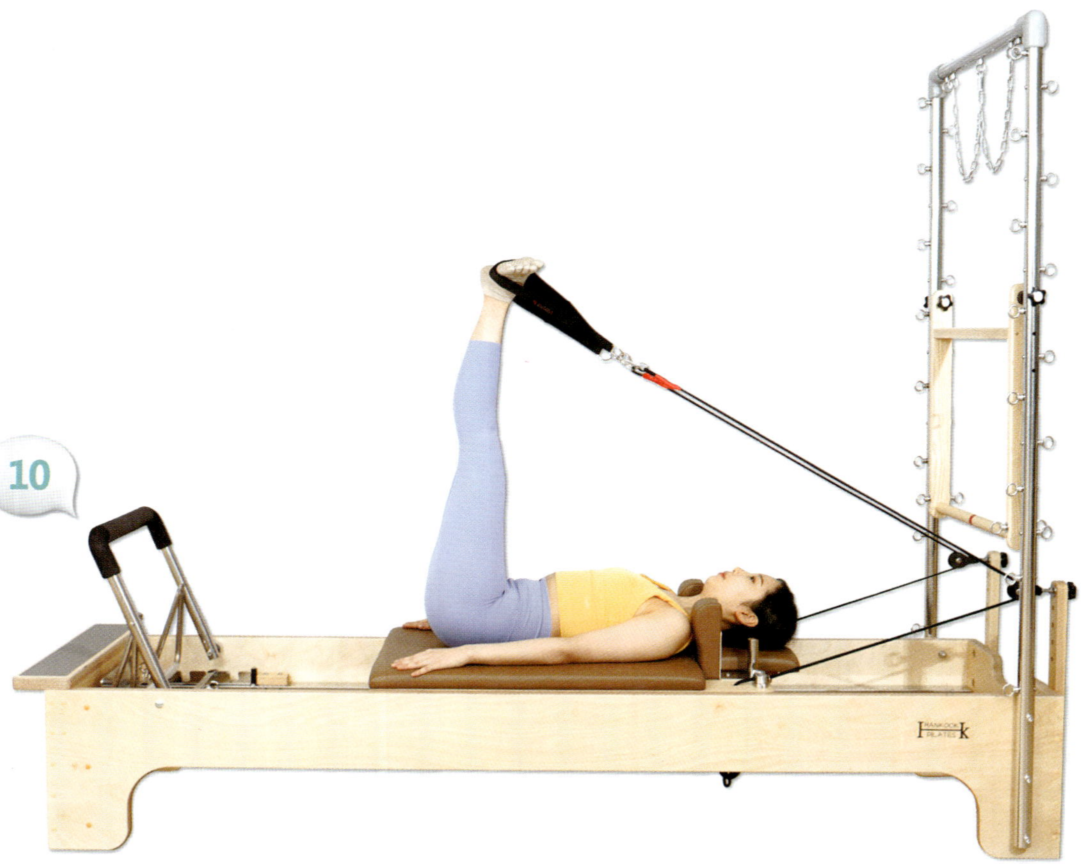

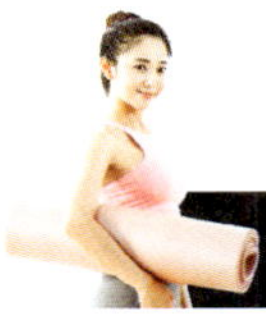

목표

- 코어와 골반의 안정성 향상
- 다리의 근력 강화
- 엉덩관절의 가동력 증가
- 모음근 조절 기능과 근력 향상

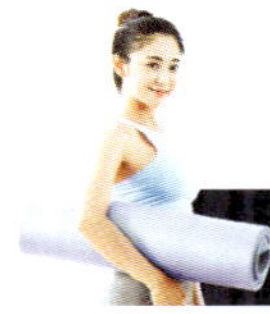

금기

- 코어근육의 안정성에 문제가 있는 경우
- 엉덩관절과 다리에 문제가 있는 경우

05 레그 써클 Leg circles

시작 자세

- 누운 자세를 취한다.
- 스트랩에 발을 넣고, 발목을 발등굽힘하고, 발가락은 부드럽게 앞을 가리킨다.
- 팔은 신체의 옆으로 길게 늘어뜨리고 손바닥은 아래로 향하게 한다.

운동 방법

- 들숨: 다리를 일직선으로 유지하고 넙다리뒤근이 늘어나는 만큼(80~90°) 몸통을 접으며 중립 골반을 유지한다.
- 날숨: 다리를 벌림하고, 몸통으로부터 캐리지를 이동할 때 원을 그린다.
  동시에 가슴과 허리 부분을 밀착한다. 다리는 원의 바닥 부분에서 모아준다(약 30~45°)
- 들숨: 시작위치로 돌아온다.

반대

- 들숨: 다리를 모음한 상태로 유지하고 몸통으로부터 떨어지도록 다리를 밑으로 누른다.
  동시에 각인을 유지한다.
- 날숨: 원을 그리면서 다리를 벌림하고 몸통 쪽으로 접으며, 골반을 중립으로 이동한다.
  원의 꼭대기에서 다리를 모아준다.
- 들숨: 시작 위치로 돌아온다.

양쪽으로 10회씩 반복한다.

대상 근육

- 동작분석: 엉덩관절 벌림/모음, 엉덩관절 폄/굽힘
- 주동근
  엉덩관절 벌림: 넙다리빗근, 넙다리근막긴장근, 궁둥구멍근, 큰볼기근, 중간볼기근, 작은볼기근
  엉덩관절 폄: 큰모음근, 큰볼기근, 중간볼기근, 넙다리두갈래근, 반막모양근, 반힘줄모양근
- 길항근
  엉덩관절 모음: 두덩근, 짧은모음근, 긴모음근, 두덩정강근, 큰모음근, 큰볼기근, 위쌍둥이근, 아래쌍둥이근, 속폐쇄근, 바깥폐쇄근, 넙다리네모근
  엉덩관절 굽힘: 허리근, 엉덩근, 넙다리빗근, 넙다리근막긴장근, 넙다리곧은근, 두덩근, 짧은모음근, 긴모음근, 큰모음근, 중간볼기근

주의 사항

- 골반의 안정성과 중립 척추를 유지한다.
- 코어 조절을 이용하여 안정성을 유지한다.

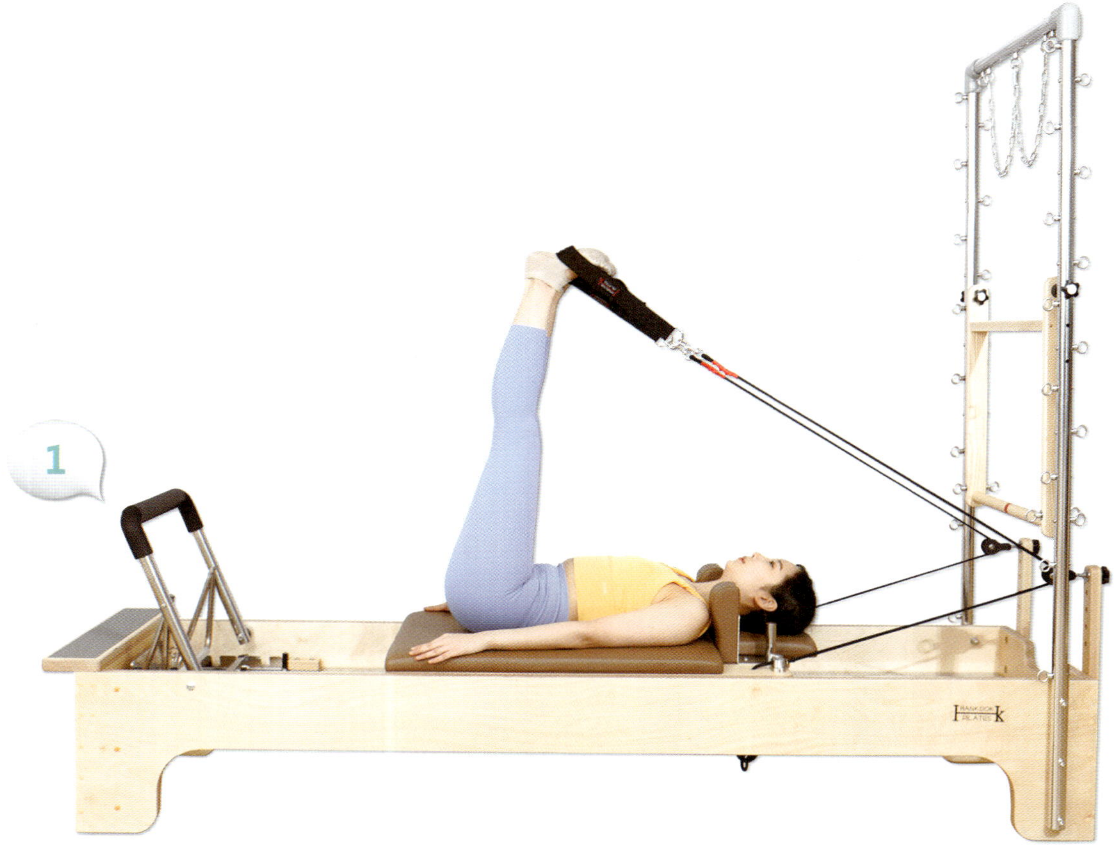
1

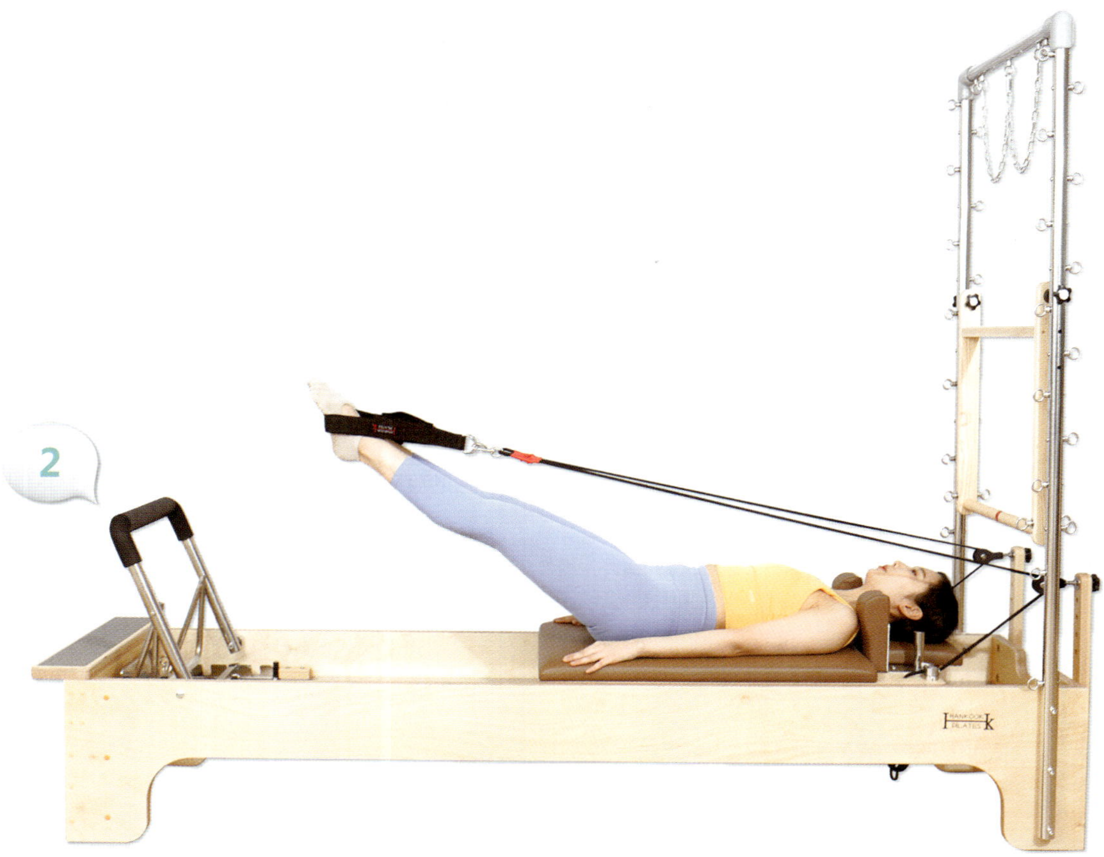
2

3

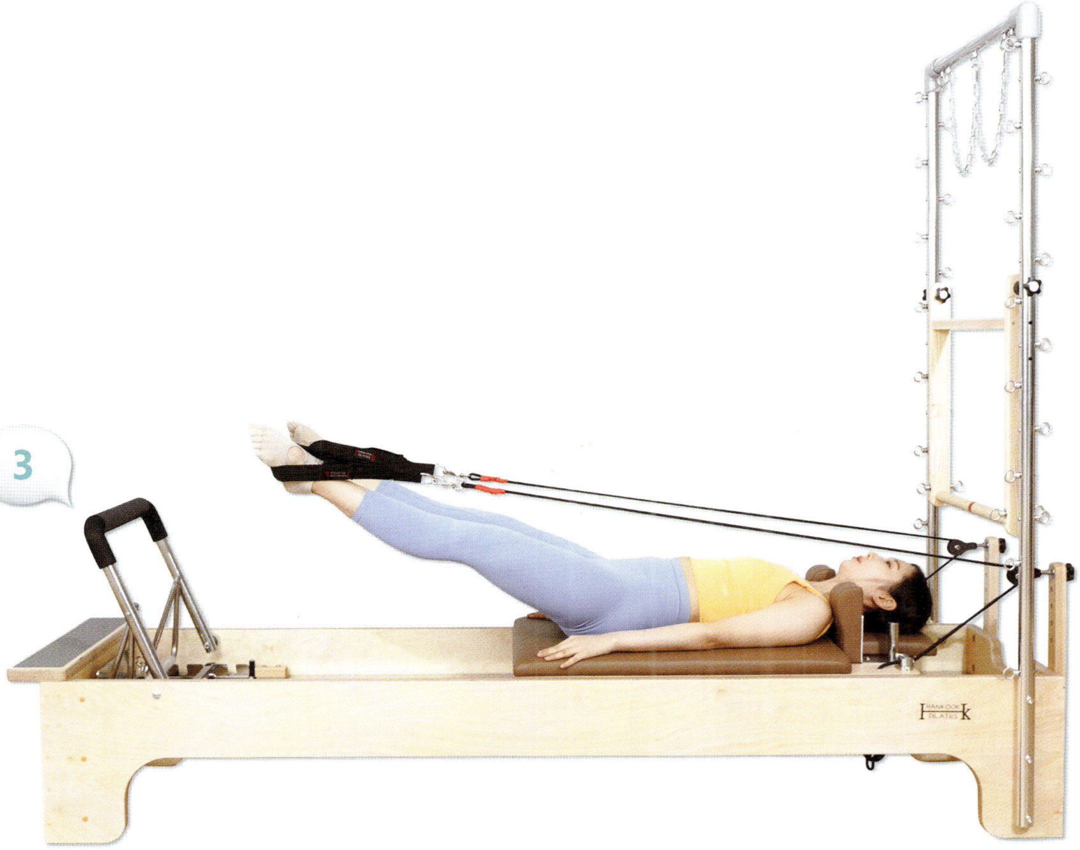

4

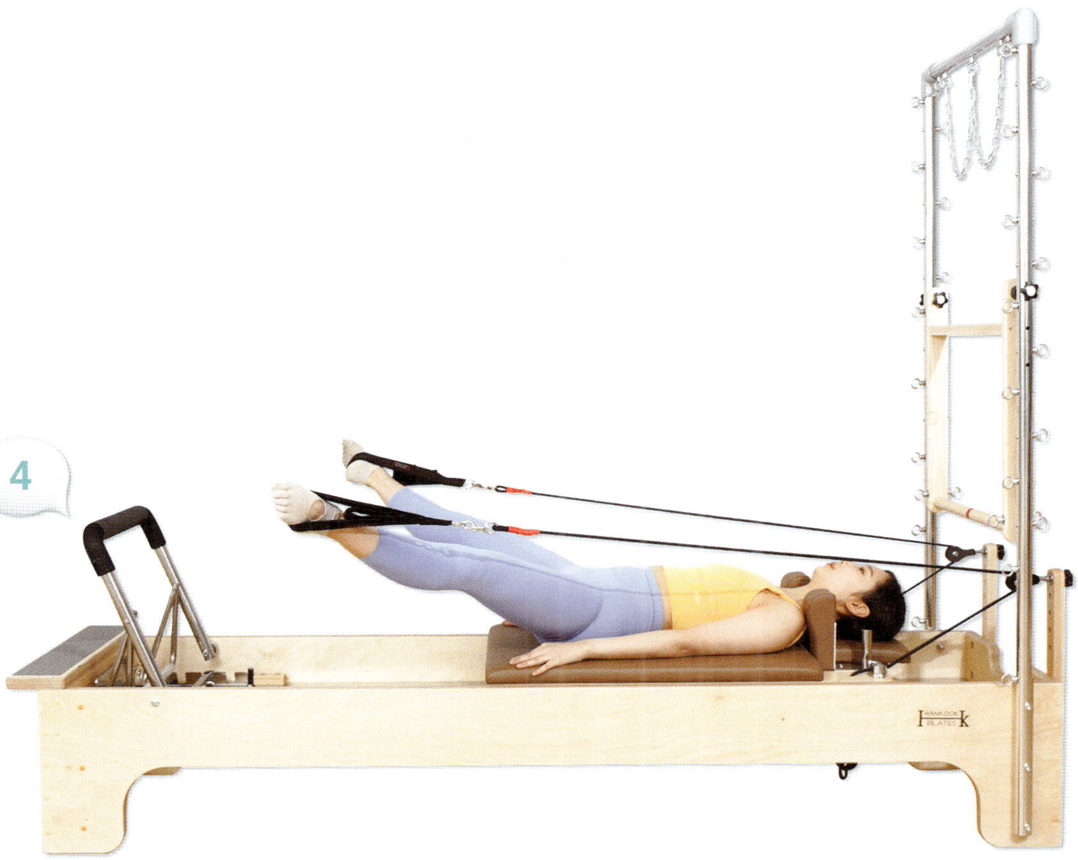

5

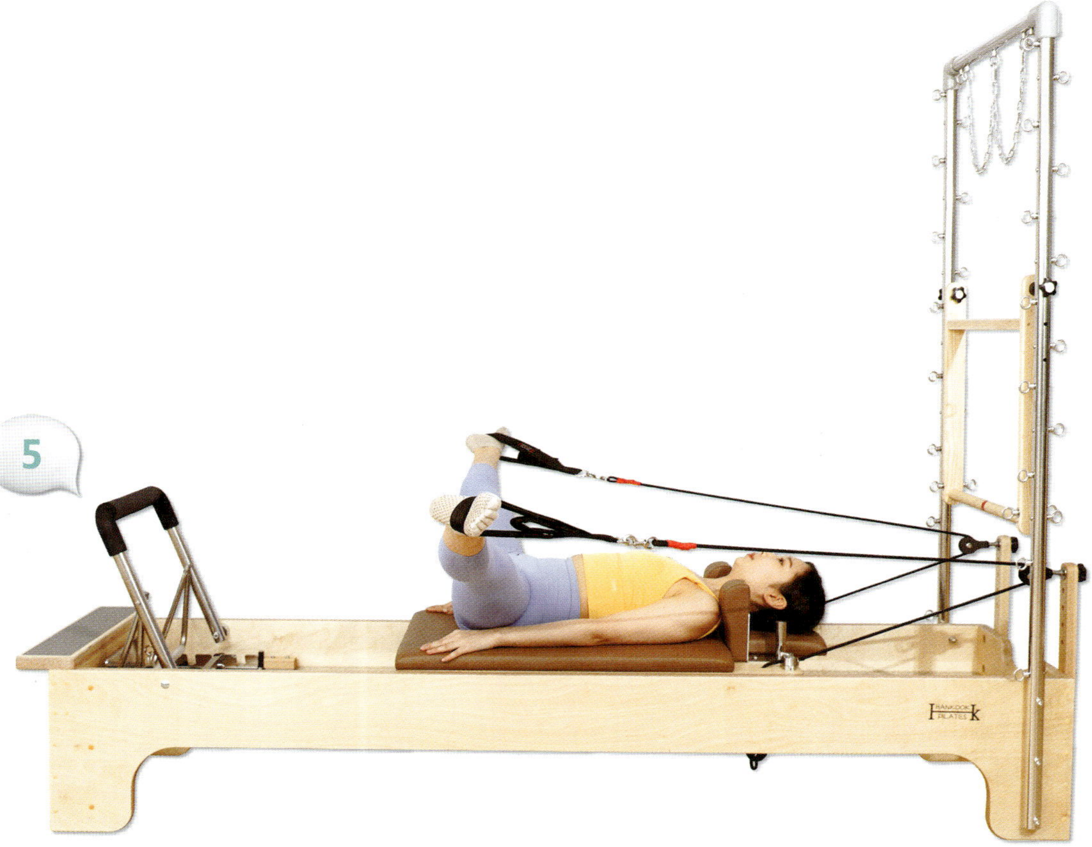

6

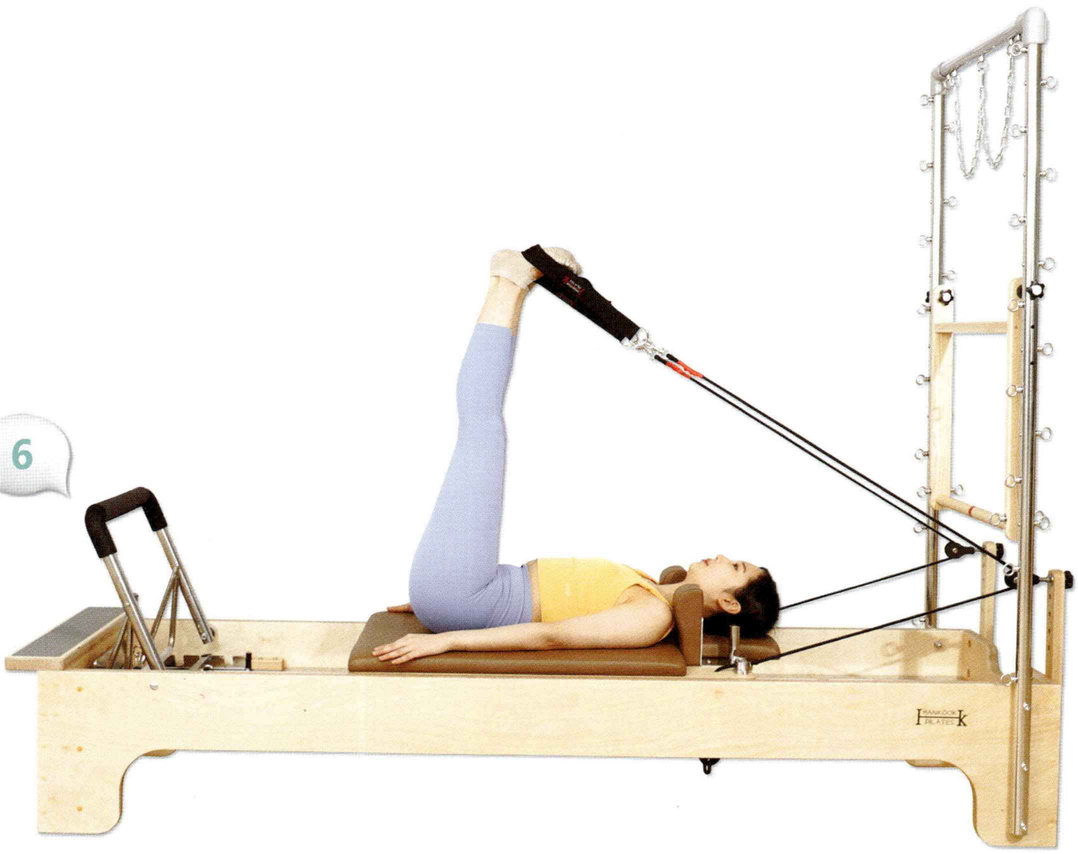

목표

- 코어와 골반의 안정성 향상
- 다리의 근력 강화
- 엉덩관절의 가동력 증가
- 모음근 조절 기능과 근력 강화

금기

- 코어근육의 안정성에 문제가 있는 경우
- 엉덩관절과 다리에 문제가 있는 경우

06 레그 오프닝(인사이드 싸이)

Leg openings (inside thighs)

시작 자세

- 누운 자세를 취한다.
- 스트랩에 발을 넣고, 발목을 발등굽힘하고, 발가락은 부드럽게 앞을 가리킨다.
- 팔은 신체의 옆으로 길게 늘어뜨리고 손바닥은 아래로 향하게 한다.

운동 방법

- **들숨:** 테이블 탑 자세에서 다리를 일직선으로 뻗어 중립 골반을 유지한다.
- **날숨:** 할 수 있는 만큼 다리를 벌림하고(캐리지가 움직이지 않게 조절한다), 다리를 모음한다.

10~20회 반복한다. 양다리는 시작위치로 돌아온다.

대상 근육

- **동작분석:** 엉덩관절 벌림/모음
- **주동근**
  엉덩관절 벌림: 넙다리빗근, 넙다리근막긴장근, 궁둥구멍근, 큰볼기근, 중간볼기근, 작은볼기근
- **길항근**
  엉덩관절 모음: 두덩근, 짧은모음근, 긴모음근, 두덩정강근, 큰모음근, 큰볼기근, 위쌍둥이근, 아래쌍둥이근, 속폐쇄근, 바깥폐쇄근, 넙다리네모근

주의 사항

- 골반의 안정성과 중립 척추를 유지한다.
- 다리를 모음과 벌림할 때 스프링의 강도를 유지하여 캐리지의 움직임을 최소화한다.

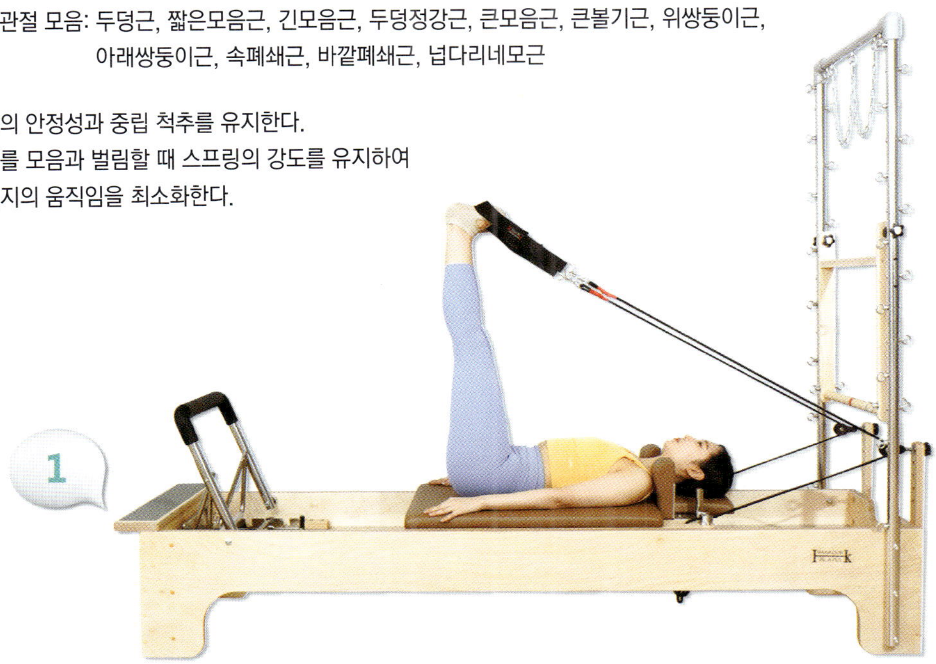

2

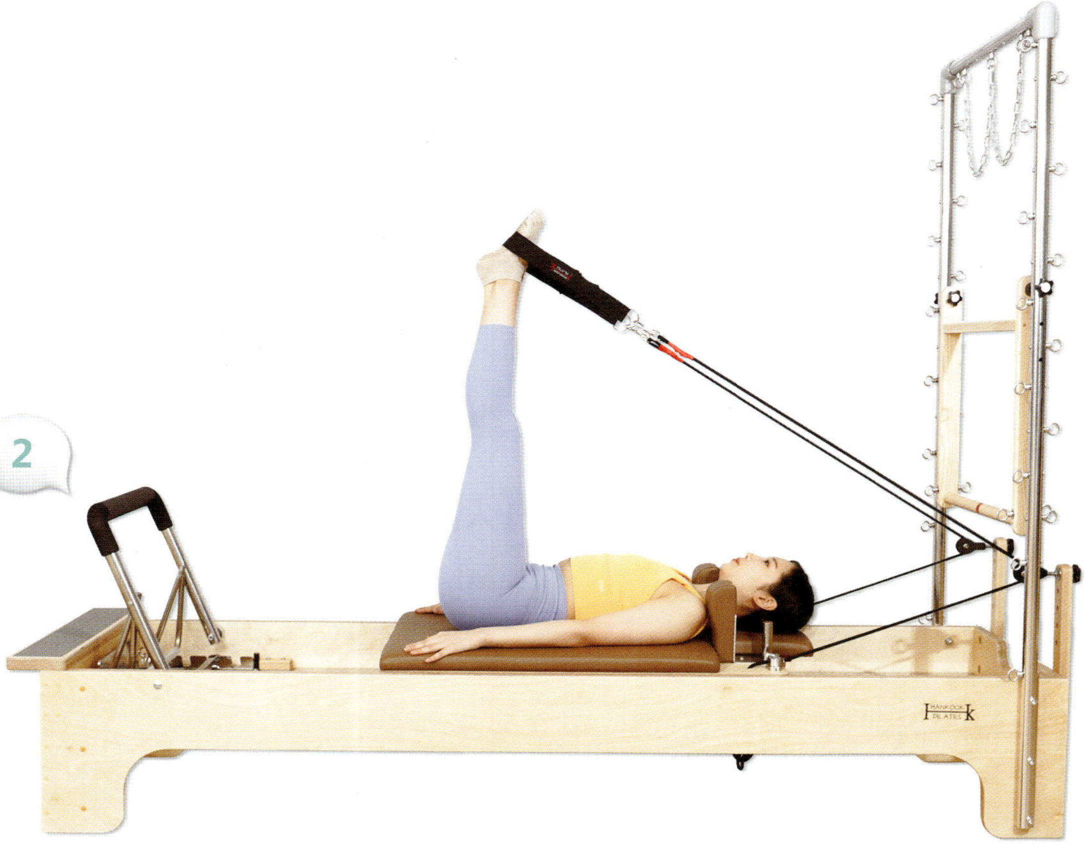

3

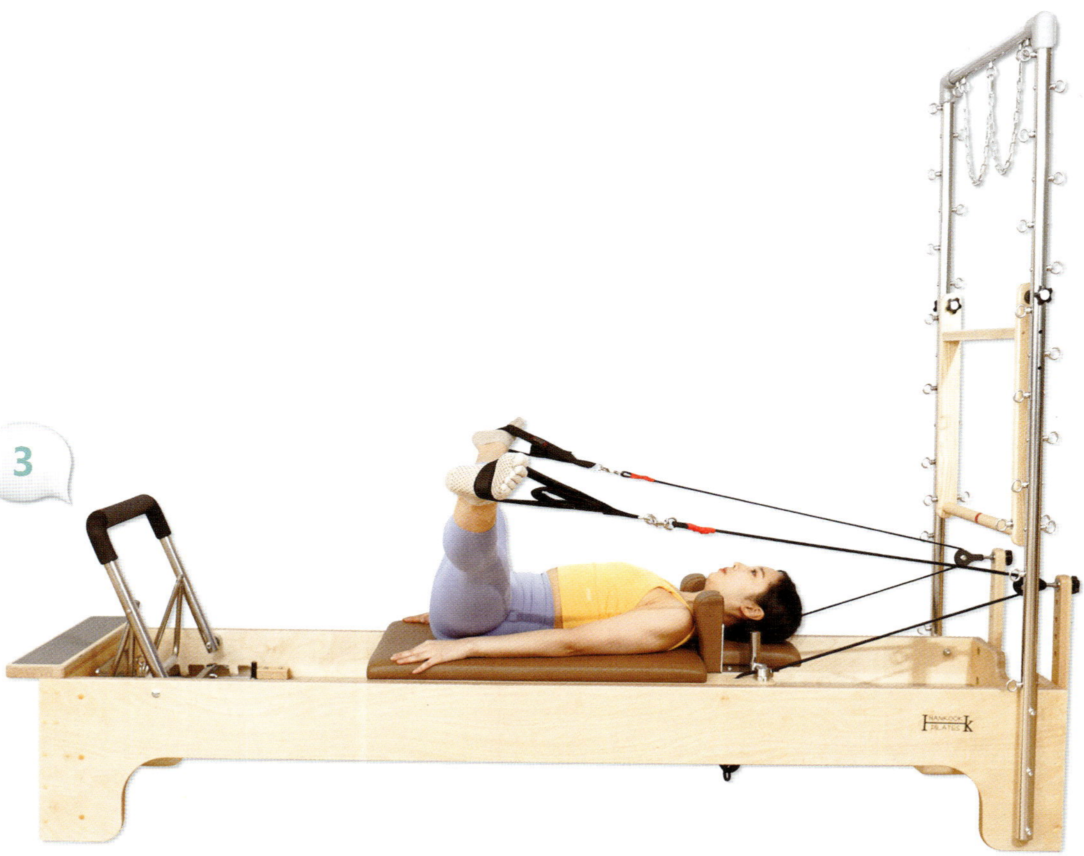

4

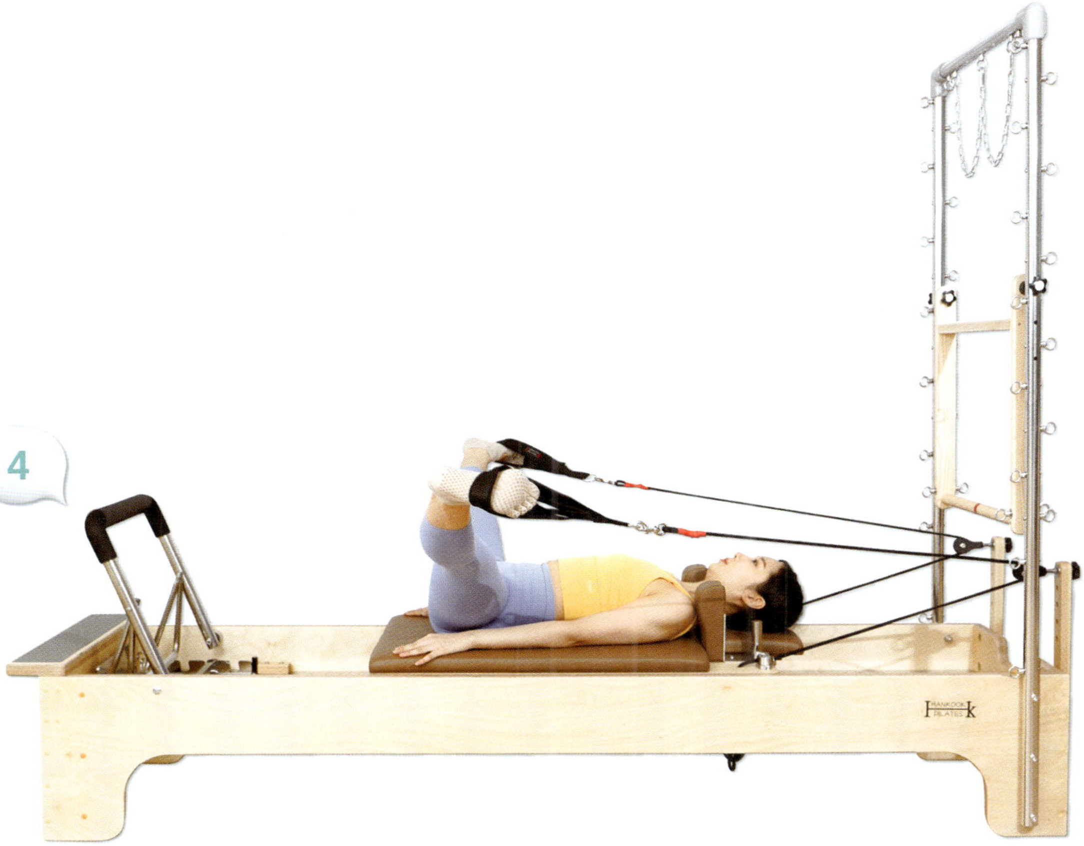

5

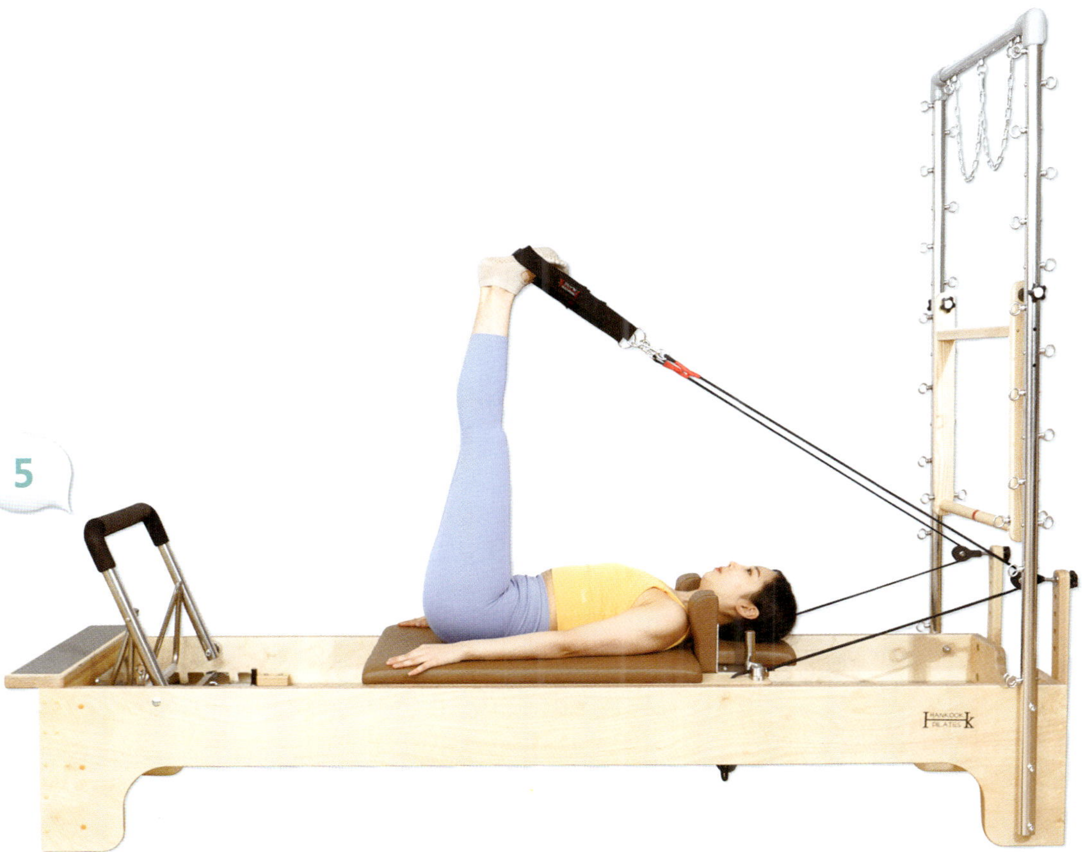

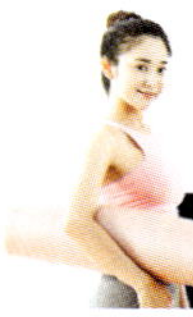

목표

- 코어와 골반의 안정성 향상
- 다리의 근육 강화
- 엉덩관절의 가동력 증가
- 척추 분절 및 코어 기능 향상

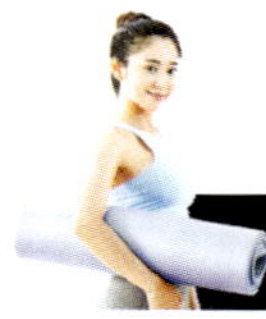

금기

- 코어근육의 안정성에 문제가 있는 경우
- 엉덩관절과 다리에 문제가 있는 경우

07 프로그 숏 스파인 Frog short spine

시작 자세

- 누운 자세를 취한다.
- 스트랩에 발을 넣고, 발목을 발등굽힘하고, 발가락은 부드럽게 앞을 가리킨다.
- 팔은 신체의 옆으로 길게 늘어뜨리고 손바닥은 아래로 향하게 한다.

운동 방법

- 들숨: 다리를 대각선으로 뻗어 유지하고 골반을 중립으로 한다.
- 날숨: 천천히 두 다리를 몸통 쪽으로 올리면서 척추를 하나씩 분절하며 어깨 위치까지 들어 올린다 (발끝은 눈과 일직선이 되도록 한다).
- 들숨: 5초 동안 자세를 유지한다.
- 날숨: 프로그 자세를 만들고 천천히 시작위치로 돌아온다.

5~10번 반복한다.

대상 근육

- 동작분석: 몸통 굽힘/폄, 엉덩관절 굽힘/폄, 무릎관절 굽힘/폄
- 주동근
  몸통 굽힘: 배곧은근, 배바깥빗근, 배속빗근
  엉덩관절 굽힘: 허리근, 엉덩근, 넙다리빗근, 넙다리근막긴장근, 넙다리곧은근, 두덩근, 짧은모음근, 긴모음근, 큰모음근, 중간볼기근
  무릎관절 굽힘: 넙다리빗근, 두덩정강근, 넙다리두갈래근, 반막모양근, 반힘줄모양근
- 길항근
  몸통 폄: 엉덩갈비근, 가장긴근, 가시근, 허리네모근, 반가시근, 돌림근, 뭇갈래근, 가시사이근
  엉덩관절 폄: 큰모음근, 큰볼기근, 중간볼기근, 넙다리두갈래근, 반막모양근, 반힘줄모양근
  무릎관절 폄: 넙다리곧은근, 가쪽넓은근, 중간넓은근, 안쪽넓은근

주의 사항

- 골반의 안정성과 중립 척추를 유지한다.
- 스트랩에만 의존하지 말고 배근육을 능동적으로 사용한다.
- 관절이 연속적으로 분절되게 하여 각각의 척추를 말아 올리고 내린다.

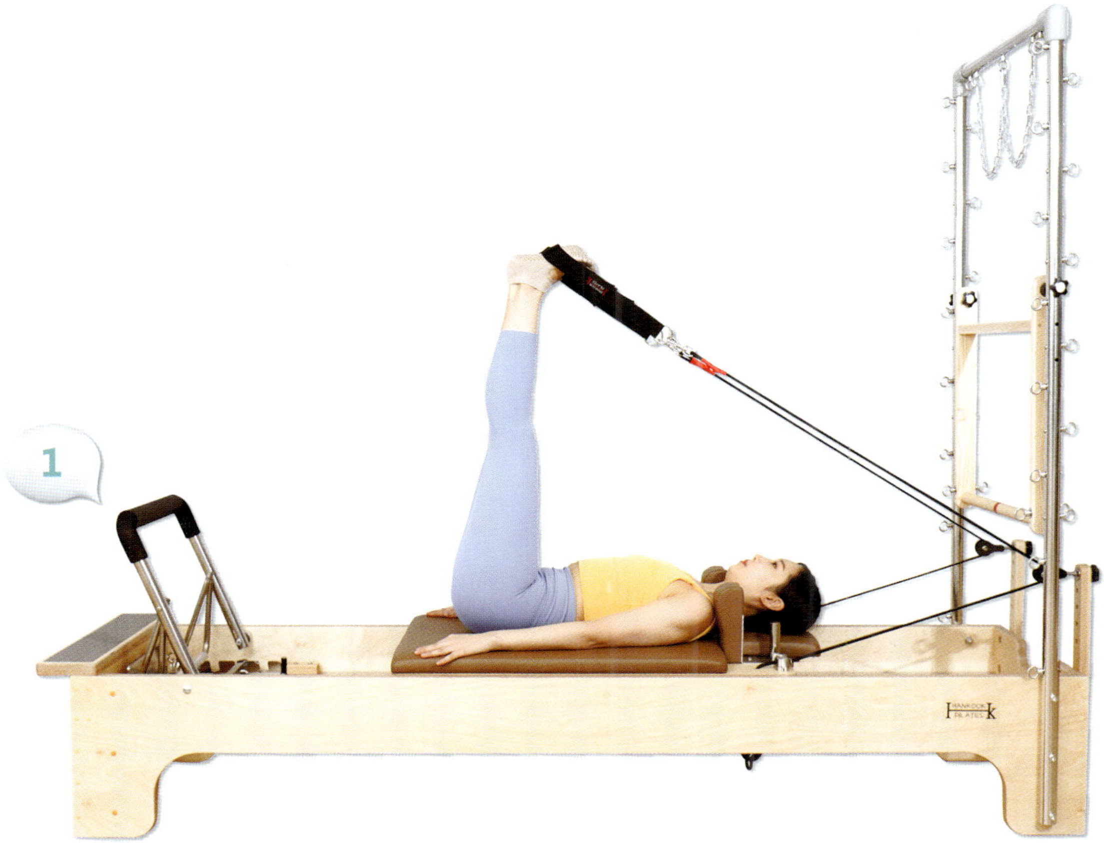
1

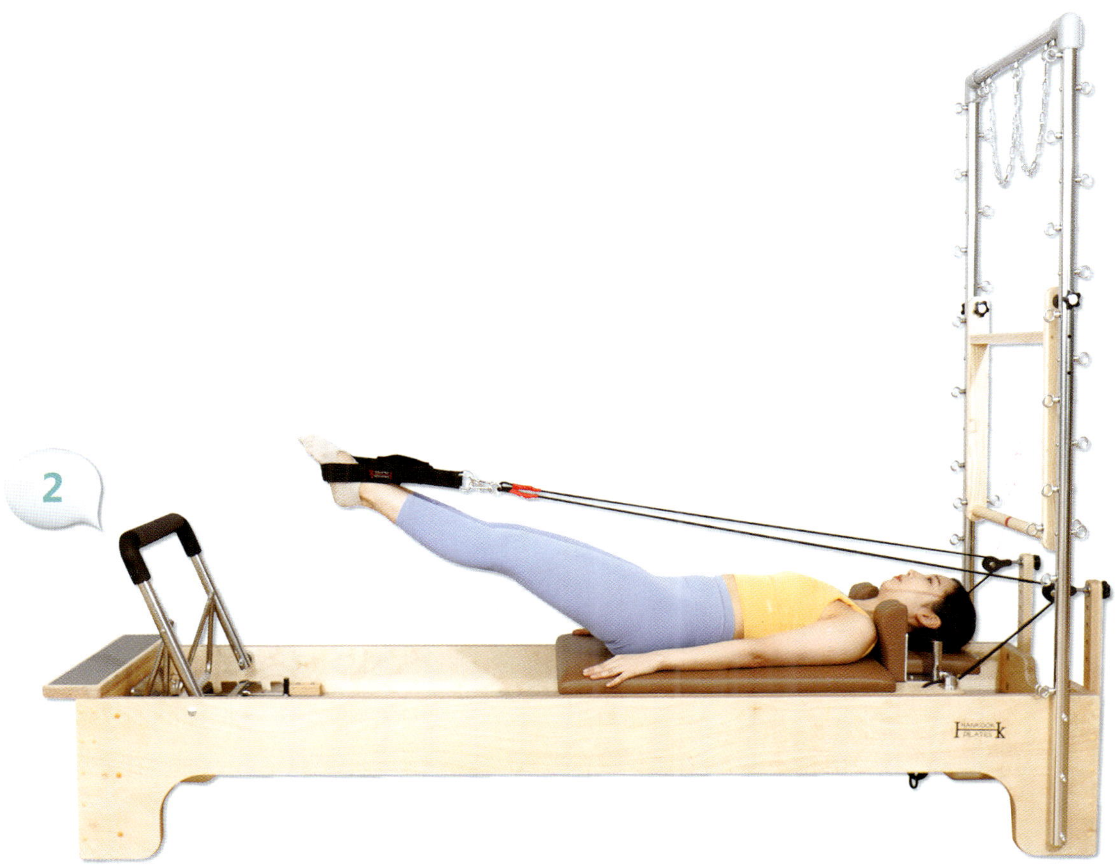
2

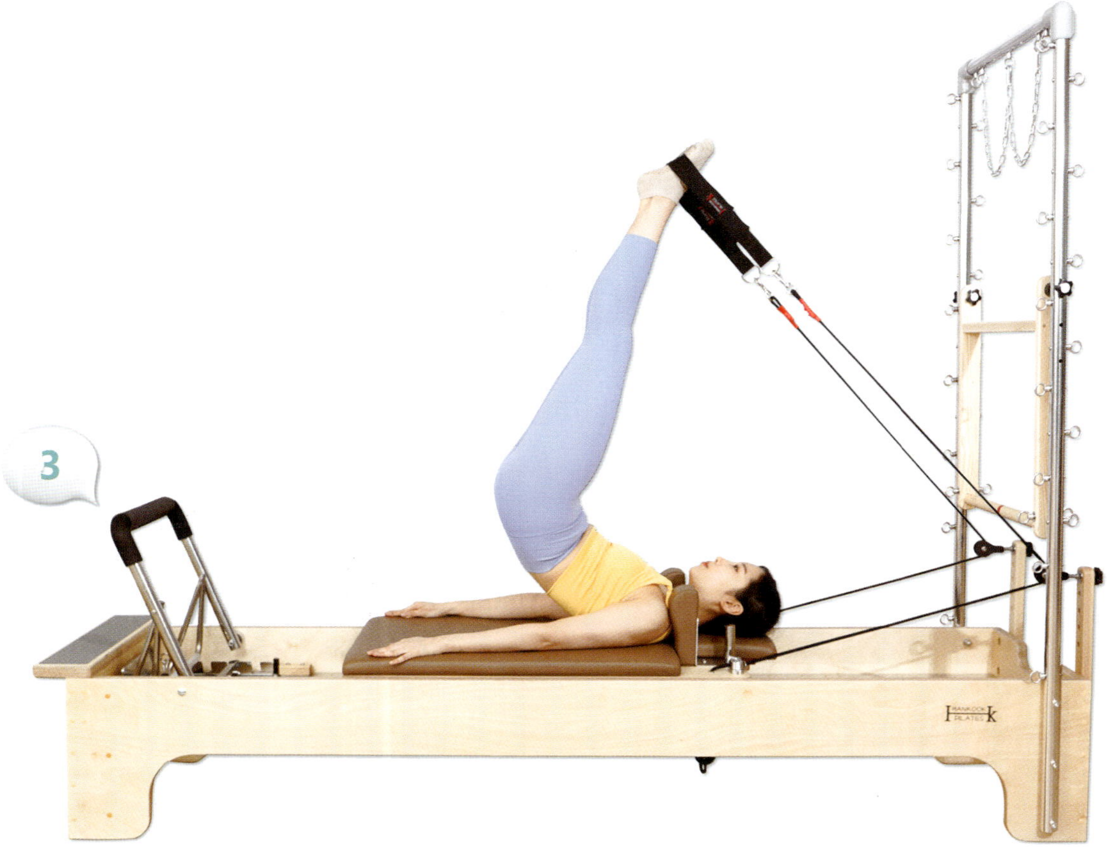

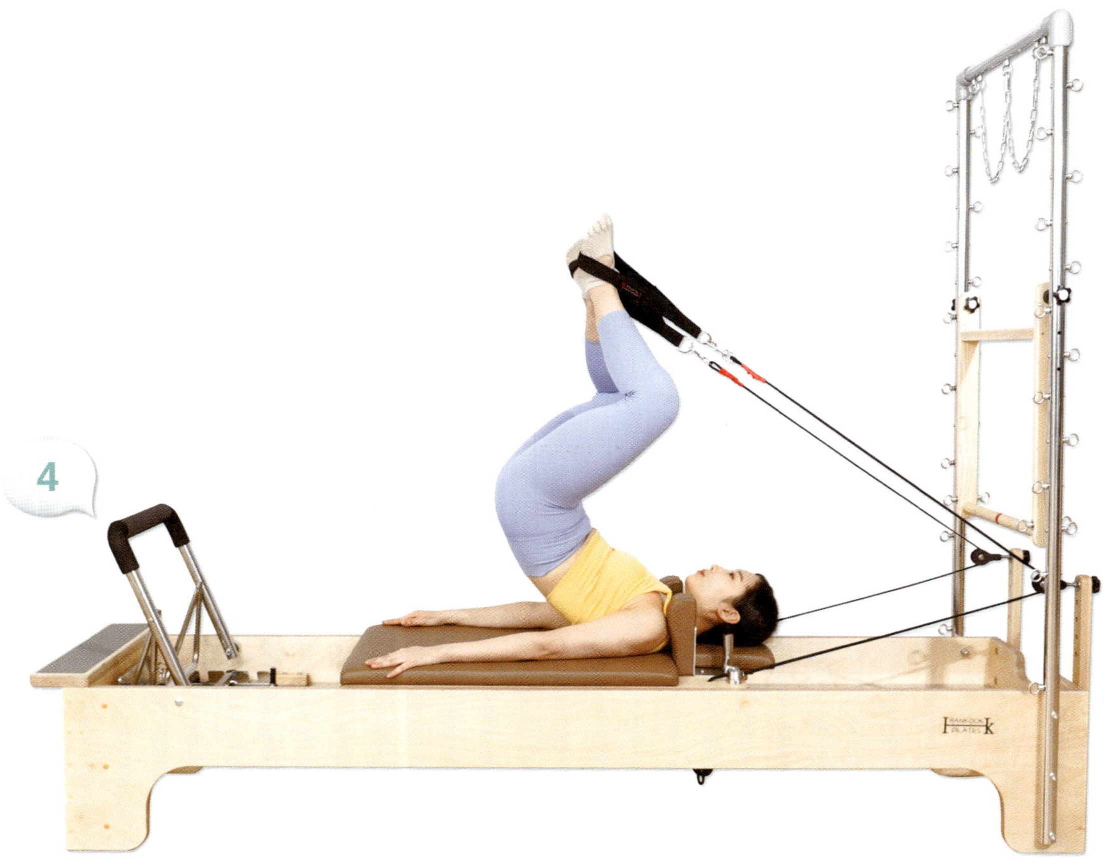

5

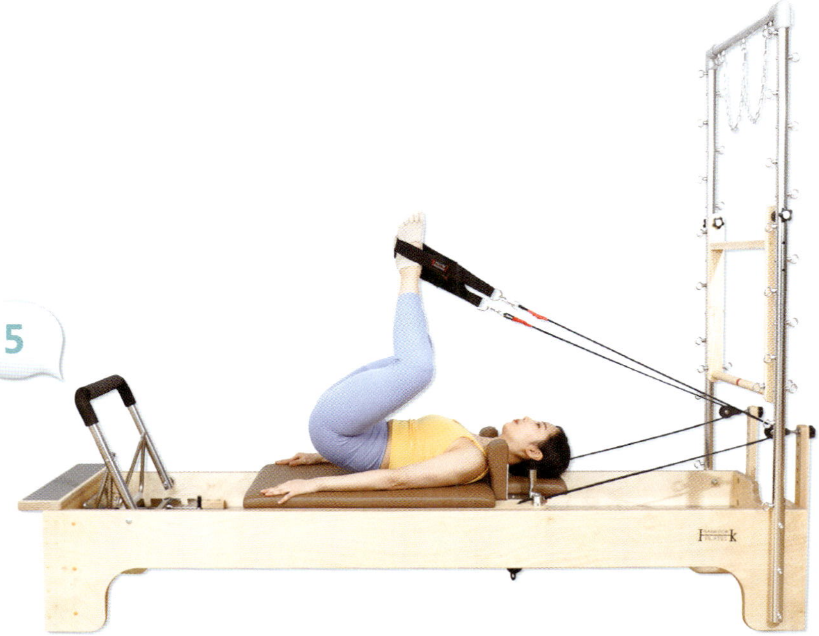

6

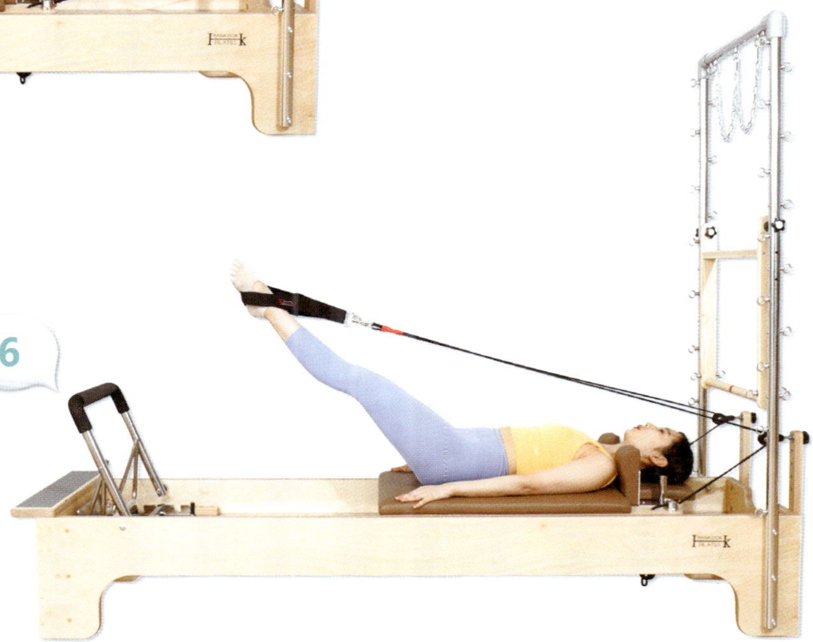

7

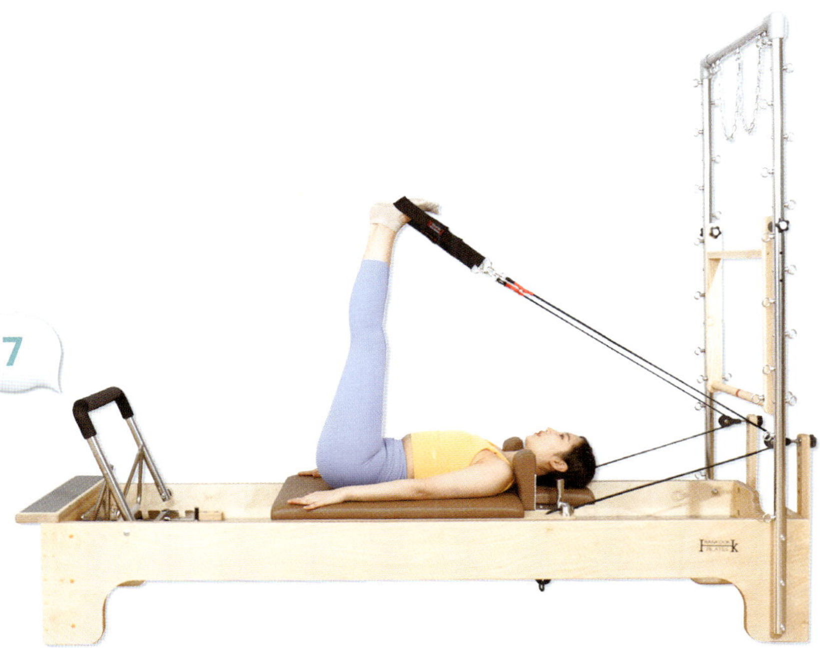

CHAPTER 4

LONG STRETCH SERIES

01 스쿠터 Scooter

02 라운드 백 Round back

03 스트레이트 백 Straight back

04 엘리펀트 프렙 Elephant prep

05 업 스트레치(인벌티드 쉐입) Up stretch (inverted shape)

06 롱 스트레치(어라운드 더 월드) Long stretch (around the world)

07 로켓 Rocket

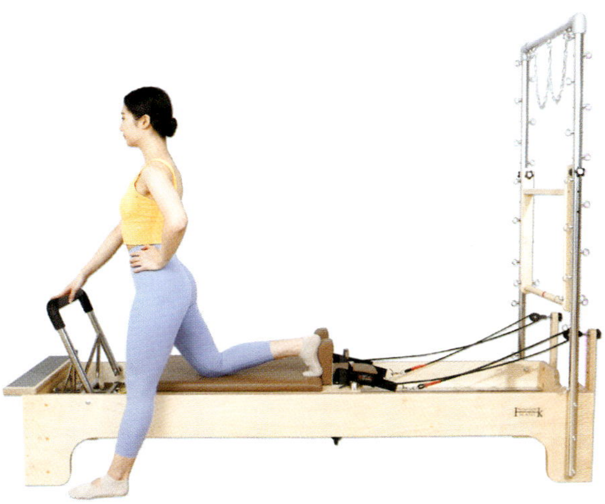

목표

- 어깨관절, 엉덩관절, 무릎관절의 가동력 증가
- 신체와의 공동작용(협응력)
- 코어의 지구력 향상

금기

- 넙다리뒤근이 짧은 경우
- 코어근육의 안전성에 문제가 있는 경우
- 어깨, 팔, 손목에 문제가 있는 경우

01 스쿠터 Scooter

시작 자세

- 선 자세를 취한다.
- 캐리지에 한쪽 다리를 올려 무릎을 꿇는다.
- 발은 어깨받침대에 붙인다.
- 손은 풋바(footbar)를 잡고 골반과 척추는 중립에 둔다.

운동 방법

- 들숨: 숨을 들이마시며 자세를 준비한다.
- 날숨: 천천히 무릎을 펴면서 한쪽 다리의 무릎을 구부린다.
- 들숨: 시작위치로 돌아온다.

5~10회 반복한다.

대상 근육

- 동작분석
  왼쪽: 엉덩관절 굽힙/폄, 무릎관절 굽힘/폄
- 주동근
  엉덩관절 굽힘: 허리근, 엉덩근, 넙다리빗근, 넙다리근막긴장근, 넙다리곧은근, 두덩근, 짧은모음근, 긴모음근, 큰모음근, 중간볼기근
  무릎관절 굽힘: 넙다리빗근, 두덩정강근, 넙다리두갈래근, 반막모양근, 반힘줄모양근
- 길항근
  엉덩관절 폄: 큰모음근, 큰볼기근, 중간볼기근, 넙다리두갈래근, 반막모양근, 반힘줄모양근
  무릎관절 폄: 넙다리곧은근, 가쪽넓은근, 중간넓은근, 안쪽넓은근

주의 사항

- 골반과 척추는 중립을 유지한다.
- 척추가 굽힘될 때 어깨뼈의 안정을 유지한다.
- 팔꿈치가 잠기거나 과다굽힘되는 것을 피한다.

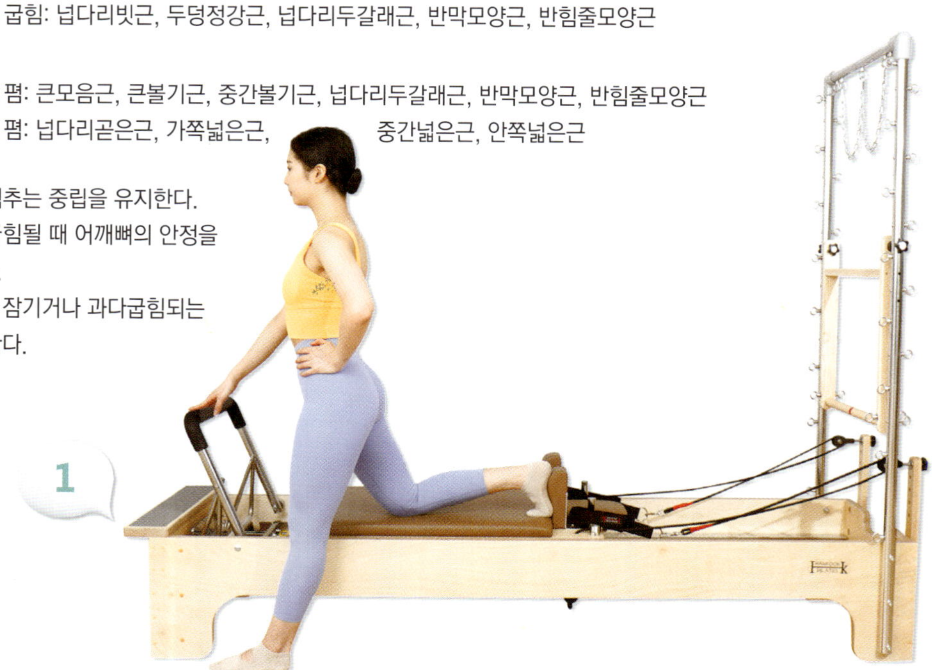

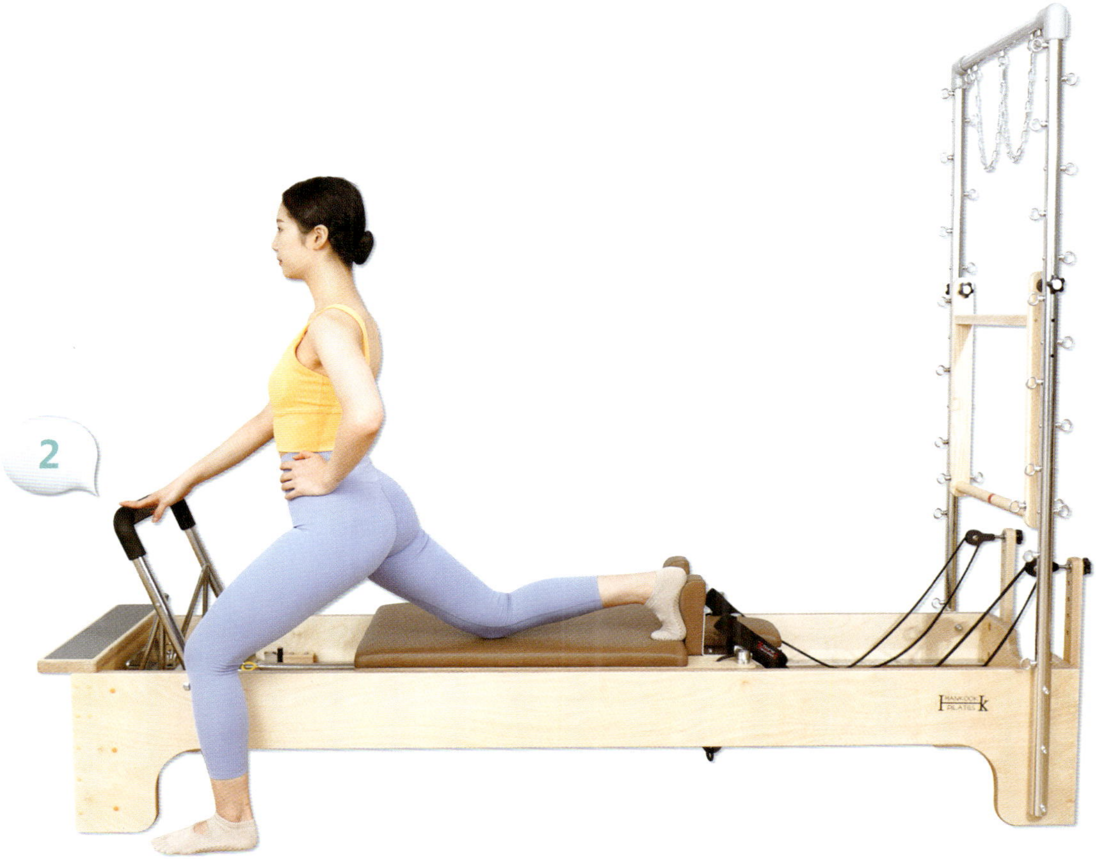
2

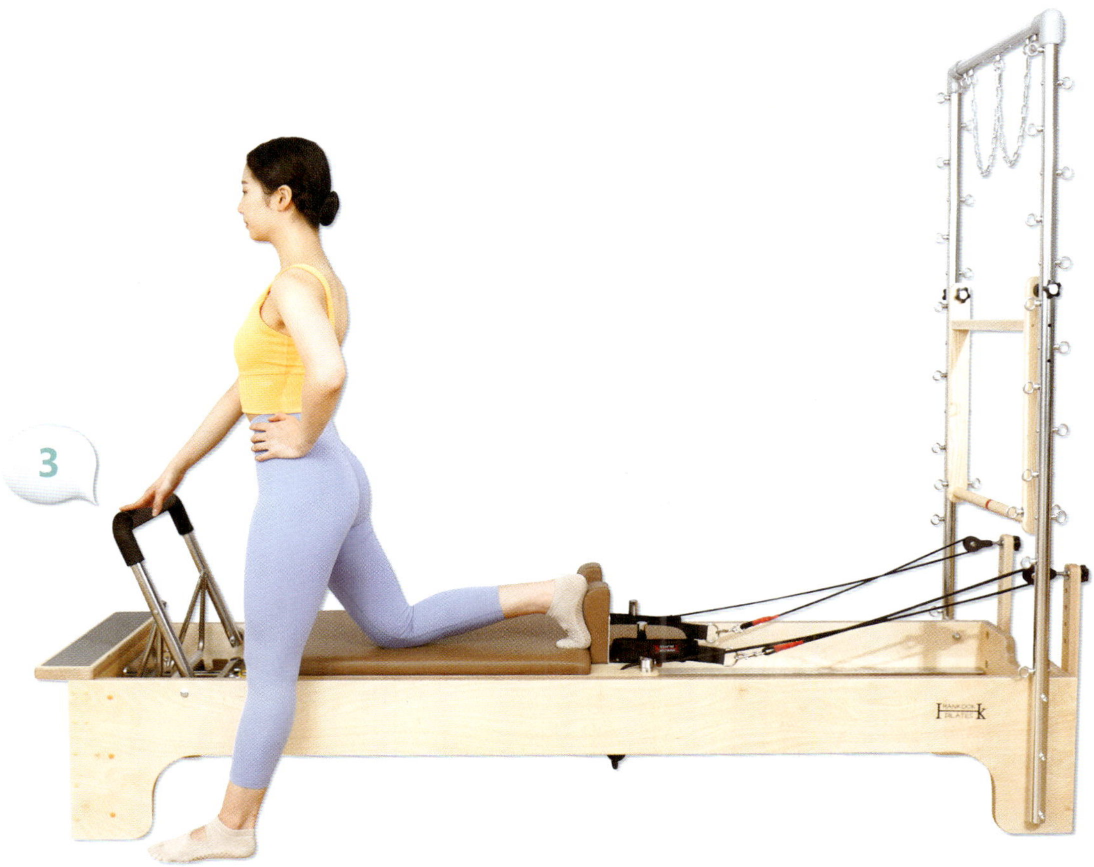
3

목표

- 어깨관절, 엉덩관절, 무릎관절의 가동력 증가
- 신체와의 공동작용(협응력)
- 코어의 지구력 향상
- 코어 조절을 통한 무릎관절, 엉덩관절의 움직임 활성화

금기

- 넙다리뒤근이 짧은 경우
- 코어근육의 안전성에 문제가 있는 경우
- 어깨, 팔, 손목에 문제가 있는 경우

02 라운드 백 Round back

시작 자세

- 어깨받침대에 발을 대고 캐리지에 무릎을 꿇고 앉으며 손은 풋바를 잡는다.
- 척추는 굽힌다(C-곡선).
- 풋바에 손을 대고 어깨너비만큼 벌리고 어깨뼈를 안정시킨다.

운동 방법

- 들숨: 숨을 들이마시며 자세를 준비한다.
- 날숨: 척추를 둥글게 하고 천천히 무릎을 폈다가 돌아온다.
- 들숨: 시작위치로 복귀한다.

5~10회 반복한다.

대상 근육

- 동작분석: 몸통 굽힘/폄, 엉덩관절 폄/굽힘
- 주동근
  몸통 굽힘: 배곧은근, 배바깥빗근, 배속빗근
  엉덩관절 폄: 큰모음근, 큰볼기근, 중간볼기근, 넙다리두갈래근, 반막모양근, 반힘줄모양근
- 길항근
  몸통 폄: 엉덩갈비근, 가장긴근, 가시근, 허리네모근, 반가시근, 돌림근, 뭇갈래근, 가시사이근
  엉덩관절 굽힘: 허리근, 엉덩근, 넙다리빗근, 넙다리근막긴장근, 넙다리곧은근, 두덩근, 짧은모음근, 긴모음근, 큰모음근, 중간볼기근

주의 사항

- 캐리지를 움직이기 위하여 엉덩관절과 무릎관절 각각의 움직임을 이용한다.
- 운동하는 동안 C-곡선을 유지한다.

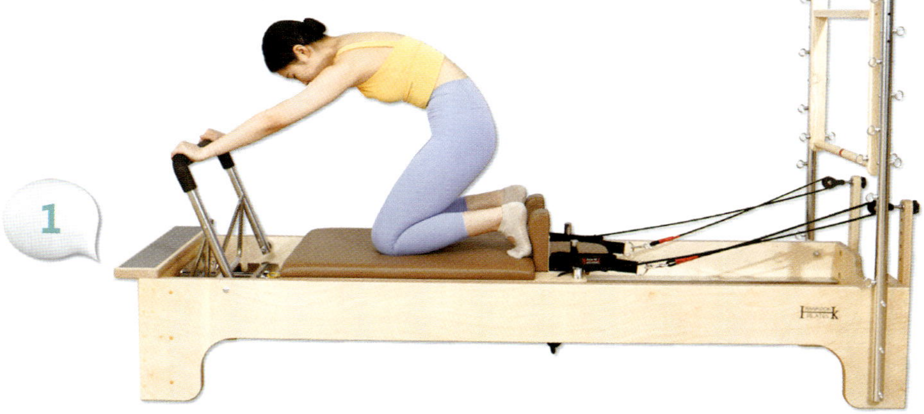

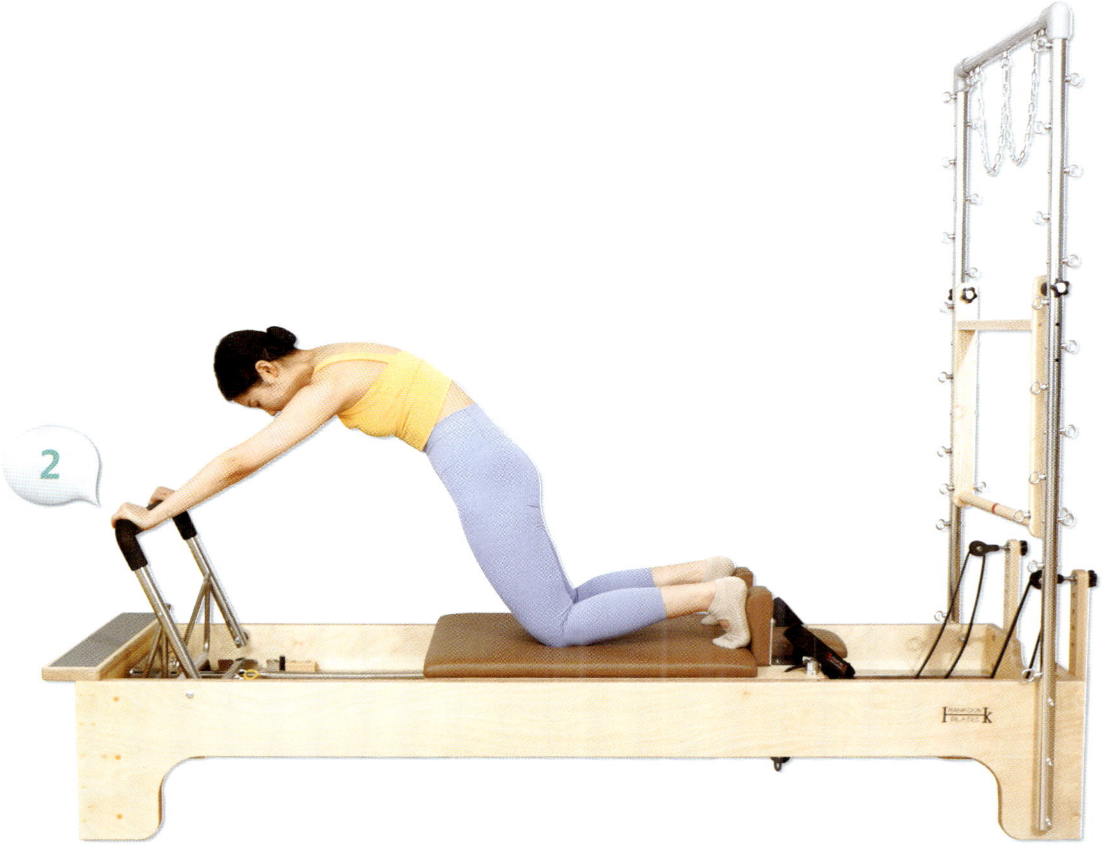
2

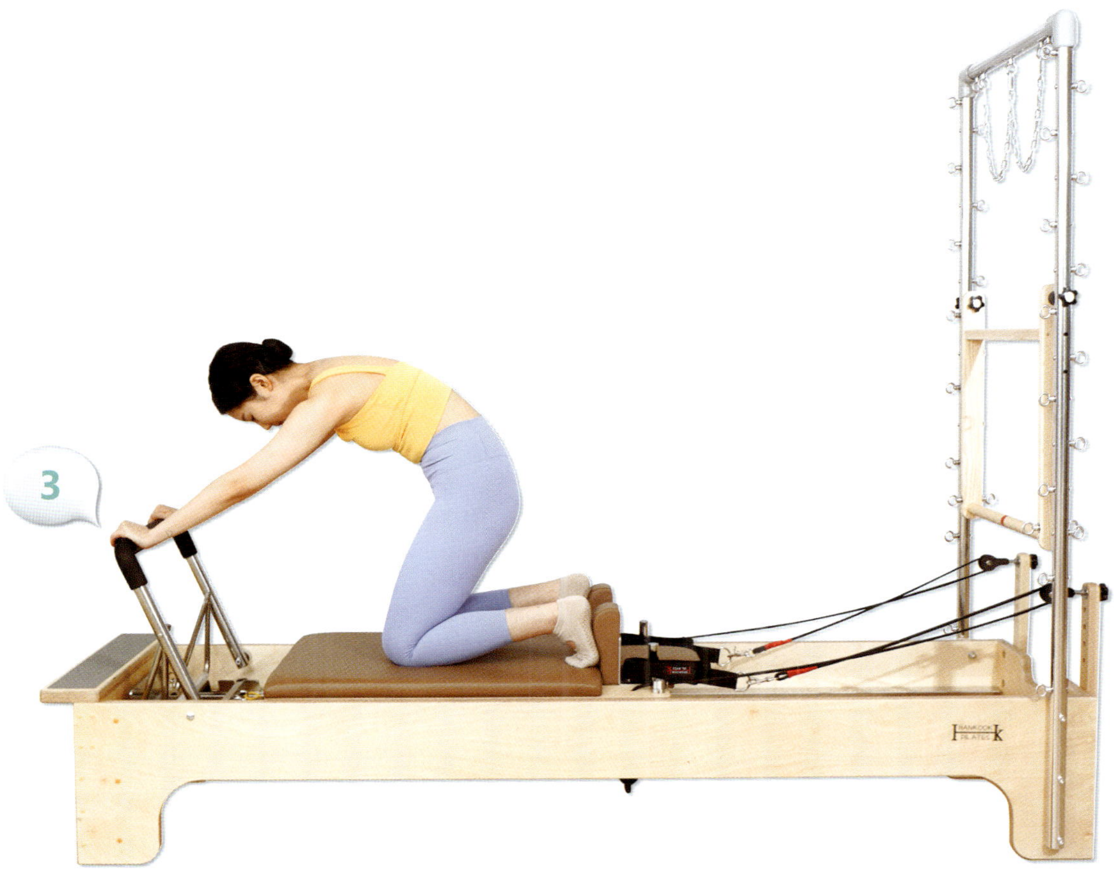
3

목표

- 어깨관절, 엉덩관절, 무릎관절의 가동력 증가
- 신체와의 공동작용(협응력)
- 코어의 지구력 향상
- 코어 조절을 통한 무릎관절, 엉덩관절의 움직임 활성화

금기

- 넙다리뒤근이 짧은 경우
- 코어근육의 안전성에 문제가 있는 경우
- 어깨, 팔, 손목에 문제가 있는 경우

03 스트레이트 백 Straight back

시작 자세

- 어깨받침대에 발을 대고 캐리지에 무릎을 꿇고 앉으며 손은 풋바를 잡는다.
- 골반과 척추는 중립에 둔다.

운동 방법

- 들숨: 숨을 들이마시며 자세를 준비한다.
- 날숨: 천천히 무릎을 폈다가 돌아온다. 골반과 척추가 중립인 상태를 유지한다.
- 들숨: 시작위치로 복귀한다.

5~10회 반복한다.

대상 근육

- 동작분석: 몸통 근 협응, 엉덩관절 폄/굽힘
- 주동근
  몸통 굽힘: 배곧은근, 배바깥빗근, 배속빗근
  엉덩관절 폄: 큰모음근, 큰볼기근, 중간볼기근, 넙다리두갈래근, 반막모양근, 반힘줄모양근
- 길항근
  몸통 폄: 엉덩갈비근, 가장긴근, 가시근, 허리네모근, 반가시근, 돌림근, 뭇갈래근, 가시사이근
  엉덩관절 굽힘: 허리근, 엉덩근, 넙다리빗근, 넙다리근막긴장근, 넙다리곧은근, 두덩근, 짧은모음근, 긴모음근, 큰모음근, 중간볼기근

주의 사항

- 캐리지를 움직이기 위하여 엉덩관절과 무릎관절 각각의 움직임을 이용한다.
- 중립 척추를 유지한다.

1

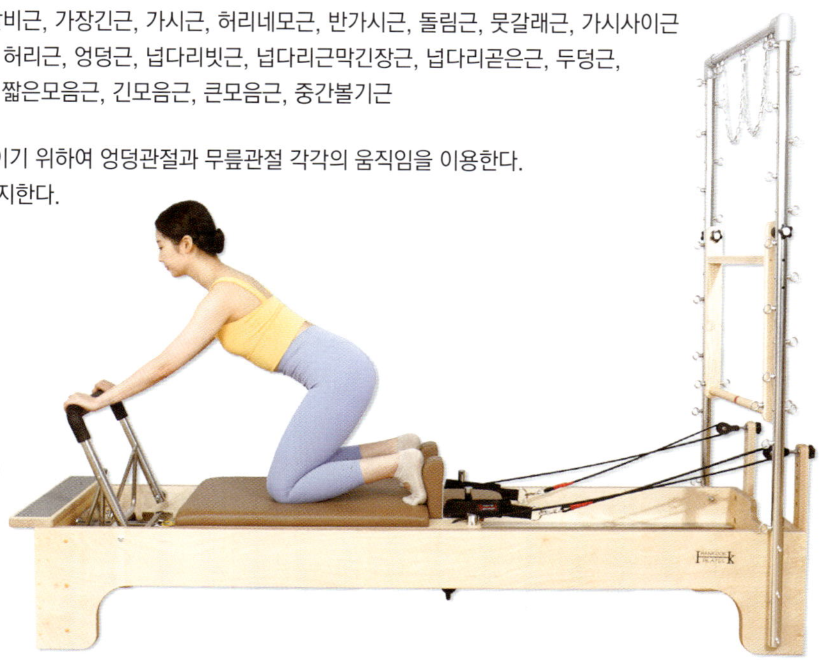

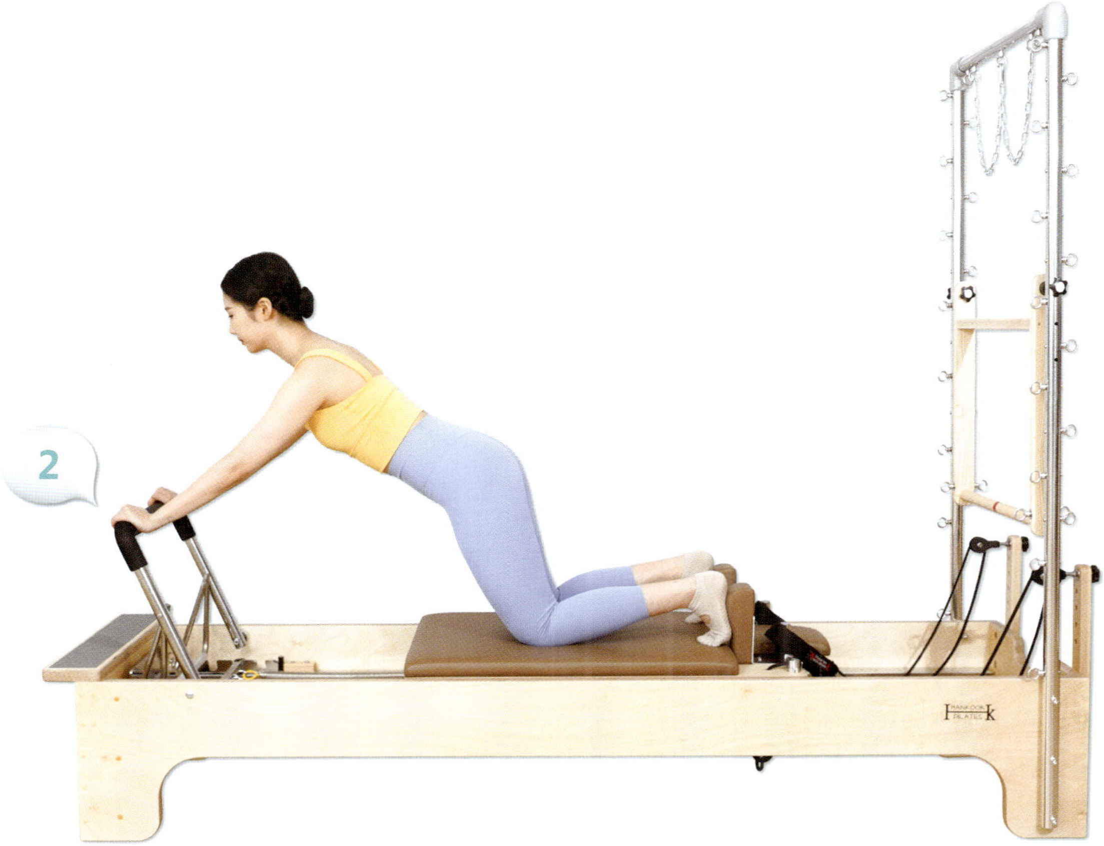
2

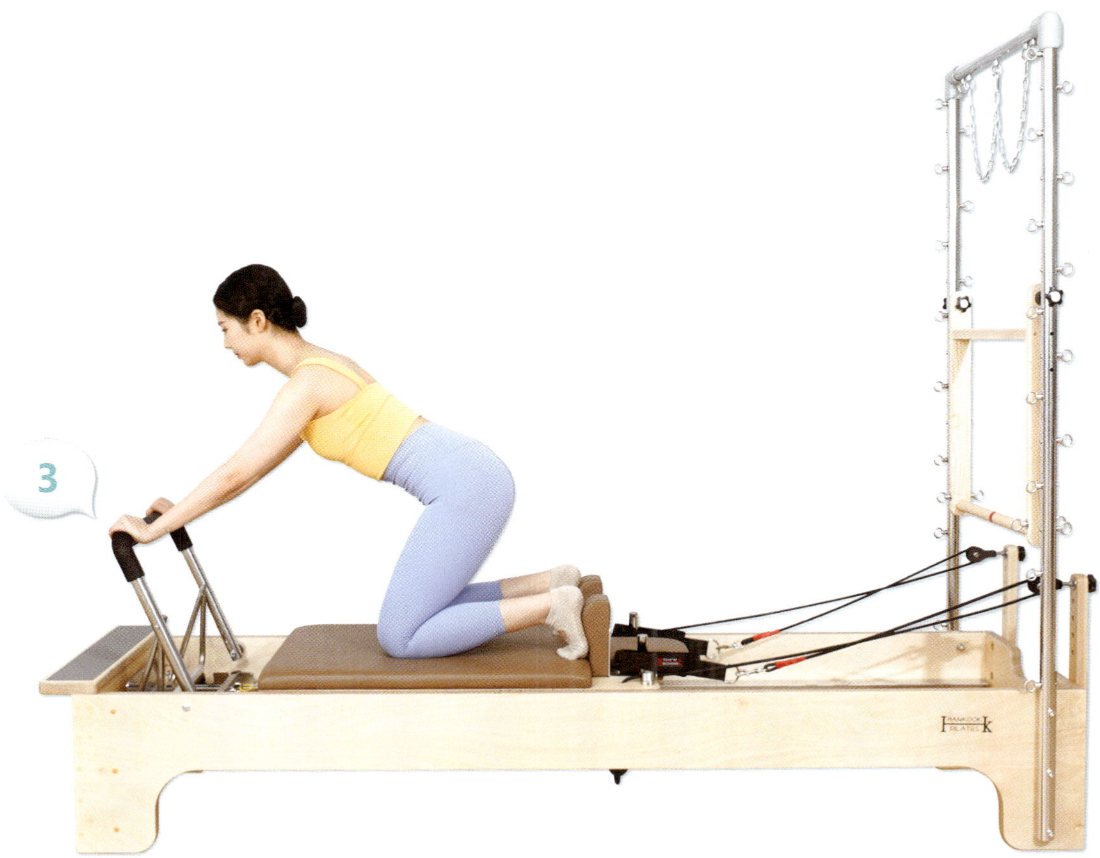
3

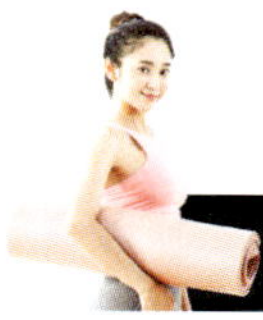

목표

- 어깨관절, 엉덩관절, 무릎관절의 가동력 증가
- 신체와의 공동작용(협응력)
- 코어의 지구력 향상
- 넙다리뒤근 스트레칭

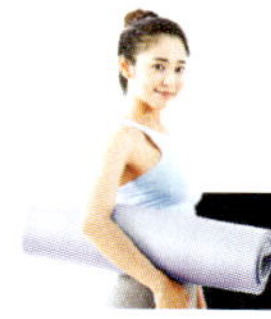

금기

- 넙다리뒤근이 짧은 경우
- 코어근육의 안전성에 문제가 있는 경우
- 어깨, 팔, 손목에 문제가 있는 경우

04 엘리펀트 프렙 Elephant prep

시작 자세

- 캐리지 위에 선 후, 어깨받침대에 발뒤꿈치를 붙이고 손은 풋바를 잡는다.
- 가능한 발 위의 골반으로 척추를 굽힌다.
- 골반의 뒷부분을 넙다리뼈의 뒤쪽으로 당긴다.
- 풋바를 손바닥으로 잡고, 어깨너비만큼 벌리고, 어깨뼈를 안정화시킨다.

운동 방법

- 들숨: 숨을 들이마시며 자세를 준비한다.
- 날숨: 천천히 하지를 뒤로 밀며 허리를 편다. (뒤꿈치가 들리지 않을 만큼) 하지와 몸통이 멀어진다.
- 들숨: 3~5초 동안 자세를 유지한다.
- 날숨: 발가락을 들고 가운데마디뼈에 힘을 주고 천천히 캐리지를 시작위치로 끌어올린다.
- 들숨: 시작위치로 돌아온다.

5~10회 반복한다.

대상 근육

- 동작분석: 몸통 굽힘/폄, 엉덩관절 폄/굽힘
- 주동근
  몸통 굽힘: 배곧은근, 배바깥빗근, 배속빗근
  엉덩관절 폄: 큰모음근, 큰볼기근, 중간볼기근, 넙다리두갈래근, 반막모양근, 반힘줄모양근
- 길항근
  몸통 폄: 엉덩갈비근, 가장긴근, 가시근, 허리네모근, 반가시근, 돌림근, 뭇갈래근, 가시사이근
  엉덩관절 굽힘: 허리근, 엉덩근, 넙다리빗근, 넙다리근막긴장근, 넙다리곧은근, 두덩근, 짧은모음근, 긴모음근, 큰모음근, 중간볼기근

주의 사항

- 뒤꿈치가 들리지 않도록 주의한다.
- 시작 자세로 돌아올 때 발바닥의 힘을 이용해 캐리지를 민다.

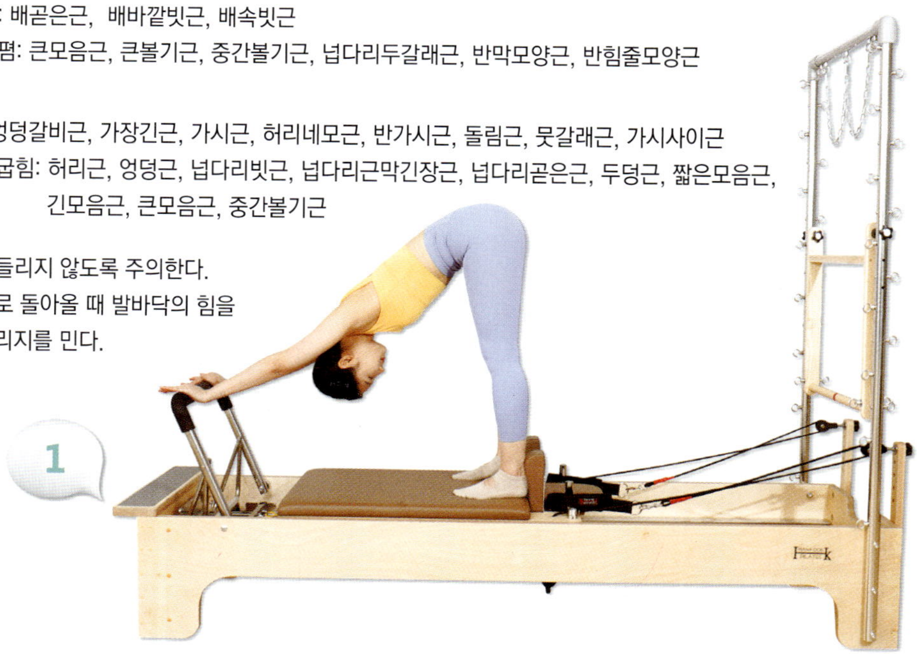

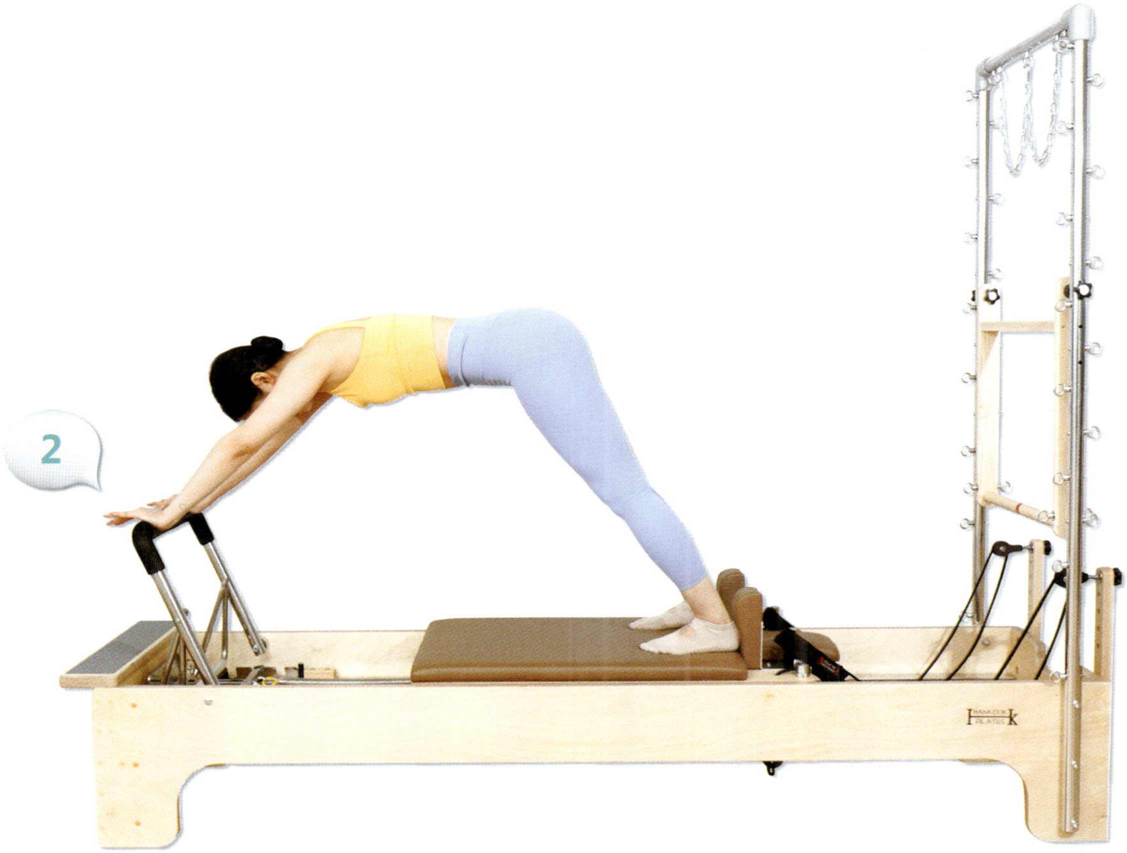
2

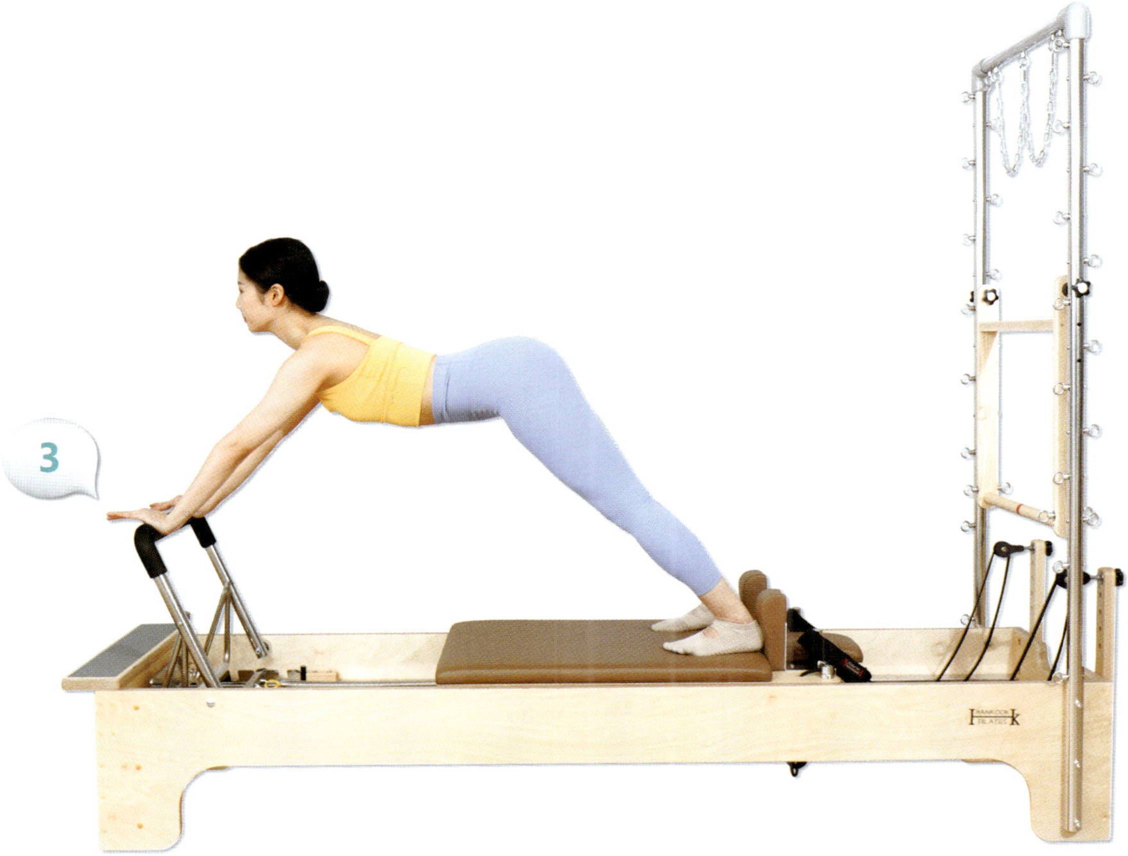
3

4

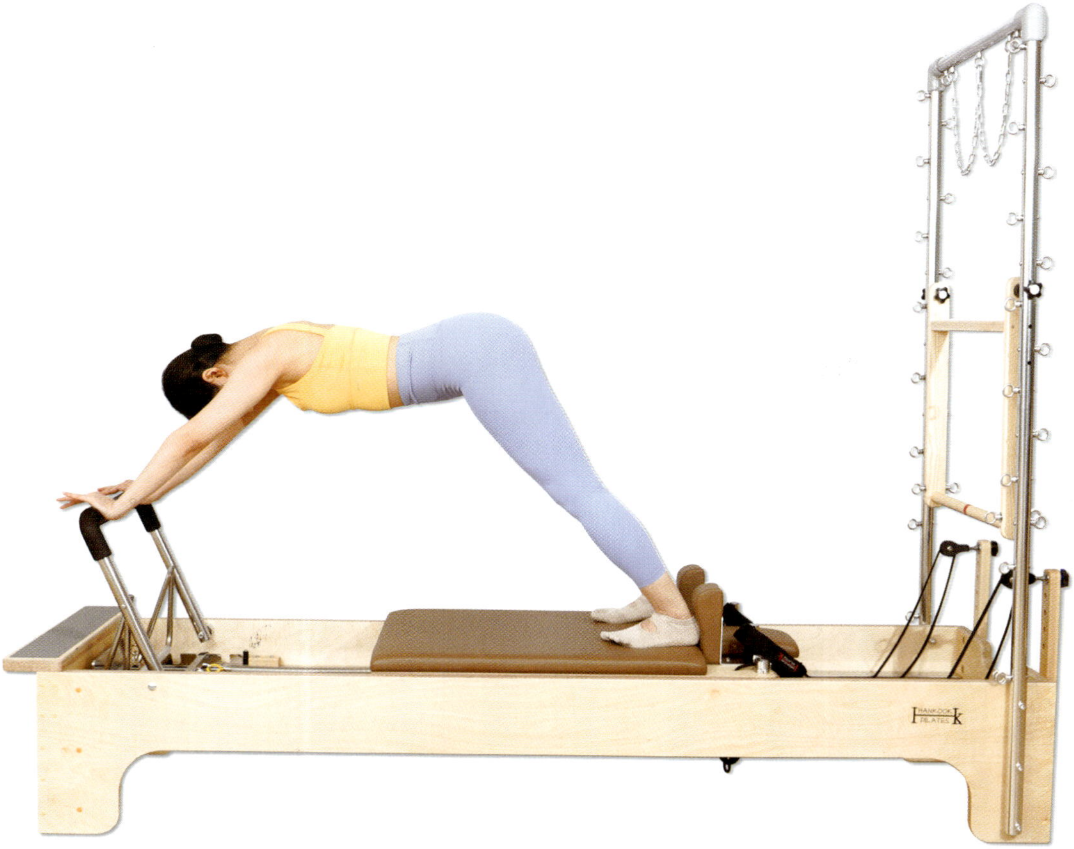

5

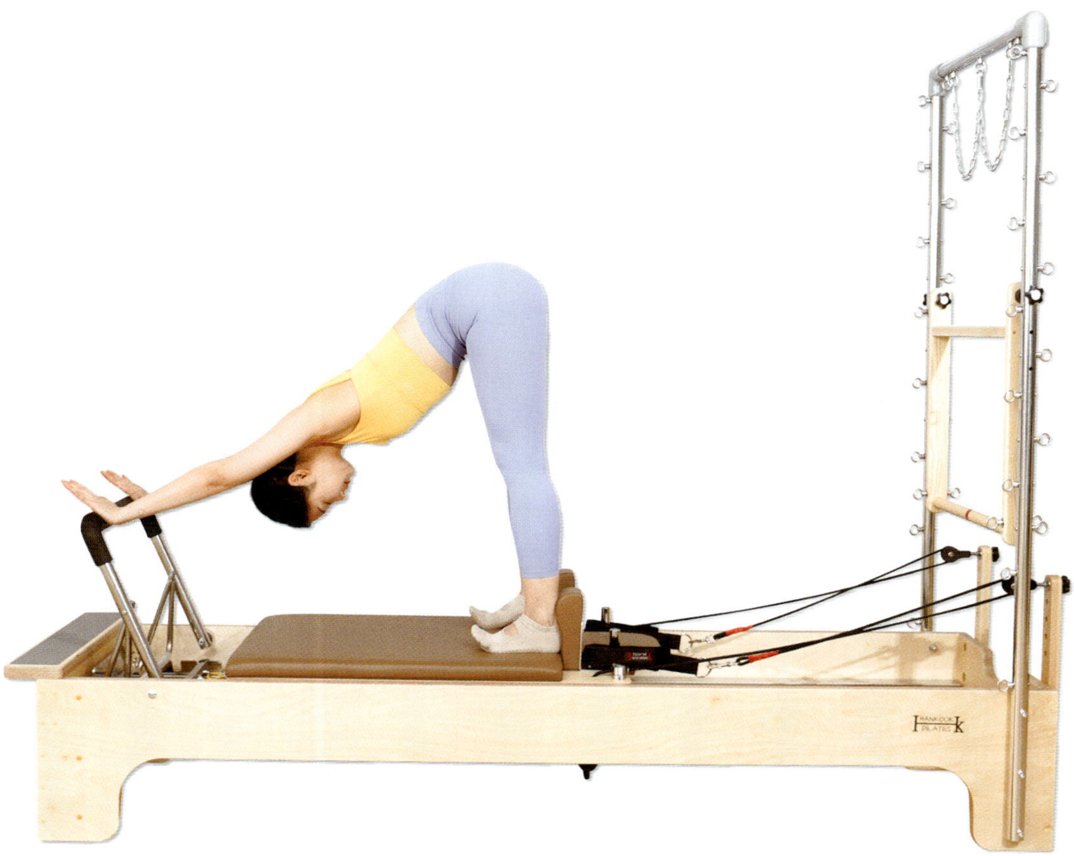

목표

- 어깨관절, 엉덩관절, 무릎관절의 가동력 증가
- 신체와의 공동작용(협응력)
- 코어의 지구력 향상

금기

- 넙다리뒤근이 짧은 경우
- 코어근육의 안전성에 문제가 있는 경우
- 어깨, 팔, 손목에 문제가 있는 경우

05 업 스트레치(인벌티드 쉐입)
Up stretch (inverted shape)

시작 자세

- 캐리지 위에 선 후, 어깨받침대에 발가락을 세우고 발뒤꿈치를 어깨받침대 위에 붙이고 손은 풋바를 잡는다.
- 가능한 다리 쪽으로 척추를 굽힘한다.

운동 방법

- 들숨: 숨을 들이마시며 자세를 준비한다.
- 날숨: 천천히 하지를 뒤로 밀며 허리를 편다. 뒤꿈치와 머리끝이 일직선이 되게 한다(골반의 안정성 유지).
- 들숨: 3~5초 동안 자세를 유지한다.
- 날숨: 발가락(가운데마디뼈의 말단 부위)에 힘을 주고 천천히 캐리지를 시작위치로 끌어올린다. 가능한 골반으로 척추를 굽힘한다.
- 들숨: 시작위치로 돌아온다.

5~10회 반복한다.

대상 근육

- 동작분석: 몸통 굽힘/폄, 엉덩관절 폄/굽힘
- 주동근
  몸통 굽힘: 배곧은근, 배바깥빗근, 배속빗근
  엉덩관절 폄: 큰모음근, 큰볼기근, 중간볼기근, 넙다리두갈래근, 반막모양근, 반힘줄모양근
- 길항근
  몸통 폄: 엉덩갈비근, 가장긴근, 가시근, 허리네모근, 반가시근, 돌림근, 뭇갈래근, 가시사이근
  엉덩관절 굽힘: 허리근, 엉덩근, 넙다리빗근, 넙다리근막긴장근, 넙다리곧은근, 두덩근, 짧은모음근, 긴모음근, 큰모음근, 중간볼기근

주의 사항

- 어깨의 안정성을 유지한다.
- 캐리지를 밀어 머리부터 발뒤꿈치까지 일자로 유지한다.

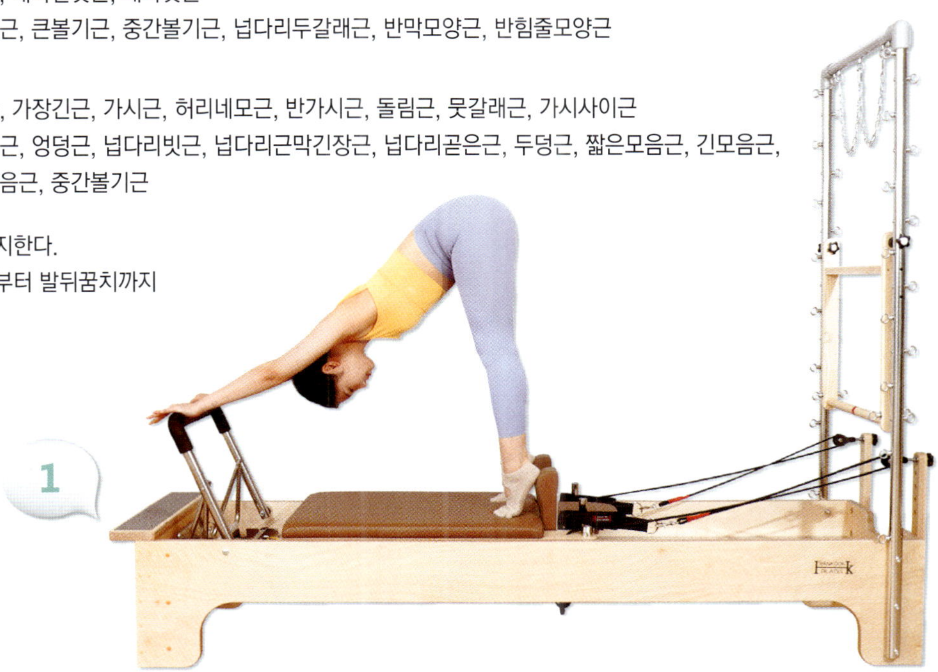

2

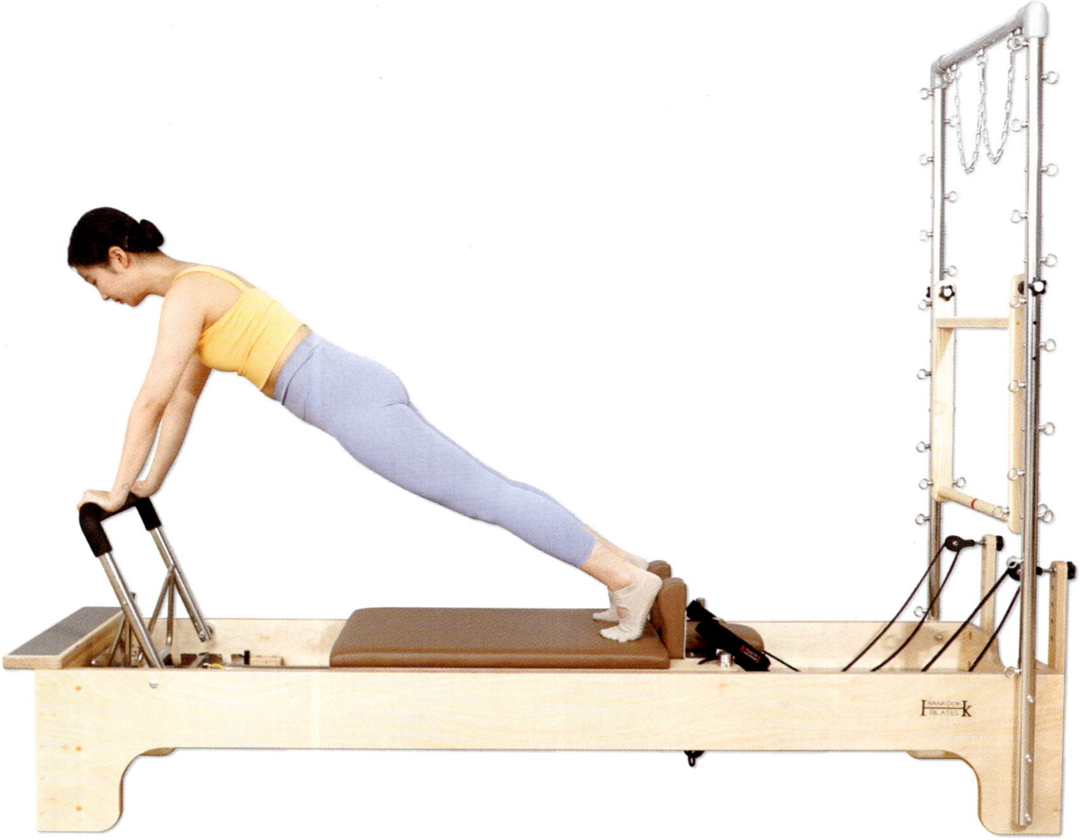

3

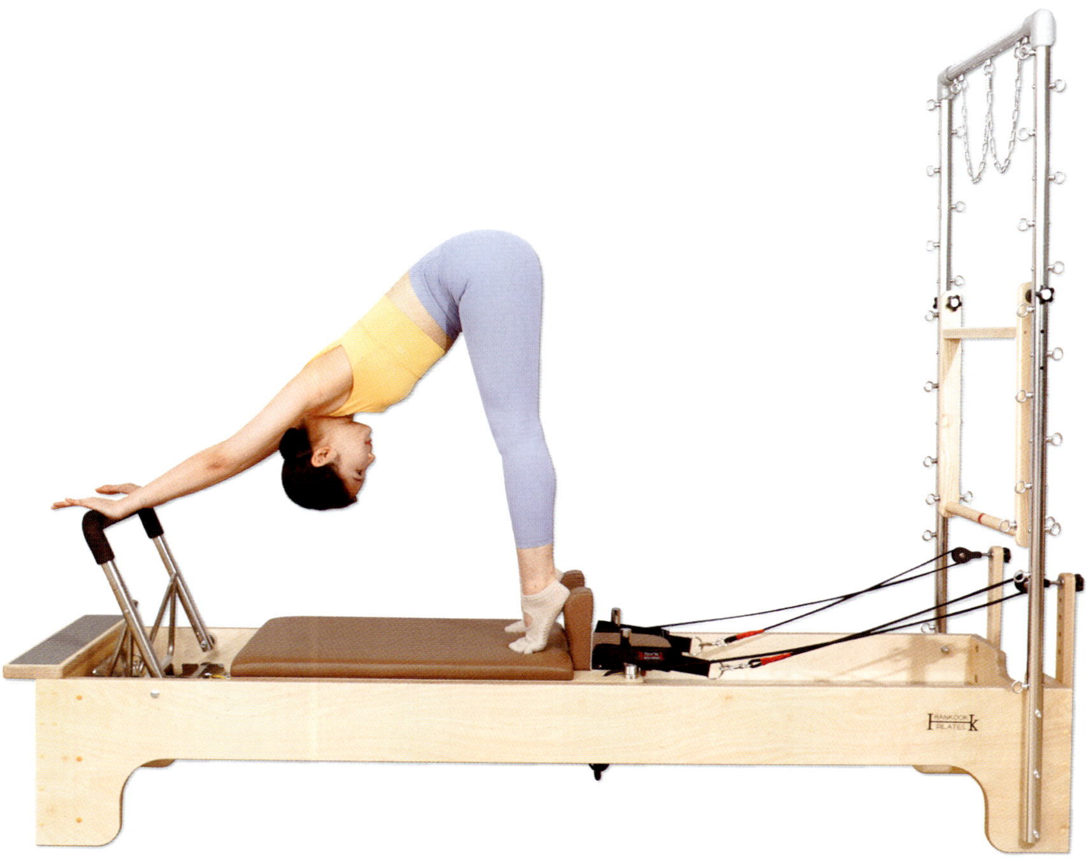

목표

- 어깨관절, 엉덩관절, 무릎관절의 가동력 증가
- 신체와의 공동작용(협응력)
- 코어의 지구력 향상

금기

- 넙다리뒤근이 짧은 경우
- 코어근육의 안전성에 문제가 있는 경우
- 어깨, 팔, 손목에 문제가 있는 경우

06 롱 스트레치(어라운드 더 월드)

Long stretch (around the world)

시작 자세

- 캐리지 위에 선 후, 발가락을 세워 발뒤꿈치를 어깨받침대 위에 붙이고 손은 풋바를 잡는다.
- 가능한 다리 쪽으로 척추를 굽힌다.

운동 방법

- 들숨: 숨을 들이마시며 자세를 준비한다.
- 날숨: 천천히 하지를 뒤로 밀며 엉덩관절을 폄한다(허리를 편다). 뒤꿈치와 머리끝이 일직선이 되게 한다(골반의 안정성 유지). 한번 더 하지를 천천히 뒤로 민다(허락하는 범위까지).
- 들숨: 3초 동안 자세를 유지한다.
- 날숨: 발가락(가운데마디뼈의 말단 부위)에 힘을 주고 천천히 캐리지를 업 스트레치 자세까지 끌어올린 다음, 3초 동안 자세를 유지한 후 시작위치로 끌어올린다. 가능한 골반으로 척추를 굽힌다.

5~10회 반복한다.

대상 근육

- 동작분석: 몸통 굽힘/폄, 엉덩관절 폄/굽힘
- 주동근

  몸통 굽힘: 배곧은근, 배바깥빗근, 배속빗근

  엉덩관절 폄: 큰모음근, 큰볼기근, 중간볼기근, 넙다리두갈래근, 반막모양근, 반힘줄모양근
- 길항근

  몸통 폄: 엉덩갈비근, 가장긴근, 가시근, 허리네모근, 반가시근, 돌림근, 뭇갈래근, 가시사이근

  엉덩관절 굽힘: 허리근, 엉덩근, 넙다리빗근, 넙다리근막긴장근, 넙다리곧은근, 두덩근, 짧은모음근, 긴모음근, 큰모음근, 중간볼기근

주의 사항

- 캐리지를 밀어 머리부터 발뒤꿈치까지 일자로 유지한 상태에서 운동한다.

1

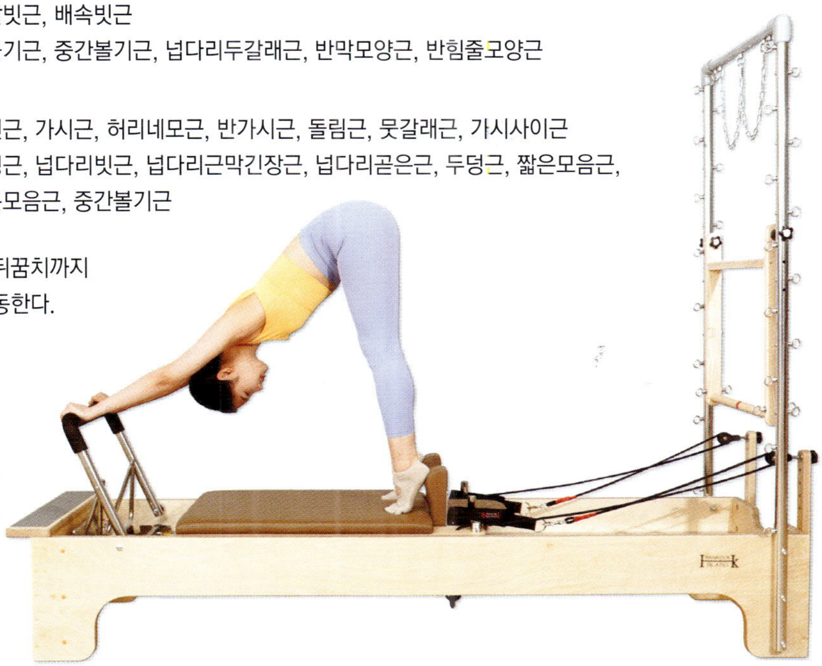

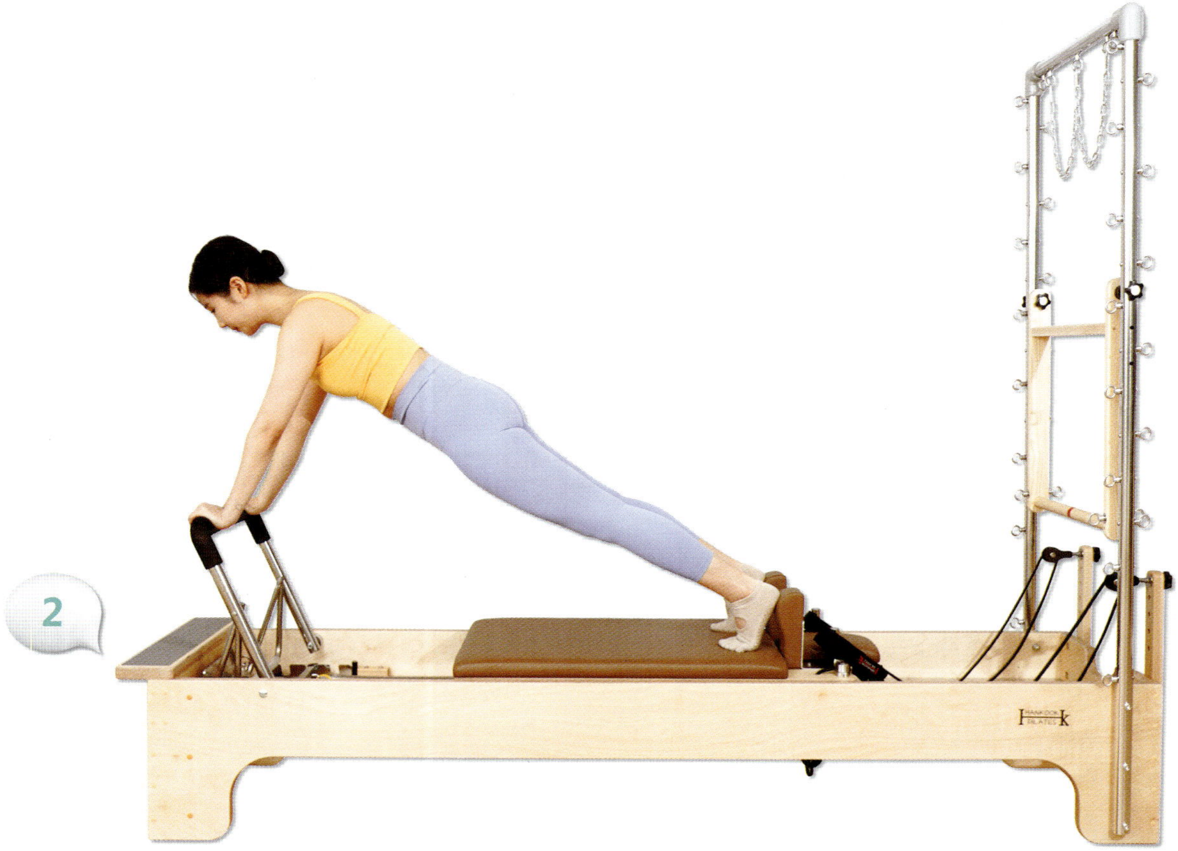
2

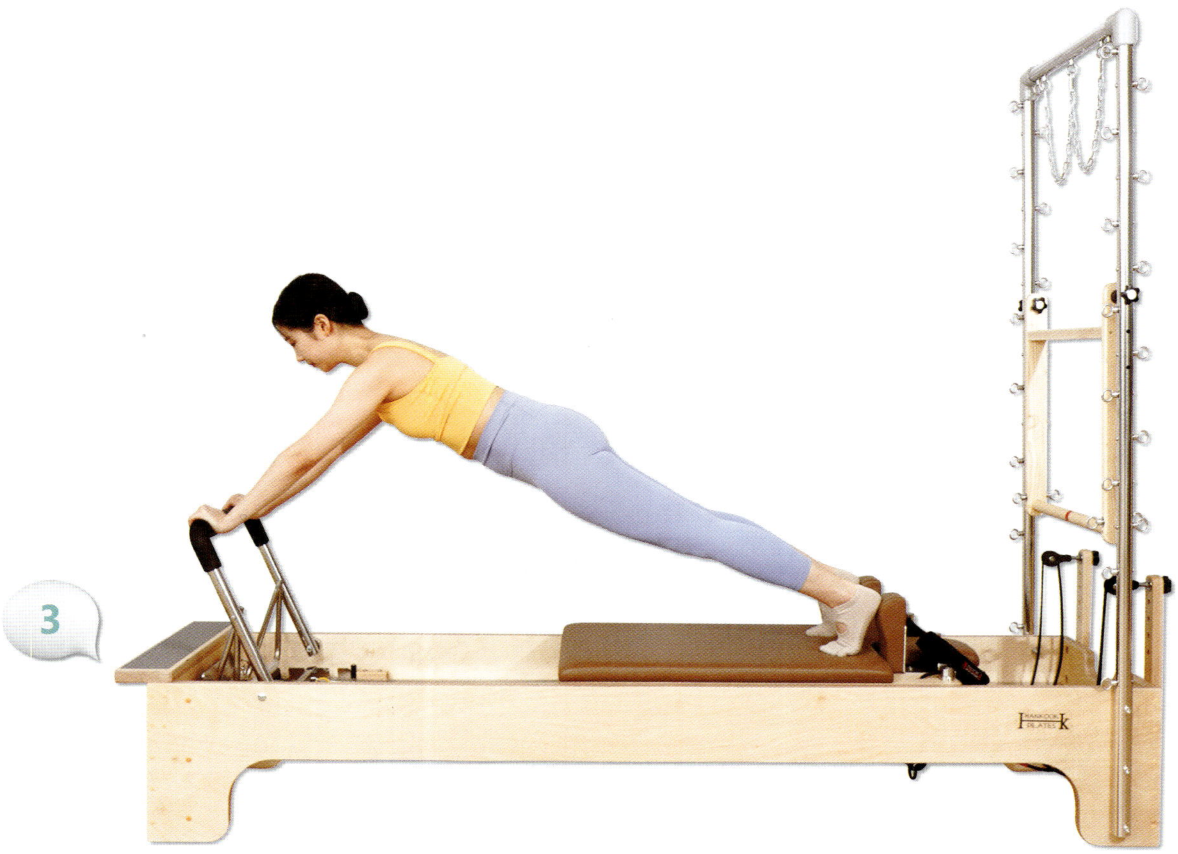
3

4

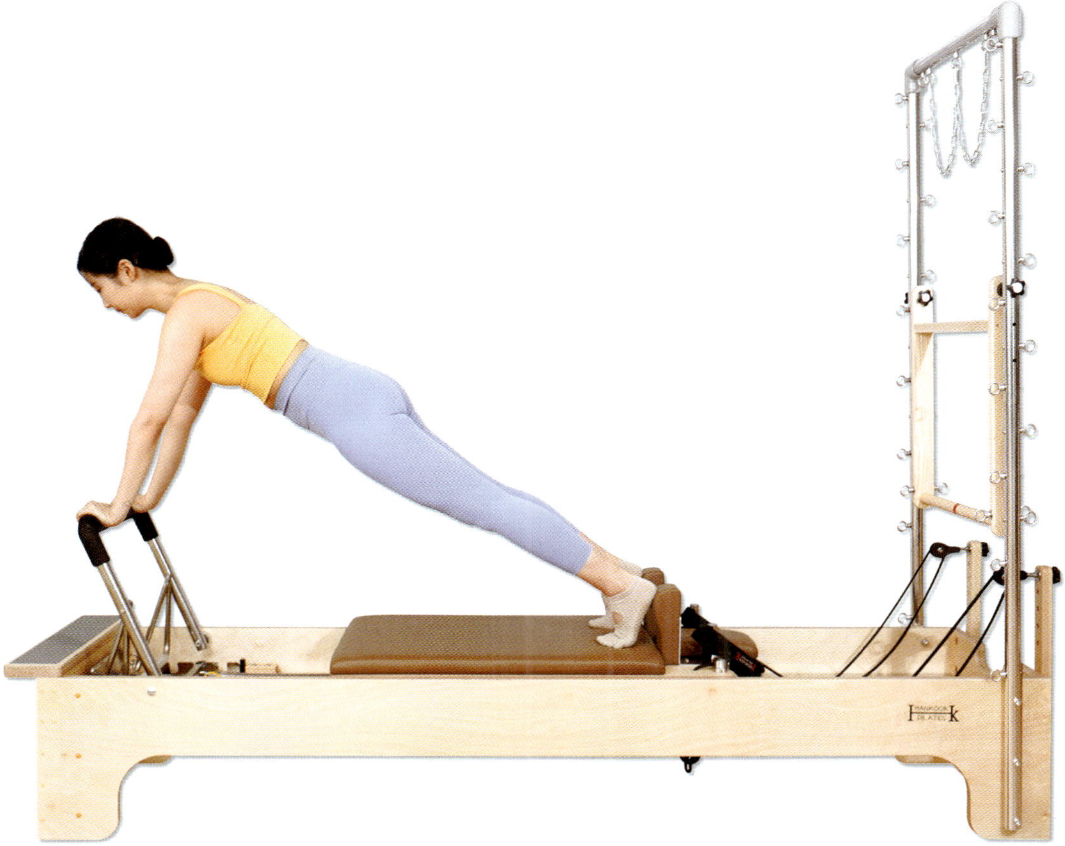

5

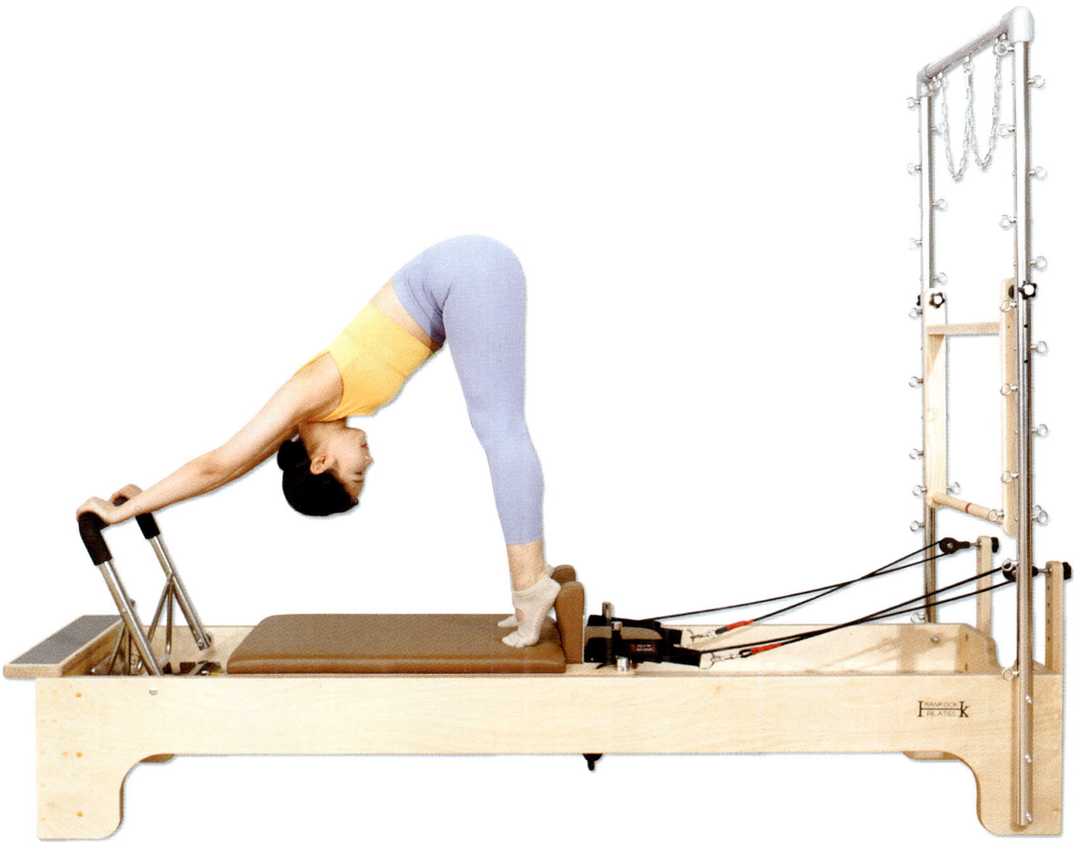

목표

- 어깨관절, 엉덩관절, 무릎관절의 가동력 증가
- 신체와의 공동작용(협응력)
- 코어의 지구력 향상

금기

- 넙다리뒤근이 짧은 경우
- 코어근육의 안전성에 문제가 있는 경우
- 어깨, 팔, 손목에 문제가 있는 경우

07 로켓 Rocket

시작 자세

- 캐리지 위에 선 후, 발가락을 세워 발뒤꿈치를 어깨받침대 위에 붙이고 손은 풋바를 잡는다.
- 가능한 다리 쪽으로 척추를 굽힌다.

운동 방법

- 들숨: 숨을 들이마시며 자세를 준비한다.
- 날숨: 천천히 하지를 뒤로 밀며 엉덩관절을 폄한다(허리를 편다). 뒤꿈치와 머리끝이 일직선이 되게 한다(골반의 안정성 유지). 한번 더 하지를 천천히 뒤로 민다(허락하는 범위까지).
- 들숨: 자세를 유지한다.
- 날숨: 발가락(가운데마디뼈의 말단 부위)에 힘을 주고 천천히 캐리지를 업 스트레치 자세까지 끌어올린다.

5~10회 반복(연속동작)한다.

- 들숨: 시작 자세로 돌아온다.

대상 근육

- 동작분석: 몸통 굽힘/폄, 엉덩관절 폄/굽힘
- 주동근

  몸통 굽힘: 배곧은근, 배바깥빗근, 배속빗근

  엉덩관절 폄: 큰모음근, 큰볼기근, 중간볼기근, 넙다리두갈래근, 반막모양근, 반힘줄모양근
- 길항근

  몸통 폄: 엉덩갈비근, 가장긴근, 가시근, 허리네모근, 반가시근, 돌림근, 뭇갈래근, 가시사이근

  엉덩관절 굽힘: 허리근, 엉덩근, 넙다리빗근, 넙다리근막긴장근, 넙다리곧은근, 두덩근, 짧은모음근, 긴모음근, 큰모음근, 중간볼기근

주의 사항

- 캐리지를 밀어 머리부터 발뒤꿈치까지 일자로 유지한 상태에서 운동한다.
- 코어근육과 어깨근육을 이용하여 움직임을 조절한다.

1

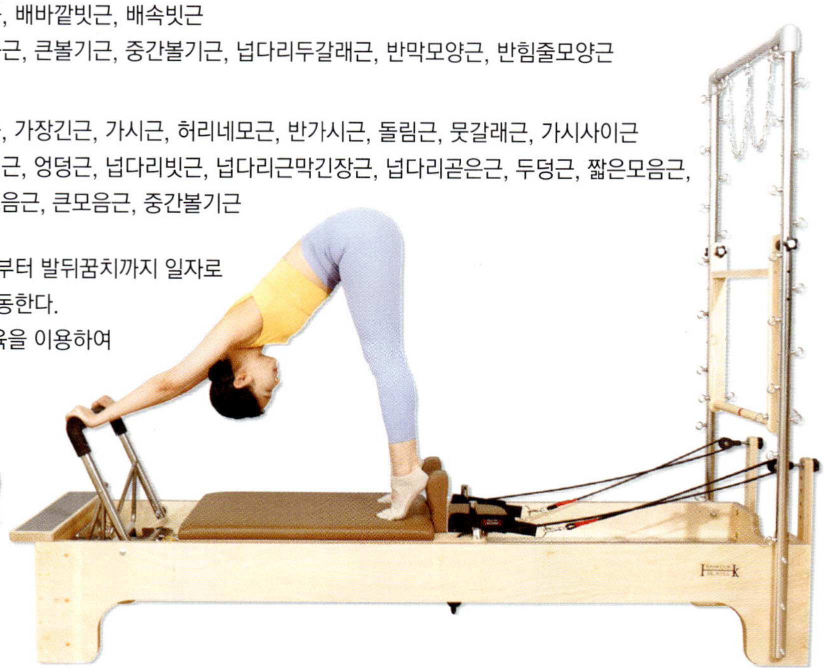

2

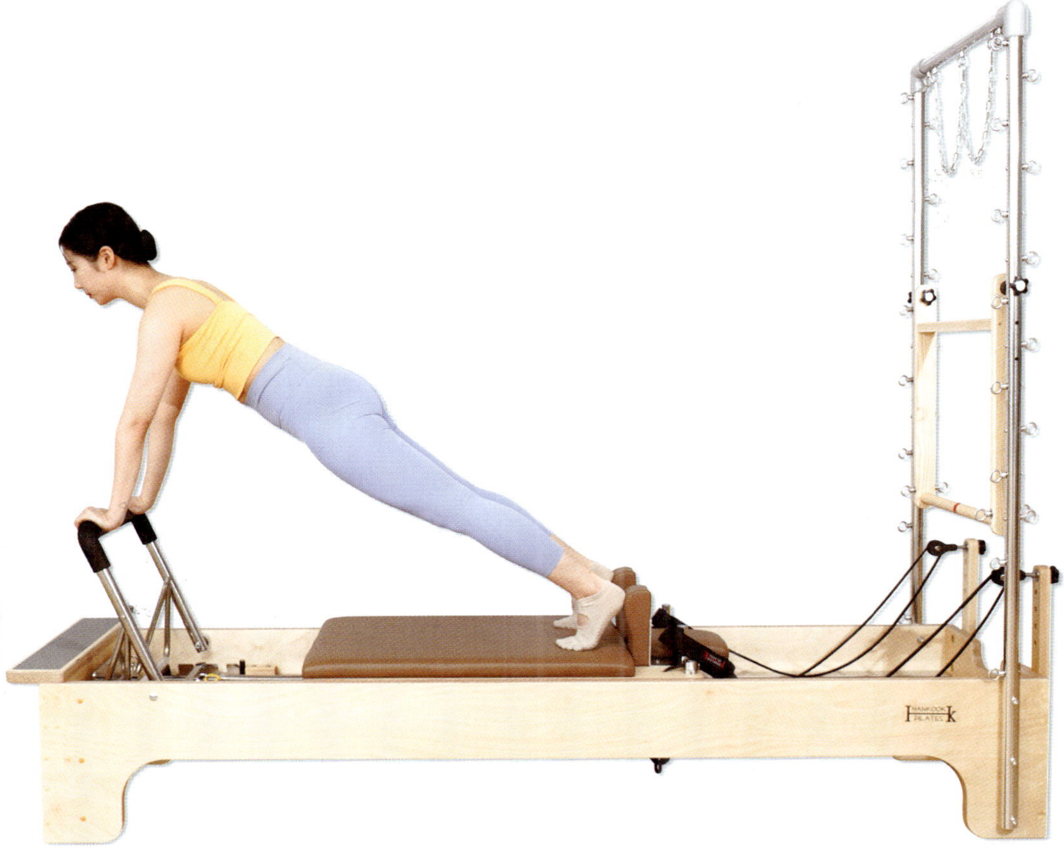

3

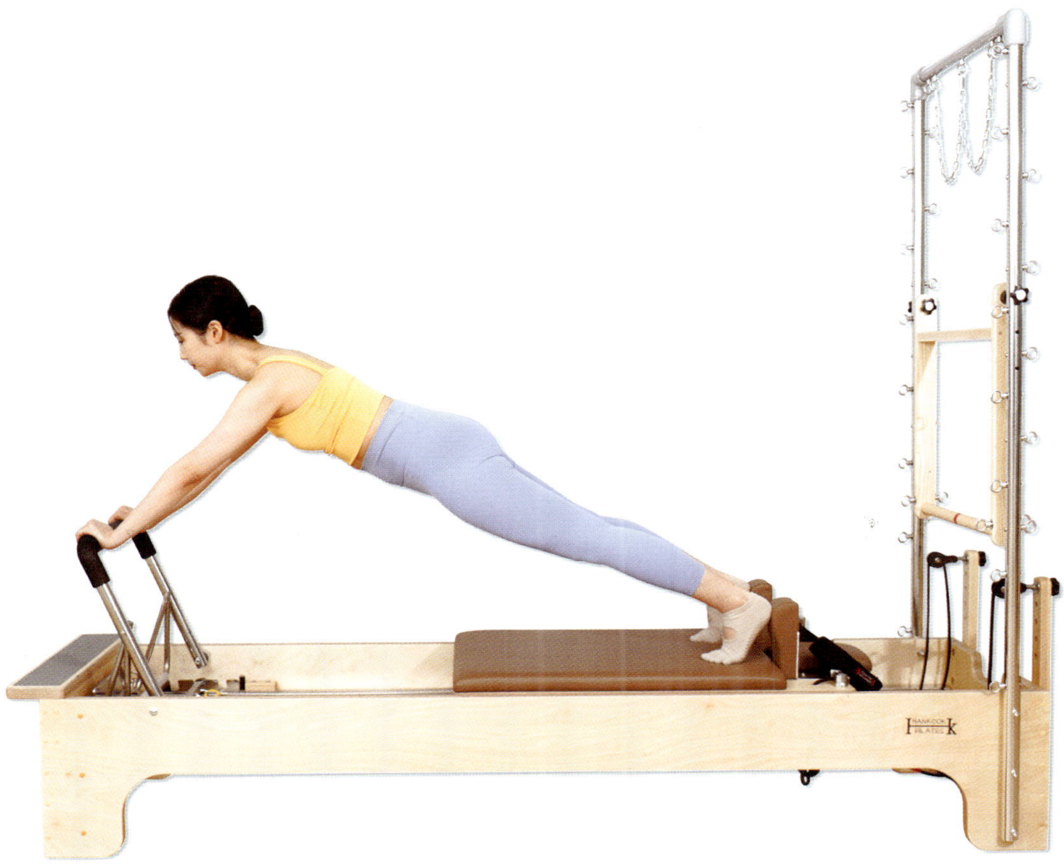

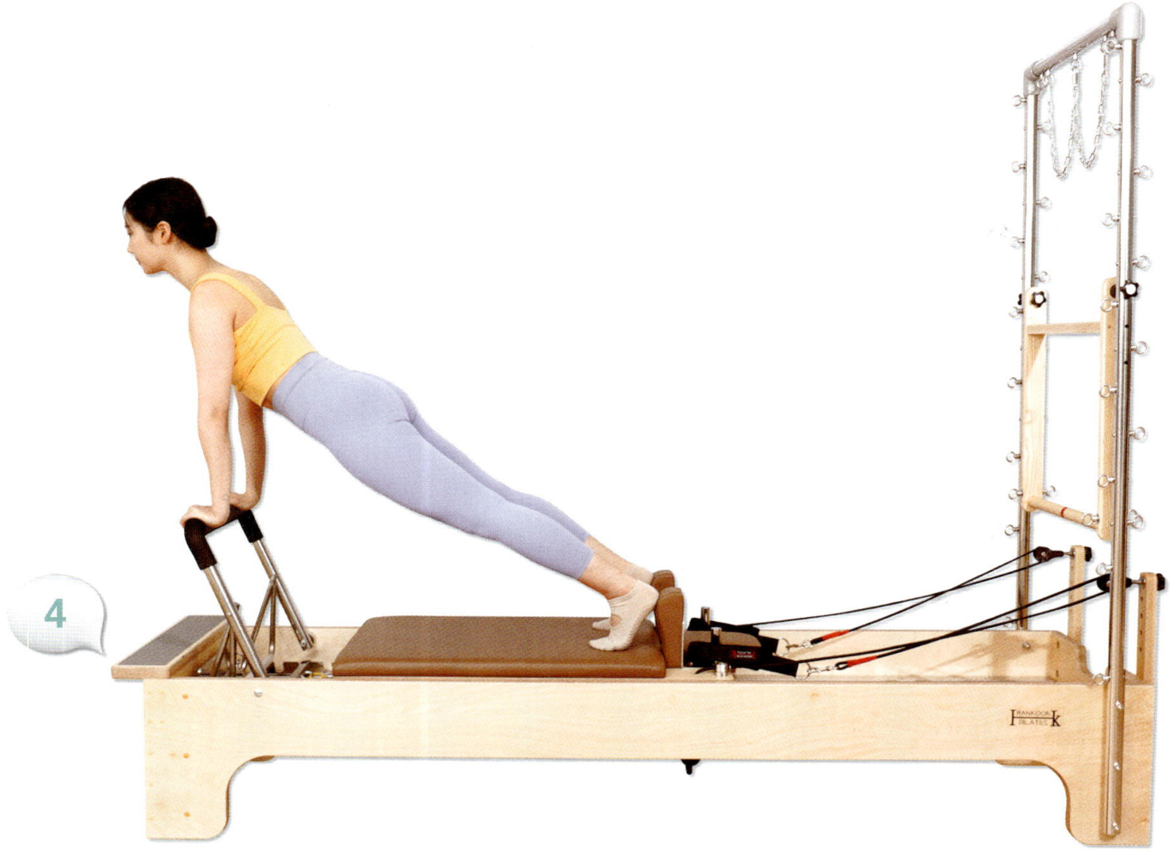
4

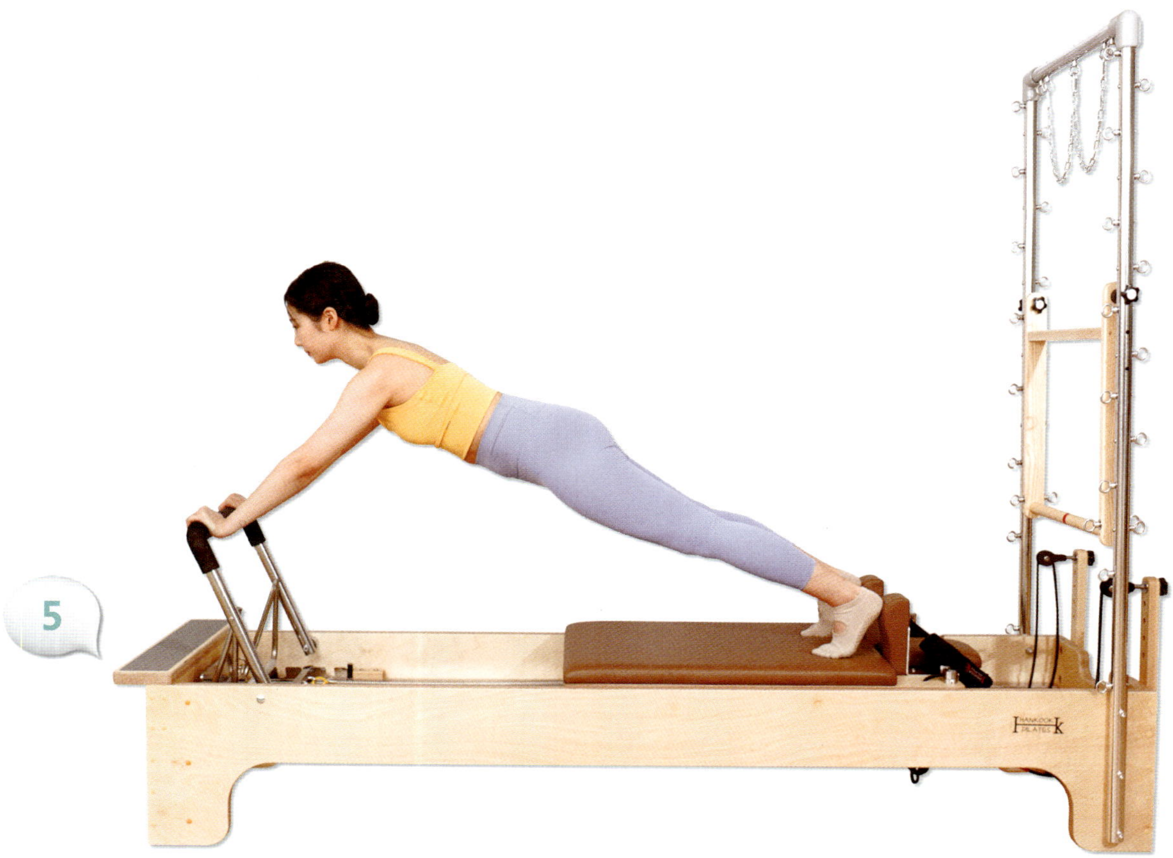
5

6

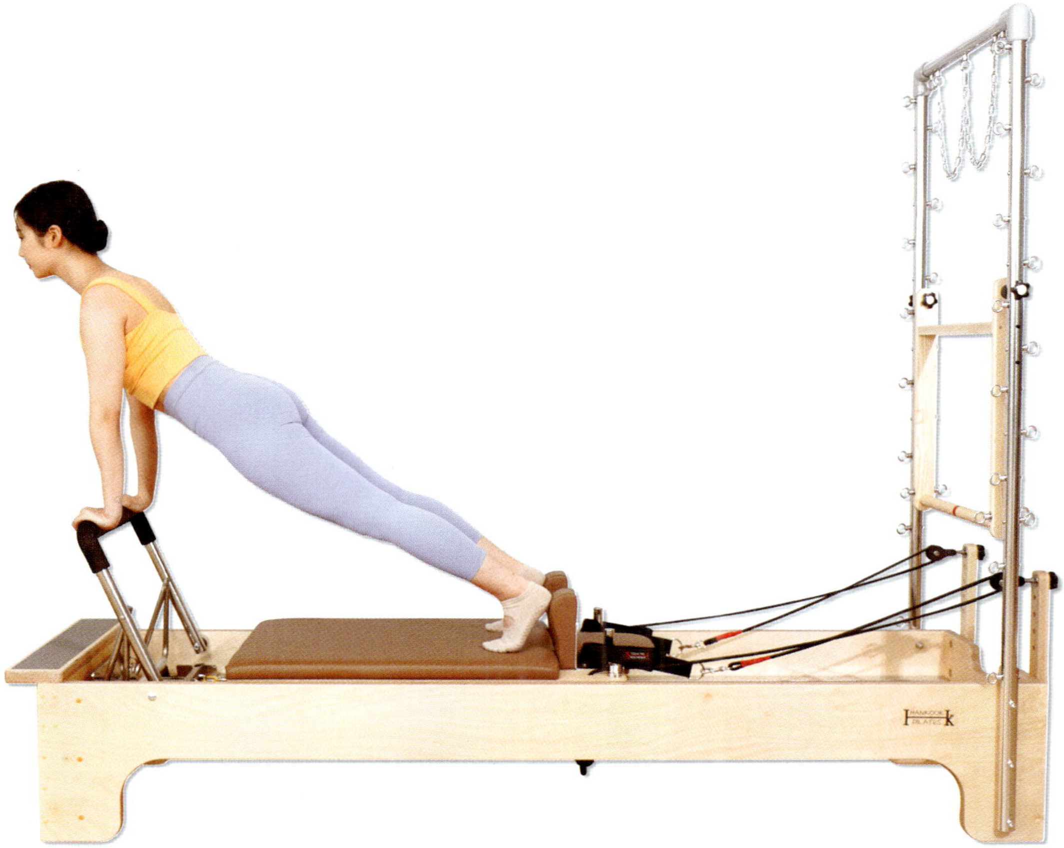

7

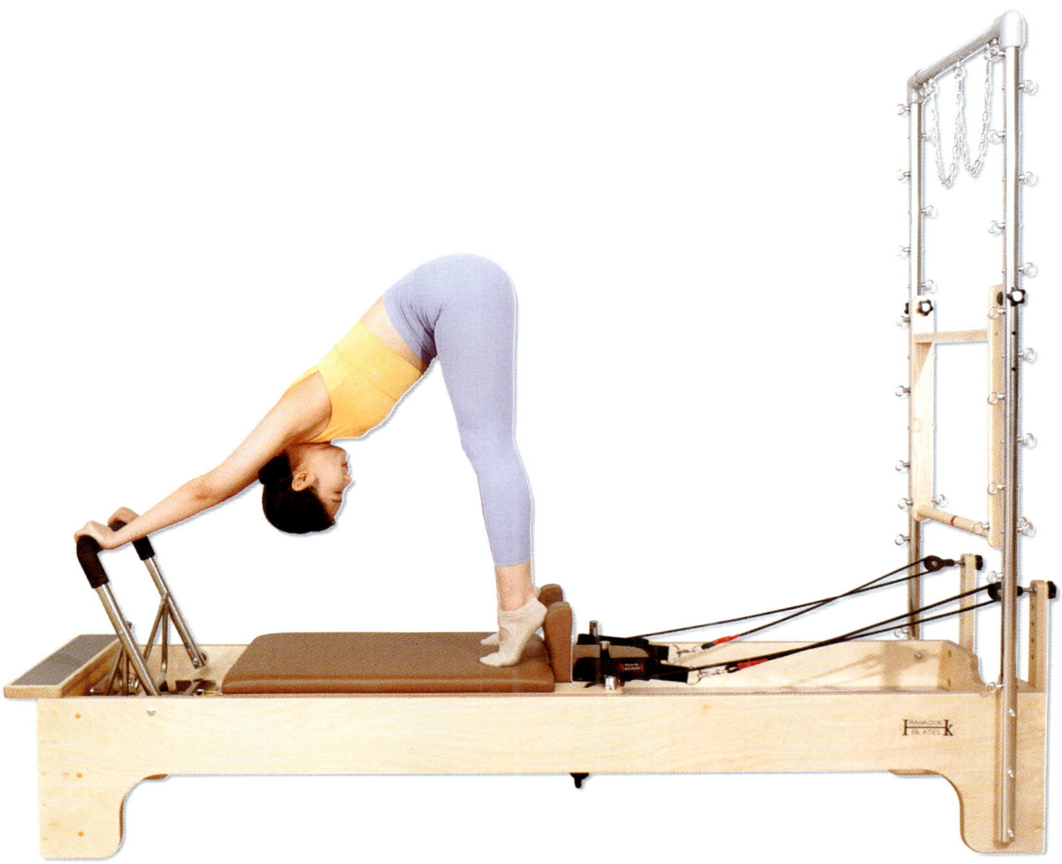

CHAPTER 5

UPRIGHT ARMS SEATED ON BOX

01 시팅 온 박스-트라이셉스 Sitting on box-Triceps

02 시팅 온 박스-바이셉스 Sitting on box-Biceps

03 시팅 온 박스-스쿱스 Sitting on box-Scoops

04 시팅 온 박스-사이드 풀 어크로스 1 Sitting on box-Side pull across 1

05 시팅 온 박스-사이드 풀 어크로스 2 Sitting on box-Side pull across 2

06 시팅 온 박스-풀 오픈 Sitting on box-Pull open

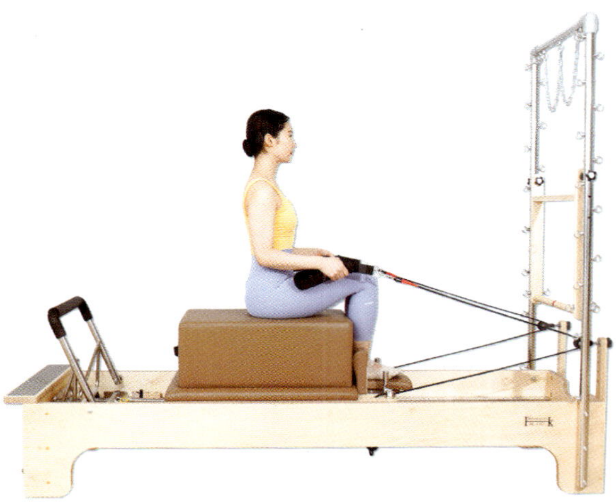

목표

- 앉은 자세에서 코어의 조절을 통한 어깨관절의 안정성과 팔의 근육 강화
- 코어의 지구력 향상
- 위팔세갈래근 강화

금기

- 코어근육의 안정성에 문제가 있는 경우
- 어깨, 팔, 손목에 문제가 있는 경우

01 시팅 온 박스 - 트라이셉스 Sitting on box-Triceps

시작 자세

- 박스를 캐리지 위에 길게 놓는다.
- 박스 위에 앉아서 골반과 척추는 중립 자세를 취한다.
- 발은 어깨받침대 사이에 놓는다.
- 손은 스트랩을 잡고, 손바닥은 몸을 향한다.
- 어깨뼈는 안정시킨다.

운동 방법

- **들숨:** 팔을 몸통에 붙여 팔꿈치를 굽힌다.
- **날숨:** 천천히 팔꿈치를 펴면서 캐리지를 움직인다(골반의 안정성 유지).
- **들숨:** 3~5초 동안 자세를 유지한다.
- **날숨:** 천천히 시작위치로 돌아온다.

7~10회 반복한다.

변형

- **들숨:** 팔을 몸통에 붙여 팔꿈치를 편다.
- **날숨:** 천천히 팔을 뒤로 밀며 어깨를 폄한다.
- **들숨:** 3~5초 동안 자세를 유지한다.
- **날숨:** 천천히 시작위치로 돌아온다.

대상 근육

- **동작분석:** 팔목관절 폄/굽힘
- **주동근**
  팔목관절 폄: 위팔세갈래근, 팔꿈치근, 손뒤침근, 자쪽손목폄근, 손가락폄근, 새끼폄근
- **길항근**
  팔목관절 굽힘: 위팔두갈래근, 위팔근, 위팔노근, 노쪽손목굽힘근, 긴손바닥근, 자쪽손목굽힘근, 원엎침근, 긴노쪽손목폄근, 짧은노쪽손목폄근

주의 사항

- 중립 척추를 유지한다.
- 어깨의 안정성을 유지한다.

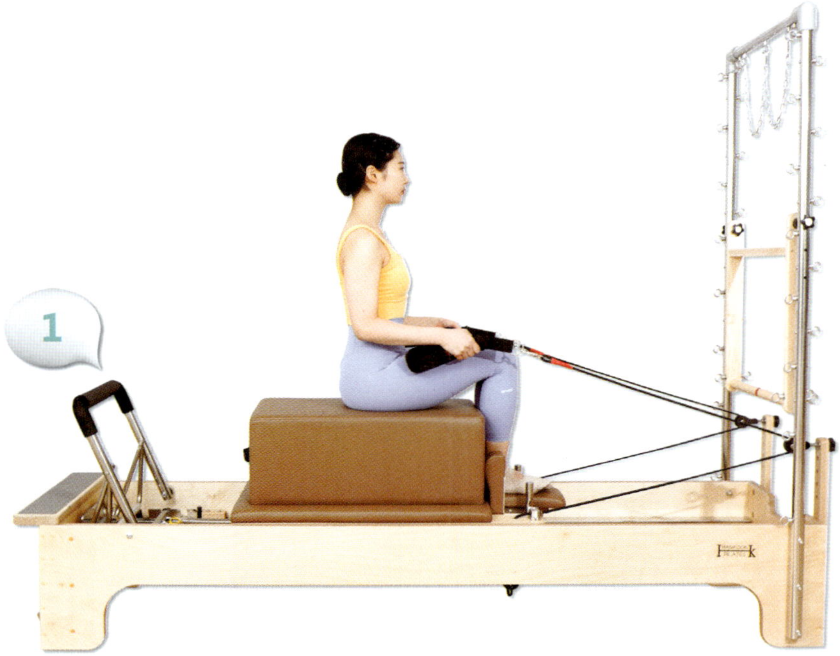
1

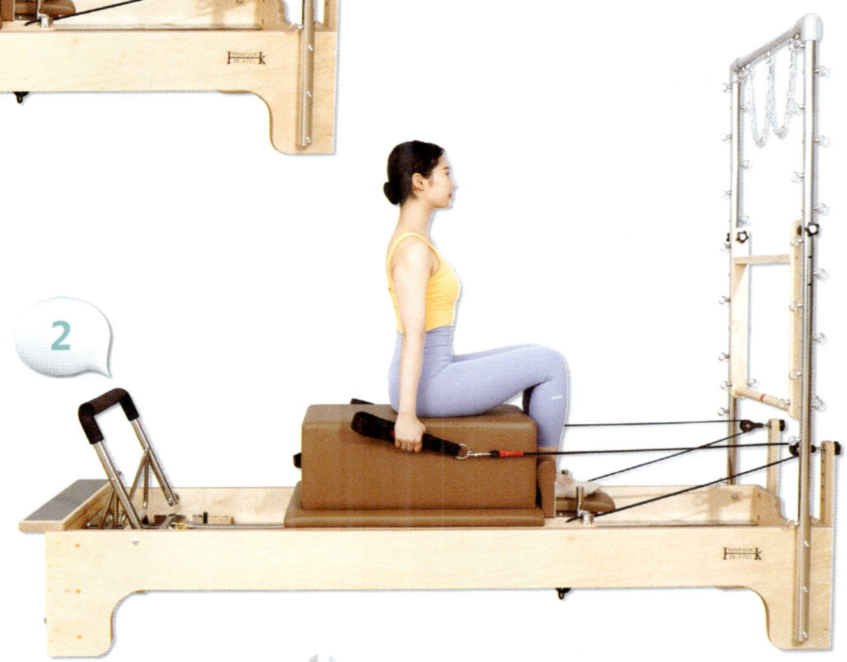
2

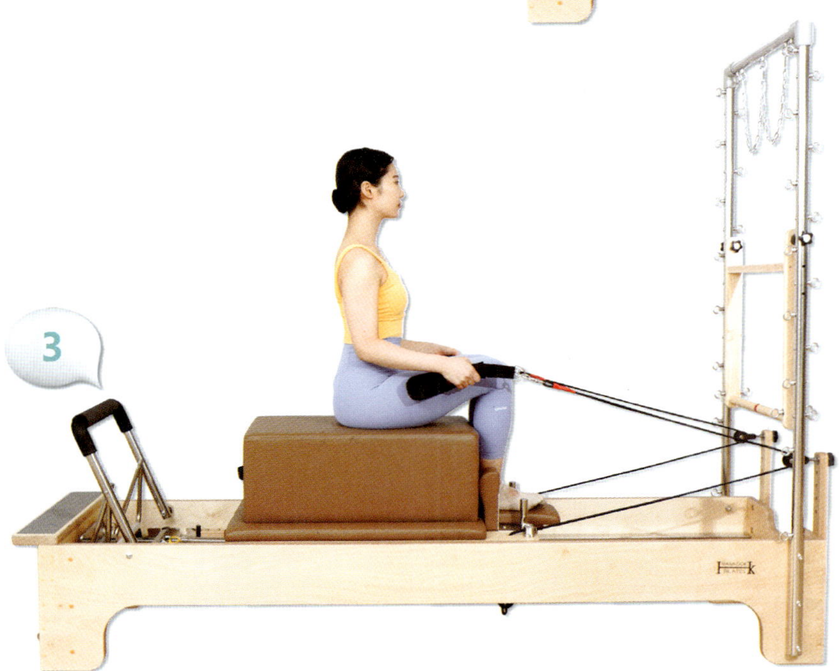
3

변형 1

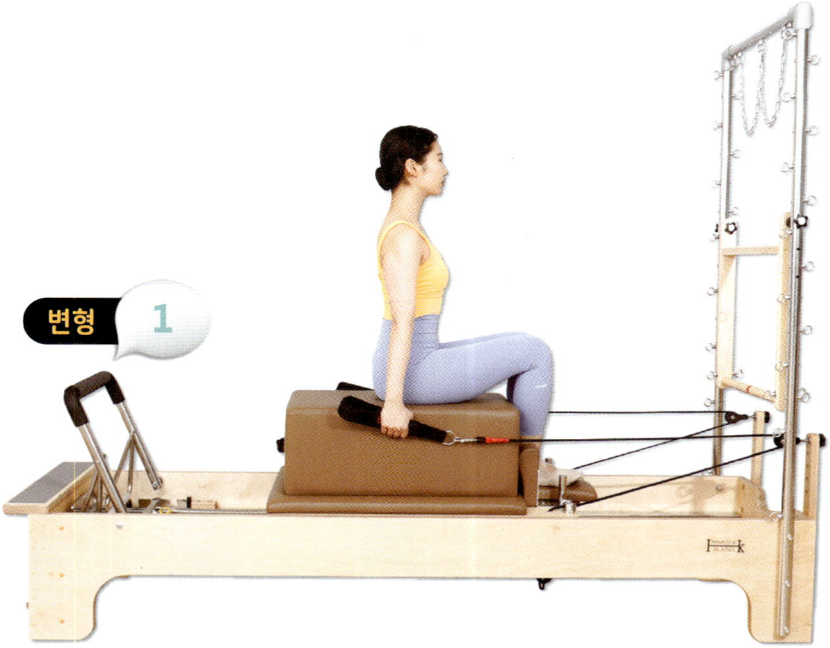

변형 2

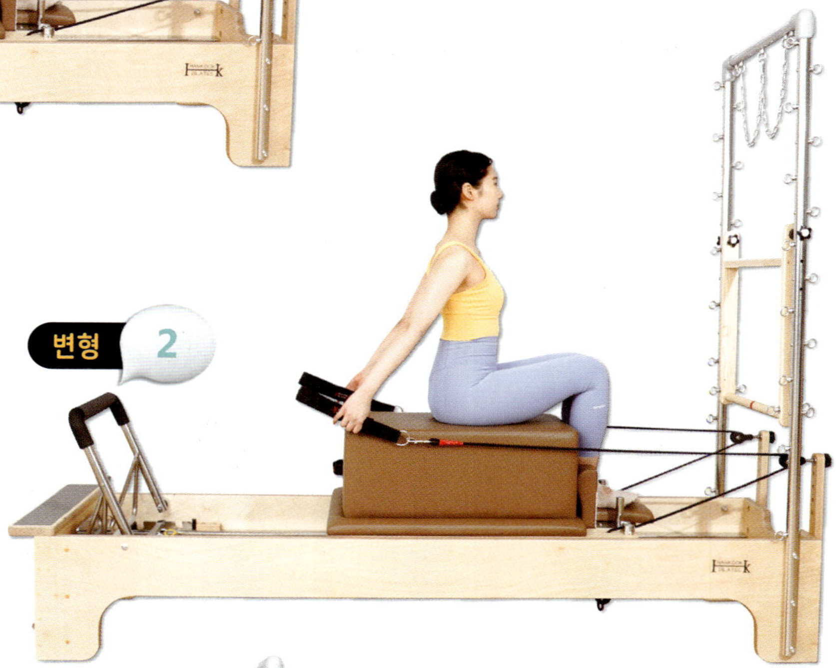

변형 3

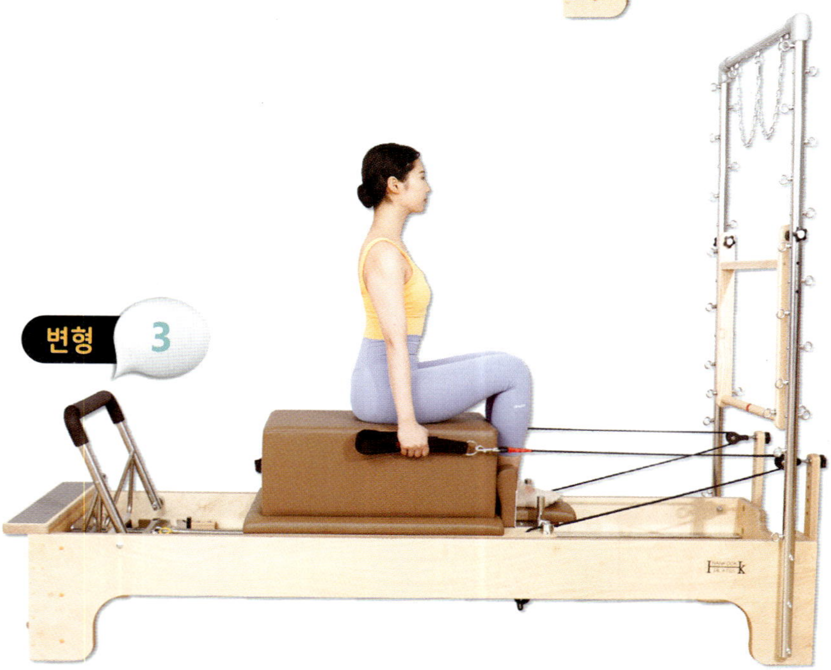

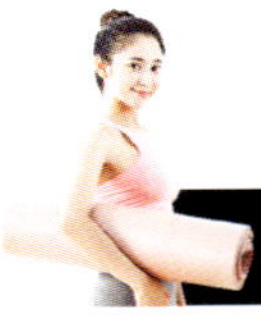

목표

- 앉은 자세에서 코어의 조절을 통한 어깨관절의 안정성과 팔의 근육 강화
- 코어의 지구력 향상
- 위팔두갈래근 강화

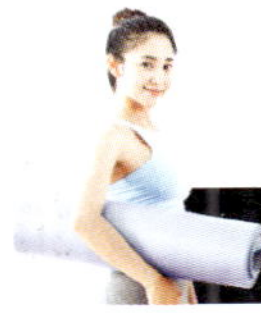

금기

- 코어근육의 안정성에 문제가 있는 경우
- 어깨, 팔, 손목에 문제가 있는 경우

02 시팅 온 박스-바이셉스 Sitting on box-Biceps

시작 자세

- 박스를 캐리지 위에 길게 놓는다.
- 박스 위에 앉아서 골반과 척추는 중립 자세를 취한다.
- 발은 어깨받침대 사이에 놓는다.
- 팔은 길게 뻗고 몸 앞에서 어깨 높이로 든다. 팔꿈치를 90°로 굽힌다.
- 손은 스트랩을 잡고, 손바닥은 몸을 향하며 손목과 손가락은 길게 뻗는다.
- 어깨뼈는 안정시킨다.

운동 방법

- 들숨: 숨을 들이마시며 자세를 준비한다.
- 날숨: 위팔뼈는 공중에 유지시키고, 팔꿈치를 굽혀 캐리지를 움직이기 위해 손을 귀 쪽으로 당긴다(골반의 안정성 유지).
- 들숨: 3~5초 동안 자세를 유지한다.
- 날숨: 시작위치로 돌아온다.

7~10회 반복한다.

대상 근육

- 동작분석: 팔목관절 굽힘/폄
- 주동근
  팔목관절 굽힘: 위팔두갈래근, 위팔근, 위팔노근, 노쪽손목굽힘근, 긴손바닥근, 자쪽손목굽힘근, 원엎침근, 긴노쪽손목폄근, 짧은노쪽손목폄근
- 길항근
  팔목관절 폄: 위팔세갈래근, 팔꿈치근, 손뒤침근, 자쪽손목폄근, 손가락폄근, 새끼폄근

주의 사항

- 중립 척추를 유지한다.
- 위팔을 일정한 높이로 유지해야 한다.

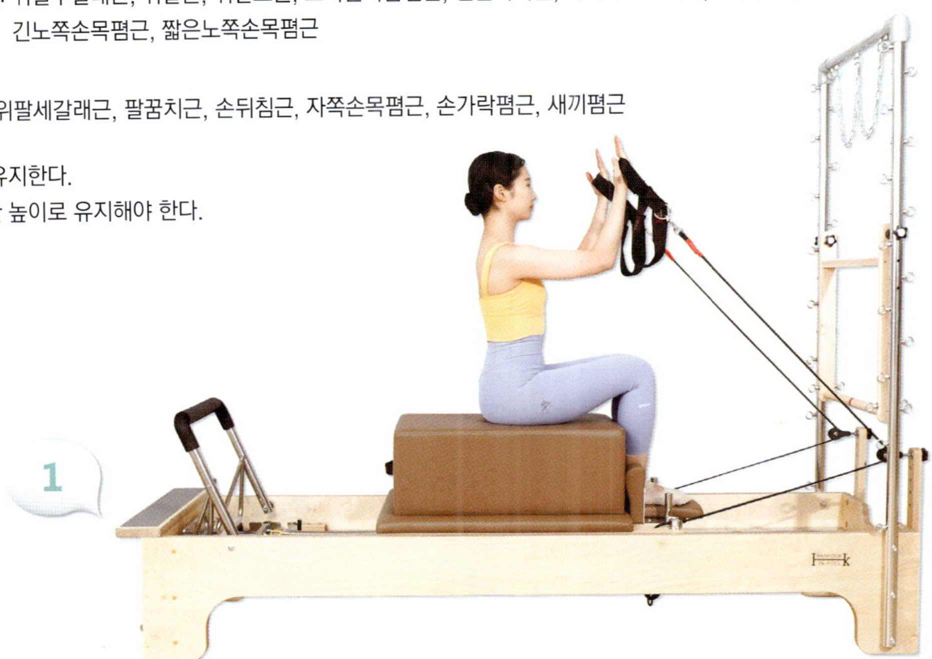

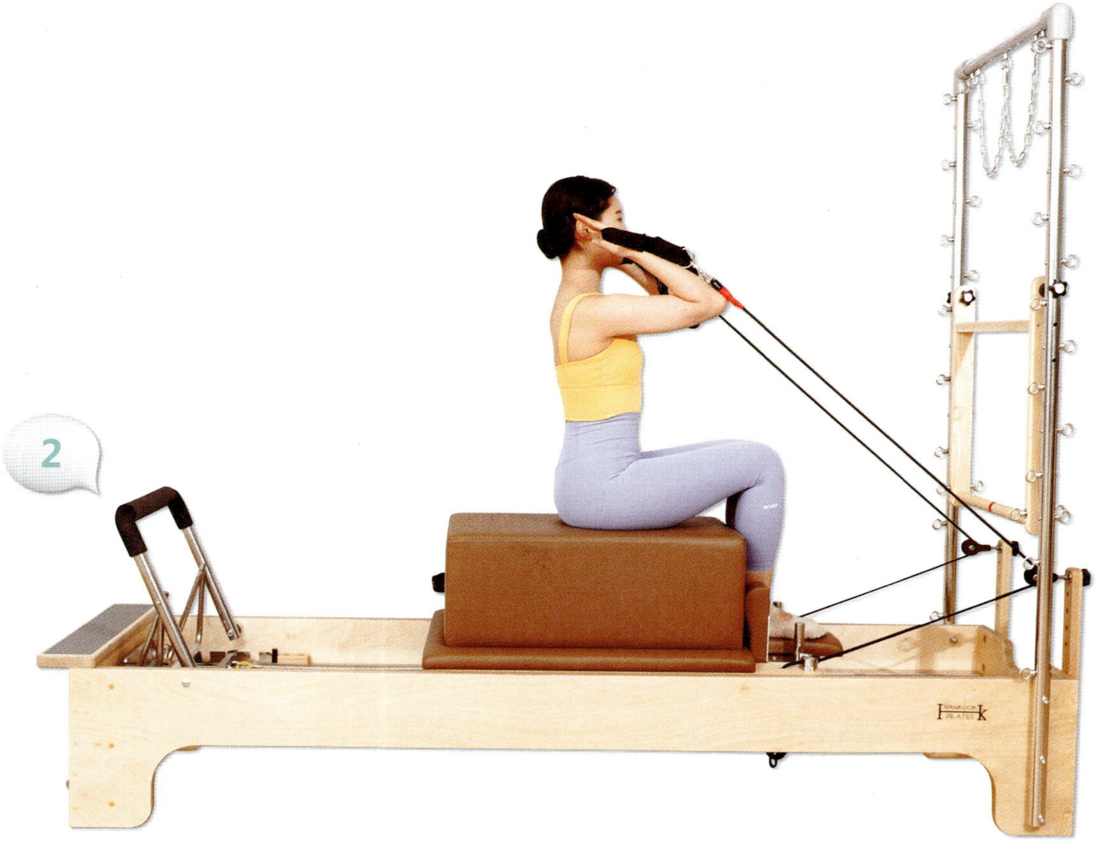
2

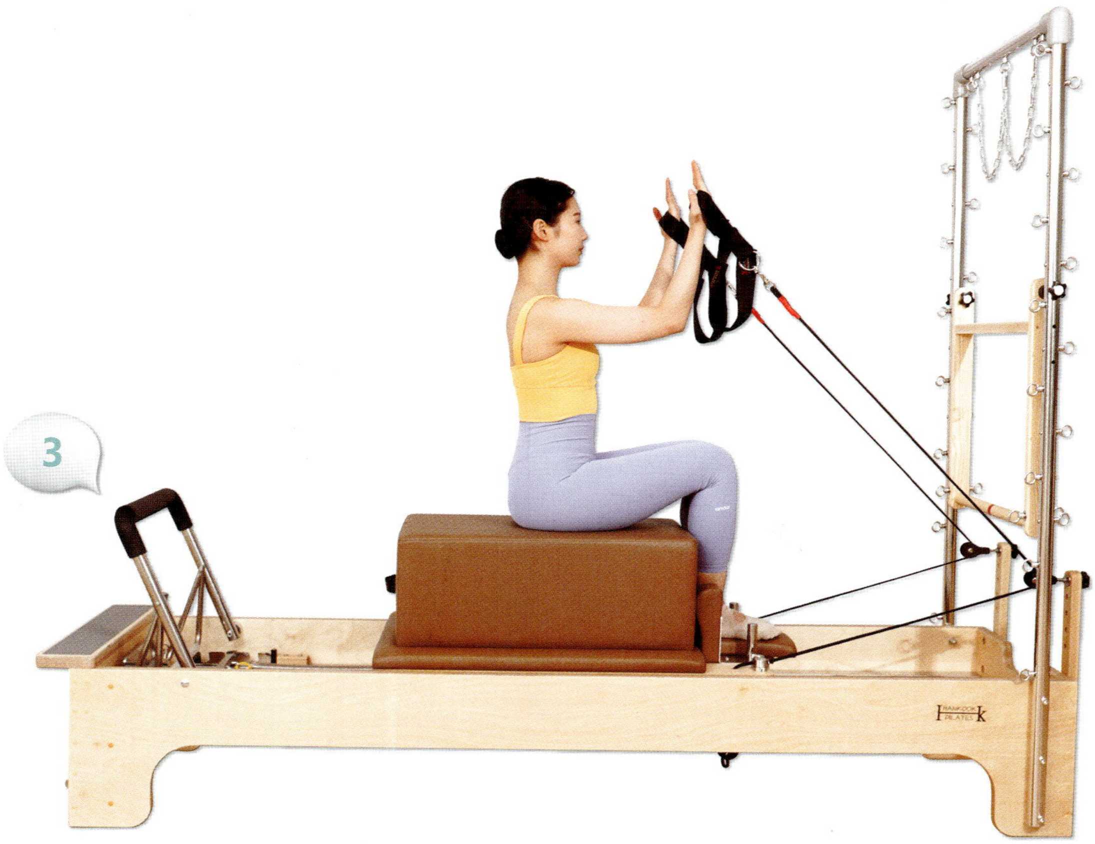
3

목표

- 앉은 자세에서 코어의 조절을 통한 어깨관절의 안정성과 팔의 근육 강화
- 코어의 지구력 향상
- 어깨세모근, 큰가슴근, 부리위팔근, 위팔두갈래근 강화

금기

- 코어근육의 안정성에 문제가 있는 경우
- 어깨, 팔, 손목에 문제가 있는 경우

03 시팅 온 박스 - 스쿱스 Sitting on box-Scoops

시작 자세

- 박스를 캐리지 위에 길게 놓는다.
- 풋바 쪽을 향하여 박스 위에 앉아서 골반과 척추는 중립 자세를 취한다.
- 발은 박스의 양쪽에 놓는다.
- 손은 스트랩을 잡고, 손바닥은 몸을 향한다.

운동 방법

- 들숨: 숨을 들이마시며 자세를 준비한다.
- 날숨: 팔꿈치를 약간 굽힘시키고 작은 아치를 그리며(손끝이 눈높이에 오도록) 팔을 올린다(골반의 안정성 유지).
- 들숨: 시작위치로 돌아온다.

7~10회 반복한다.

대상 근육

- 동작분석: 어깨관절 굽힘/폄
- 주동근
  어깨관절 굽힘: 어깨세모근, 큰가슴근, 부리위팔근, 위팔두갈래근
- 길항근
  어깨관절 폄: 어깨세모근, 넓은등근, 큰원근, 큰가슴근, 위팔세갈래근

주의 사항

- 중립 척추를 유지한다.
- 어깨의 안정성을 유지한다.

1

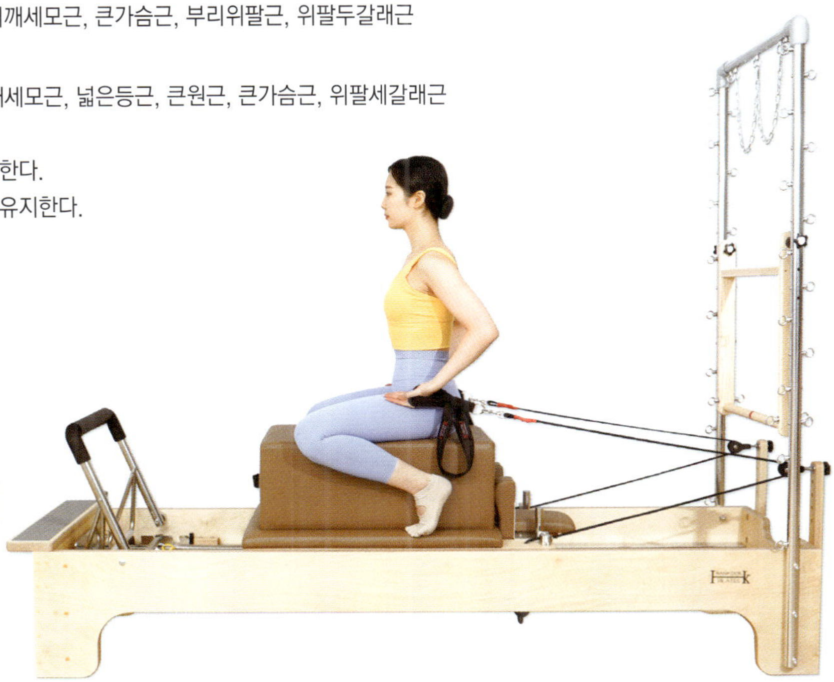

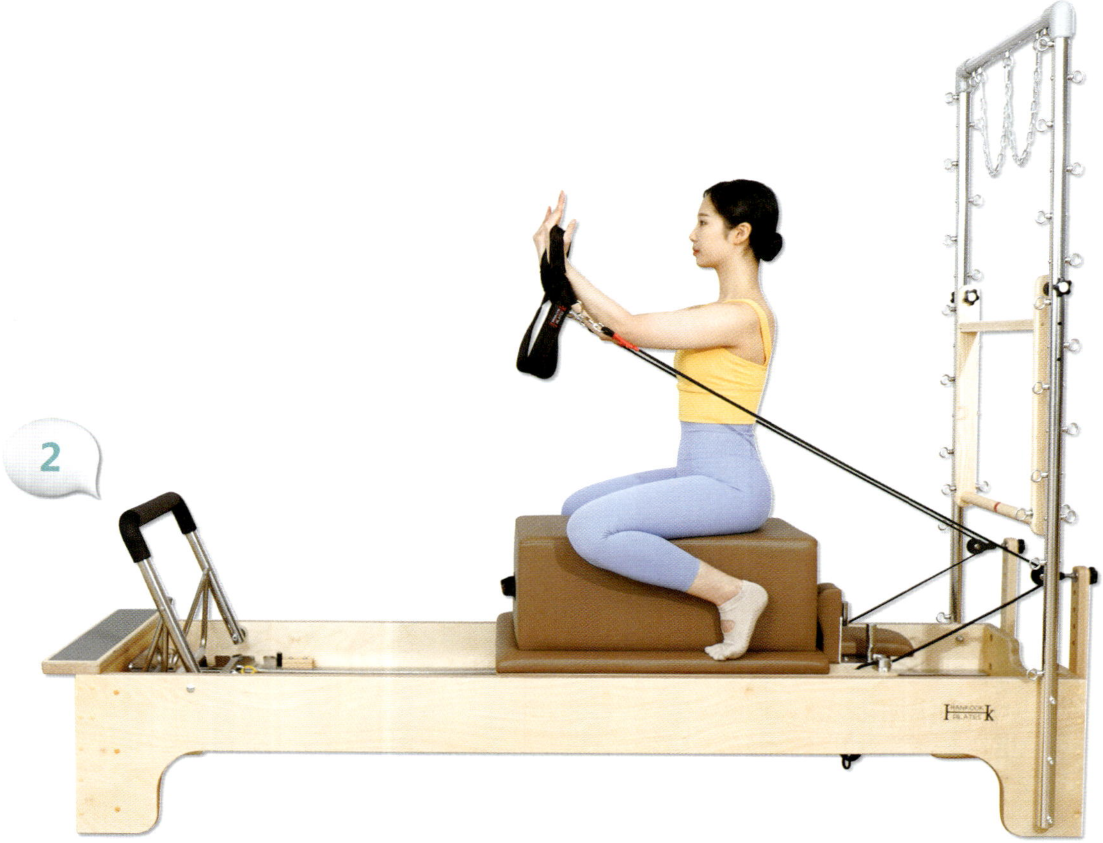
2

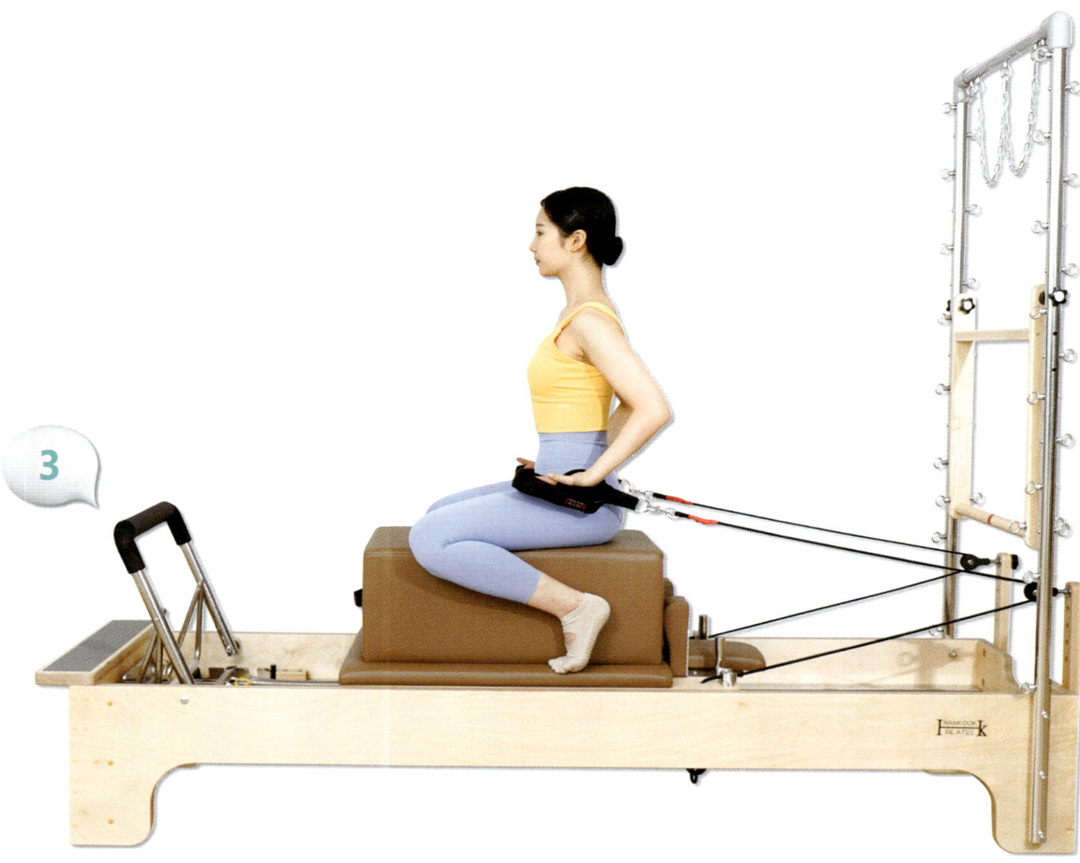
3

목표

- 앉은 자세에서 코어의 조절을 통한 어깨관절의 안정성과 팔의 근육 강화
- 코어의 지구력 향상
- 어깨관절의 움직임 향상

금기

- 코어근육의 안정성에 문제가 있는 경우
- 어깨, 팔, 손목에 문제가 있는 경우

04 시팅 온 박스-사이드 풀 어크로스 1
Sitting on box-Side pull across 1

시작 자세

- 박스 위에 옆으로 앉아서 골반과 척추는 중립 자세를 취한다.
- 한쪽 팔을 몸통에 붙여 팔꿈치를 굽힌다.
- 손은 스트랩을 잡고, 손바닥은 가슴 쪽으로 향하고 한쪽 팔은 골반 옆에 놓는다.

운동 방법

- 들숨: 숨을 들이마시며 자세를 준비한다.
- 날숨: 위팔뼈는 공중에 유지시키고, 팔꿈치를 약간 굽혀 캐리지를 움직이기 위해 팔를 펴면서 사선으로 스트랩을 당긴다(골반의 안정성 유지).
- 들숨: 3~5초 동안 자세를 유지한다.
- 날숨: 어깨뼈를 안정 상태로 유지시키고 천천히 시작위치로 돌아온다.

7~10회 반복한다. 반대로 실시한다.

대상 근육

- 동작분석: 어깨관절 굽힘, 어깨관절 벌림/바깥돌림
- 주동근
  어깨관절 벌림: 큰가슴근, 넓은등근, 큰원근, 작은원근, 부리위팔근, 위팔두갈래근
  어깨관절 바깥돌림: 어깨세모근, 가시아래근, 작은원근
- 길항근
  어깨관절 모음: 어깨세모근, 가시위근, 큰가슴근
  어깨관절 안쪽돌림: 어깨세모근, 큰가슴근, 넓은등근, 큰원근, 어깨밑근

주의 사항

- 중립 척추를 유지한다.
- 어깨의 안정성을 유지한다.

1

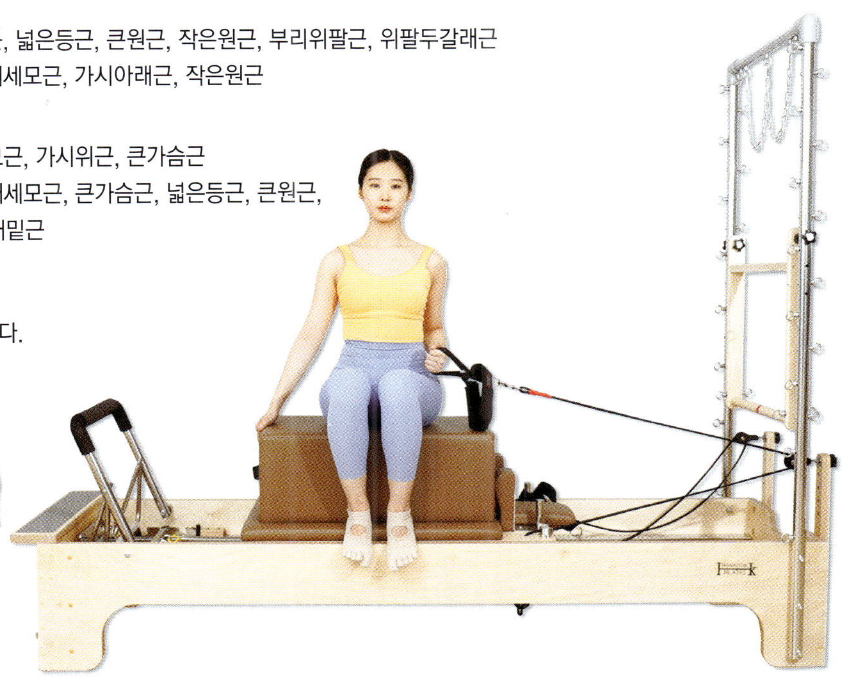

2

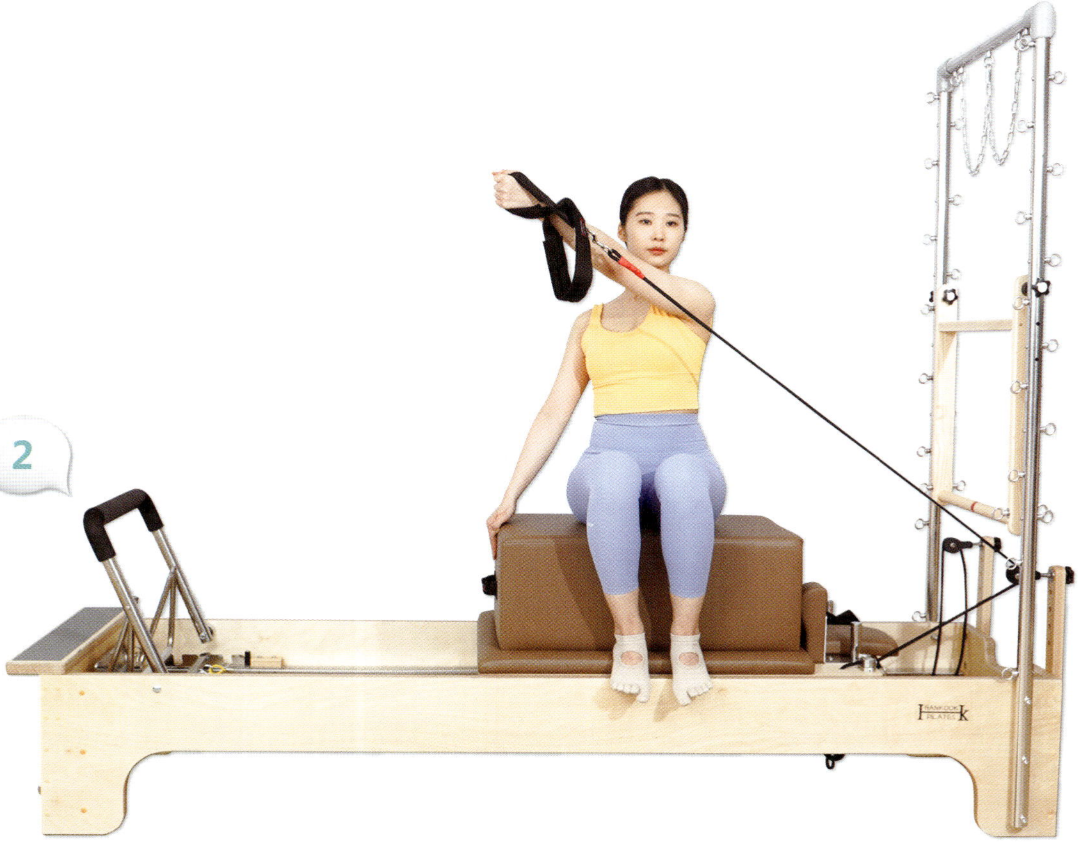

3

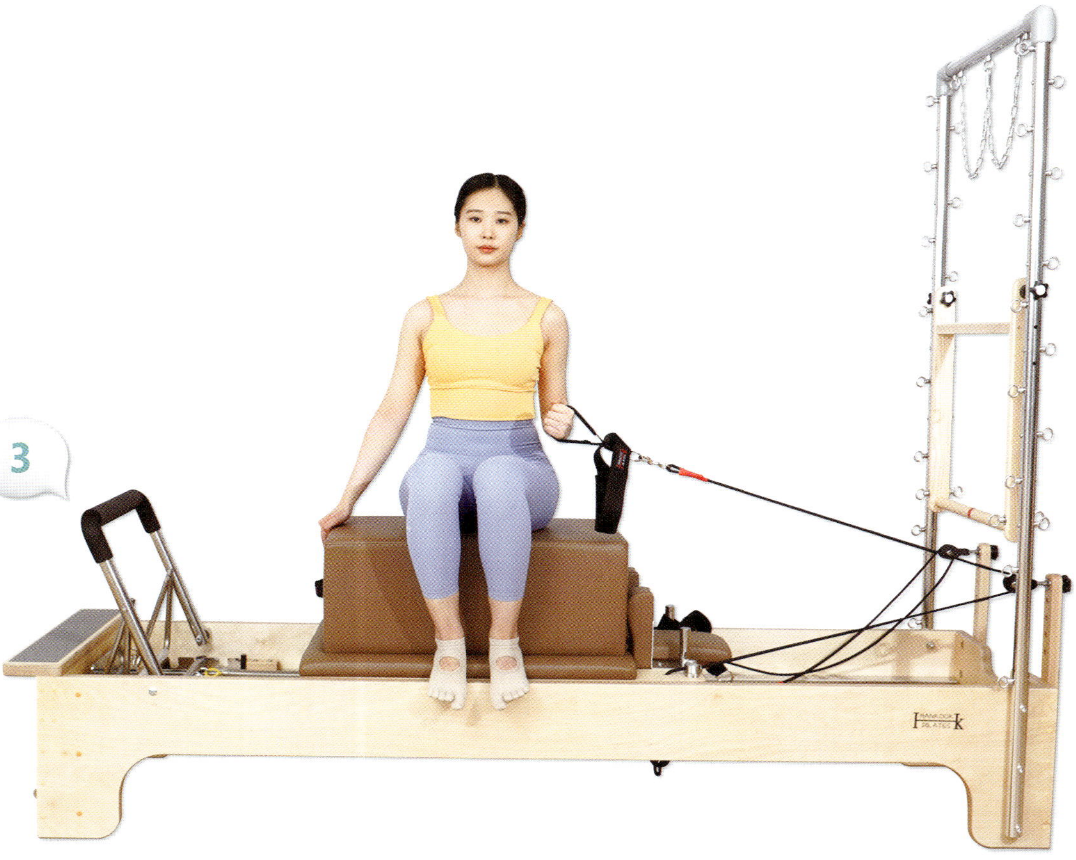

4

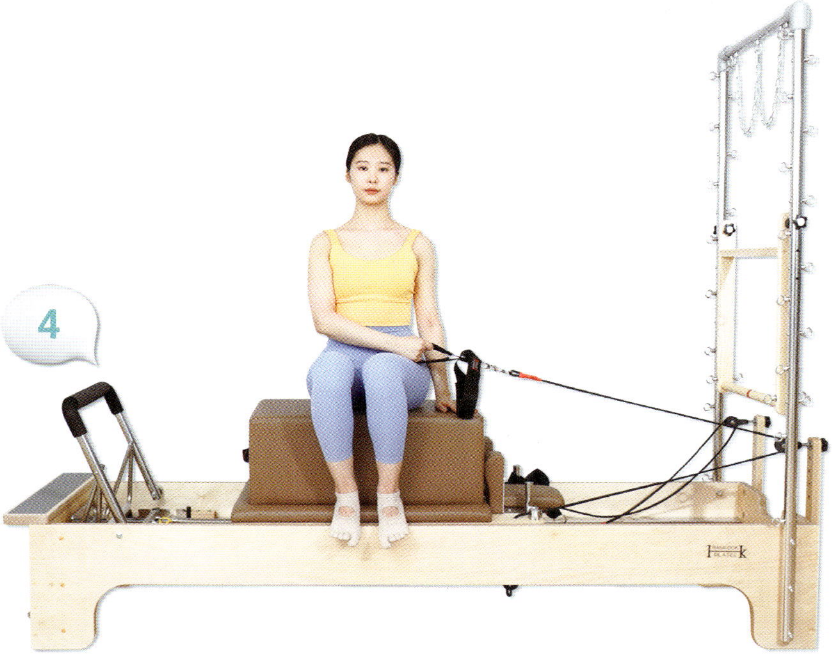

5

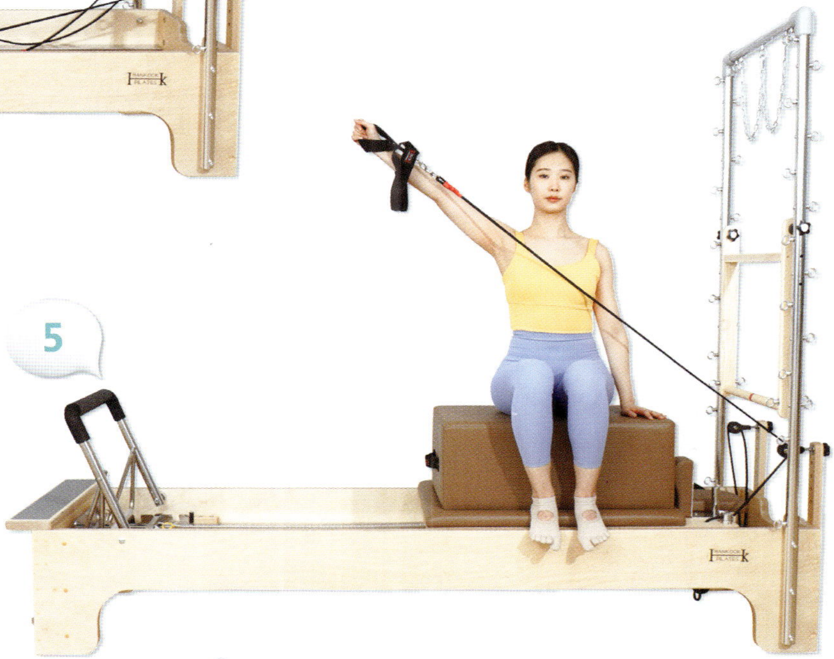

6

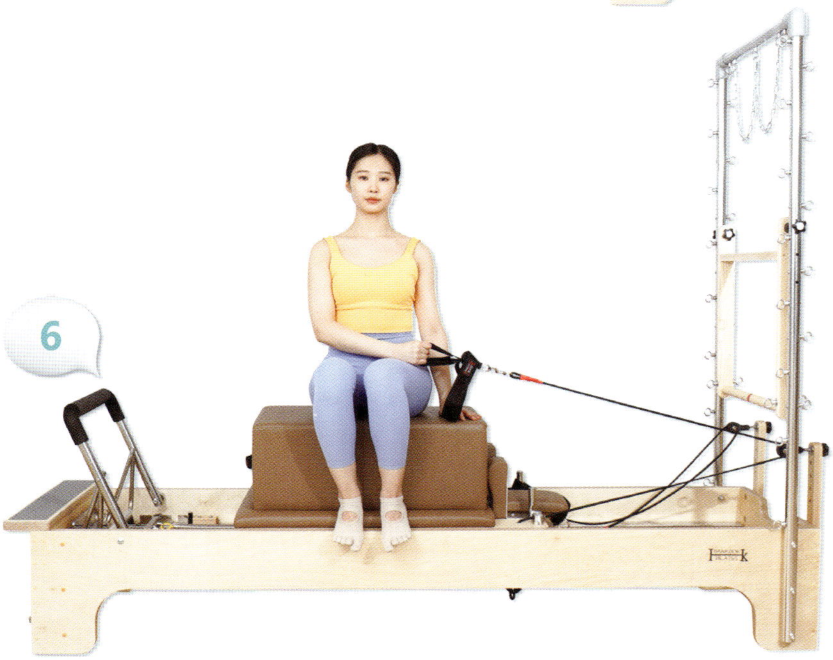

목표

- 앉은 자세에서 코어의 조절을 통한 어깨관절의 안정성과 팔의 근육 강화
- 코어의 지구력 향상
- 어깨관절의 움직임 향상

금기

- 코어근육의 안정성에 문제가 있는 경우
- 어깨, 팔, 손목에 문제가 있는 경우

05 시팅 온 박스-사이드 풀 어크로스 2

Sitting on box-Side pull across 2

시작 자세

- 박스 위에 옆으로 앉아서 골반과 척추는 중립 자세를 취한다.
- 한쪽 팔을 몸통에 붙여 팔꿈치를 굽힌다.
- 손은 스트랩을 잡고, 손바닥은 가슴 쪽으로 향하고 한쪽 팔은 골반 옆에 놓는다.

운동 방법

- 들숨: 숨을 들이마시며 자세를 준비한다.
- 날숨: 위팔뼈는 공중에 유지시키고, 팔꿈치를 약간 굽혀 캐리지를 움직이기 위해 팔를 펴면서 사선으로 스트랩을 당긴다(골반의 안정성 유지).
- 들숨: 3~5초 동안 자세를 유지한다.
- 날숨: 어깨뼈를 안정 상태로 유지시키고 천천히 시작위치로 돌아온다.

7~10회 반복한다. 반대로 실시한다.

대상 근육

- 동작분석: 어깨관절 굽힘, 어깨관절 벌림/안쪽돌림
- 주동근
  어깨관절 모음: 어깨세모근, 가시위근, 큰가슴근
  어깨관절 안쪽돌림: 어깨세모근, 큰가슴근, 넓은등근, 큰원근, 어깨밑근
- 길항근
  어깨관절 벌림: 큰가슴근, 넓은등근, 큰원근, 작은원근, 부리위팔근, 위팔두갈래근
  어깨관절 바깥돌림: 어깨세모근, 가시아래근, 작은원근

주의 사항

- 중립 척추를 유지한다.
- 어깨의 안정성을 유지한다.

1

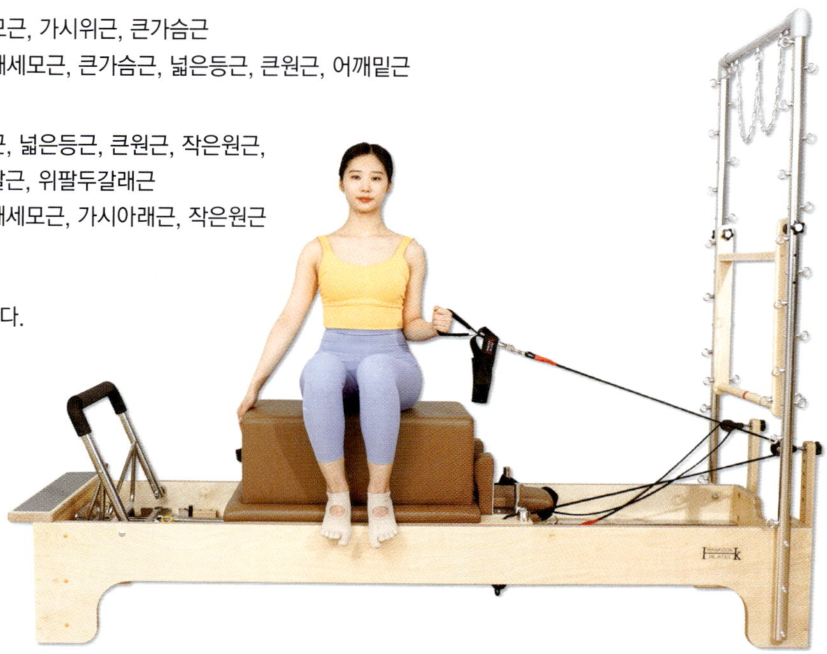

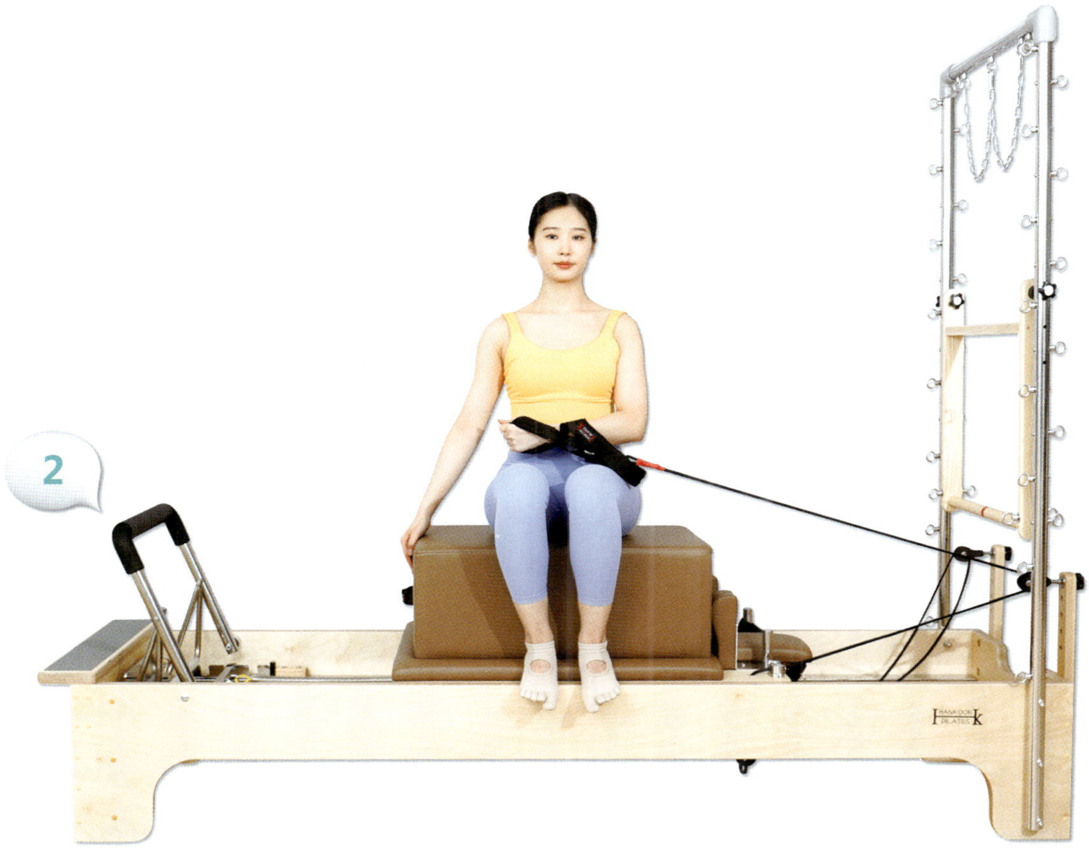
2
HANKOOK PILATES

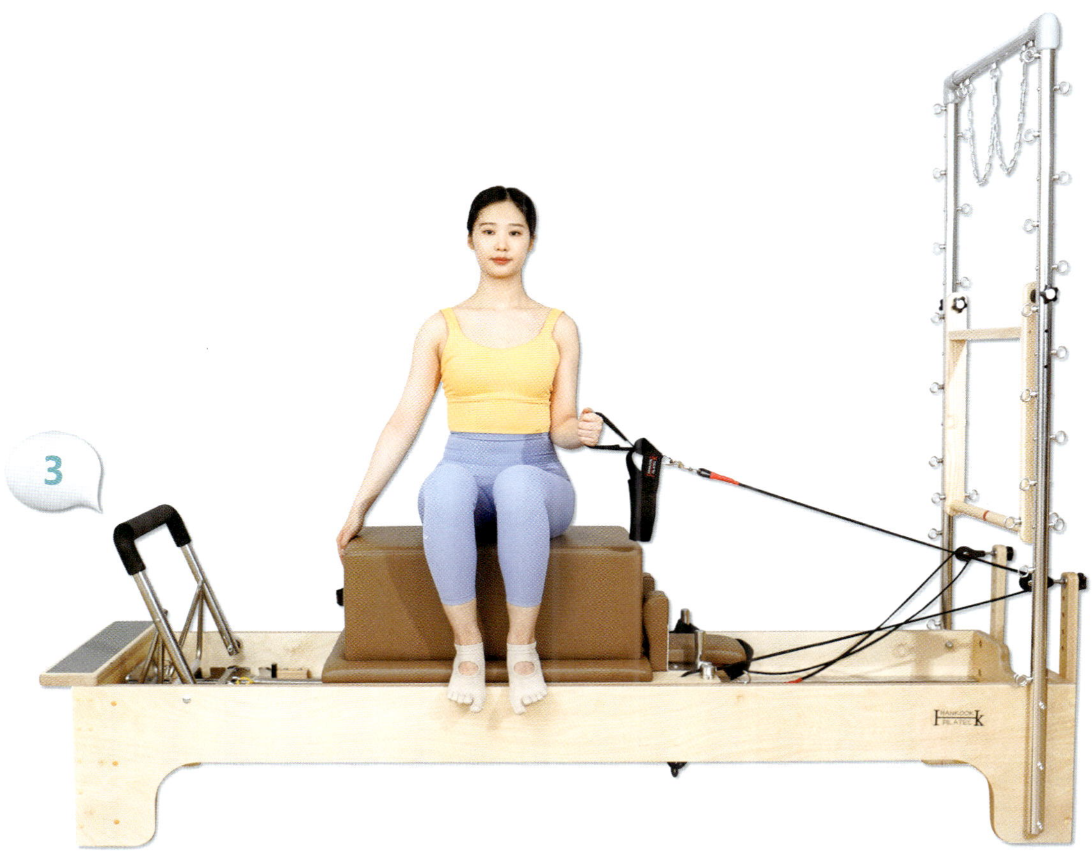
3
HANKOOK PILATES

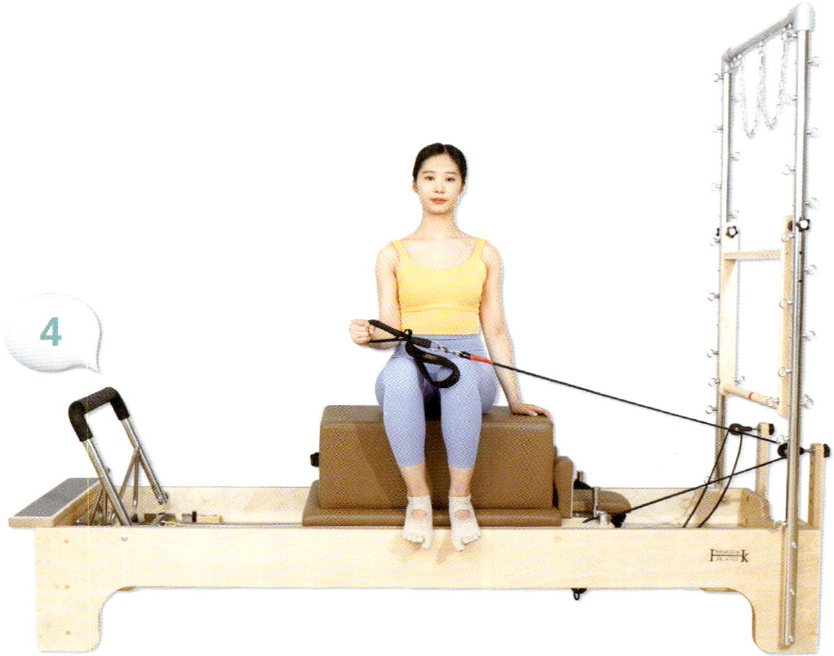
4

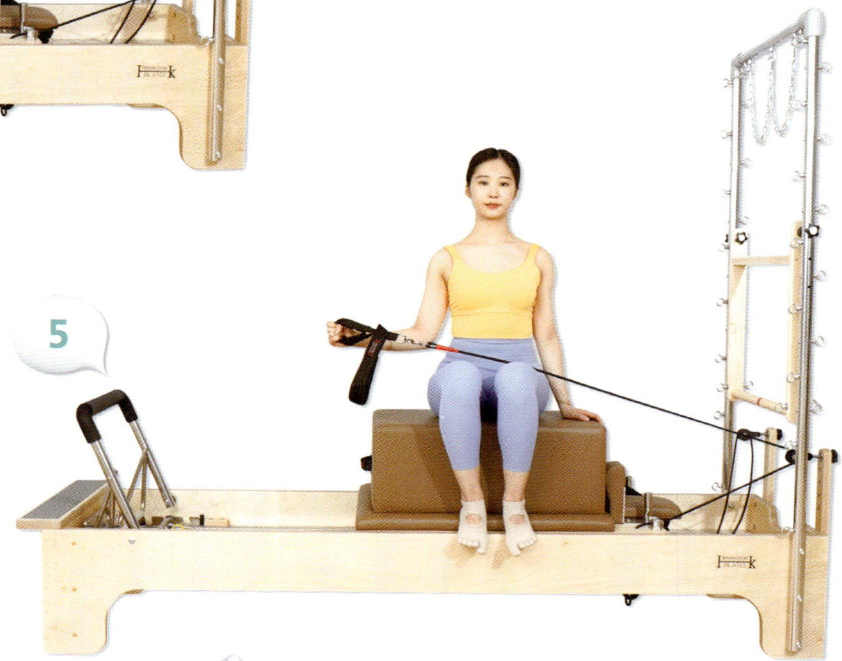
5

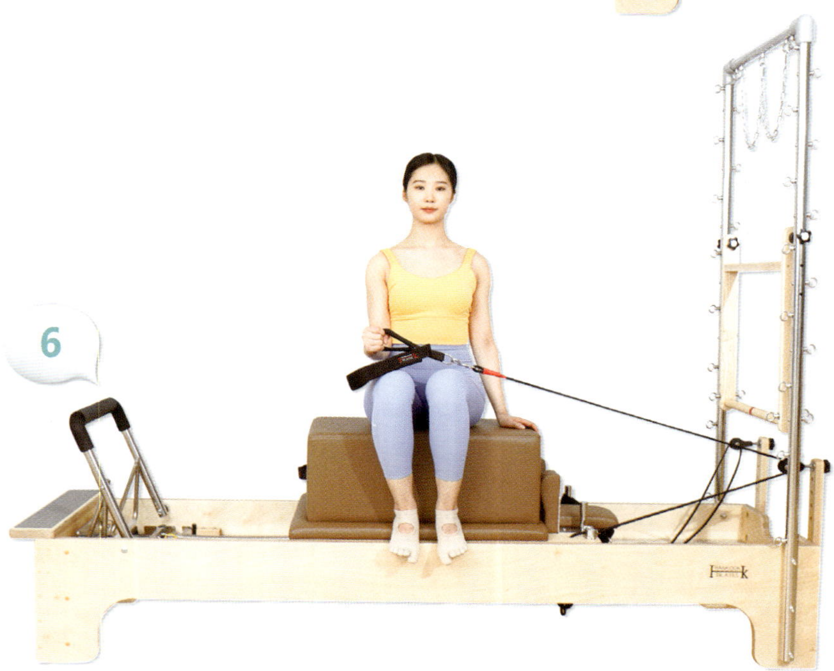
6

목표

- 앉은 자세에서 코어의 조절을 통한 어깨관절의 안정성과 팔의 근육 강화
- 코어의 지구력 향상
- 등세모근, 마름근의 강화
- 어깨의 수평벌림 근육 강화

금기

- 코어근육의 안정성에 문제가 있는 경우
- 어깨, 팔, 손목에 문제가 있는 경우

06 시팅 온 박스-풀 오픈 Sitting on box-Pull open

시작 자세

- 박스 위에 앉아서 골반과 척추는 중립 자세를 취한다.
- 발은 어깨받침대 사이에 놓는다.
- 팔은 길게 뻗고 몸 앞에서 어깨선 높이로 든다.
- 손은 스트랩을 잡고, 손바닥은 마주보게 향하며 손목과 손가락은 길게 뻗는다.

운동 방법

- 들숨: 숨을 들이마시며 자세를 준비한다.
- 날숨: 위팔뼈는 공중에 유지시키고, 팔꿈치를 약간 굽혀 캐리지를 움직이기 위해 팔을 벌리면서 어깨 위치까지 스트랩을 당긴다(골반의 안정성 유지).
- 들숨: 3~5초 동안 자세를 유지한다.
- 날숨: 어깨뼈를 안정 상태로 유지시키고 천천히 시작위치로 돌아온다.

7~10회 반복한다.

대상 근육

- 동작분석: 어깨관절 수평벌림/수평모음
- 주동근
  어깨관절 수평벌림: 어깨세모근, 가시아래근, 넓은등근, 작은원근
- 길항근
  어깨관절 수평모음: 큰가슴근, 어깨세모근

주의 사항

- 중립 척추를 유지한다.
- 어깨의 안정성을 유지한다.

1

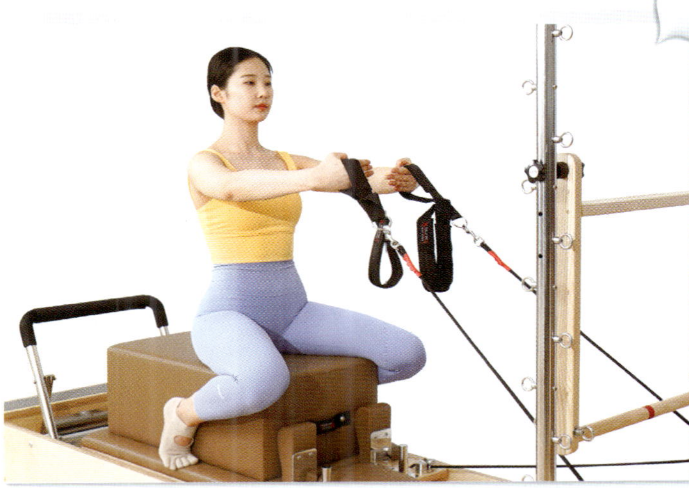

2

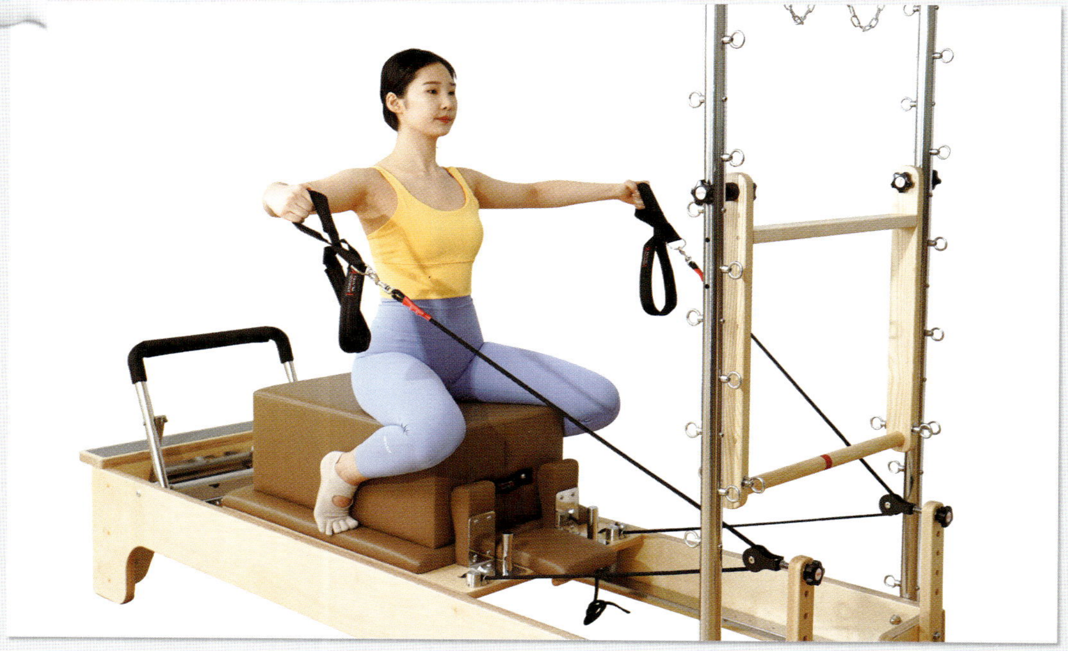

3

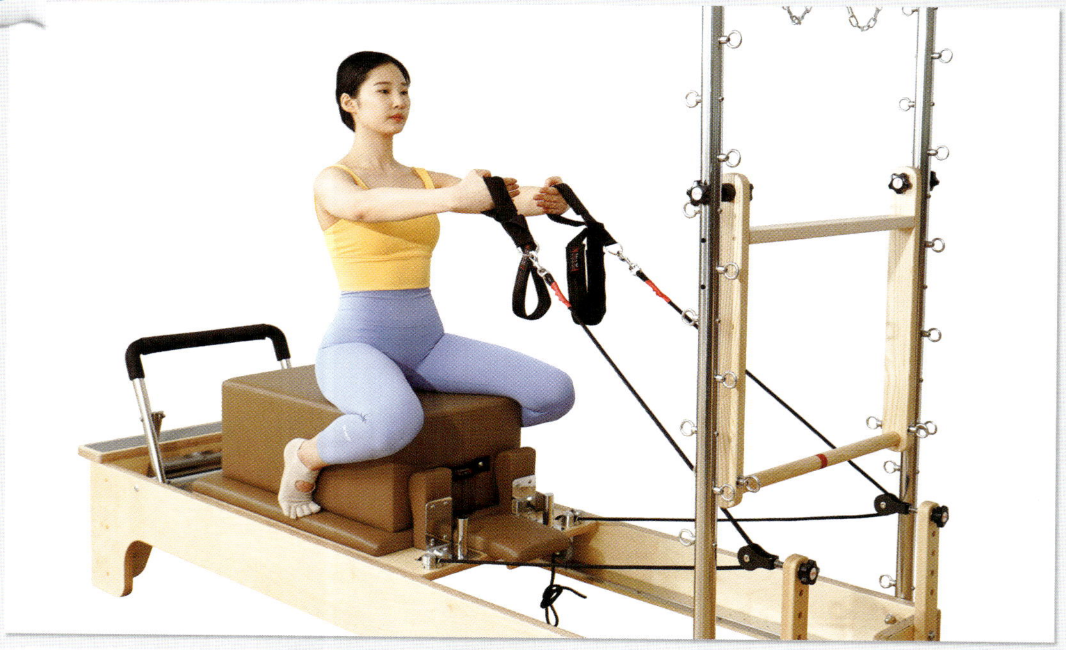

CHAPTER 6

KNEELING

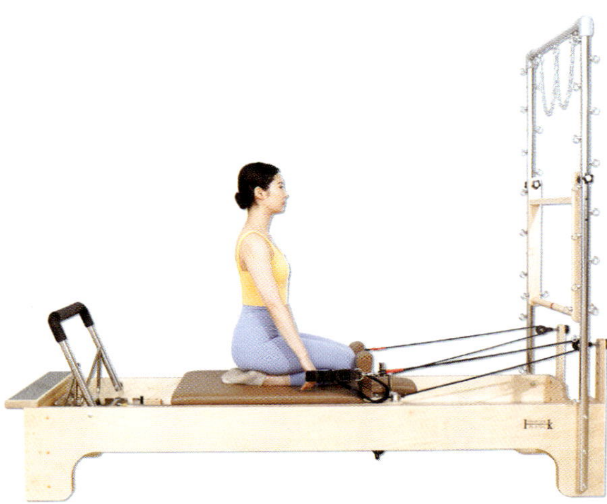

목표

- 무릎 꿇어 앉은 자세에서 코어의 조절 능력과 지구력 향상
- 어깨의 안정성 향상
- 팔의 근육 강화
- 위팔세갈래근 강화

금기

- 무릎과 어깨의 병리적인 병변이 있는 경우
- 코어근육의 안정성에 문제가 있는 경우

01 트라이셉스 익스텐션 Triceps extension

시작 자세

- 캐리지 위에 무릎을 굽혀 앉아서 골반과 척추는 중립 자세를 취한다.
- 양팔을 몸 양옆에 둔다.
- 손은 스트랩을 잡고 주먹을 쥔다.
- 손바닥은 몸을 향한다.

운동 방법

- 들숨: 숨을 들이마시며 자세를 준비한다.
- 날숨: 천천히 팔을 뒤로 밀며 어깨를 폄한다.
- 들숨: 3~5초 동안 자세를 유지한다.
- 날숨: 천천히 시작위치로 돌아온다.

7~10회 반복한다.

변형

- 들숨: 캐리지 위에 무릎을 굽혀 엉덩관절을 편 자세에서 골반과 척추는 중립 자세를 취한다.
- 날숨: 천천히 팔을 뒤로 밀며 어깨를 폄한다.
- 들숨: 3~5초 동안 자세를 유지한다.
- 날숨: 천천히 시작위치로 돌아온다.

7~10회 반복한다.

대상 근육

- 동작분석: 팔목관절 폄/굽힘
- 주동근
  팔목관절 폄: 위팔세갈래근, 팔꿈치근, 손뒤침근, 자쪽손목폄근, 손가락폄근, 새끼폄근
- 길항근
  팔목관절 굽힘: 위팔두갈래근, 위팔근, 위팔노근, 노쪽손목굽힘근, 긴손바닥근, 자쪽손목굽힘근, 원엎침근, 긴노쪽손목폄근, 짧은노쪽손목폄근

주의 사항

- 중립 척추를 유지한다.

1

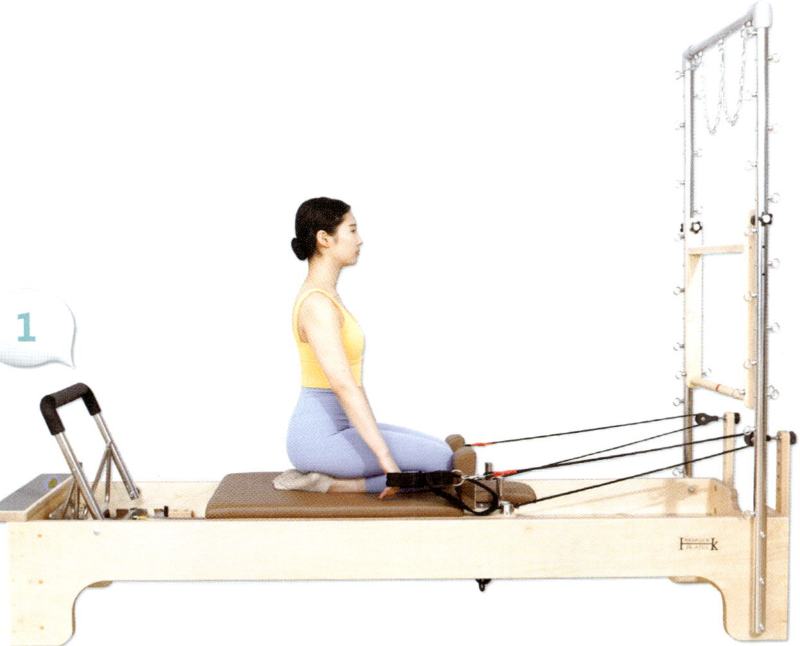

2

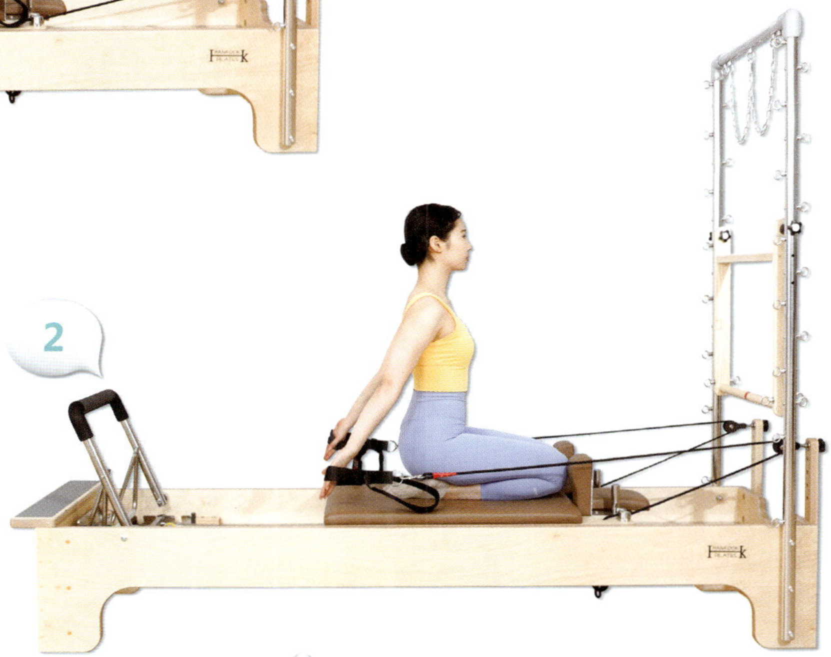

3

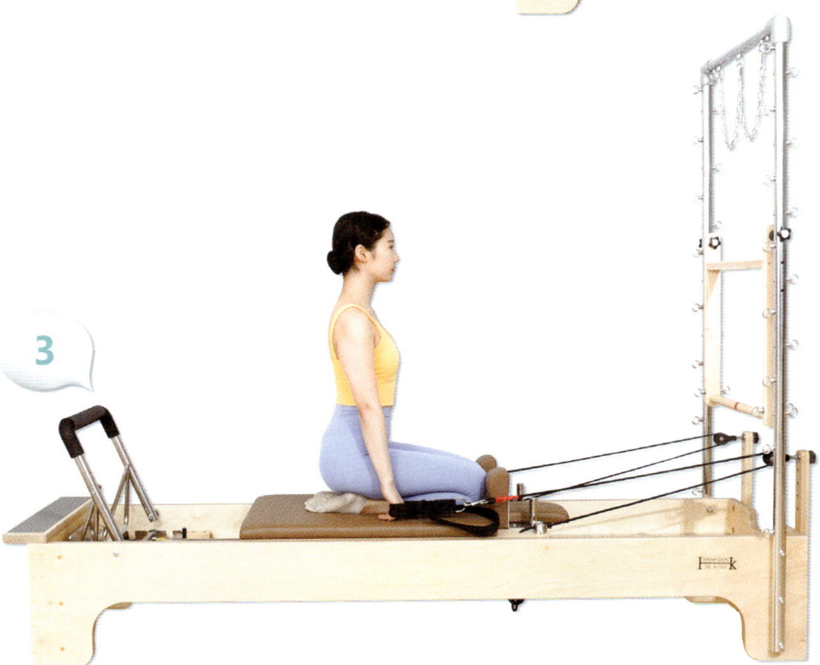

변형 1

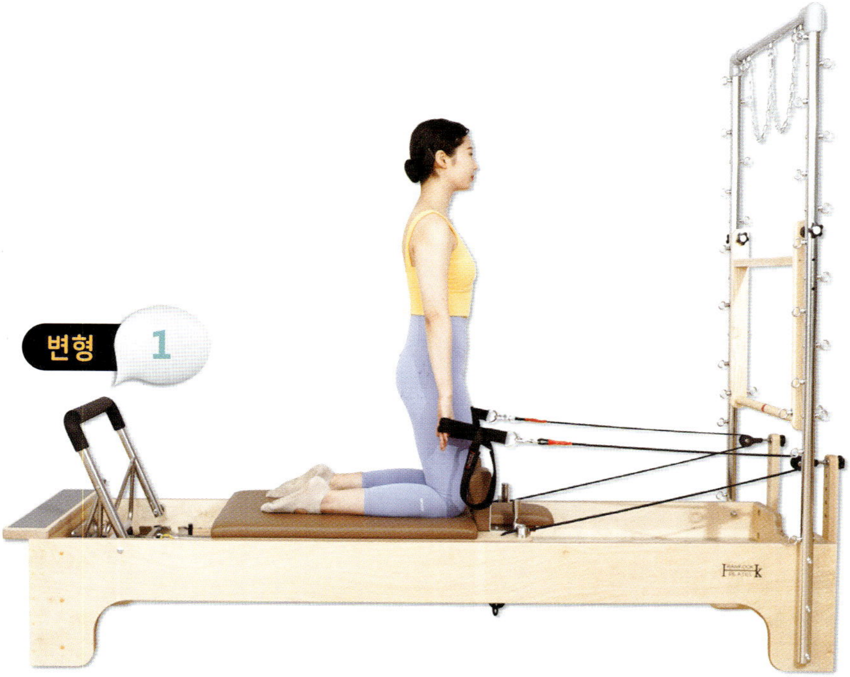

변형 2

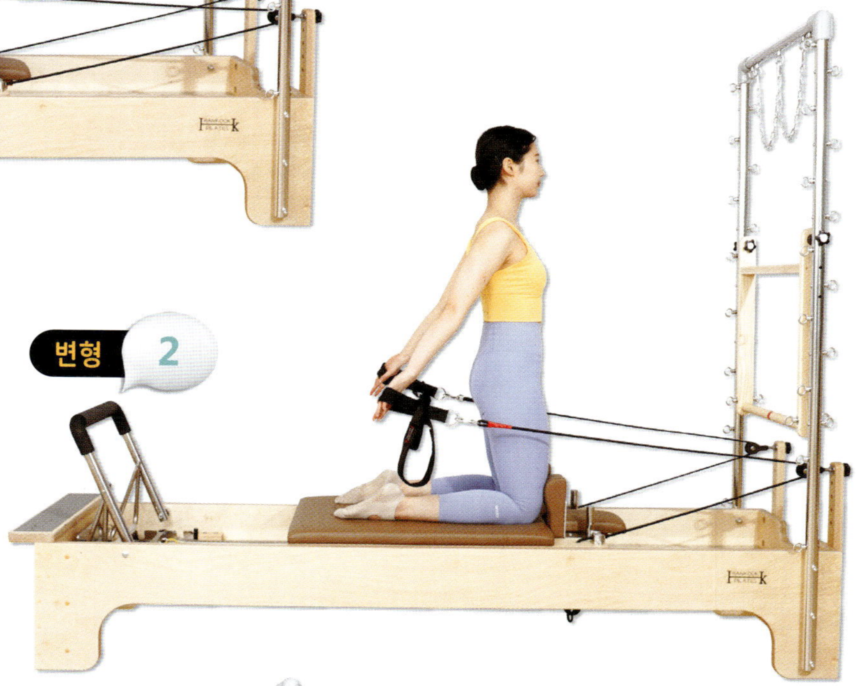

변형 3

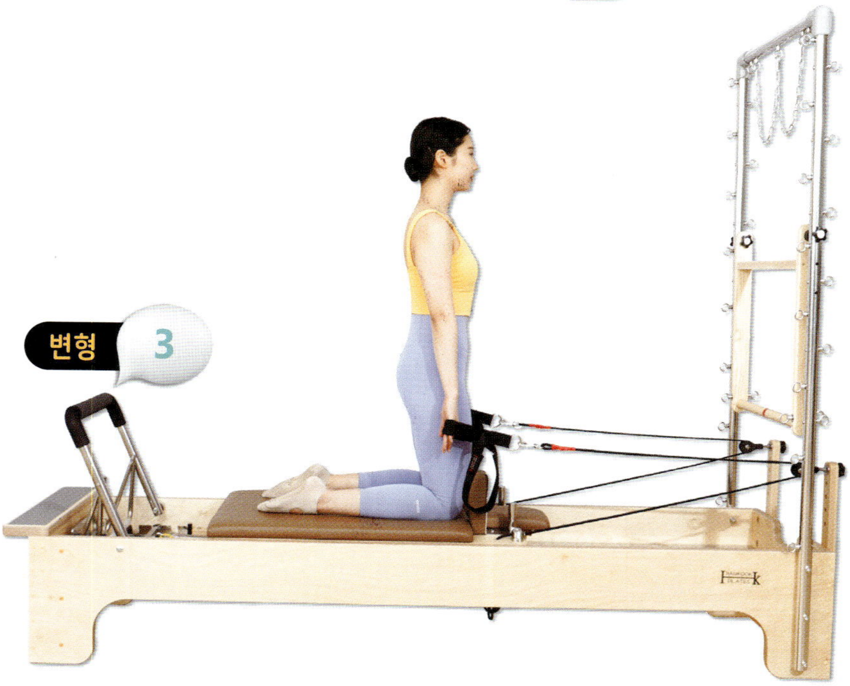

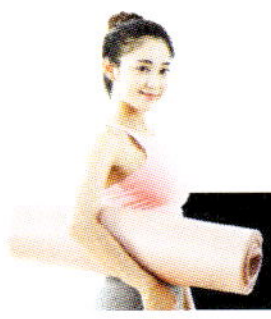

목표

- 무릎 꿇어 앉은 자세에서 코어의 조절 능력과 지구력 향상
- 어깨의 안정성 향상
- 팔의 근육 강화
- 어깨관절 폄 및 벌림, 왼쪽 목 돌림근육의 조절 기능 향상

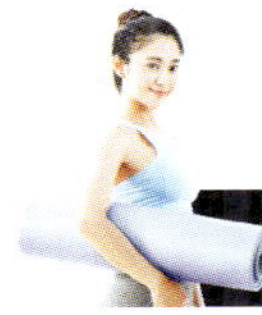

금기

- 무릎과 어깨의 병리적인 병변이 있는 경우
- 코어근육의 안정성에 문제가 있는 경우

02 체스트 익스팬션 Chest expansion

시작 자세

- 캐리지 위에 무릎을 굽혀 앉아서 골반과 척추는 중립 자세를 취한다.
- 손은 스트랩을 잡고 주먹을 쥔다.
- 손바닥은 몸을 향한다.

운동 방법

- 들숨: 숨을 들이마시며 자세를 준비한다.
- 날숨: 골반의 안정성을 유지하고 어깨를 편한다.
- 들숨: 머리를 오른쪽으로 돌린다.
- 날숨: 중립으로 돌아온다.
- 들숨: 머리를 왼쪽으로 돌린다.
- 날숨: 중립으로 돌아온다.
- 들숨, 날숨: 천천히 시작 자세로 돌아온다.

5~10회 반복한다.

변형

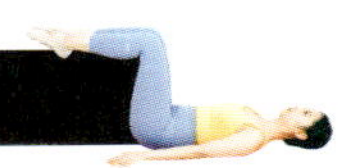

- 들숨: 캐리지 위에 무릎을 굽혀 엉덩관절을 편 자세에서 골반과 척추는 중립 자세를 취한다.
- 날숨: 골반의 안정성을 유지하고 어깨를 편한다.
- 들숨: 머리를 오른쪽으로 돌린다.
- 날숨: 중립으로 돌아온다.
- 들숨: 머리를 왼쪽으로 돌린다.
- 날숨: 중립으로 돌아온다.
- 들숨, 날숨: 천천히 시작 자세로 돌아온다.

5~10회 반복한다.

대상 근육

- 동작분석: 어깨관절 폄/굽힘, 어깨관절 벌림/모음, 목 돌림
- 주동근
  - 어깨관절 폄: 어깨세모근, 넓은등근, 큰원근, 큰가슴근, 위팔세갈래근
  - 어깨관절 벌림: 큰가슴근, 넓은등근, 큰원근, 작은원근, 부리위팔근, 위팔두갈래근
  - 왼쪽 목 돌림: 오른쪽 목빗근, 오른쪽 목갈비근, 왼쪽 긴목근, 왼쪽 긴머리근, 왼쪽 목널판근, 오른쪽 반가시근, 왼쪽 큰뒤머리곧은근, 왼쪽 아래머리빗근, 왼쪽 앞머리곧은근, 왼쪽 어깨올림근, 오른쪽 등세모근, 오른쪽 돌림근, 오른쪽 뭇갈래근, 오른쪽 반가시근
- 길항근
  - 어깨관절 굽힘: 어깨세모근, 큰가슴근, 부리위팔근, 위팔두갈래근
  - 어깨관절 모음: 어깨세모근, 가시위근, 큰가슴근
  - 오른쪽 목 돌림: 왼쪽 목빗근, 왼쪽 목갈비근, 오른쪽 긴목근, 오른쪽 긴머리근, 오른쪽 목널판근, 왼쪽 반가시근, 오른쪽 큰뒤머리곧은근, 오른쪽 아래머리빗근, 오른쪽 앞머리곧은근, 오른쪽 어깨올림근, 왼쪽 등세모근, 왼쪽 돌림근, 왼쪽 뭇갈래근, 왼쪽 반가시근

주의 사항

- 중립 척추를 유지한다.
- 코어 조절을 이용하여 운동한다.

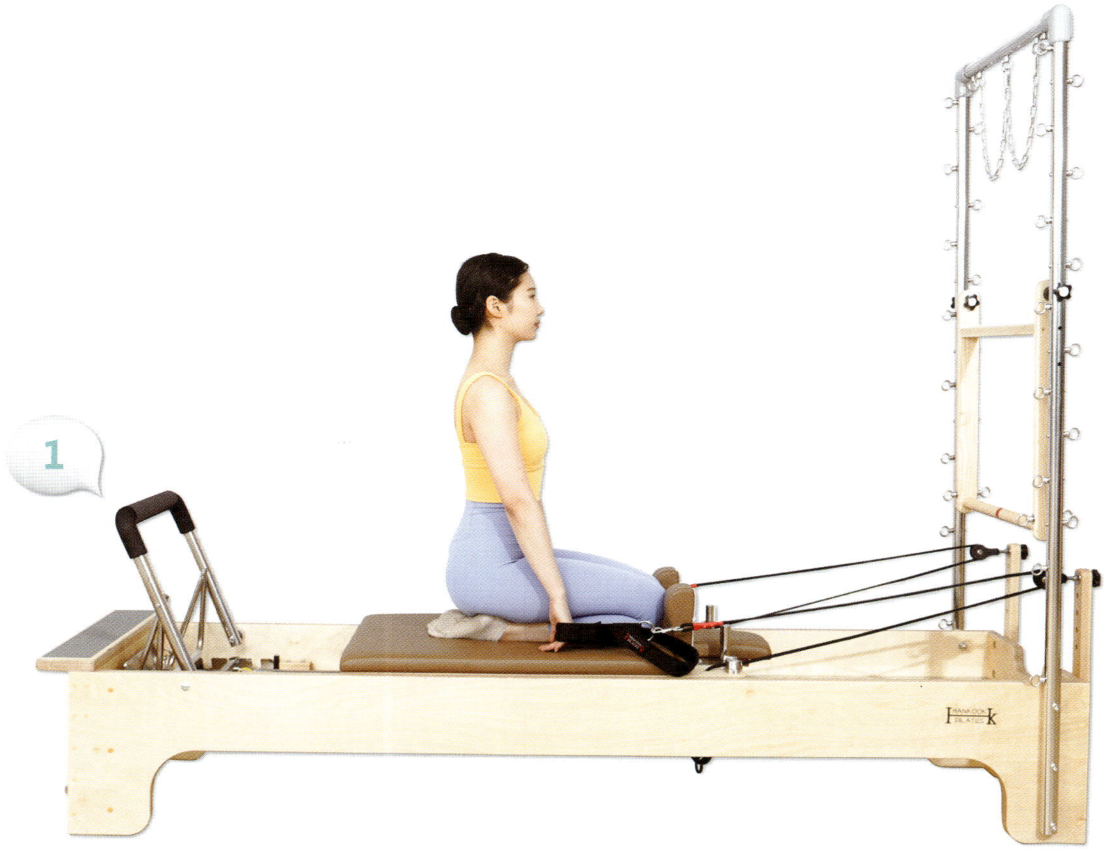
1

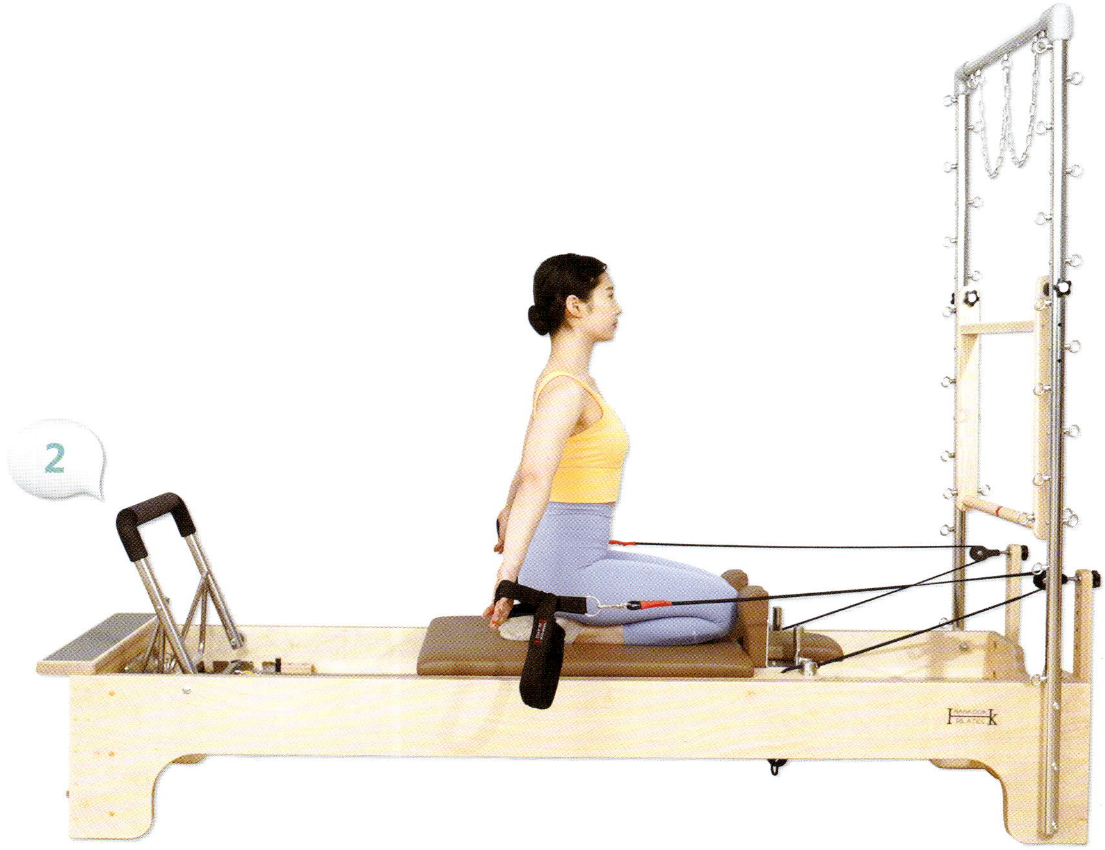
2

3

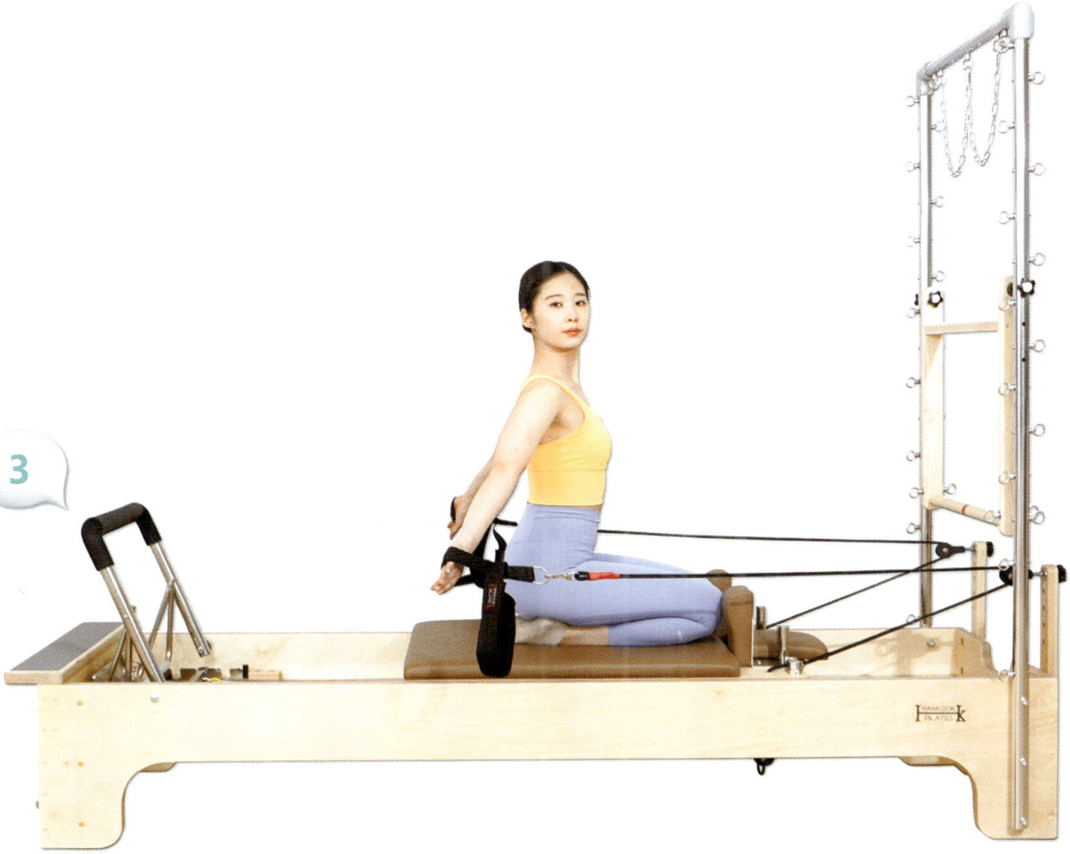

4

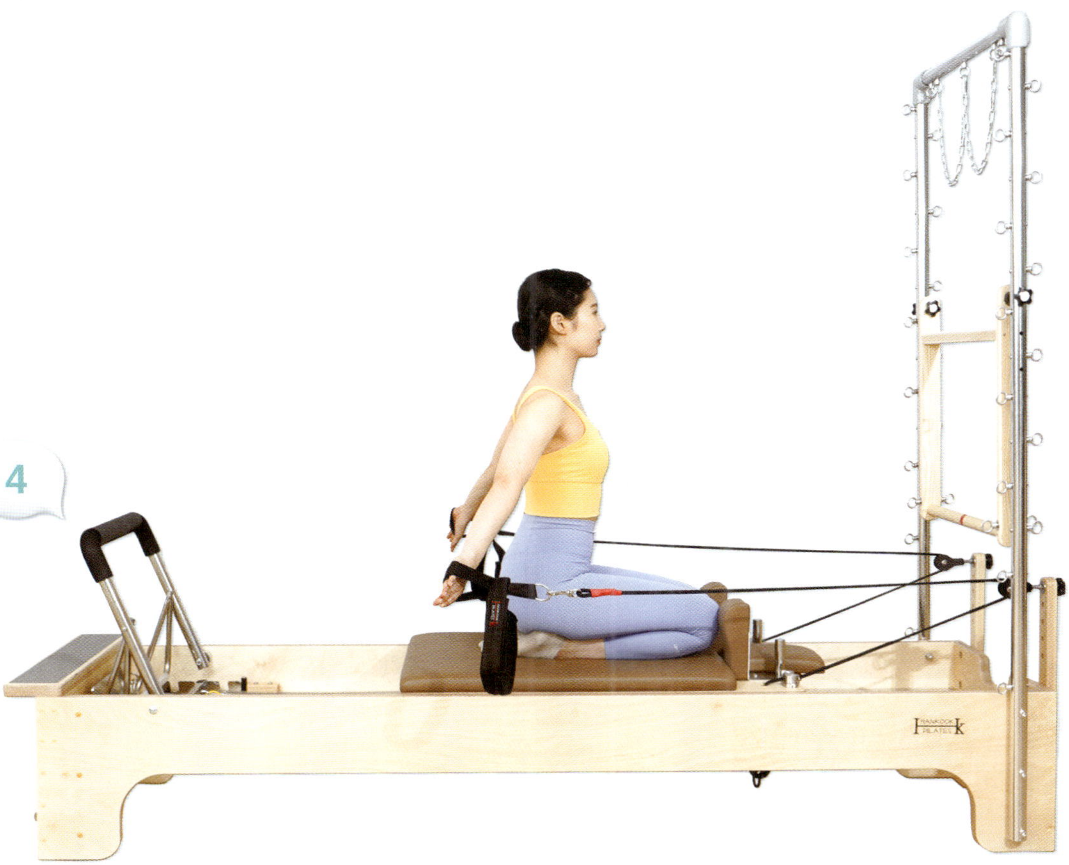

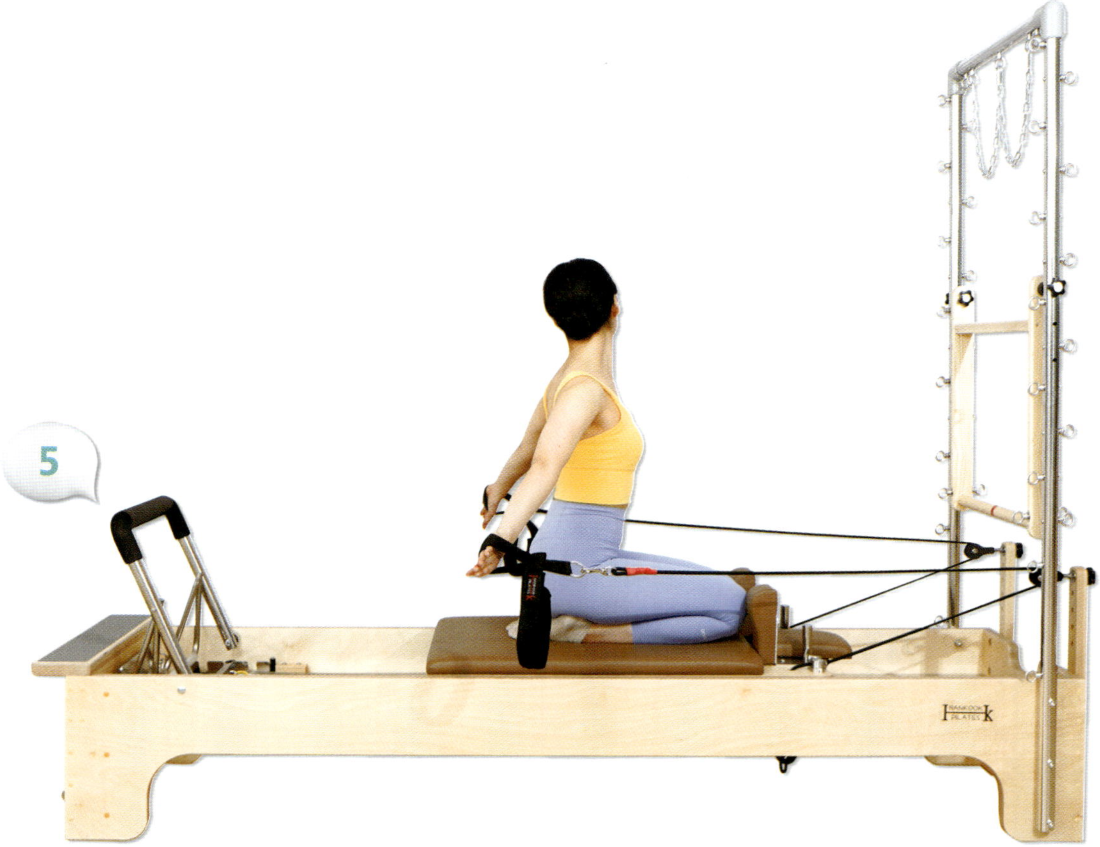

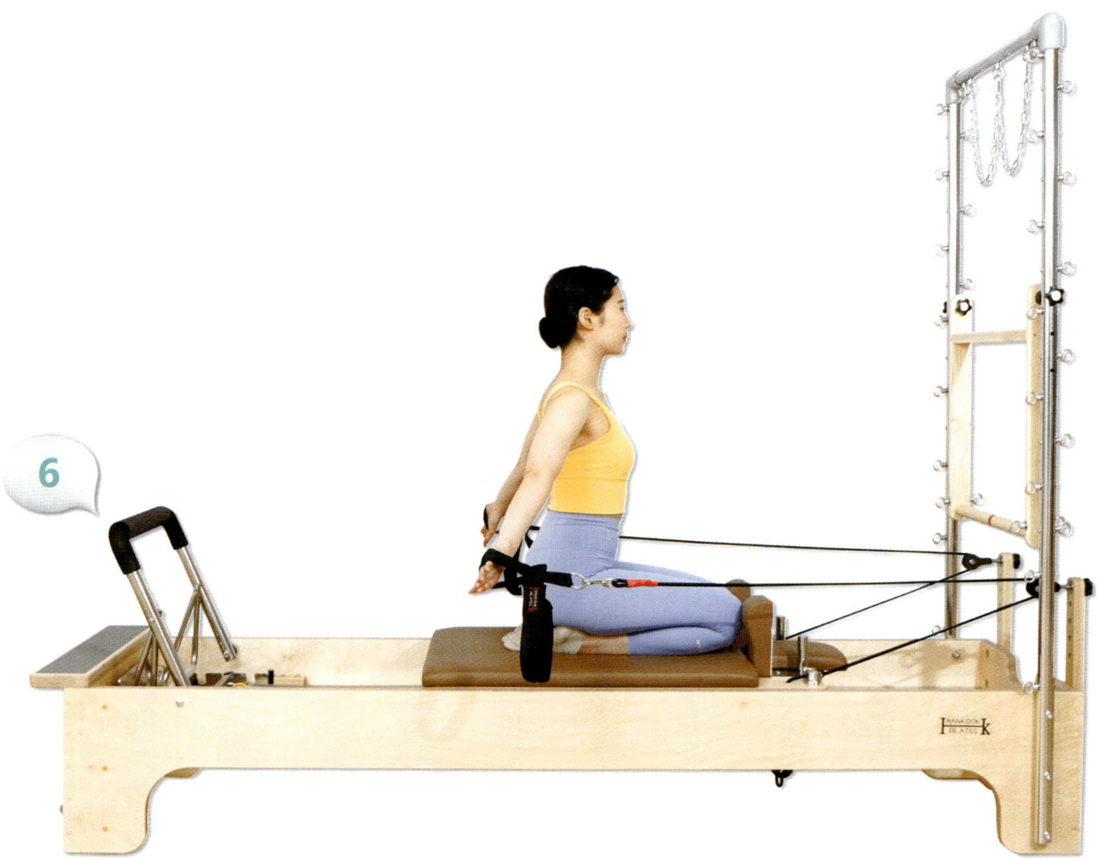

7

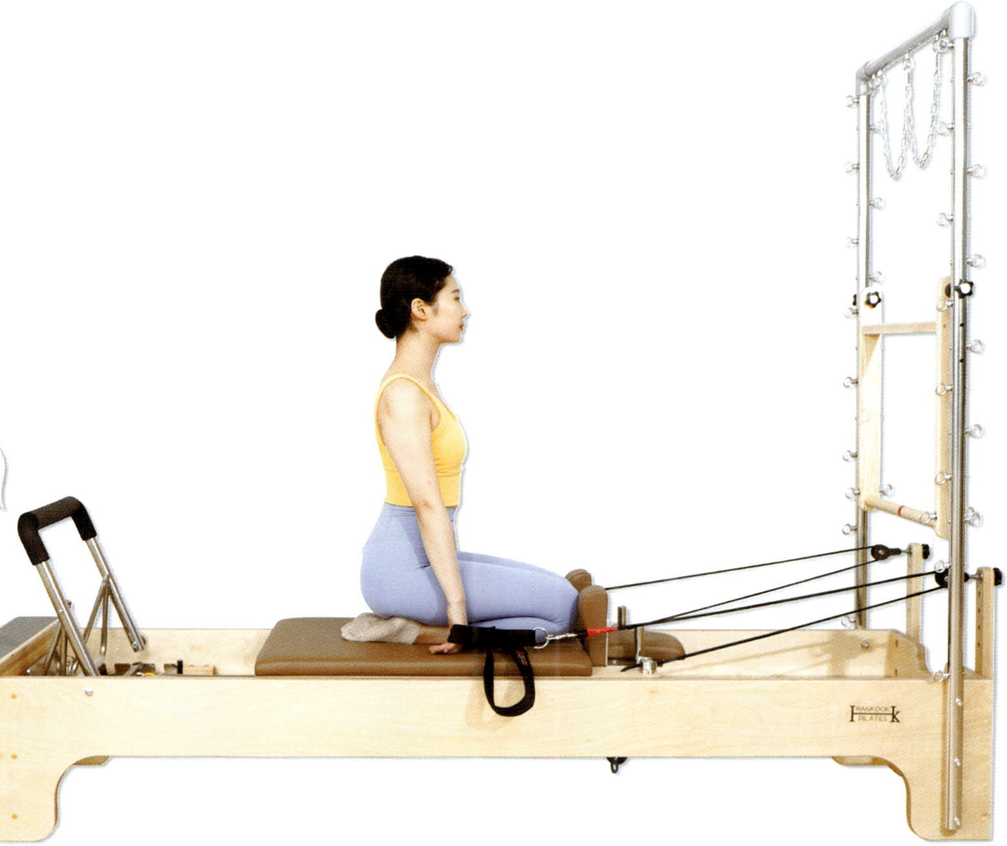

변형 1

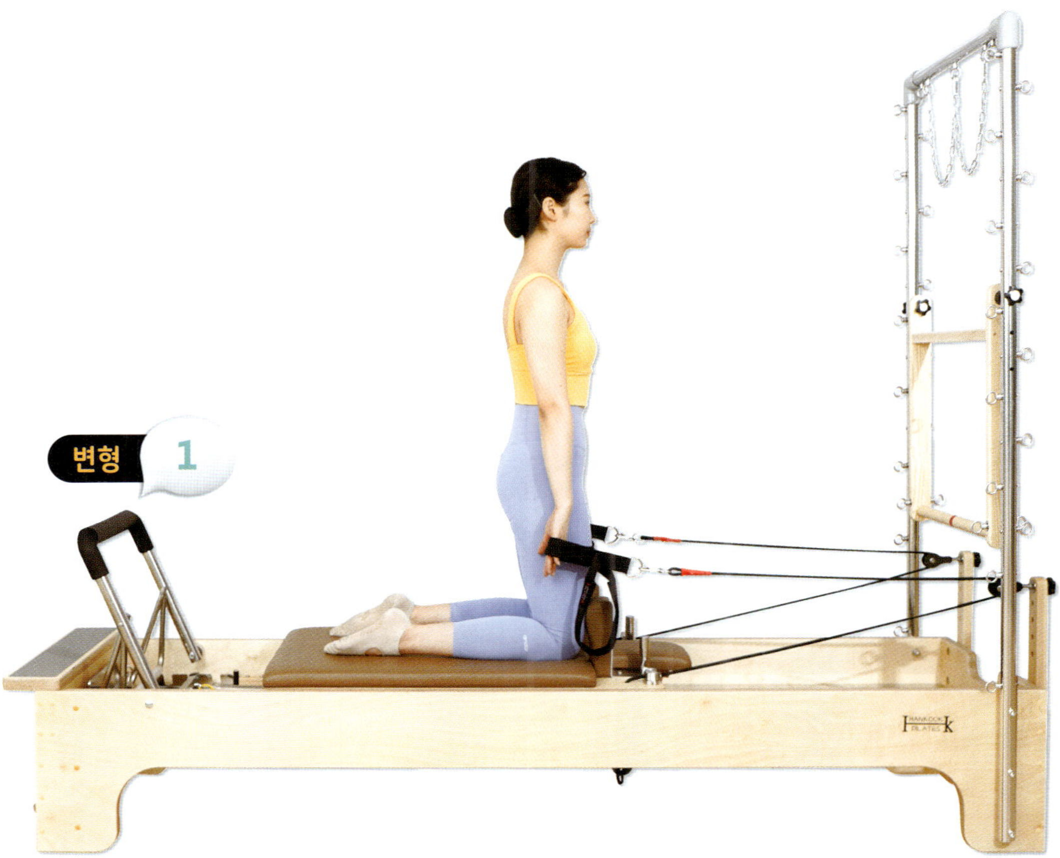

변형 2

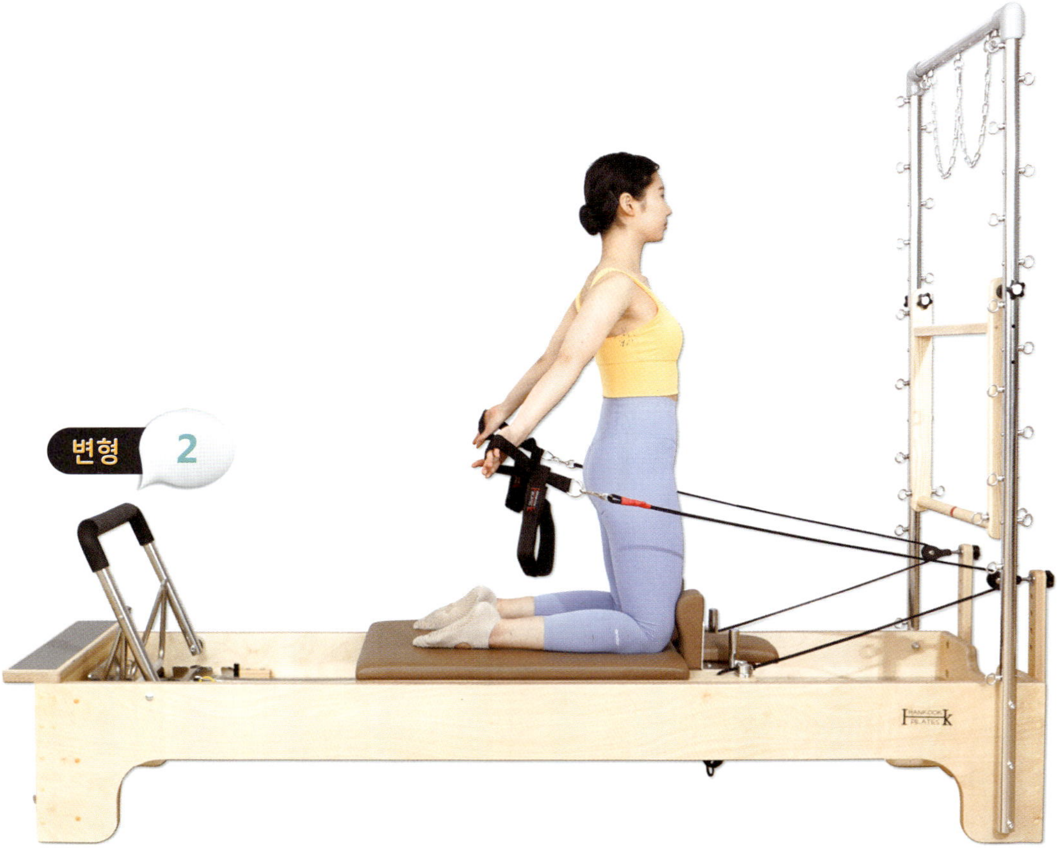

변형 3

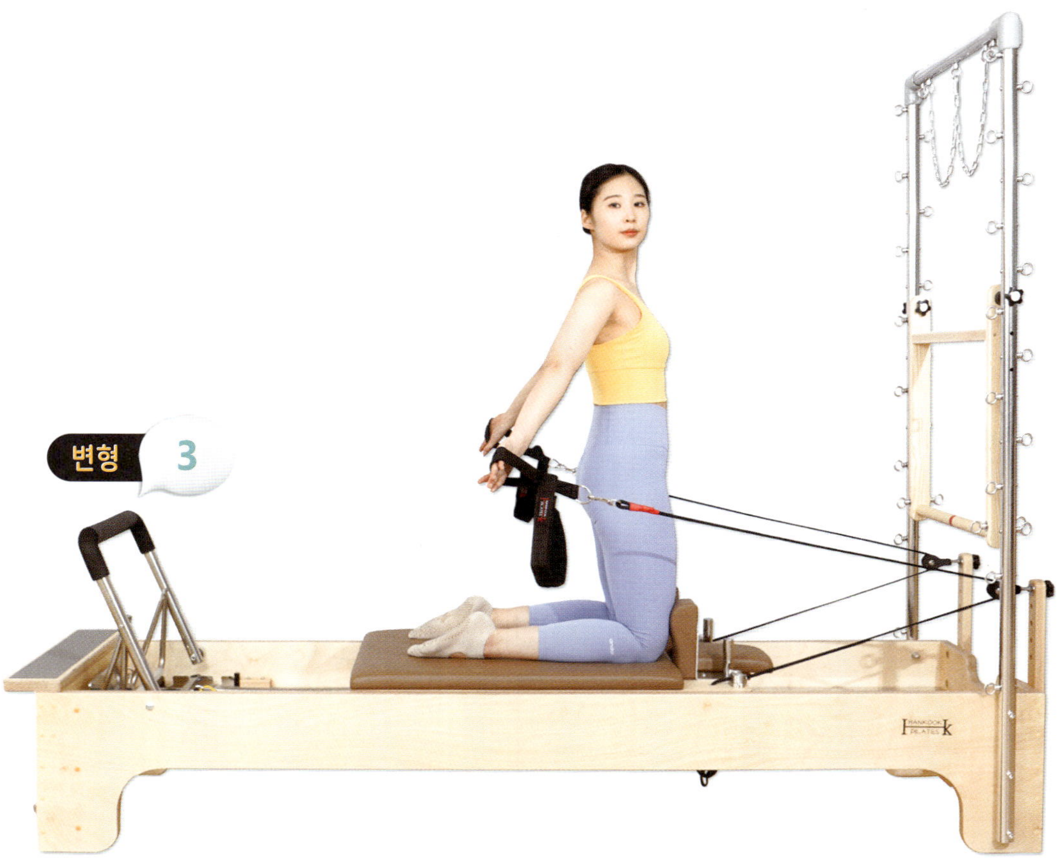

변형 4

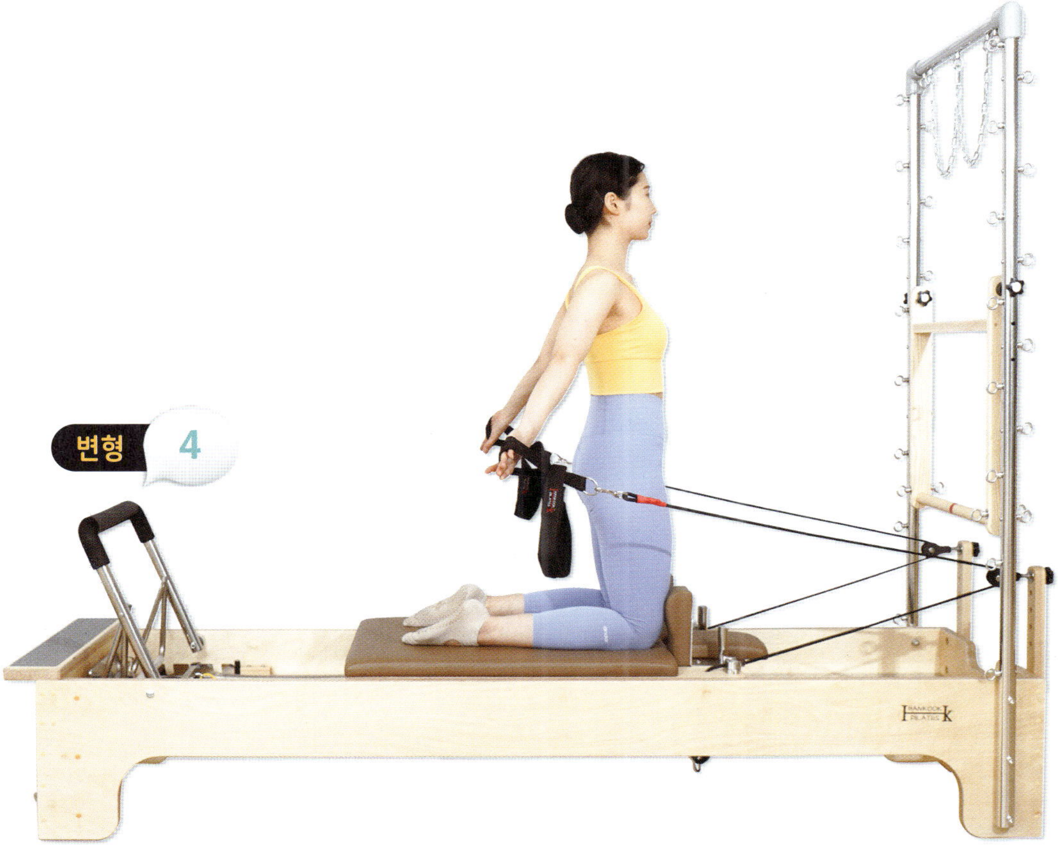

변형 5

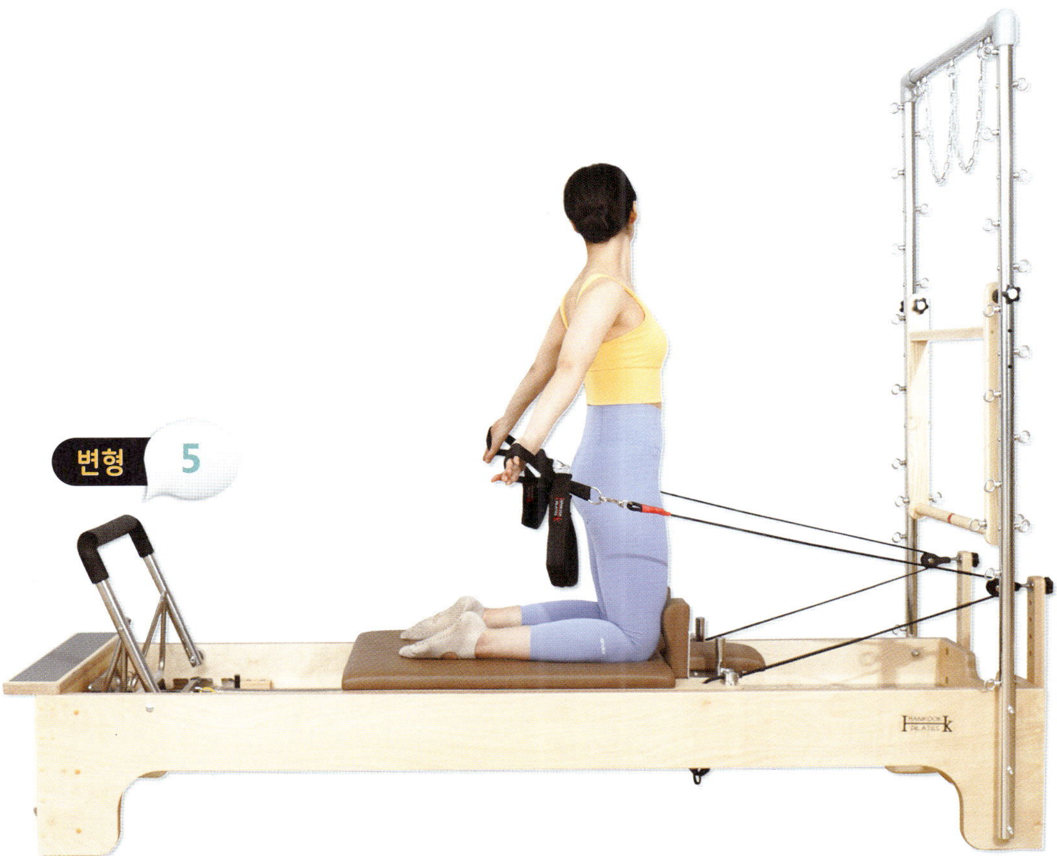

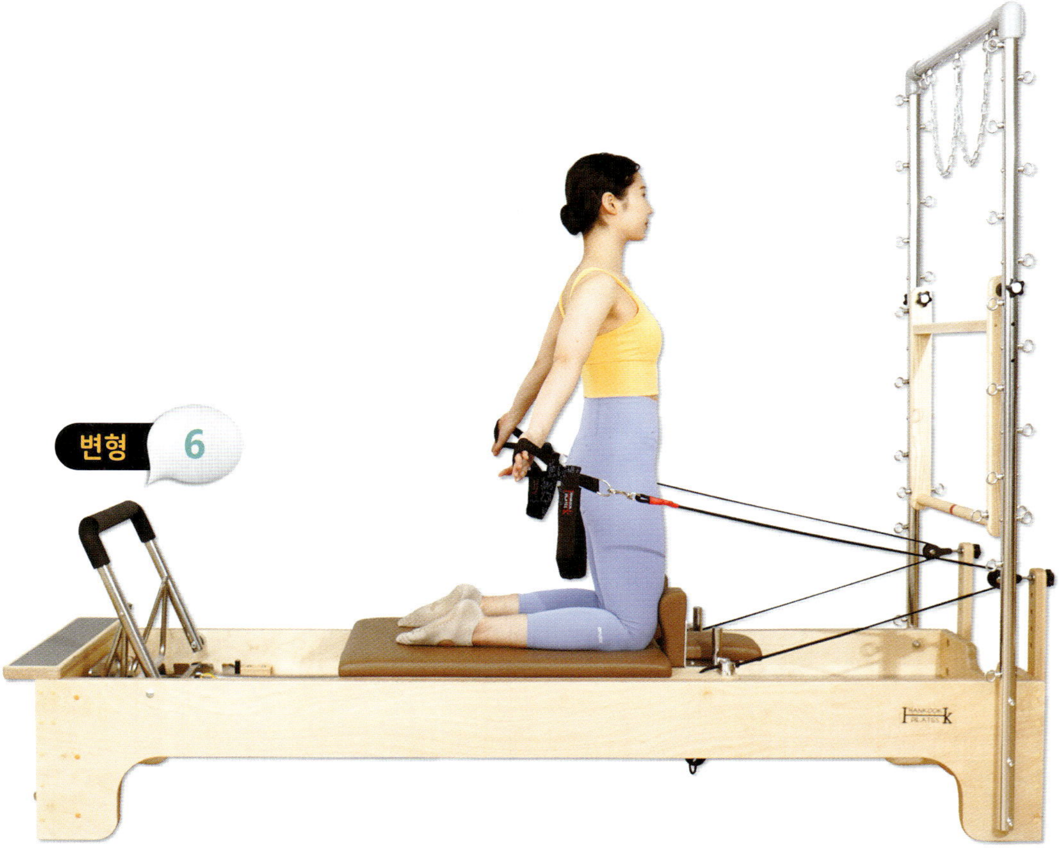
변형 6

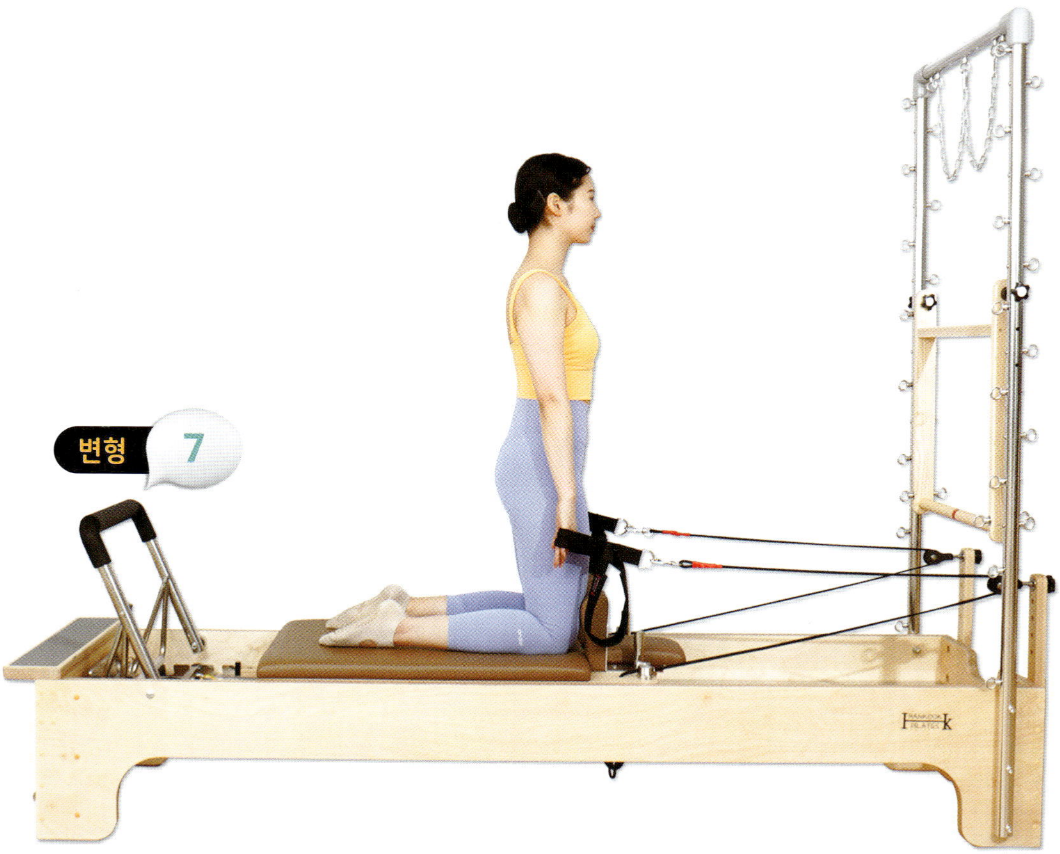
변형 7

목표

- 무릎 꿇어 앉은 자세에서 코어의 조절 능력과 지구력 향상
- 어깨의 안정성 향상
- 팔의 근육 강화

금기

- 무릎과 어깨의 병리적인 병변이 있는 경우
- 코어근육의 안정성에 문제가 있는 경우

03 허그 어 트리 Hug a tree

시작 자세

- 캐리지 위에 무릎을 굽혀 앉아서 골반과 척추는 중립 자세를 취한다.
- 손은 스트랩을 잡고 주먹을 쥔다.
- 손바닥은 몸을 향한다.

운동 방법

- 들숨: 숨을 들이마시며 자세를 준비한다.
- 날숨: 팔꿈치를 조금 구부려서 팔을 벌리며 나무를 끌어안는 자세를 취한다(골반의 안정성 유지).
- 들숨: 3~5초 동안 자세를 유지한다.
- 날숨: 시작위치로 돌아온다.

7~10회 반복한다.

변형

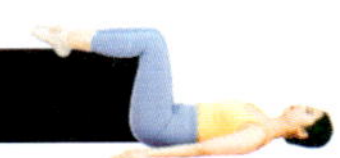

- 들숨: 캐리지 위에 무릎을 굽혀 엉덩관절을 편 자세에서 골반과 척추는 중립 자세를 취한다.
- 날숨: 팔꿈치를 조금 구부려서 팔을 벌리며 나무를 끌어안는 자세를 취한다(골반의 안정성 유지).
- 들숨: 3~5초 동안 자세를 유지한다.
- 날숨: 시작위치로 돌아온다.

7~10회 반복한다.

대상 근육

- 동작분석: 어깨관절 굽힘/폄, 어깨관절 수평모음/수평벌림
- 주동근
  어깨관절 굽힘: 어깨세모근, 큰가슴근, 부리위팔근, 위팔두갈래근
  어깨관절 수평모음: 큰가슴근, 어깨세모근
- 길항근
  어깨관절 폄: 어깨세모근, 넓은등근, 큰원근, 큰가슴근, 위팔세갈래근
  어깨관절 수평벌림: 어깨세모근, 가시아래근, 넓은등근, 작은원근

주의 사항

- 중립 척추를 유지한다.

1

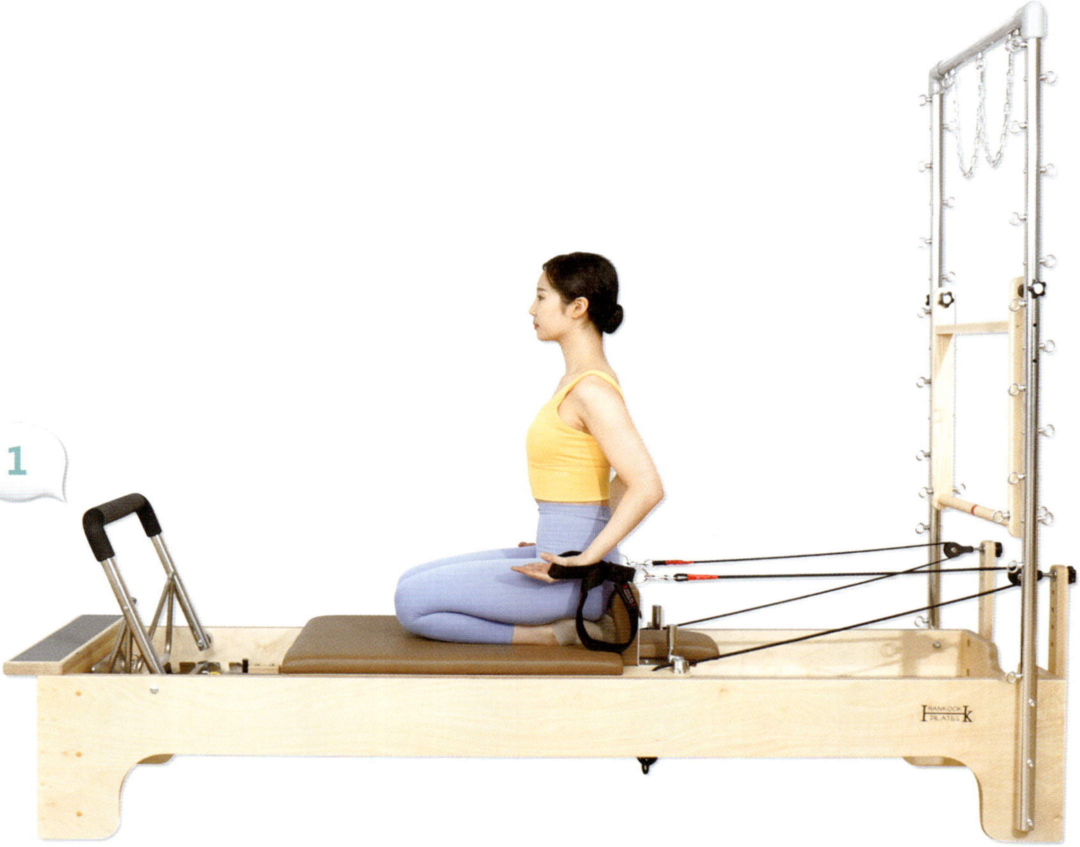

2

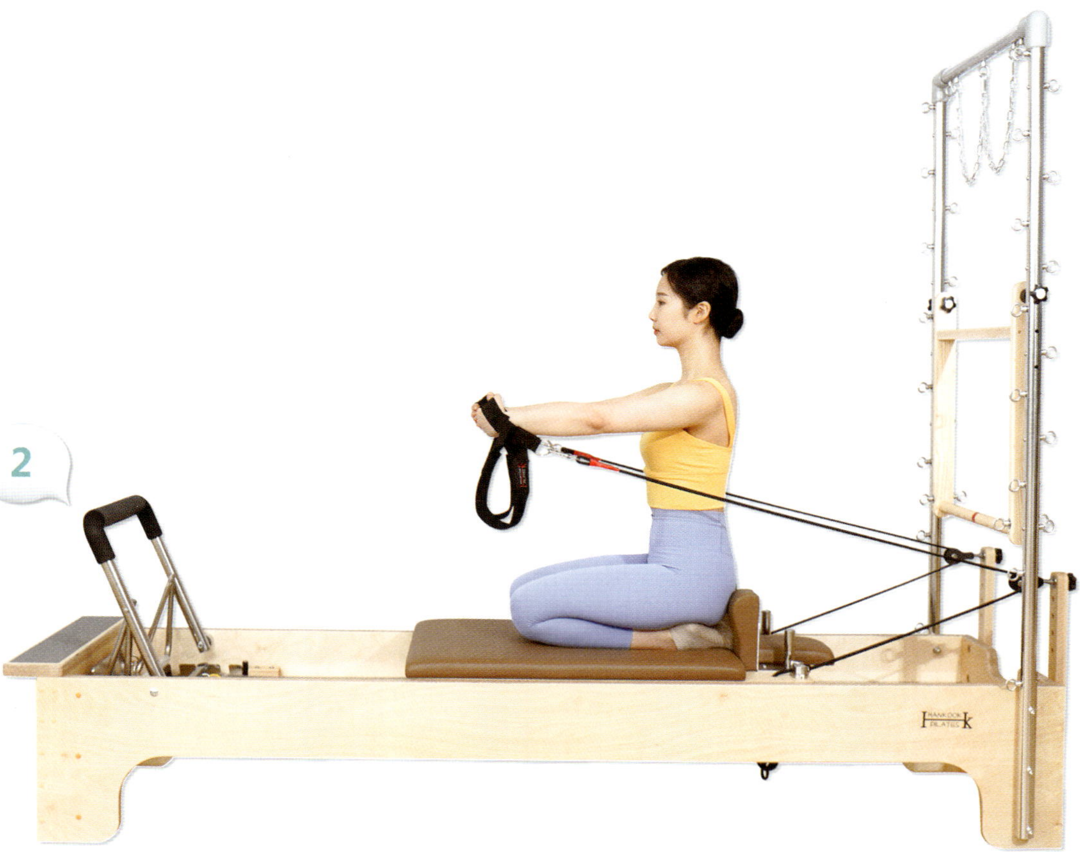

3

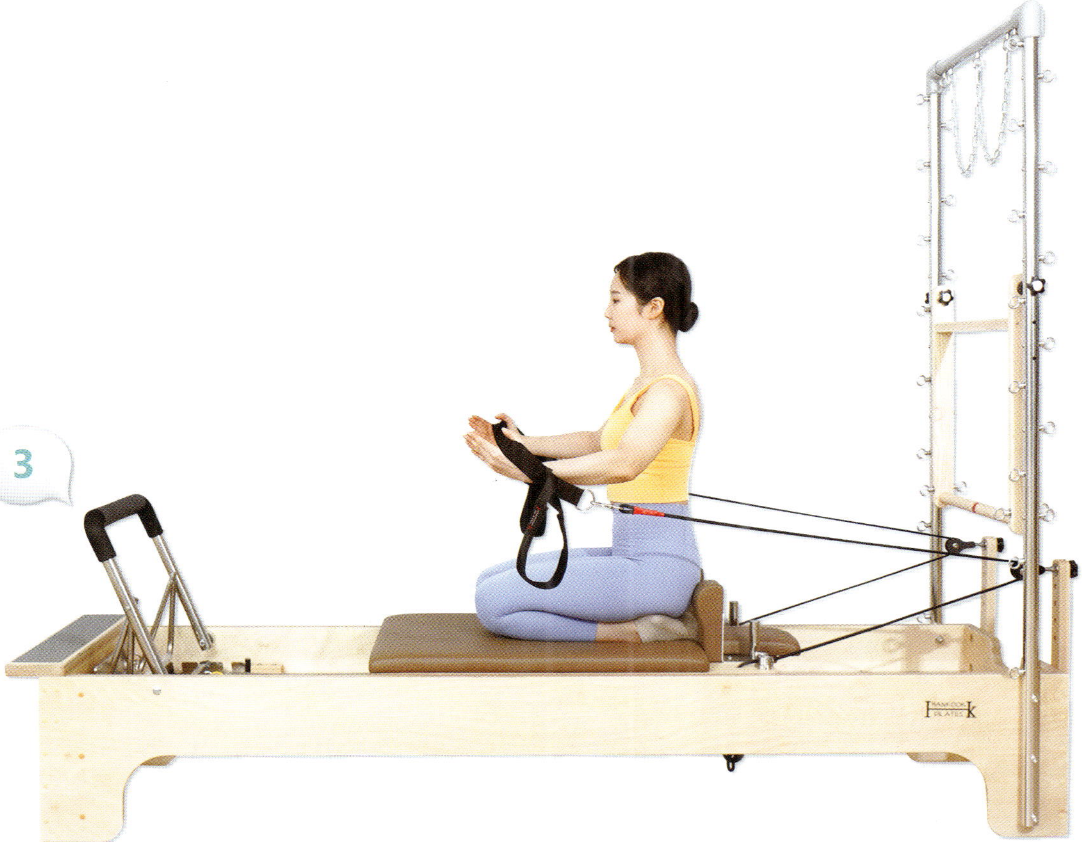

4

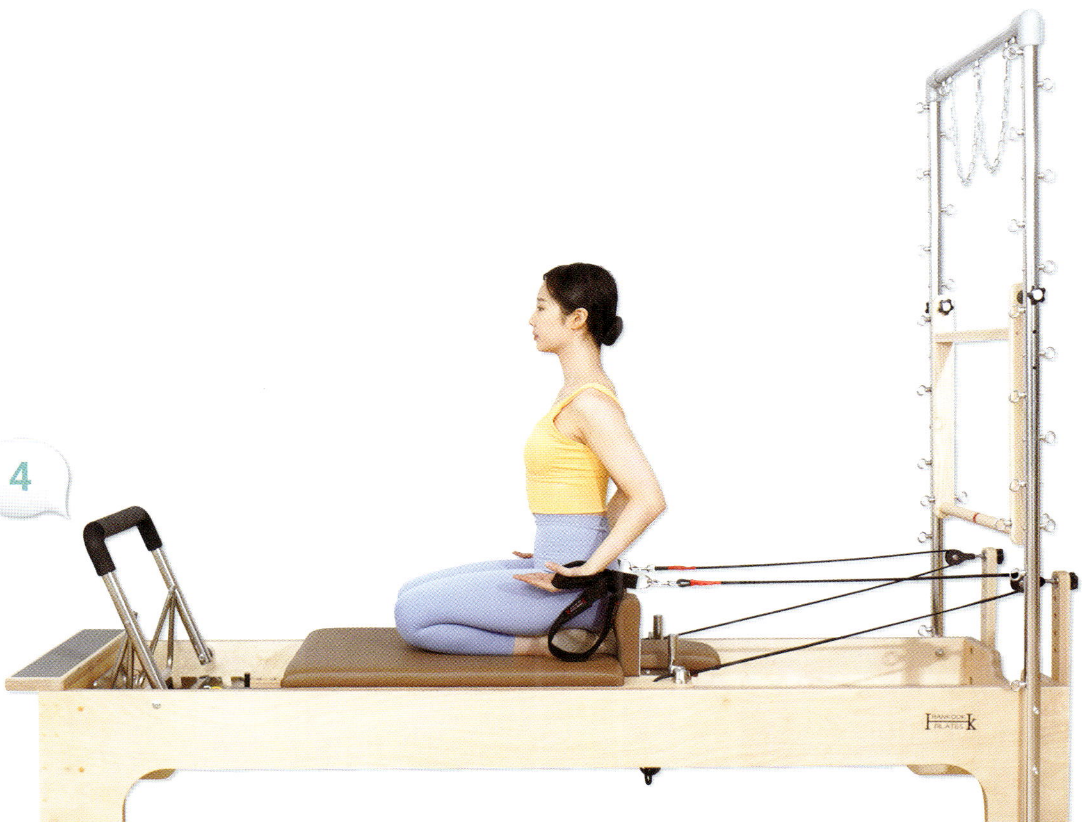

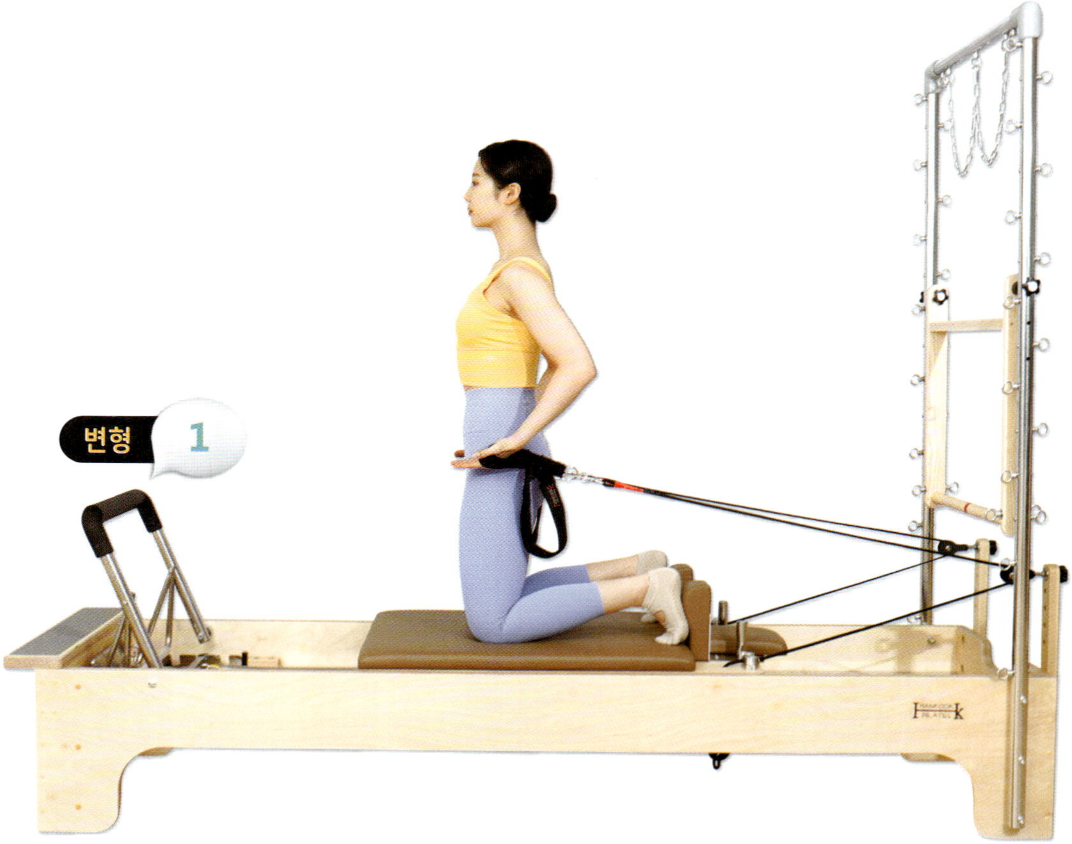
변형 1

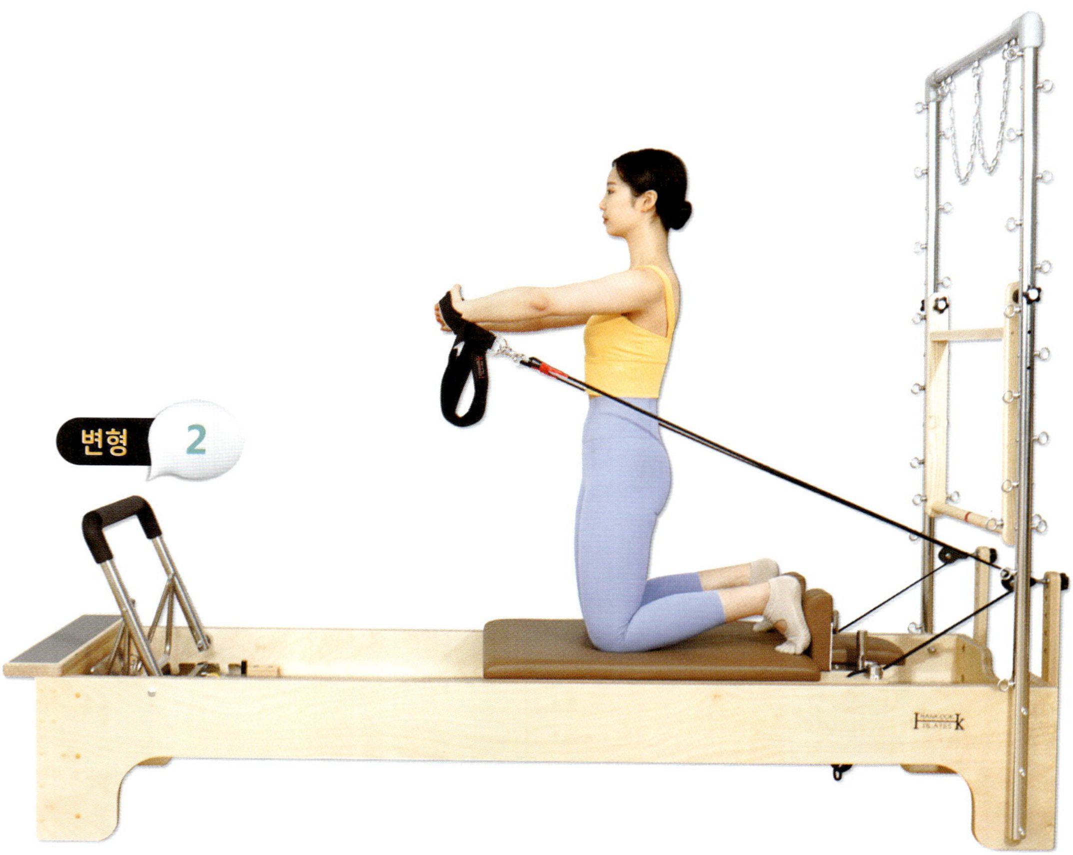
변형 2

변형 3

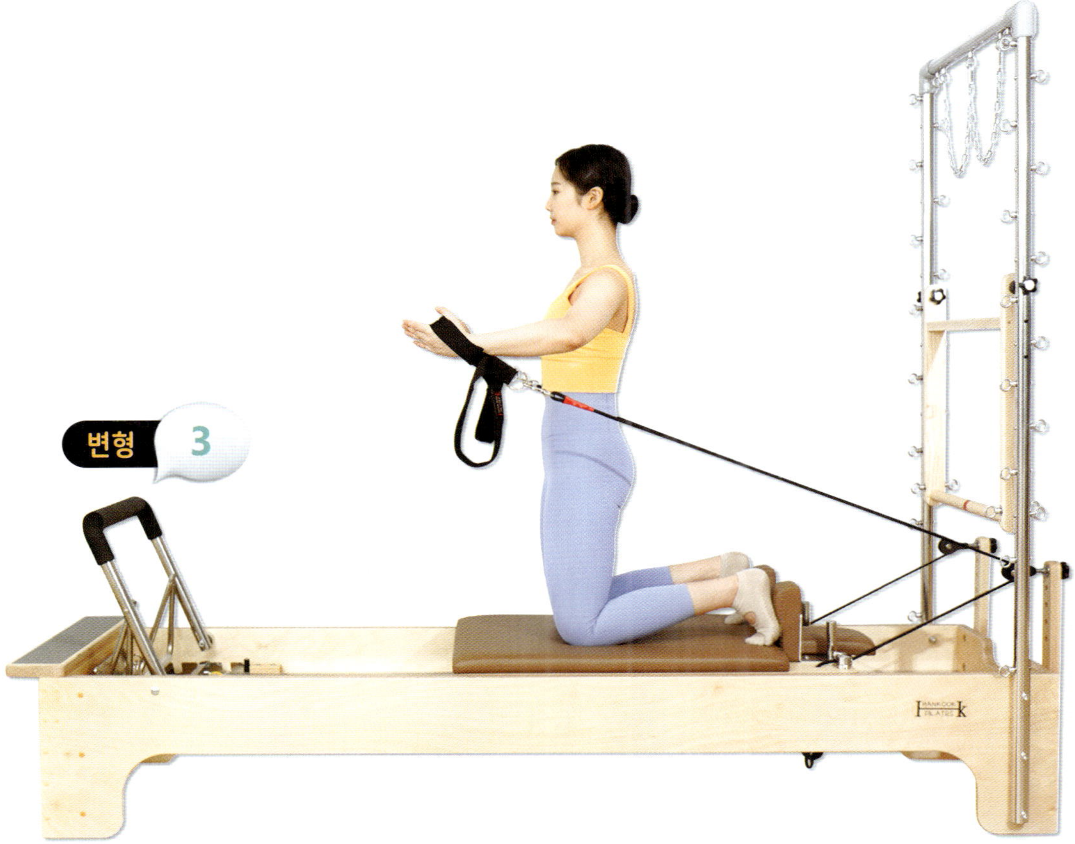

변형 4

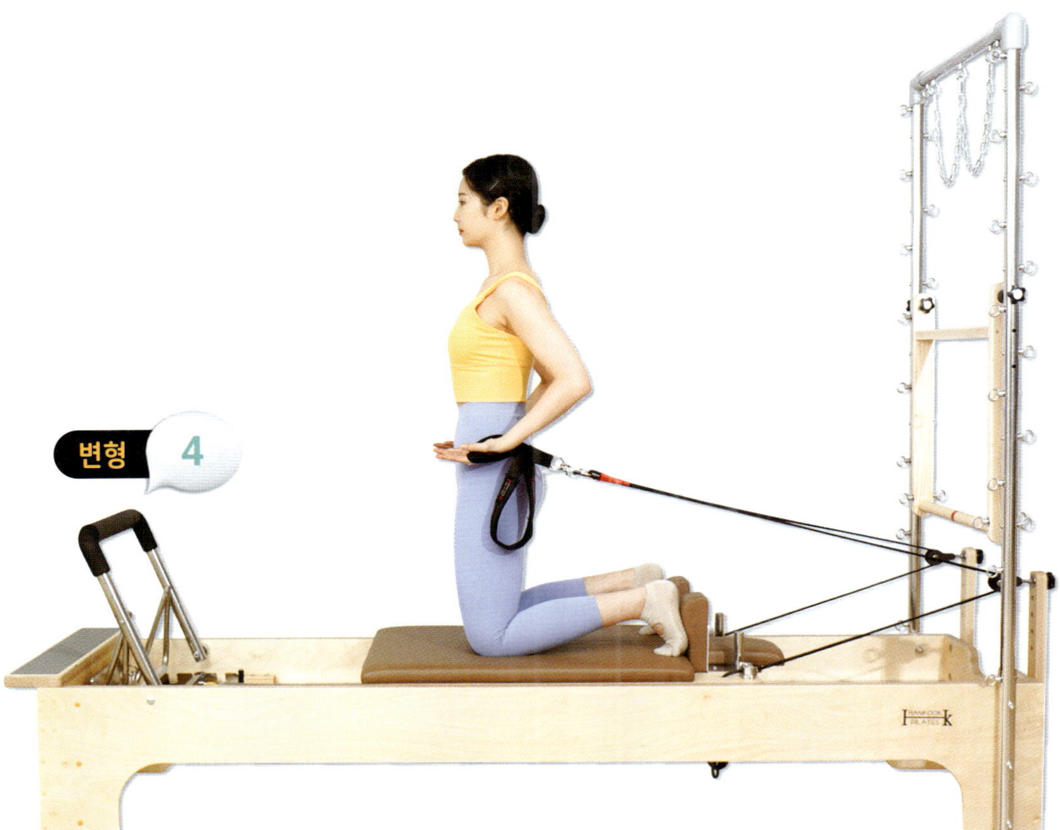

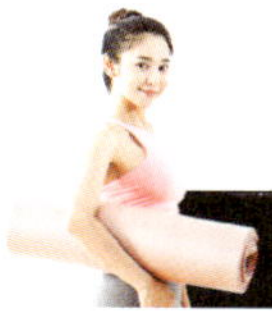

목표

- 무릎 꿇어 앉은 자세에서 코어의 조절 능력과 지구력 향상
- 어깨의 안정성 향상
- 팔의 근육 강화
- 어깨와 몸통 측면의 안정성과 스트레칭
- 엉덩관절, 무릎관절의 가동성 증가
- 몸통의 돌림 가동성 증가

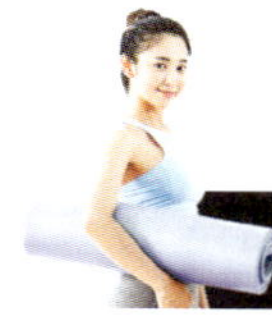

금기

- 무릎과 어깨의 병리적인 병변이 있는 경우
- 코어근육의 안정성에 문제가 있는 경우

04 시팅-머메이드(위드 트위스트)

Sitting-Mermaid (with twist)

시작 자세

- 인어 자세를 취한다.
- 골반과 척추는 가능한 중립이 되도록 한다.
- 한쪽 손의 끝을 풋바 위에 두고, 다른 한 손은 어깨받침대 위에 두고 어깨뼈를 고정시킨다.

운동 방법

- **들숨:** 숨을 들이마시며 자세를 준비한다.
- **날숨:** 인어 자세로 앉고 한쪽 손의 끝을 풋바 위에 두고, 다른 한 손은 어깨받침대 위에 두고 어깨뼈를 고정시킨다. 천천히 팔꿈치를 펴고 캐리지를 밀며 한쪽 팔을 위로 올렸다가 풋바를 잡은 팔 밑으로 팔을 내리면서 몸통을 돌림한다.
- **들숨:** 3~5초 동안 자세를 유지한다.
- **날숨:** 천천히 시작 자세로 돌아온다. 한쪽 손은 어깨받침대를 잡고 한쪽 팔을 위로 올려 사이드 스트레치한다 (시작 자세로 돌아온다).

7~10회 반복한다.

대상 근육

- **동작분석:** 몸통 측면 굽힘/돌림, 어깨관절 벌림/모음
- **주동근**

  몸통 오른쪽 측면 굽힘: 오른쪽 배곧은근, 오른쪽 배바깥빗근, 오른쪽 배속빗근, 오른쪽 엉덩갈비근, 오른쪽 가장긴근, 오른쪽 허리네모근, 오른쪽 가로돌기사이근

  몸통 오른쪽 돌림: 오른쪽 배바깥빗근, 왼쪽 배속빗근, 왼쪽 반가시근, 왼쪽 뭇갈래근, 왼쪽 돌림근

  어깨관절 벌림: 큰가슴근, 넓은등근, 큰원근, 작은원근, 부리위팔근, 위팔두갈래근
- **길항근**

  몸통 왼쪽 측면 굽힘: 왼쪽 배곧은근, 왼쪽 배바깥빗근, 왼쪽 배속빗근, 왼쪽 엉덩갈비근, 왼쪽 가장긴근, 왼쪽 허리네모근, 왼쪽 가로돌기사이근

  몸통 왼쪽 돌림: 왼쪽 배바깥빗근, 오른쪽 배속빗근, 오른쪽 반가시근, 오른쪽 뭇갈래근, 오른쪽 돌림근

  어깨관절 모음: 어깨세모근, 가시위근, 큰가슴근

주의 사항

- 인어 자세를 유지한다.

1

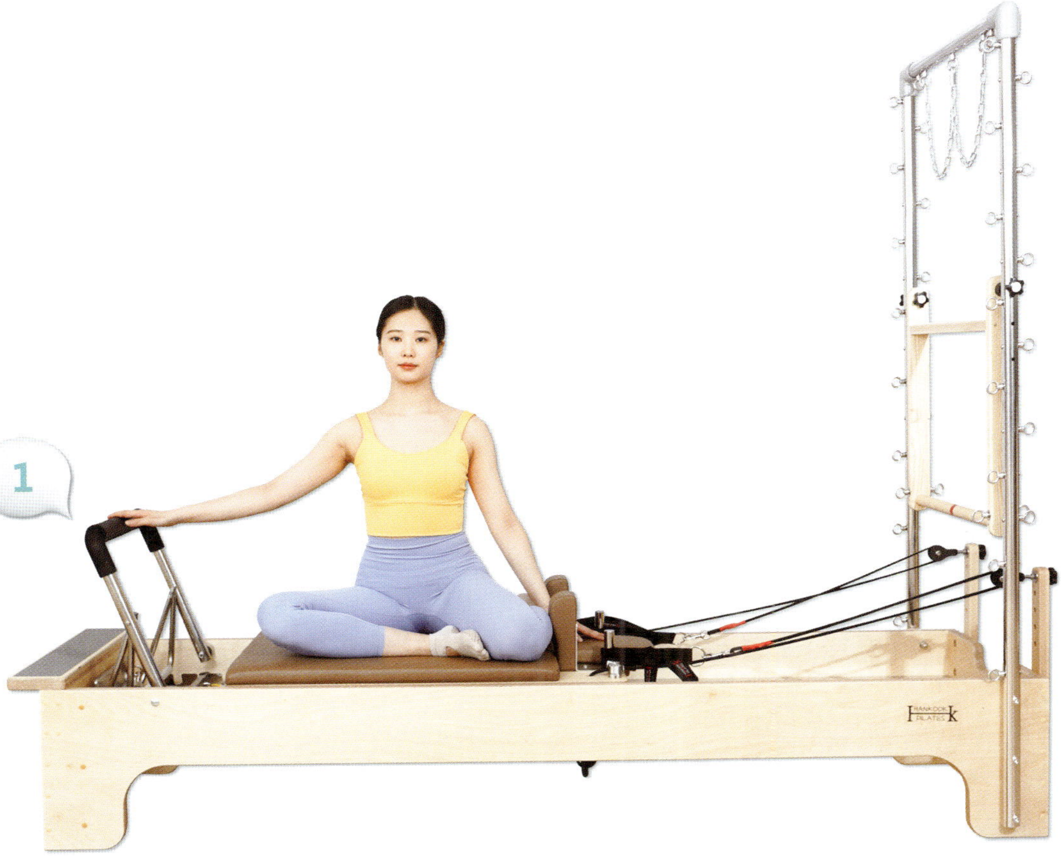

2

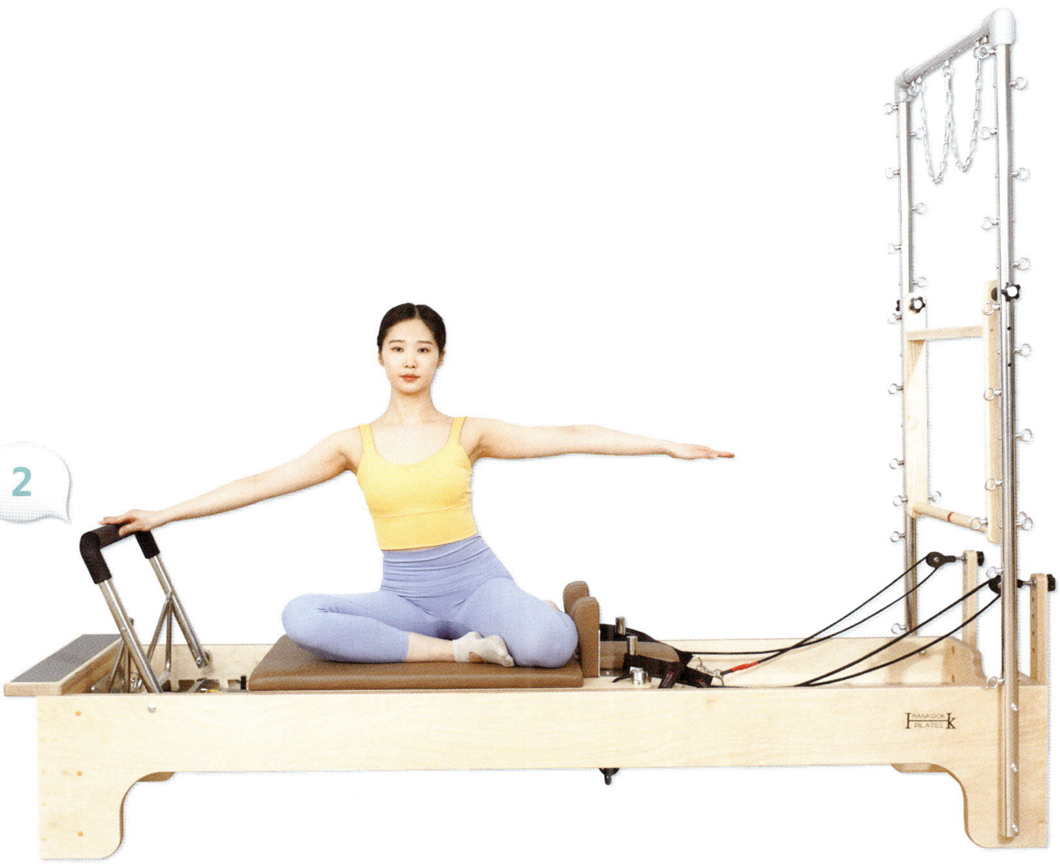

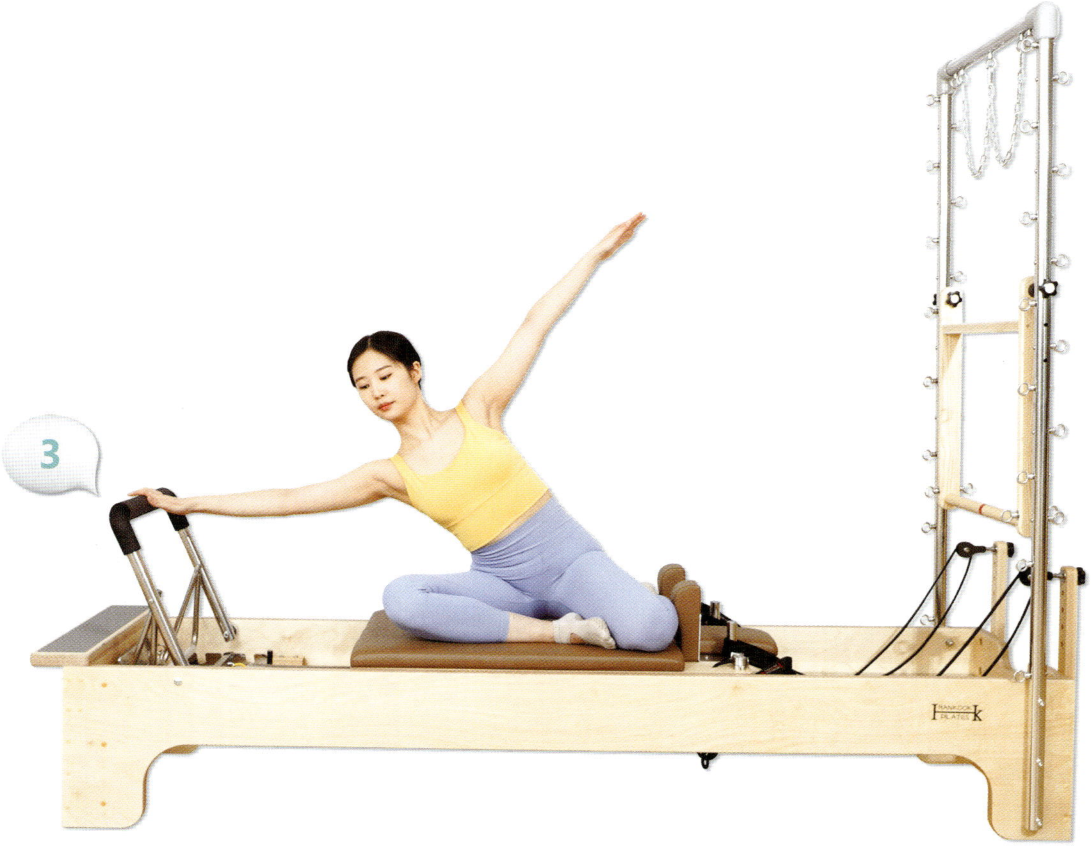
3

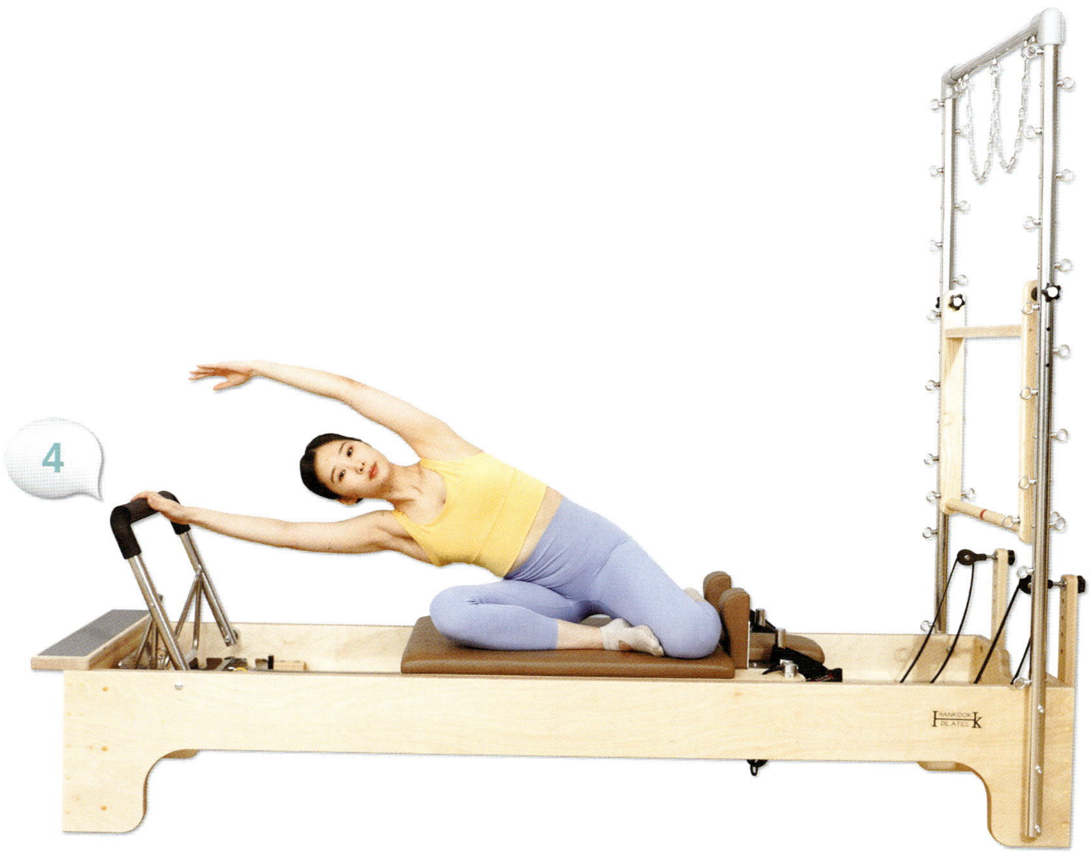
4

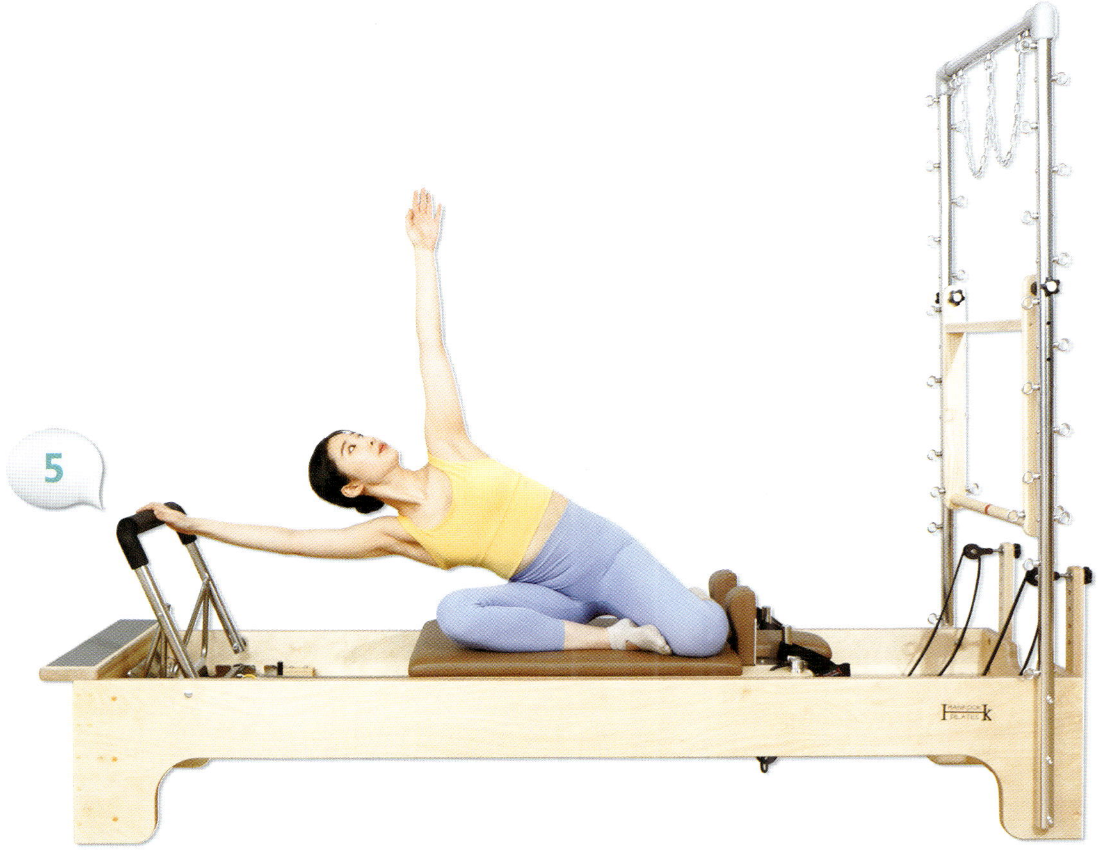
5

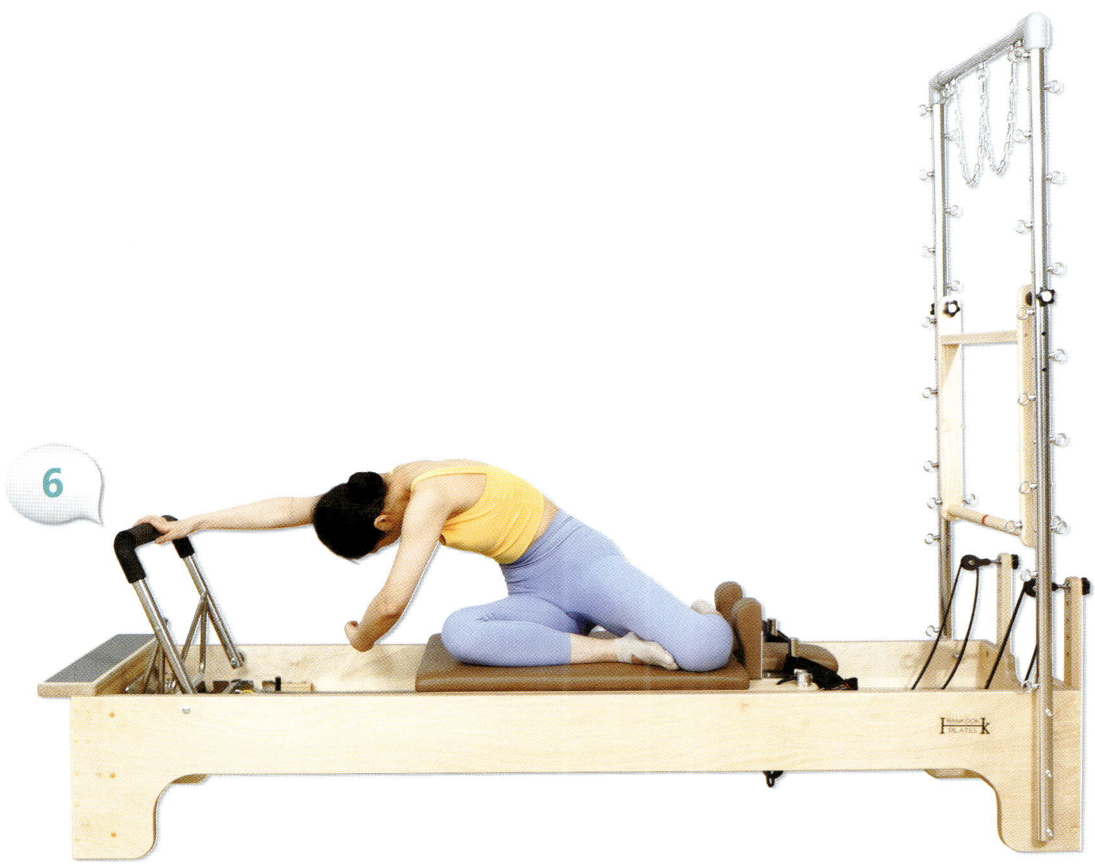
6

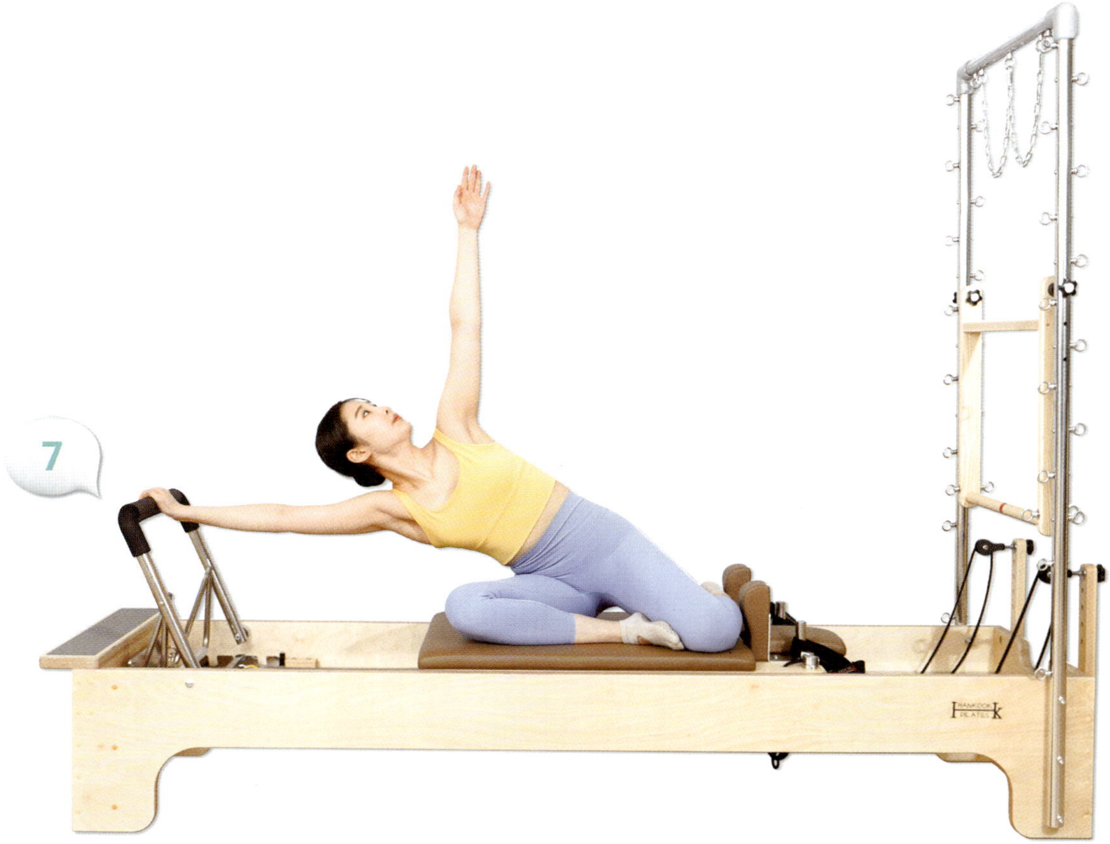
7

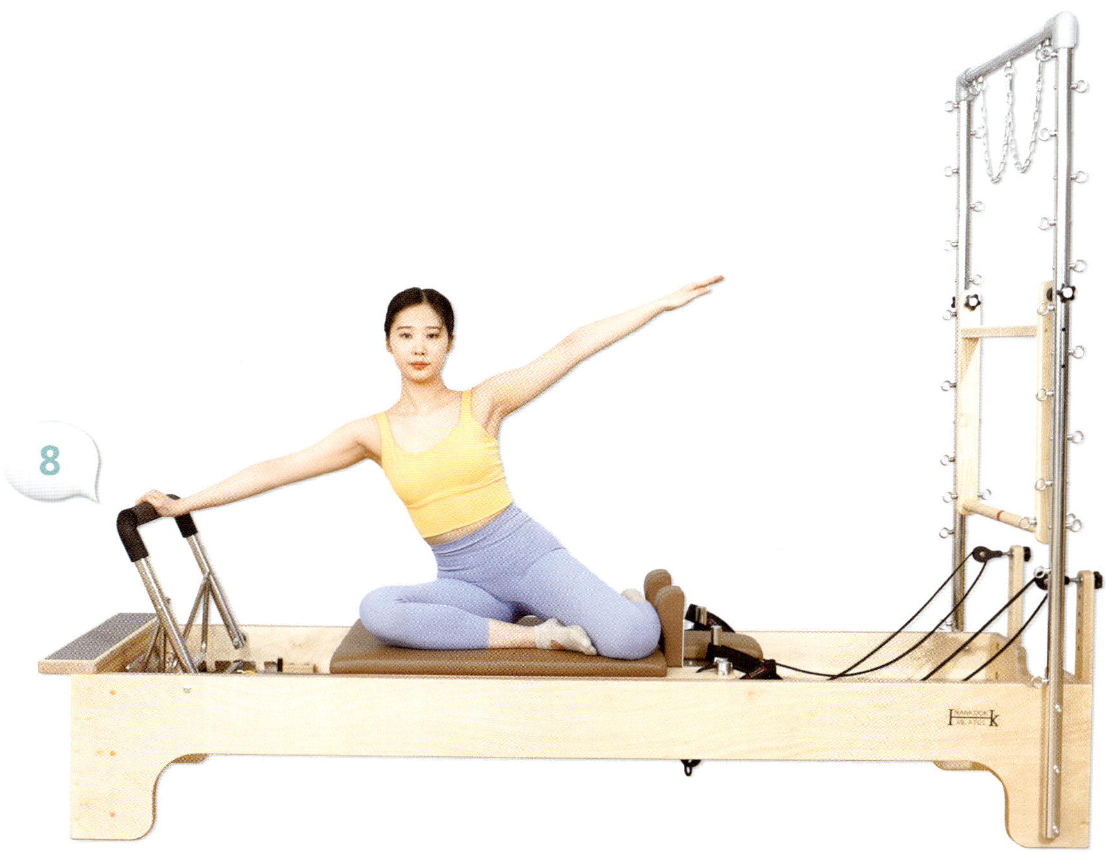
8

9

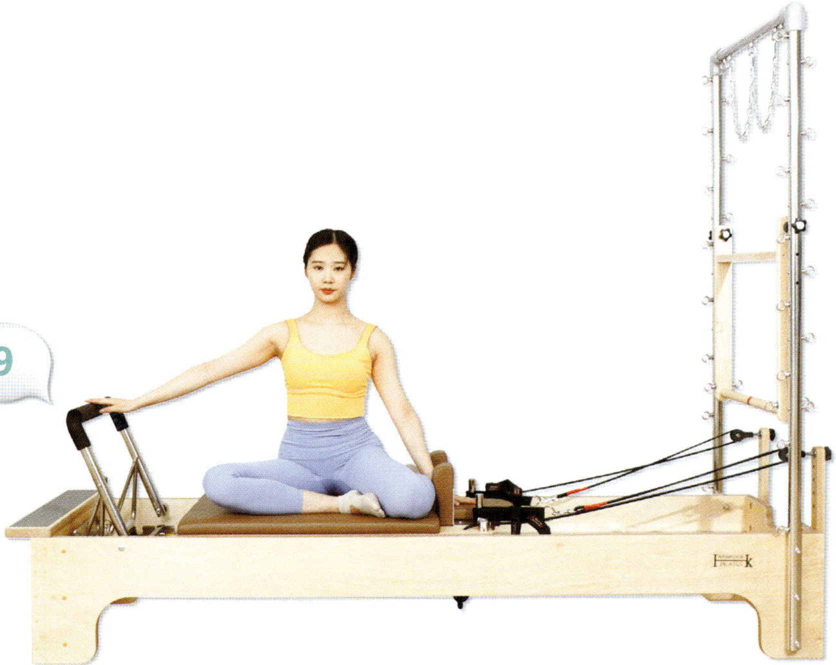

10

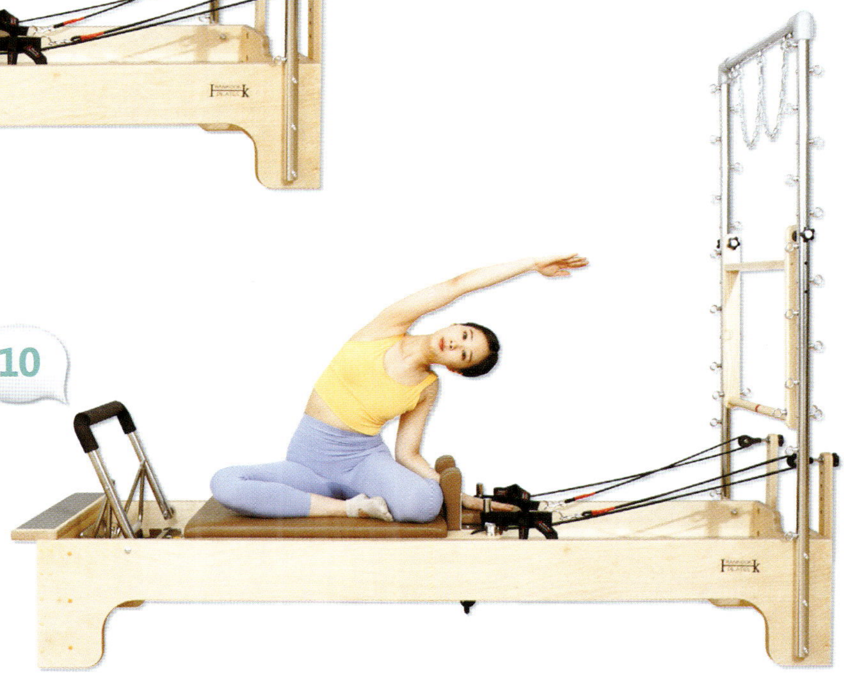

11

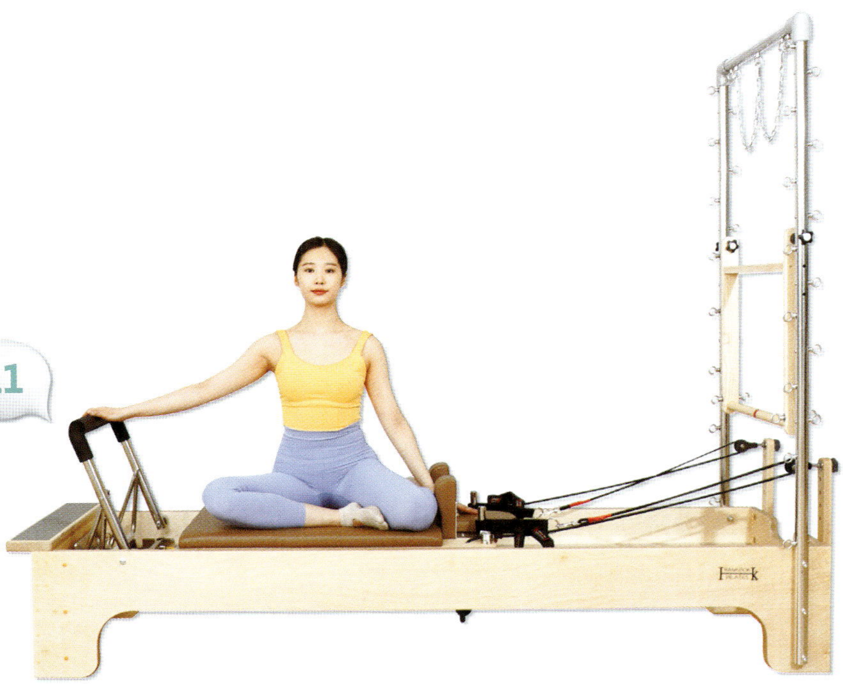

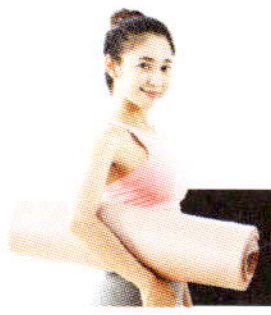

목표

- 무릎 꿇어 앉은 자세에서 코어의 조절 능력과 지구력 향상
- 어깨의 안정성 향상
- 팔의 근육 강화
- 어깨와 몸통 측면의 안정성과 스트레칭
- 엉덩관절, 무릎관절의 가동성 증가
- 몸통의 돌림 가동성 증가

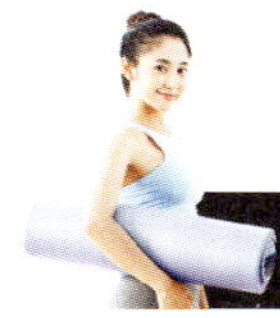

금기

- 무릎과 어깨의 병리적인 병변이 있는 경우
- 코어근육의 안정성에 문제가 있는 경우

05 시팅-사이드 스트레치(프레스 아웃)

Sitting-Side stretch (press out)

시작 자세

- 인어 자세를 취한다.

운동 방법

- **들숨:** 숨을 들이마시며 자세를 준비한다.
- **날숨:** 인어 자세로 앉고 한쪽 손의 끝을 풋바 위에 두고, 다른 한 손은 어깨받침대 위에 두고 어깨뼈를 고정시킨다. 천천히 팔꿈치를 펴고 캐리지를 밀며 한쪽 팔을 위로 올려서 풋바가 있는 쪽으로 길게 뻗고 사이드 스트레치한다.
- **들숨:** 3~5초 동안 자세를 유지한다.
- **날숨:** 사이드 스트레치한 팔을 바깥돌림하고 몸통도 같이 바깥돌림한다. 원을 그리며 안쪽으로 돌림하며 풋바를 잡는다.
- **들숨:** 3~5초 동안 자세를 유지한다.
- **날숨:** 양팔을 밀어 몸통 스트레치한다.
- **들숨:** 천천히 시작 자세로 돌아온다. 한쪽 손은 어깨받침대를 잡고 한쪽 팔을 위로 올려 사이드 스트레치한다(시작 자세로 돌아온다).

7~10회 반복한다.

대상 근육

- **동작분석:** 몸통 측면 굽힘/돌림, 어깨관절 벌림/모음, 어깨뼈 올림/내림, 팔목관절 폄/굽힘
- **주동근**
  몸통 오른쪽 측면 굽힘: 오른쪽 배곧은근, 오른쪽 배바깥빗근, 오른쪽 배속빗근, 오른쪽 엉덩갈비근, 오른쪽 가장긴근, 오른쪽 허리네모근, 오른쪽 가로돌기사이근
  몸통 오른쪽 돌림: 오른쪽 배바깥빗근, 왼쪽 배속빗근, 왼쪽 반가시근, 왼쪽 뭇갈래근, 왼쪽 돌림근
  어깨관절 벌림: 큰가슴근, 넓은등근, 큰원근, 작은원근, 부리위팔근, 위팔두갈래근
  어깨뼈 올림: 위등세모근, 마름근, 어깨올림근
  팔목관절 폄: 위팔세갈래근, 팔꿈치근, 손뒤침근, 자쪽손목폄근, 손가락폄근, 새끼폄근
- **길항근**
  몸통 왼쪽 측면 굽힘: 왼쪽 배곧은근, 왼쪽 배바깥빗근, 왼쪽 배속빗근, 왼쪽 엉덩갈비근, 왼쪽 가장긴근, 왼쪽 허리네모근, 왼쪽 가로돌기사이근
  몸통 왼쪽 돌림: 왼쪽 배바깥빗근, 오른쪽 배속빗근, 오른쪽 반가시근, 오른쪽 뭇갈래근, 오른쪽 돌림근
  어깨관절 모음: 어깨세모근, 가시위근, 큰가슴근
  어깨뼈 내림: 아래등세모근, 아래앞톱니근, 작은가슴근
  팔목관절 굽힘: 위팔두갈래근, 위팔근, 위팔노근, 노쪽손목굽힘근, 긴손바닥근, 자쪽손목굽힘근, 원엎침근, 긴노쪽손목폄근, 짧은노쪽손목폄근

주의 사항

- 인어 자세를 유지한다.

1

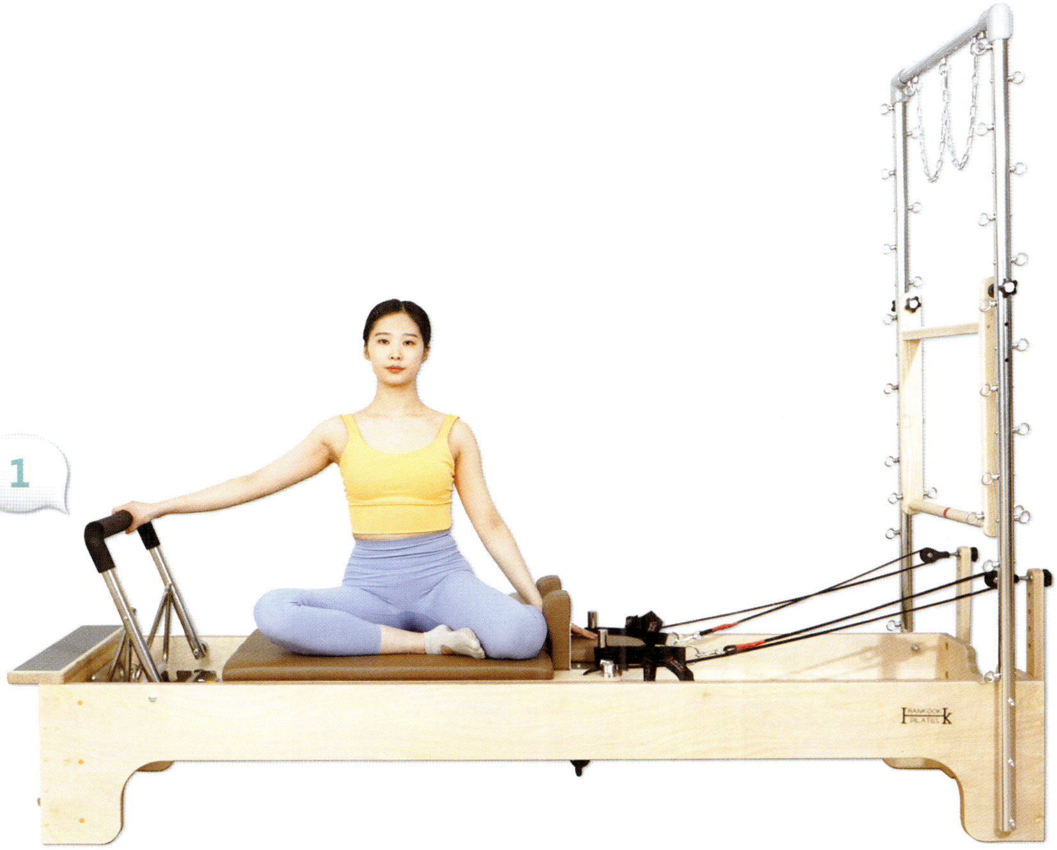

2

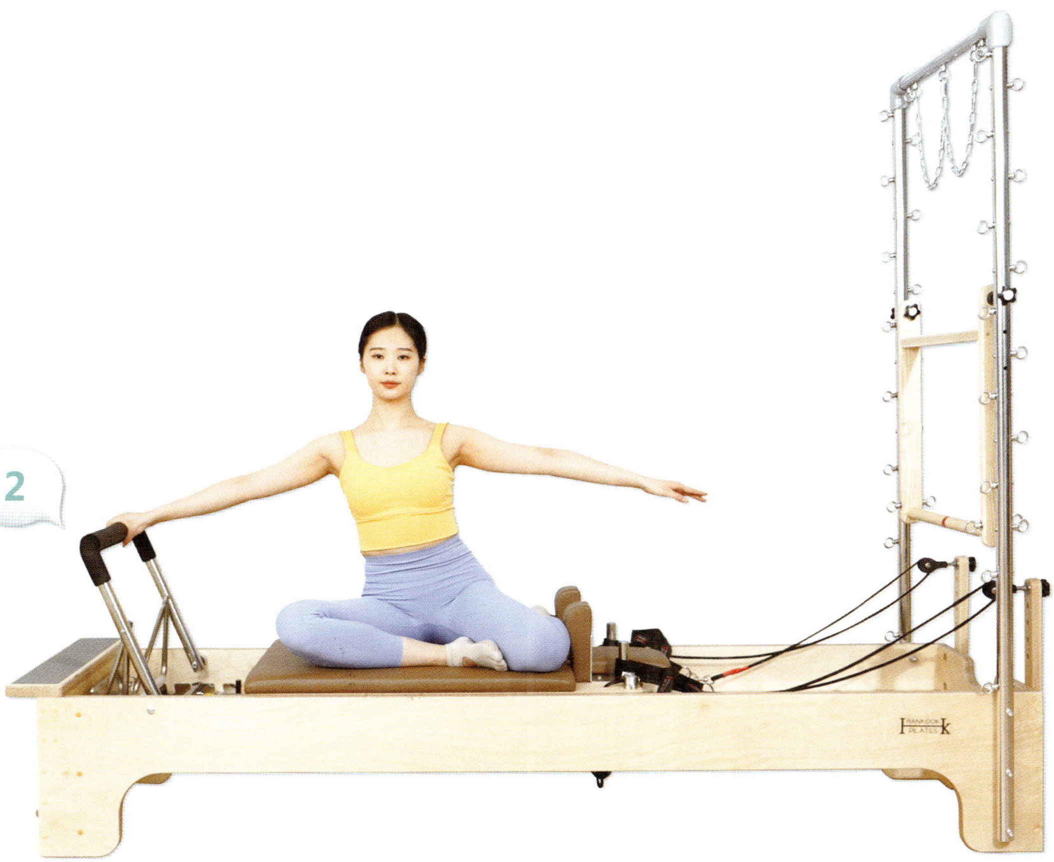

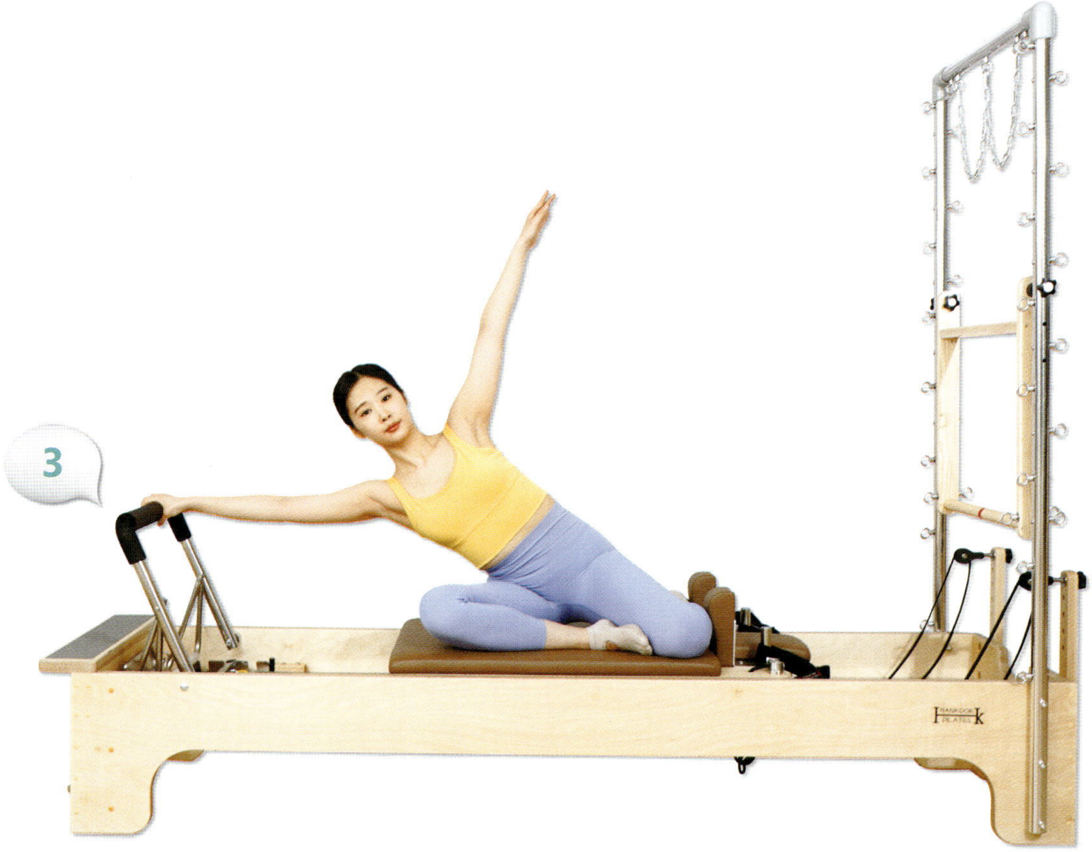

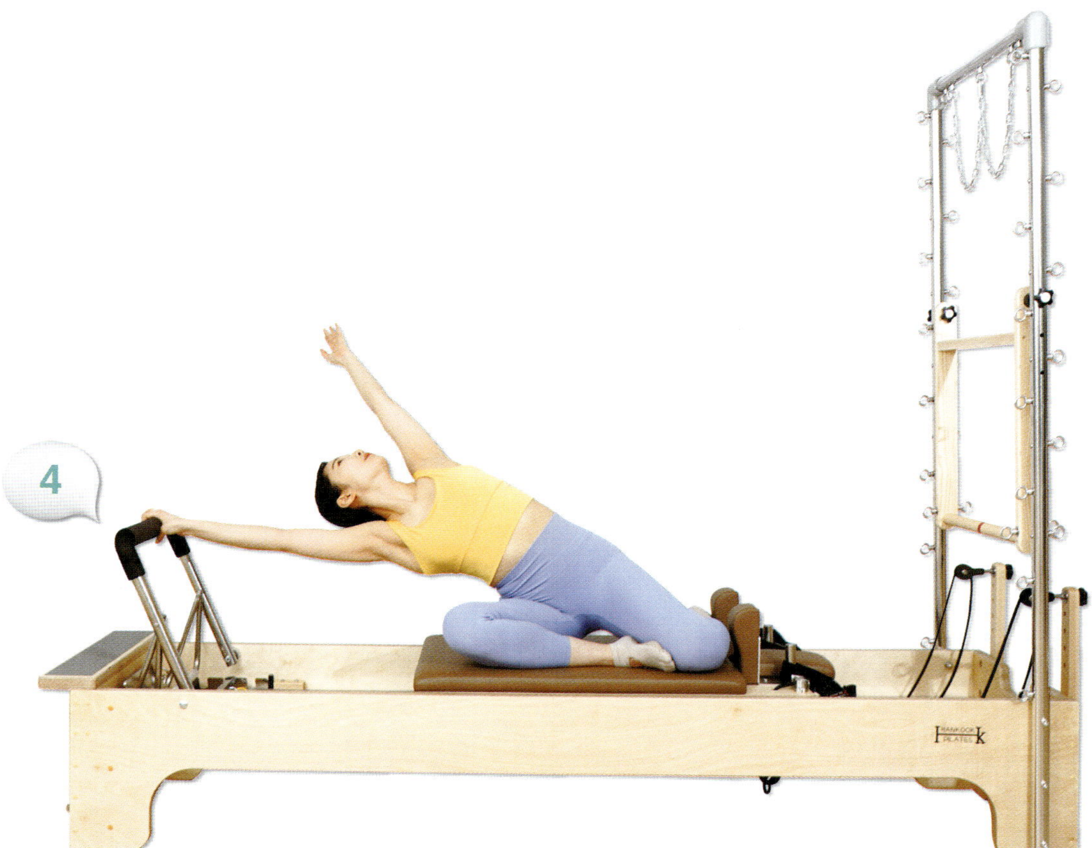

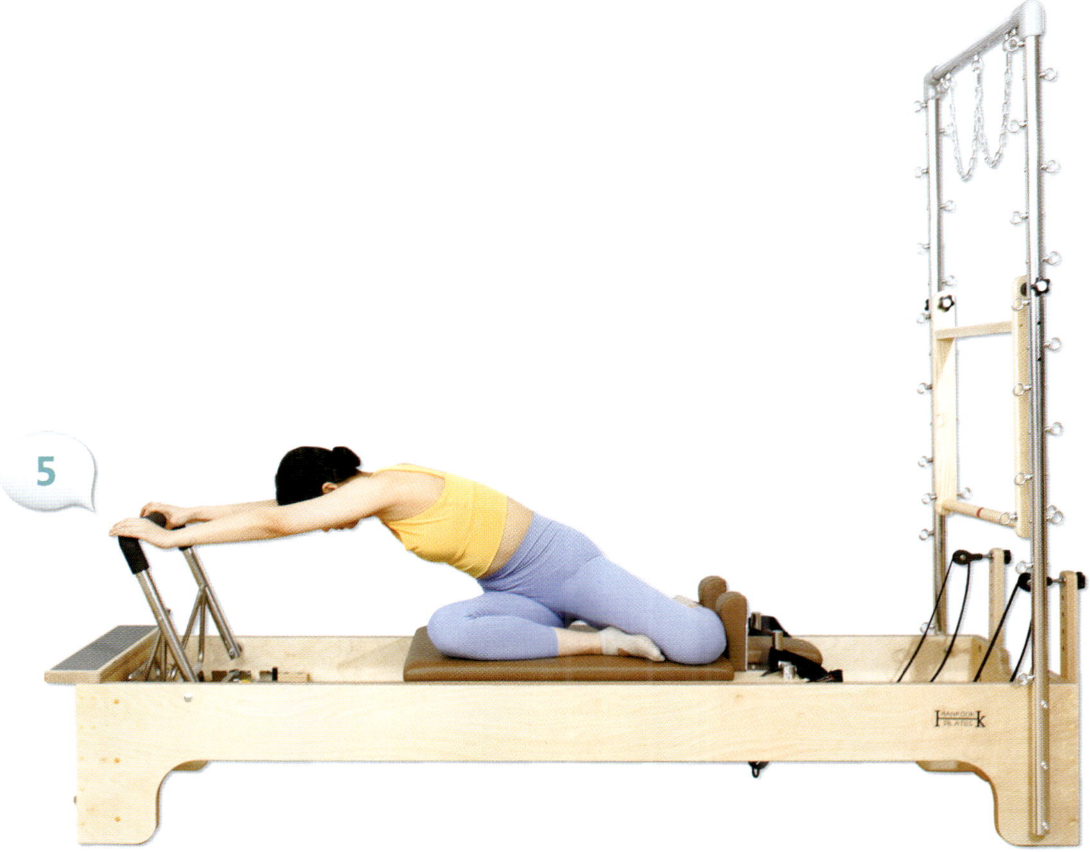
5

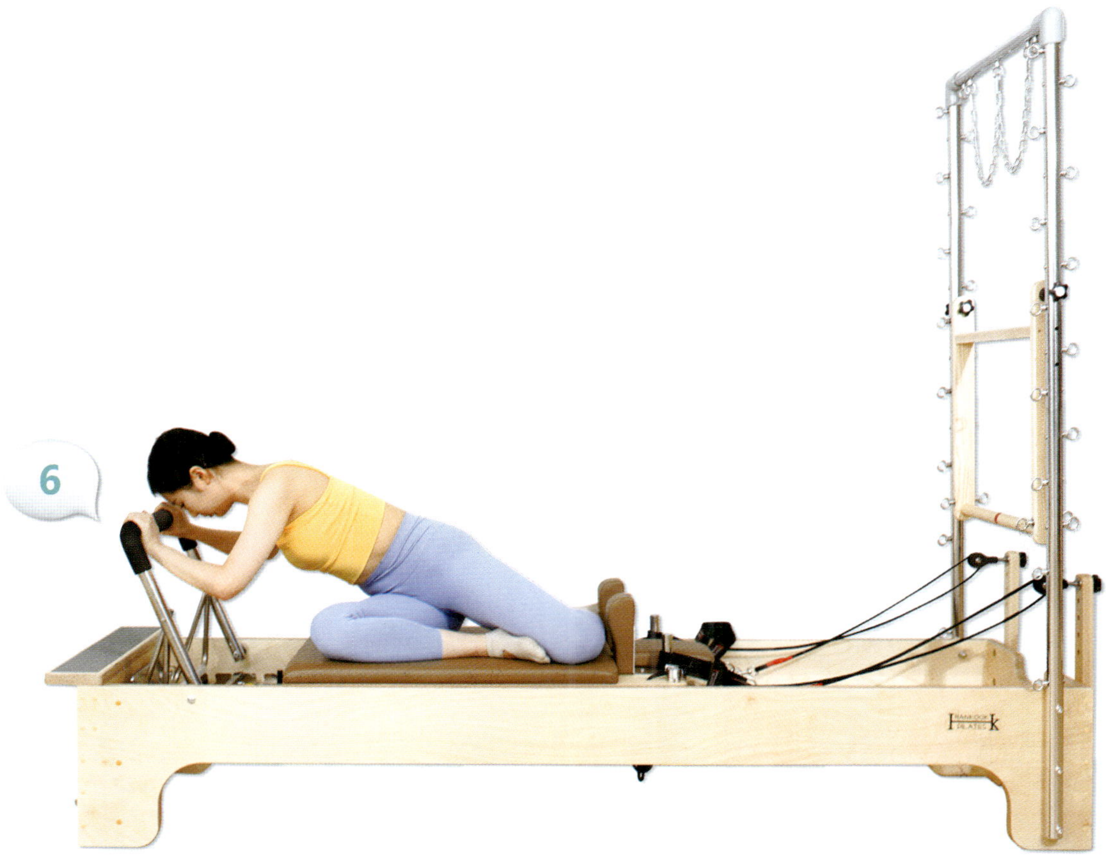
6

7

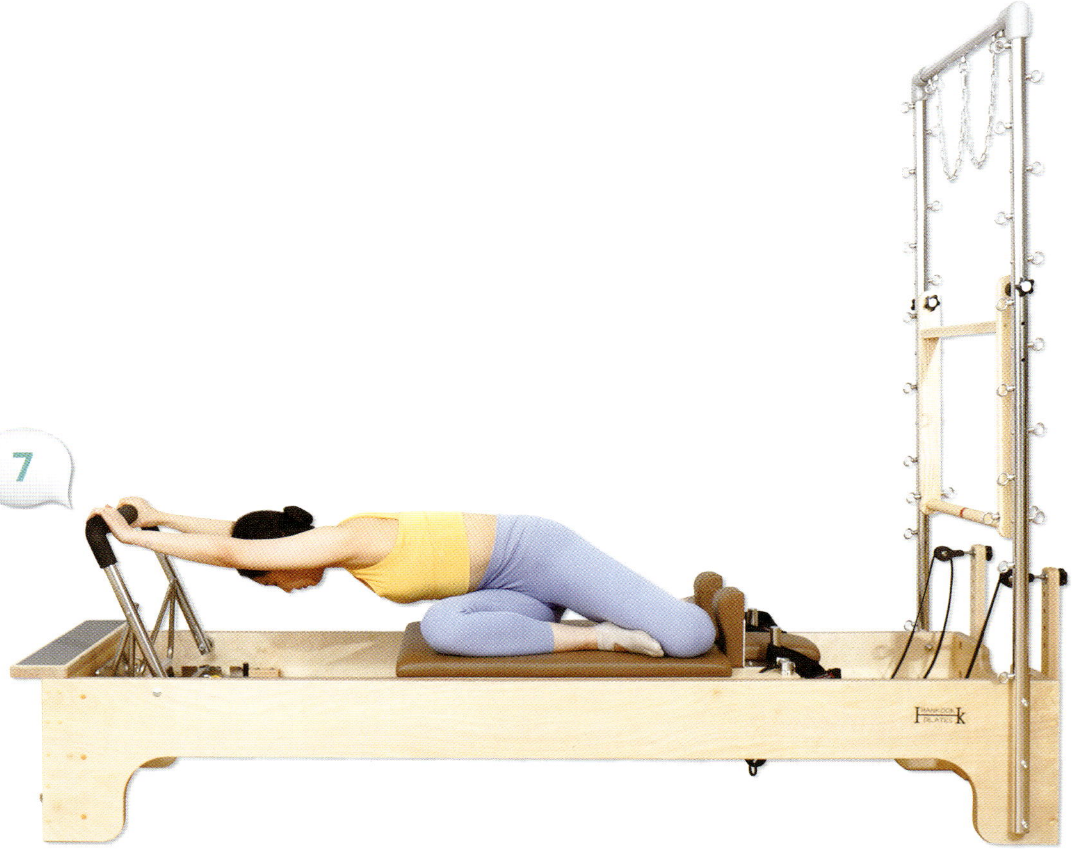

8

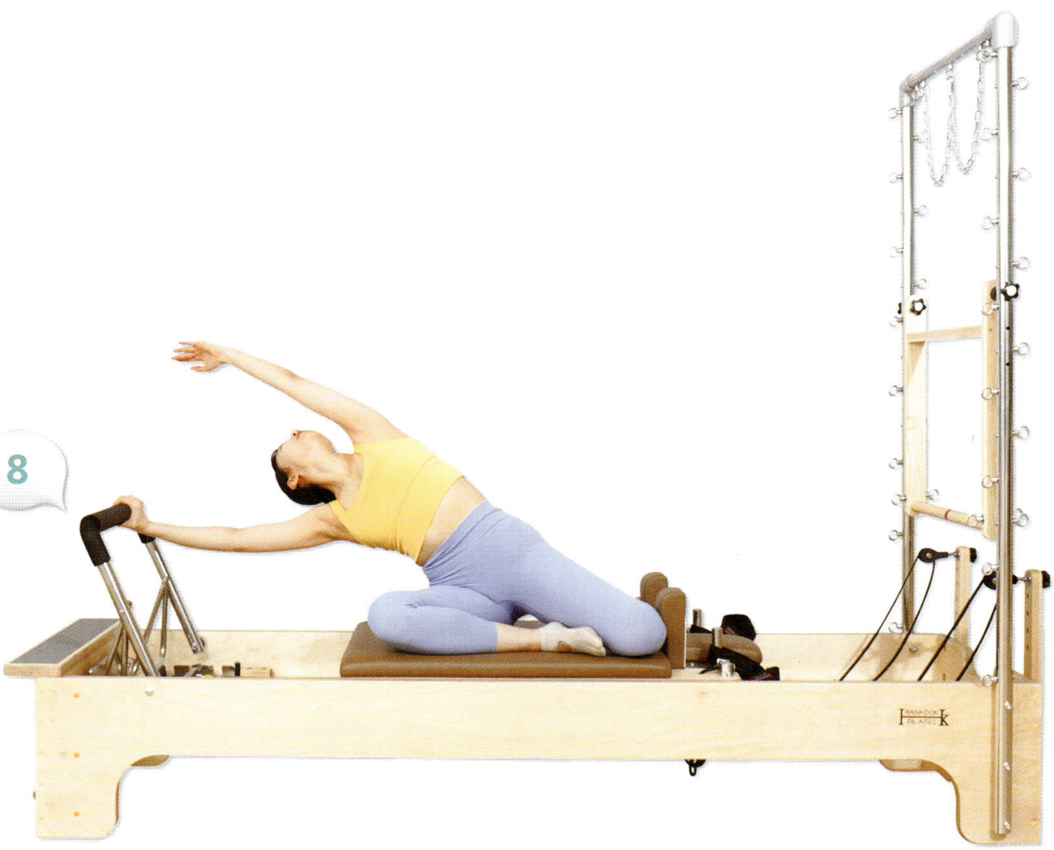

9

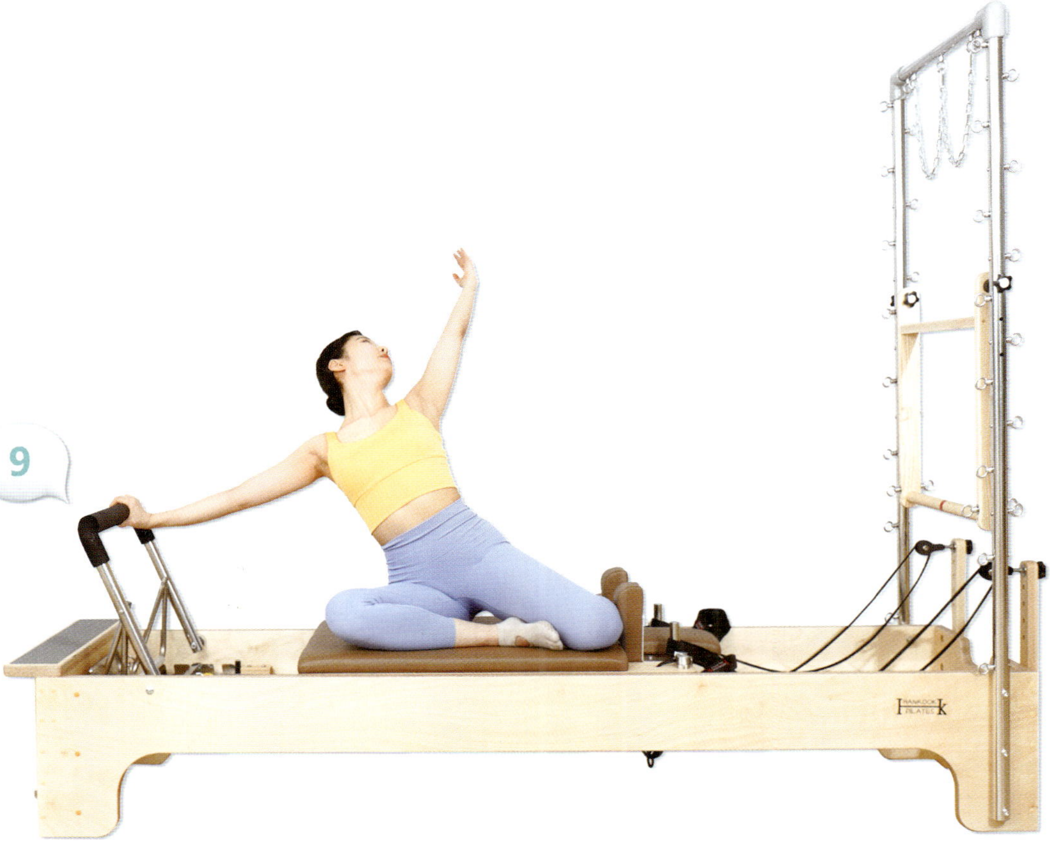

10

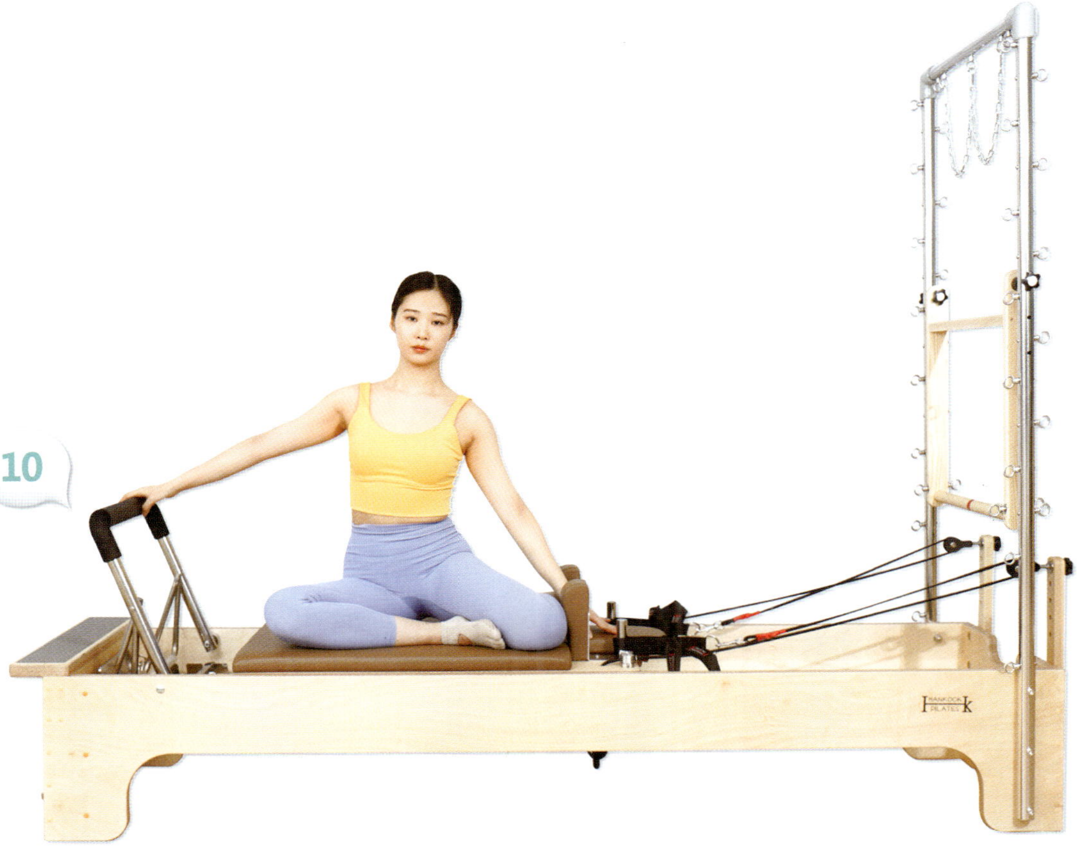

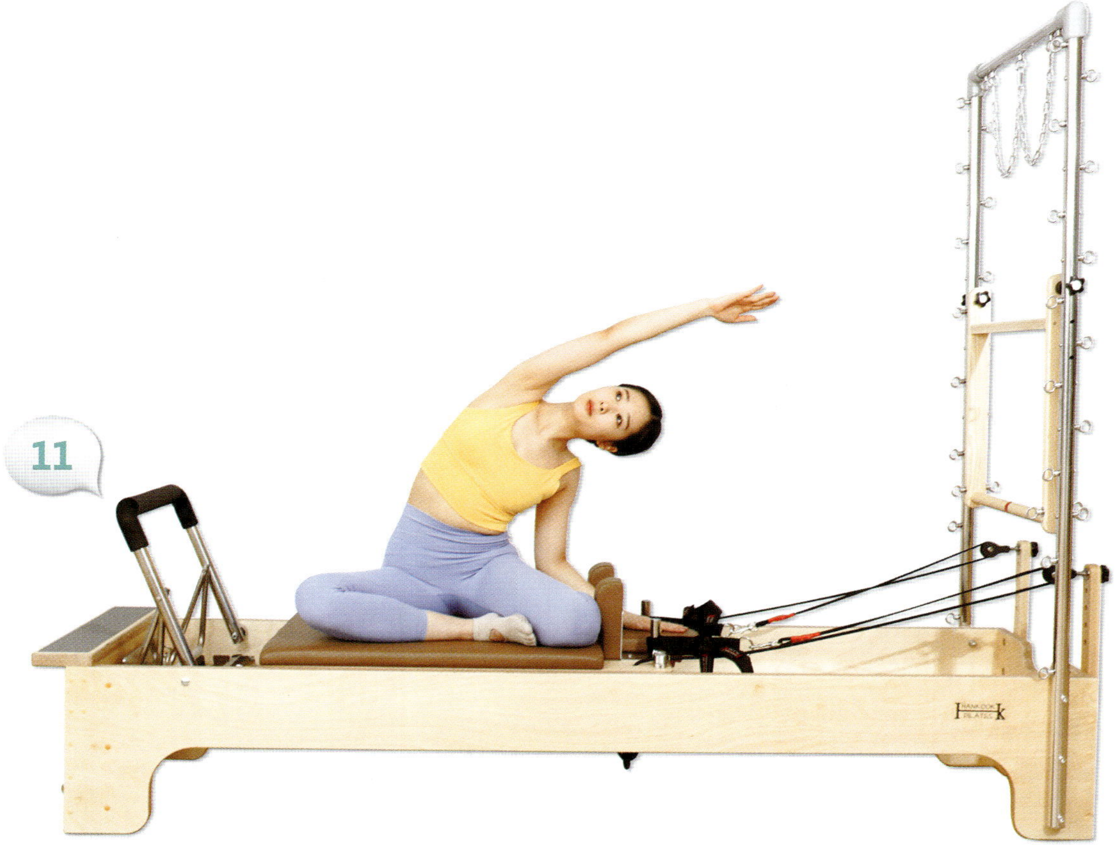
11

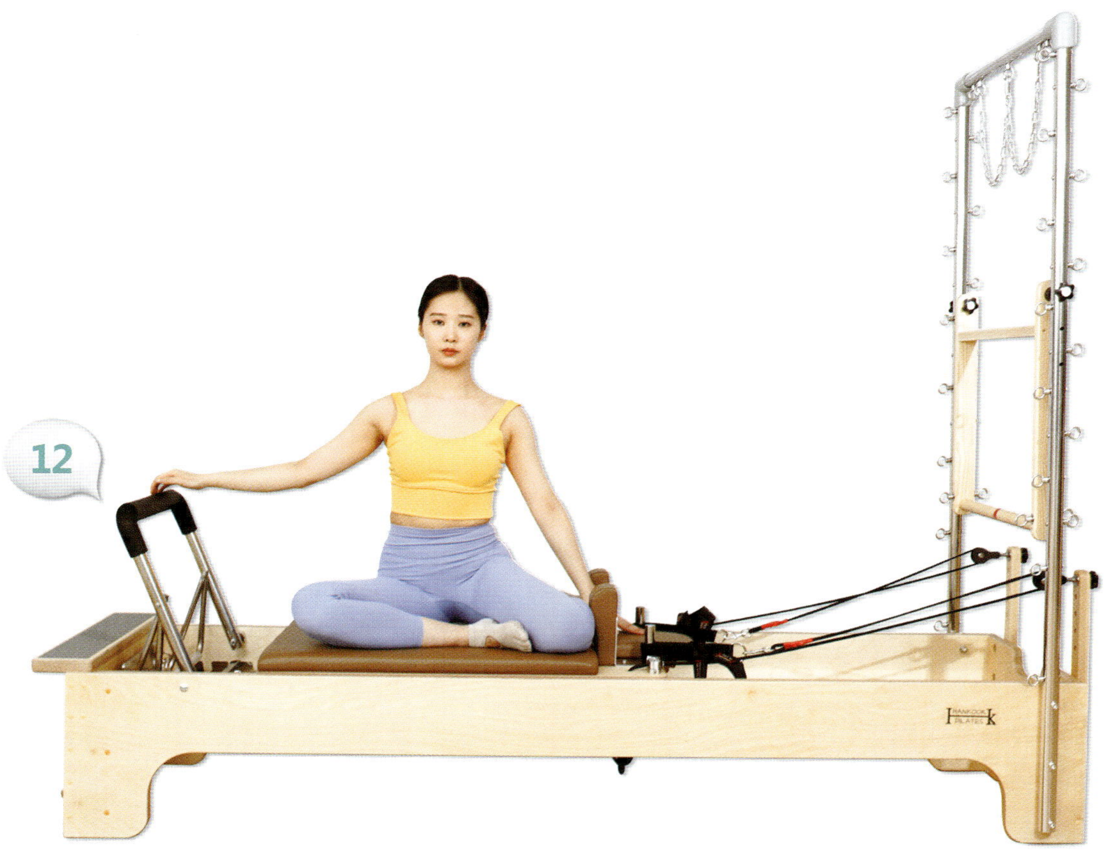
12

CHAPTER 7

STOMACH MASSAGE SERIES

01 프론트 시팅 - 라운디드 백 Front sitting-Rounded back

02 프론트 시팅 - 업라이트/스트레이트 백 Front sitting-Upright/Straight back

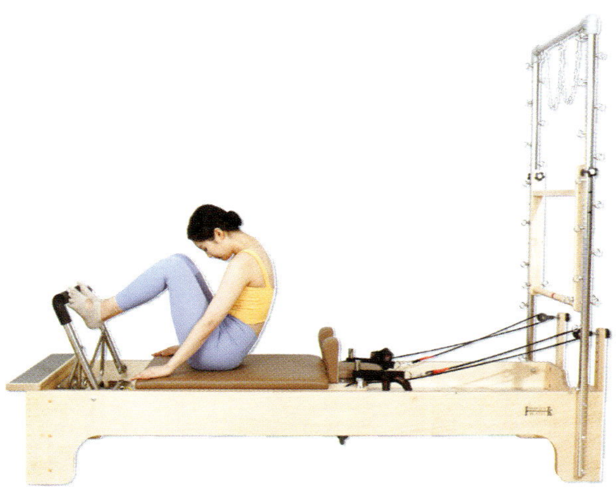

목표

- 코어를 이용해서 다리의 힘과 자세 향상

금기

- 넙다리뒤근이 짧은 경우
- 엉덩관절에 문제가 있는 경우
- 코어근육의 안정성에 문제가 있는 경우

01 프론트 시팅-라운디드 백
Front sitting-Rounded back

시작 자세

- 캐리지의 중앙에 앉는다.
- 척추는 C-곡선으로 굽힘하고, 발뒤꿈치를 모으고 턴아웃 자세로 발끝을 풋바에 올려서 고정한다.

운동 방법

- 들숨: 숨을 들이마시며 자세를 준비한다.
- 날숨: 풋바를 발로 충분히 밀고 캐리지를 이동시킨 다음, 발등굽힘하면서 종아리 스트레치 동작을 수행한다.
- 들숨: 천천히 시작위치로 돌아온다.

7~10회 반복한다.

대상 근육

- 동작분석: 몸통 굽힘/폄, 엉덩관절 폄/굽힘, 무릎관절 폄/굽힘
- 주동근
  몸통 굽힘: 배곧은근, 배바깥빗근, 배속빗근
  엉덩관절 폄: 큰모음근, 큰볼기근, 중간볼기근, 넙다리두갈래근, 반막모양근, 반힘줄모양근
  무릎관절 폄: 넙다리곧은근, 가쪽넓은근, 중간넓은근, 안쪽넓은근
- 길항근
  몸통 폄: 엉덩갈비근, 가장긴근, 가시근, 허리네모근, 반가시근, 돌림근, 뭇갈래근, 가시사이근
  엉덩관절 굽힘: 허리근, 엉덩근, 넙다리빗근, 넙다리근막긴장근, 넙다리곧은근, 두덩근, 짧은모음근, 긴모음근, 큰모음근, 중간볼기근
  무릎관절 굽힘: 넙다리빗근, 두덩정강근, 넙다리두갈래근, 반막모양근, 반힘줄모양근, 오금근, 장딴지근

주의 사항

- C-곡선을 유지하여 운동한다.
- 무릎을 과다폄하지 않는다.

1

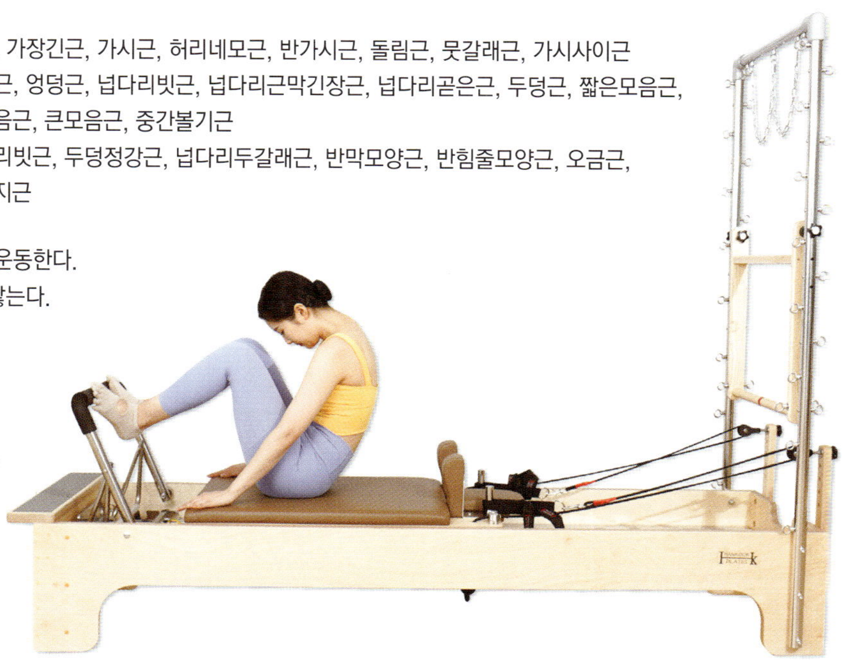

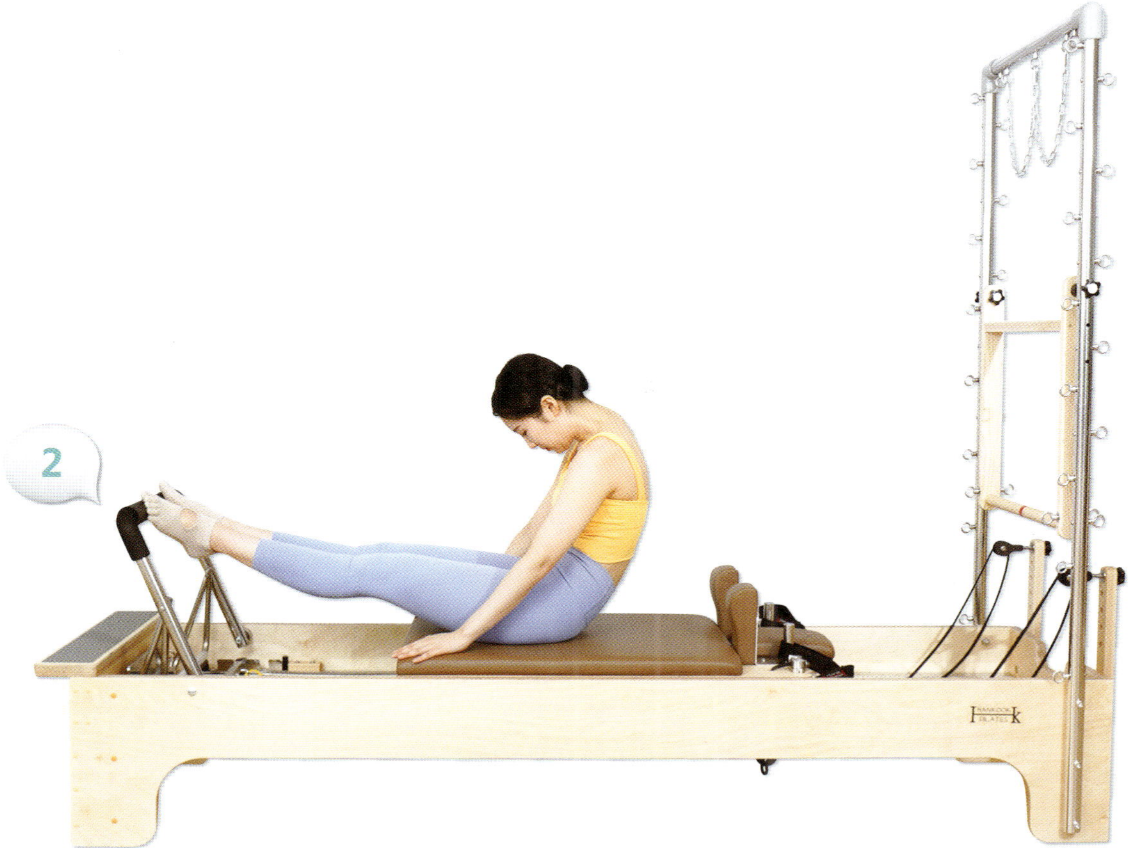
2

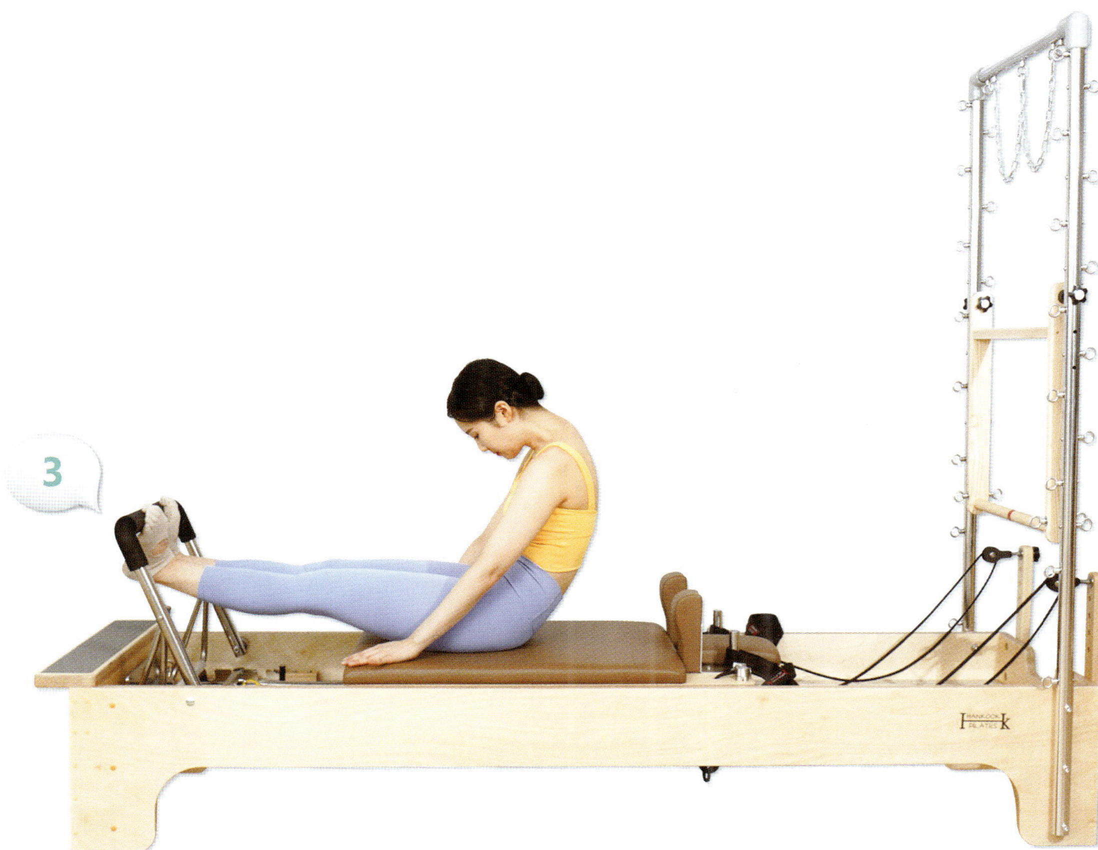
3

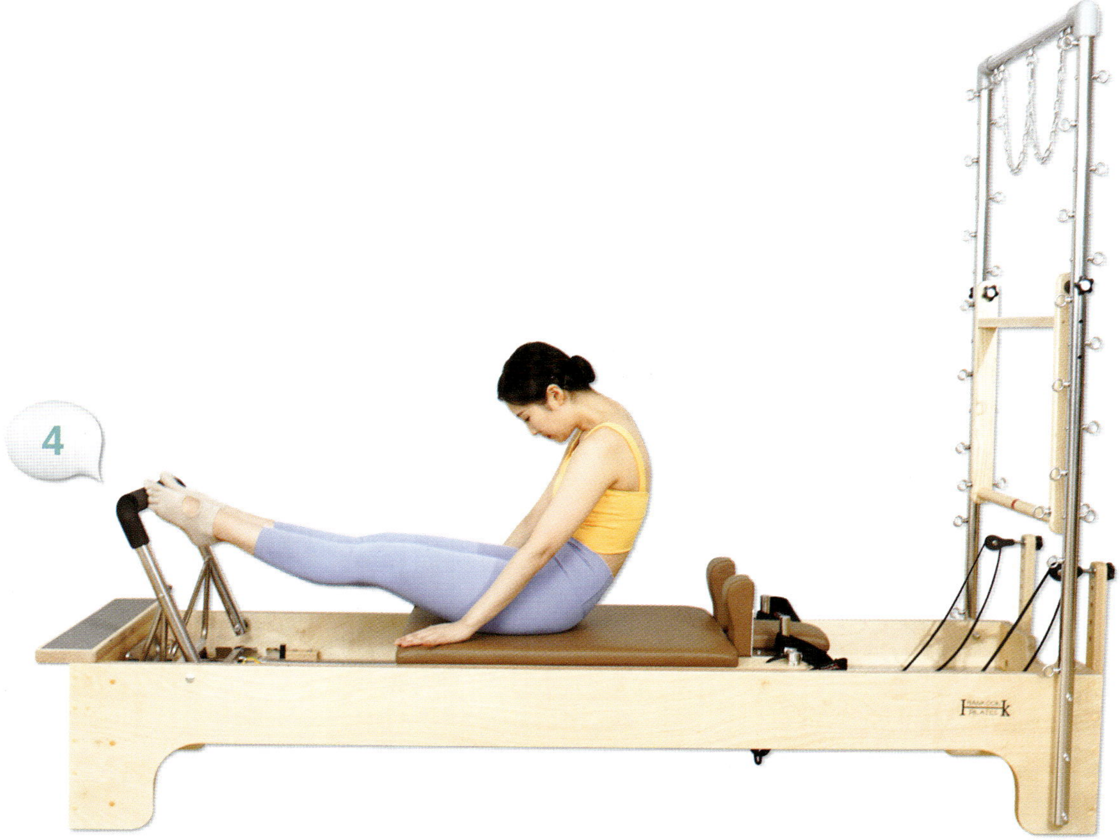
4

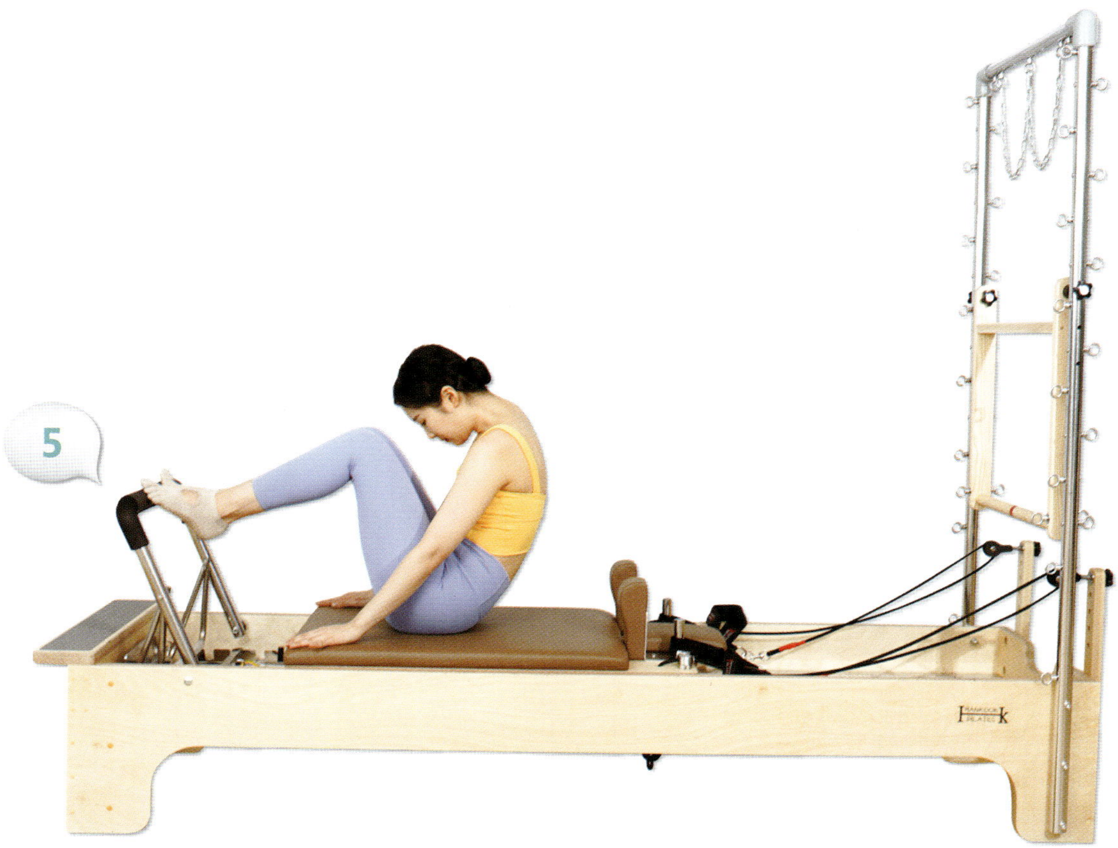
5

목표

- 코어를 이용해서 다리의 힘과 자세 향상

금기

- 넙다리뒤근이 짧은 경우
- 엉덩관절에 문제가 있는 경우
- 코어근육의 안정성에 문제가 있는 경우

02 프론트 시팅-업라이트/스트레이트 백
Front sitting-Upright/Straight back

시작 자세

- 캐리지의 중앙에 앉는다.
- 척추는 일자로 펴하고, 발뒤꿈치를 모으고 턴아웃 자세로 발끝을 풋바에 올려서 고정한다.
- 팔을 뒤로해서 어깨받침대를 잡는다.

운동 방법

- 들숨: 숨을 들이마시며 자세를 준비한다.
- 날숨: 풋바를 발로 충분히 밀고 캐리지를 이동시킨 다음, 발등굽힘하면서 종아리 스트레치 동작을 수행한다.
- 들숨: 천천히 시작위치로 돌아온다.

6회 반복한다.

대상 근육

- 동작분석: 몸통 폄/굽힘, 엉덩관절 폄/굽힘, 무릎관절 폄/굽힘
- 주동근
  몸통 폄: 엉덩갈비근, 가장긴근, 가시근, 허리네모근, 반가시근, 돌림근, 뭇갈래근, 가시사이근
  엉덩관절 폄: 큰모음근, 큰볼기근, 중간볼기근, 넙다리두갈래근, 반막모양근, 반힘줄모양근
  무릎관절 폄: 넙다리곧은근, 가쪽넓은근, 중간넓은근, 안쪽넓은근
- 길항근
  몸통 굽힘: 배곧은근, 배바깥빗근, 배속빗근
  엉덩관절 굽힘: 허리근, 엉덩근, 넙다리빗근, 넙다리근막긴장근, 넙다리곧은근, 두덩근, 짧은모음근, 긴모음근, 큰모음근, 중간볼기근
  무릎관절 굽힘: 넙다리빗근, 두덩정강근, 넙다리두갈래근, 반막모양근, 반힘줄모양근, 오금근, 장딴지근

주의 사항

- 중립 척추를 유지하여 움직이는 동안 몸통의 자세를 유지한다.

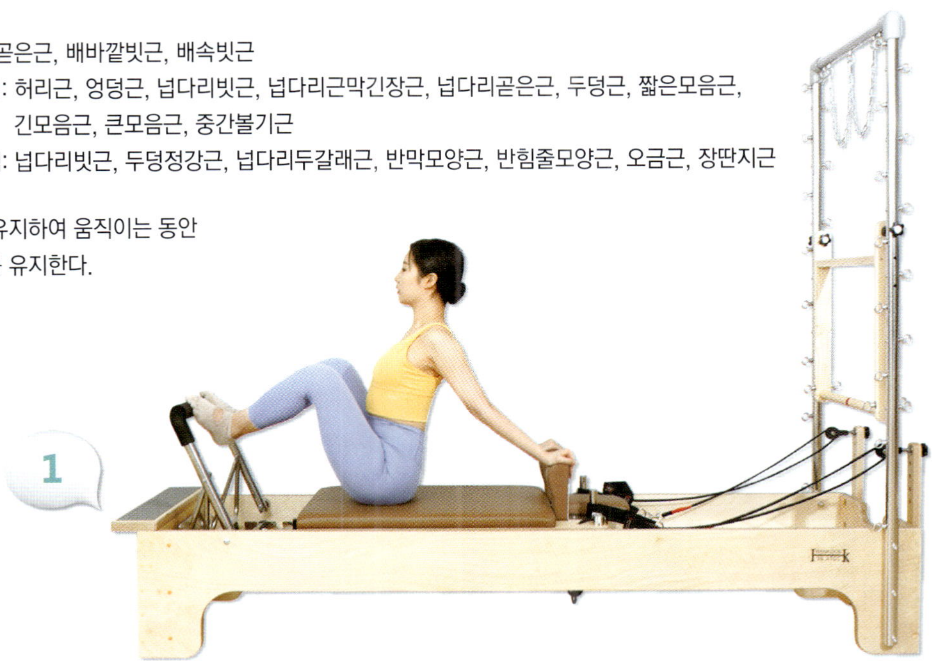

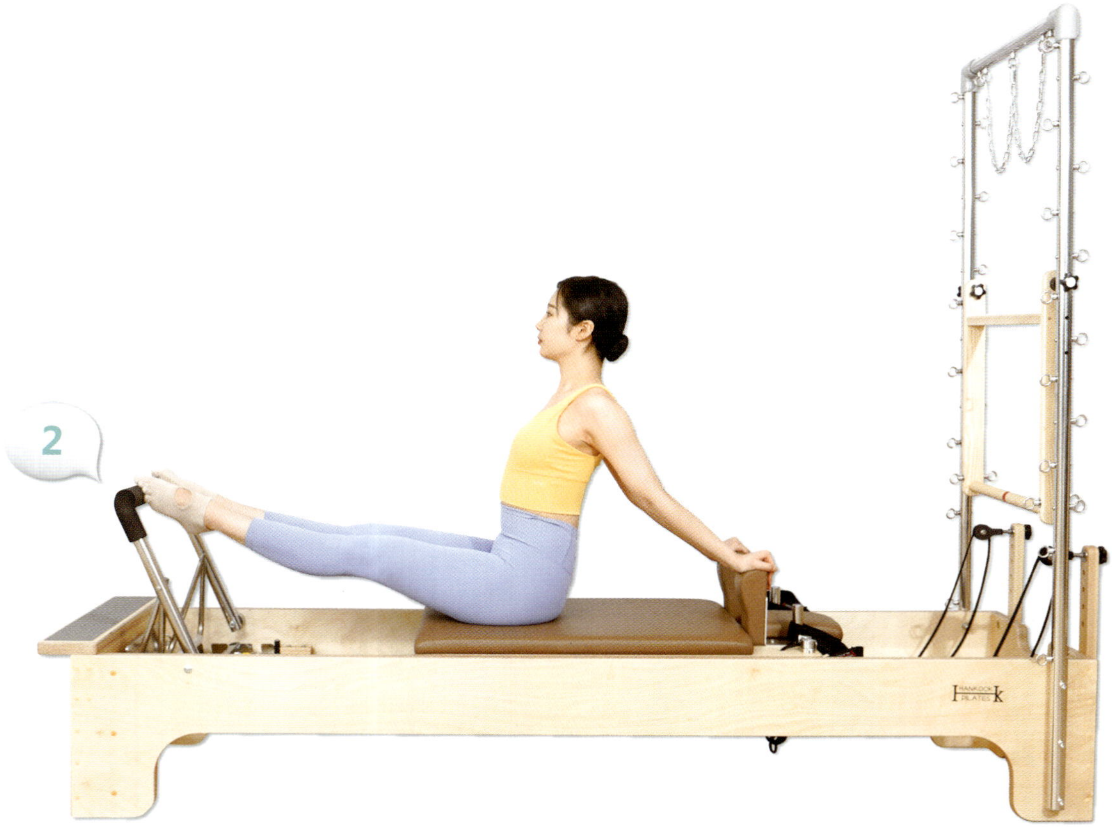
2

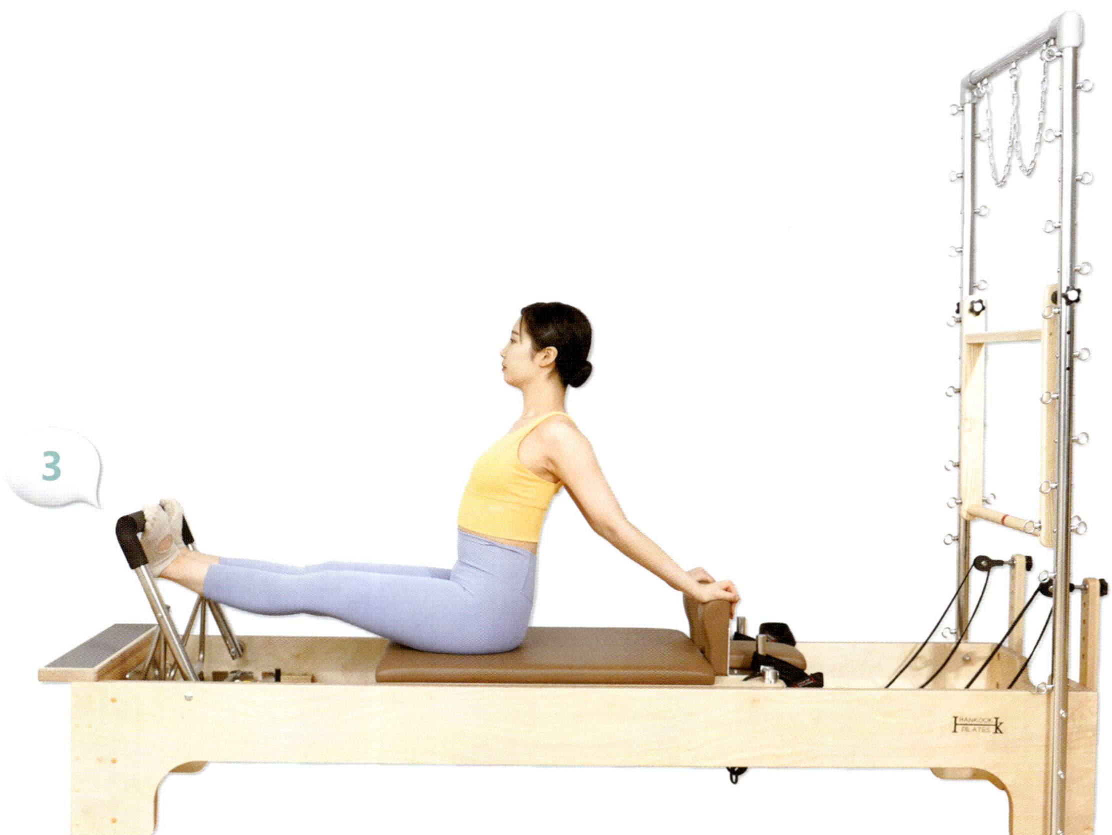
3

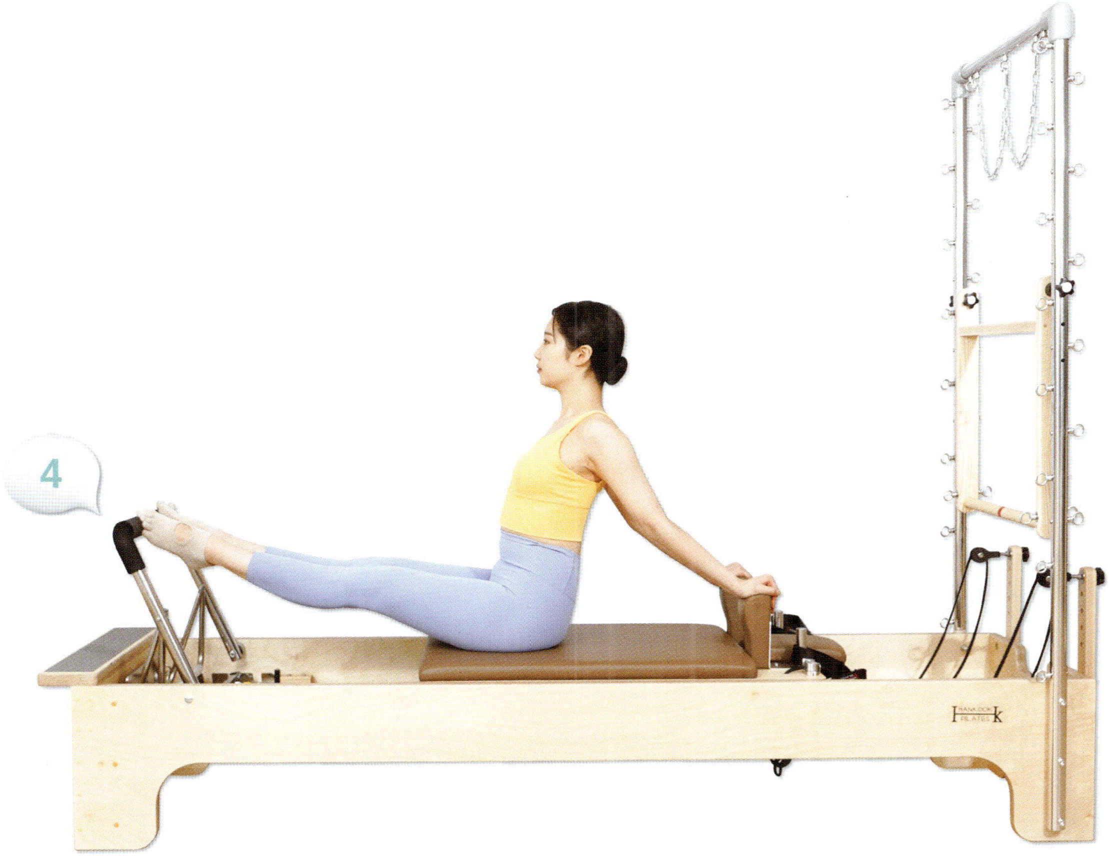
4

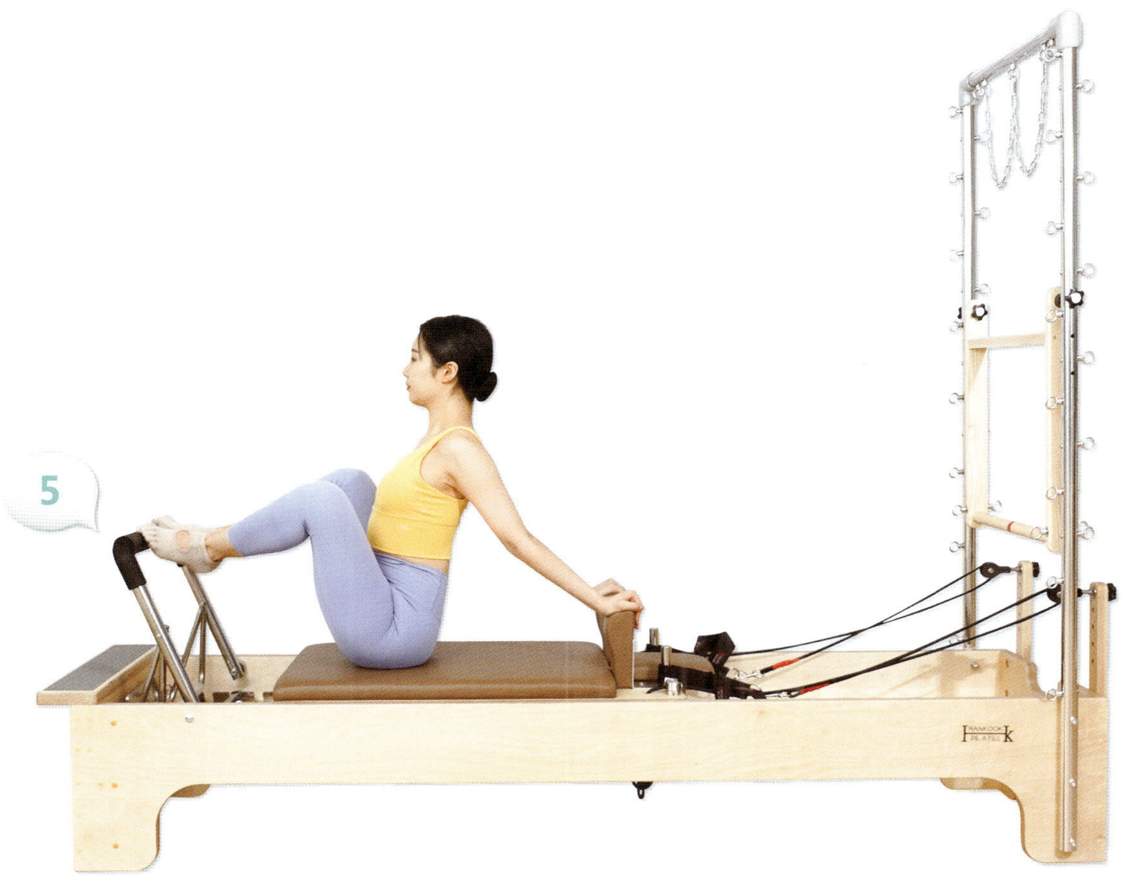
5

CHAPTER 8

LONG BOX SERIES

01 프론-풀링 스트랩스 1 Prone-Pulling straps 1

02 프론-풀링 스트랩스 2 Prone-Pulling straps 2

03 프론-트라이셉스 Prone-Triceps

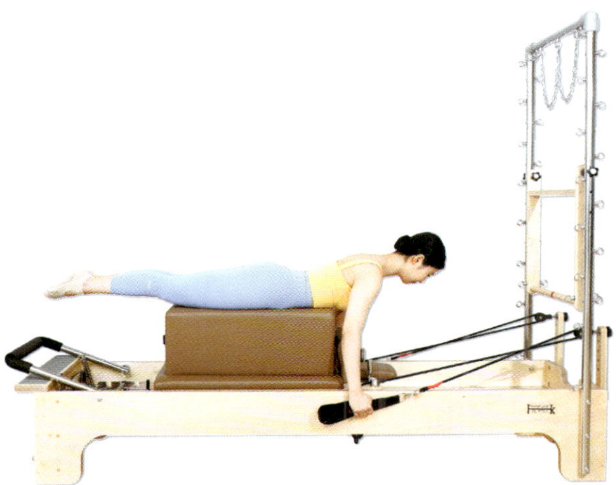

목표

- 코어 및 등근육의 강화와 지구력 향상
- 팔과 어깨의 근력 강화
- 신체의 후면부 근육 강화
- 엎드린 자세의 정렬

금기

- 어깨와 허리에 문제가 있는 경우
- 어깨의 병리적 병변이 있는 경우

01 프론-풀링 스트랩스 1 Prone-Pulling straps 1

시작 자세

- 상자에 엎드리고, 머리는 도르래 쪽으로 향한다.

운동 방법

- 들숨: 숨을 들이마시며 자세를 준비한다. 어깨뼈는 아래로 내리고, 캐리지를 움직이기 위해 팔을 아래로 그리고 뒤로 움직인다. 그리고 척추를 중립으로 길게 하며 바닥과 평행이 되게 한다.
- 날숨: 손이 엉덩이 근처에 올 때까지 계속해서 팔을 뒤로 밀고, 상체 척추를 펴고 손바닥은 안쪽으로 향한다.
- 들숨: 팔을 바닥 쪽으로 뻗으면 캐리지가 되돌아오기 시작한다. 그리고 척추는 자연스럽게 바닥 쪽과 평행이 되도록 길게 하고, 시작 자세로 돌아온다.

5~10회 반복한다.

대상 근육

- 동작분석: 어깨관절 폄/굽힘, 몸통 폄/굽힘
- 주동근
  어깨관절 폄: 어깨세모근, 넓은등근, 큰원근, 큰가슴근, 위팔세갈래근
  몸통 폄: 엉덩갈비근, 가장긴근, 가시근, 허리네모근, 반가시근, 돌림근, 뭇갈래근, 가시사이근
- 길항근
  어깨관절 굽힘: 어깨세모근, 큰가슴근, 부리위팔근, 위팔두갈래근
  몸통 굽힘: 배곧은근, 배바깥빗근, 배속빗근

주의 사항

- 어깨, 팔꿈치, 손목의 정렬을 유지한다.
- 중립 골반을 유지한다.

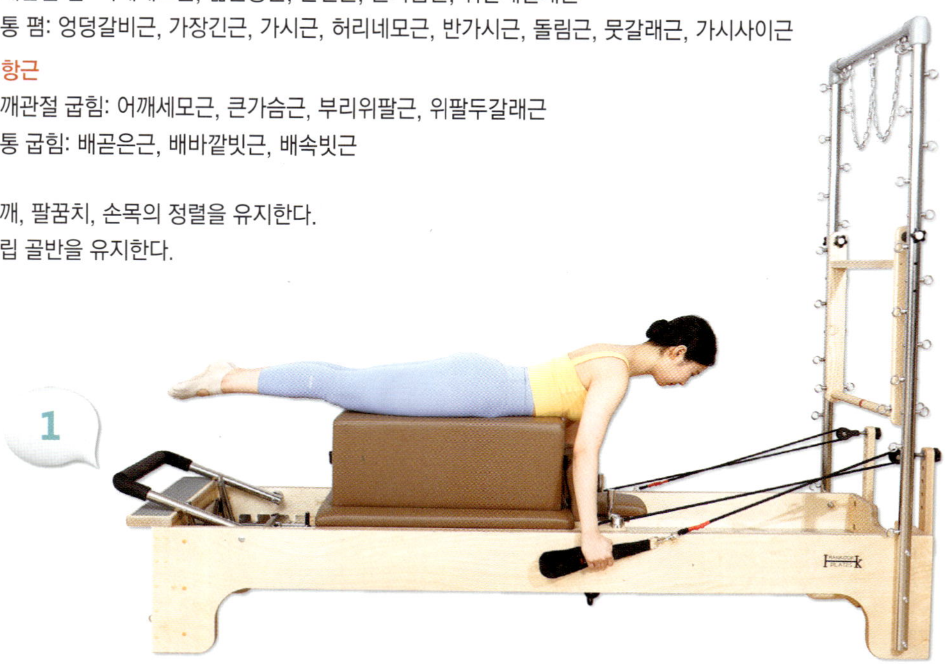

2

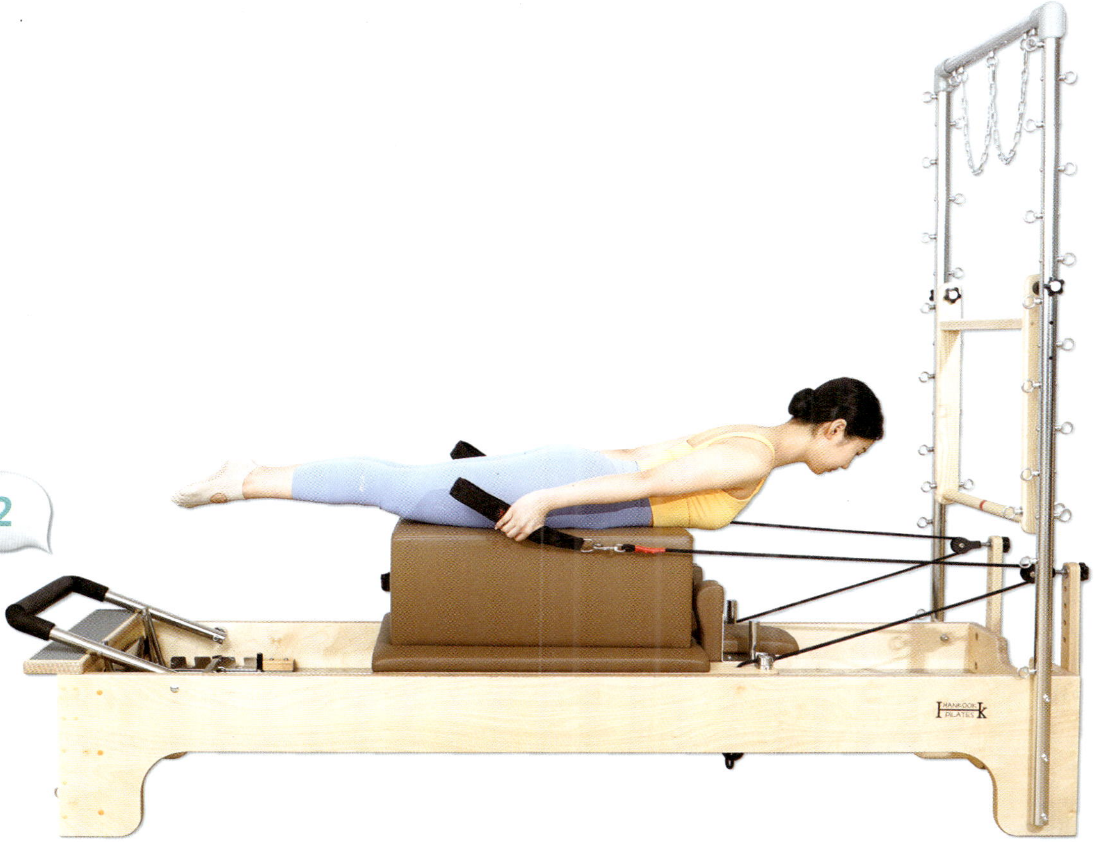

3

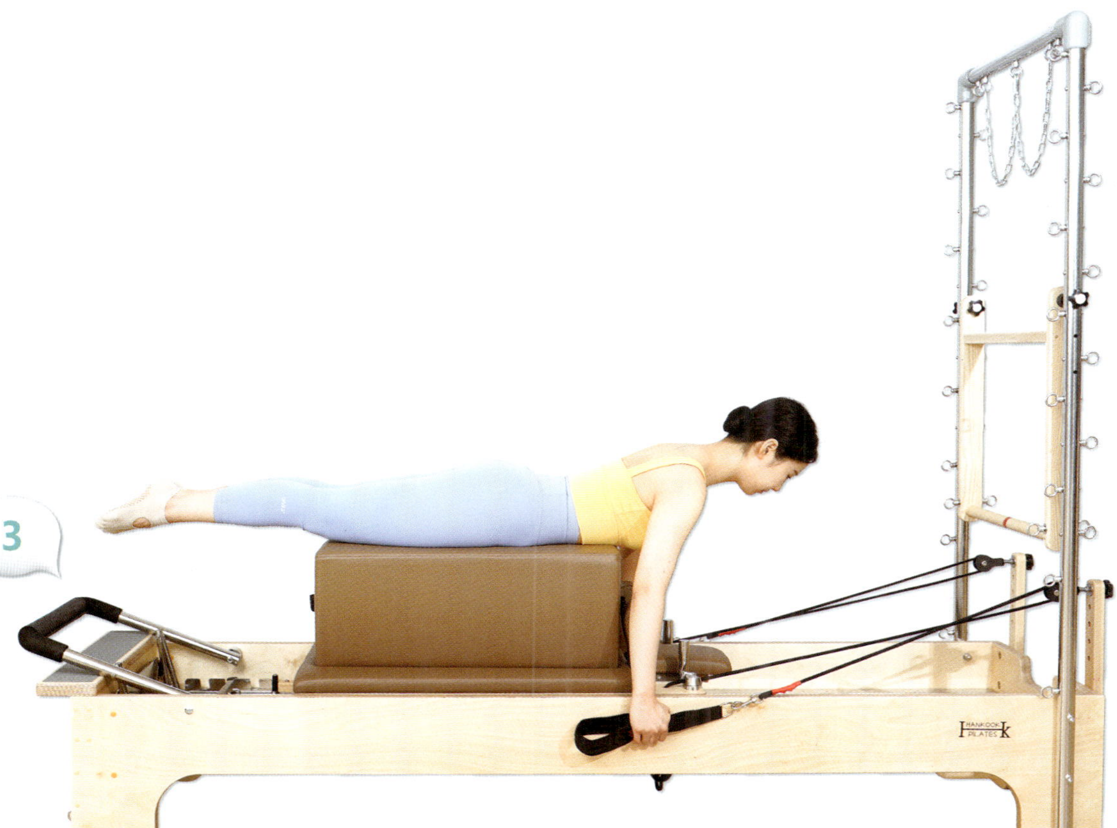

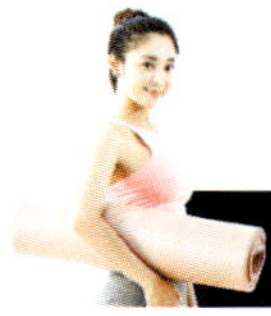

목표

- 코어 및 등근육의 강화와 지구력 향상
- 팔과 어깨의 근력 강화
- 신체의 후면부 근육 강화
- 엎드린 자세의 정렬

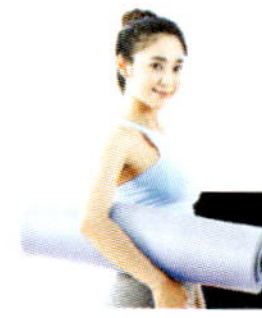

금기

- 어깨와 허리에 문제가 있는 경우
- 어깨의 병리적 병변이 있는 경우

02 프론-풀링 스트랩스 2 Prone-Pulling straps 2

시작 자세

- 상자에 엎드리고, 머리는 도르래 쪽으로 향한다.
- 골반 중립을 유지한다.

운동 방법

- 들숨: 숨을 들이마시며 자세를 준비한다. 어깨뼈를 아래쪽으로 밀고 캐리지를 이동하기 위하여 측면에서 팔을 바깥으로 당기며, 척추는 자연스럽게 길게 하고 바닥과 평행이 되도록 한다.
- 날숨: 계속해서 팔을 엉덩이 뒤쪽 위로 당기고, 상부 척추를 펴하고 다리는 골반 중립을 유지한 상태에서 가능한 한 높이 들어 올린다. 손바닥은 아래쪽으로 향한다.
- 들숨: 팔을 양옆으로 뻗으면 캐리지가 되돌아오기 시작한다. 척추는 바닥과 평행이 되도록 자연스럽게 길게 만들고, 시작 자세로 돌아온다.

5~10회 반복한다.

대상 근육

- 동작분석: 어깨관절 폄/굽힘, 몸통 폄/굽힘, 엉덩관절 폄/굽힘
- 주동근
  어깨관절 폄: 어깨세모근, 넓은등근, 큰원근, 큰가슴근, 위팔세갈래근
  몸통 폄: 엉덩갈비근, 가장긴근, 가시근, 허리네모근, 반가시근, 돌림근, 뭇갈래근, 가시사이근
  엉덩관절 폄: 큰모음근, 큰볼기근, 중간볼기근, 넙다리두갈래근, 반막모양근, 반힘줄모양근
- 길항근
  어깨관절 굽힘: 어깨세모근, 큰가슴근, 부리위팔근, 위팔두갈래근
  몸통 굽힘: 배곧은근, 배바깥빗근, 배속빗근
  엉덩관절 굽힘: 허리근, 엉덩근, 넙다리빗근, 넙다리근막긴장근, 넙다리곧은근, 두덩근, 짧은모음근, 긴모음근, 큰모음근, 중간볼기근

주의 사항

- 어깨, 팔꿈치, 손목의 정렬을 유지한다.
- 중립 골반을 유지한다.
- 목뼈의 폄을 시작으로 등뼈의 폄을 연결한다.

1

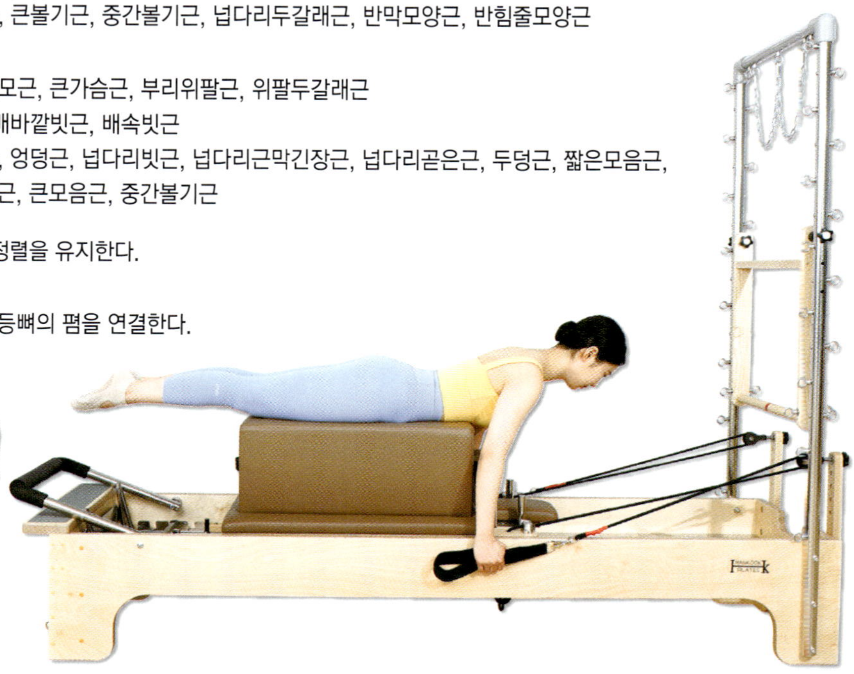

2

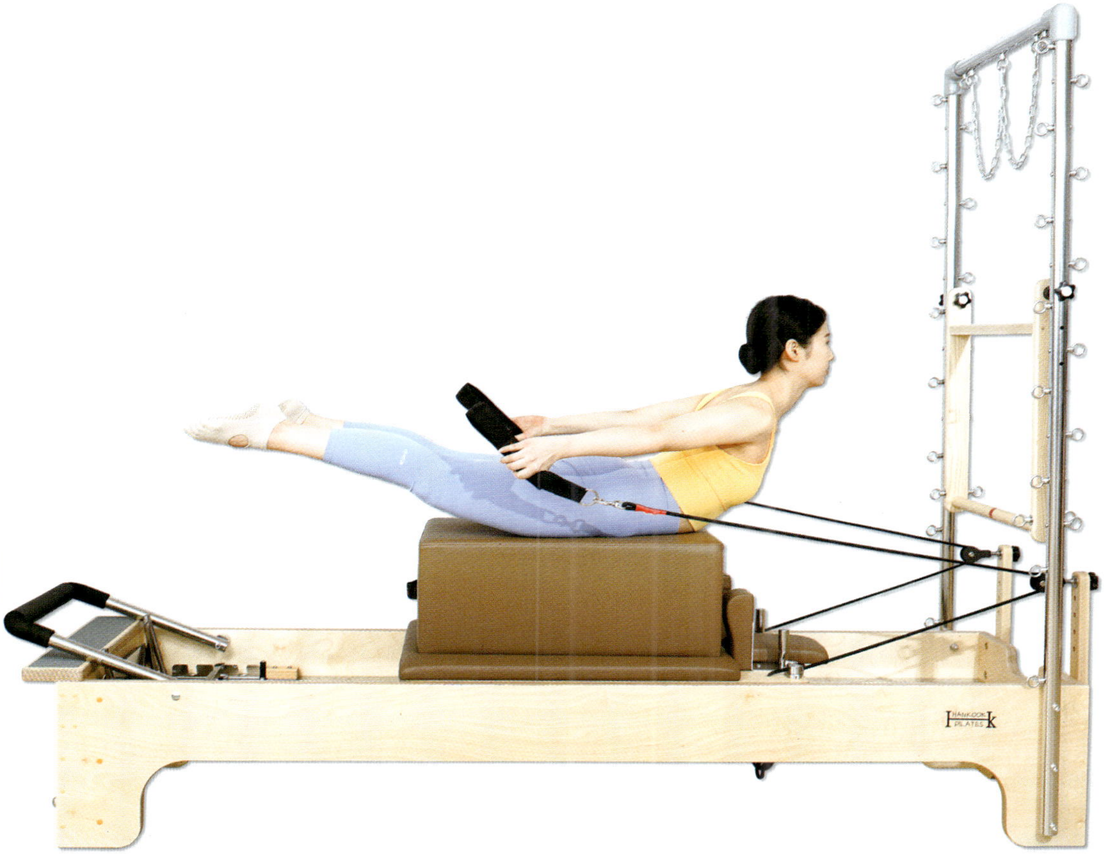

3

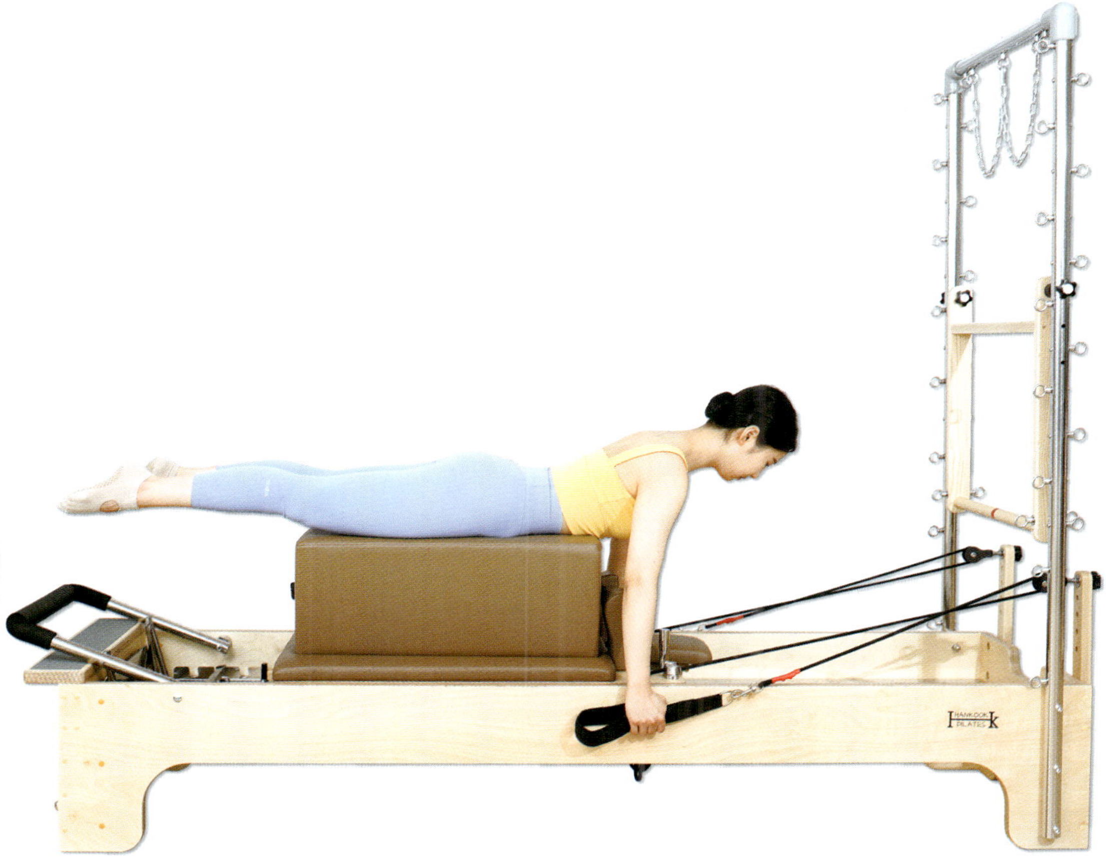

목표

- 코어 및 등근육의 강화와 지구력 향상
- 팔과 어깨의 근력 강화
- 신체의 후면부 근육 강화
- 엎드린 자세의 정렬
- 위팔세갈래근 강화

금기

- 어깨와 허리에 문제가 있는 경우
- 어깨의 병리적 병변이 있는 경우

03 프론-트라이셉스 Prone-Triceps

시작 자세

- 상자 위에 엎드려서, 머리는 도르래를 향하게 한다.
- 척추와 골반은 중립을 유지한다.
- 양다리는 곧게 펴고 바닥과 평행하면서 모음되어지게 한다.
- 양 손바닥은 안쪽을 향하면서, 양손은 스트랩을 잡은 상태에서 양 팔꿈치를 굽혀 몸통 옆에 둔다.

운동 방법

- 들숨: 숨을 들이마시며 자세를 준비한다.
- 날숨: 캐리지를 움직이면서 위팔과 몸통은 유지한 상태에서 양 팔꿈치는 골반 높이까지 편다.
- 들숨: 캐리지를 시작위치로 조정하면서 위팔과 몸통은 유지한 상태에서 양 팔꿈치는 굽힘한다. 시작위치로 돌아온다.

5~10회 반복한다.

대상 근육

- 동작분석: 팔목관절 폄/굽힘, 몸통/엉덩관절 폄 유지
- 주동근
  팔목관절 폄: 위팔래세갈래근, 팔꿈치근, 손뒤침근, 자쪽손목폄근, 손가락폄근, 새끼폄근
- 길항근
  팔목관절 굽힘: 위팔두갈래근, 위팔근, 위팔노근, 노쪽손목굽힘근, 긴손바닥근, 자쪽손목굽힘근, 원엎침근, 긴노쪽손목폄근, 짧은노쪽손목폄근

주의 사항

- 어깨와 손목의 정렬을 유지한다.
- 다리를 정렬시키고, 척추와 골반의 중립 자세를 유지한다.

1

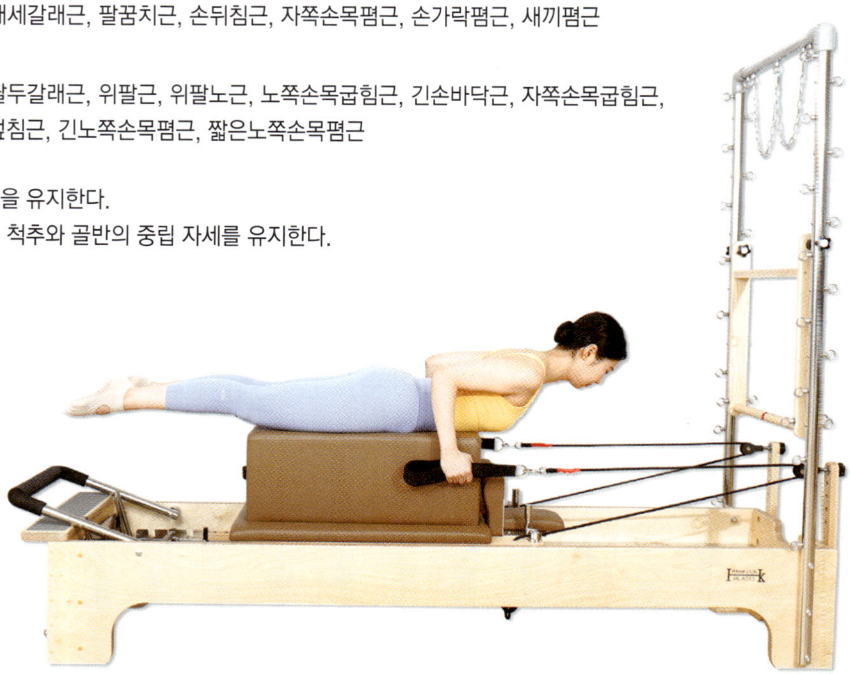

2

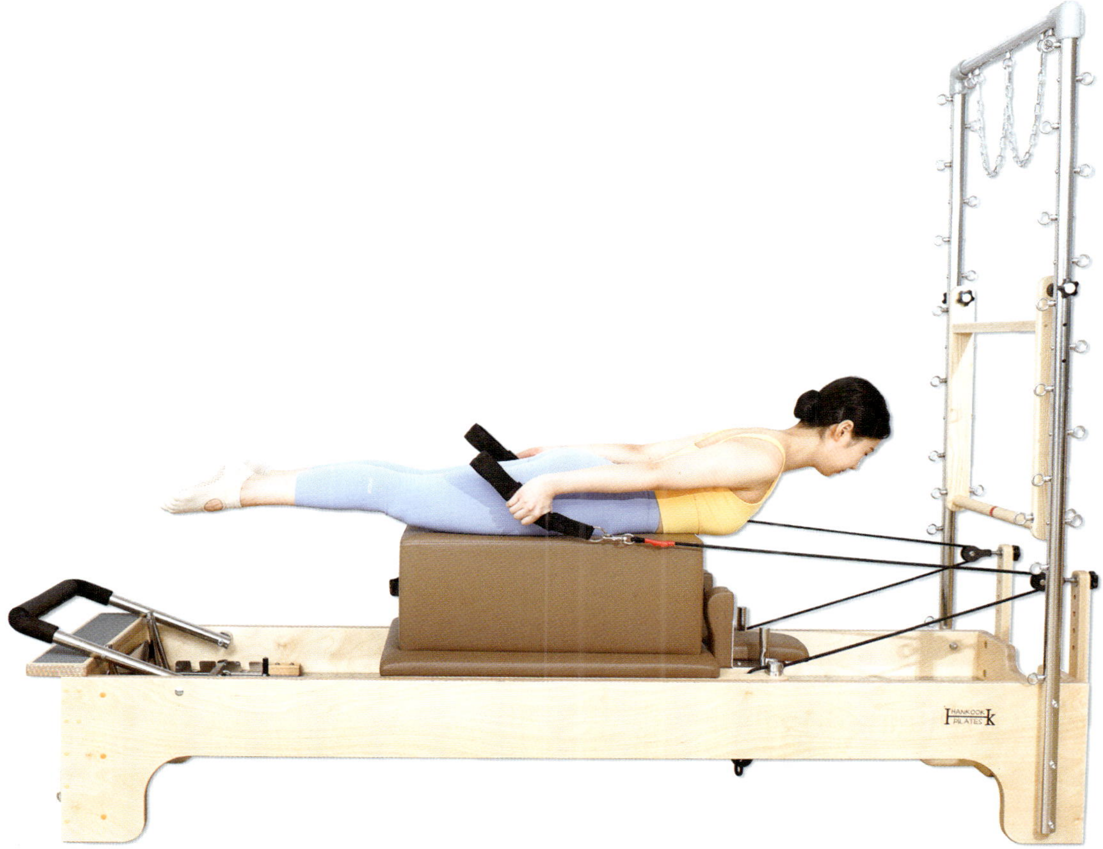

3

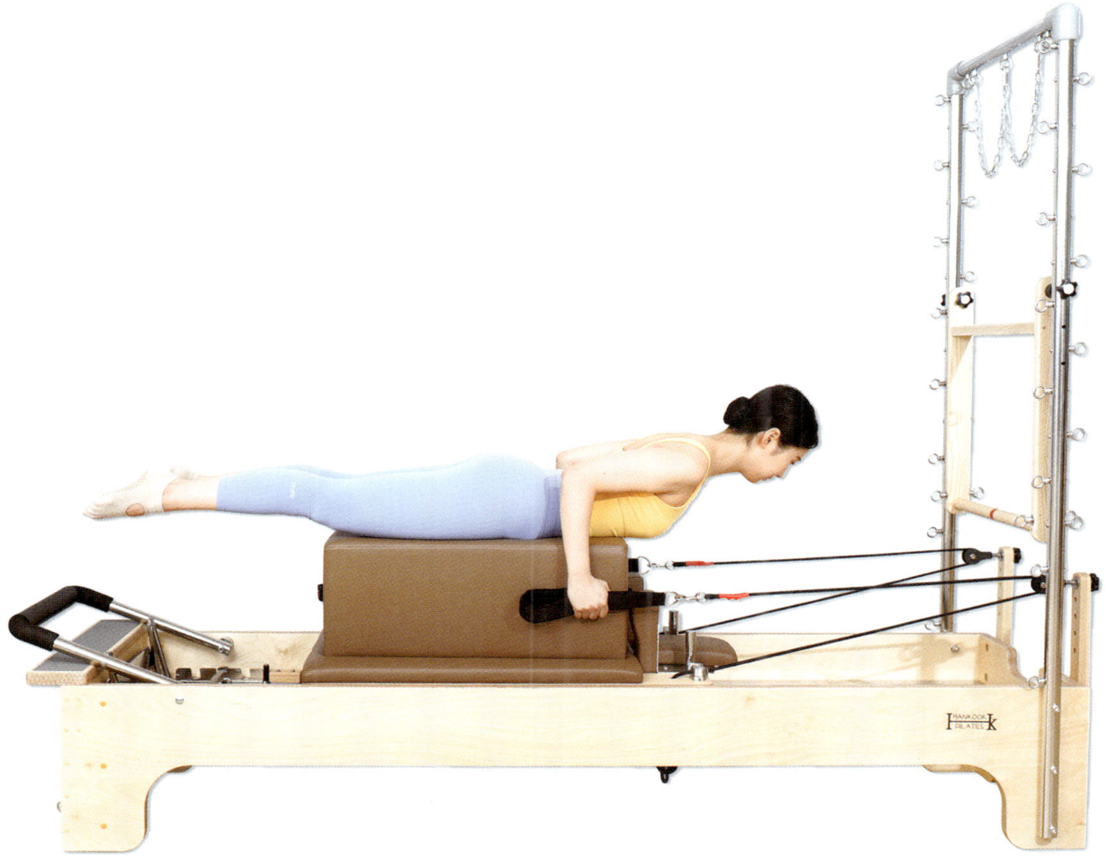

CHAPTER 9

SHORT BOX SERIES

01 시팅 온 박스 - 라운디드 백 Sitting on box-Rounded back

02 시팅 온 박스 - 스트레이트 백 Sitting on box-Straight back

03 시팅 온 박스 - 사이드 웨이즈 오버 박스 Sitting on box-Side ways over box

04 시팅 온 박스 - 트위스트 Sitting on box-Twist

05 시팅 온 박스 - 트리 Sitting on box-Tree

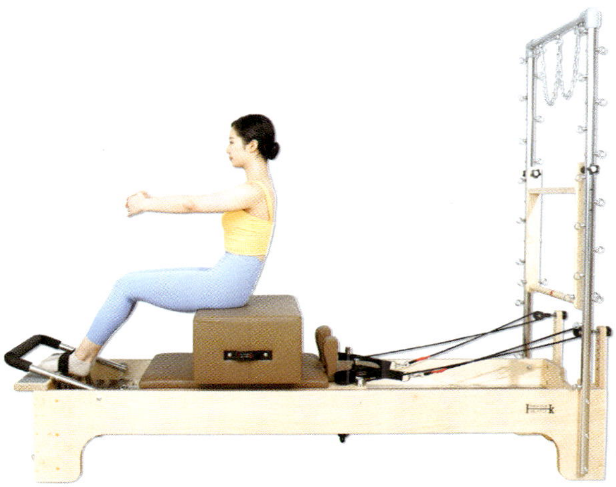

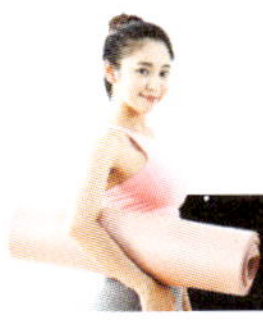

목표

- 코어의 조절을 통한 지구력 향상
- 척추분절을 통한 움직임 향상
- 골반의 안정성

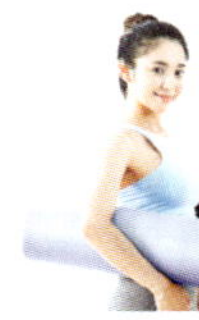

금기

- 어깨, 다리, 허리에 문제가 있는 경우

01 시팅 온 박스 - 라운디드 백
Sitting on box-Rounded back

시작 자세

- 박스의 가운데에 골반을 위치하게 하고 앉는다.
- 발을 풋스트랩(footstrap)에 걸고 다리는 모음시킨다.
- 손은 가슴에 팔짱을 하거나 팔을 어깨 높이로 뻗고 어깨뼈를 고정시킨다.

운동 방법

- 들숨: 숨을 들이마시며 자세를 준비한다.
- 날숨: 목뼈부터 롤 다운하면서 내려간다(C-곡선).
- 들숨: 2~3초 동안 자세를 유지한다.
- 날숨: 꼬리뼈부터 롤 업하면서 올라온다.

5~10회 반복한다.

대상 근육

- 동작분석: 몸통 굽힘/폄
- 주동근
  몸통 굽힘: 배곧은근, 배바깥빗근, 배속빗근
- 길항근
  몸통 폄: 엉덩갈비근, 가장긴근, 가시근, 허리네모근, 반가시근, 돌림근, 뭇갈래근, 가시사이근

주의 사항

- 발을 단단히 고정시키기 위해 풋스트랩을 조정해야 한다.
- 몸통의 무게가 풋스트랩으로부터 떨어져 발이 미끄러지지 않도록 한다.
- 골반과 척추는 중립 상태로 유지한다.

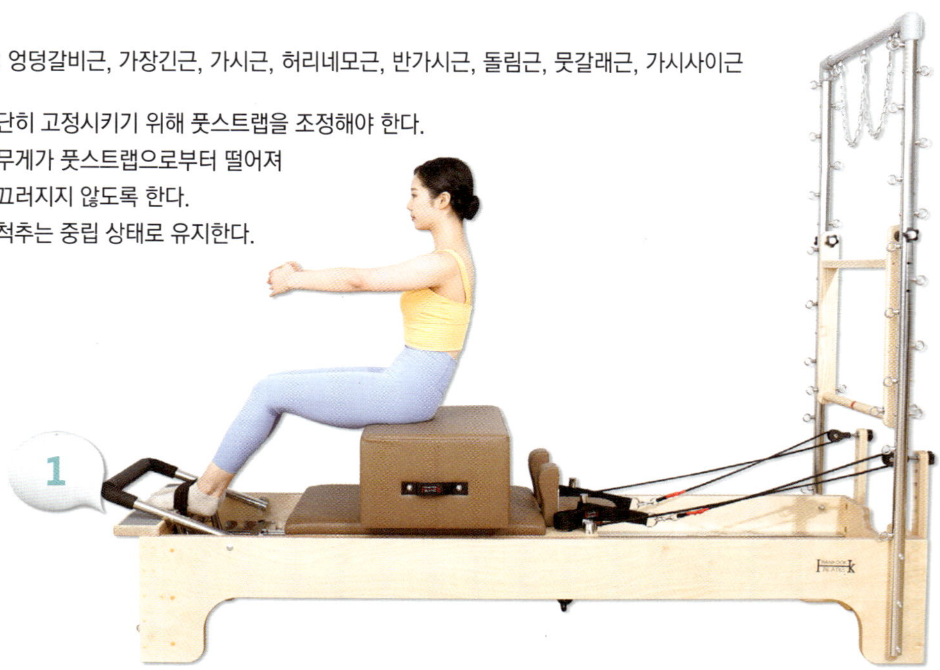

2

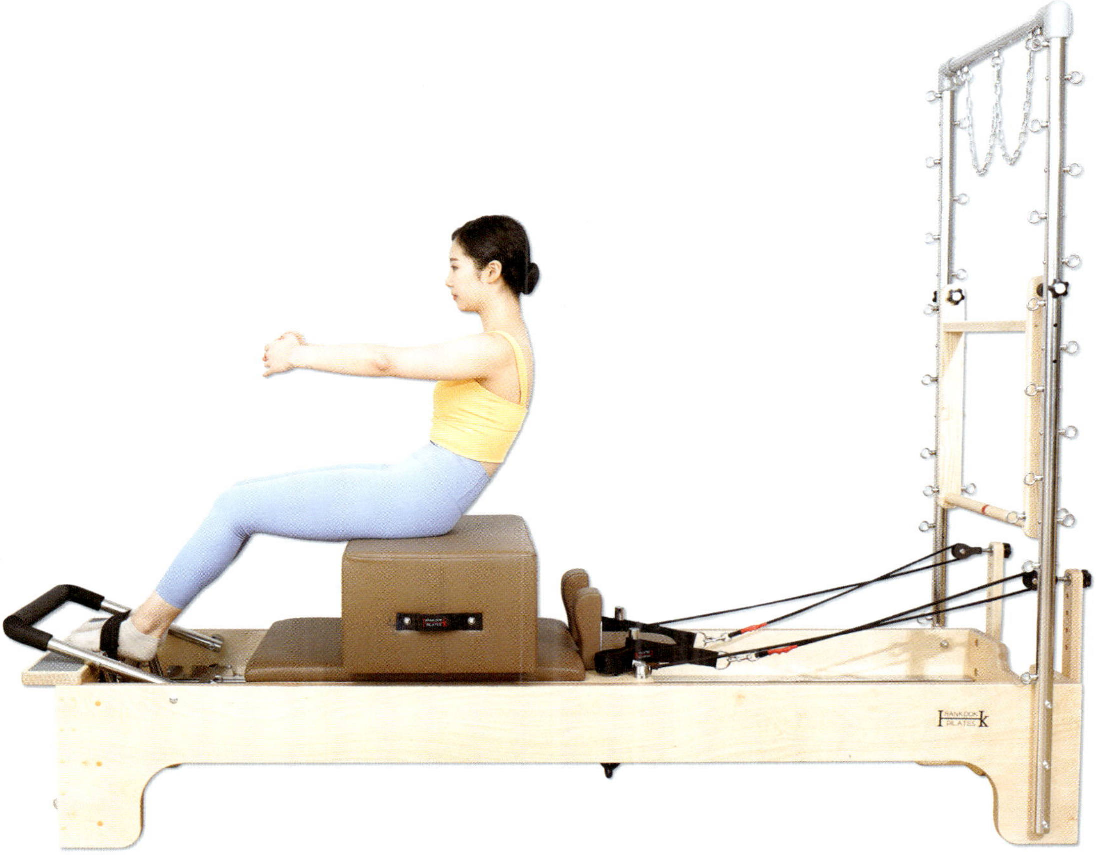

3

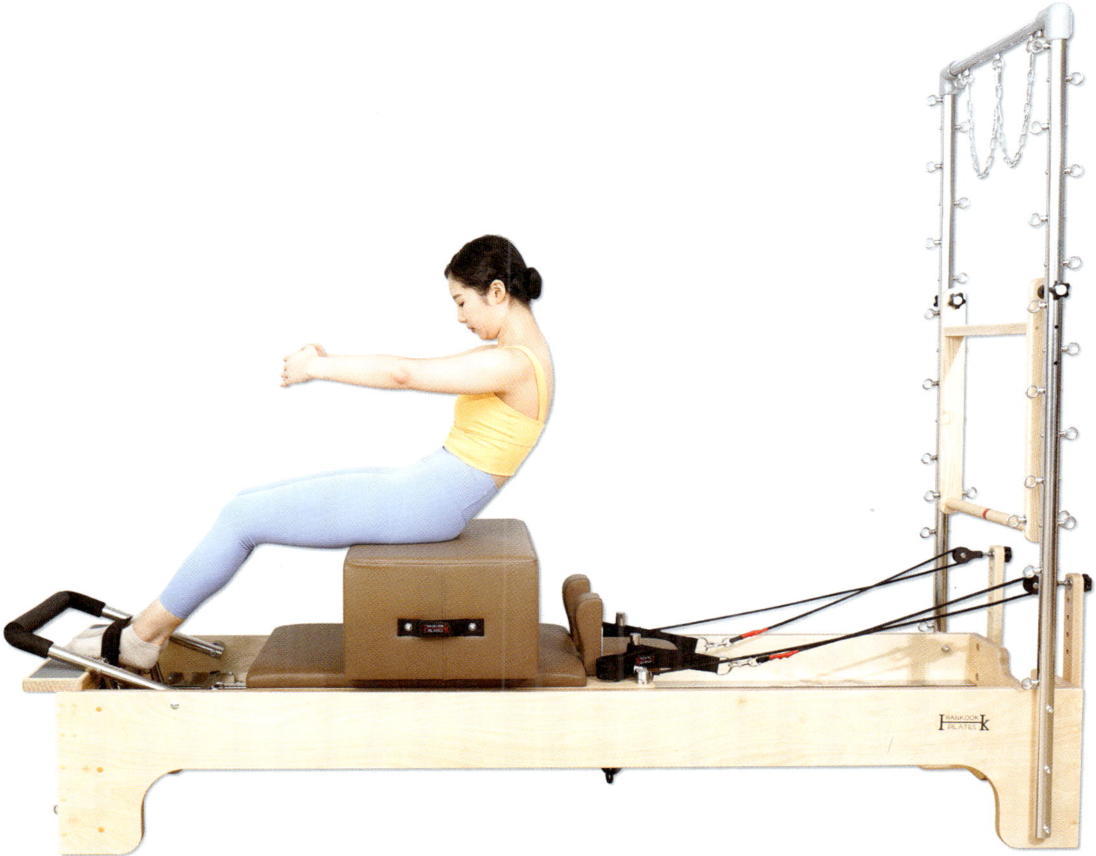

4

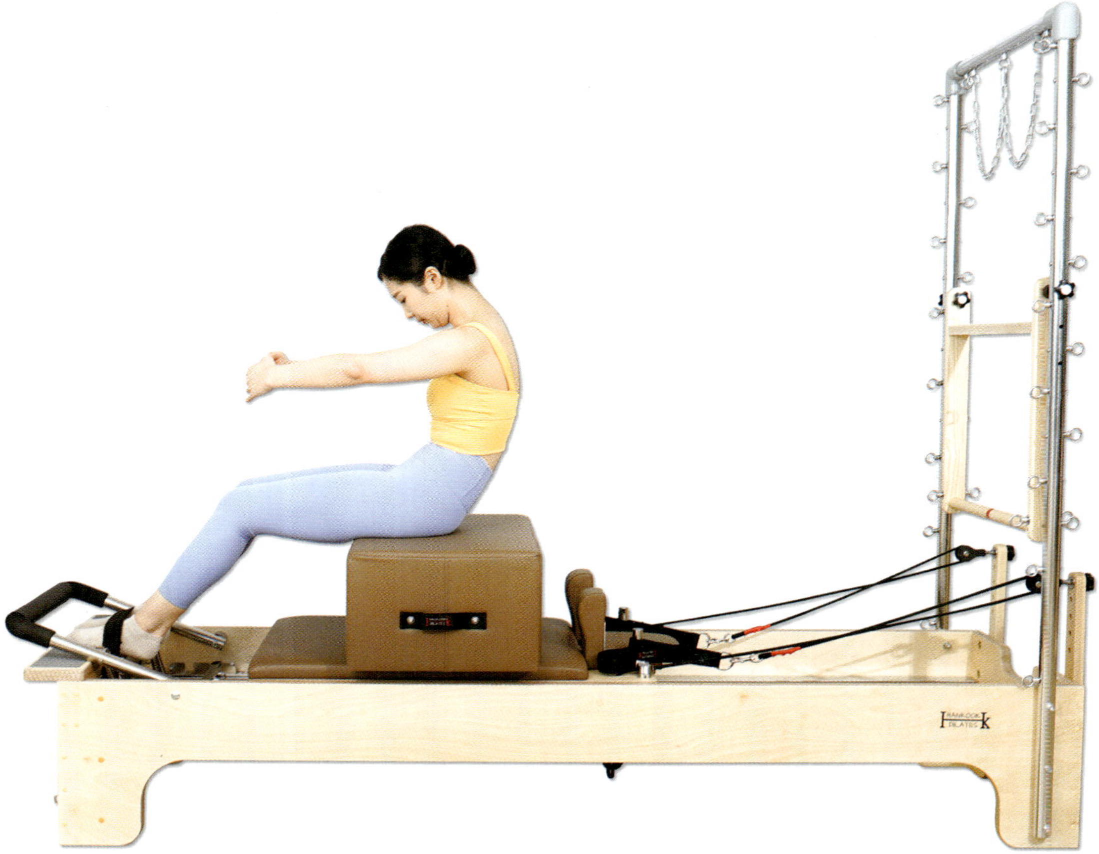

5

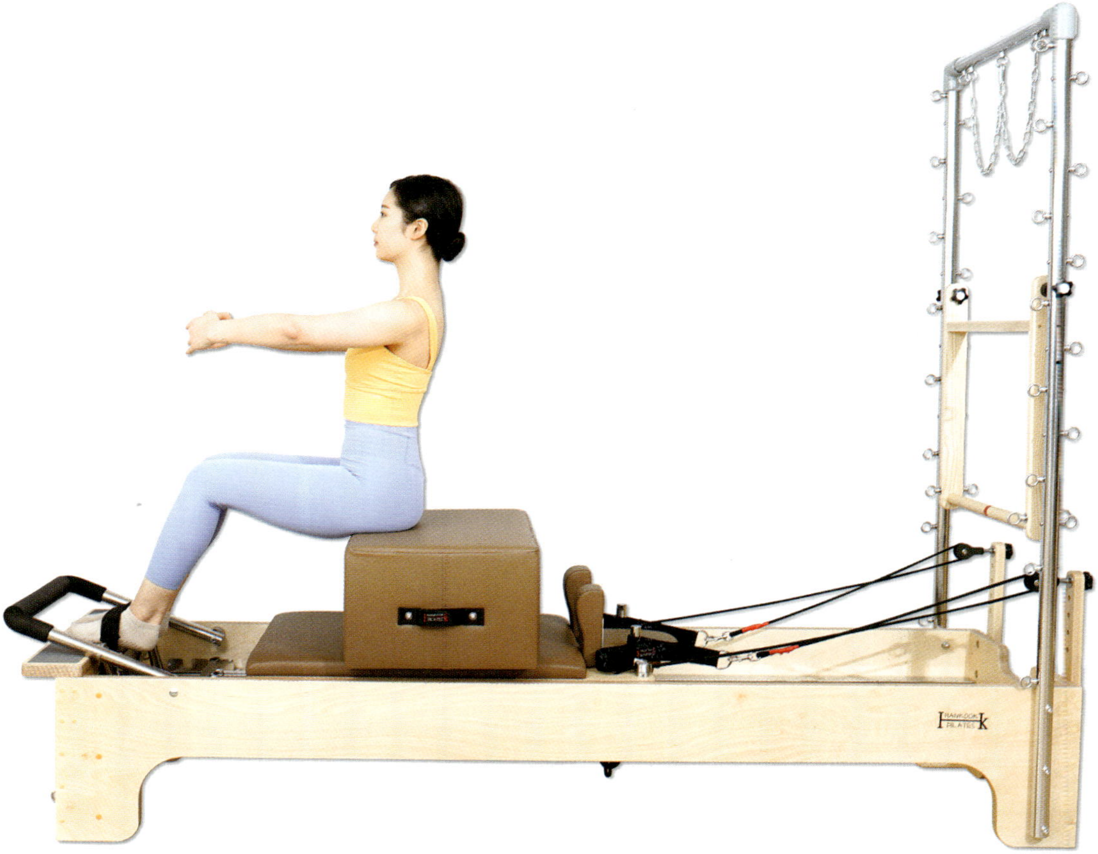

목표

- 코어의 조절을 통한 지구력 향상
- 척추분절을 통한 움직임 향상
- 골반의 안정성

금기

- 어깨, 다리, 허리에 문제가 있는 경우

02 시팅 온 박스 - 스트레이트 백
Sitting on box-Straight back

시작 자세

- 박스의 가운데에 골반을 위치하게 하고 앉는다.
- 발을 풋스트랩에 걸고 다리는 모음시킨다.
- 손은 가슴에 팔짱을 하거나 팔을 머리 위로 뻗고 어깨뼈를 고정시킨다.

운동 방법

- 들숨: 숨을 들이마시며 자세를 준비한다.
- 날숨: 허리를 펴고 앉은 자세(몸통 수직)로 뒤로 내려간다(넙다리뼈의 전면으로부터 떨어져 있는 골반을 접는다. 척추는 중립 상태로 유지한다. 가능하면 척추를 변화시키지 않고 접는다).
- 들숨: 자세를 유지한다.
- 날숨: 허리를 펴고 앉은 자세(몸통 수직)로 돌아온다. 궁둥뼈에 체중이 실리도록 한다.

5~10회 반복한다.

대상 근육

- 동작분석: 몸통 폄/굽힘
- 주동근
  몸통 폄: 엉덩갈비근, 가장긴근, 가시근, 허리네모근, 반가시근, 돌림근, 뭇갈래근, 가시사이근
- 길항근
  몸통 굽힘: 배곧은근, 배바깥빗근, 배속빗근

주의 사항

- 발을 단단히 고정시키기 위해 풋스트랩을 조정해야 한다.
- 몸통의 무게가 풋스트랩으로부터 떨어져 발이 미끄러지지 않도록 한다.
- 골반과 척추는 중립 상태로 유지한다.

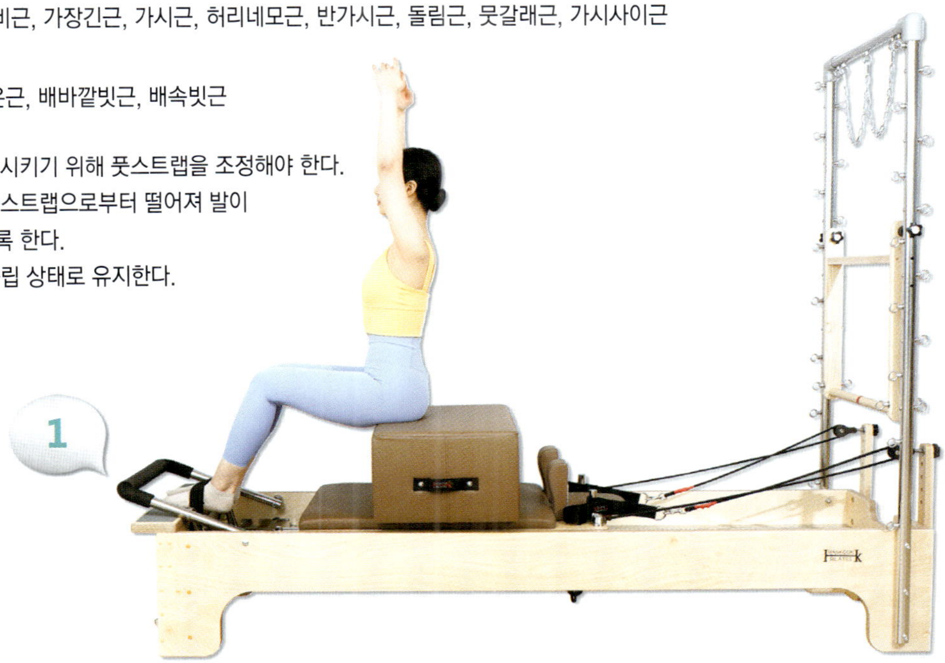

2

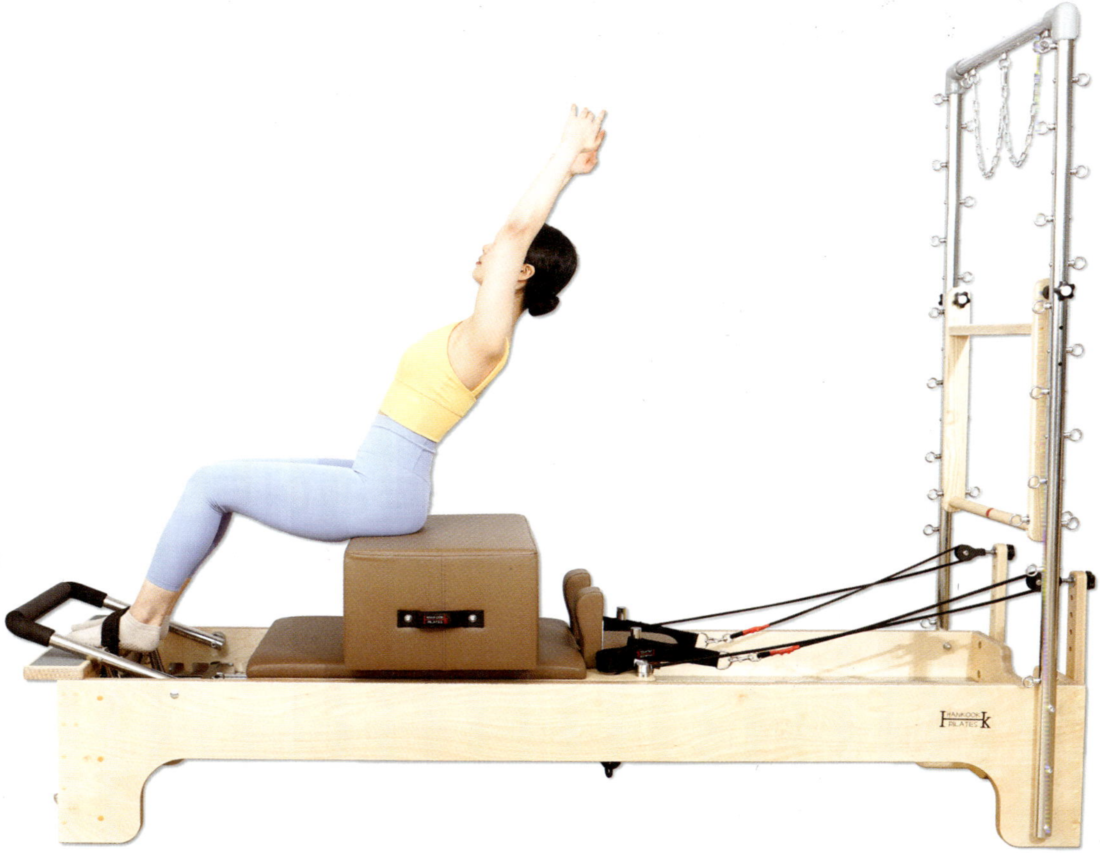

3

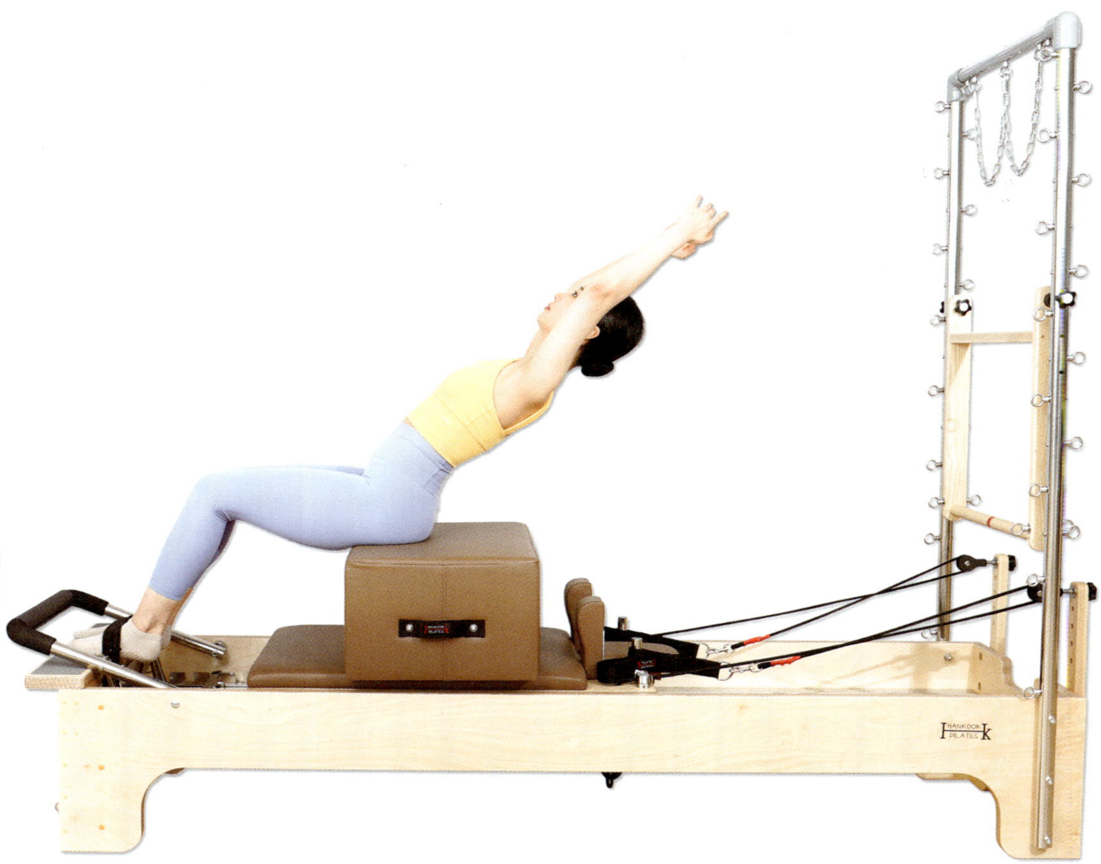

4

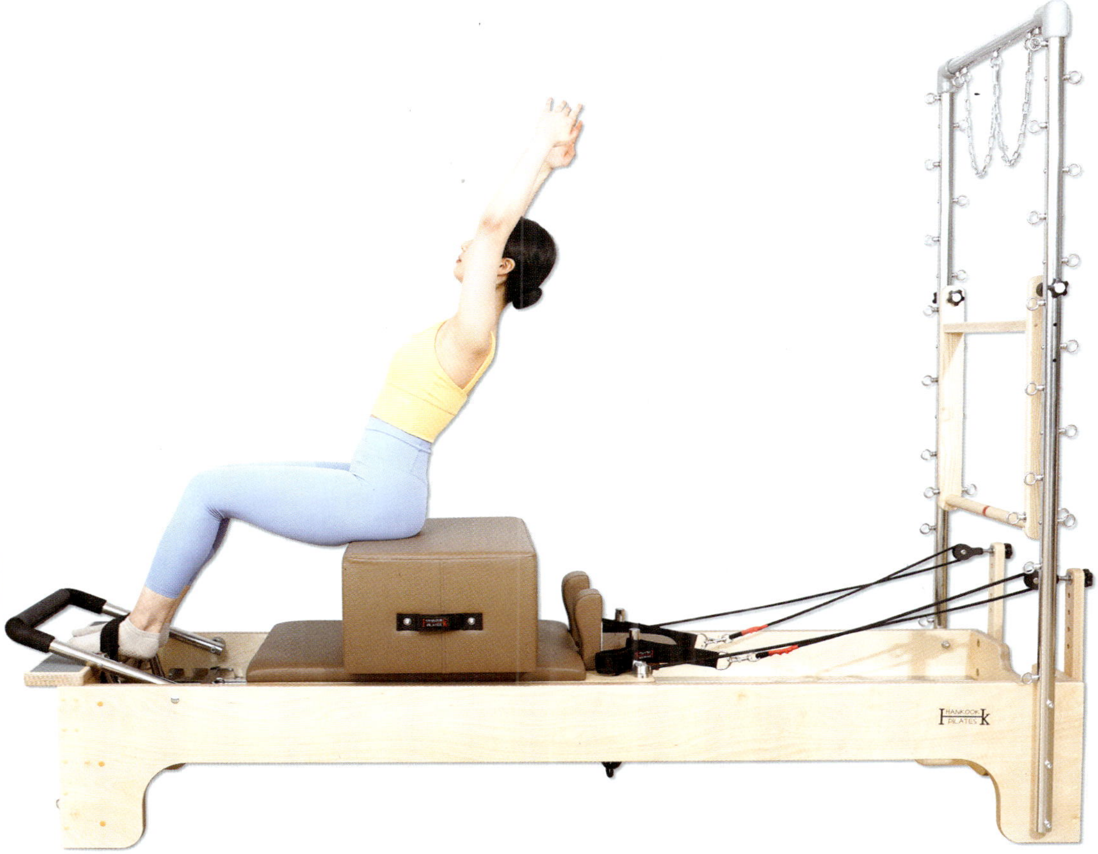

5

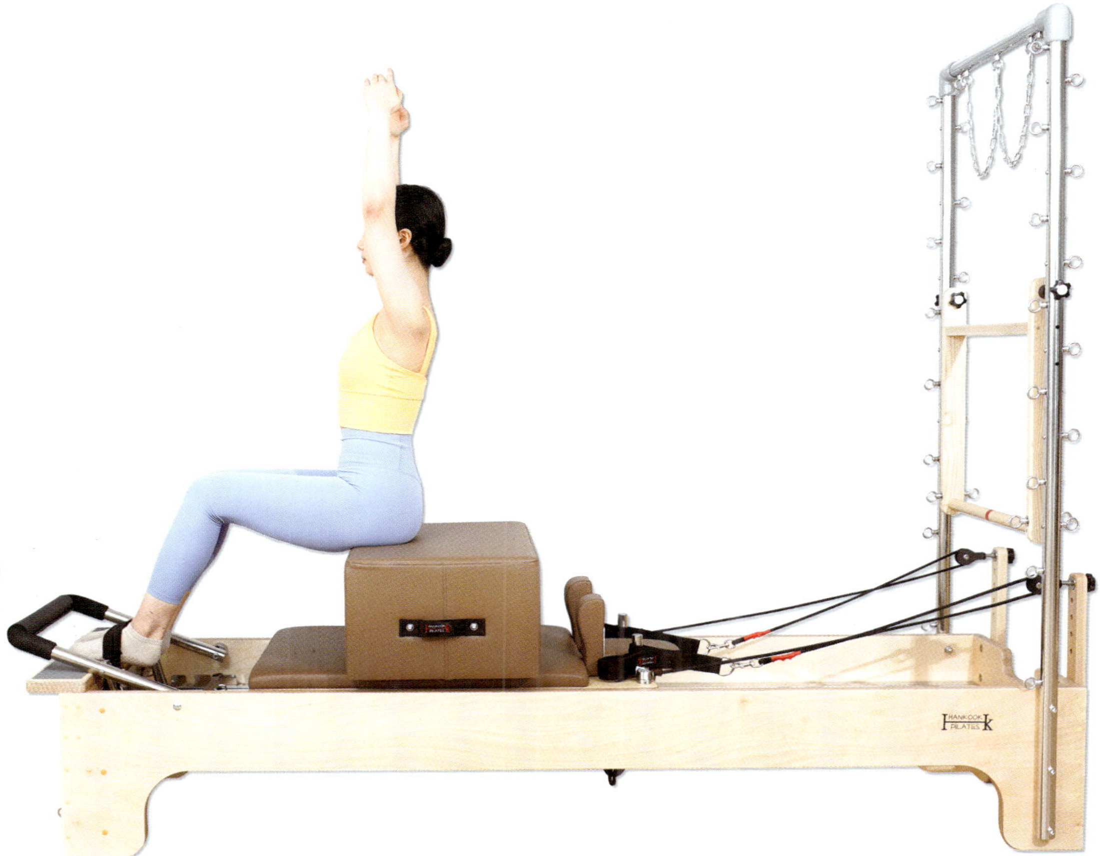

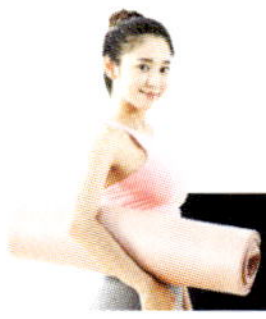

목표

- 코어의 조절을 통한 지구력 향상
- 척추분절을 통한 움직임 향상
- 골반의 안정성
- 몸통 측면 스트레칭과 측면 코어의 안정성 향상

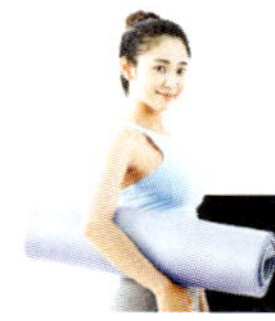

금기

- 어깨, 다리, 허리에 문제가 있는 경우

03 시팅 온 박스-사이드 웨이즈 오버 박스

Sitting on box-Side ways over box

시작 자세

- 박스 위에 옆으로 앉는다.
- 한쪽 발을 풋스트랩에 걸고 한쪽 다리는 무릎을 굽혀 앉는다.
- 손은 가슴에 팔짱을 하거나 팔을 어깨 높이로 뻗고 어깨뼈를 고정시킨다.

운동 방법

- 들숨: 숨을 들이마시며 자세를 준비한다.
- 날숨: 몸을 옆으로 측면 굽힘시켰다가 척추를 중립 상태로 유지한다. 가능하면 척추를 변화시키지 않고 접는다.
- 들숨: 자세를 유지한다.
- 날숨: 바로 앉은 자세로 원위치한다.

5~10회 반복한다.

대상 근육

- 동작분석: 몸통 측면 굽힘
- 주동근

  몸통 오른쪽 측면 굽힘: 오른쪽 배곧은근, 오른쪽 배바깥빗근, 오른쪽 배속빗근, 오른쪽 엉덩갈비근, 오른쪽 가장긴근, 오른쪽 허리네모근, 오른쪽 가로돌기사이근
- 길항근

  몸통 왼쪽 측면 굽힘: 왼쪽 배곧은근, 왼쪽 배바깥빗근, 왼쪽 배속빗근, 왼쪽 엉덩갈비근, 왼쪽 가장긴근, 왼쪽 허리네모근, 왼쪽 가로돌기사이근

주의 사항

- 발을 단단히 고정시키기 위해 풋스트랩을 조정해야 한다.
- 몸통의 무게가 풋스트랩으로부터 떨어져 발이 미끄러지지 않도록 한다.
- 측면 굽힘 상태에서 시작 자세로 돌아올 때 중립 척추를 유지한다.

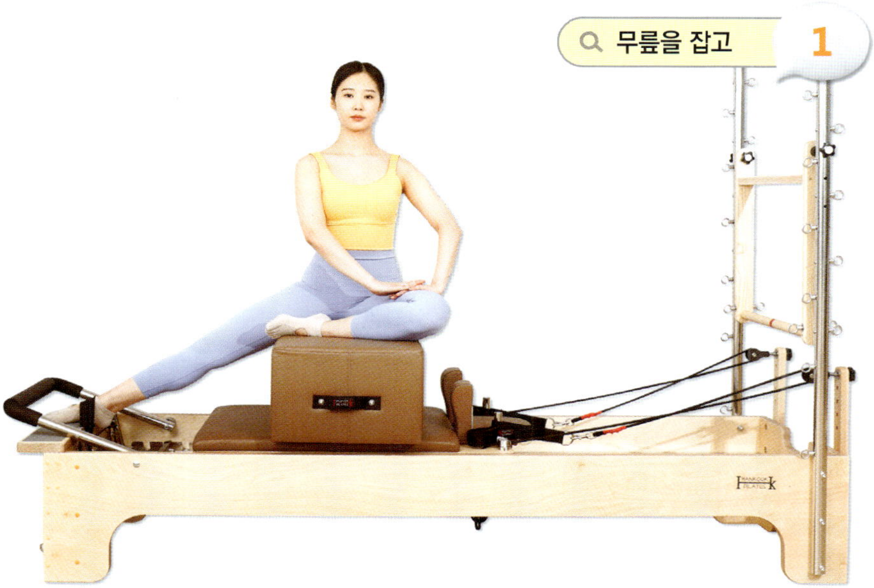
무릎을 잡고
1

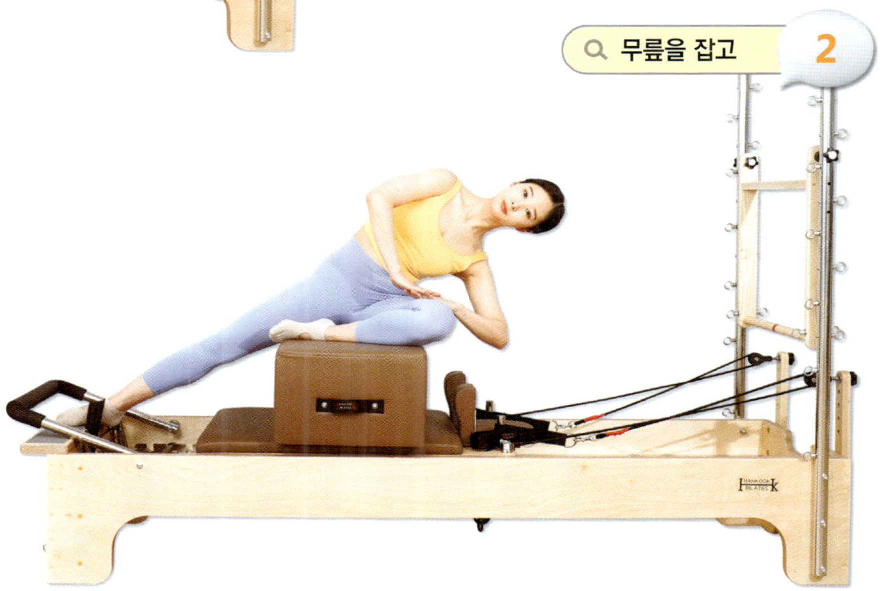
무릎을 잡고
2

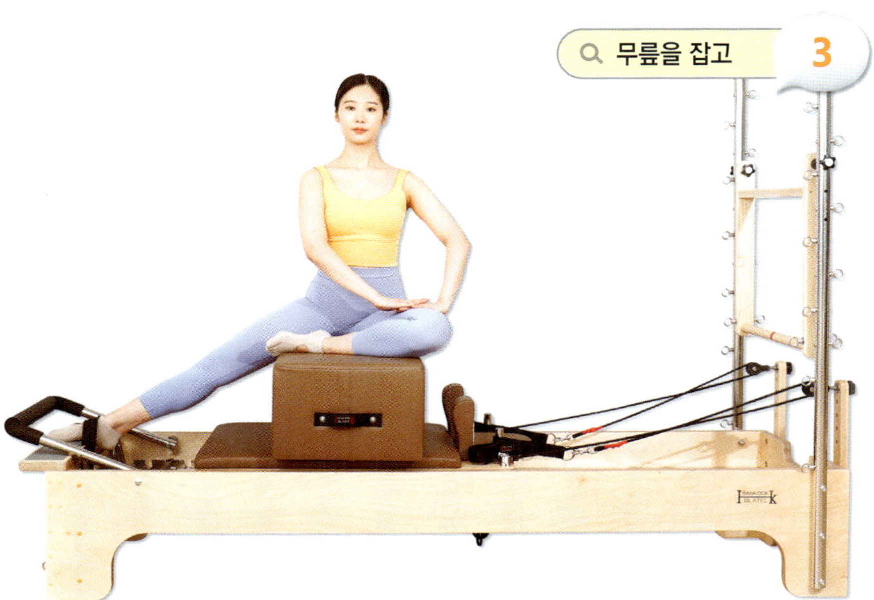
무릎을 잡고
3

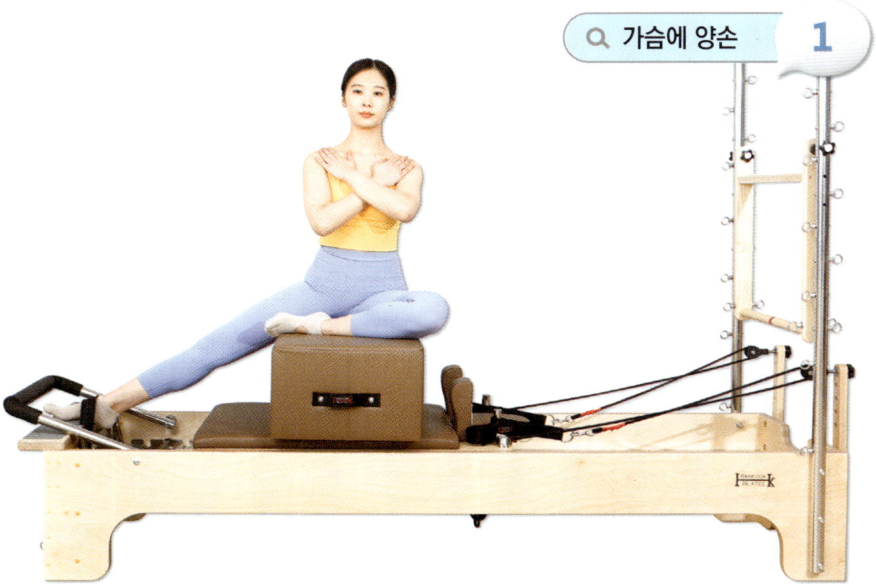
가슴에 양손
1

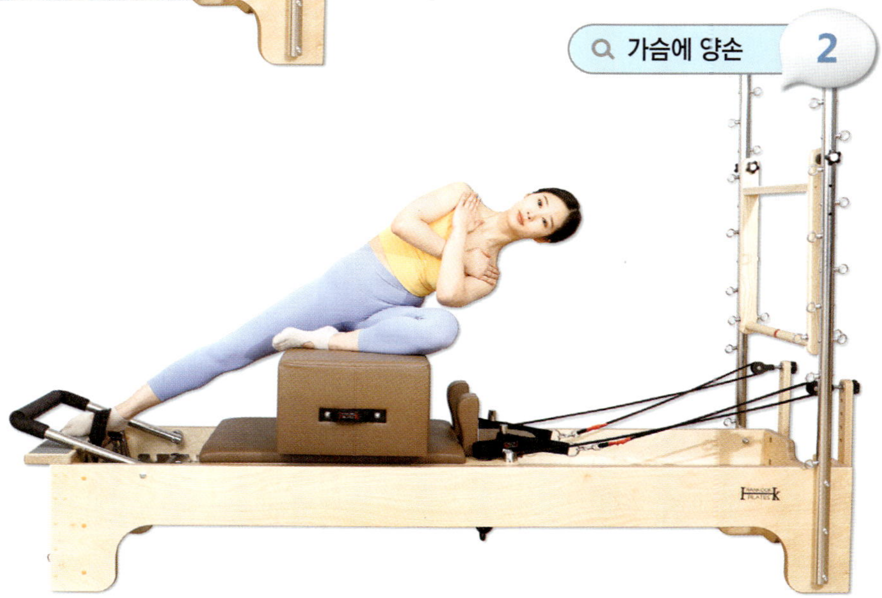
가슴에 양손
2

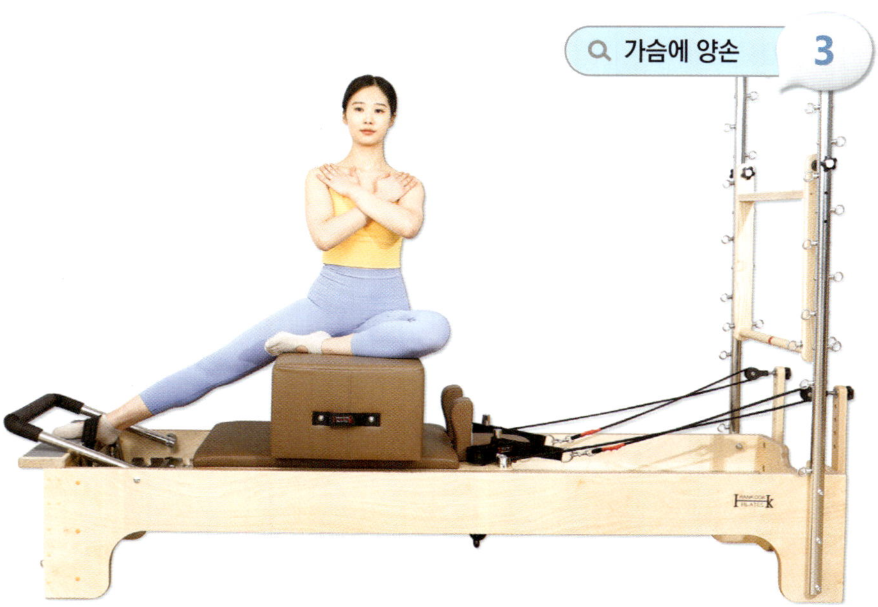
가슴에 양손
3

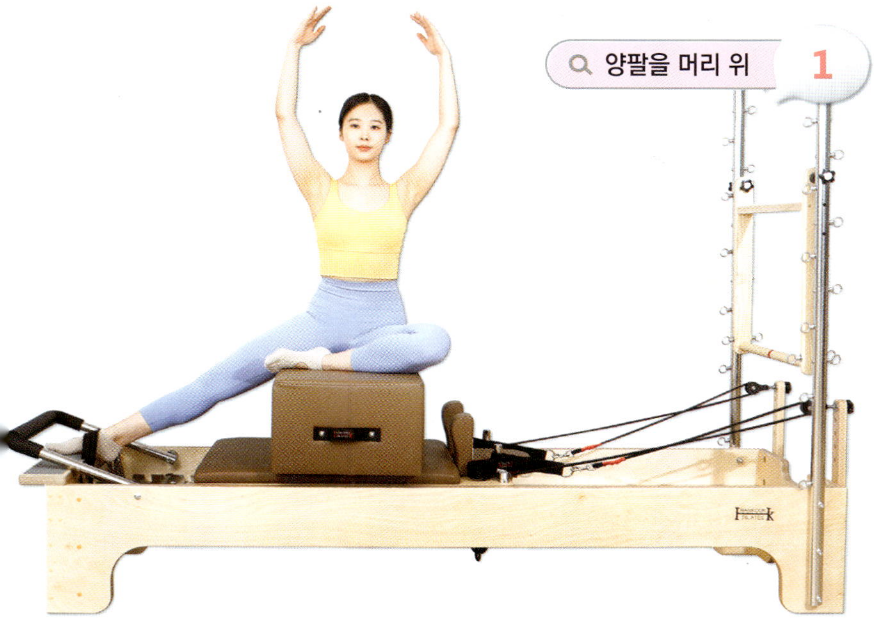
양팔을 머리 위
1

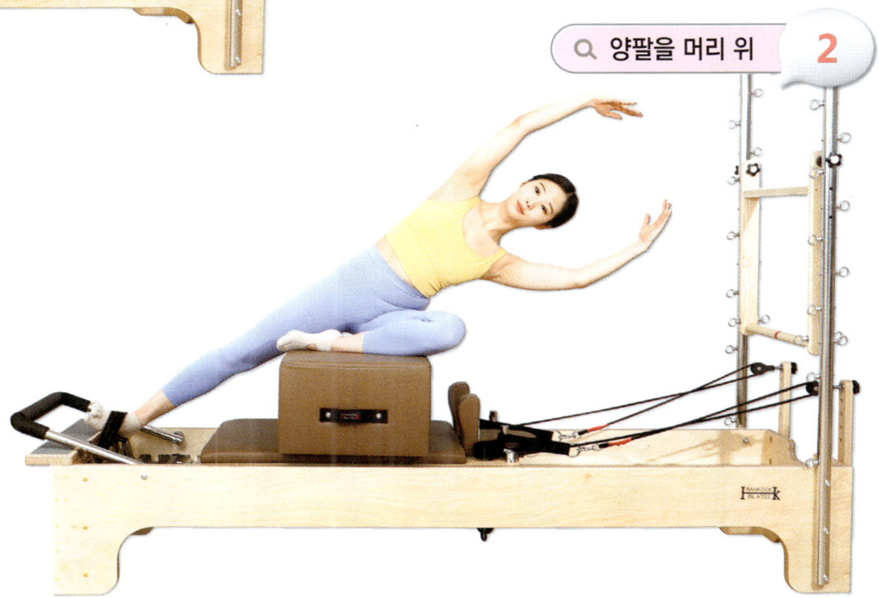
양팔을 머리 위
2

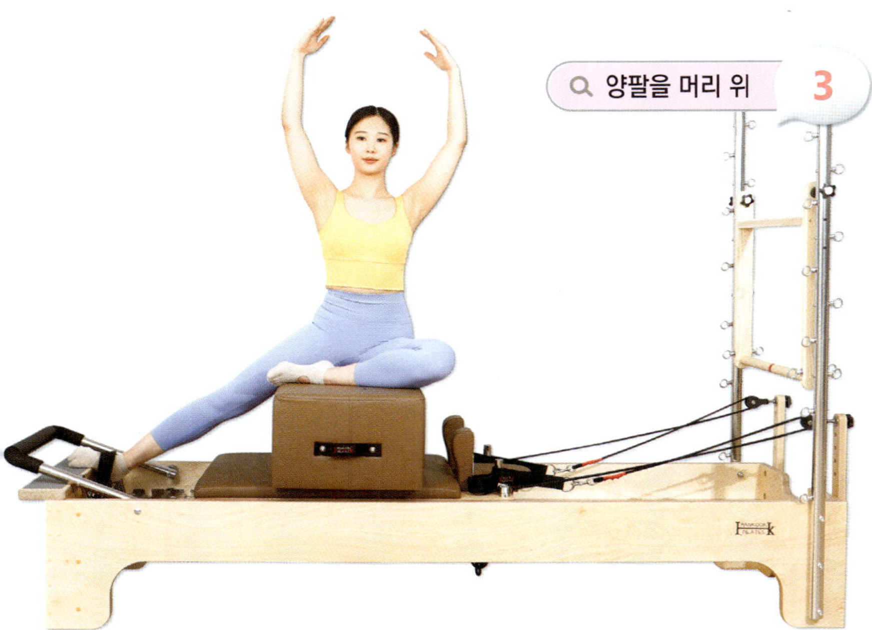
양팔을 머리 위
3

목표

- 코어의 조절을 통한 지구력 향상
- 척추분절을 통한 움직임 향상
- 골반의 안정성
- 코어의 조절을 통한 척추돌림근의 가동력 향상

금기

- 어깨, 다리, 허리에 문제가 있는 경우

04 시팅 온 박스 - 트위스트 Sitting on box-Twist

시작 자세

- 박스 위에 똑바로 앉고, 골반과 척추는 중립 상태로 한다.
- 팔을 양쪽 옆으로 벌린다.

운동 방법

- 들숨: 숨을 들이마시며 자세를 준비한다.
- 날숨: 척추를 세 번에 나눠서 돌림한다. 첫 번째 호흡에서는 최대로 돌림하고, 두 번째 호흡에서는 돌림을 늘리고 증가시킨다.
- 들숨: 시작 자세로 돌아온다.

각각 교대로 5회씩 반복한다.

대상 근육

- 동작분석: 몸통 돌림
- 주동근

  몸통 오른쪽 돌림: 오른쪽 배바깥빗근, 왼쪽 배속빗근, 왼쪽 반가시근, 왼쪽 뭇갈래근, 왼쪽 돌림근
- 길항근

  몸통 왼쪽 돌림: 왼쪽 배바깥빗근, 오른쪽 배속빗근, 오른쪽 반가시근, 오른쪽 뭇갈래근, 오른쪽 돌림근

주의 사항

- 발을 단단히 고정시키기 위해 풋스트랩을 조정해야 한다.
- 척추의 돌림은 어깨로부터 일어나는 것이 아니고,
  하부 척추가 움직여 나선형같이 올라감으로써 일어난다.

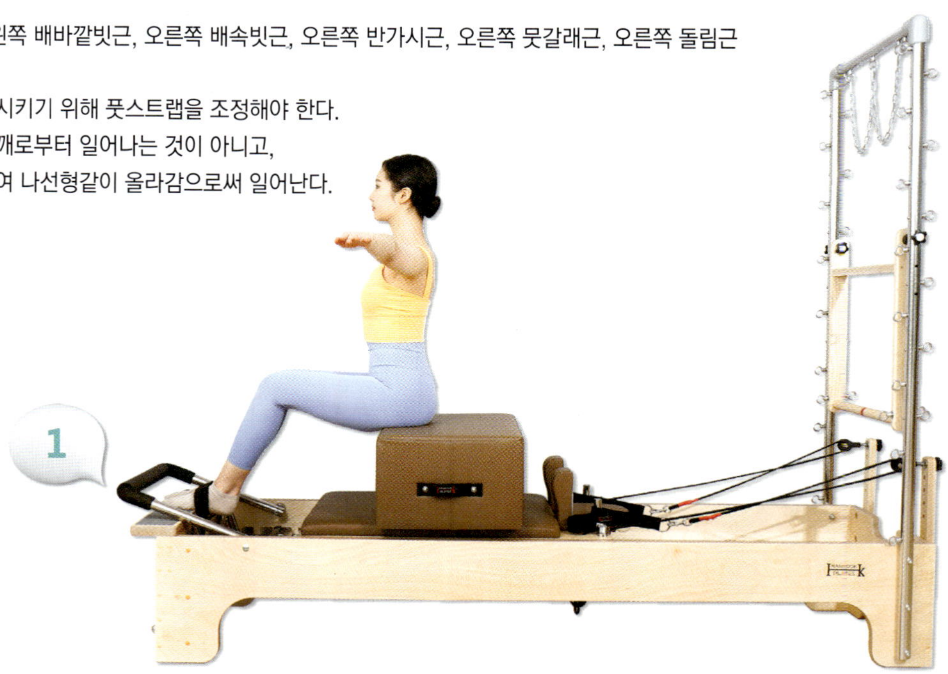

2

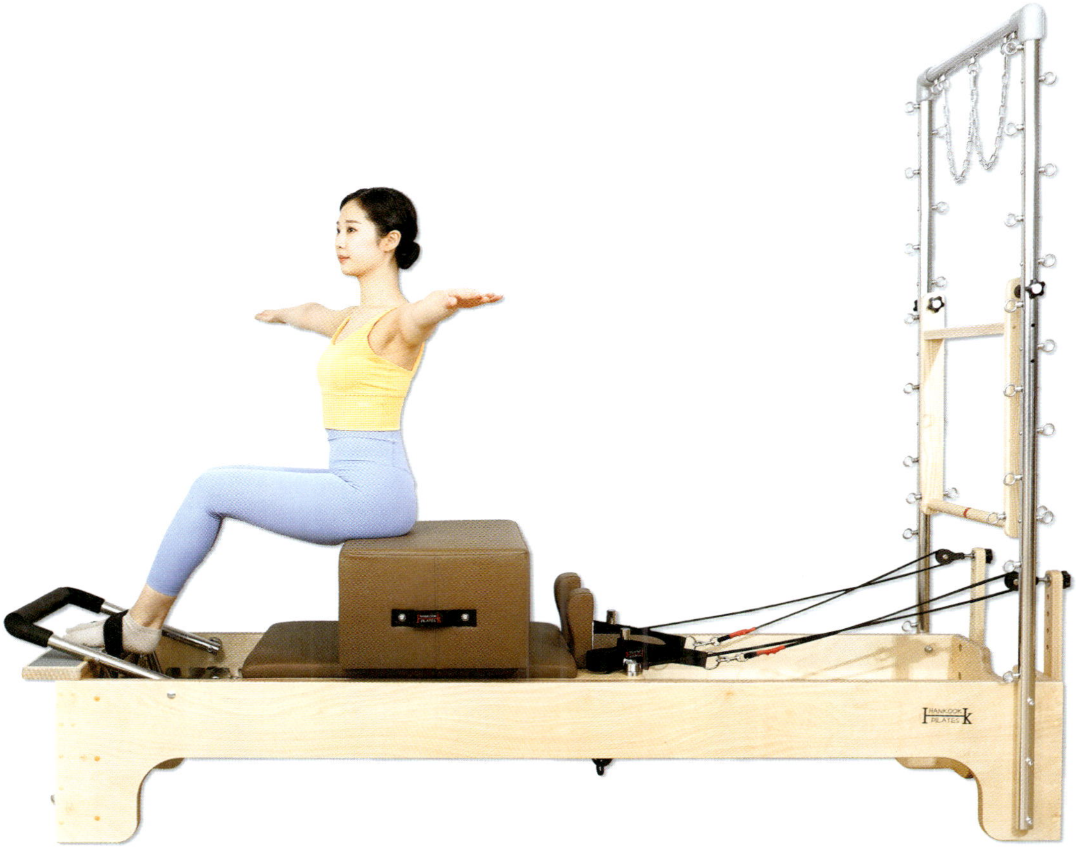

3

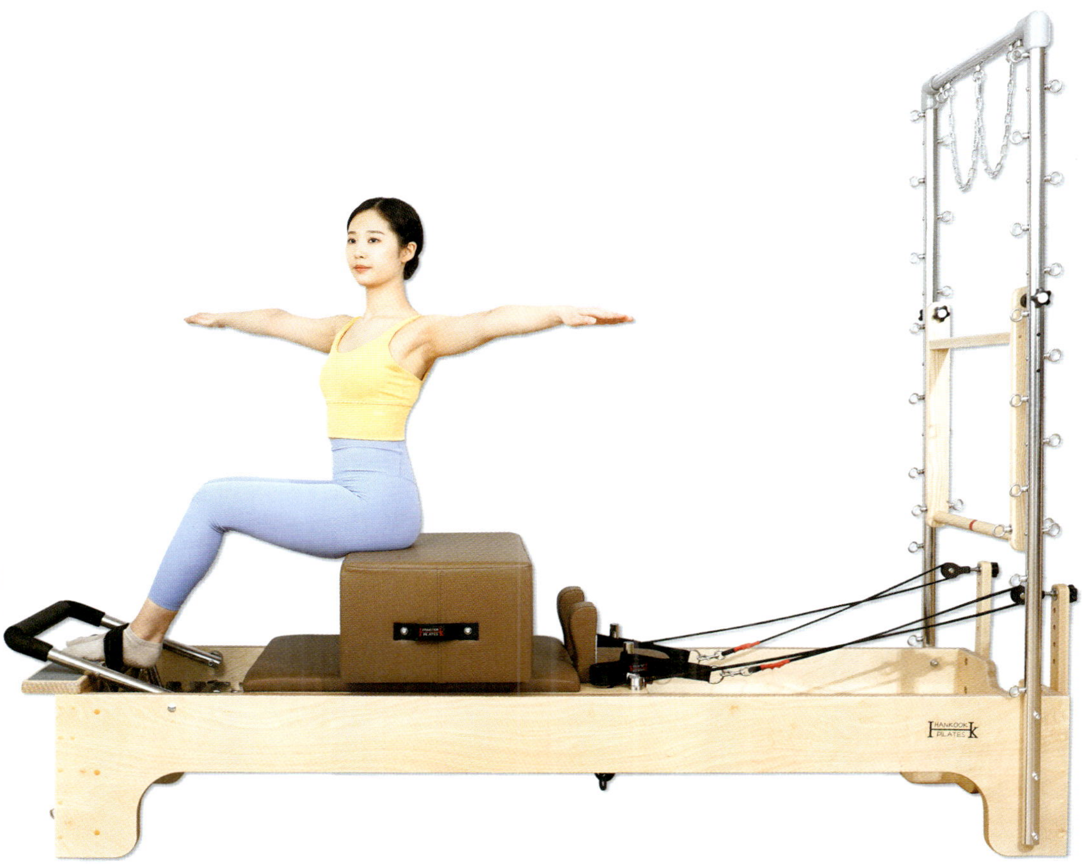

4

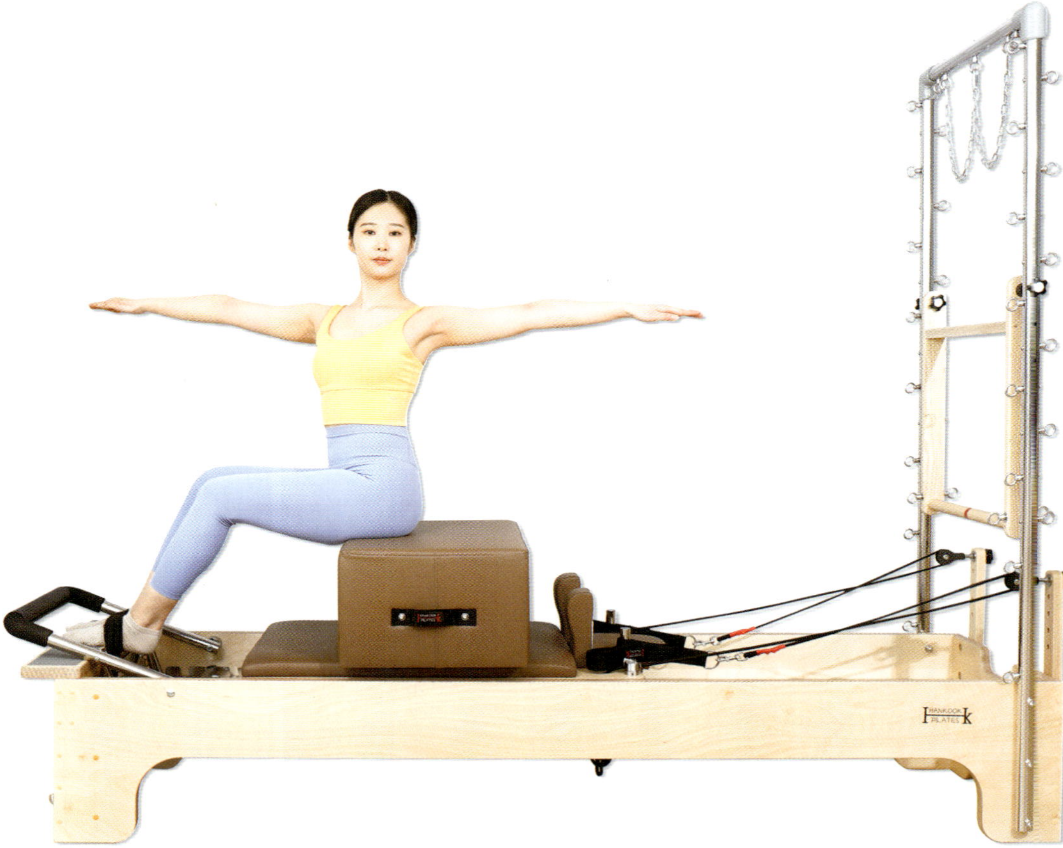

5

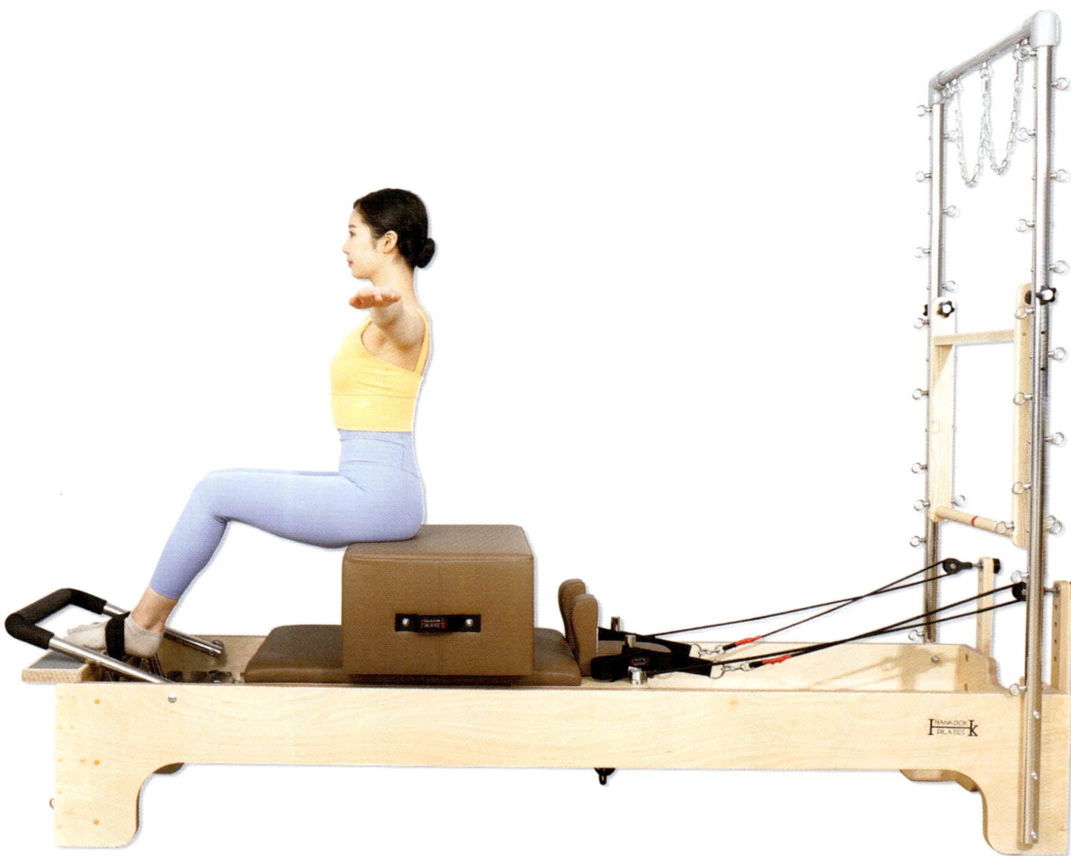

6

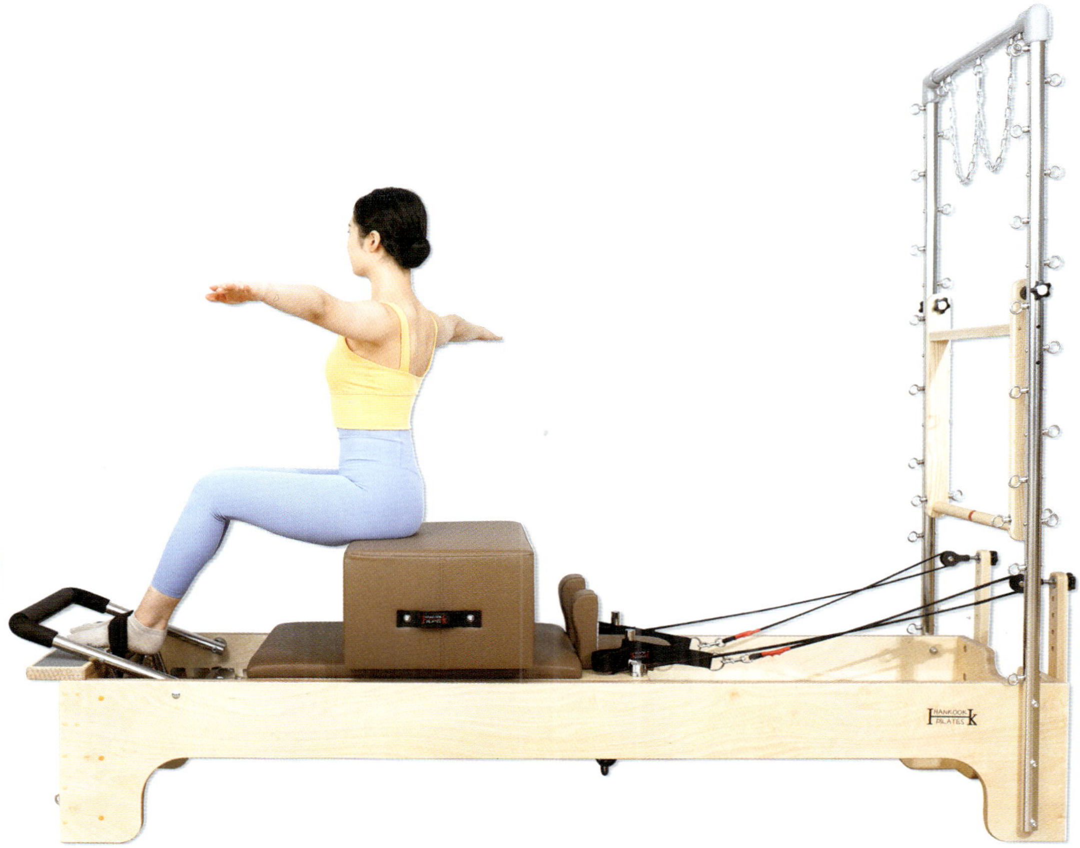

7

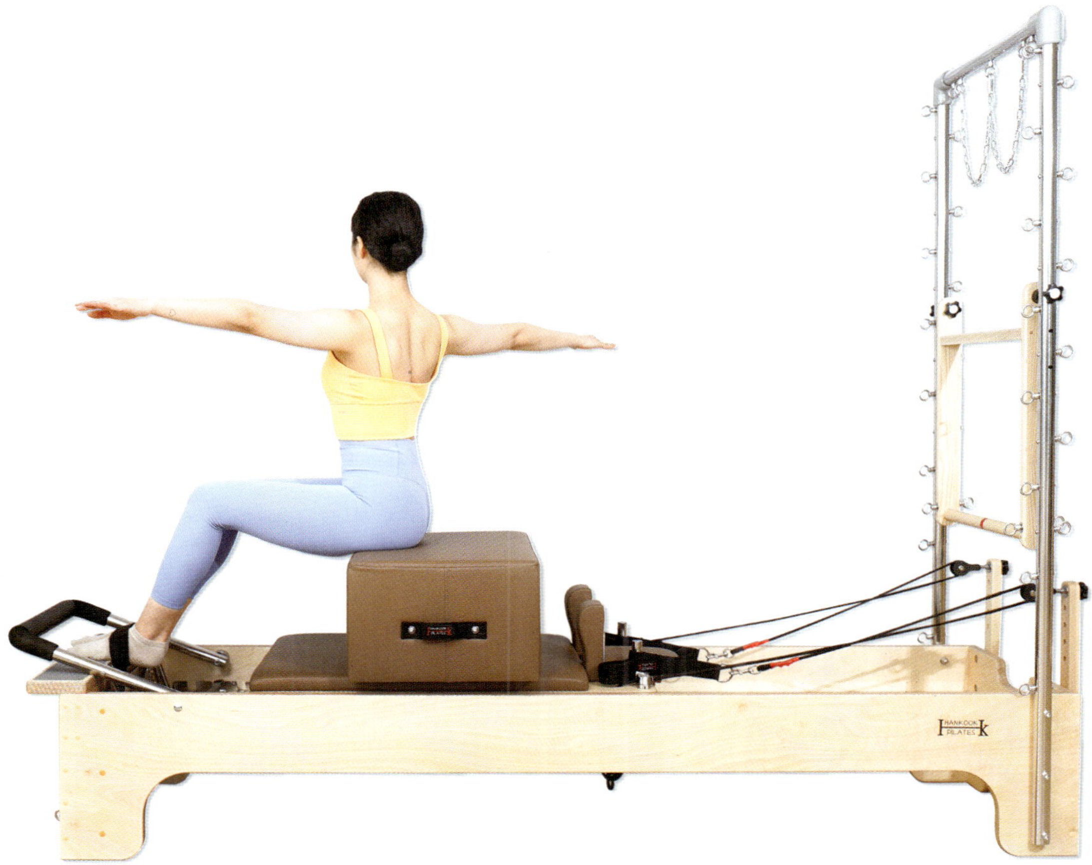

8

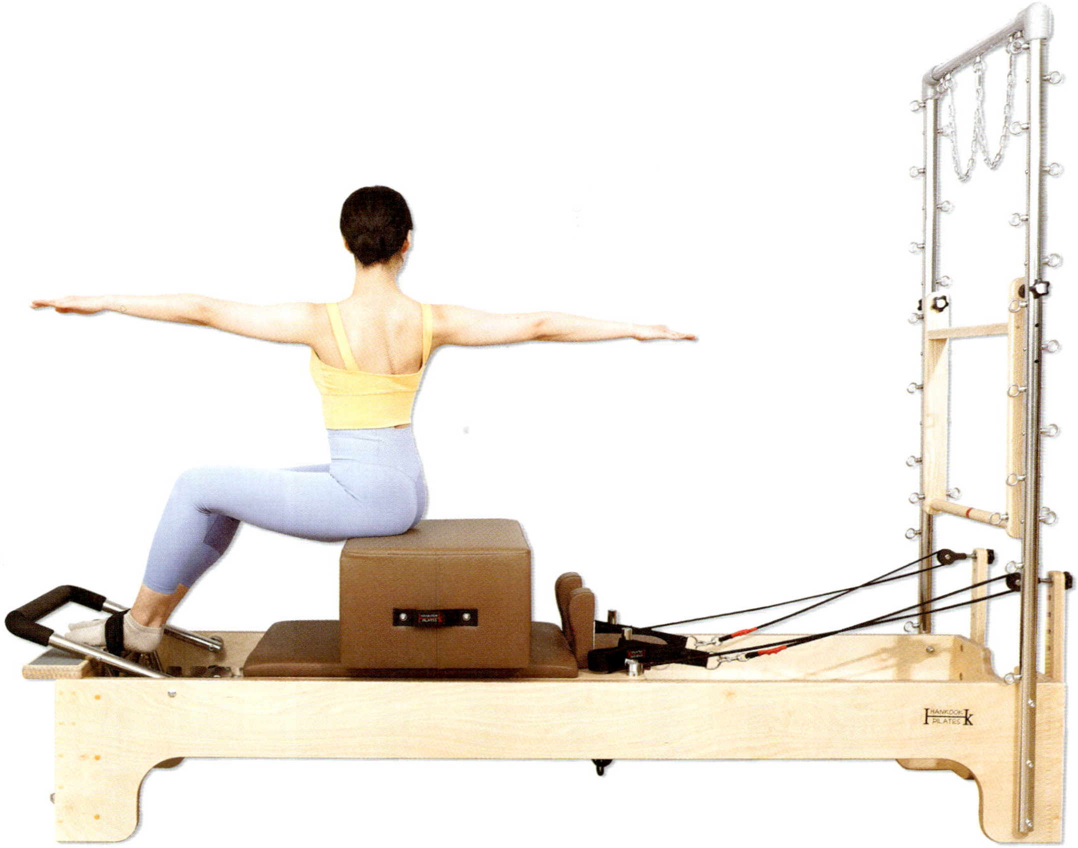

9

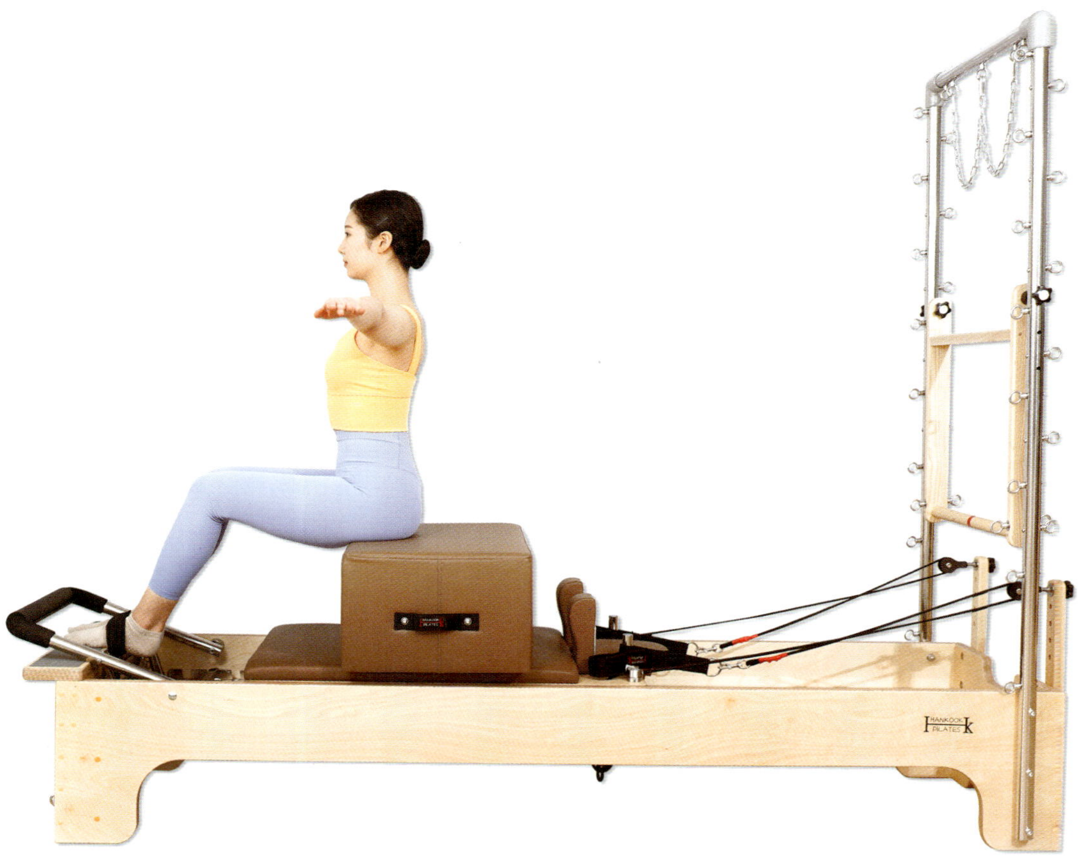

목표

- 코어의 조절을 통한 지구력 향상
- 척추분절을 통한 움직임 향상
- 골반의 안정성
- 협응력 향상
- 신체 전체의 근력 강화

금기

- 어깨, 다리, 허리에 문제가 있는 경우

05 시팅 온 박스 - 트리 Sitting on box-Tree

시작 자세

- 박스 위에 수직이 되게 앉고 골반은 정면과 직각이 되게 한다.
- 풋스트랩에 한쪽 발을 걸고, 다른 쪽 다리는 구부린 뒤 무릎 밑에 안쪽으로 손을 넣어 잡고, 바깥쪽의 다른 손은 발목을 잡는다.

운동 방법

- **들숨:** 숨을 들이마시며 자세를 준비한다.
- **날숨:** 골반을 직각으로 하고 무릎을 펴한 채로 유지한다. 가능한 바로 앉은 자세에서 몸통을 유지하는 동안 넙다리뒤근을 길어지게 한다.
- **들숨:** 무릎을 시작 자세로 굽힘시킨다.

3회 반복한다.

마지막 반복 시

- **들숨:** 다리를 곧게 유지하고 다른 손을 발목에 둔다.
- **날숨:** 엉치뼈로부터 박스를 따라 내려가면서 다리를 잡은 손은 나무를 타고 내려오듯이 하나씩 밑으로 내려와서 상체와 같이 박스 밑으로 내려온다. 동시에 팔은 머리 위에서 아치 모양을 만든다.
- **들숨:** 가슴우리의 옆으로 숨쉰다.
- **날숨:** 손은 다리에서 발목으로 이동하면서 앉는 자세로 되돌아오기 위해 배근육으로부터 시작하여 턱을 가슴 쪽으로 굽힘하고 척추를 말아 천천히 시작위치로 돌아온다.
- **들숨:** 무릎을 굽히고 무릎 아래 안쪽에 손을 두고 바깥손은 발목에 둔다.

각각 3회씩 반복한다.

대상 근육

- **동작분석:** 오른쪽 엉덩관절 굽힘/폄, 오른쪽 무릎관절 폄/굽힘, 몸통 굽힘/폄
- **주동근**
  엉덩관절 굽힘: 허리근, 엉덩근, 넙다리빗근, 넙다리근막긴장근, 넙다리곧은근, 두덩근, 짧은모음근, 긴모음근, 큰모음근, 중간볼기근
  무릎관절 폄: 넙다리곧은근, 가쪽넓은근, 중간넓은근, 안쪽넓은근
  몸통 굽힘: 배곧은근, 배바깥빗근, 배속빗근
- **길항근**
  엉덩관절 폄: 큰모음근, 큰볼기근, 중간볼기근, 넙다리두갈래근, 반막모양근, 반힘줄모양근
  무릎관절 굽힘: 넙다리빗근, 두덩정강근, 넙다리두갈래근, 반막모양근, 반힘줄모양근, 오금근, 장딴지근
  몸통 폄: 엉덩갈비근, 가장긴근, 가시근, 허리네모근, 반가시근, 돌림근, 뭇갈래근, 가시사이근

주의 사항

- 발을 단단히 고정시키기 위해 풋스트랩을 조정해야 한다.
- 강사의 지도 하에 운동을 시행한다.

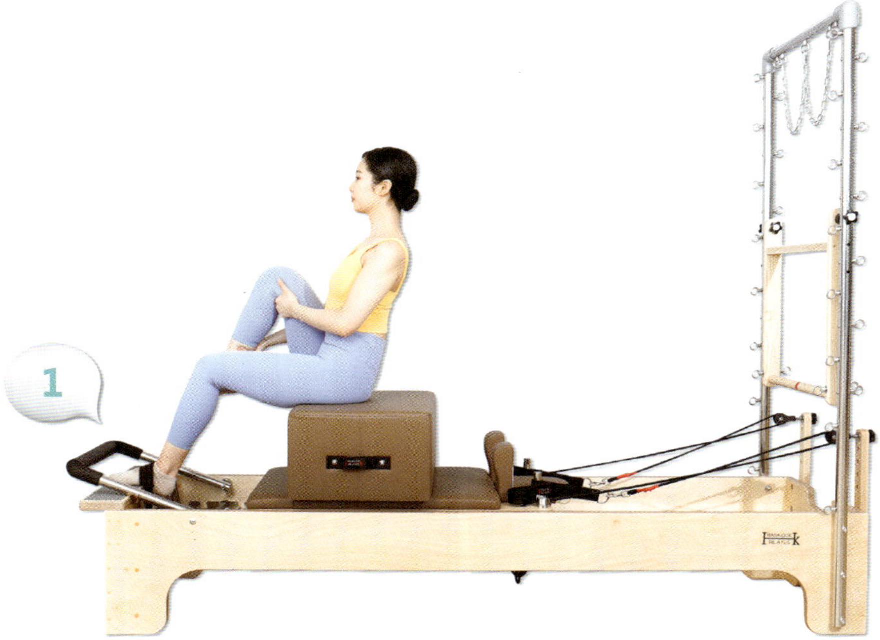
1

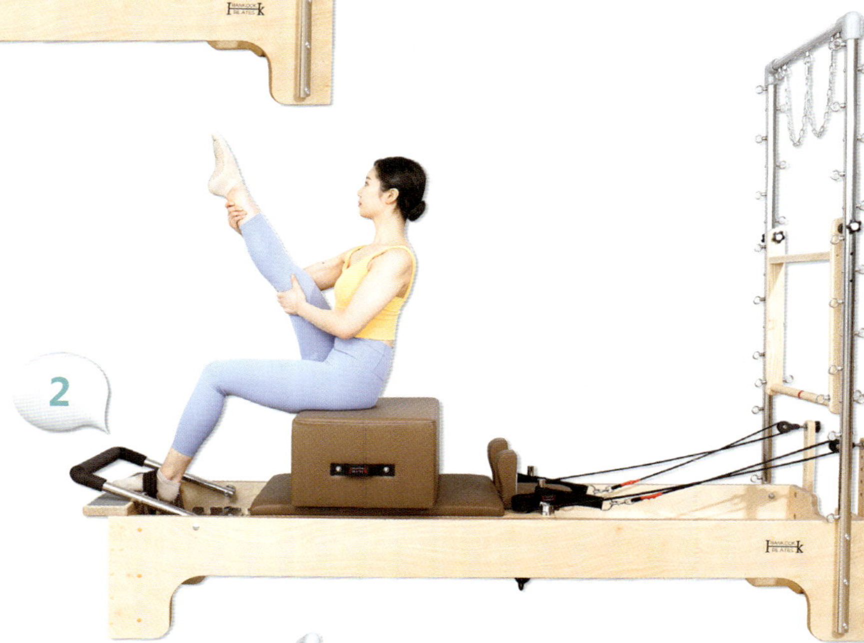
2

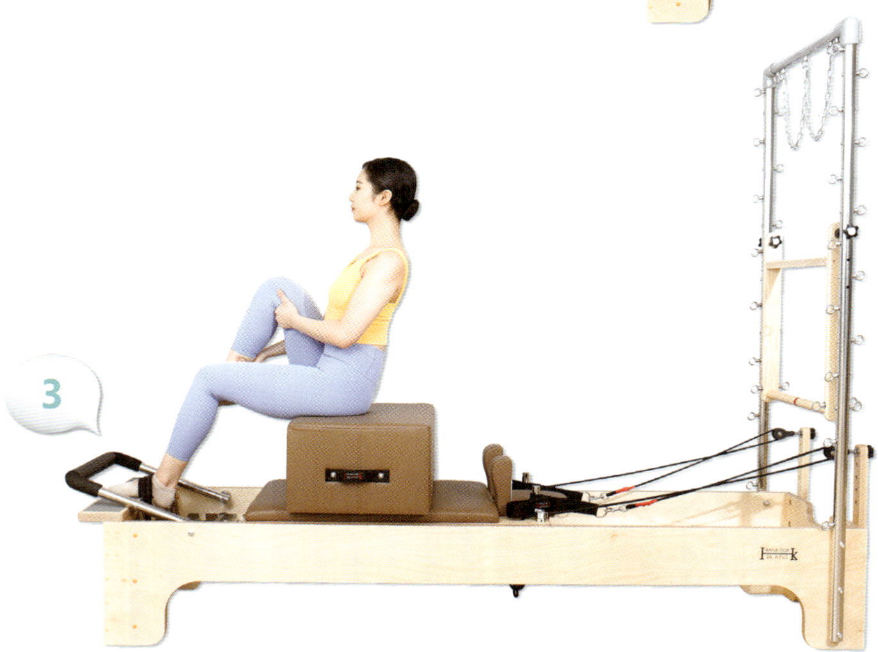
3

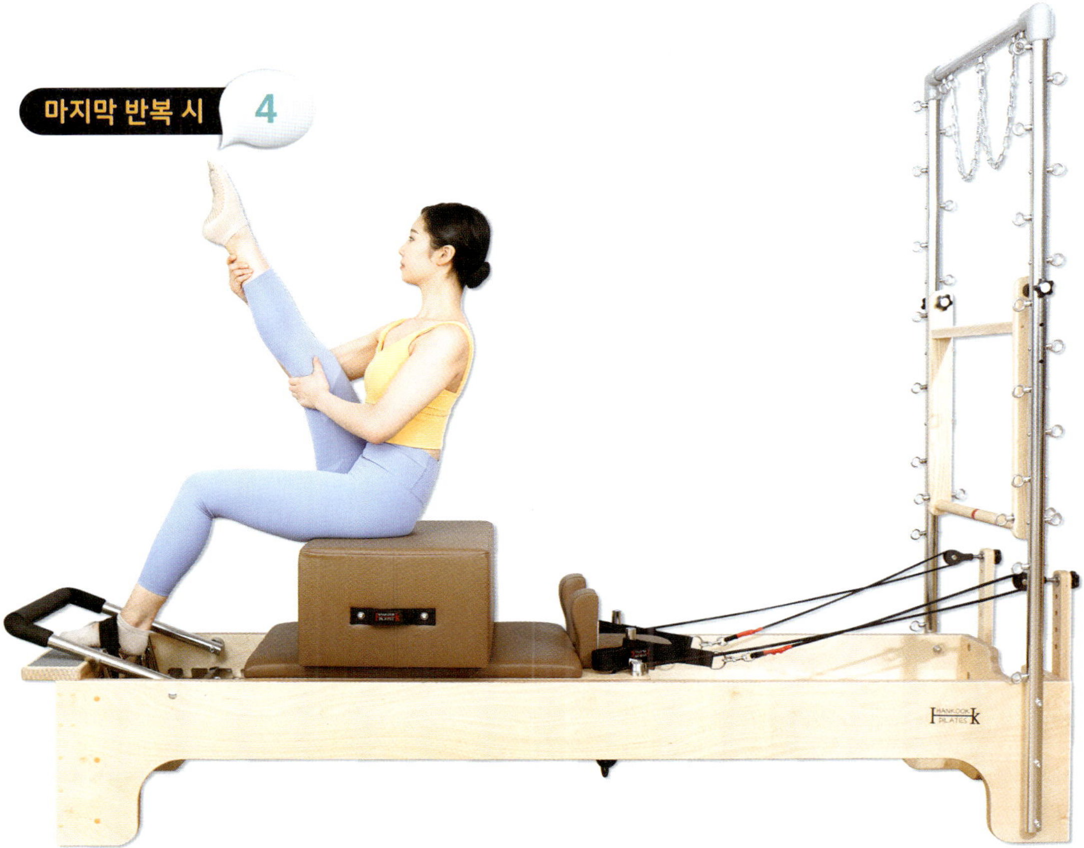
마지막 반복 시
4

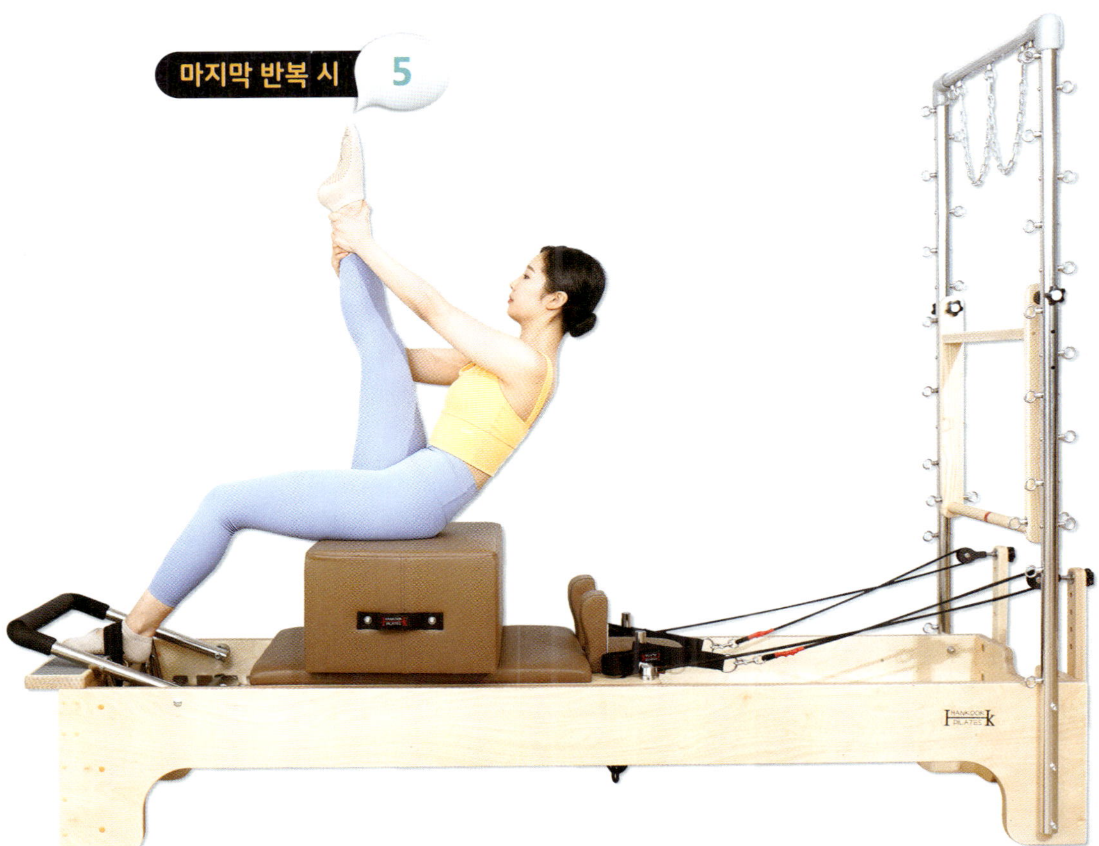
마지막 반복 시
5

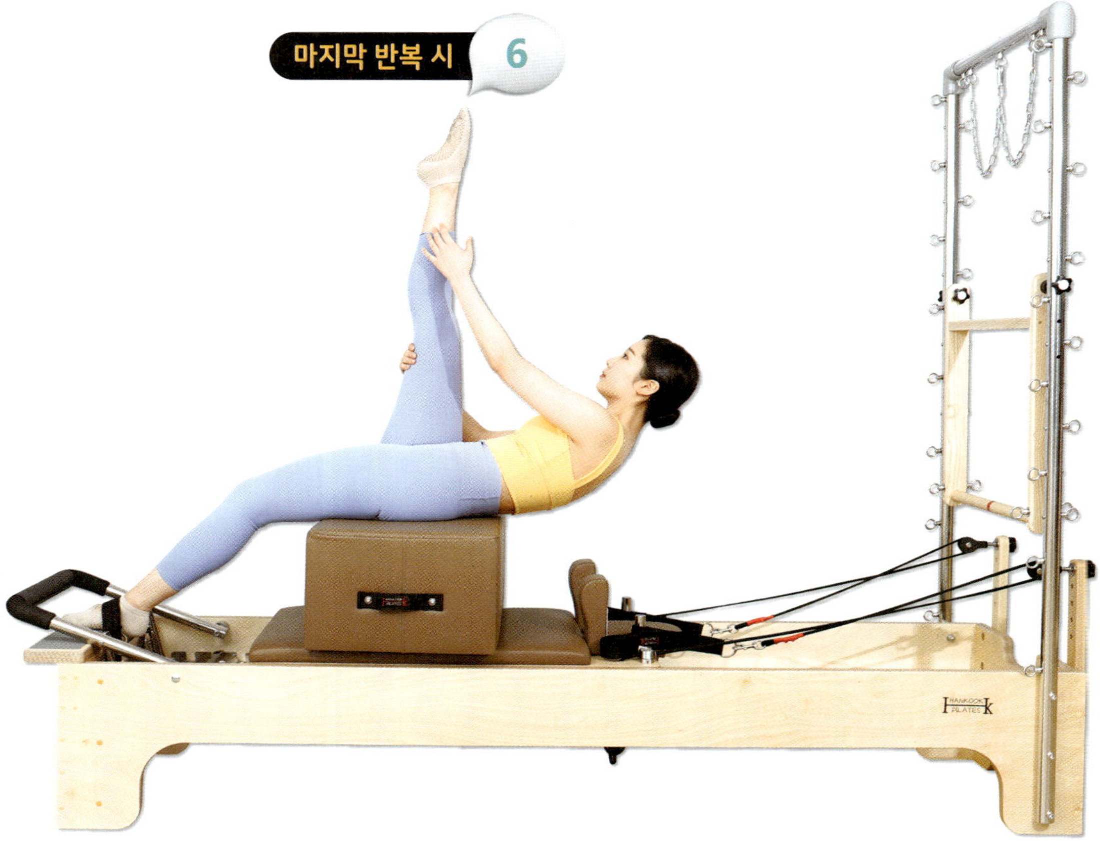
마지막 반복 시
6

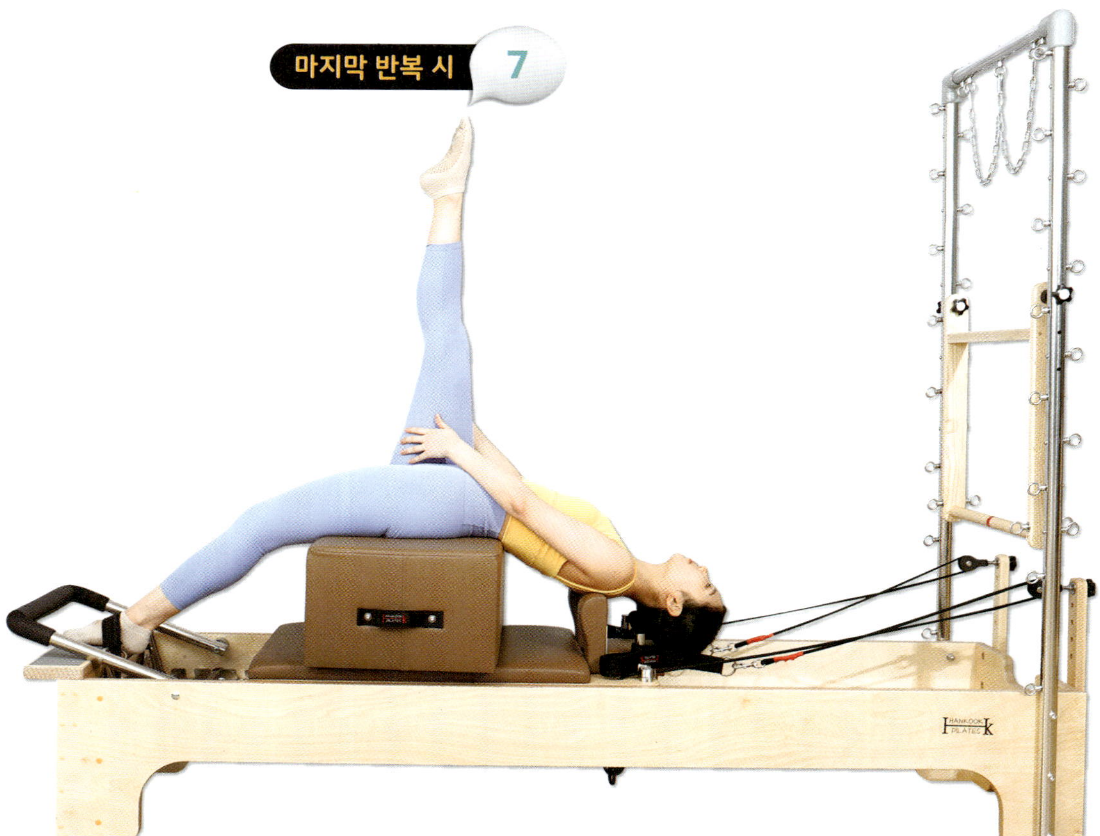
마지막 반복 시
7

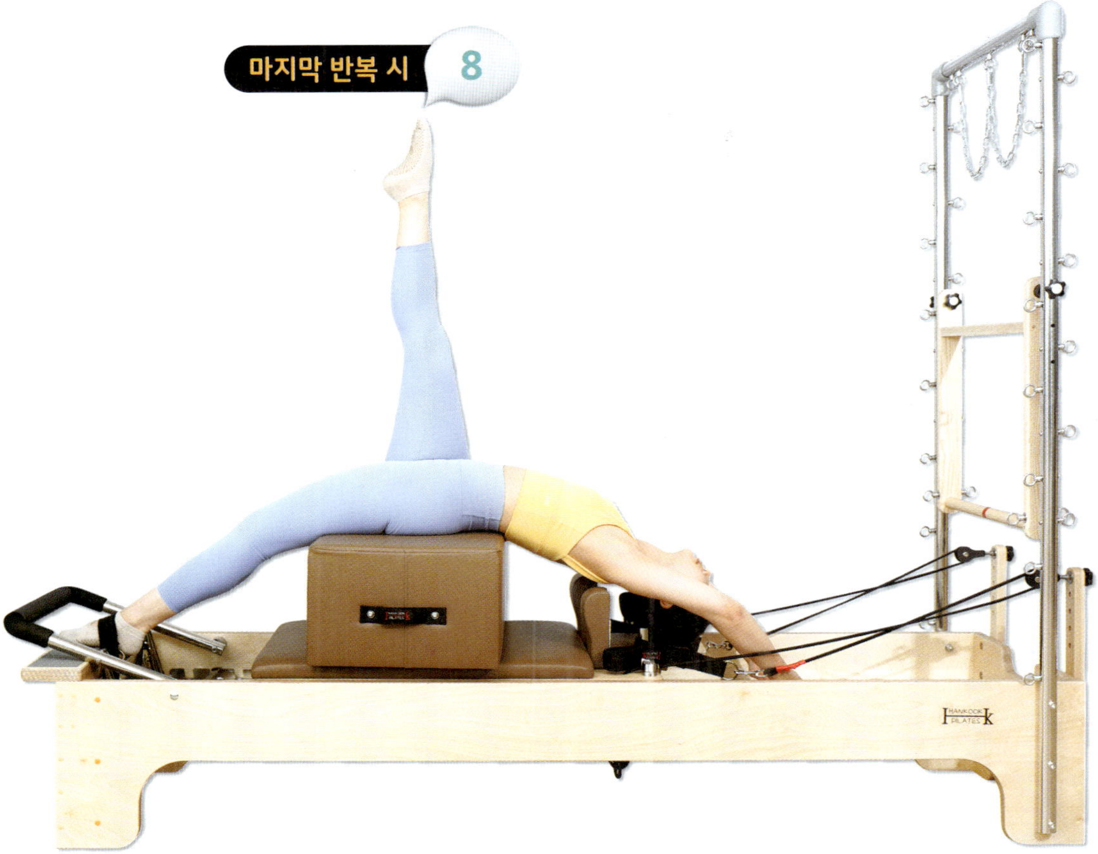
마지막 반복 시
8

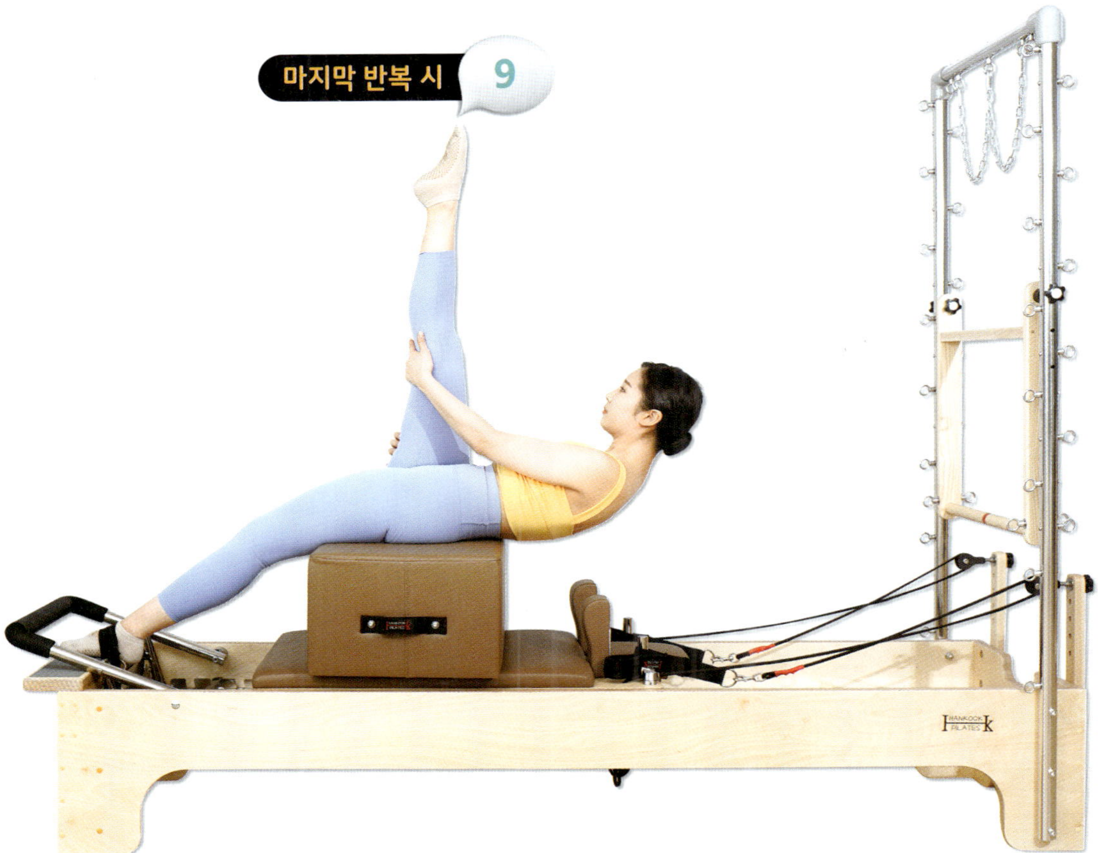
마지막 반복 시
9

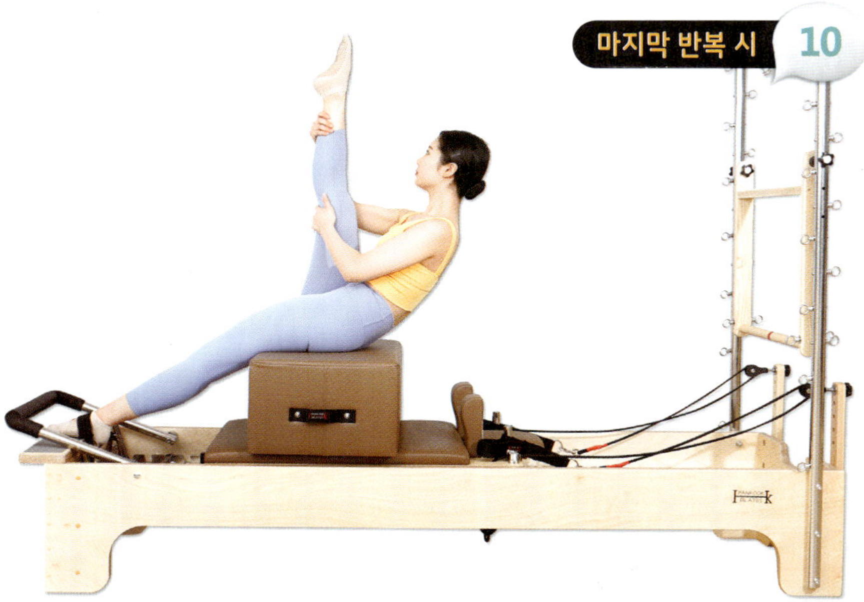
마지막 반복 시
10

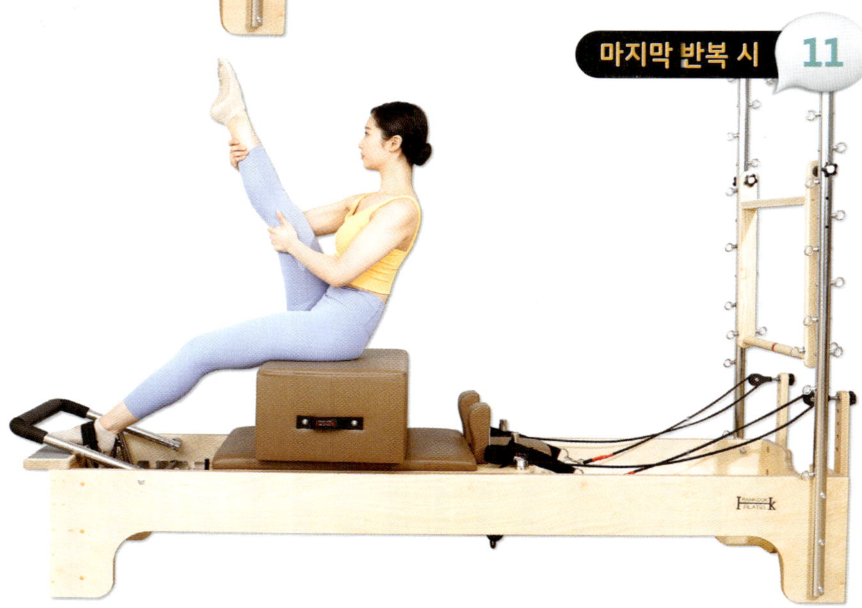
마지막 반복 시
11

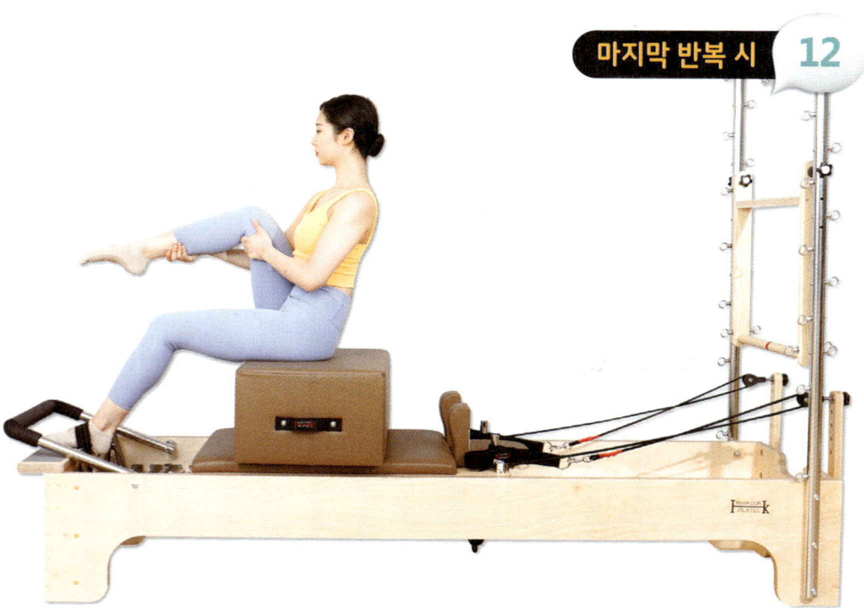
마지막 반복 시
12

CHAPTER 10

LEG STRETCH SERIES

01 닐링 햄스트링 스트레치 Kneeling hamstring stretch

02 스탠딩 햄스트링 앤 힙 플렉서 스트레치 Standing hamstring and hip flexor stretch

03 싱글 따이 스트레치 Single thigh stretch

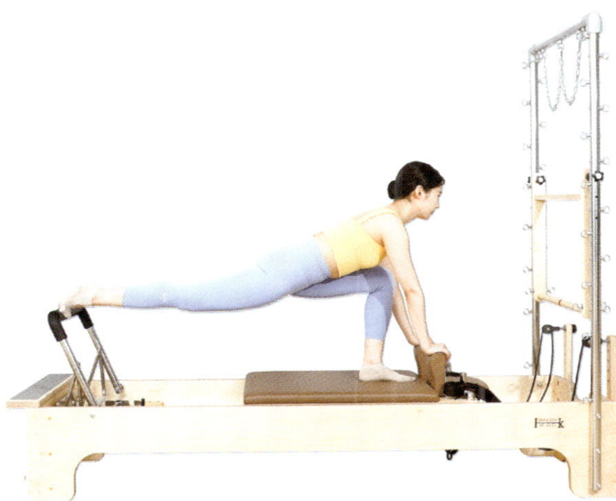

⑩ LEG STRETCH SERIES

목표

- 넙다리뒤근, 넙다리네갈래근, 엉덩관절 굽힘근 및 폄근 스트레칭

금기

- 어깨, 무릎, 허리에 문제가 있는 경우

01 닐링 햄스트링 스트레치 Kneeling hamstring stretch

시작 자세

- 어깨받침대에 발을 놓고 캐리지에서 한쪽 무릎을 굽힘하며, 엉덩관절은 폄한다.
- 풋바에 다른 발을 올려놓고 궁둥뼈와 같은 라인이 되게 한다.
- 골반과 척추는 중립이 되고 가능한 직각이 되도록 하며, 손은 어깨받침대에 놓고 발의 양쪽에 둔다.

운동 방법

- 들숨: 숨을 들이마시며 자세를 준비한다.
- 날숨: 어깨받침대를 발로 눌러 밀면서 시작하고, 뒤로 엉덩관절의 폄을 유지하면서, 가능한 멀리 캐리지를 누르기 위해 앞무릎을 폄한다. 양손은 발 옆에 둔다.
- 들숨: 폄된 엉덩관절과 앞무릎의 굽힘을 유지하고 캐리지의 위치를 조절한다.

각각 5회씩 반복한다.

대상 근육

- 동작분석: 무릎관절 폄/굽힘
- 주동근

  무릎관절 폄: 넙다리곧은근, 가쪽넓은근, 중간넓은근, 안쪽넓은근
- 길항근

  무릎관절 굽힘: 넙다리빗근, 두덩정강근, 넙다리두갈래근, 반막모양근, 반힘줄모양근, 오금근, 장딴지근

주의 사항

- 앞 발바닥이 지면에서 들리지 않게 한다.

1

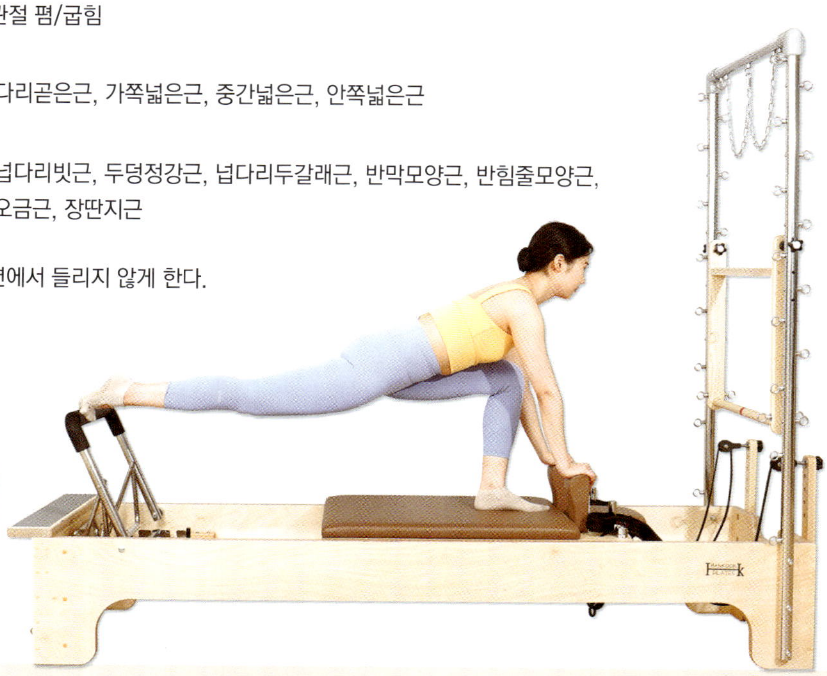

참고사항

고객이 이 동작을 하기를 고집스럽게 원한다면, 신체의 병변이 없고 유연성이 있는 경우일지라도, 동작을 실시하는 중에 문제가 발생했을 때 본인에게 책임이 있다는 확인서를 받은 후 동작을 실시한다.

2

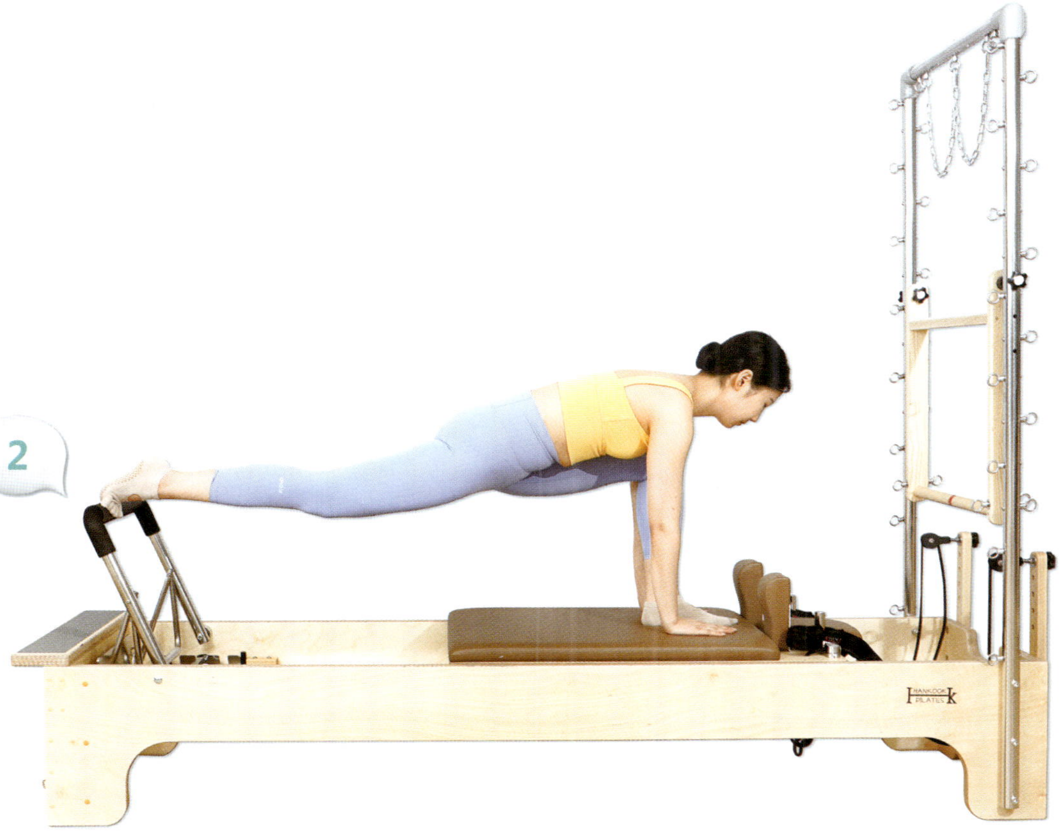

3

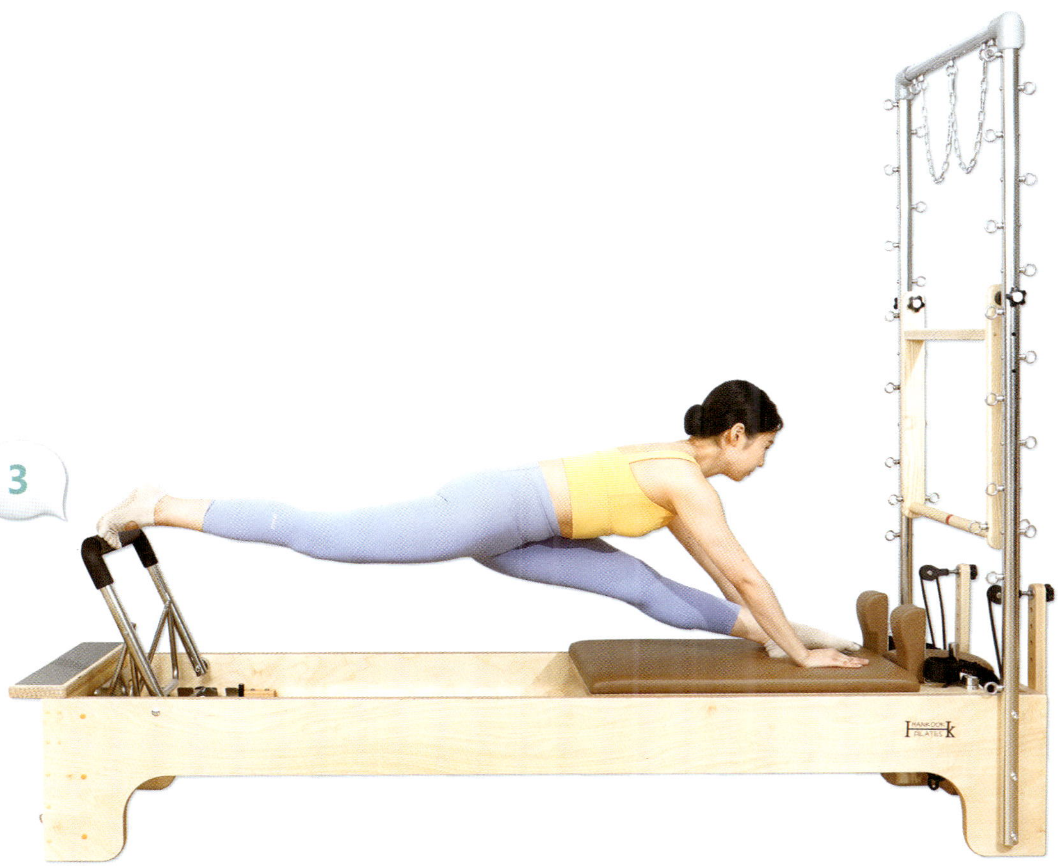

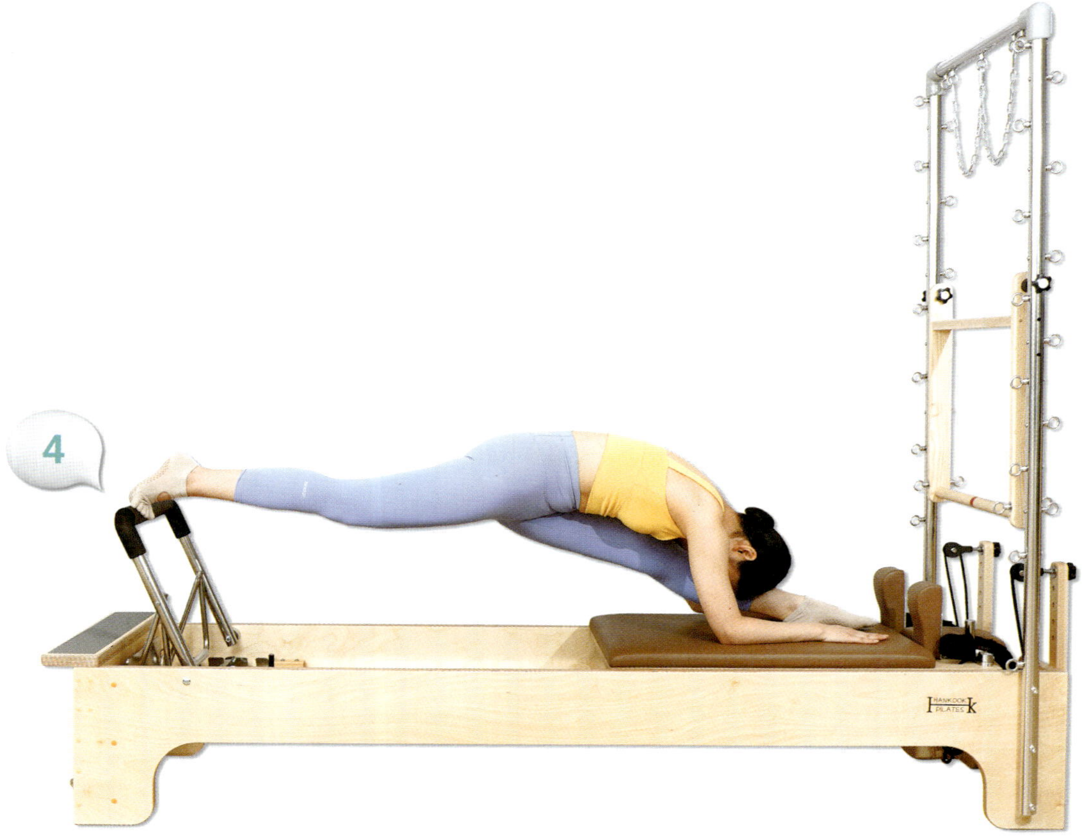
4

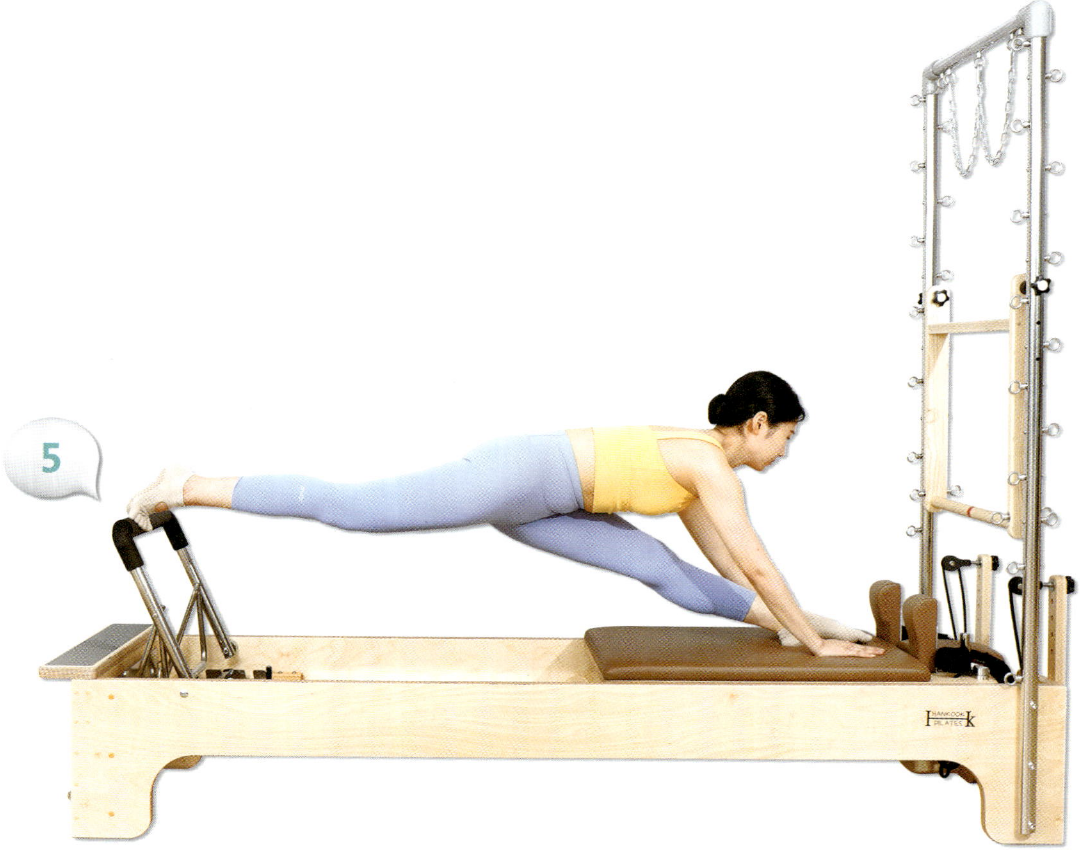
5

6

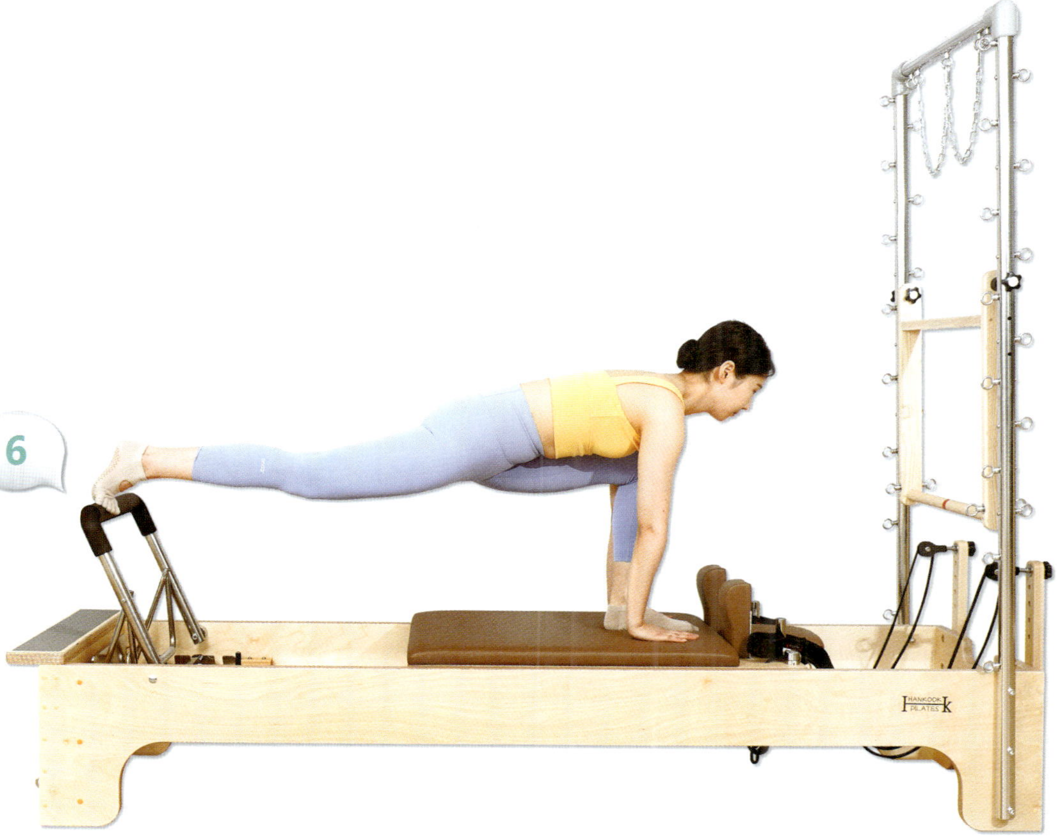

7

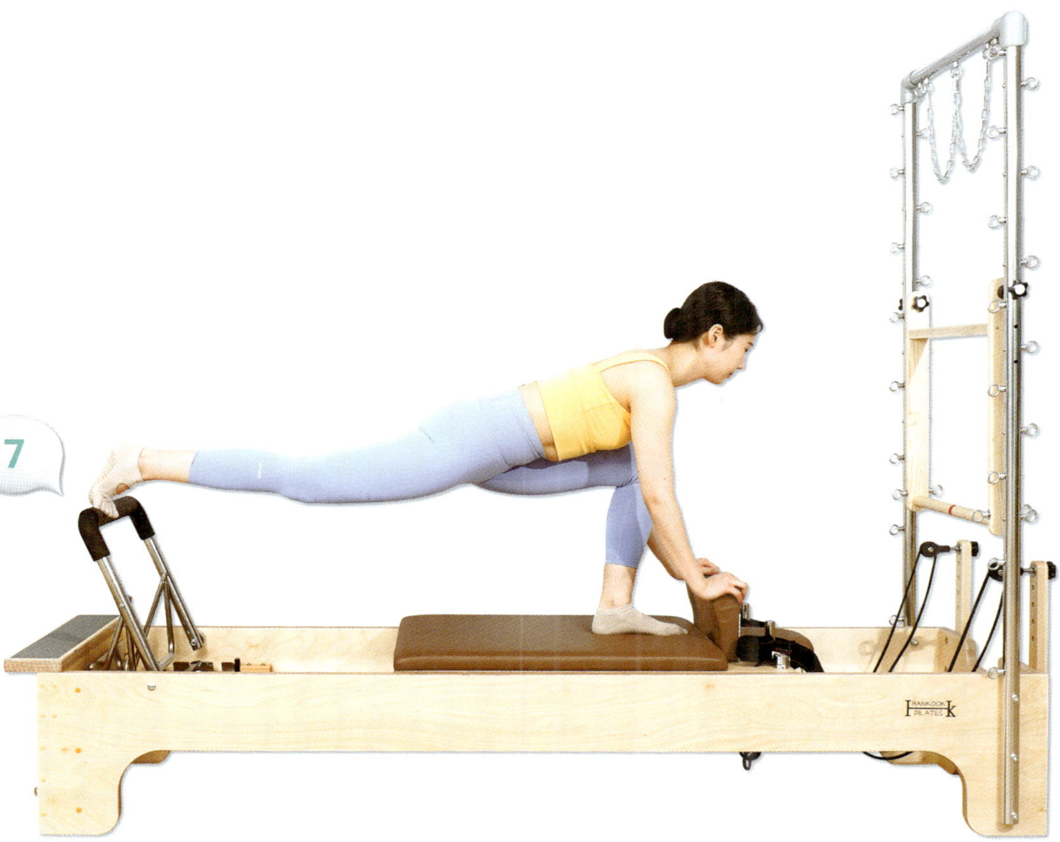

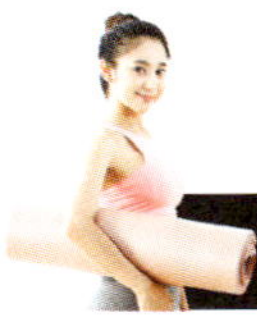

목표

- 넙다리뒤근, 넙다리네갈래근, 엉덩관절 굽힘근 및 폄근 스트레칭

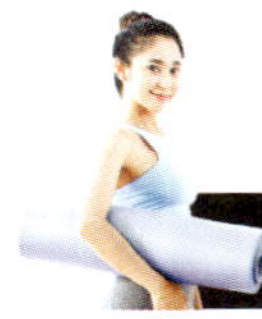

금기

- 어깨, 무릎, 허리에 문제가 있는 경우

02 스탠딩 햄스트링 앤 힙 플렉서 스트레치

Standing hamstring and hip flexor stretch

시작 자세

- 어깨받침대에 발을 놓고 캐리지에서 한쪽 무릎을 굽힘하며, 다른 발은 바닥에 놓는다.
- 골반과 척추는 중립이 되고 가능한 직각이 되도록 하며, 손은 풋바를 잡는다.

운동 방법

- **들숨:** 숨을 들이마시며 자세를 준비한다.
- **날숨:** 어깨받침대를 발로 눌러 밀면서 시작하고, 뒤로 엉덩관절의 폄을 유지하면서, 가능한 멀리 캐리지를 누르기 위해 앞무릎을 90° 굽힘하고 폄한다.
  양손은 풋바를 잡고 민다.
- **들숨:** 폄된 엉덩관절과 앞무릎의 굽힘을 유지하고 캐리지의 시작위치로 돌아온다.

각각 5회씩 반복한다.

대상 근육

- **동작분석:** 엉덩관절 폄/굽힘, 무릎관절 폄/굽힘
- **주동근**
  엉덩관절 폄: 큰모음근, 큰볼기근, 중간볼기근, 넙다리두갈래근, 반막모양근, 반힘줄모양근
  무릎관절 폄: 넙다리곧은근, 가쪽넓은근, 중간넓은근, 안쪽넓은근
- **길항근**
  엉덩관절 굽힘: 허리근, 엉덩근, 넙다리빗근, 넙다리근막긴장근, 넙다리곧은근, 두덩근, 짧은모음근, 긴모음근, 큰모음근, 중간볼기근
  무릎관절 굽힘: 넙다리빗근, 두덩정강근, 넙다리두갈래근, 반막모양근, 반힘줄모양근, 오금근, 장딴지근

주의 사항

- 골반과 척추의 정렬을 유지한다.
- 엉덩관절과 무릎관절의 움직임을 관찰한다.

참고사항

고객이 이 동작을 하기를 고집스럽게 원한다면, 신체의 병변이 없고 유연성이 있는 경우일지라도, 동작을 실시하는 중에 문제가 발생했을 때 본인에게 책임이 있다는 확인서를 받은 후 동작을 실시한다.

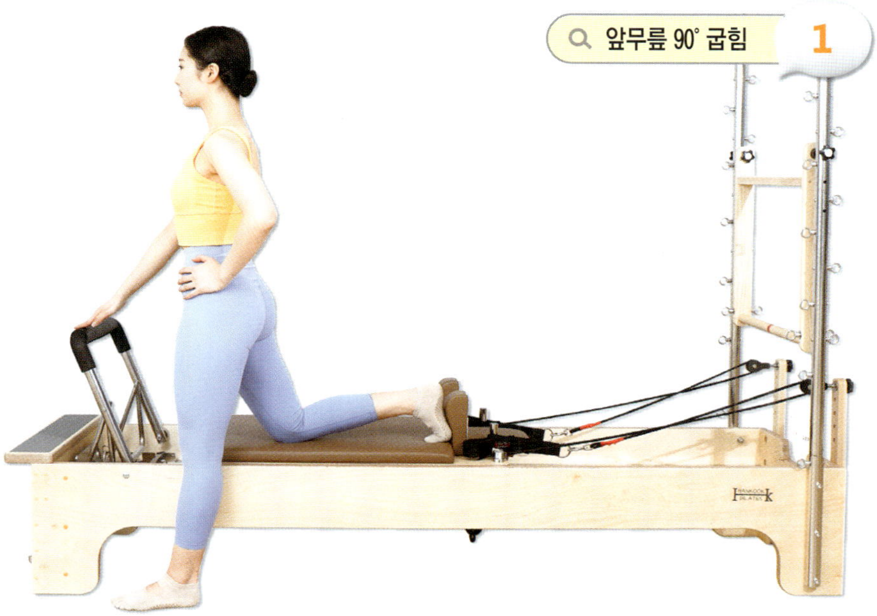
앞무릎 90° 굽힘
1

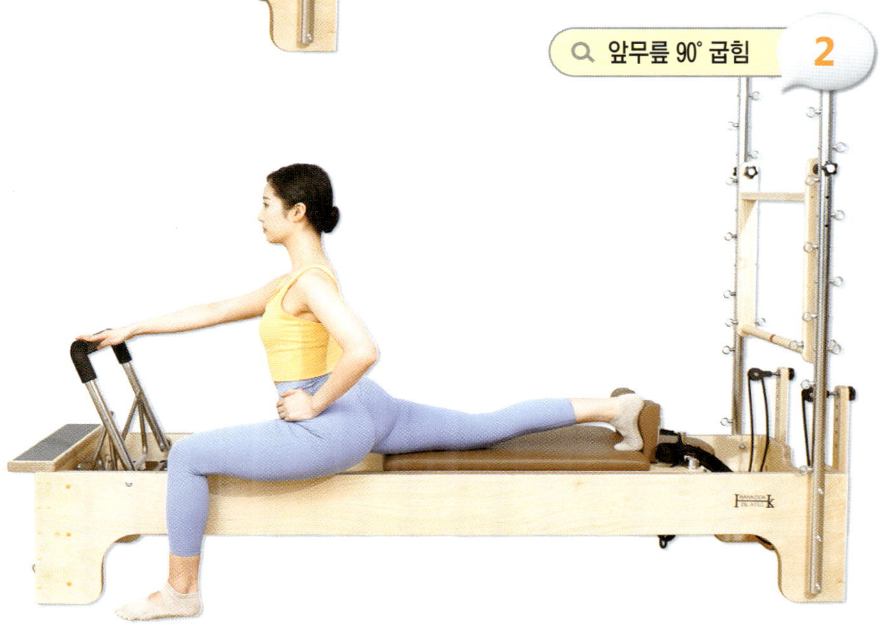
앞무릎 90° 굽힘
2

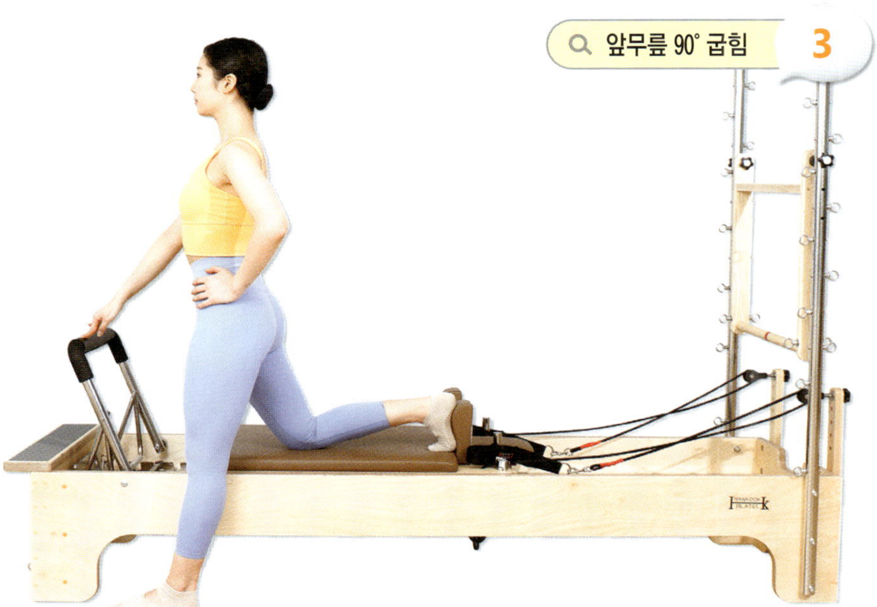
앞무릎 90° 굽힘
3

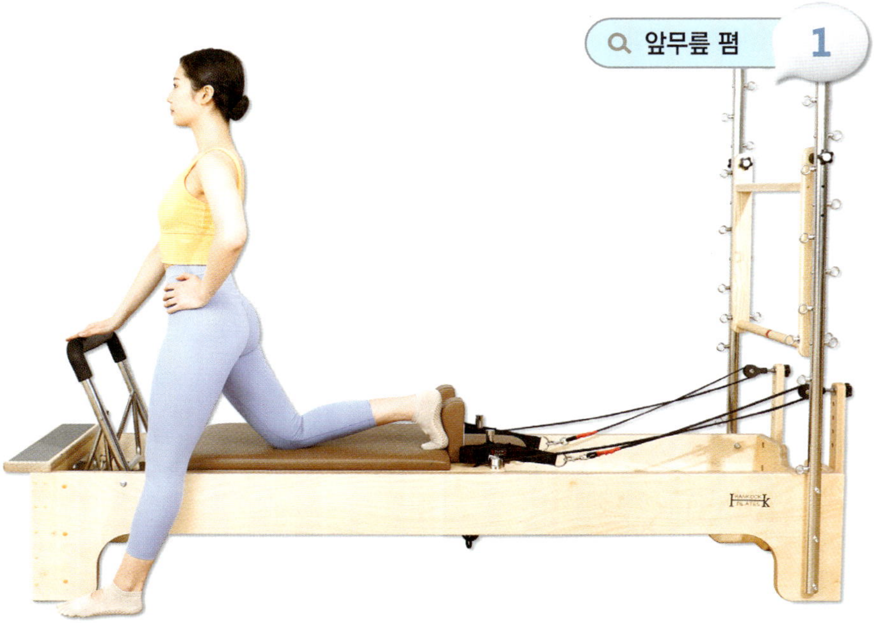
앞무릎 펌
1

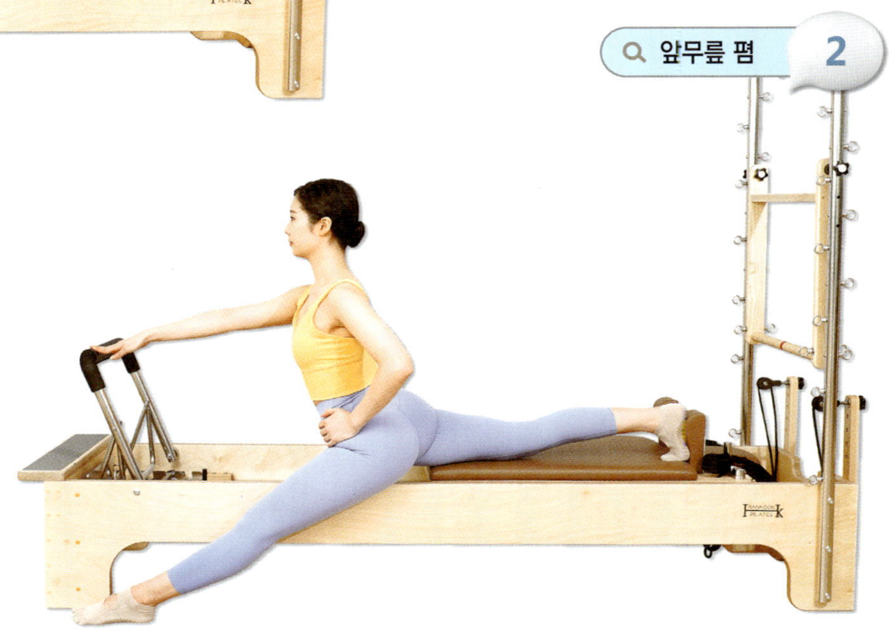
앞무릎 펌
2

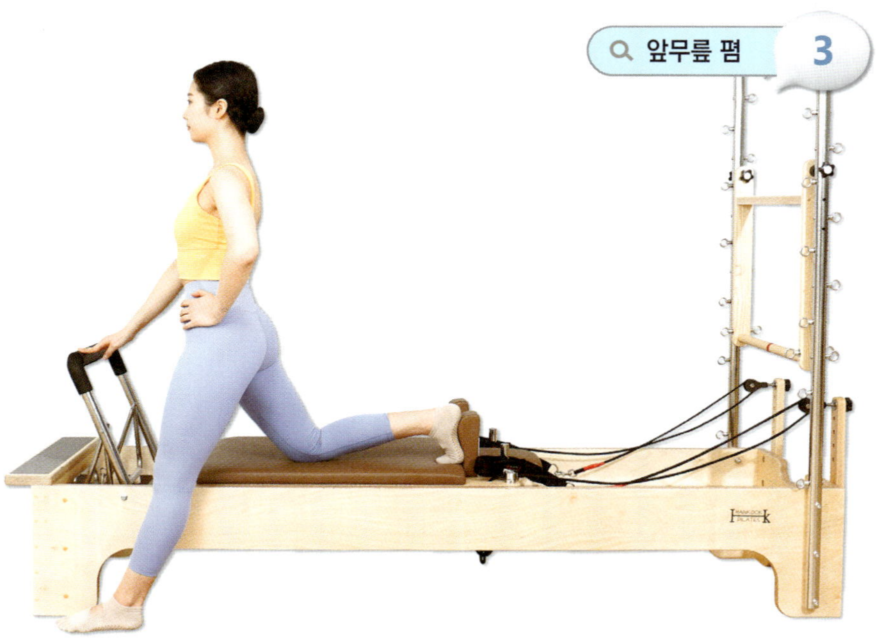
앞무릎 펌
3

목표

- 넙다리뒤근, 넙다리네갈래근, 엉덩관절 굽힘근 및 폄근 스트레칭

금기

- 어깨, 무릎, 허리에 문제가 있는 경우

03 싱글 따이 스트레치 Single thigh stretch

시작 자세

- 풋바를 향한 자세를 취한다.
- 어깨받침대에 발을 놓고 캐리지에서 한쪽 무릎을 굽힘하며, 엉덩관절은 폄한다.
- 풋바에 다른 발의 볼(ball)을 올려놓고 궁둥뼈와 같은 라인이 되게 한다.
- 손은 풋바에 놓고 발의 양쪽에 둔다.

운동 방법

- 들숨: 숨을 들이마시며 자세를 준비한다.
- 날숨: 어깨받침대를 발로 눌러 밀면서 시작하고, 뒤로 엉덩관절의 폄을 유지하면서, 가능한 멀리 캐리지를 누르기 위해 앞무릎을 폄한다.
- 날숨: 폄된 엉덩관절과 앞무릎의 굽힘을 유지하고 캐리지의 시작위치로 돌아온다.

각각 5회씩 반복한다.

대상 근육

- 동작분석: 엉덩관절 폄/굽힘
- 주동근
  엉덩관절 폄: 큰모음근, 큰볼기근, 중간볼기근, 넙다리두갈래근, 반막모양근, 반힘줄모양근
- 길항근
  엉덩관절 굽힘: 허리근, 엉덩근, 넙다리빗근, 넙다리근막긴장근, 넙다리곧은근, 두덩근, 짧은모음근, 긴모음근, 큰모음근, 중간볼기근

주의 사항

- 엉덩이, 무릎, 발목에서 정렬을 유지한다.

1

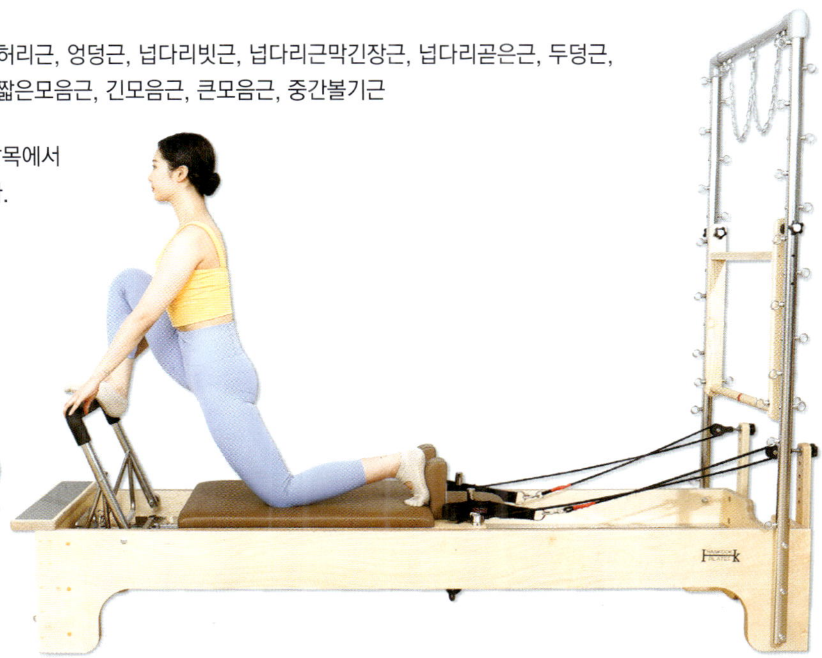

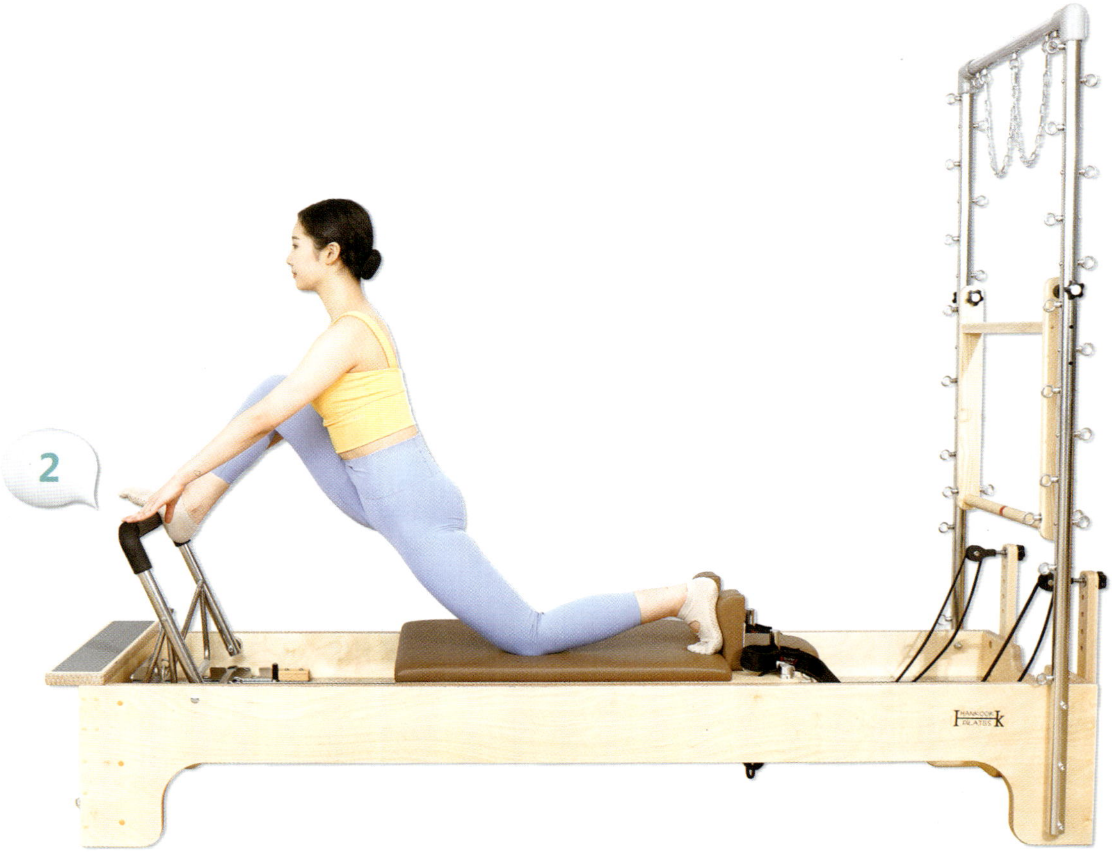
2

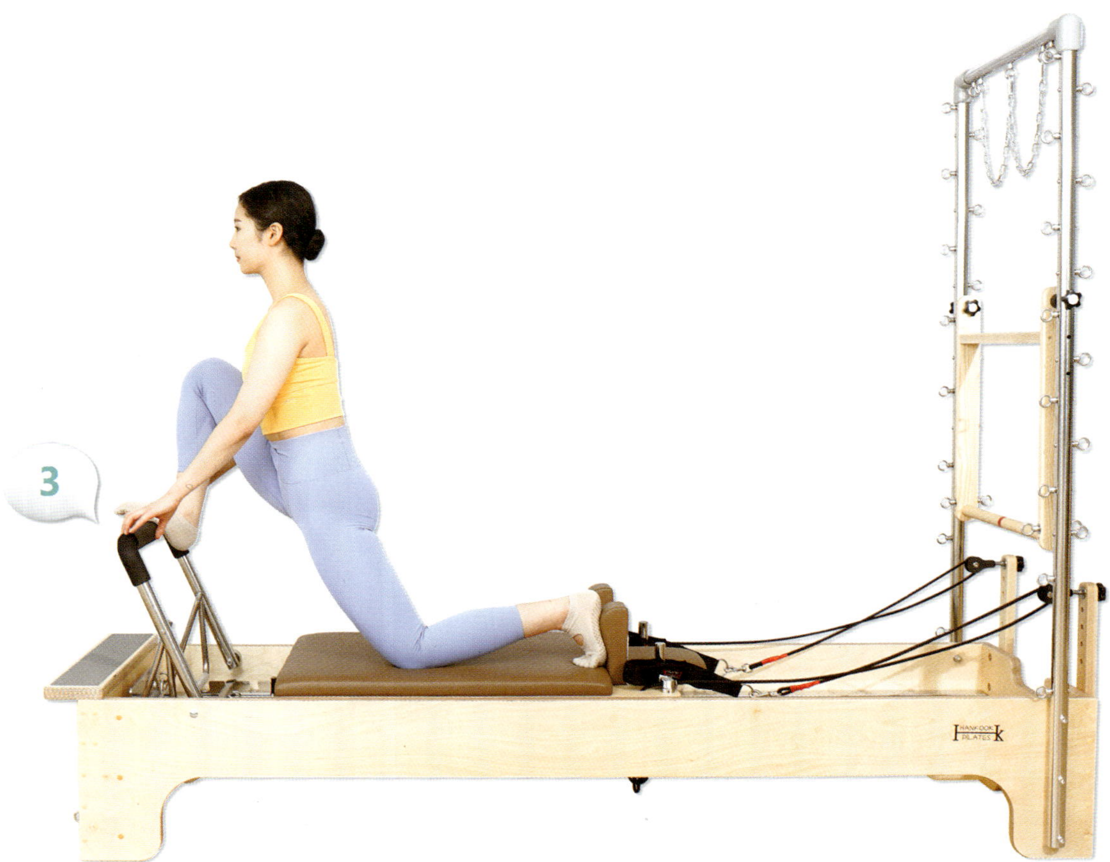
3

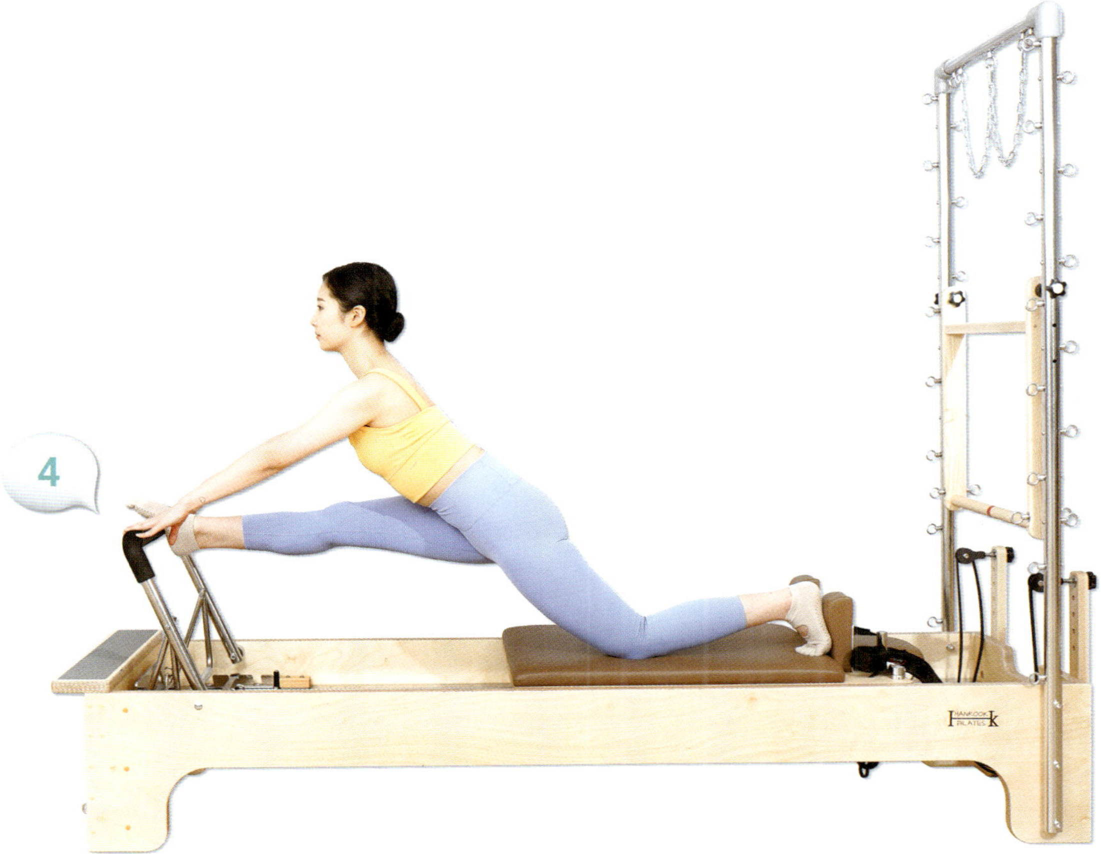
4

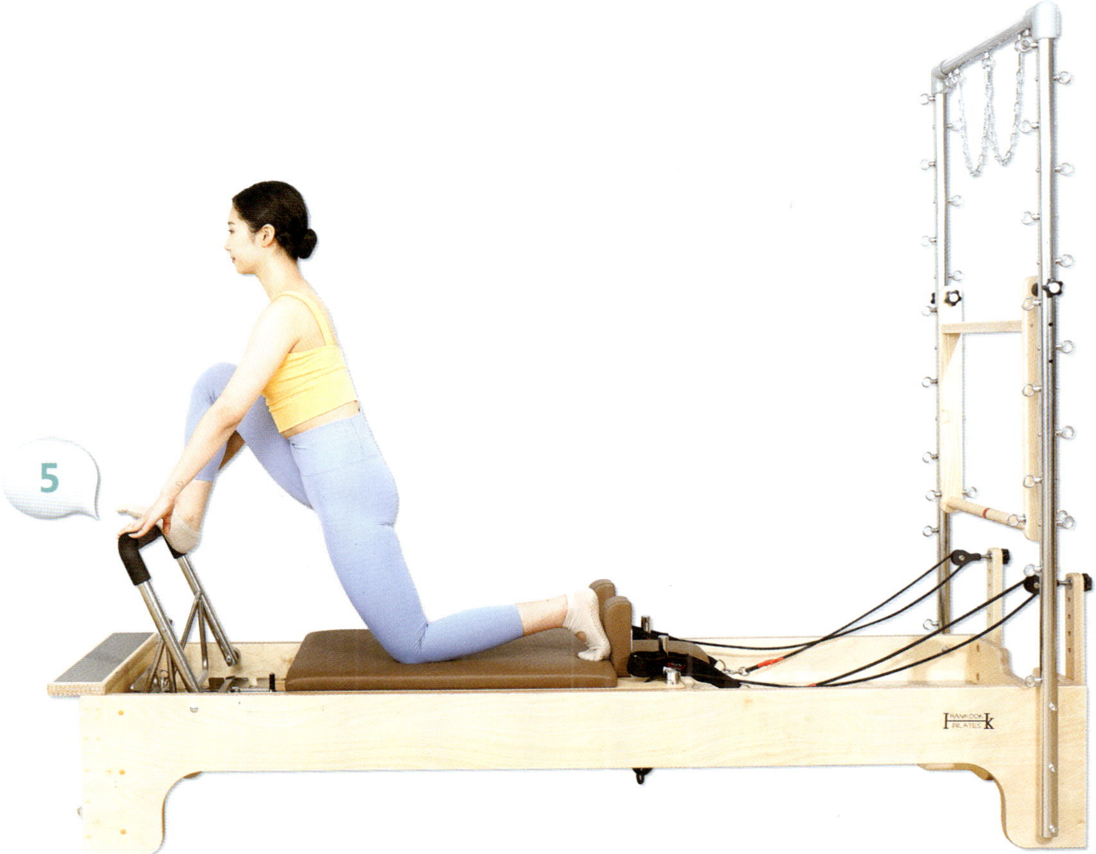
5

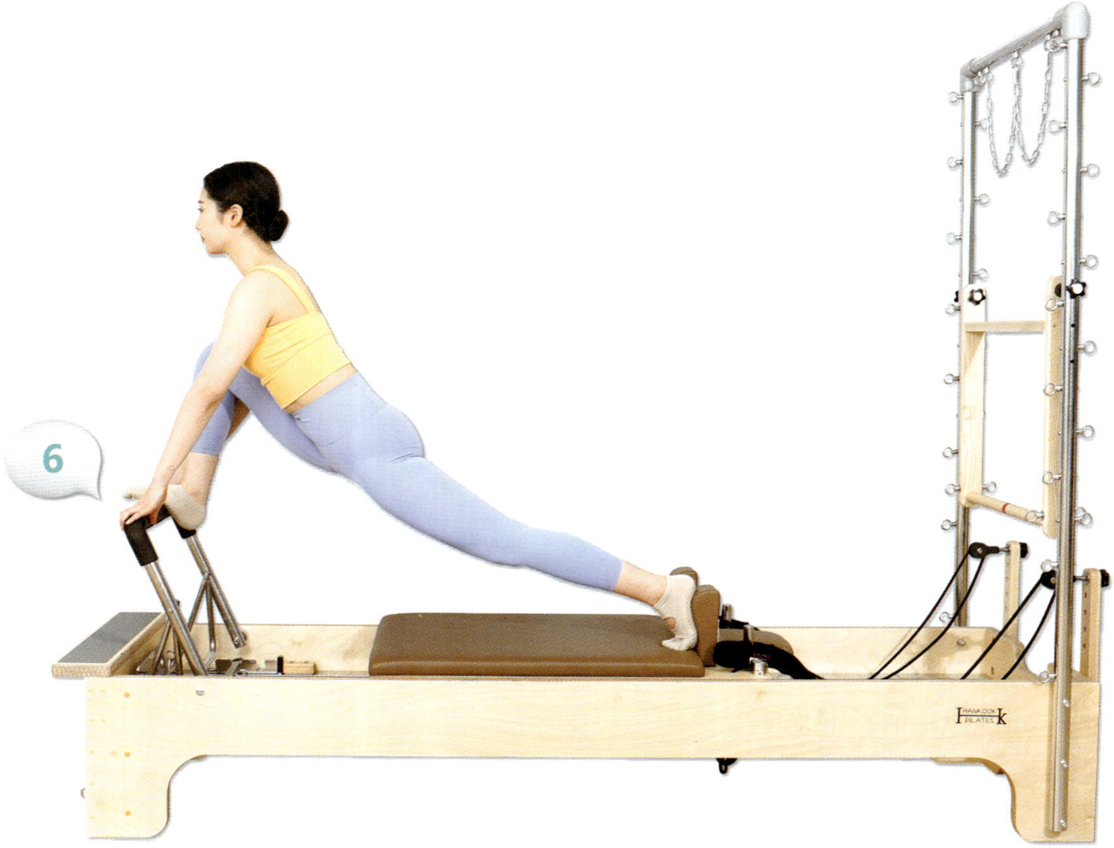

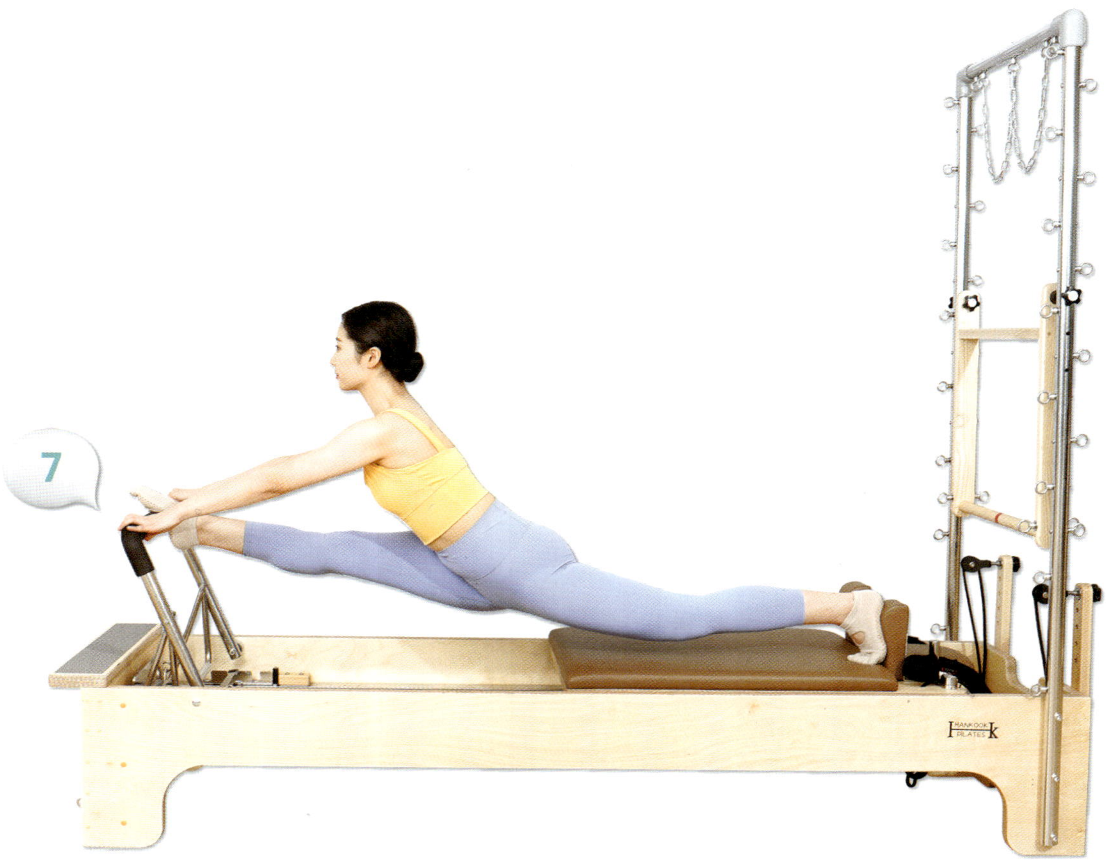

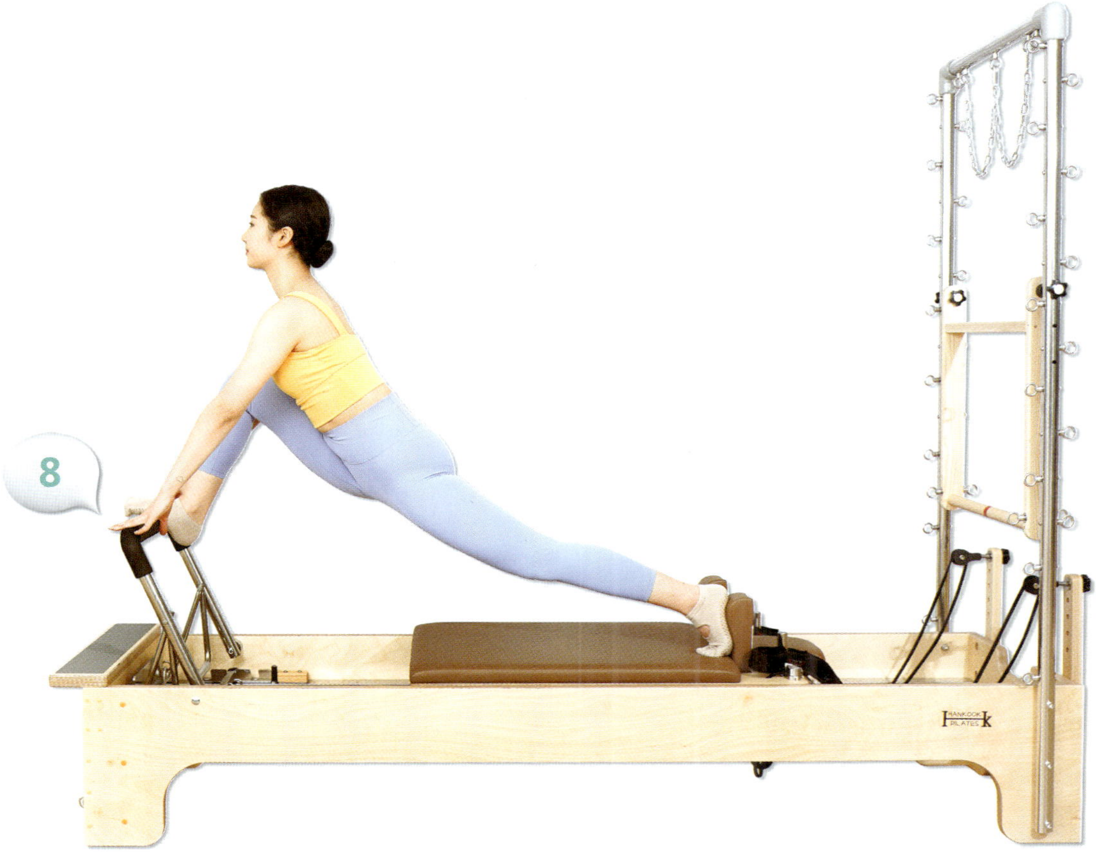
8

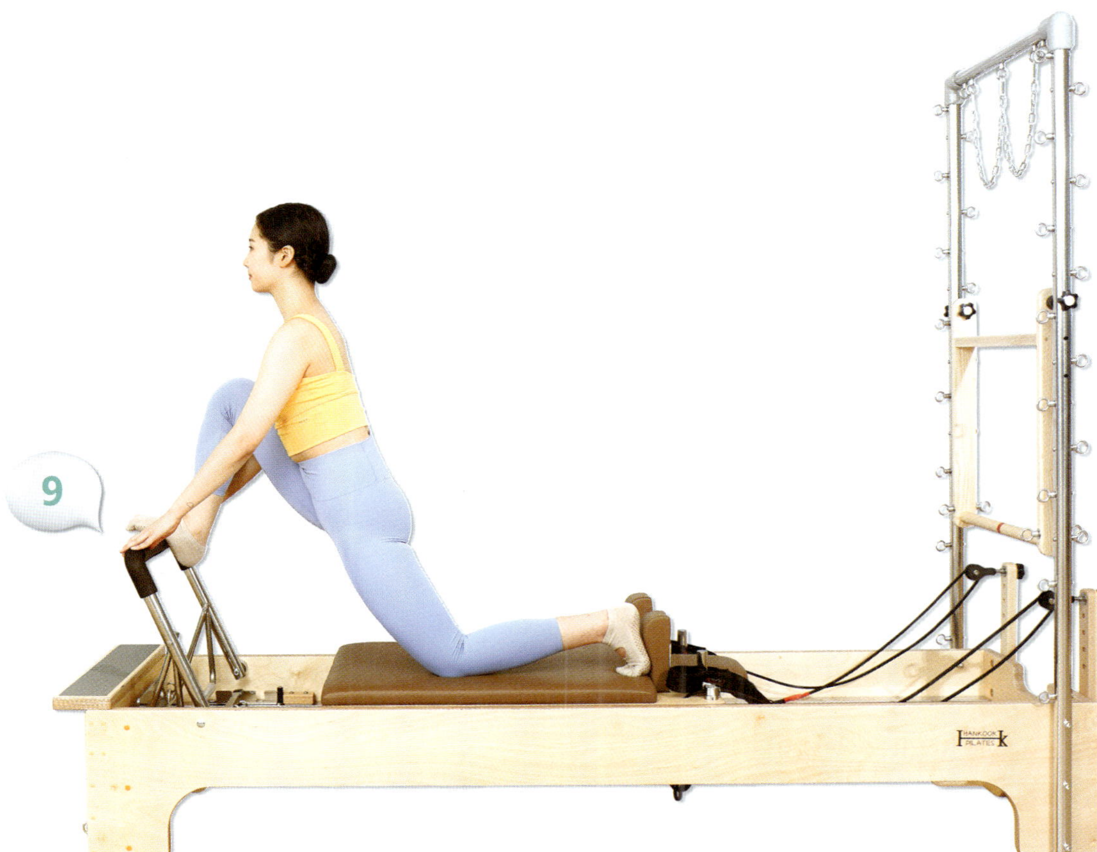
9

CHAPTER 11

ROWING SERIES

01 체스트 오픈(엘보우 플렉션) Chest open (elbow flexion)

02 에어플레인 Airplane

03 바이셉스 Biceps

04 트라이셉스 프레스 Triceps press

05 롤 다운 업 Roll down up

06 로잉 바이셉스 Rowing biceps

07 롤 다운 위드 오블리크 Roll down with obliques

08 프론트 로잉 스쿱 Front rowing scoop

09 허그 어 트리 Hug a tree

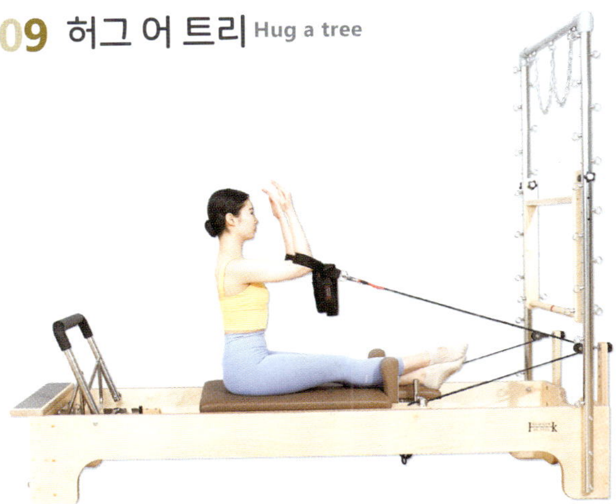

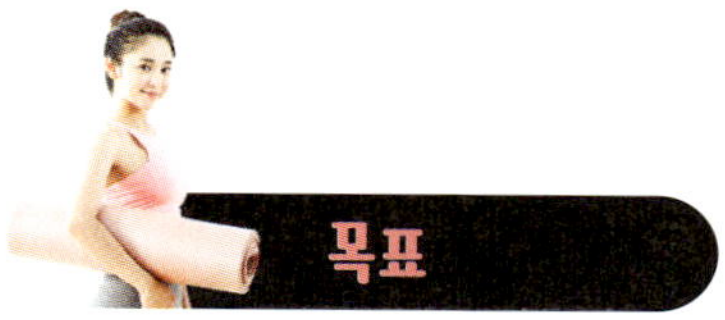

목표

- 코어의 조절 능력과 지구력 향상
- 신체 전체의 근력 강화
- 협응력 증가
- 어깨관절의 유연성과 안정성 향상
- 척추분절의 가동력 향상
- 어깨관절의 수평벌림 근육 강화
- 중간등세모근, 마름근 강화

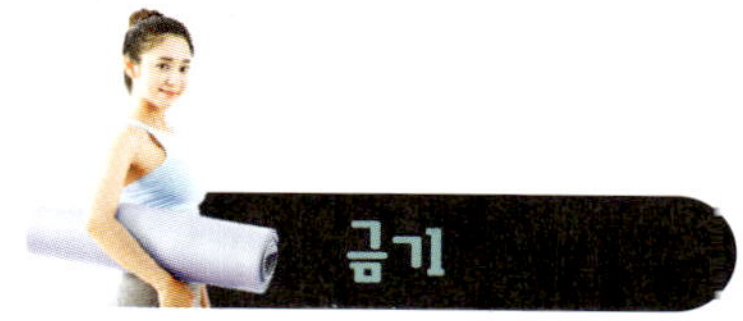

금기

- 어깨와 허리에 문제가 있는 경우

01 체스트 오픈(엘보우 플렉션)

Chest open (elbow flexion)

시작 자세

- 바로 앉아서 골반과 척추는 중립 자세를 취한다.
- 다리는 곧게 펴고 어깨받침대 사이에서 모음시킨다(발목이 교차될 수도 있다).
- 어깨와 팔꿈치를 90°로 굽힘하고, 팔꿈치에 스트랩을 걸고 팔꿈치를 구부려 손바닥은 몸통을 향하게 하고 어깨뼈는 안정화시킨다.

운동 방법

- 들숨: 숨을 들이마시며 자세를 준비한다.
- 날숨: 캐리지를 이동하기 위해 옆으로 팔꿈치를 벌린다(어깨의 수평벌림).
- 들숨: 어깨뼈를 안정적으로 유지하고, 캐리지가 되돌아오는 것을 조절하기 위해 팔꿈치를 전방으로 뻗는다(어깨의 수평모음).

5~10회 반복한다.

대상 근육

- 동작분석: 어깨관절 수평벌림/수평모음
- 주동근
  어깨관절 수평벌림: 어깨세모근, 가시아래근, 넓은등근, 작은원근
- 길항근
  어깨관절 수평모음: 큰가슴근, 어깨세모근

주의 사항

- 중립 척추와 중립 골반을 유지한다.
- 어깨를 수평벌림할 때 몸통이 팔을 지나가지 않도록 한다.

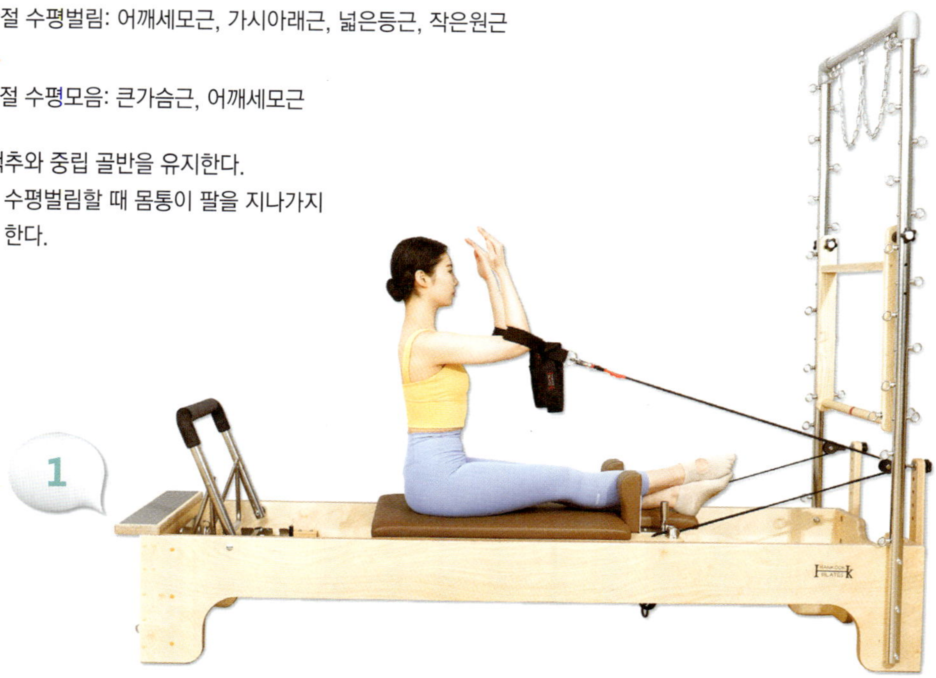

2

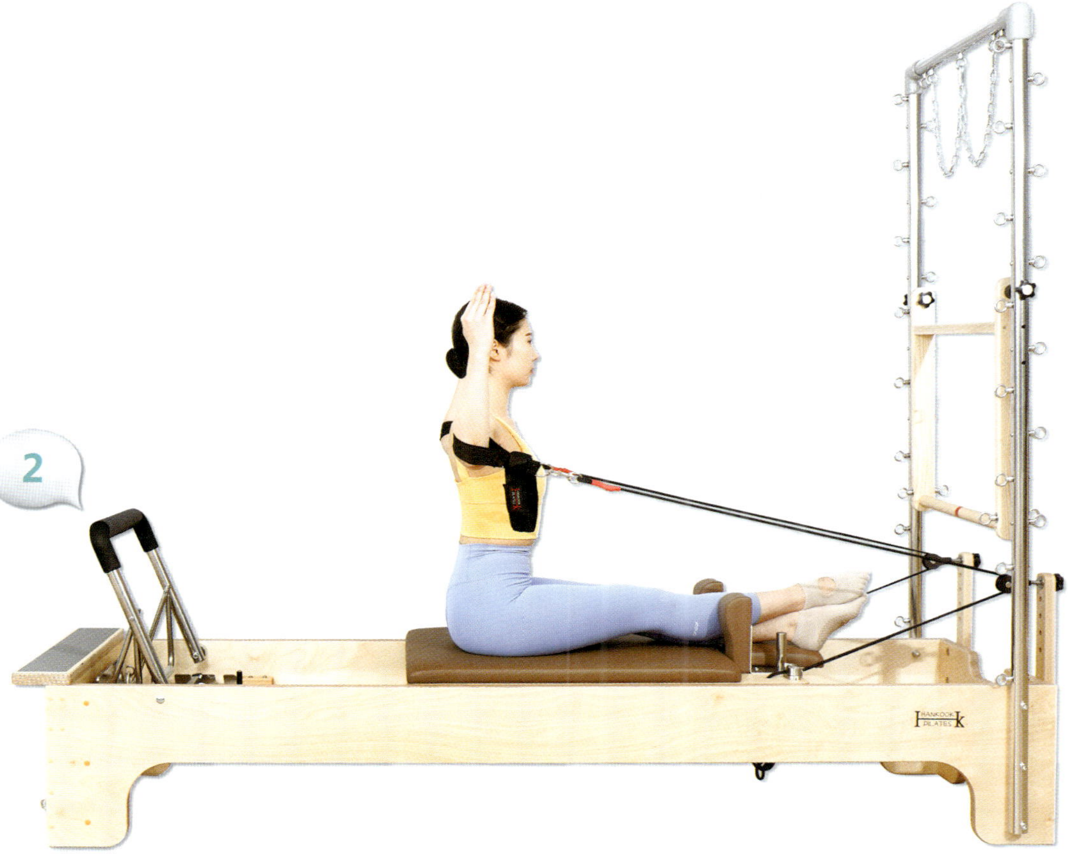

3

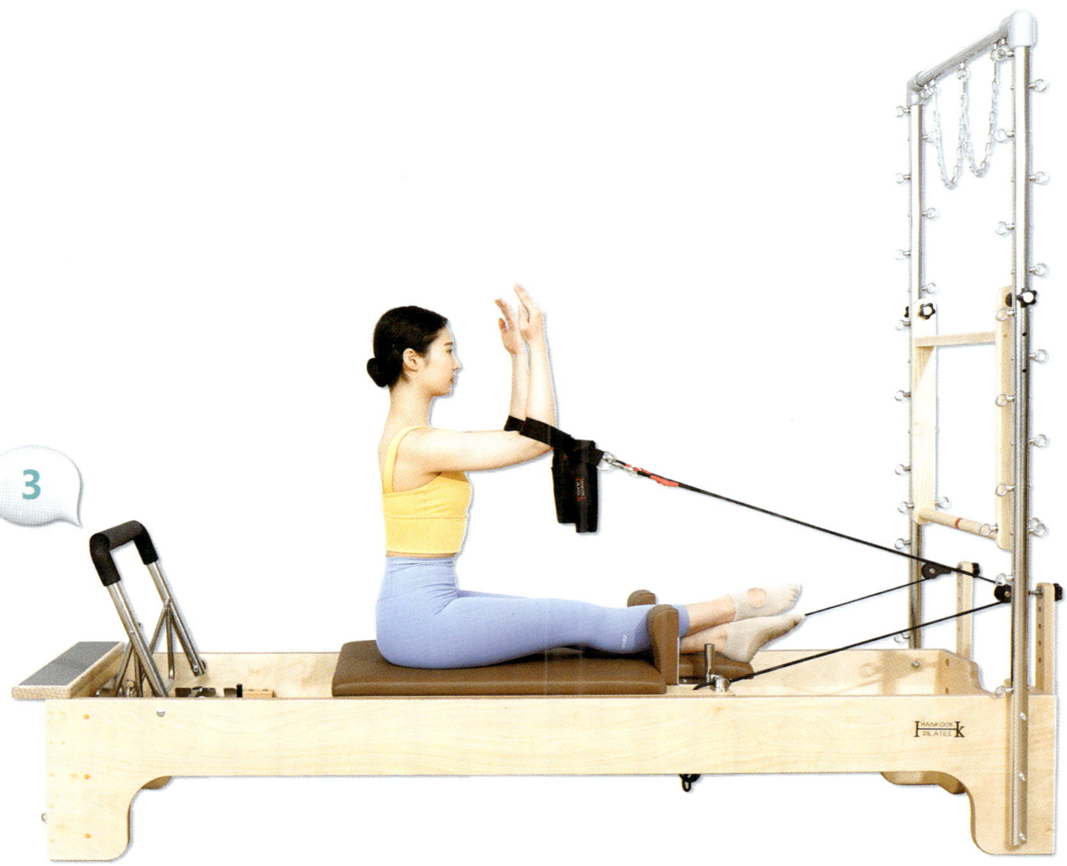

목표

- 코어의 조절 능력과 지구력 향상
- 신체 전체의 근력 강화
- 협응력 향상
- 어깨관절의 유연성과 안정성 향상
- 척추분절의 가동력 향상
- 어깨관절의 폄근육 강화

금기

- 어깨와 허리에 문제가 있는 경우

02 에어플레인 Airplane

시작 자세

- 바로 앉아서 골반과 척추는 중립 자세를 취한다.
- 다리는 곧게 펴고 어깨받침대 사이에서 모음시키고, 발목은 발바닥 쪽으로 굽힘시킨다(발목이 교차될 수도 있다).
- 손은 스트랩을 잡고, 손바닥은 뒤로 향하고 손목과 손가락은 길게 뻗는다. 어깨뼈는 안정시킨다.

운동 방법

- 들숨: 숨을 들이마시며 자세를 준비한다.
- 날숨: 어깨뼈는 안정적으로 유지하고 캐리지를 이동하기 위해서 팔을 뒤로 밀며 어깨를 폄한다.
- 들숨: 어깨뼈는 안정적으로 유지하고 캐리지가 되돌아오는 것을 조절하기 위해 팔을 앞으로 뻗는다.

5~10회 반복한다.

대상 근육

- 동작분석: 어깨관절 폄/굽힘, 어깨관절 벌림/모음
- 주동근
  어깨관절 폄: 어깨세모근, 넓은등근, 큰원근, 큰가슴근, 위팔세갈래근
  어깨관절 벌림: 어깨세모근, 가시위근, 큰가슴근
- 길항근
  어깨관절 굽힘: 어깨세모근, 큰가슴근, 부리위팔근, 위팔두갈래근
  어깨관절 모음: 큰가슴근, 넓은등근, 큰원근, 작은원근, 부리위팔근. 위팔두갈래근

주의 사항

- 중립 척추와 중립 골반을 유지한다.
- 어깨를 폄할 때 몸통이 팔을 지나가지 않도록 한다.

1

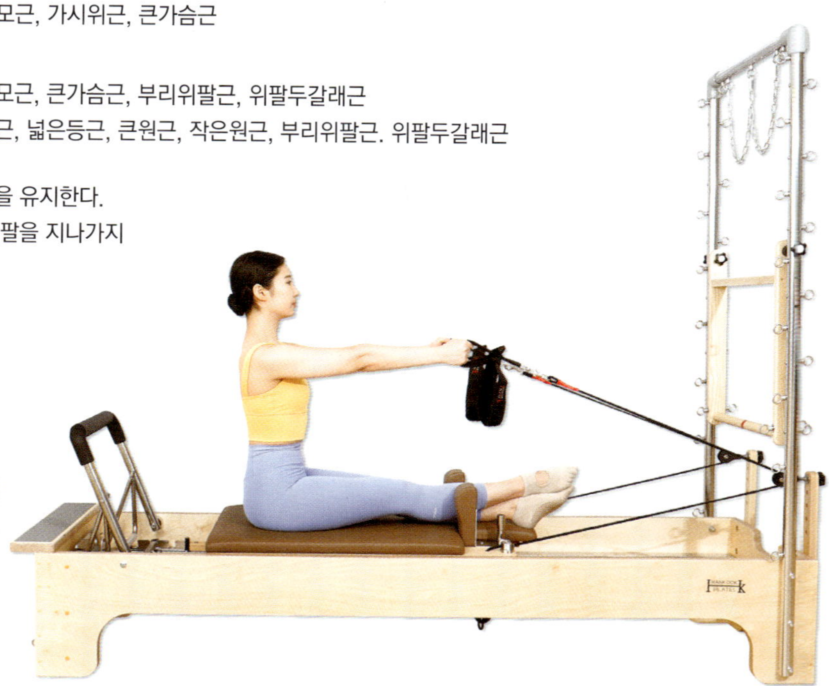

2

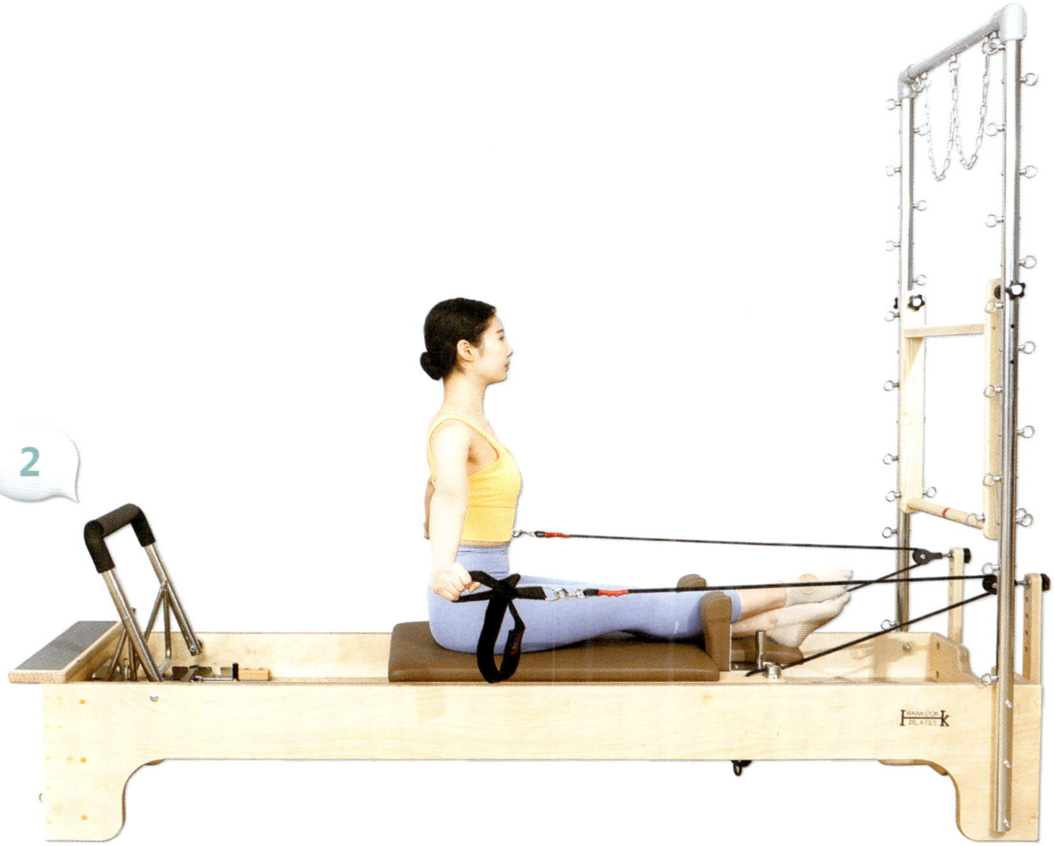

3

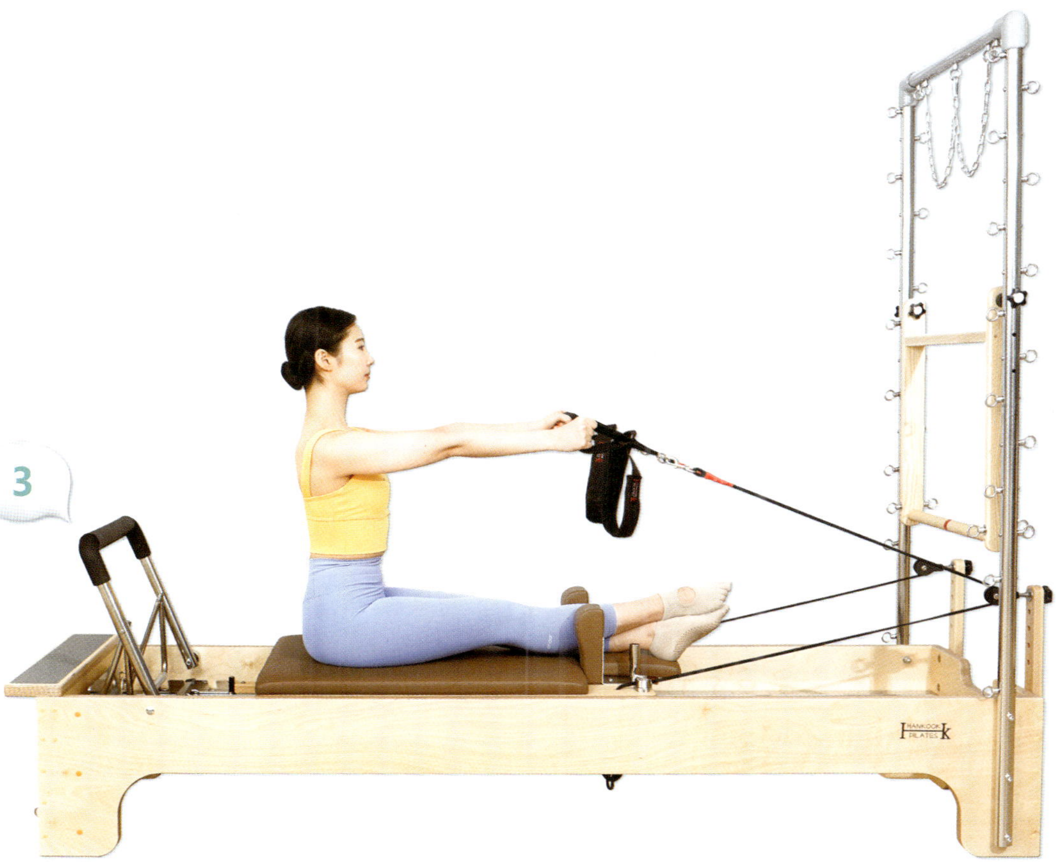

목표

- 코어의 조절 능력과 지구력 향상
- 신체 전체의 근력 강화
- 협응력 향상
- 어깨관절의 유연성과 안정성 향상
- 척추분절의 가동력 향상
- 위팔두갈래근 강화

금기

- 어깨와 허리에 문제가 있는 경우

03 바이셉스 Biceps

시작 자세

- 바로 앉아서 골반과 척추는 중립 자세를 취한다.
- 다리는 곧게 펴고 어깨받침대 사이에서 모음시키고, 발목은 발바닥 쪽으로 굽힘시킨다(발목이 교차될 수도 있다).
- 팔은 길게 뻗고 몸 앞에서 어깨선 높이로 든다. 팔꿈치를 90°로 굽힘한다.
- 손은 스트랩을 잡고, 손바닥은 몸을 향하며 손목과 손가락은 길게 뻗는다.

운동 방법

- 들숨: 숨을 들이마시며 자세를 준비한다.
- 날숨: 위팔뼈는 공중에 유지시키고, 팔꿈치를 굽혀 캐리지를 움직이기 위해 손을 귀 쪽으로 당긴다.
- 들숨: 캐리지가 되돌아오는 것을 조절하면서 팔꿈치를 폄시킨다.

5~10회 반복한다.

대상 근육

- 동작분석: 팔목관절 굽힘/폄
- 주동근
  팔목관절 굽힘: 위팔두갈래근, 위팔근, 위팔노근, 노쪽손목굽힘근, 긴손바닥근, 자쪽손목굽힘근, 원엎침근, 긴노쪽손목폄근, 짧은노쪽손목폄근
- 길항근
  팔목관절 폄: 위팔세갈래근, 팔꿈치근, 손뒤침근, 자쪽손목폄근, 손가락폄근, 새끼폄근

주의 사항

- 중립 척추와 중립 골반을 유지한다.
- 어깨의 안정성을 유지한다.
- 팔꿈치를 굽힘시키는 동안 위팔을 일정한 높이로 유지해야 한다.

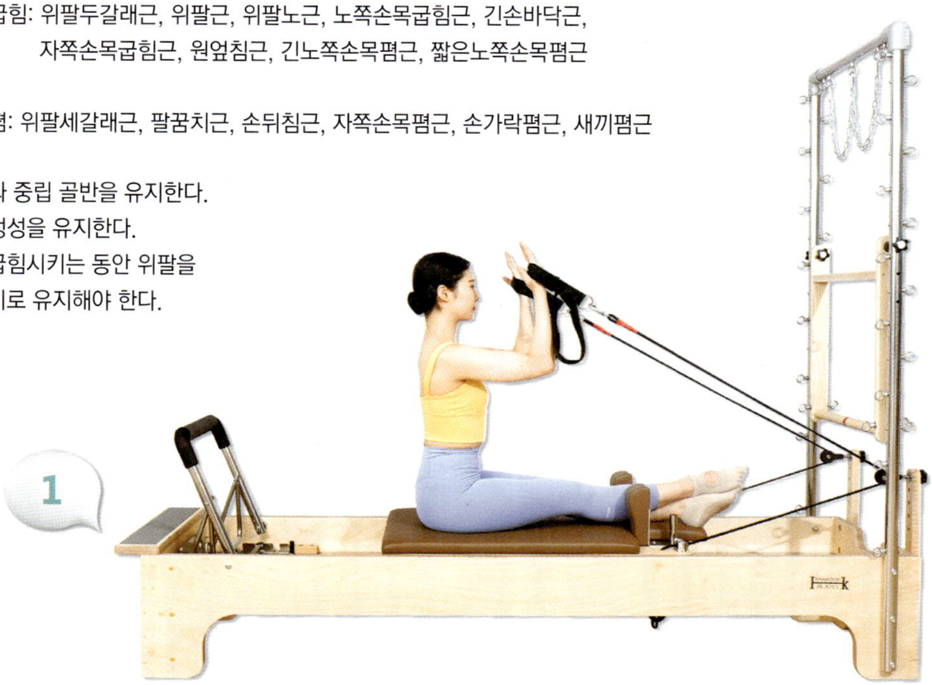

2

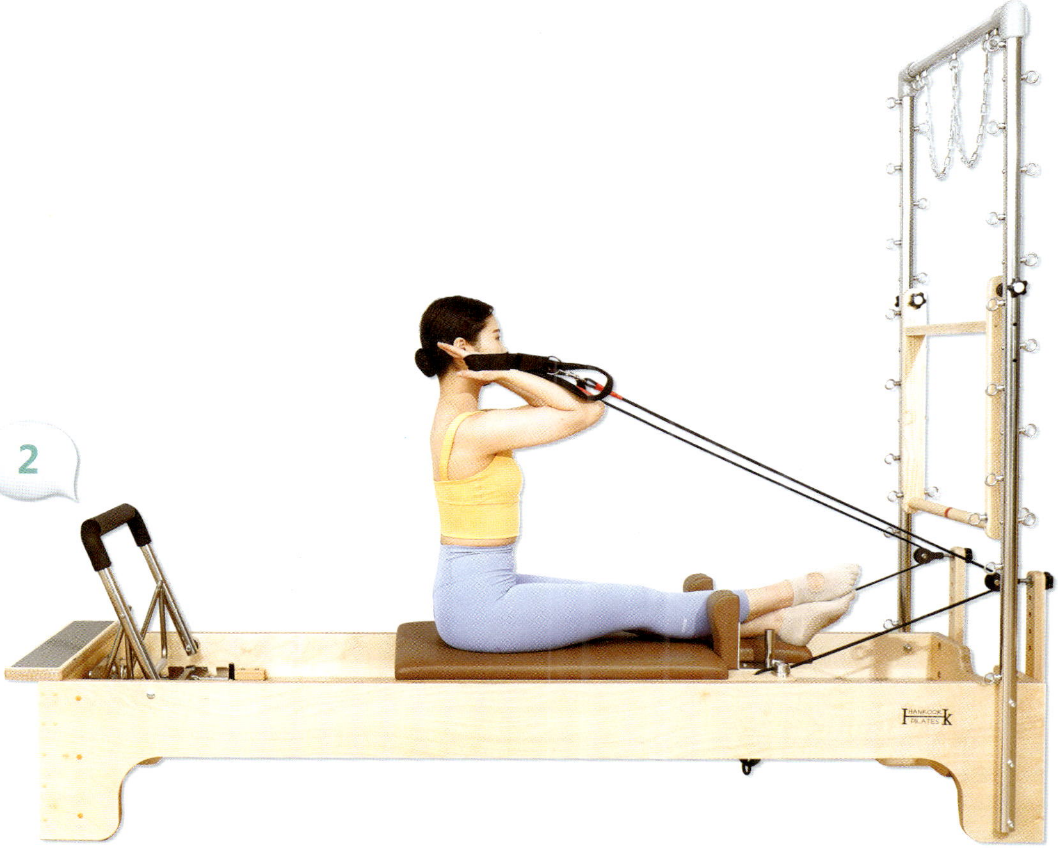

3

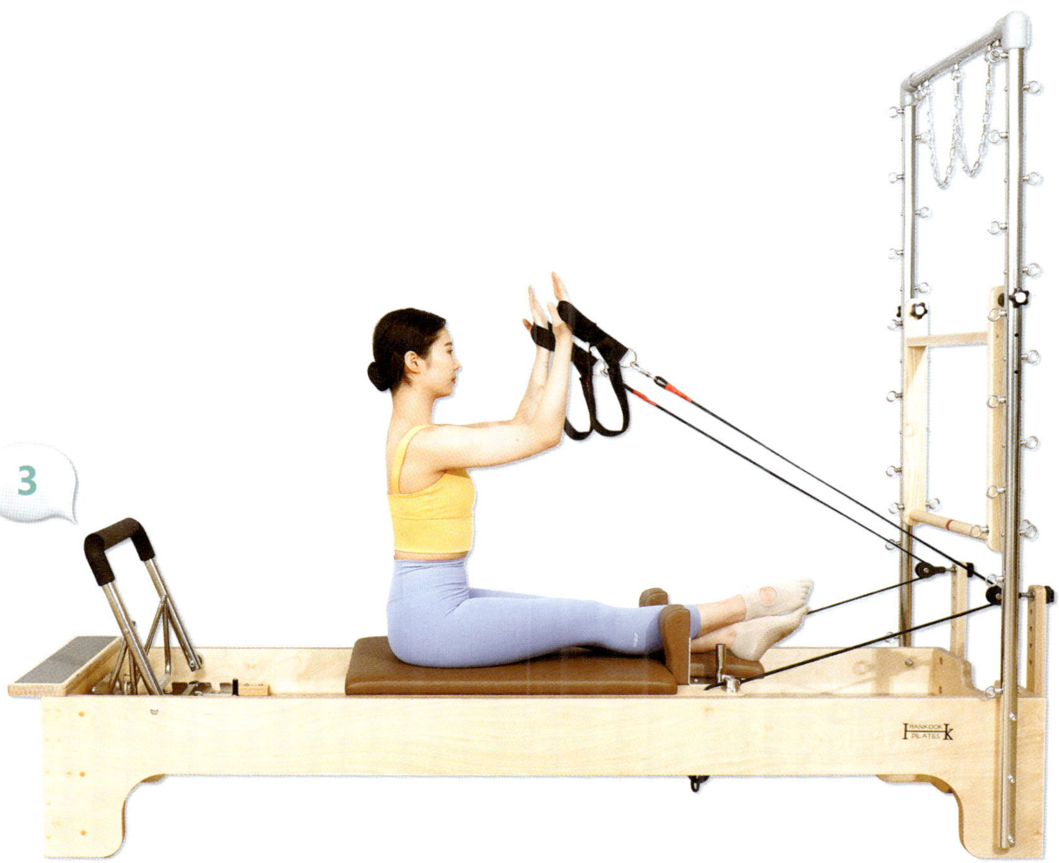

목표

- 코어의 조절 능력과 지구력 향상
- 신체 전체의 근력 강화
- 협응력 향상
- 어깨관절의 유연성과 안정성 향상
- 척추분절의 가동력 향상
- 위팔세갈래근 강화

금기

- 어깨와 허리에 문제가 있는 경우

04 트라이셉스 프레스 Triceps press

시작 자세

- 바로 앉아서 골반과 척추는 중립 자세를 취한다.
- 다리는 곧게 펴고 어깨받침대 사이에서 모음시키고, 발목은 발바닥 쪽으로 굽힘시킨다(발목이 교차될 수도 있다).
- 팔꿈치는 굽힘시키고 몸 양옆에 놔둔다.
- 손은 스트랩을 잡고 주먹을 쥔다.
- 손바닥은 몸을 향한다.

운동 방법

- **들숨:** 숨을 들이마시며 자세를 준비한다.
- **날숨:** 위팔뼈는 공중에 유지시키고 캐리지를 밀어내기 위해 팔꿈치를 폄시킨다.
- **들숨:** 팔꿈치를 굽힘시켜 캐리지가 되돌아오는 것을 조절한다.

5~10회 반복한다.

변형

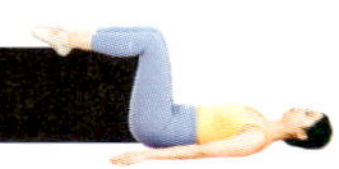

- **들숨:** 팔꿈치를 펴고 몸통에 붙인다.
- **날숨:** 캐리어를 밀어내기 위해 팔을 뒤로해서 뻗는다.
- **들숨:** 팔을 시작위치로 되돌려 캐리지가 되돌아오는 것을 조절한다.

5~10회 반복한다.

대상 근육

- **동작분석:** 팔목관절 폄/굽힘
- **주동근**

  팔목관절 폄: 위팔세갈래근, 팔꿈치근, 손뒤침근, 자쪽손목폄근, 손가락폄근, 새끼폄근
- **길항근**

  팔목관절 굽힘: 위팔두갈래근, 위팔근, 위팔노근, 노쪽손목굽힘근, 긴손바닥근, 자쪽손목굽힘근, 자쪽손목굽힘근, 원엎침근, 긴노쪽손목폄근, 짧은노쪽손목폄근

주의 사항

- 중립 척추와 중립 골반을 유지한다.
- 어깨의 안정성을 유지한다.

1

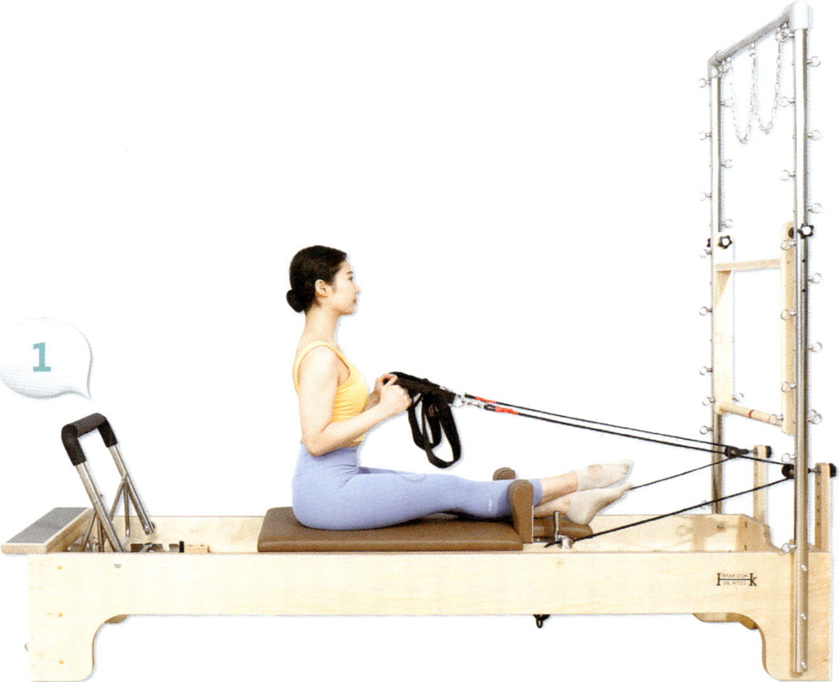

2

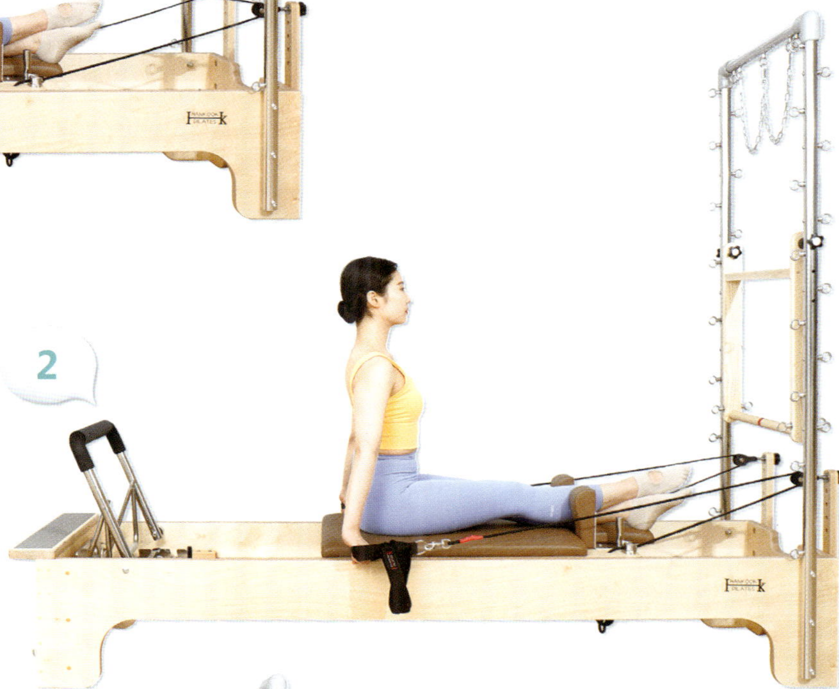

3

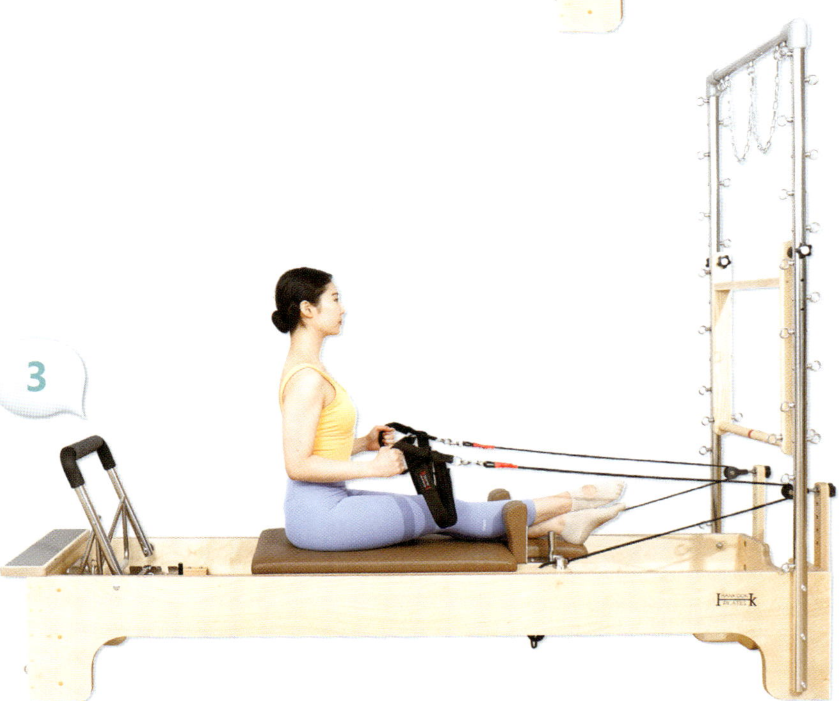

변형 1

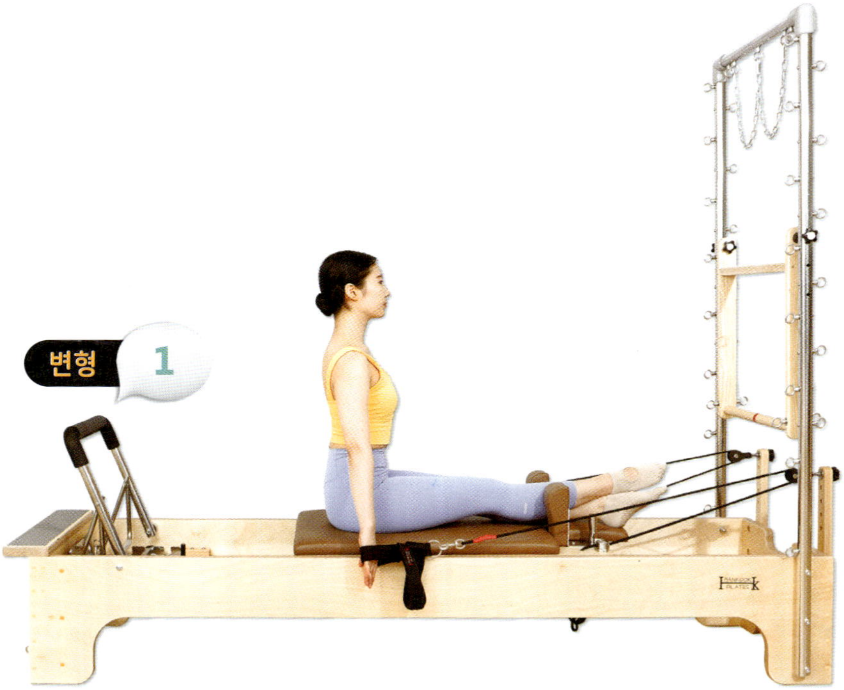

변형 2

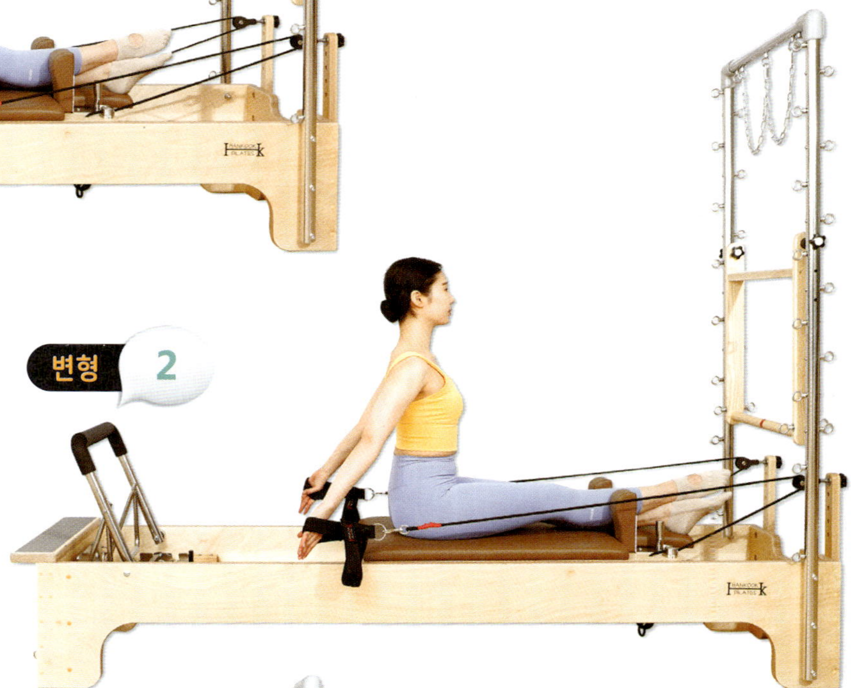

변형 3

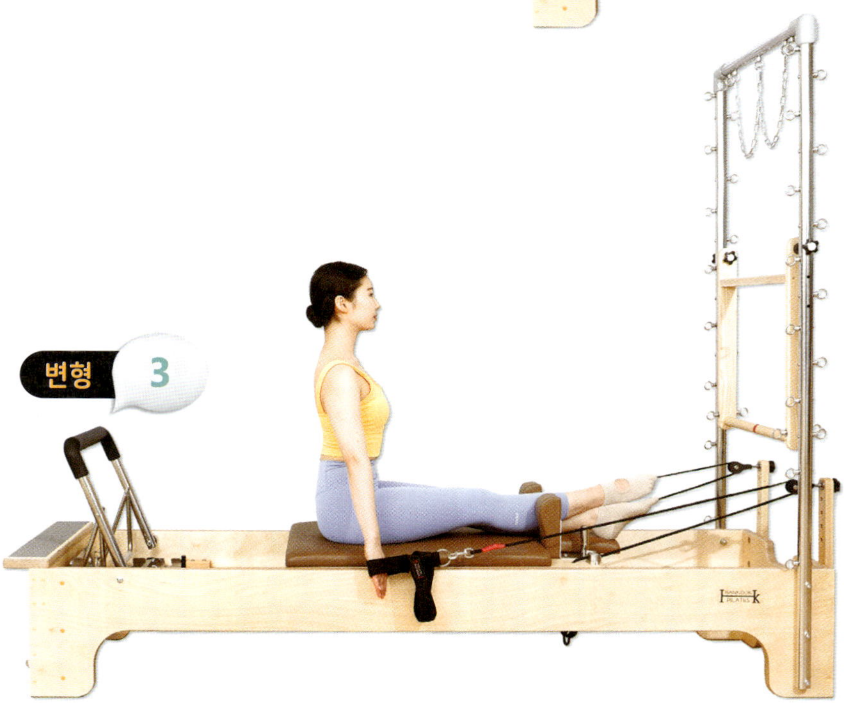

목표

- 코어의 조절 능력과 지구력 향상
- 신체 전체의 근력 강화
- 협응력 향상
- 어깨관절의 유연성과 안정성 향상
- 척추분절의 가동력 향상

금기

- 어깨와 허리에 문제가 있는 경우

05 롤 다운 업 Roll down up

시작 자세

- 골반과 척추를 중립 위치에 두고 앉는다.
- 다리를 펴고 어깨받침대 사이에서 모음시키고 발목을 발바닥굽힘시킨다(발목은 아마 교차될 것이다).
- 팔은 몸 앞으로 내밀고, 팔을 부드럽게 둥근 형태로 만들고, 스트랩을 잡아 몸통 쪽으로 손바닥이 오게 한다.

운동 방법

- 들숨: 숨을 들이마시며 자세를 준비한다.
- 날숨: 골반을 후방으로 굴리면서 가능한 C-곡선을 만든다.
  동시에 팔꿈치를 굽혀서 캐리지를 이동하기 위해 손을 복장뼈 쪽으로 당긴다.
- 들숨: 굽힘을 유지하고 가슴우리의 측면으로 호흡을 한다.
- 날숨: 코어에서 시작하며 궁둥뼈에 체중을 이동하기 위하여 다리 위 앞쪽으로 몸통을 굽힘하고 캐리지가 되돌아오는 것을 조절한다. 손은 복장뼈를 향하도록 한다.
- 들숨: 숨을 들이쉬며 자세를 유지한다.
- 날숨: 꼬리뼈부터 척추를 하나씩 분절하여 중립위치로 돌아온다.
  동시에 손을 뻗어서 캐리지가 되돌아가는 것을 조절하고, 로프의 장력을 느슨하게 한다.

5~10회 반복한다.

대상 근육

- 동작분석: 몸통 굽힘/폄
- 주동근
  몸통 굽힘: 배곧은근, 배바깥빗근, 배속빗근
- 길항근
  몸통 폄: 엉덩갈비근, 가장긴근, 가시근, 허리네모근, 반가시근, 돌림근, 뭇갈래근, 가시사이근

주의 사항

- 캐리지의 가장자리에 기대앉지 않도록 주의한다.
- 엉치뼈가 캐리지에서 구를 수 있는 충분한 공간이 있어야 하며 떨어지지 않게 한다.

1

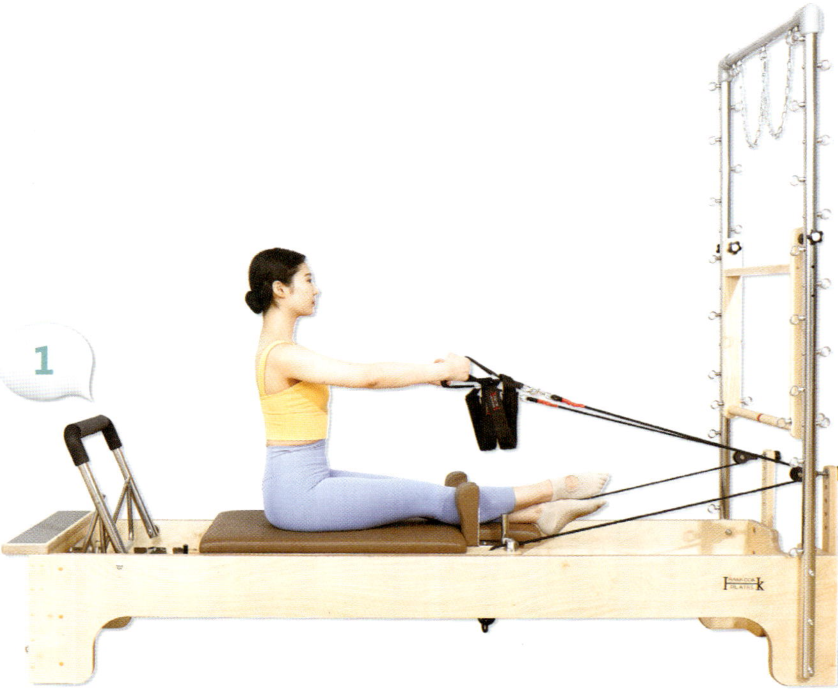

2

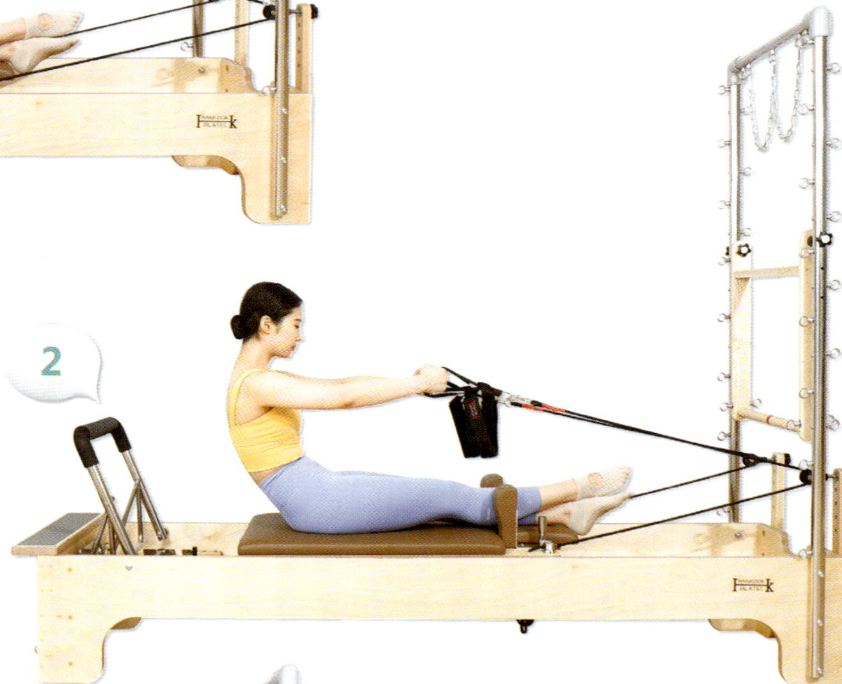

3

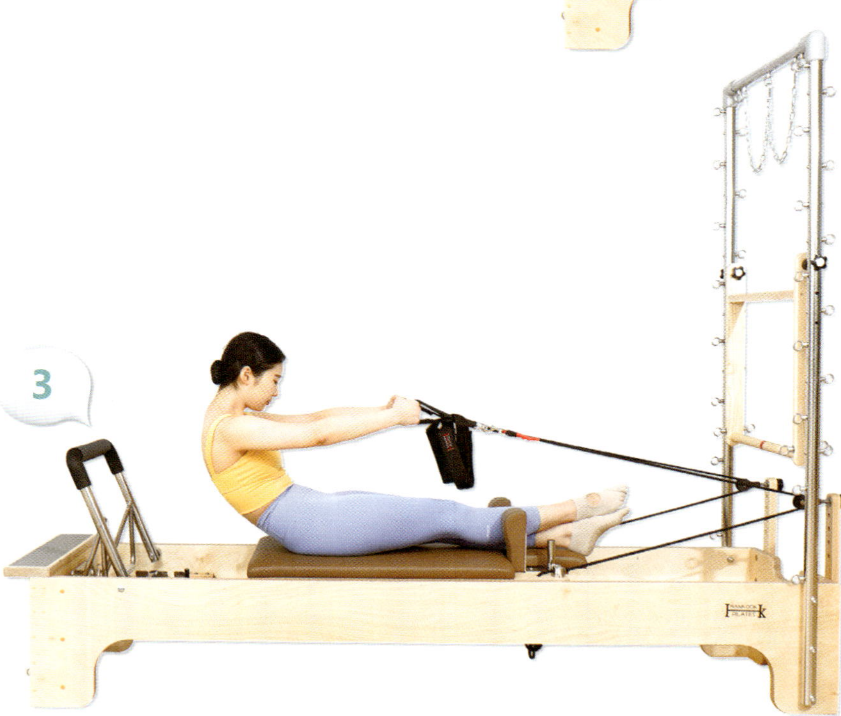

4

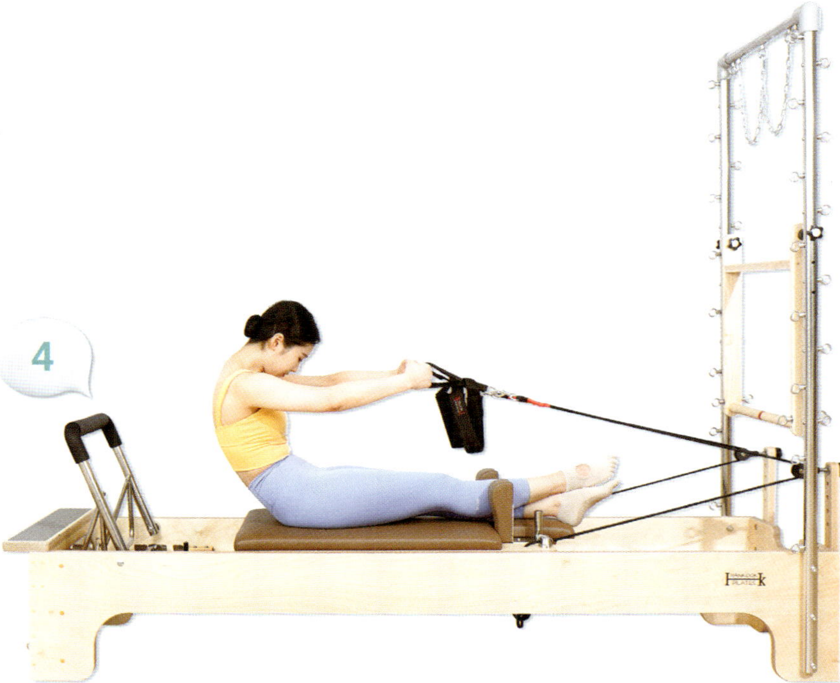

5

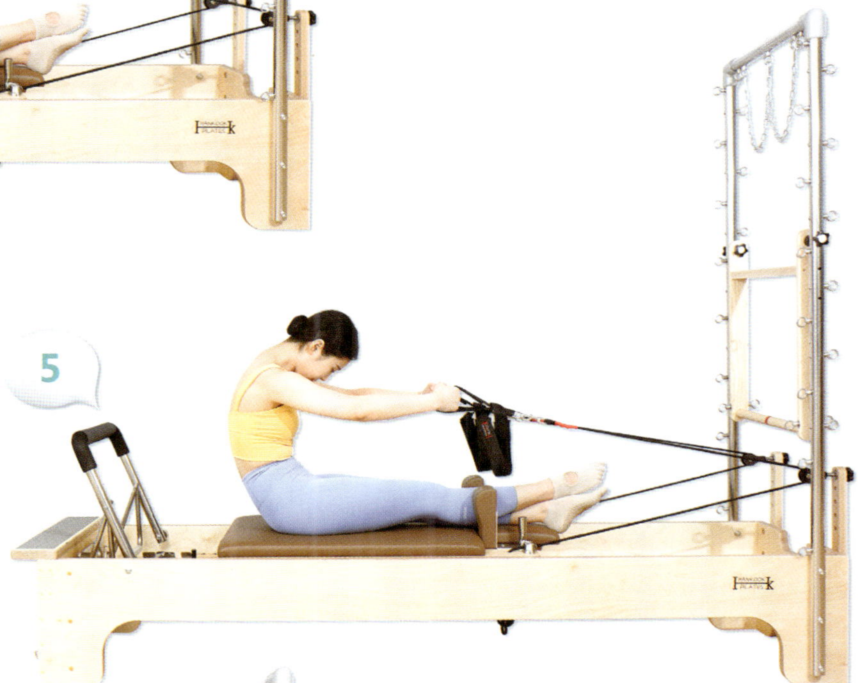

6

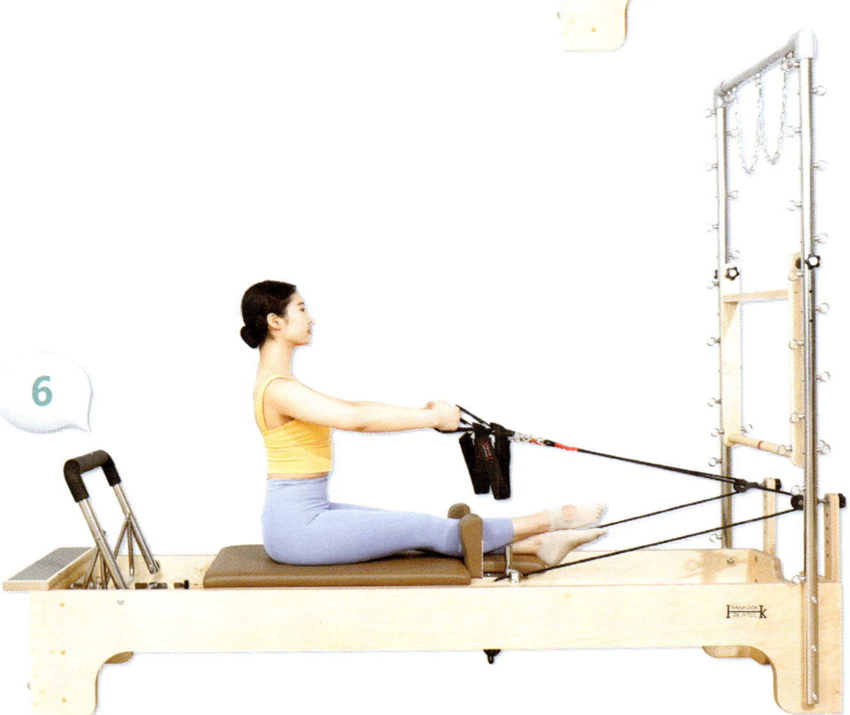

목표

- 코어의 조절 능력과 지구력 향상
- 신체 전체의 근력 강화
- 협응력 향상
- 어깨관절의 유연성과 안정성 향상
- 척추분절의 가동력 향상
- 위팔두갈래근 강화

금기

- 어깨와 허리에 문제가 있는 경우

06 로잉 바이셉스 Rowing biceps

시작 자세

- 골반과 척추를 중립 위치에 두고 앉는다.
- 다리를 펴고 어깨받침대 사이에서 모음시키고 발목을 발바닥굽힘시킨다(발목은 아마 교차될 것이다).
- 팔은 길게 뻗고 몸 앞에서 어깨선 높이로 든다. 팔꿈치를 90°로 굽힘한다.
- 손은 스트랩을 잡고, 손바닥은 몸을 향하며 손목과 손가락은 길게 뻗는다.

운동 방법

- **들숨:** 숨을 들이마시며 자세를 준비한다.
- **날숨:** 골반을 후방으로 롤 다운하면서 가능한 C-곡선을 만든다.
  동시에 팔꿈치를 굽힘하고 캐리지를 이동하기 위해서 귀 쪽을 향하여 손을 당긴다.
- **들숨:** 몸통을 굽힘시키고 팔꿈치를 굽힌 자세를 유지한다.
- **날숨:** 팔꿈치를 폄하면서 시작위치로 돌아간다.

5~10회 반복한다.

대상 근육

- **동작분석:** 몸통 굽힘/폄, 팔목관절 굽힘/폄
- **주동근**
  몸통 굽힘: 배곧은근, 배바깥빗근, 배속빗근
  팔목관절 굽힘: 위팔두갈래근, 위팔근, 위팔노근, 노쪽손목굽힘근, 긴손바닥근, 자쪽손목굽힘근, 원엎침근, 긴노쪽손목폄근, 짧은노쪽손목폄근
- **길항근**
  몸통 폄: 엉덩갈비근, 가장긴근, 가시근, 허리네모근, 반가시근, 돌림근, 뭇갈래근, 가시사이근
  팔목관절 폄: 위팔세갈래근, 팔꿈치근, 손뒤침근, 자쪽손목폄근, 손가락폄근, 새끼폄근

주의 사항

- 엉치뼈가 캐리지에서 구를 수 있는 충분히 공간을 두며 떨어지지 않게 한다.
- C-곡선을 유지한 상태로 운동한다.

1

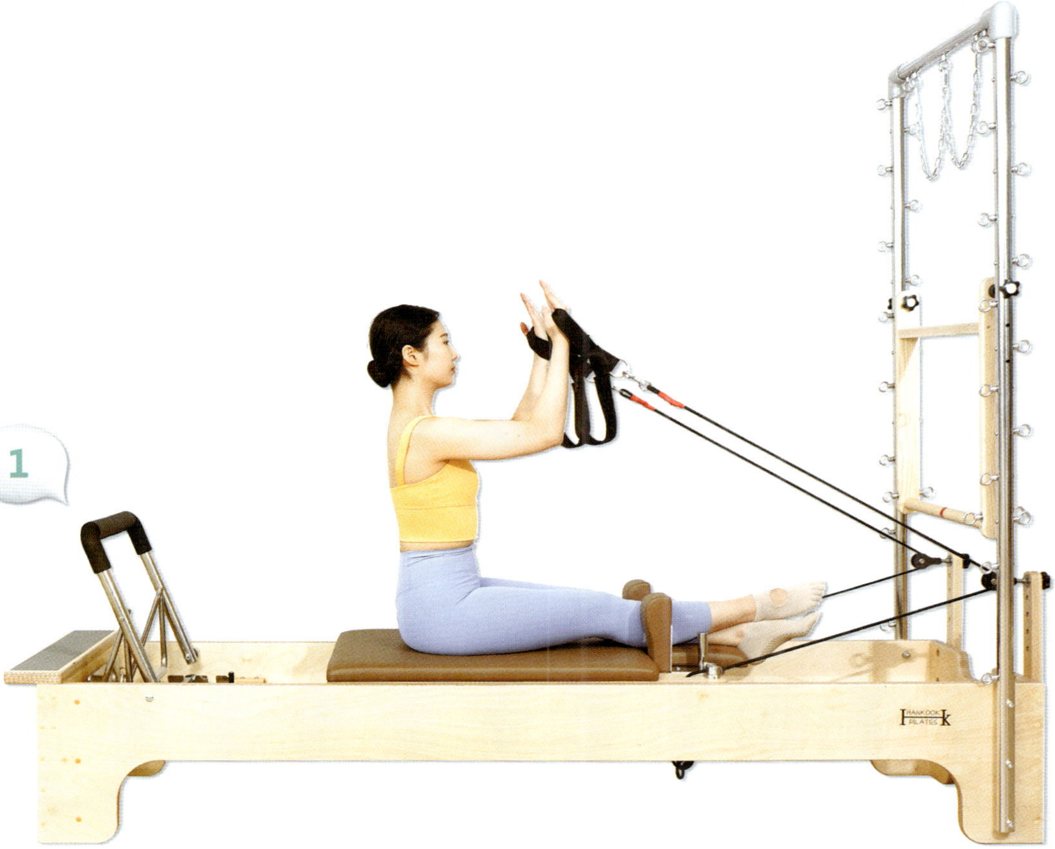

2

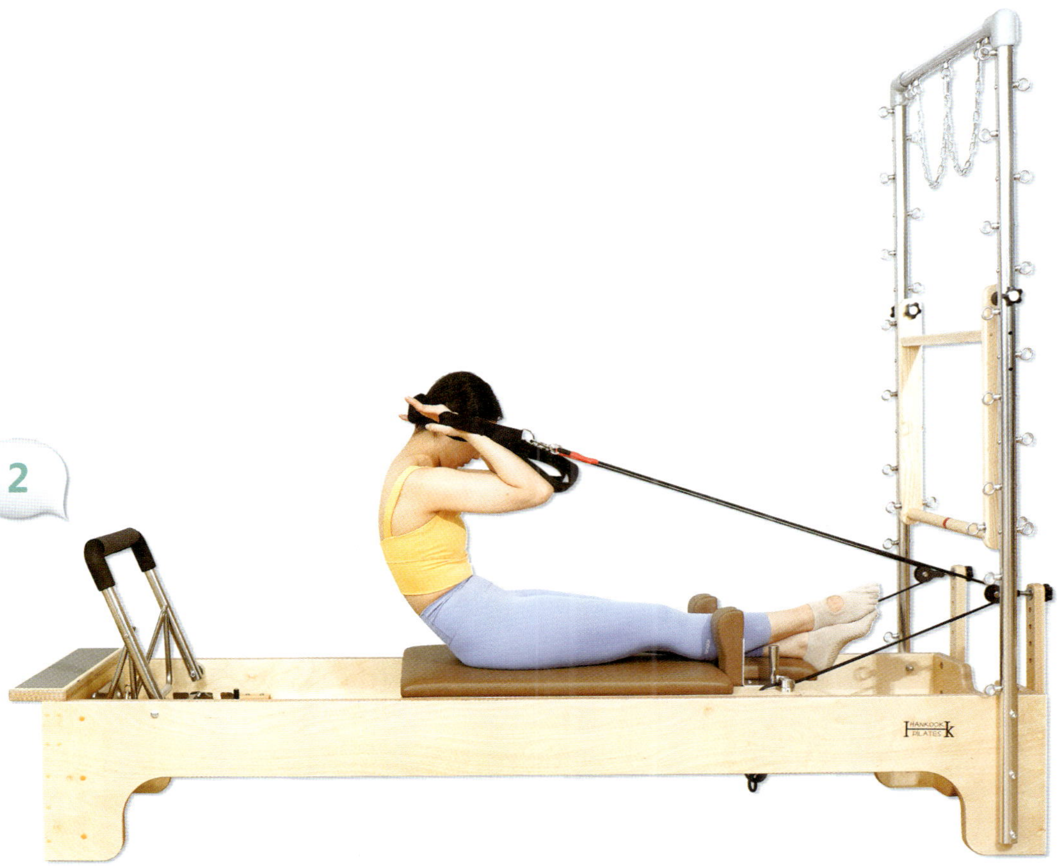

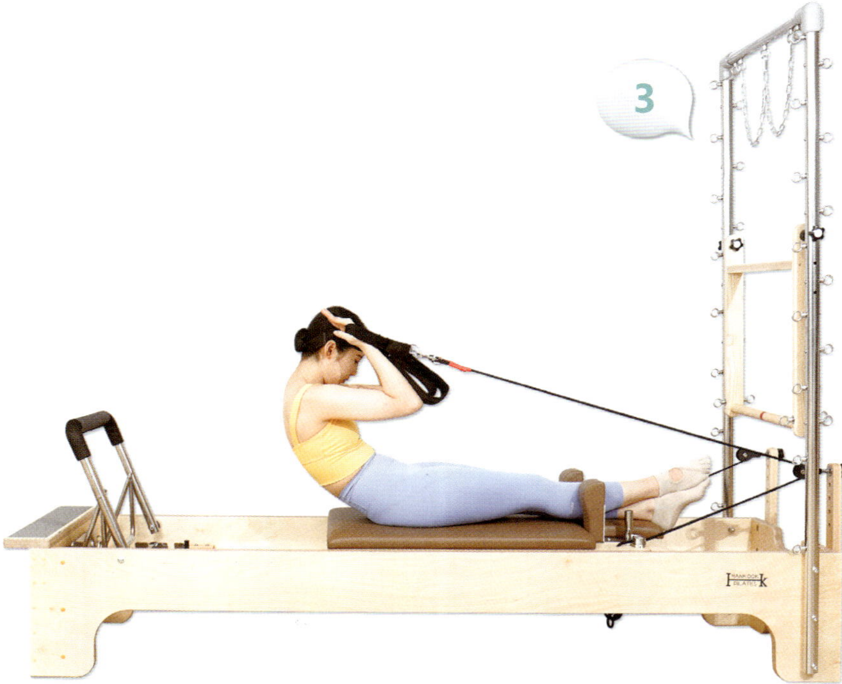
3

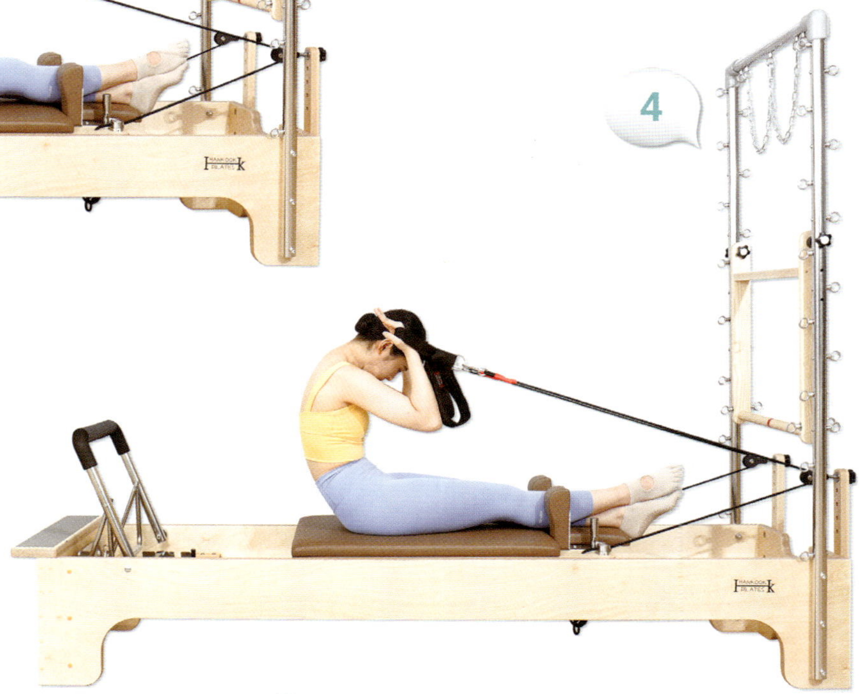
4

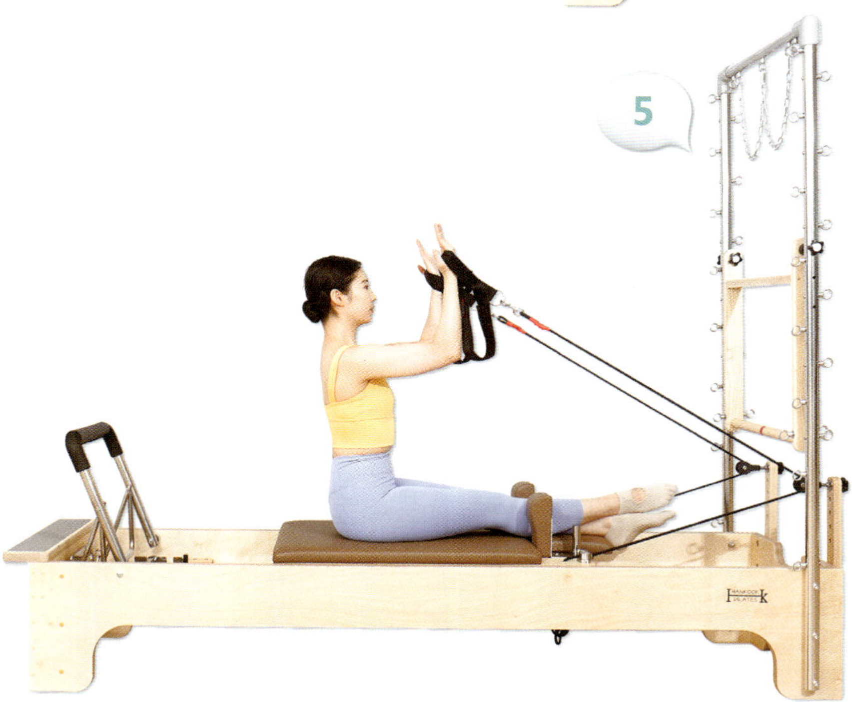
5

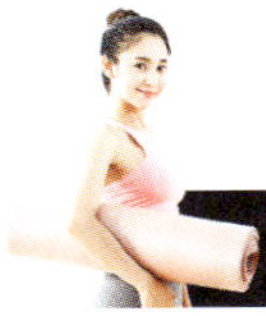

목표

- 코어의 조절 능력과 지구력 향상
- 신체 전체의 근력 강화
- 협응력 향상
- 어깨관절의 유연성과 안정성 향상
- 척추분절의 가동력 향상
- 배빗근 강화

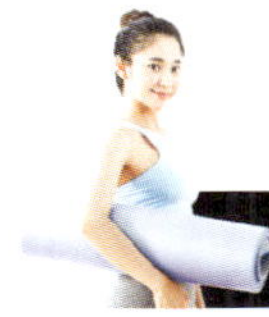

금기

- 어깨와 허리에 문제가 있는 경우

07 롤 다운 위드 오블리크 Roll down with obliques

시작 자세

- 골반과 척추를 중립 위치에 두고 앉는다.
- 다리를 펴고 어깨받침대 사이에서 모음시키고 발목을 발바닥굽힘시킨다(발목은 아마 교차될 것이다).
- 팔은 몸 앞으로 내밀고, 팔을 부드럽게 둥근 형태로 만들고, 스트랩을 잡아 몸통 쪽으로 손바닥이 오게 한다.

운동 방법

- 들숨: 숨을 들이마시며 자세를 준비한다.
- 날숨: 골반을 후방으로 롤 다운하면서 동시에 어깨뼈는 안정시킨다. 팔꿈치를 구부리고 복장뼈 쪽으로 손을 당겨 캐리지를 이동시킨다.
- 들숨: C-곡선을 유지한다.
- 날숨: 캐리지의 움직임 없이 몸통을 한쪽으로 돌림한다.
- 들숨: 가운데로 몸통을 돌림한다.
- 날숨: 캐리지의 움직임 없이 상체를 반대쪽으로 돌림한다.
- 들숨: 가운데로 몸통을 돌림한다.
- 날숨: 캐리지가 되돌아오는 것을 조절하면서 시작위치로 돌아와 꼬리뼈부터 시작하여 척추뼈 하나하나 분절하여 중립 자세로 돌아온다.

5~10회 반복한다. 반대 방향도 실시한다.

변형

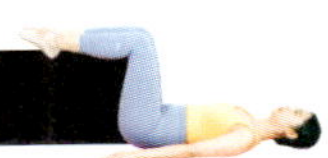

- 들숨: 숨을 들이마시며 자세를 준비한다.
- 날숨: 척추뼈 하나하나 분절하여 C-곡선을 만들며 대각선으로 내려간다.
- 들숨: 시작 자세로 돌아간다.

5~10회 반복한다. 반대 방향도 실시한다.

대상 근육

- 동작분석: 몸통 굽힘/폄, 몸통 돌림
- 주동근
  몸통 굽힘: 배곧은근, 배바깥빗근, 배속빗근
  몸통 오른쪽 돌림: 오른쪽 배바깥빗근, 왼쪽 배속빗근, 왼쪽 반가시근, 왼쪽 뭇갈래근, 왼쪽 돌림근
- 길항근
  몸통 폄: 엉덩갈비근, 가장긴근, 가시근, 허리네모근, 반가시근, 돌림근, 뭇갈래근, 가시사이근
  몸통 왼쪽 돌림: 왼쪽 배바깥빗근, 오른쪽 배속빗근, 오른쪽 반가시근, 오른쪽 뭇갈래근, 오른쪽 돌림근

주의 사항

- 엉치뼈가 캐리지 위에서 구르기 위한 공간이 충분해야 하며 떨어지지 않게 한다.
- C-곡선을 유지한 상태로 운동한다.

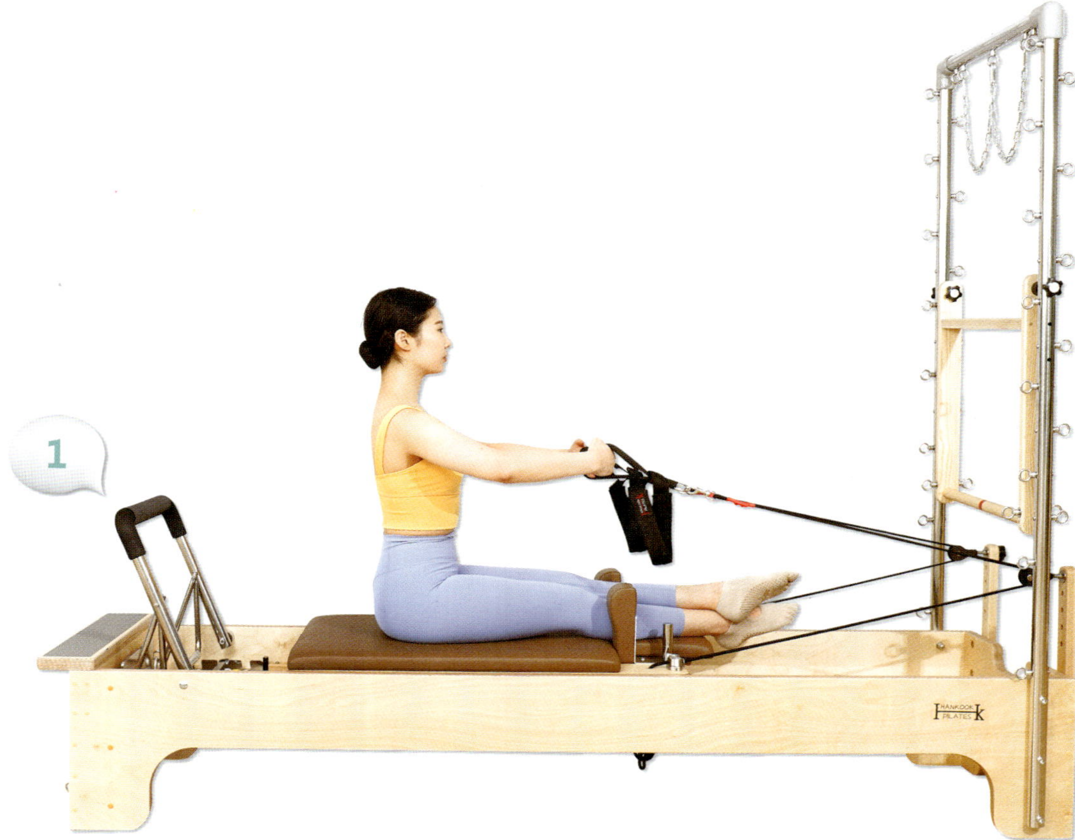
1

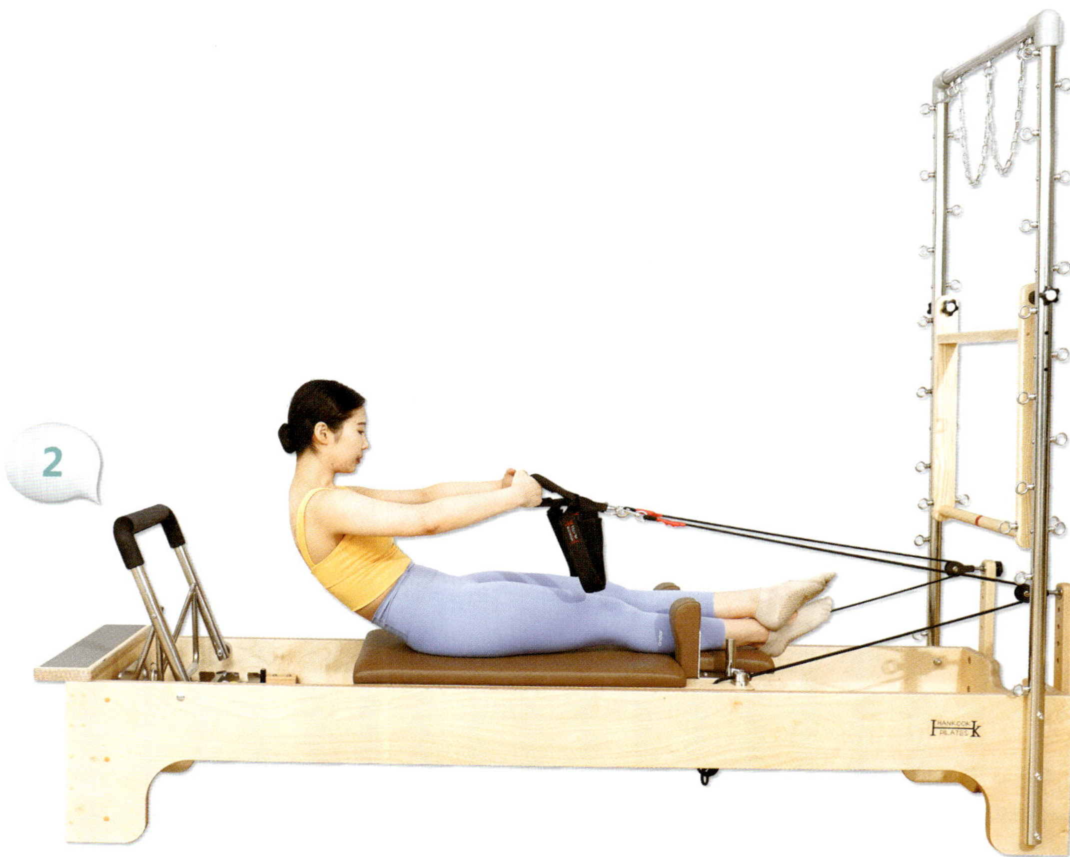
2

3

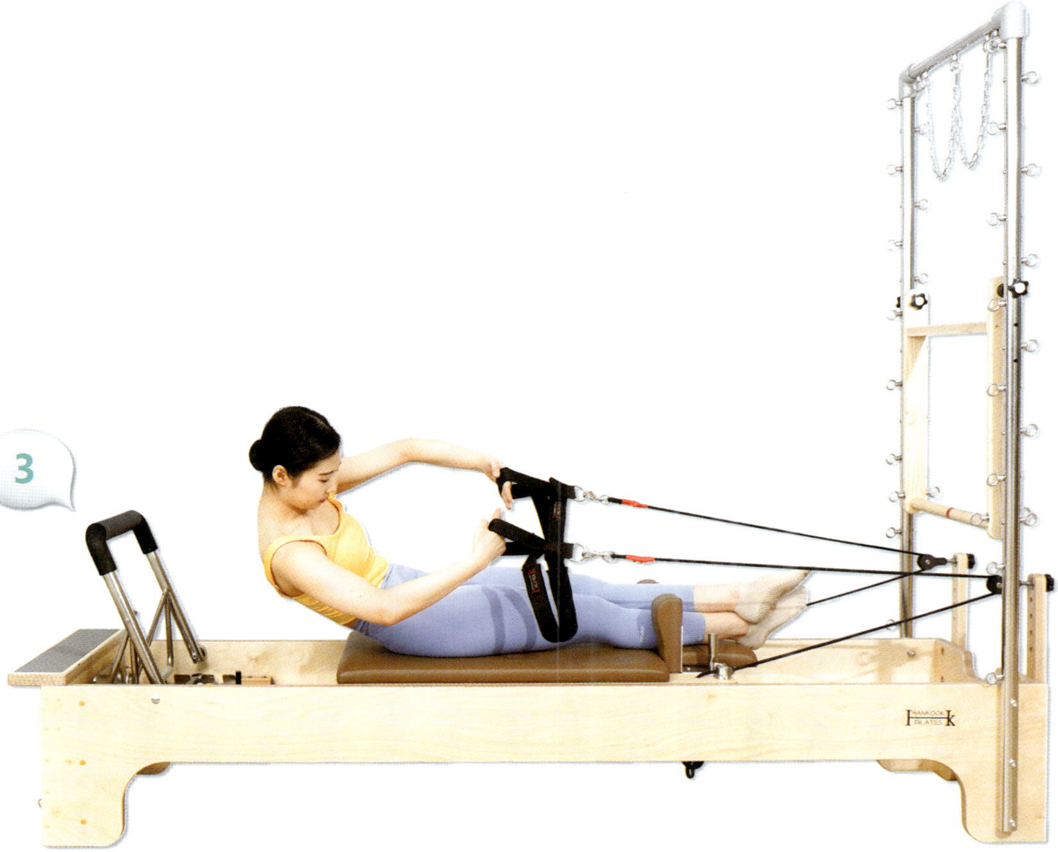

4

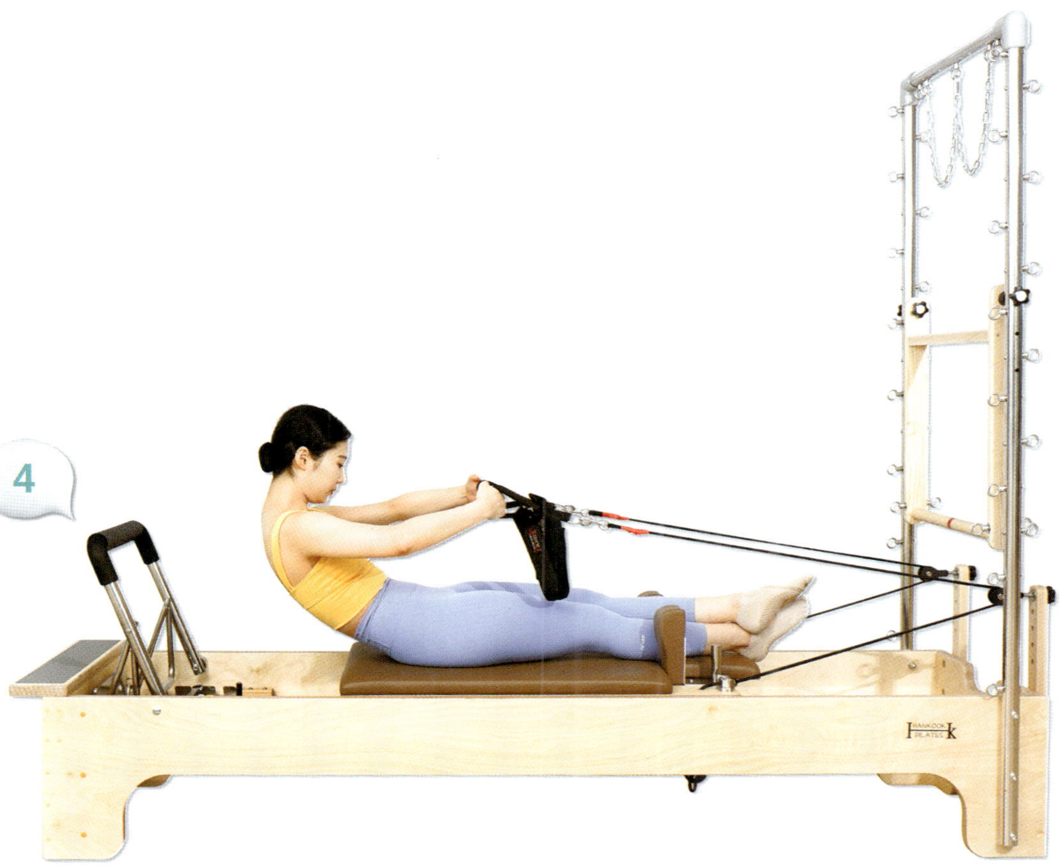

5

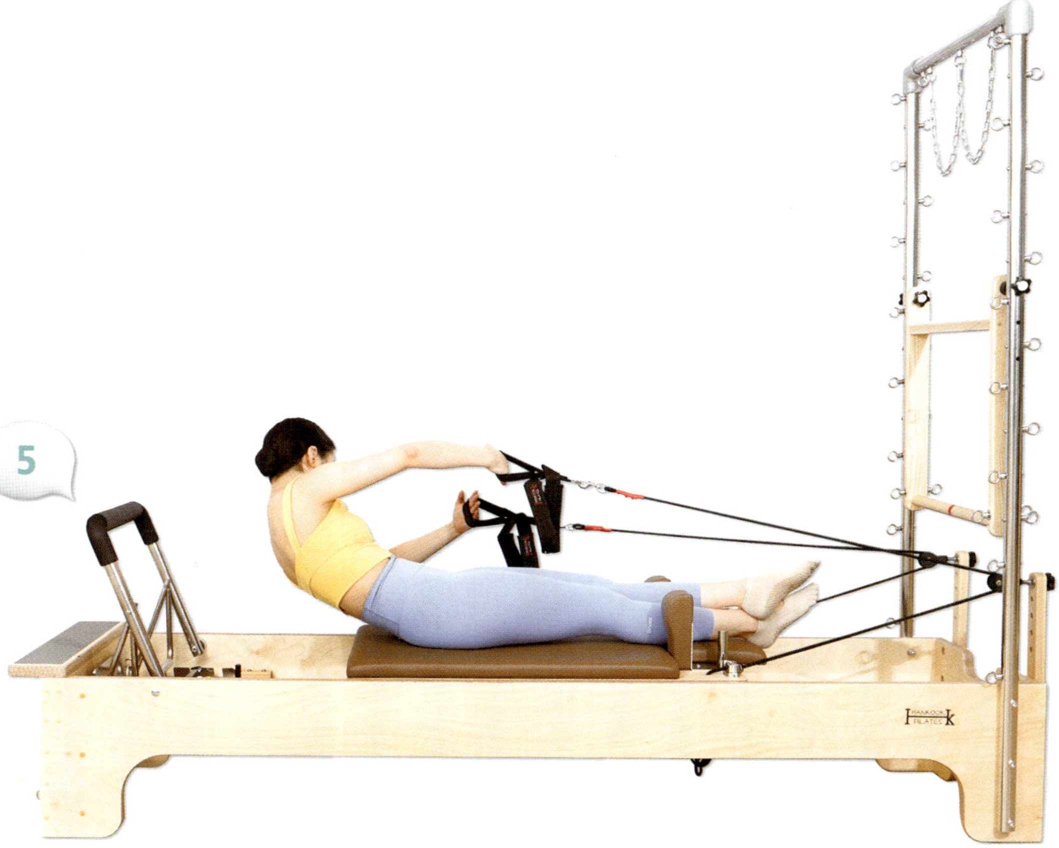

6

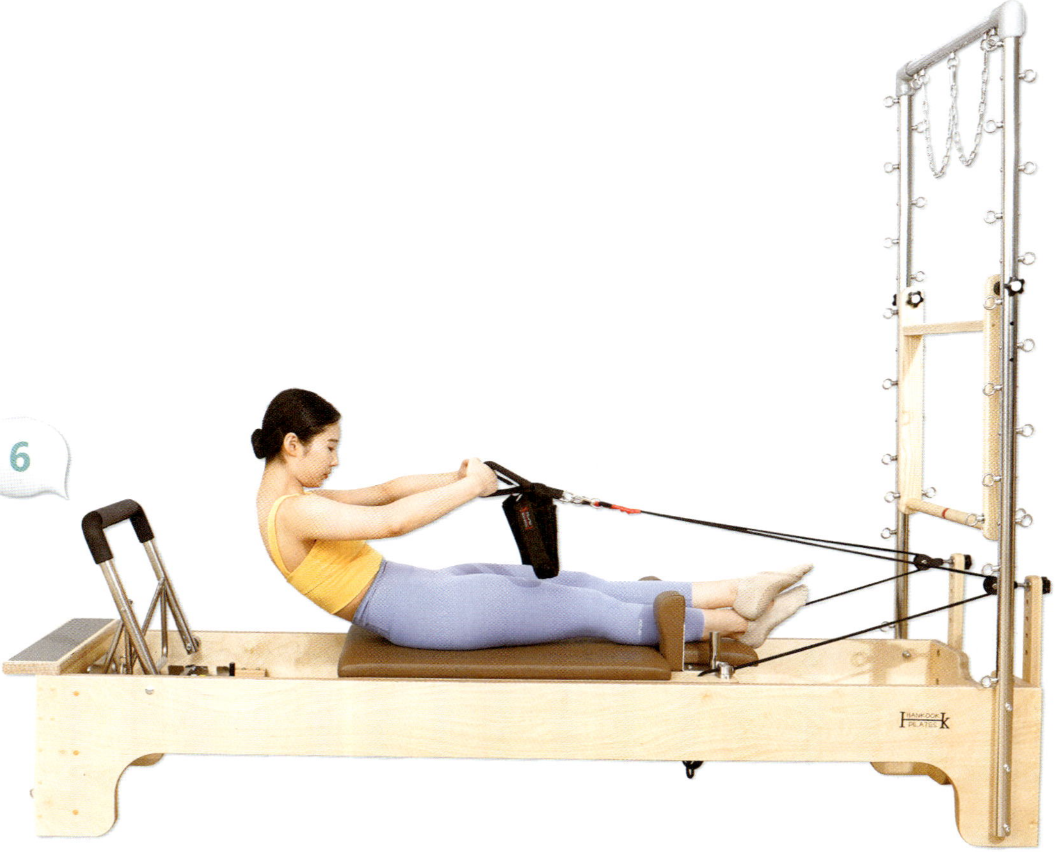

7

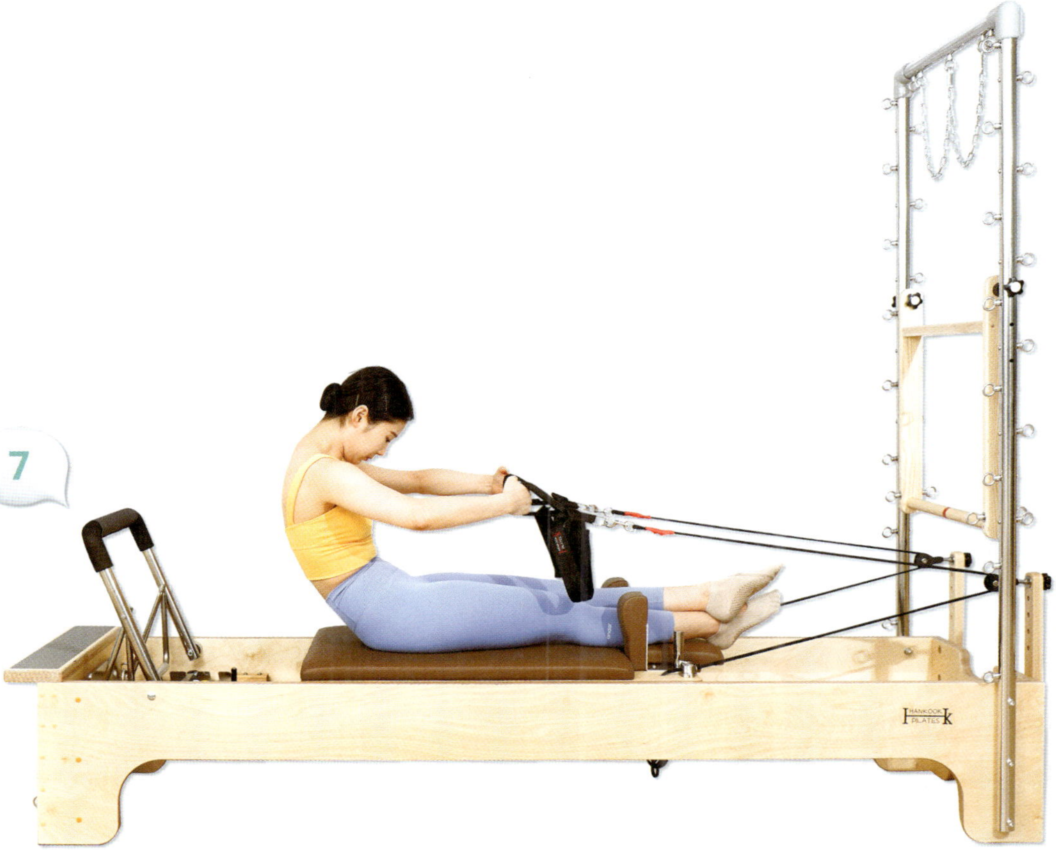

8

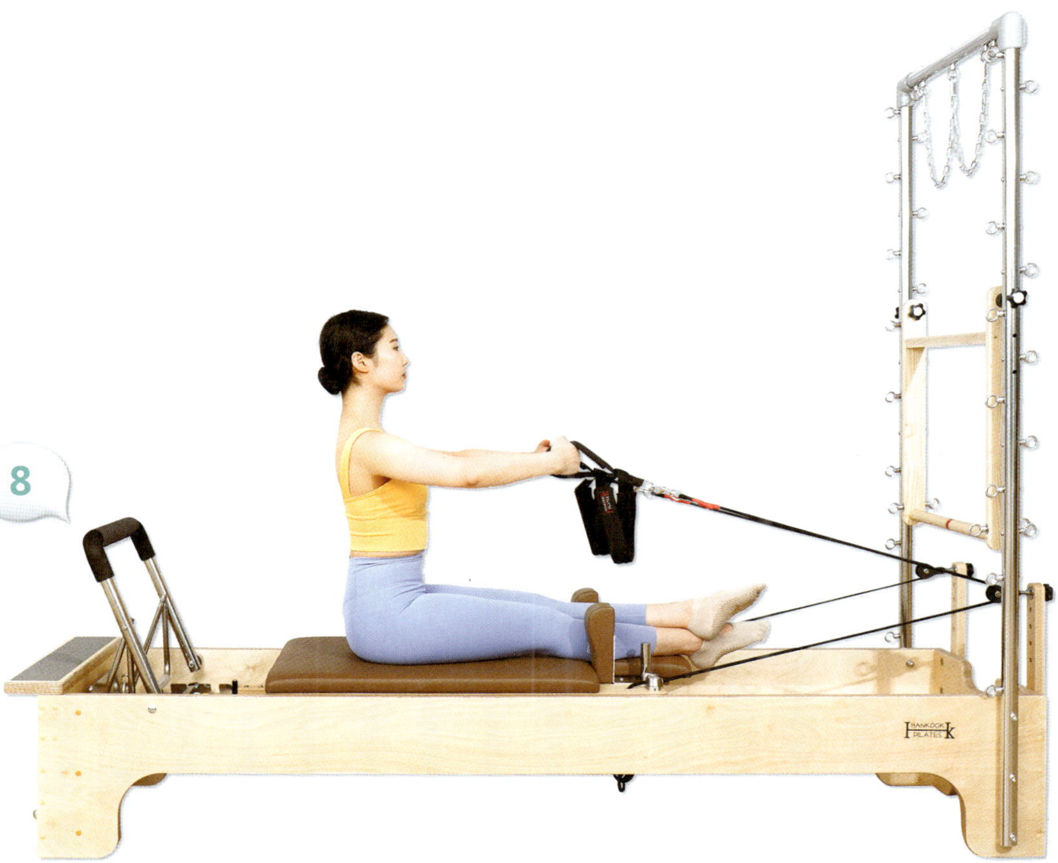

변형 1

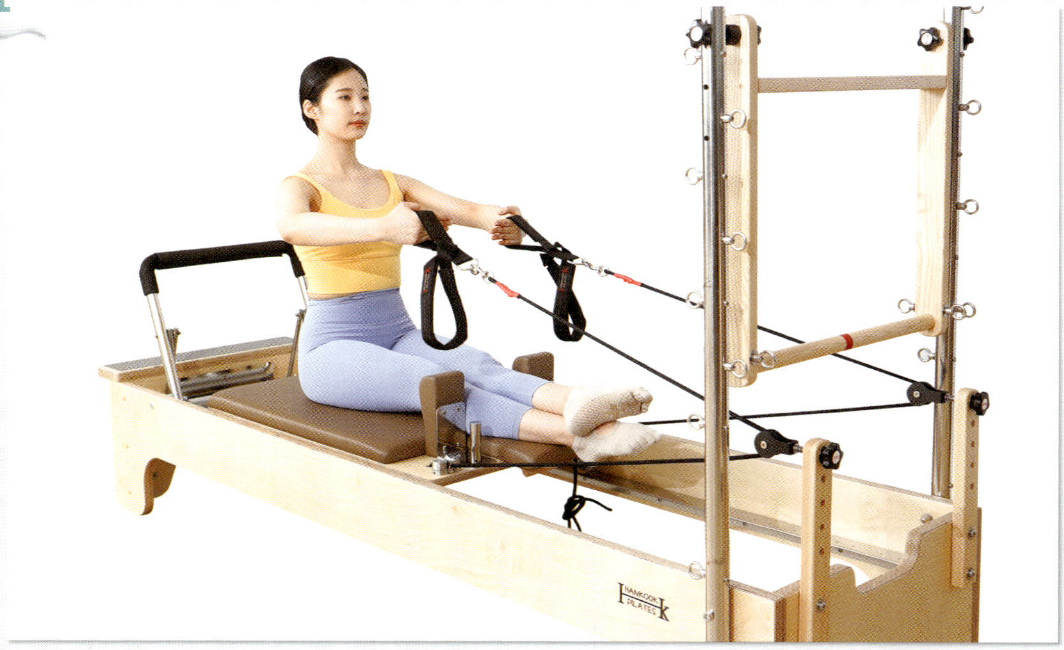

변형 2

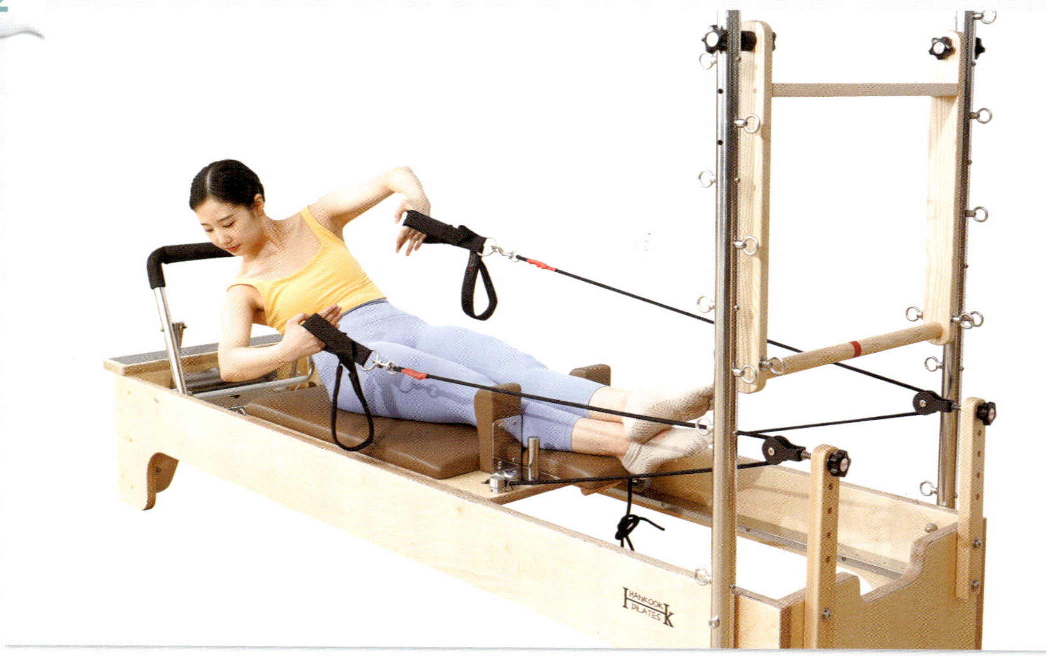

변형 3

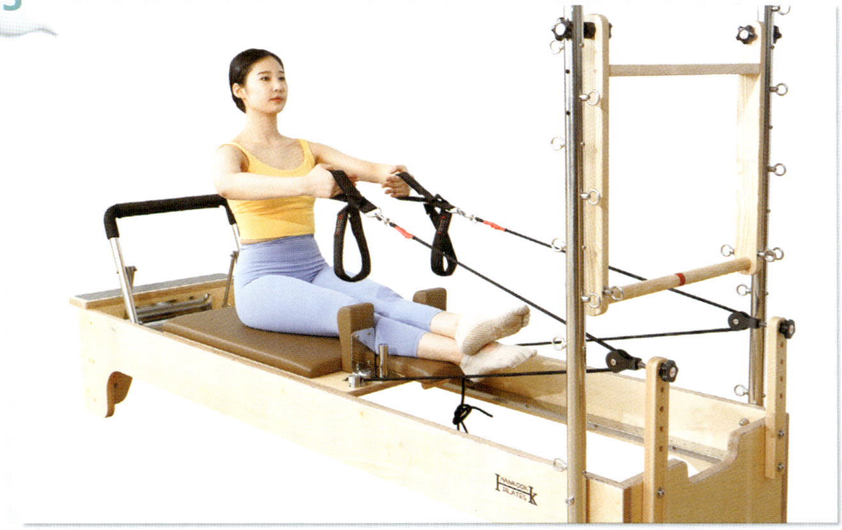

변형 4

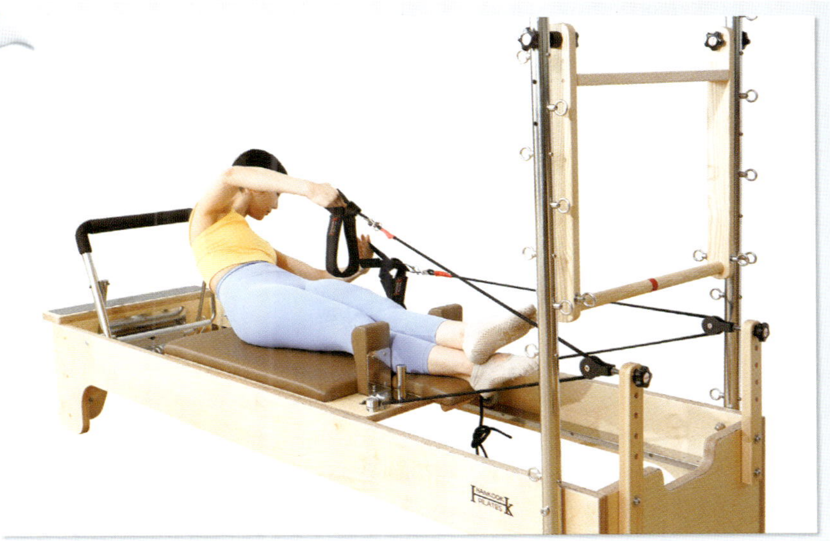

변형 5

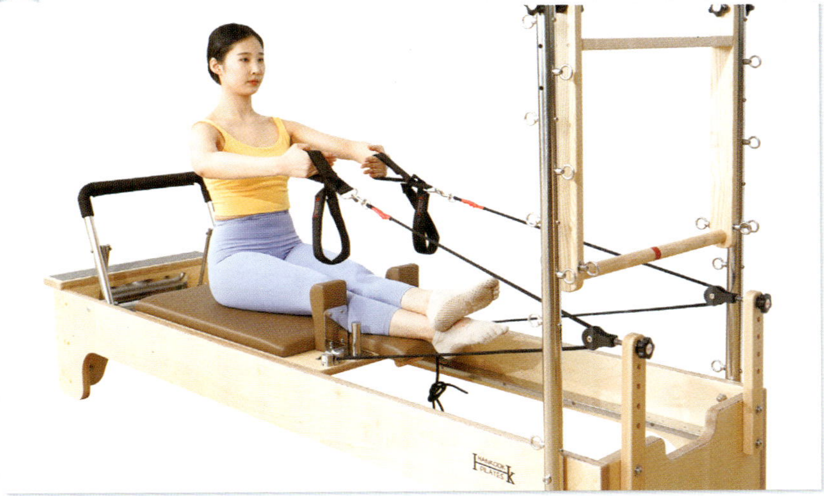

목표

- 코어의 조절 능력과 지구력 향상
- 신체 전체의 근력 강화
- 협응력 향상
- 어깨관절의 유연성과 안정성 향상
- 척추분절의 가동력 향상

금기

- 어깨와 허리에 문제가 있는 경우

08 프론트 로잉 스쿱 Front rowing scoop

시작 자세

- 풋바를 바라보면서 어깨받침대에 기대어 앉는다.
- 다리는 교차시킨다(또는 양반다리 자세).
- 스트랩을 손으로 잡고 손바닥은 앞쪽을 향하게 하고, 골반 옆에 둔다.
- 팔은 몸의 뒤에서 약하게 출발하며 팔꿈치는 부드럽게, 어깨뼈는 안정된 자세를 취한다.

운동 방법

- 들숨: 숨을 들이마시며 자세를 준비한다.
- 날숨: 캐리지가 이동하도록 손을 전방으로 올린다(손끝이 눈높이까지).
- 들숨: 팔은 시작 자세로 돌아온다.

5회 반복한다.

대상 근육

- 동작분석: 어깨관절 굽힘/폄
- 주동근
  어깨관절 굽힘: 어깨세모근, 큰가슴근, 부리위팔근, 위팔두갈래근
- 길항근
  어깨관절 폄: 어깨세모근, 넓은등근, 큰원근, 큰가슴근, 위팔세갈래근

주의 사항

- 어깨의 안정성을 유지한다.
- 중립 척추와 중립 골반을 유지할 수 있는 범위 내에서 운동한다.

1

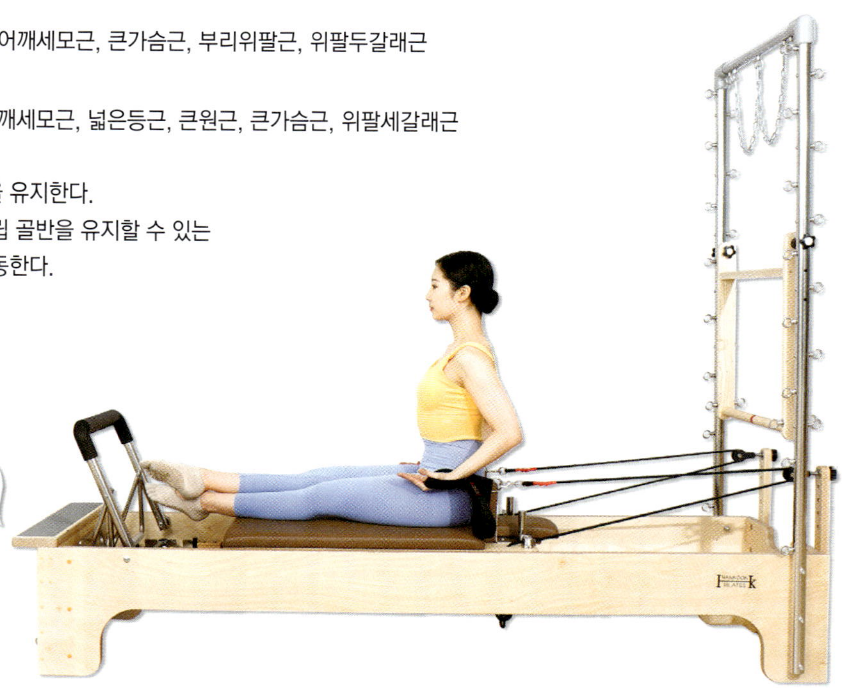

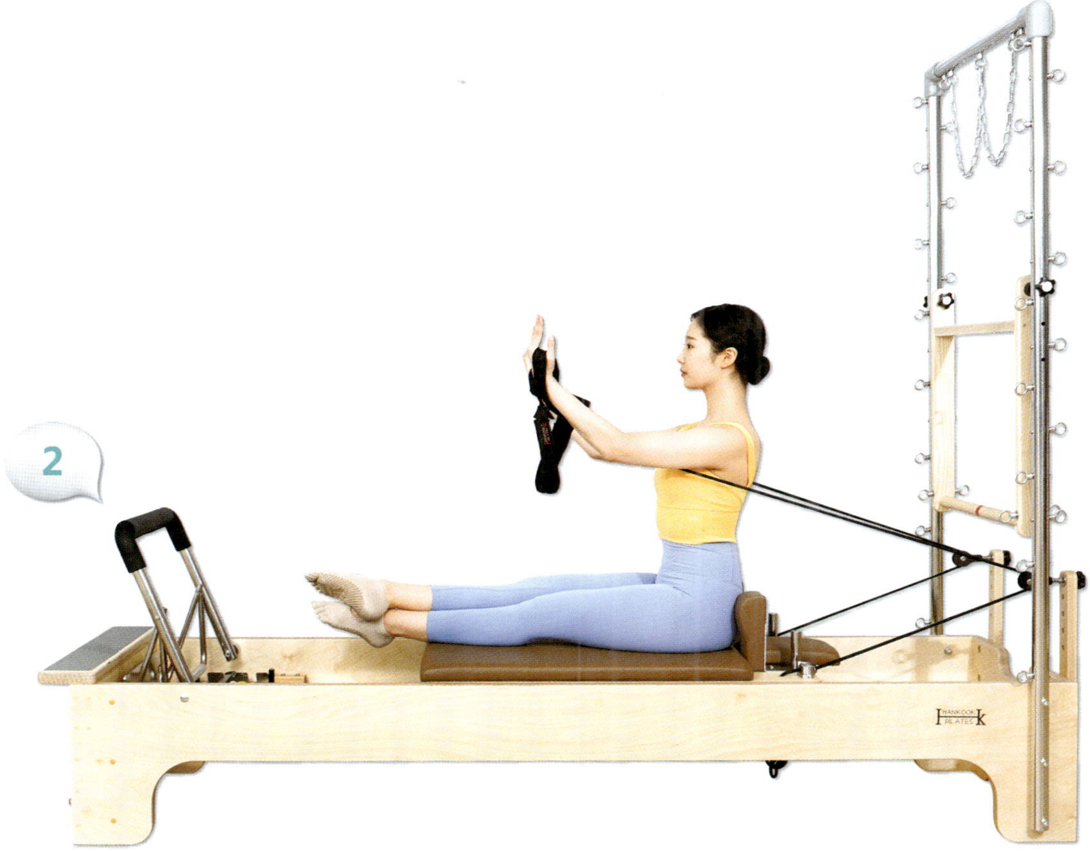
2

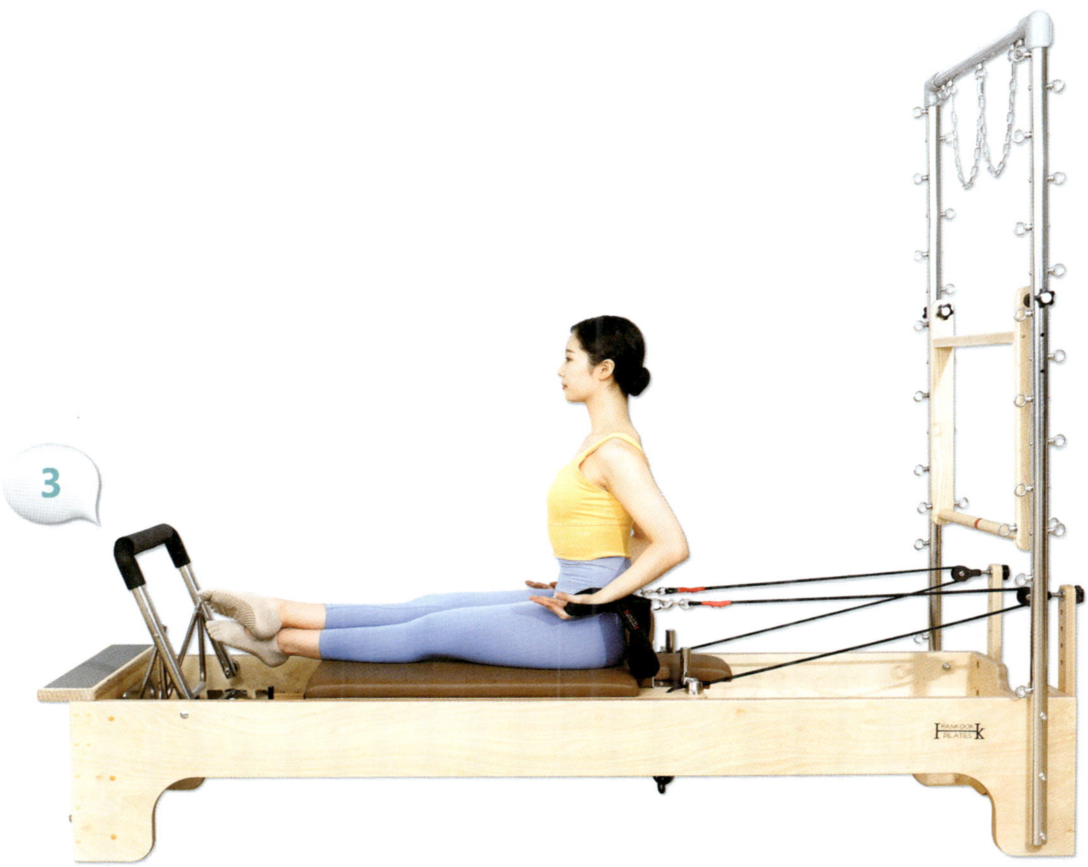
3

목표

- 코어의 조절 능력과 지구력 향상
- 신체 전체의 근력 강화
- 협응력 향상
- 어깨관절의 유연성과 안정성 향상
- 척추분절의 가동력 향상

금기

- 어깨와 허리에 문제가 있는 경우

09 허그 어 트리 Hug a tree

시작 자세

- 골반과 척추를 중립 위치에 두고 앉는다.
- 풋바를 바라보며 어깨받침대에 기대어 앉는다.
- 다리는 교차한다.
- 스트랩을 손으로 잡고 손바닥은 앞쪽을 향하게 하고, 골반 옆에 둔다.

운동 방법

- **들숨:** 숨을 들이마시며 자세를 준비한다.
- **날숨:** 캐리지가 밀려나도록 두 손을 전방으로 향하면서 팔로 원을 그린다(가슴 앞으로).
- **들숨:** 팔을 시작 자세로 되돌리면서 캐리지가 되돌아오는 것을 조절한다.

5회 반복한다.

대상 근육

- **동작분석:** 어깨관절 수평모음/수평벌림, 어깨관절 굽힘/폄
- **주동근**
  어깨관절 수평모음: 큰가슴근, 어깨세모근
  어깨관절 굽힘: 어깨세모근, 큰가슴근, 부리위팔근, 위팔두갈래근
- **길항근**
  어깨관절 수평벌림: 어깨세모근, 가시아래근, 넓은등근, 작은원근
  어깨관절 폄: 어깨세모근, 넓은등근, 큰원근, 큰가슴근, 위팔세갈래근

주의 사항

- 어깨의 안정성을 유지한다.
- 큰 나무를 끌어안듯 운동한다.
- 중립 척추와 중립 골반을 유지할 수 있는 범위 내에서 운동한다.

1

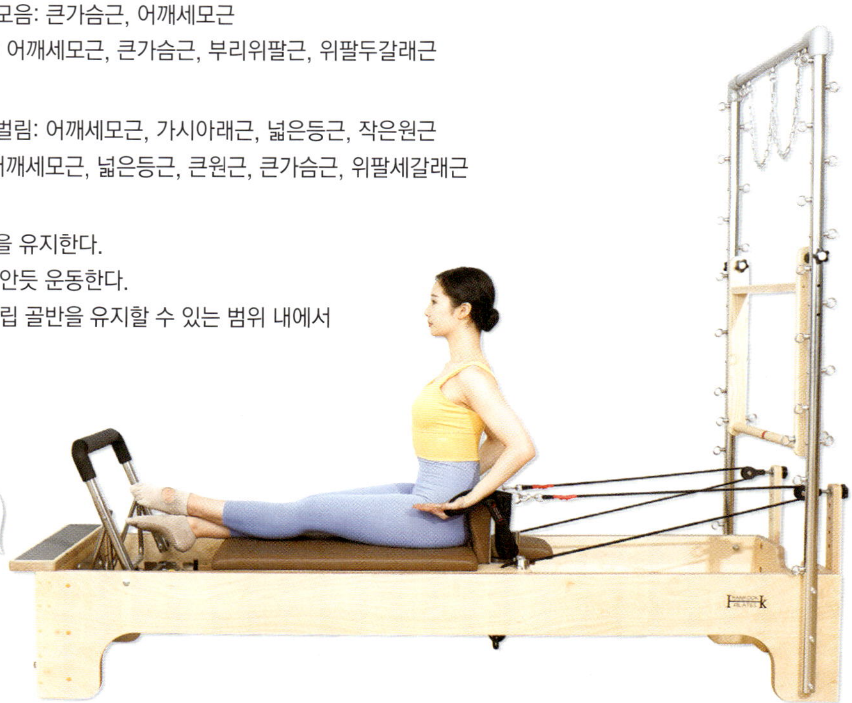

2

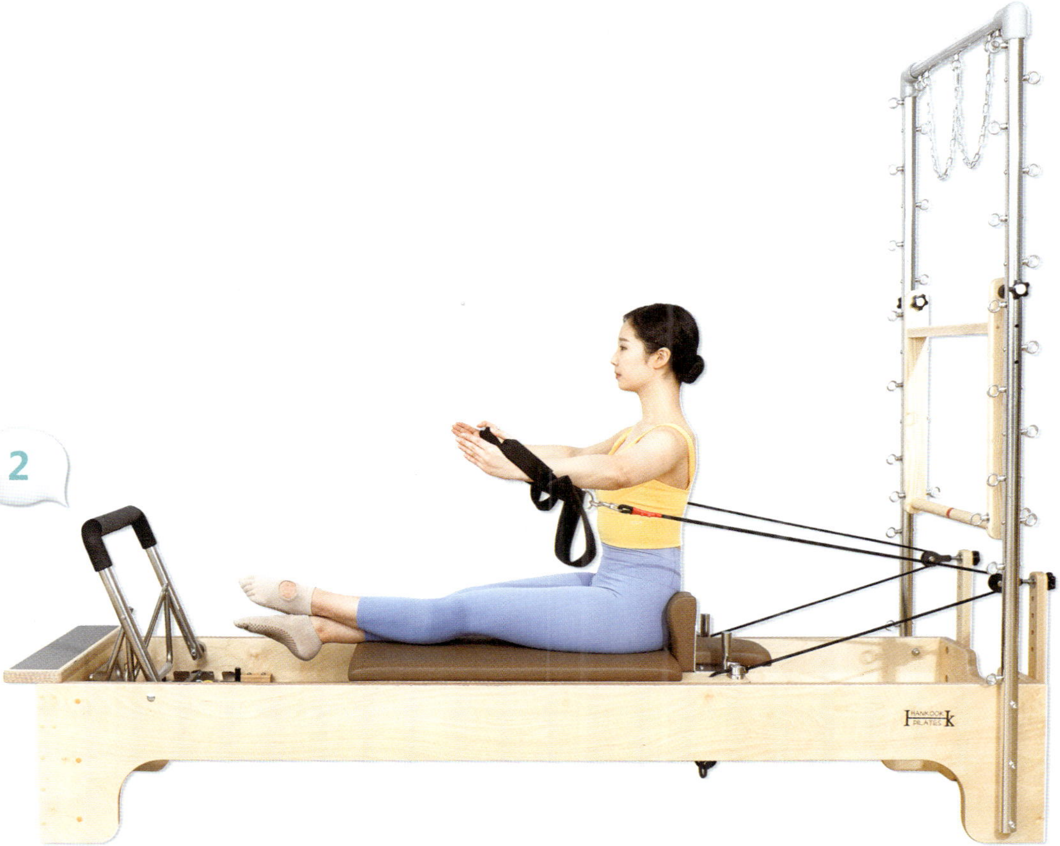

3

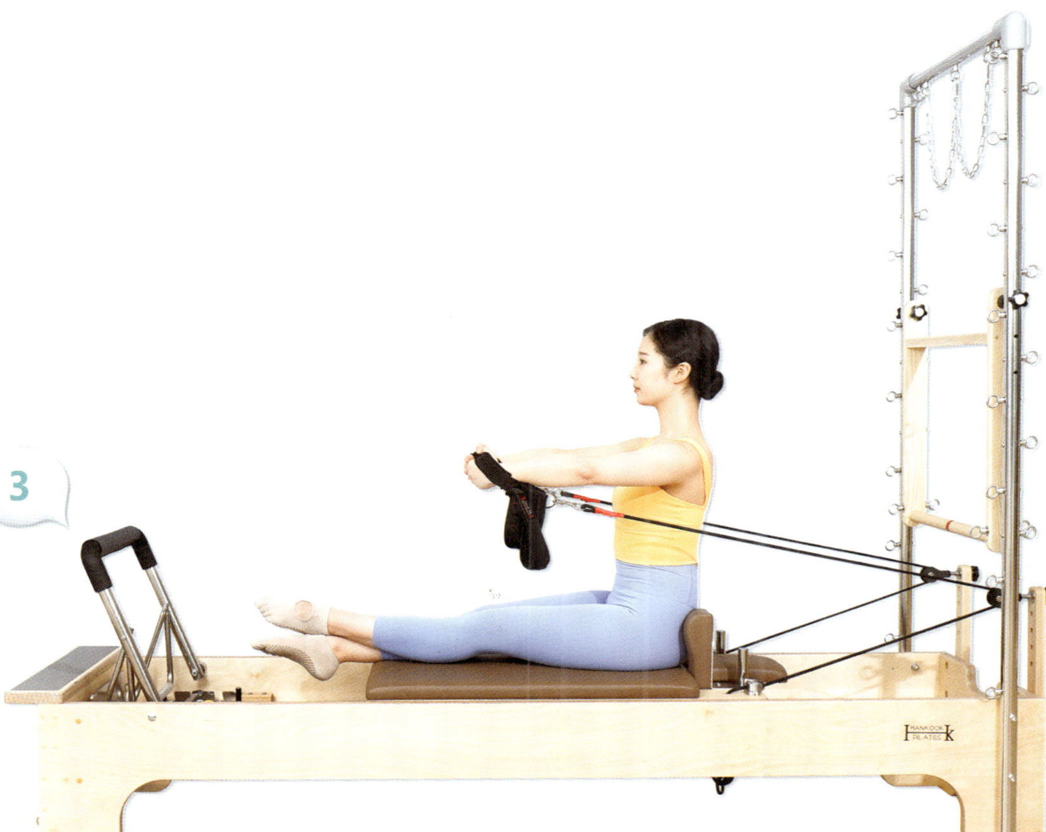

4

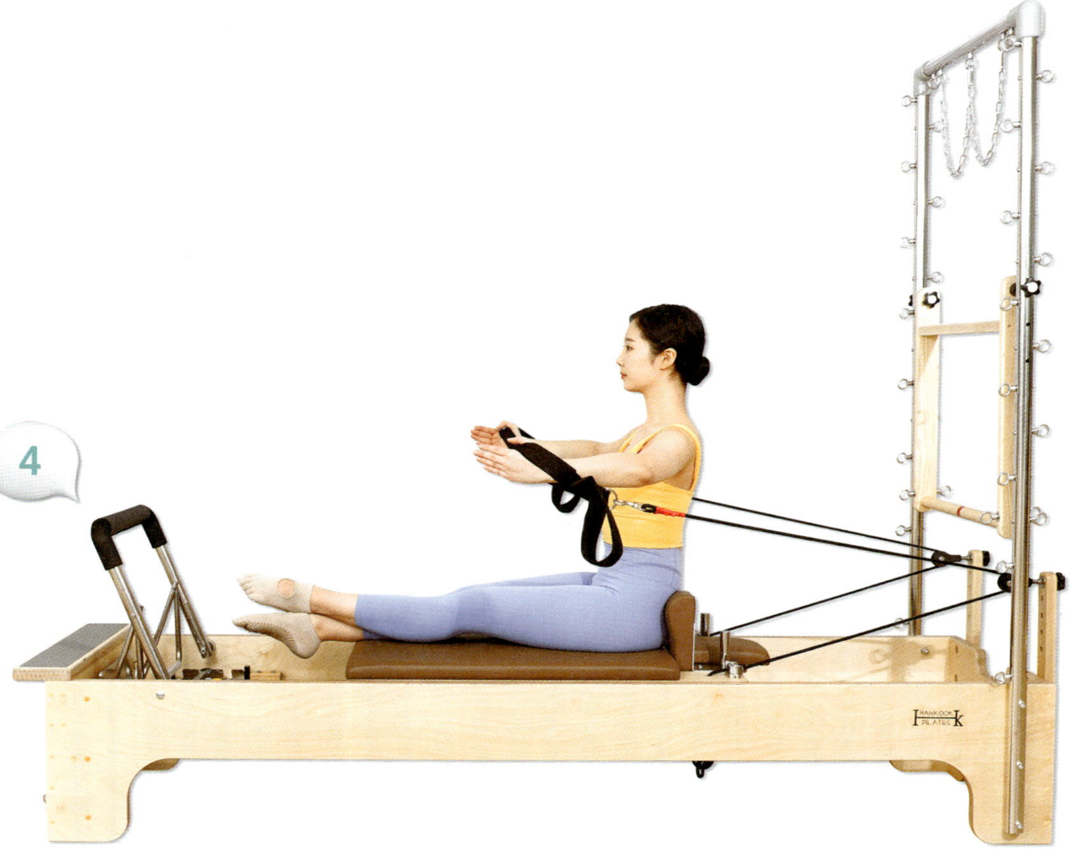

5

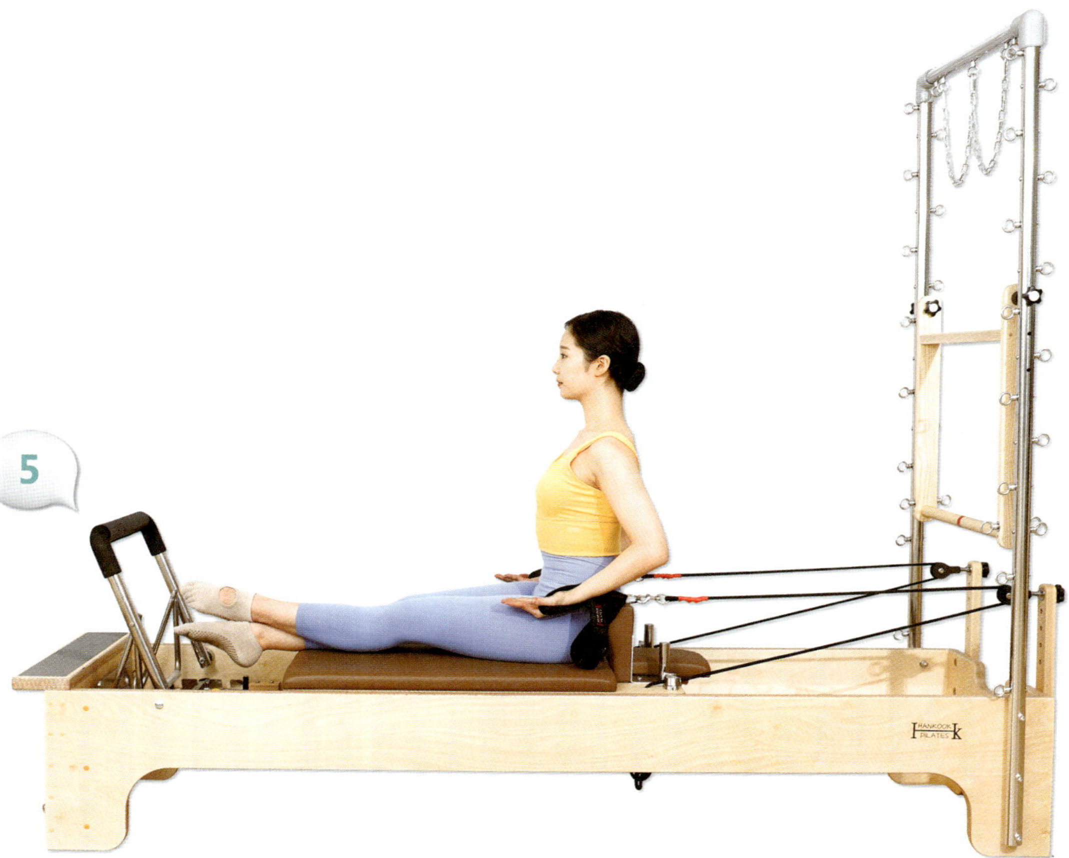

CHAPTER 12

SPLITS-STANDING

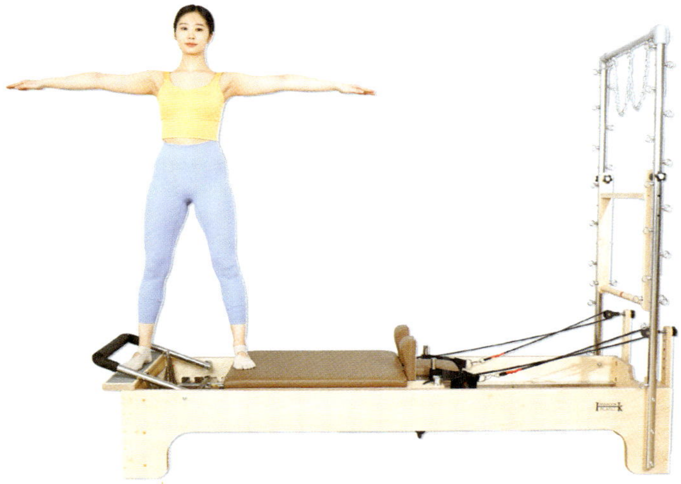

⑫ SPLITS-STANDING

목표

- 코어의 조절 능력과 지구력 향상
- 다리의 모음근과 벌림근 강화
- 협응력 향상

금기

- 어깨와 허리에 문제가 있는 경우
- 엉덩관절, 무릎관절, 발목관절에 문제가 있는 경우

01 벌림 Abduction

시작 자세

- 옆을 바라보면서 리포머 위에 선다.
- 한쪽 발은 나무로 된 플랫폼(platform) 위에, 다른 쪽 발은 캐리지의 모서리에 놓는다.
- 척추와 골반은 중립을 유지한다.
- 스프링의 강도를 조절한다.

운동 방법

- 들숨: 숨을 들이마시며 자세를 준비한다.
- 날숨: 골반과 척추를 중립으로 유지하고 양발에 동일하게 체중을 싣는다.
  캐리지를 이동하기 위하여 다리가 정중선으로부터 비슷하게 벌어지도록 누른다.
- 들숨: 골반과 척추를 중립으로 유지하고 양발에 동일하게 체중을 싣는다.
  정중선 쪽으로 다리가 균일하게 되돌아가게 하고, 시작 위치로 돌아온다.

각각 8~10회씩 반복한다.

대상 근육

- 동작분석: 엉덩관절 벌림/모음
- 주동근
  엉덩관절 벌림: 넙다리빗근, 넙다리근막긴장근, 궁둥구멍근, 큰볼기근, 중간볼기근, 작은볼기근
- 길항근
  엉덩관절 모음: 두덩근, 짧은모음근, 긴모음근, 두덩정강근, 큰모음근, 큰볼기근, 위쌍둥이근, 아래쌍둥이근, 속폐쇄근, 바깥폐쇄근, 넙다리네모근

주의 사항

- 골반과 척추를 중립으로 유지한다.
- 양다리에 동일한 무게를 지지하며 캐리지를 움직인다.
- 운동범위를 점진적으로 증가시킨다.

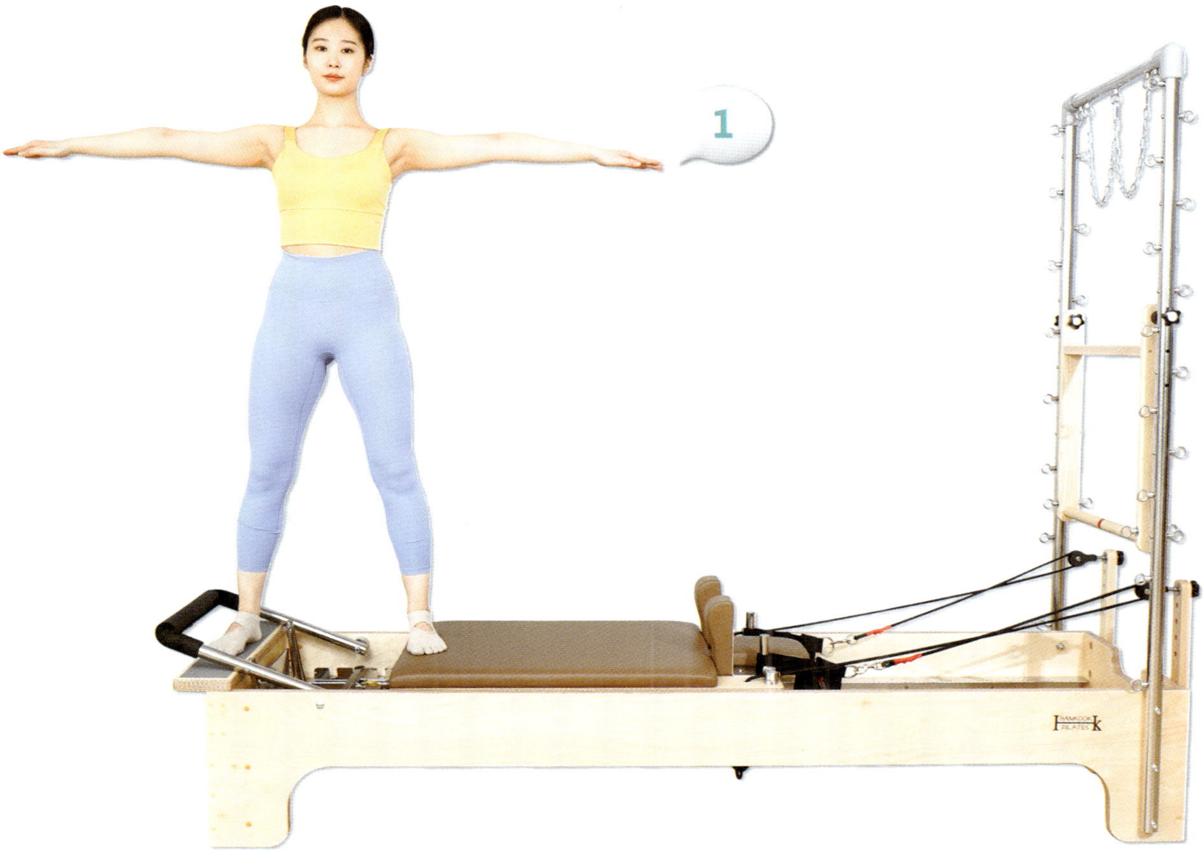
1

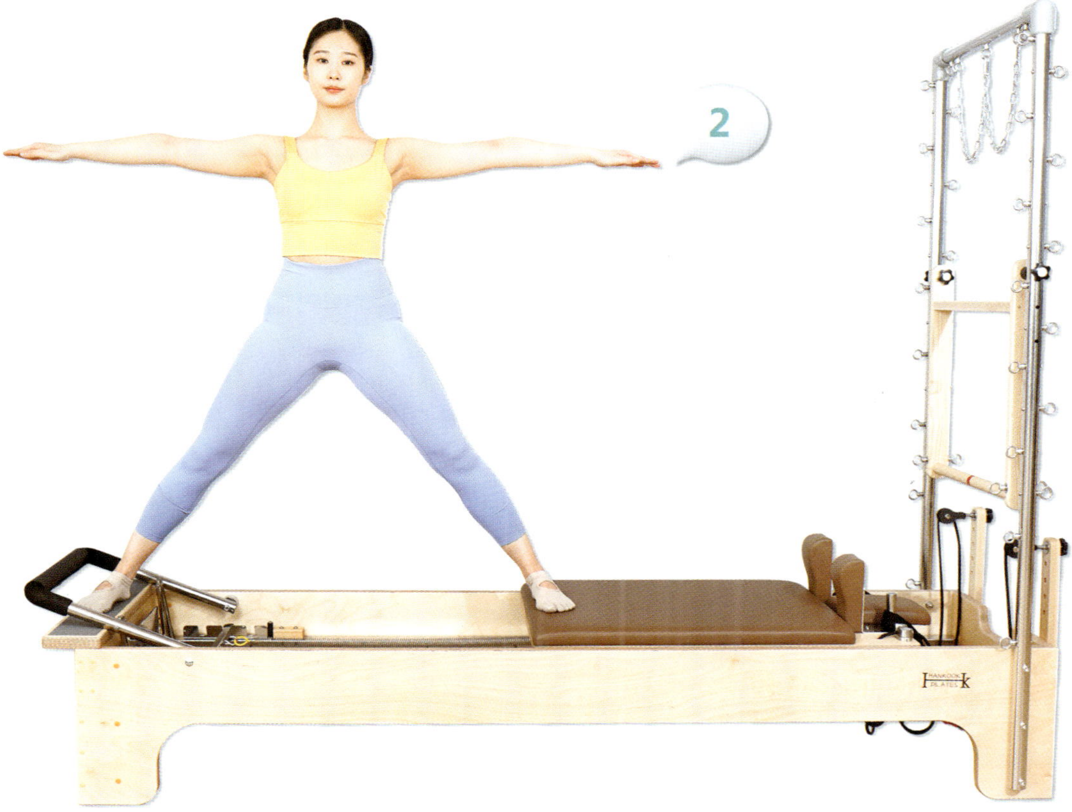
2

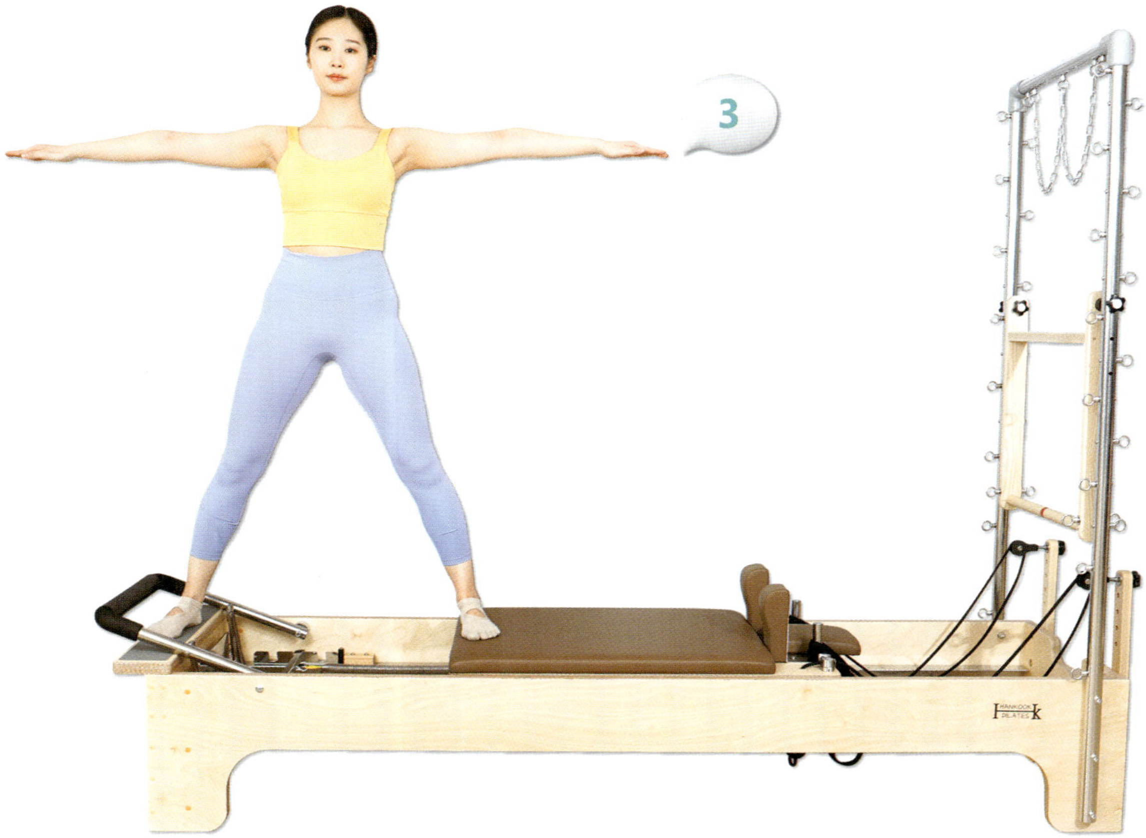

참고

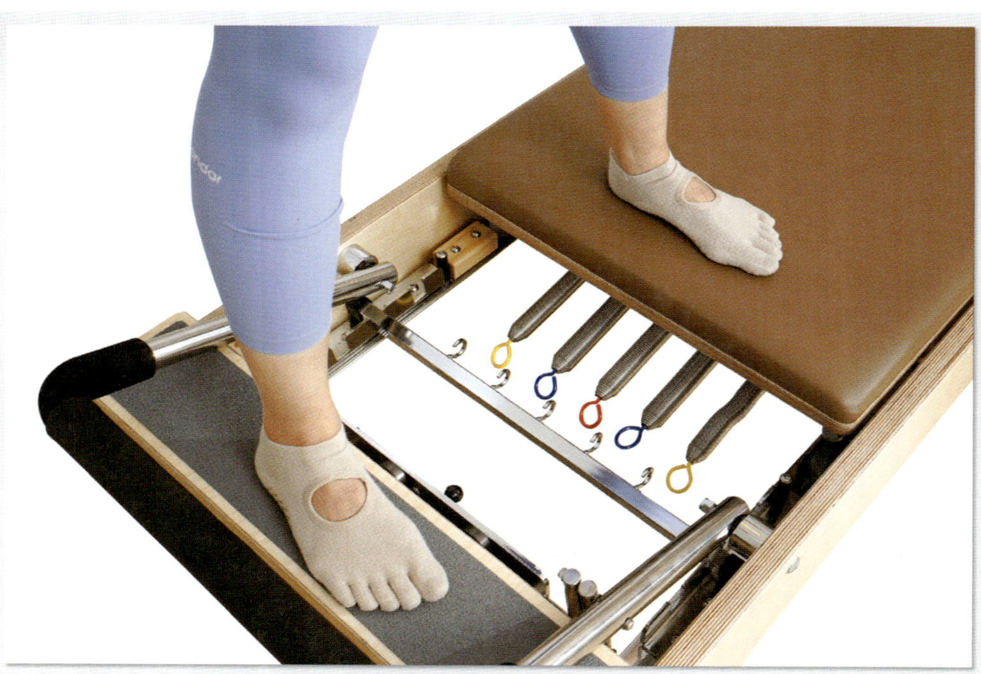

⑫ SPLITS-STANDING

목표

- 코어의 조절 능력과 지구력 향상
- 다리의 모음근과 벌림근 강화
- 협응력 향상

금기

- 어깨와 허리에 문제가 있는 경우
- 엉덩관절, 무릎관절, 발목관절에 문제가 있는 경우

02 모음 Adduction

시작 자세

- 옆을 바라보면서 리포머 위에 선다.
- 한쪽 발은 나무로 된 플랫폼 위에, 다른 쪽 발은 캐리지의 모서리에 놓는다.
- 척추와 골반은 중립을 유지한다.
- 스프링의 강도를 조절한다.

운동 방법

- 들숨: 숨을 들이마시며 자세를 준비한다.
- 날숨: 골반과 척추를 중립으로 유지하고 양발에 동일하게 체중을 싣는다. 정중선으로부터 균일하게 다리를 벌림으로써 캐리지를 조절한다.
- 들숨: 자세를 유지한다.
- 날숨: 골반과 척추를 중립으로 유지하고 양발에 동일하게 체중을 싣는다. 정중선으로부터 균일하게 다리를 끌어 당겨 시작위치로 돌아온다.

각각 8~10회씩 반복한다.

대상 근육

- 동작분석: 엉덩관절 모음/벌림
- 주동근
  엉덩관절 모음: 두덩근, 짧은모음근, 긴모음근, 두덩정강근, 큰모음근, 큰볼기근, 위쌍둥이근, 아래쌍둥이근, 속폐쇄근, 바깥폐쇄근, 넙다리네모근
- 길항근
  엉덩관절 벌림: 넙다리빗근, 넙다리근막긴장근, 궁둥구멍근, 큰볼기근, 중간볼기근, 작은볼기근

주의 사항

- 골반과 척추를 중립으로 유지한다.
- 양다리에 동일한 무게를 지지하며 캐리지를 움직인다.
- 운동범위를 점진적으로 증가시킨다.
- 강사의 지도 하에 운동을 시행한다.

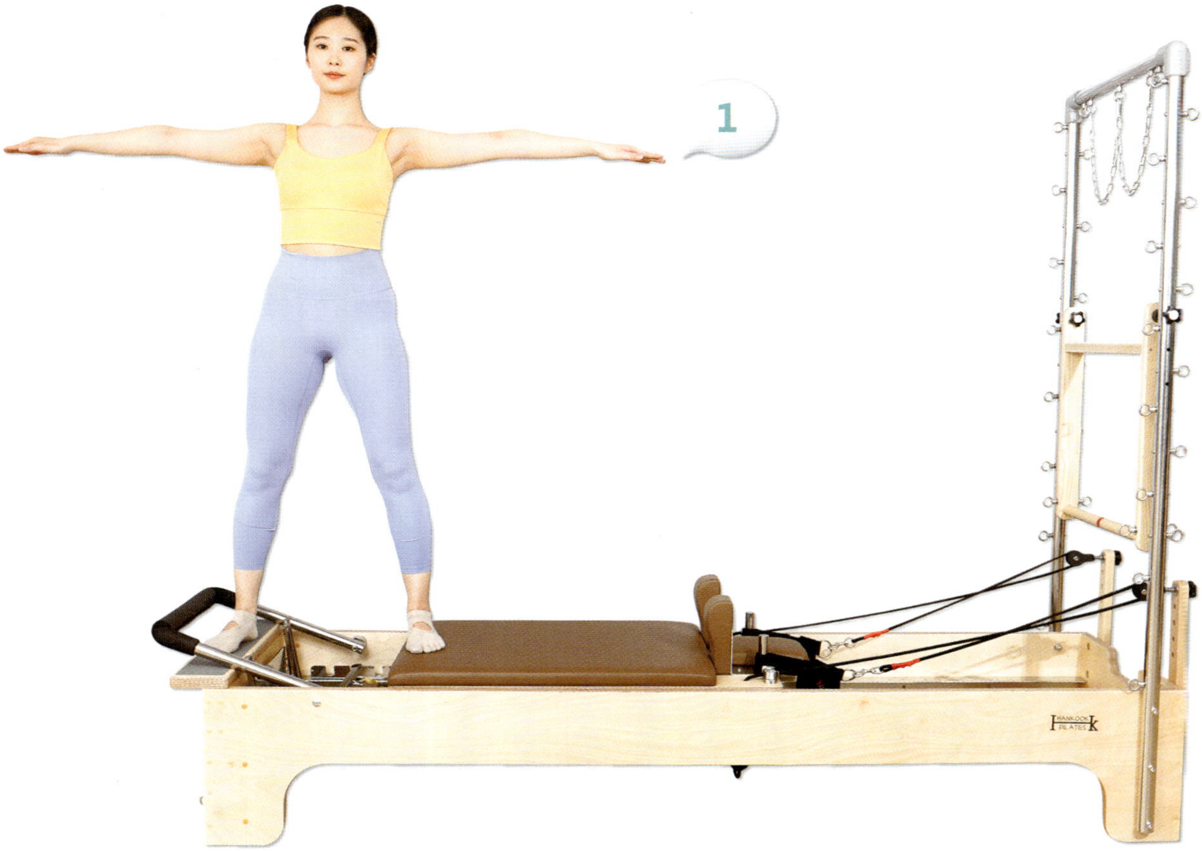
1

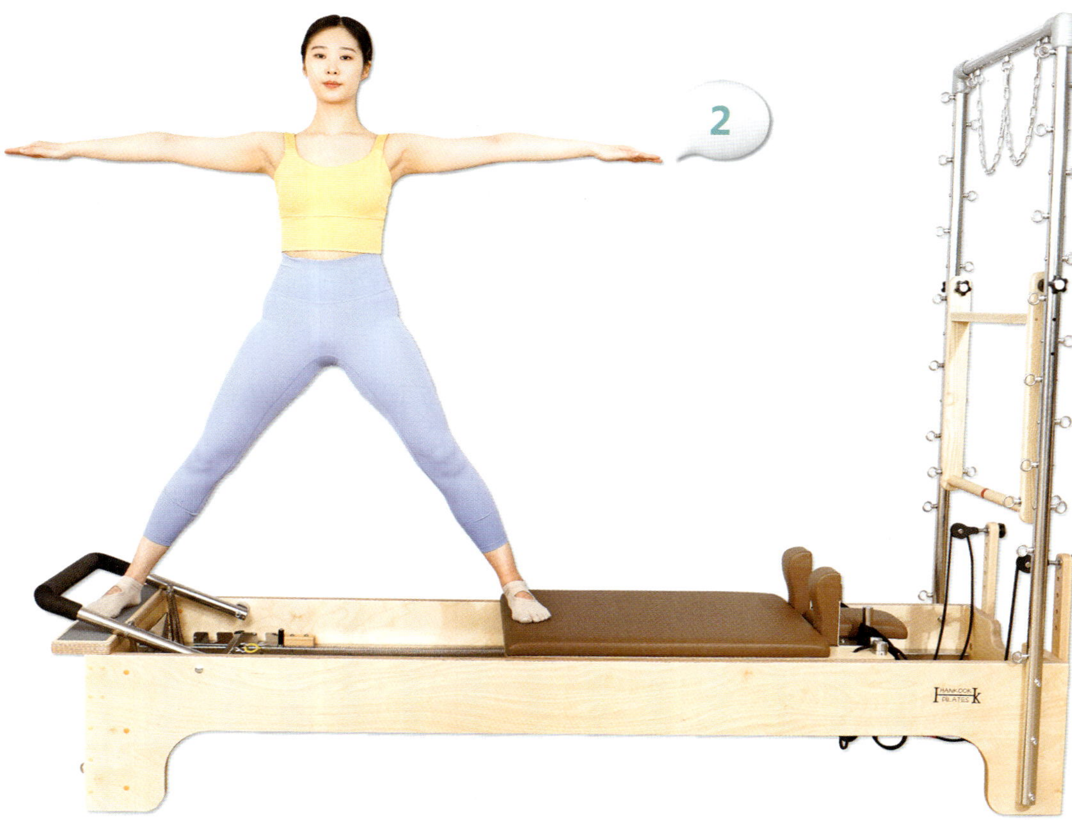
2

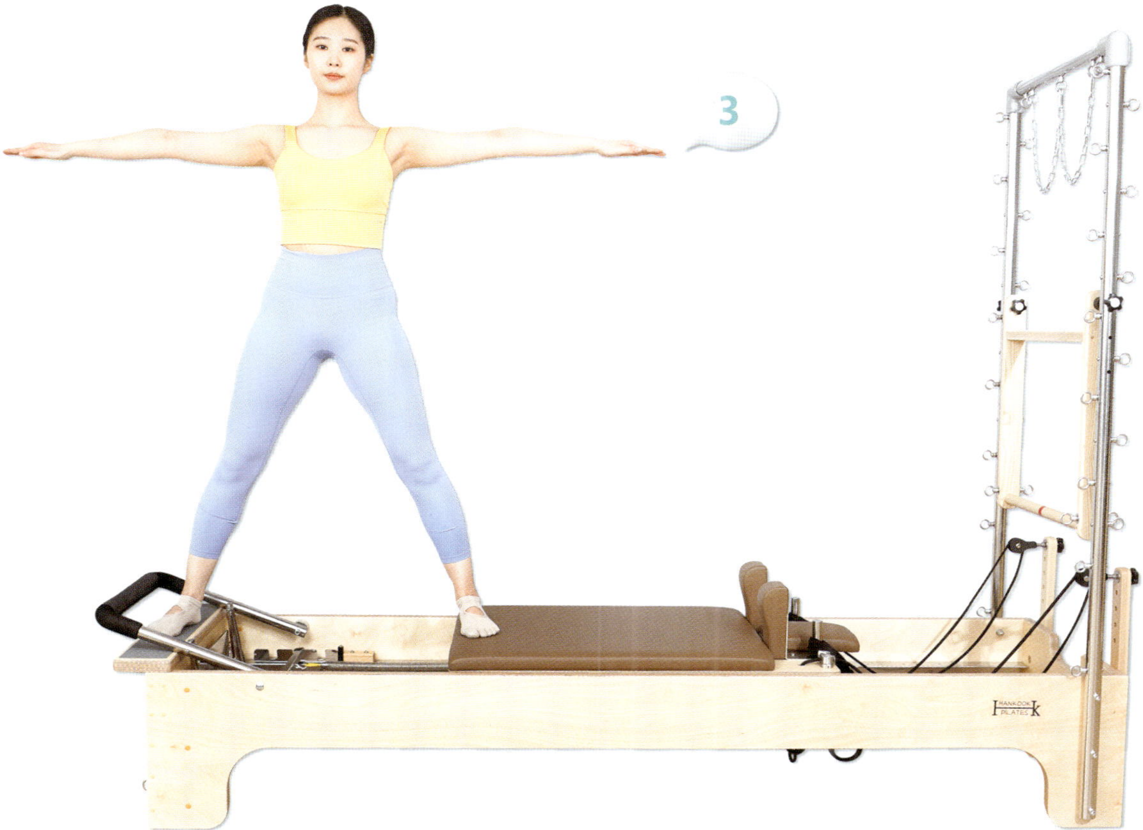

참고

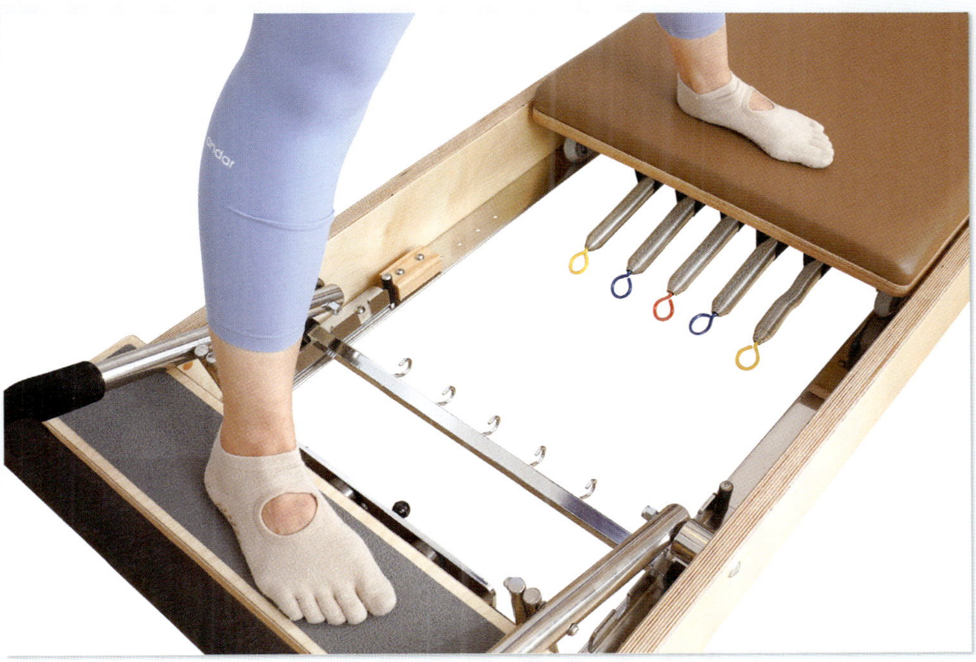

PART II

바렐 필라테스

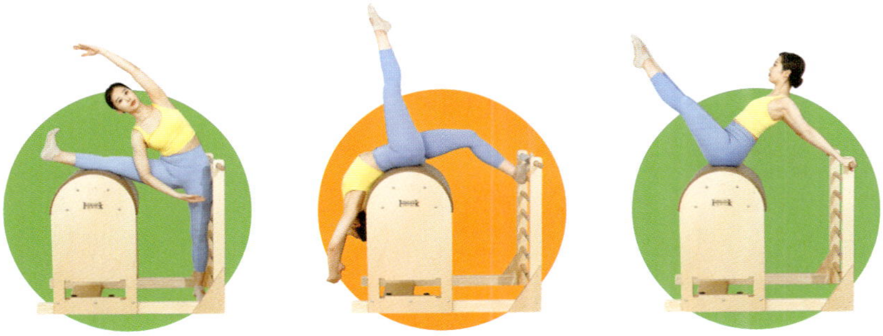

레더 바렐 Ladder barrel

둥근 아치모양의 바렐(통)과 사다리를 결합하여 만든 필라테스 기구로서, 움직임을 조절하고 몸의 긴장을 완화시키며 유연성을 활성화하여 운동 시 신체의 손상을 예방할 수 있다.

바렐은 신체조절 전신운동이 가능한 기능적 운동기구로, 바렐 운동을 함으로써 체계적이고 다양한 난이도의 동작 반복과 호흡조절을 통해 근육을 강화하고 운동 중심을 안정화시켜 몸의 균형을 유지하는 데 도움을 준다.

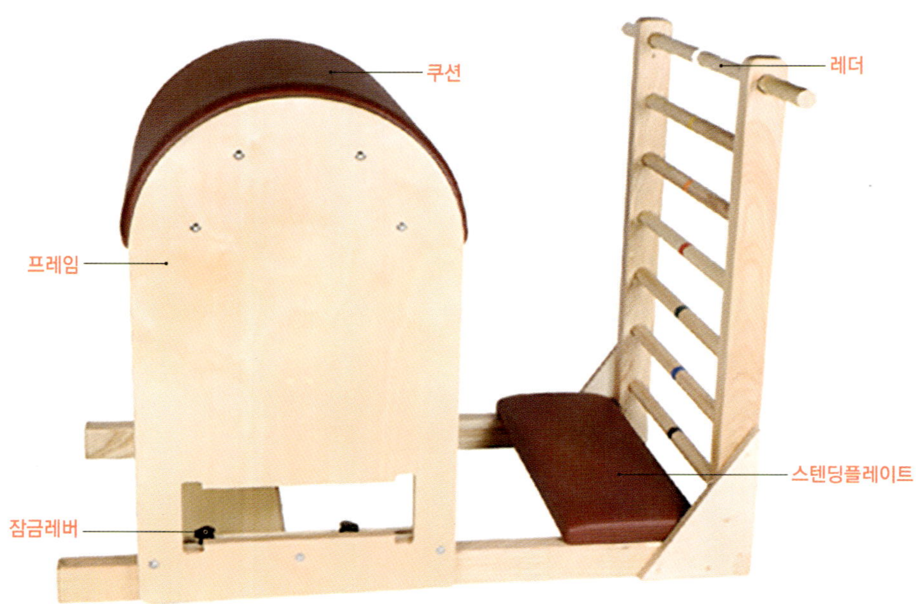

CHAPTER 13

STRETCHES

01 사이드 스트레치 Side stretches

02 햄스트링 스트레치 Hamstrings stretches

03 쿼드리셉스 스트레치 Quadriceps stretches

04 버턱 스트레치 Buttock stretches

05 힙 플렉션 스트레치 Hip flexion stretches

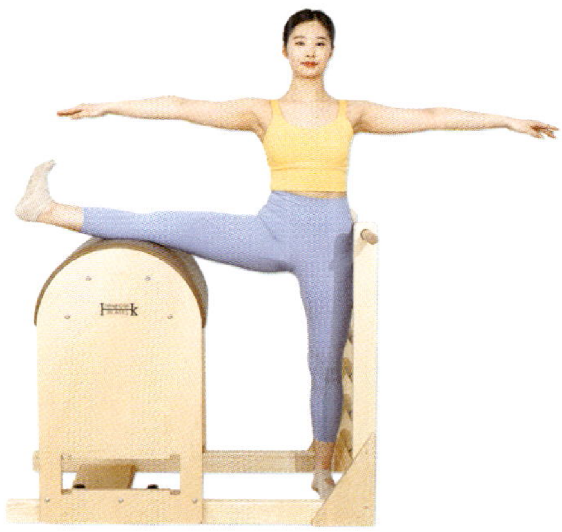

01 사이드 스트레치 Side stretches

시작 자세

- 옆으로 선 자세에서 한쪽 다리를 바렐 아치에 올려놓는다.
- 골반과 척추는 중립으로 한다.
- 두 팔을 벌려 어깨뼈를 안정시킨다.

운동 방법

- 들숨: 숨을 들이마시며 자세를 준비한다.
- 날숨: 오른쪽 다리를 바렐 아치에 올리고, 왼쪽 손은 머리 위로 올리고 오른손은 코어 쪽에 둔다. 오른쪽 다리 쪽으로 허리를 숙여 스트레칭한다.
- 들숨: 3~5초간 자세를 유지한다.
- 날숨: 천천히 시작위치로 돌아온다.

5회 반복한다.
반대로 실시한다.

대상 근육

- 동작분석: 엉덩관절 벌림/모음, 몸통 측면 굽힘
- 주동근
  엉덩관절 벌림: 넙다리빗근, 넙다리근막긴장근, 궁둥구멍근, 큰볼기근, 중간볼기근, 작은 볼기근
  몸통 오른쪽 측면 굽힘: 오른쪽 배곧은근, 오른쪽 배바깥빗근, 오른쪽 배속빗근, 오른쪽 엉덩갈비근, 오른쪽 가장긴근, 오른쪽 허리네모근, 오른쪽 가로돌기사이근
- 길항근
  엉덩관절 모음: 두덩근, 짧은모음근, 긴모음근, 두덩정강근, 큰모음근, 큰볼기근, 위쌍둥이근, 아래쌍둥이근, 속폐쇄근, 바깥폐쇄근, 넙다리네모근
  몸통 왼쪽 측면 굽힘: 왼쪽 배곧은근, 왼쪽 배바깥빗근, 왼쪽 배속빗근, 왼쪽 엉덩갈비근, 왼쪽 가장긴근, 왼쪽 허리네모근, 왼쪽 가로돌기사이근

주의 사항

- 골반의 중립을 유지한다.

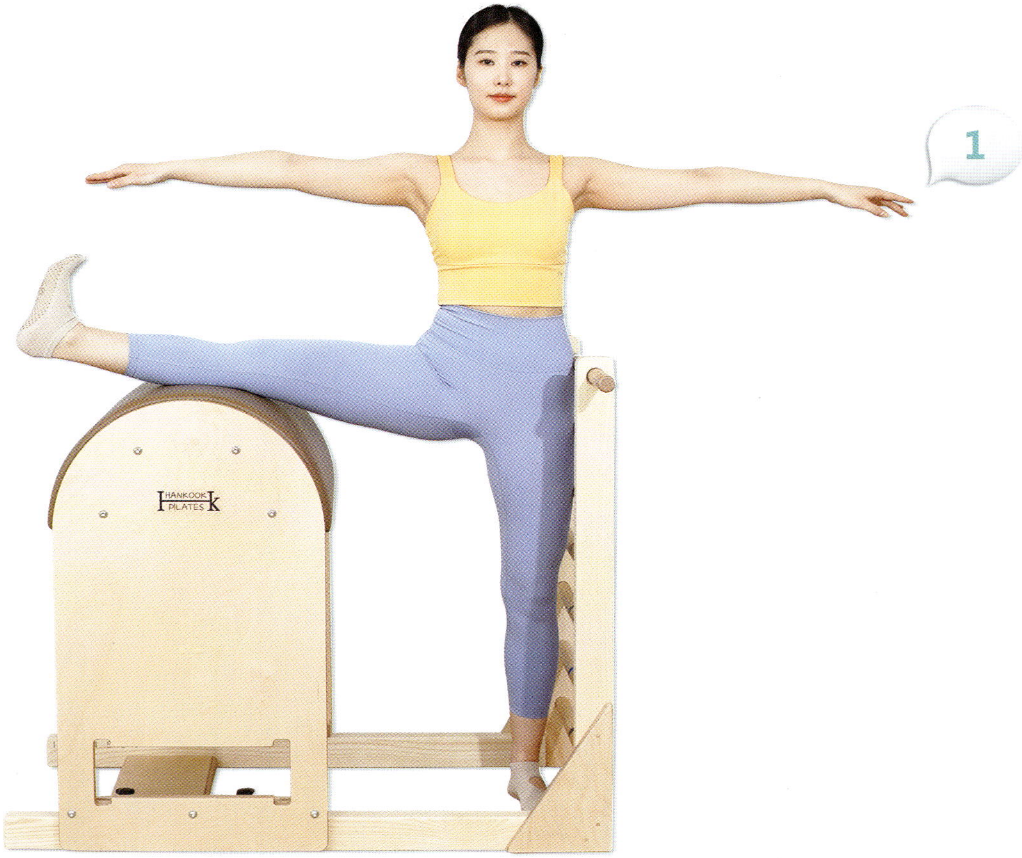
1
HANKOOK PILATES

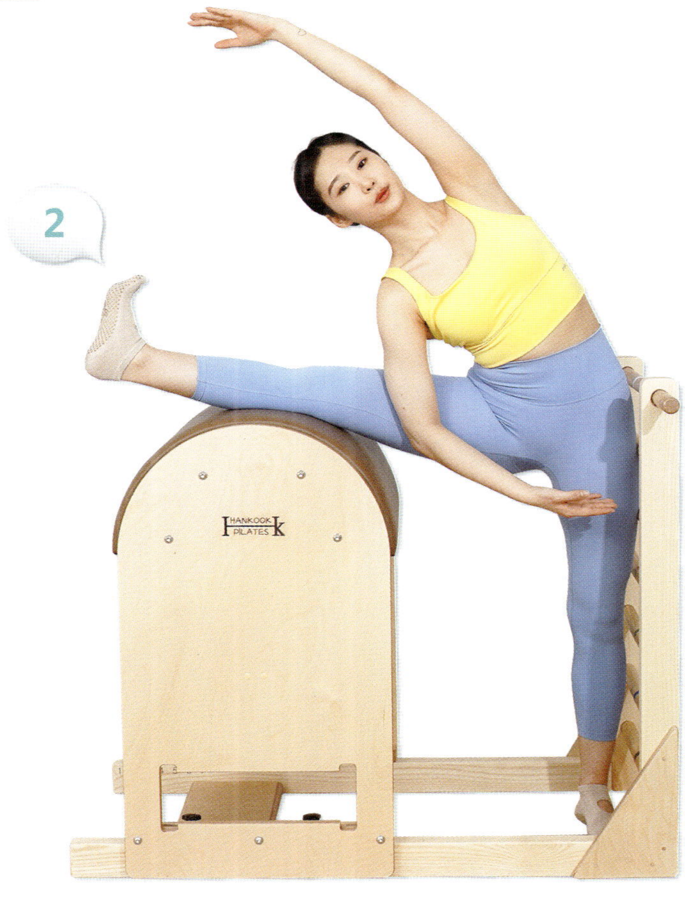
2
HANKOOK PILATES

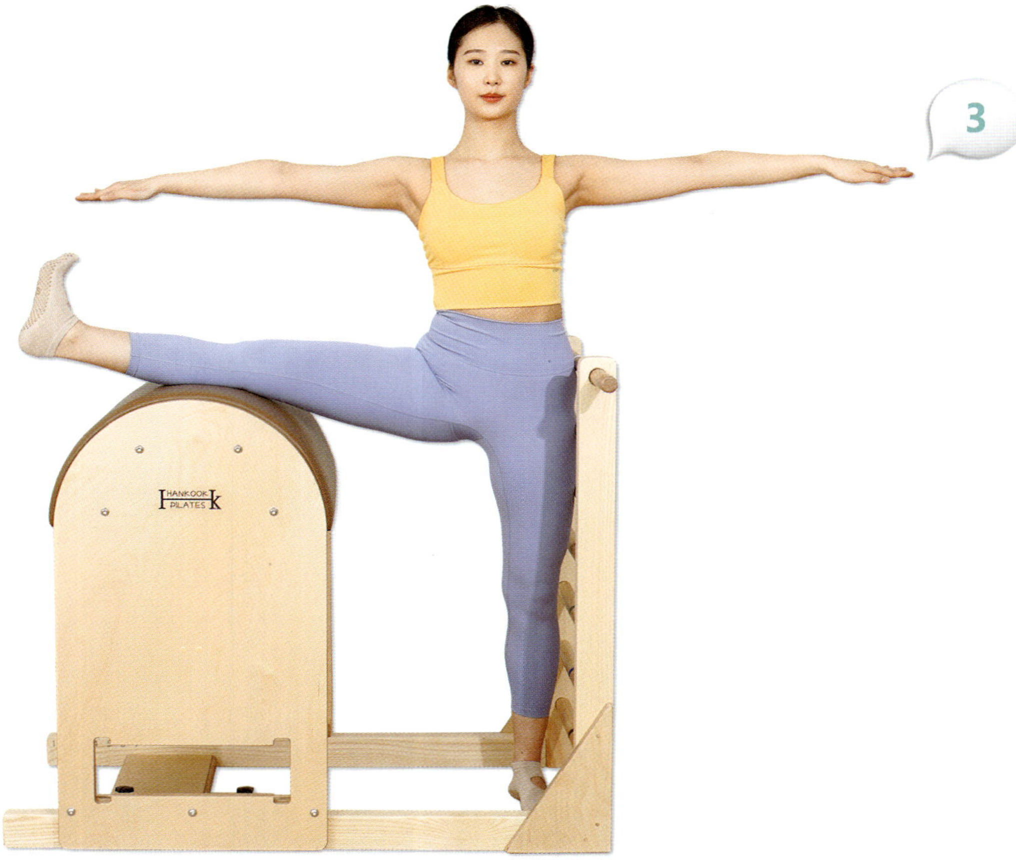
3

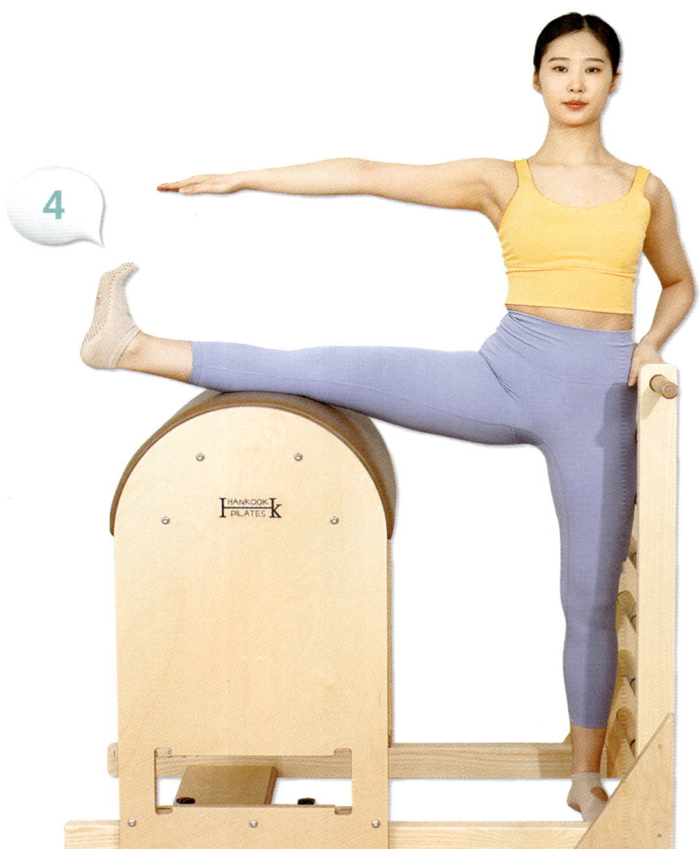
4

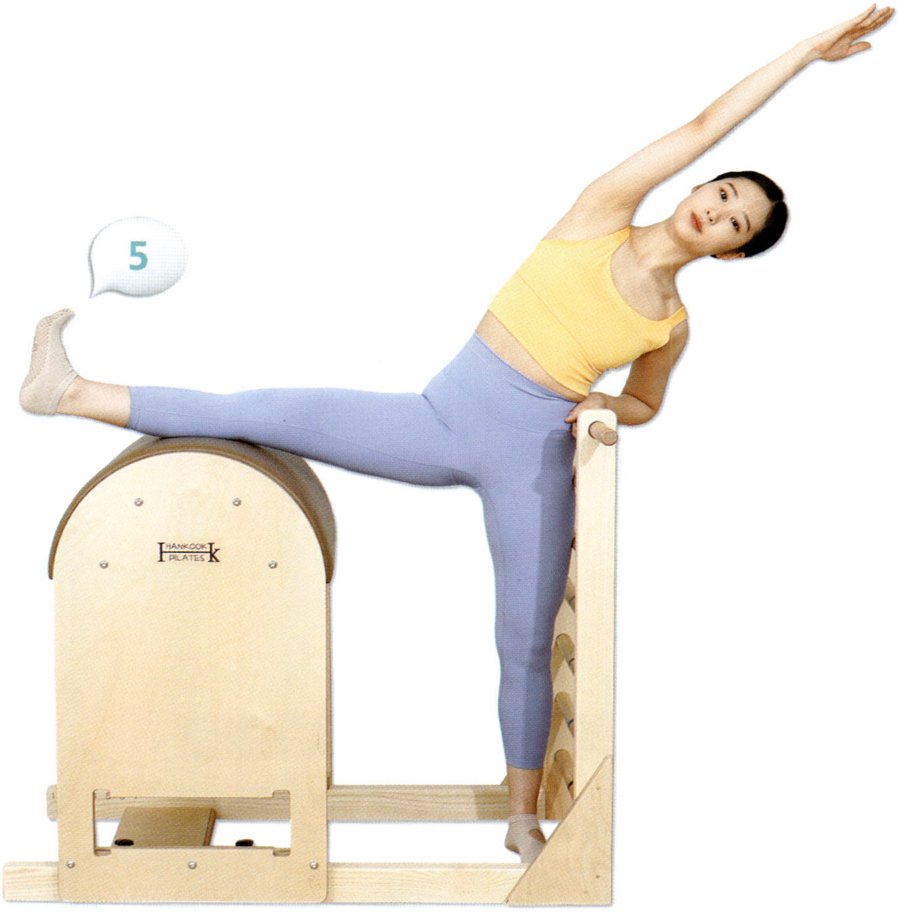
5
HANKOOK
PILATES

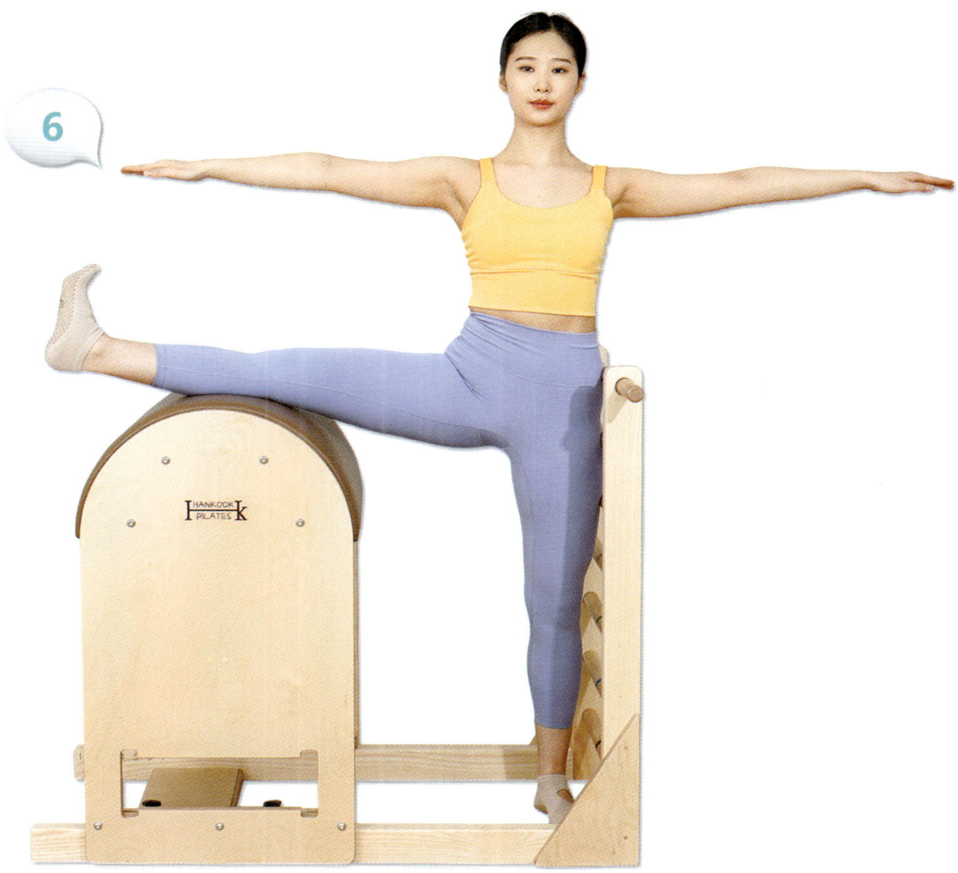
6
HANKOOK
PILATES

02 햄스트링 스트레치 Hamstrings stretches

시작 자세

- 바렐 바를 잡고 한쪽 다리를 바렐 아치에 올려놓는다.

운동 방법

- 들숨: 자세를 준비하기 위해 숨을 들이마신다.
- 날숨: 바렐 바를 잡고 한쪽 다리를 바렐 아치에 올린다. 허리는 일직선 상태를 유지하고, 한쪽 팔을 머리 위로 올려 다리 쪽으로 허리를 숙여 스트레칭한다.
- 들숨: 5초간 자세를 유지한다.
- 날숨: 천천히 시작위치로 돌아온다.

양쪽 5~10회 반복한다.

변형

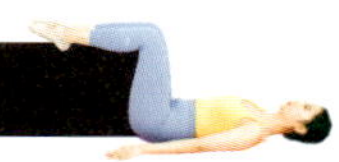

- 들숨: 숨을 들이마시며 자세를 준비한다.
- 날숨: 양쪽 팔로 바렐 바를 잡고 한쪽 다리를 바렐 아치에 올리고 허리를 숙여 스트레칭한다.
- 들숨: 5초간 자세를 유지한다.
- 날숨: 천천히 시작위치로 돌아온다.

양쪽 5~10회 반복한다.

대상 근육

- 동작분석: 엉덩관절 굽힘/폄, 몸통 굽힘/폄
- 주동근
  엉덩관절 굽힘: 허리근, 엉덩근, 넙다리빗근, 넙다리근막긴장근, 넙다리곧은근, 두덩근, 짧은모음근, 긴모음근, 큰모음근, 중간볼기근
  몸통 굽힘: 배곧은근, 배바깥빗근, 배속빗근
- 길항근
  엉덩관절 폄: 큰모음근, 큰볼기근, 중간볼기근, 넙다리두갈래근, 반막모양근, 반힘줄모양근
  몸통 폄: 엉덩갈비근, 가장긴근, 가시근, 허리네모근, 반가시근, 돌림근, 뭇갈래근, 가시사이근

주의 사항

- 과도하게 스트레칭하지 않도록 주의한다.
- 골반의 안정성을 유지한다.

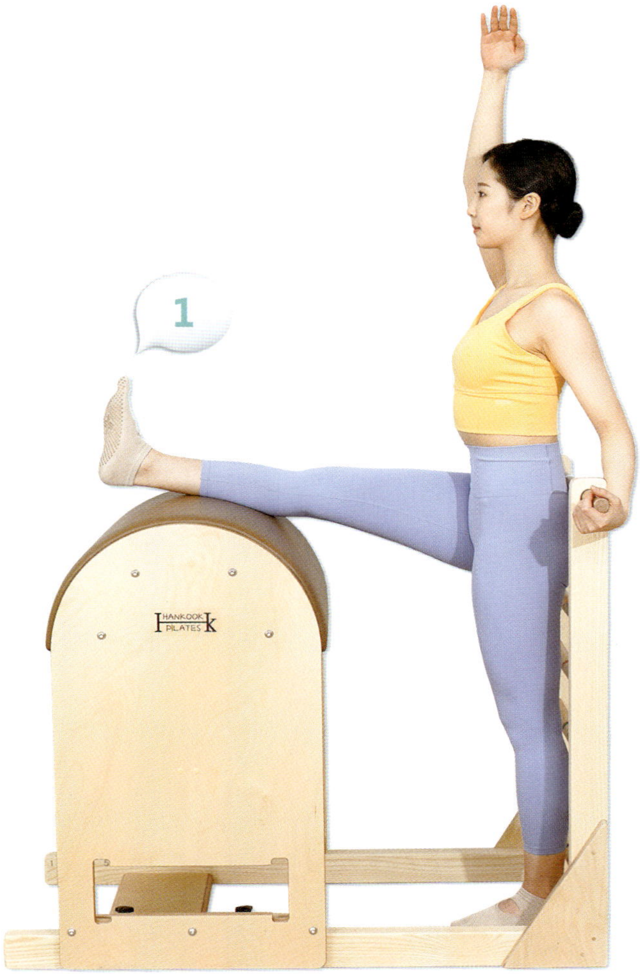
1

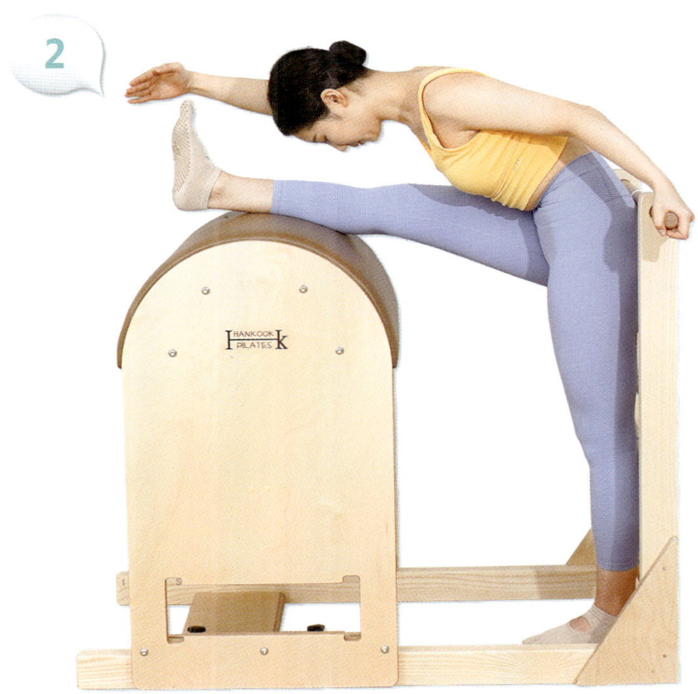
2

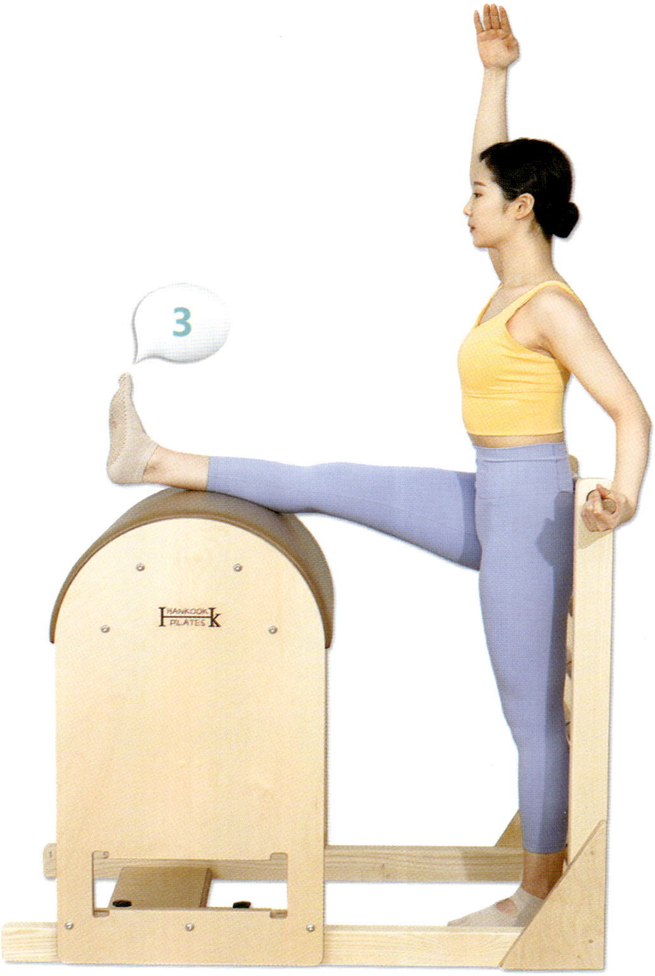
3

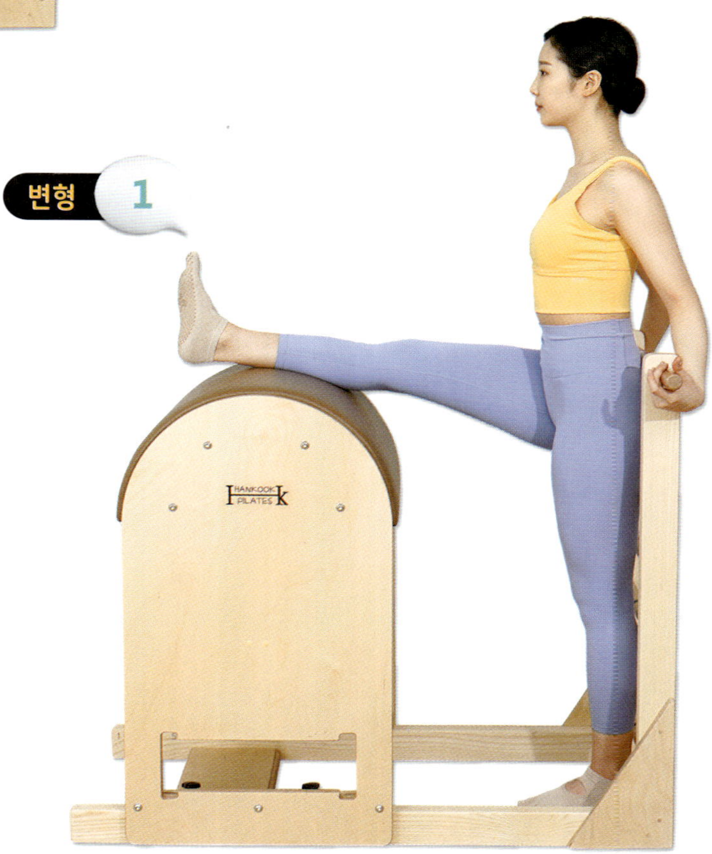
변형
1

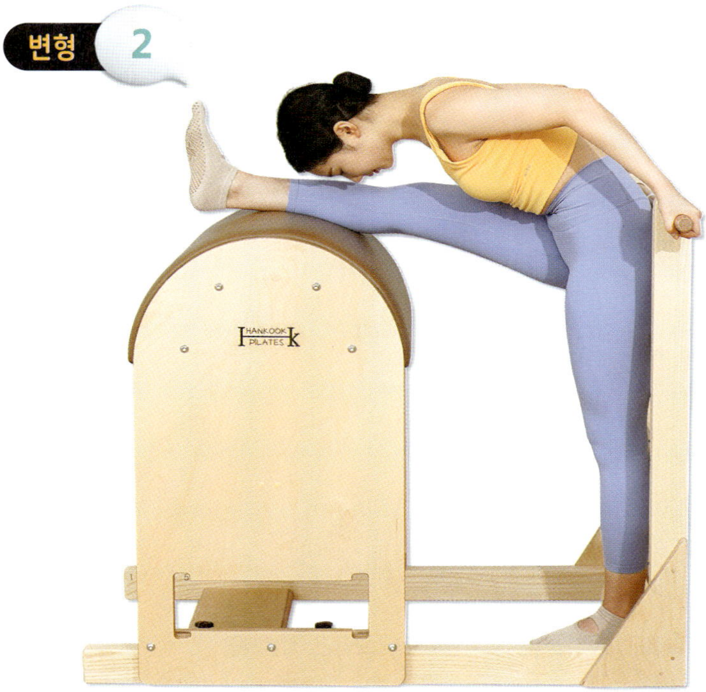
변형 2

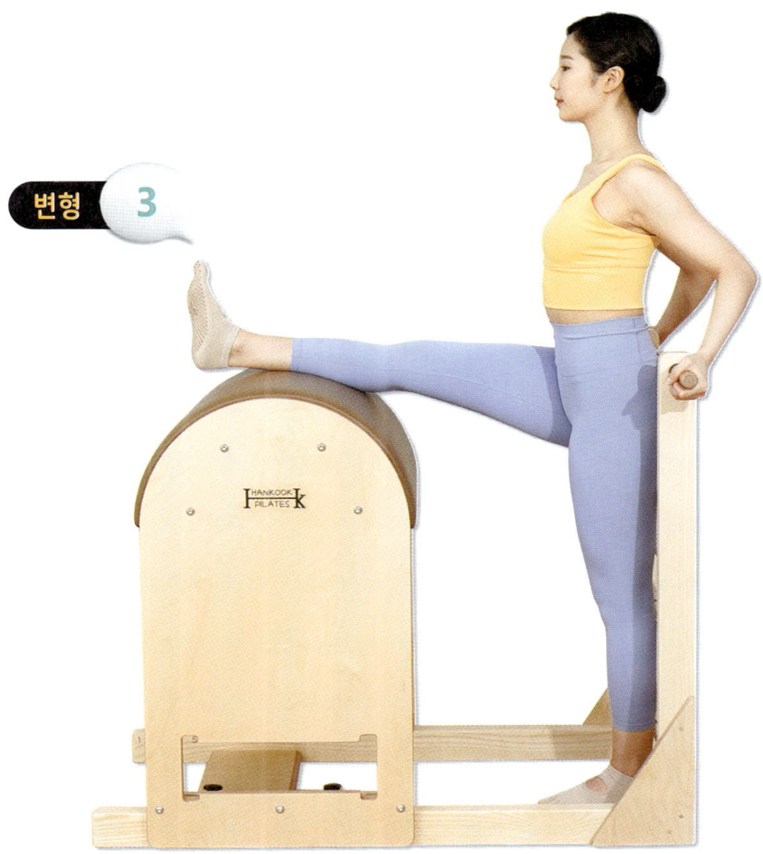
변형 3

03 쿼드리셉스 스트레치 Quadriceps stretches

시작 자세

- 바렐 바 방향으로 서서 바렐 바를 잡고 한쪽 다리의 무릎을 굴곡시켜 바렐 아치에 발등을 대고 올려놓는다.

운동 방법

- 들숨: 숨을 들이마시며 자세를 준비한다.
- 날숨: 골반의 안정성을 유지하고, 몸 전체를 뒤로 밀면서 대퇴사두근을 스트레칭한다.
- 들숨: 5초간 자세를 유지한다.
- 날숨: 천천히 시작위치로 돌아온다.

5회 반복한다.

대상 근육

- 동작분석: 무릎관절 굽힘/폄
- 주동근
  무릎관절 굽힘: 넙다리빗근, 두덩정강근, 넙다리두갈래근, 반막모양근, 반힘줄모양근, 오금근, 장딴지근
- 길항근
  무릎관절 폄: 넙다리곧은근, 가쪽넓은근, 중간넓은근, 안쪽넓은근

주의 사항

- 무릎에 병리적인 병변이 있는 경우에는 금지한다.
- 중립 척추를 유지한다.

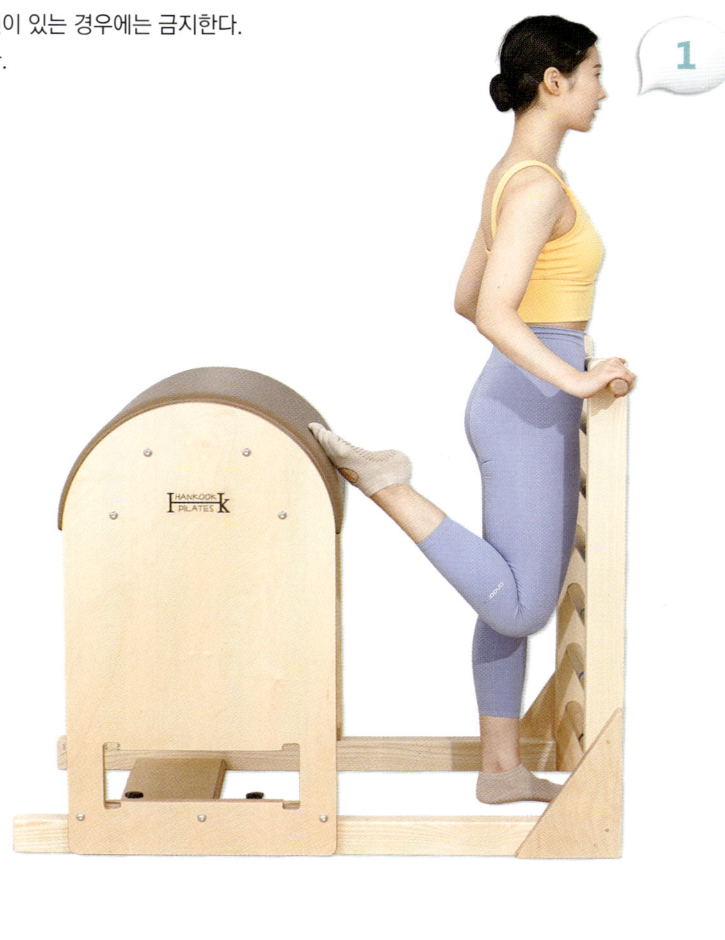

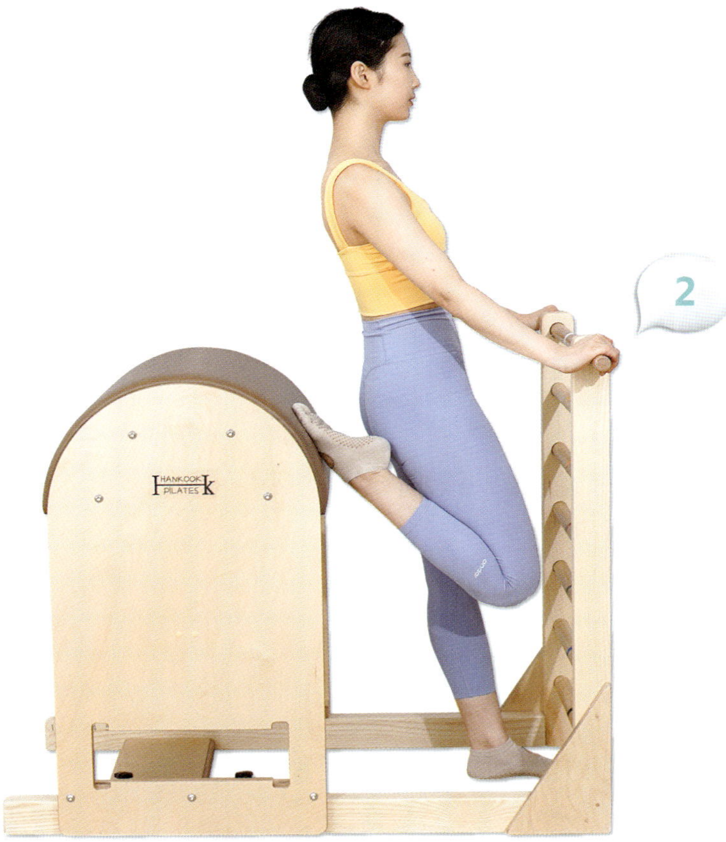
2
HANKOOK PILATES

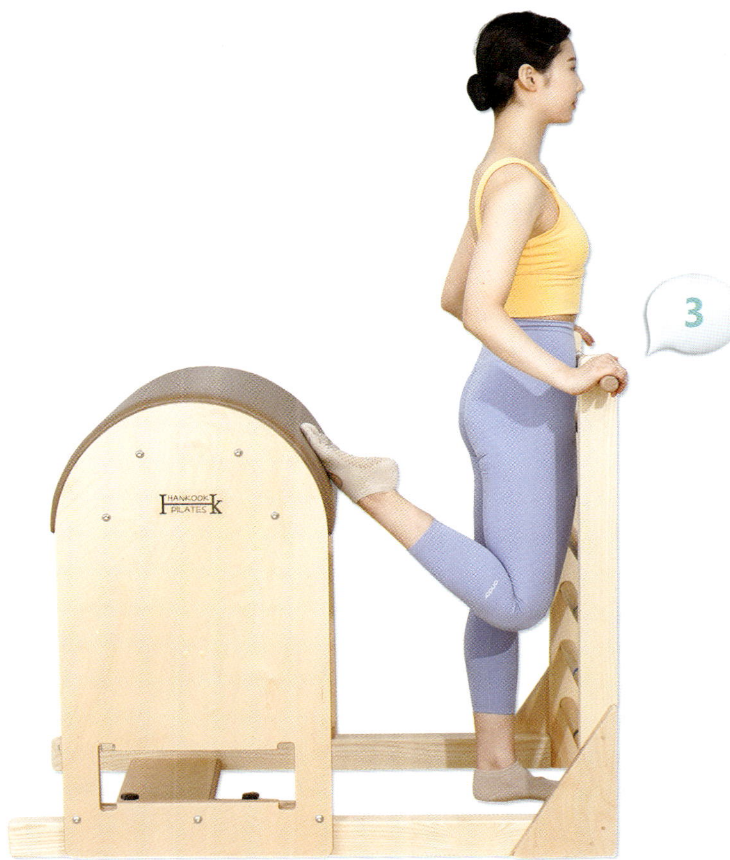
3
HANKOOK PILATES

04 버턱 스트레치 Buttock stretches

시작 자세

- 바렐 방향으로 서서 양손을 뒤로하여 바를 잡는다.
  바렐 아치에 무릎을 구부려서 다리를 올린다(무릎 70~80° 굽힘, 엉덩관절 바깥돌림).

운동 방법

- 들숨: 숨을 들이마시며 자세를 준비한다.
- 날숨: 몸을 앞으로 밀면서 운동한다. 엉덩관절의 각도를 점진적으로 늘리면서 엉덩근육을 스트레칭한다.
- 들숨: 바렐 아치를 따라 몸을 완전히 굽히고 자세를 유지한다.
- 날숨: 천천히 시작위치로 돌아온다.

5회 반복한다.

대상 근육

- 동작분석: 엉덩관절 굽힘/폄, 몸통 굽힘/폄
- 주동근
  엉덩관절 굽힘: 허리근, 엉덩근, 넙다리빗근, 넙다리근막긴장근, 넙다리곧은근, 두덩근, 짧은모음근, 긴모음근, 큰모음근, 중간볼기근
  몸통 굽힘: 배곧은근, 배바깥빗근, 배속빗근
- 길항근
  엉덩관절 폄: 큰모음근, 큰볼기근, 중간볼기근, 넙다리두갈래근, 반막모양근, 반힘줄모양근
  몸통 폄: 엉덩갈비근, 가장긴근, 가시근, 허리네모근, 반가시근, 돌림근, 뭇갈래근, 가시사이근

주의 사항

- 허리에 통증이 있는 경우 척추를 굽히지 말고
  중립 척추를 유지하여 운동한다.

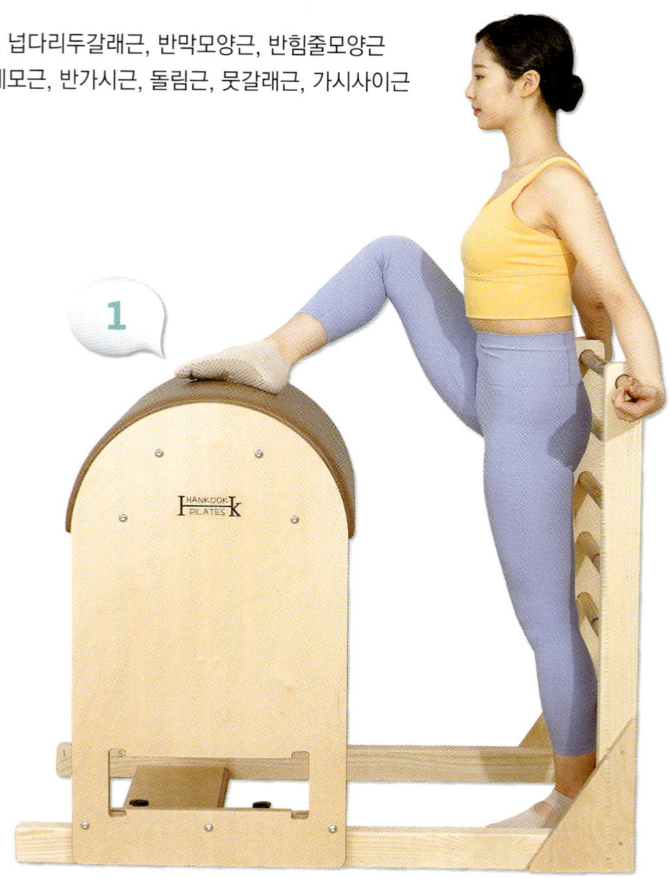

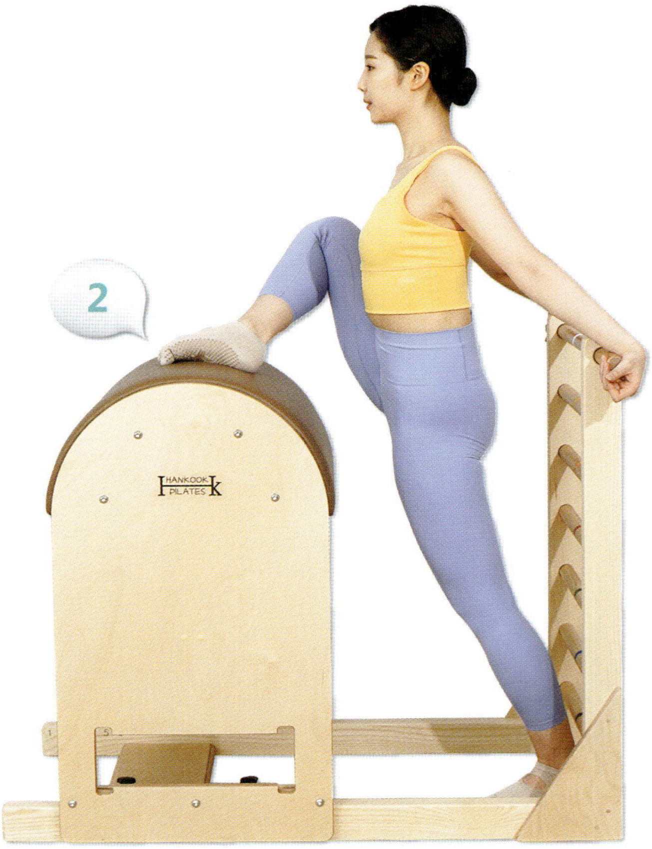
2

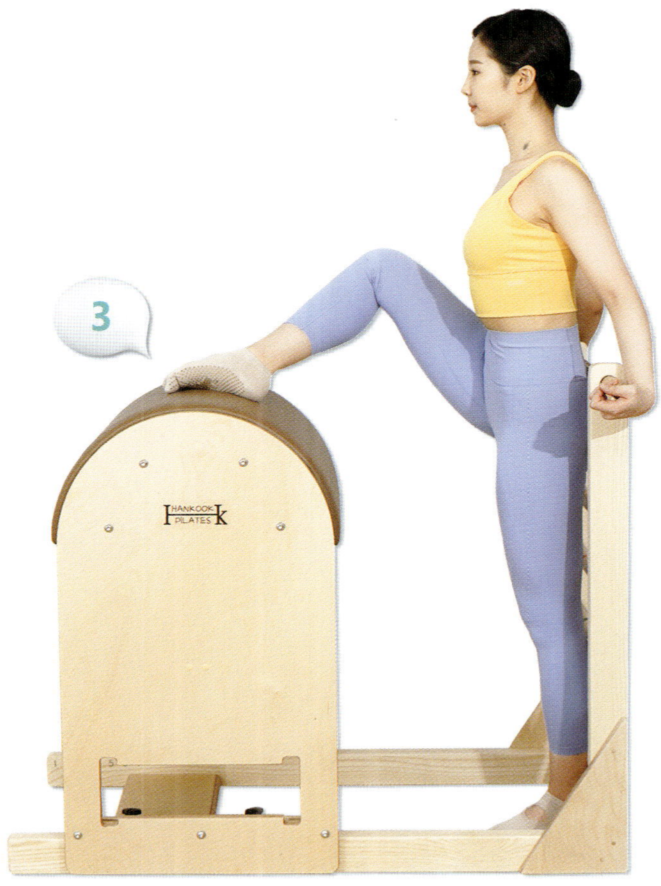
3

4

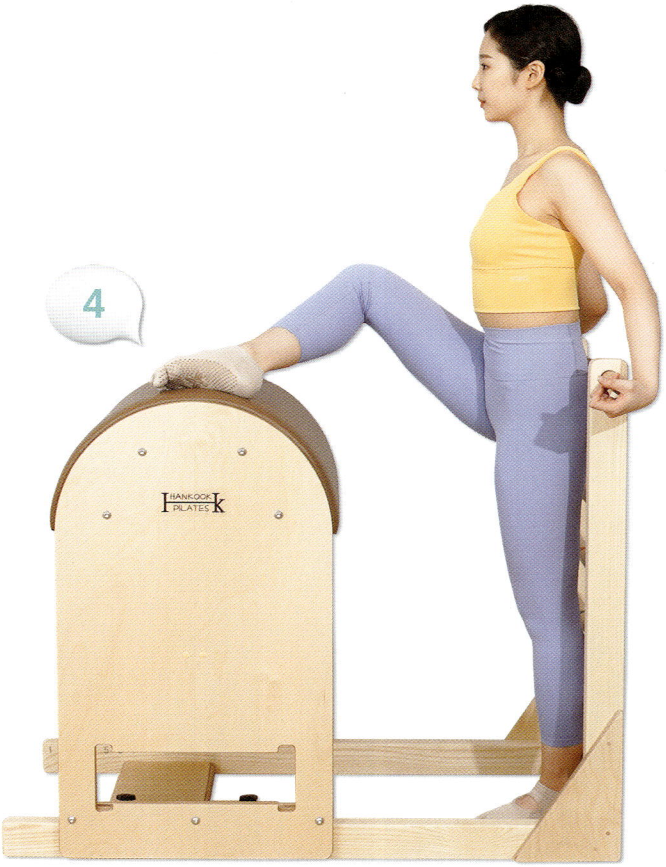

5

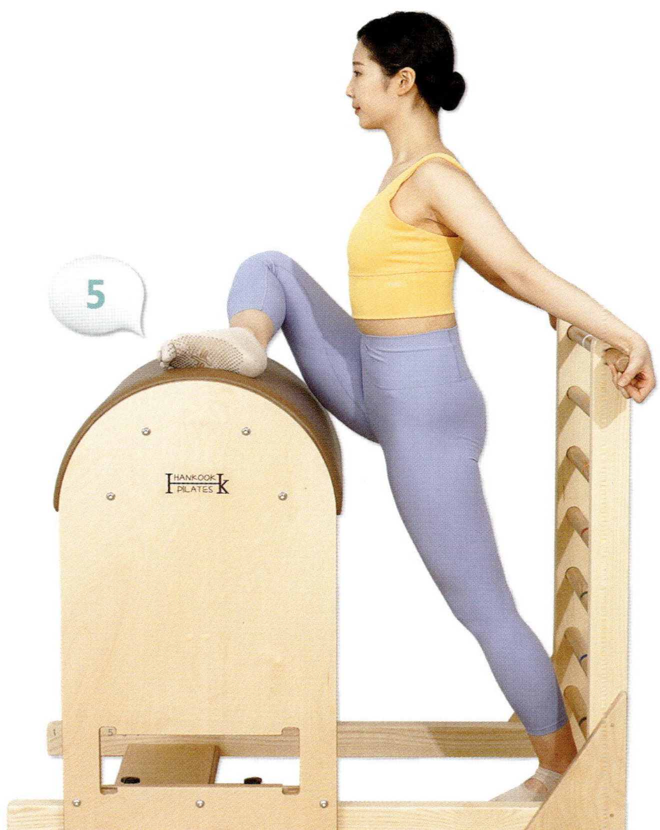

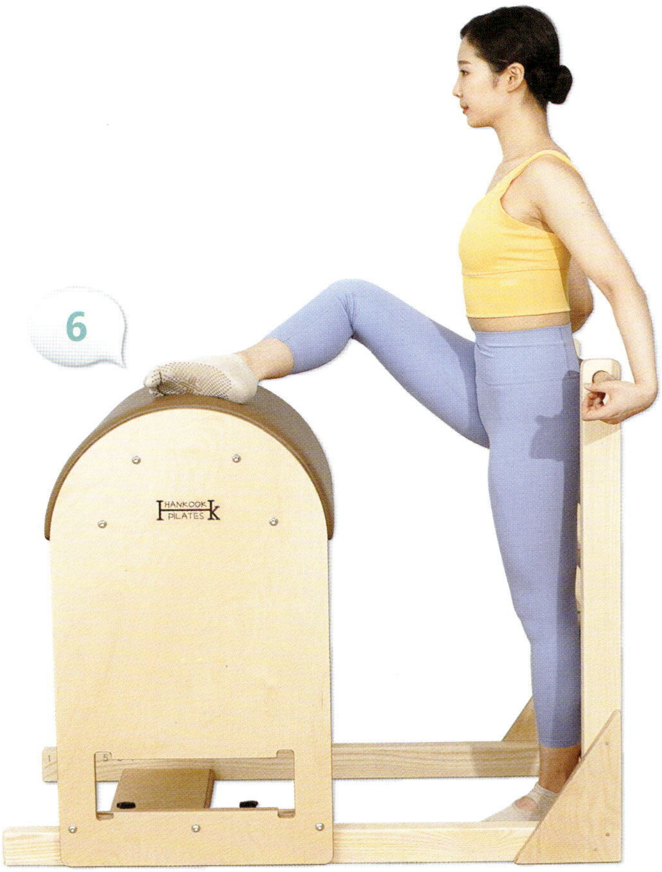
6
HANKOOK PILATES

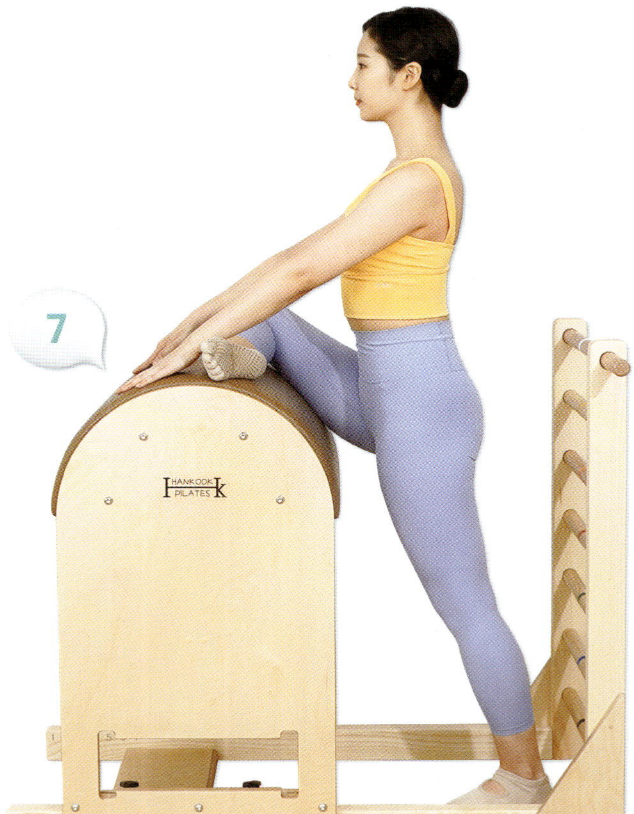
7
HANKOOK PILATES

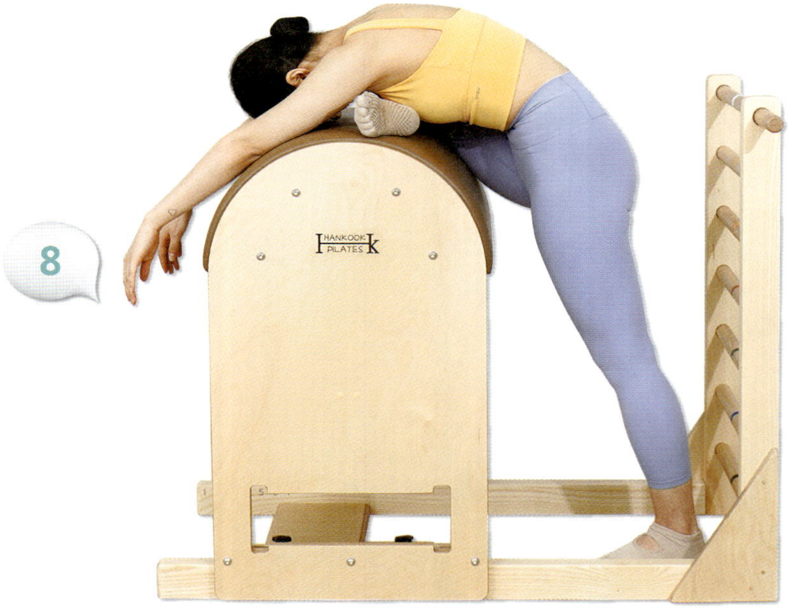
8
HANKOOK PILATES

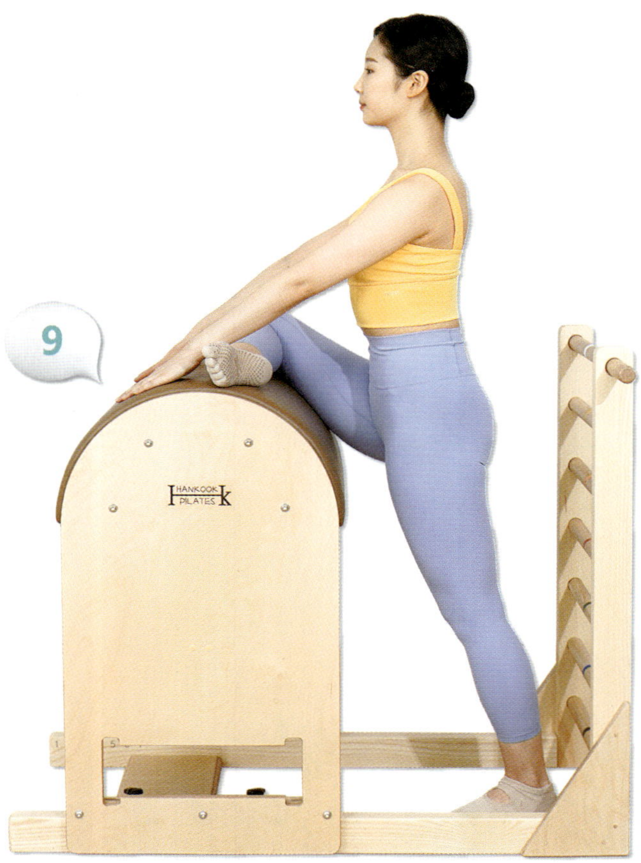
9
HANKOOK PILATES

05 힙 플렉션 스트레치 Hip flexion stretches

시작 자세

- 옆으로 서서 왼쪽 손으로 바를 잡고, 오른쪽 손은 바렐 아치에 놓고 오른쪽 발바닥을 바렐 아치의 1/3 부분에 위치시킨다.

운동 방법

- 들숨: 숨을 들이마시며 자세를 준비한다.
- 날숨: 몸을 옆으로 밀면서 스트레칭한다.
- 들숨: 5초간 자세를 유지한다.
- 날숨: 천천히 시작위치로 돌아온다.

양쪽 5회씩 반복한다.

대상 근육

- 동작분석: 엉덩관절 벌림/모음
- 주동근
  엉덩관절 벌림: 넙다리빗근, 넙다리근막긴장근, 궁둥구멍근, 큰볼기근, 중간볼기근, 작은볼기근
- 길항근
  엉덩관절 모음: 두덩근, 짧은모음근, 긴모음근, 두덩정강근, 큰모음근, 큰볼기근,
  위쌍둥이근, 아래쌍둥이근, 속폐쇄근, 바깥폐쇄근, 넙다리네모근

주의 사항

- 엉덩관절에 문제가 있을 시 주의한다.

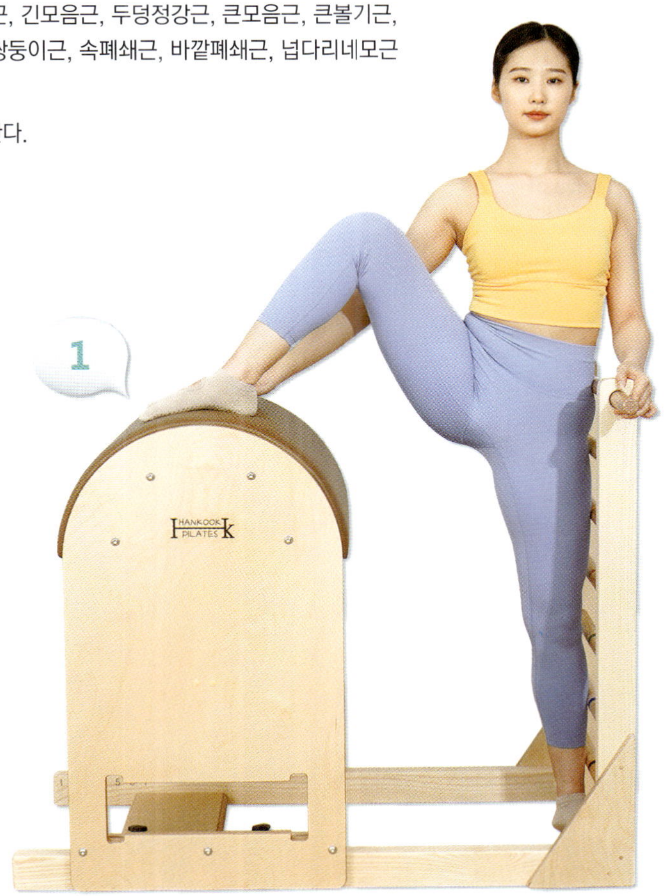

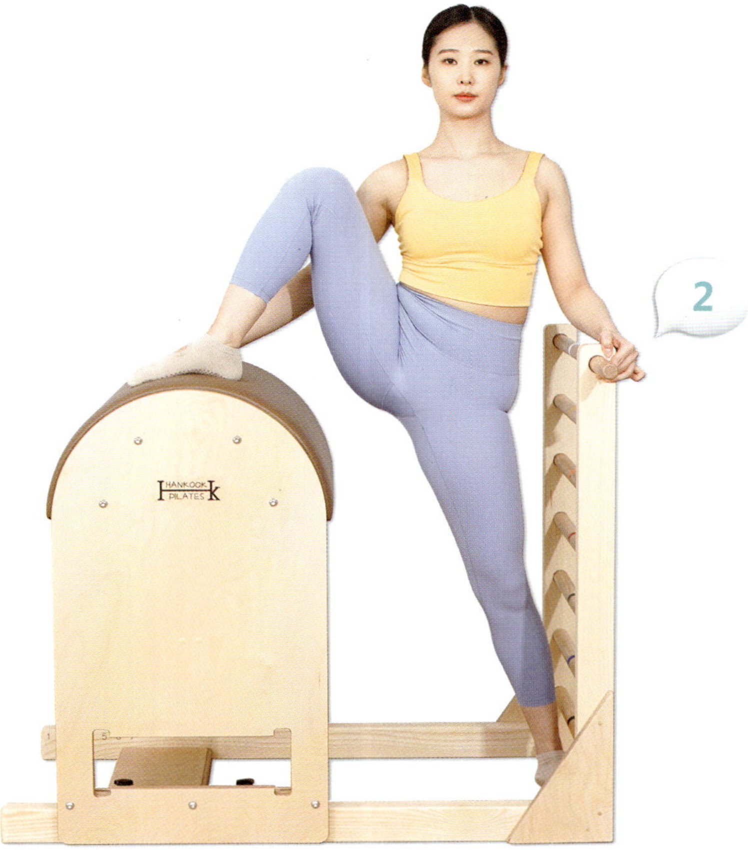
2

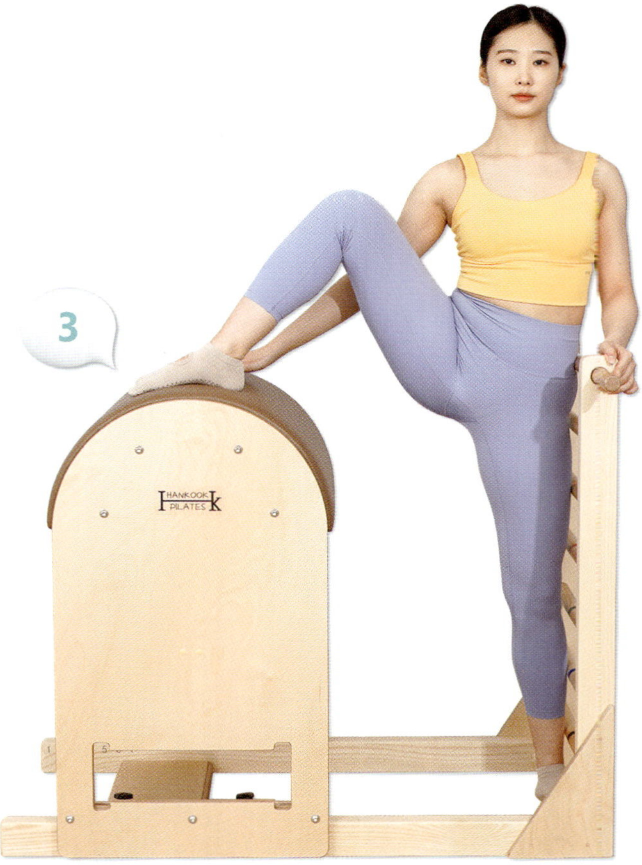
3

CHAPTER 14

FEET ON LADDER

01 사이드 밴드 Side bend

02 오블리크 위드 플렉션 Obliques with flexion

03 트렁크 로테이션-프론 Trunk rotation-Prone

04 스완 다이브 프렙 Swan dive prep

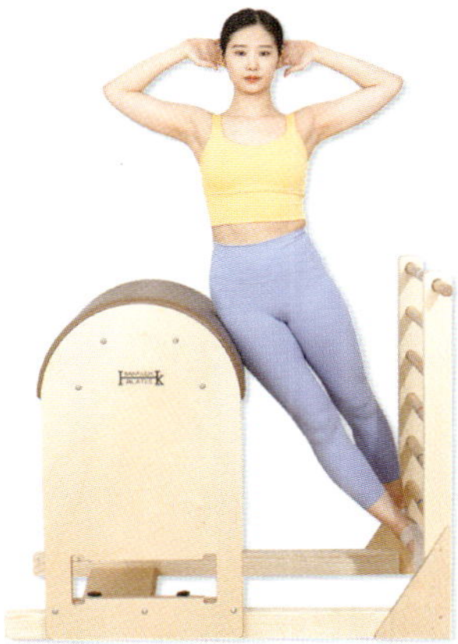

01 사이드 밴드 Side bend

시작 자세

- 바렐의 측면을 향하고, 양발을 사다리에 대며 엉덩이 아래쪽을 바렐에 기댄다.
- 아래쪽 발의 발바닥을 다섯 번째 단에 놓고, 위쪽 발은 지지하는 발 앞 주위로 감싼다(양손은 머리 뒤에 댄다).

운동 방법

- 들숨: 척추를 사다리로부터 반대로 늘여 발부터 머리까지의 긴 선을 만든다.
- 날숨: 골반과 척추를 측면수평으로 유지하고 바렐 아치 쪽으로 옆굽힘한다.
- 들숨: 자세를 유지한다.
- 날숨: 시작위치로 돌아온다.

양쪽 8~10회씩 반복한다.

대상 근육

- 동작분석: 몸통 측면 굽힘
- 주동근

  몸통 오른쪽 측면 굽힘: 오른쪽 배곧은근, 오른쪽 배바깥빗근, 오른쪽 배속빗근, 오른쪽 엉덩갈비근, 오른쪽 가장긴근, 오른쪽 허리네모근, 오른쪽 가시돌기사이근
- 길항근

  몸통 왼쪽 측면 굽힘: 왼쪽 배곧은근, 왼쪽 배바깥빗근, 왼쪽 배속빗근, 왼쪽 배속빗근, 왼쪽 엉덩갈비근, 왼쪽 가장긴근, 왼쪽 허리네모근, 왼쪽 가로돌기사이근

주의 사항

- 중립 척추를 유지한다.

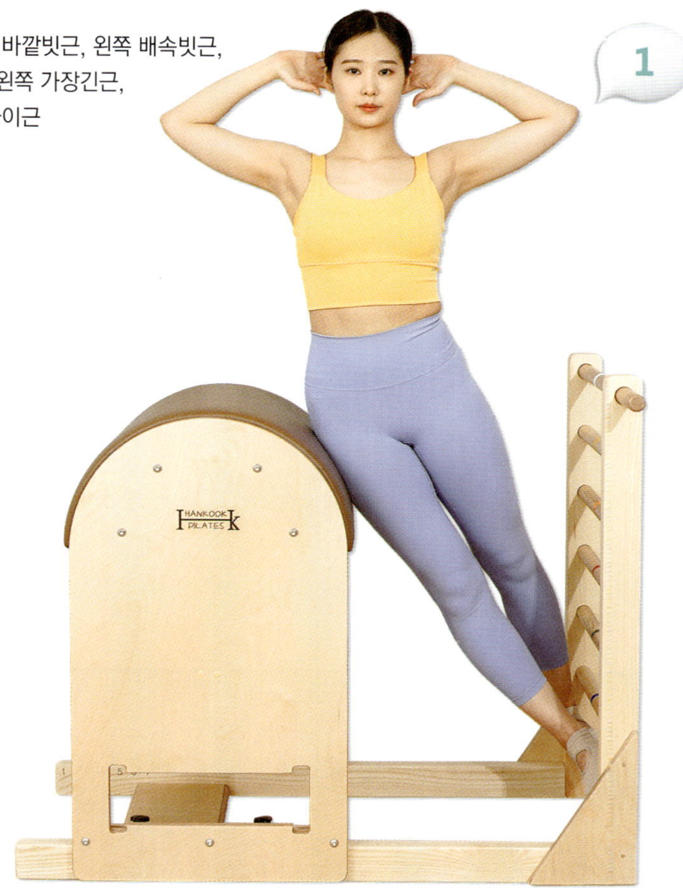

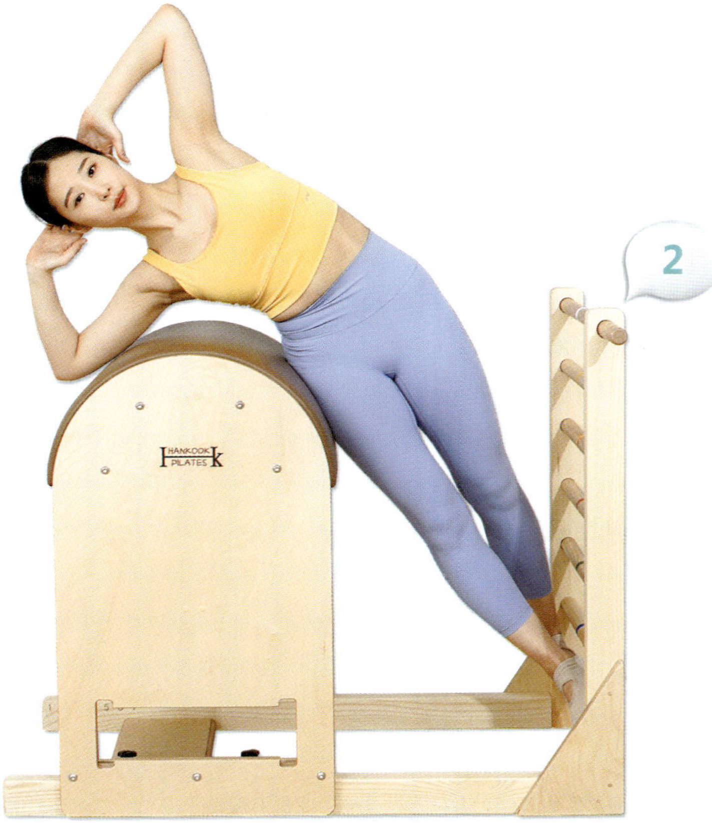
2
HANKOOK PILATES

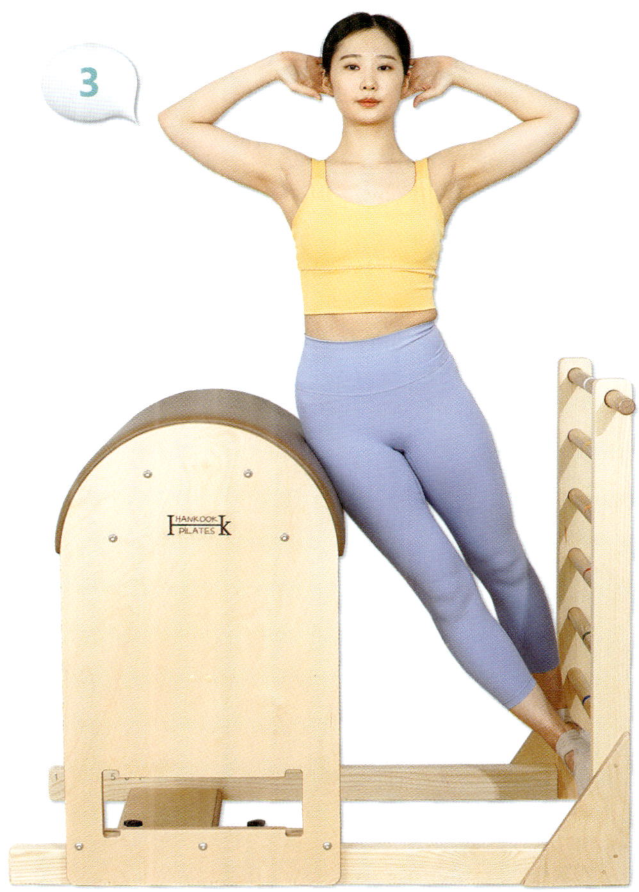
3
HANKOOK PILATES

02 오블리크 위드 플렉션 Obliques with flexion

시작 자세

- 발바닥을 사다리 틀의 가장자리에 놓고 엉덩이 아래쪽을 바렐에 기댄다.
- 아래쪽 발을 앞 가장자리에, 위쪽 발을 뒤 가장자리에 놓는다. 양손은 머리 뒤로 댄다.
- 발부터 머리까지 몸이 긴 선을 그리도록 한다.

운동 방법

- 들숨: 몸 상단을 바렐 쪽으로 돌림한다.
- 날숨: 돌림을 유지하며 몸통을 바렐 아치 쪽으로 굽힘한다.
- 들숨: 자세를 유지한다.
- 날숨: 몸통을 폄한 후 돌림하여 시작위치로 돌아온다.

양쪽 5~10회씩 반복한다.

대상 근육

- 동작분석: 몸통 돌림, 몸통 굽힘/폄
- 주동근
  몸통 왼쪽 돌림: 왼쪽 배바깥빗근, 오른쪽 배속빗근, 오른쪽 반가시근, 오른쪽 뭇갈래근, 오른쪽 돌림근
  몸통 굽힘: 배곧은근, 배바깥빗근, 배속빗근
- 길항근
  몸통 오른쪽 돌림: 오른쪽 배바깥빗근, 왼쪽 배속빗근, 왼쪽 반가시근, 왼쪽 뭇갈래근, 왼쪽 돌림근
  몸통 폄: 엉덩갈비근, 가장긴근, 가시근, 허리네모근, 반가시근, 돌림근, 뭇갈래근, 가시사이근

주의 사항

- 척추 아래쪽부터 나선으로 올라오며 척추의 돌림을 시작하고, 돌림이 어깨로부터 시작하지 않도록 한다.

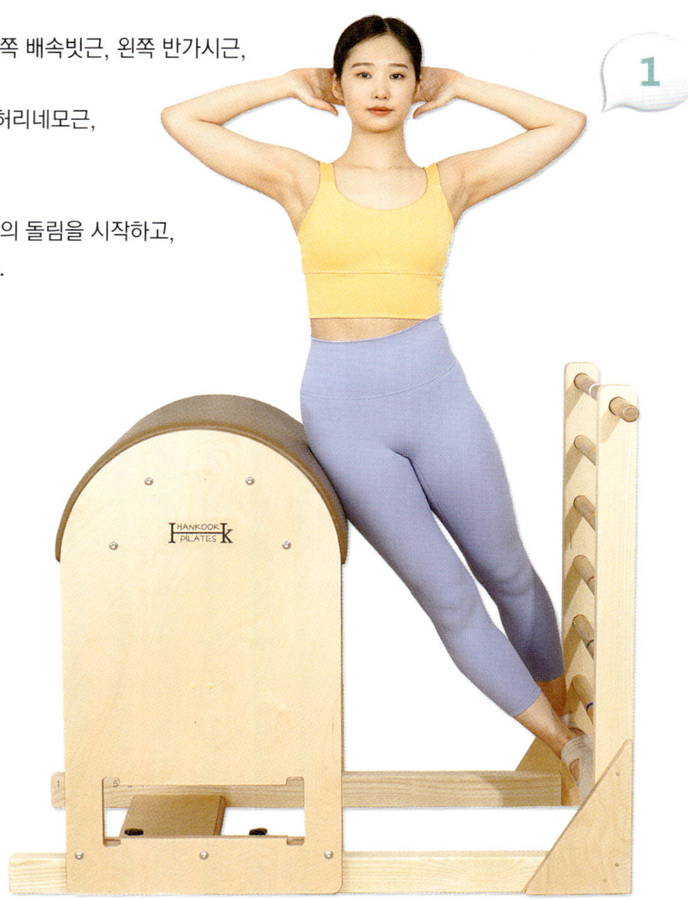

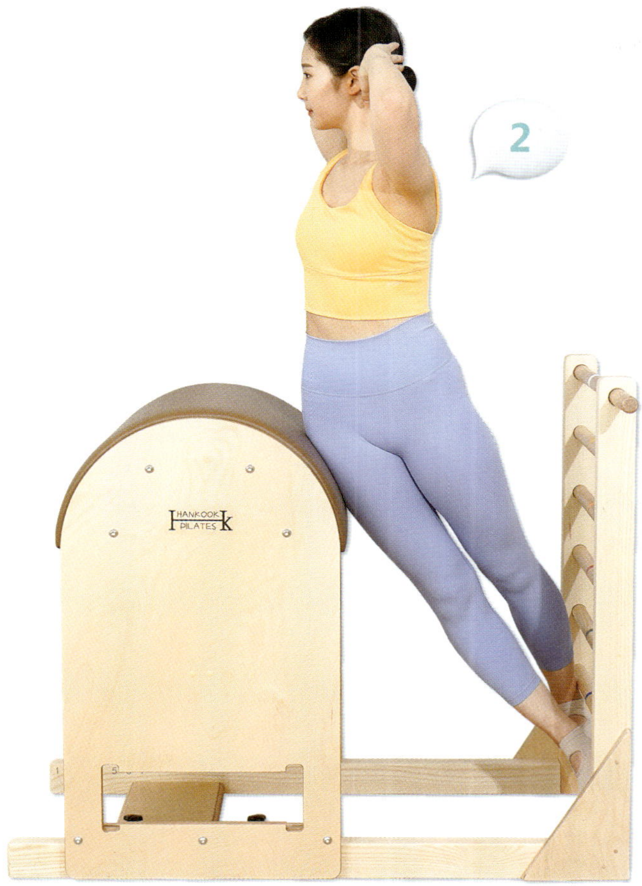
2

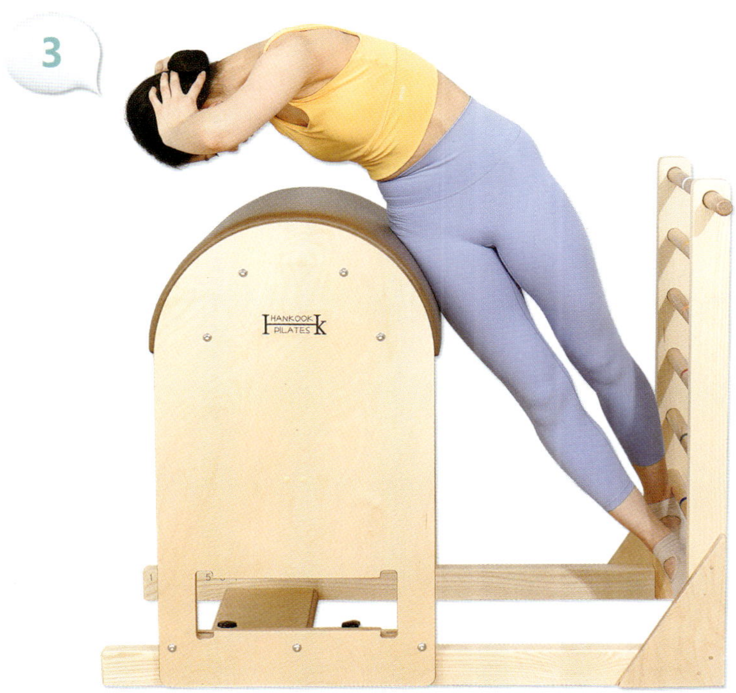
3

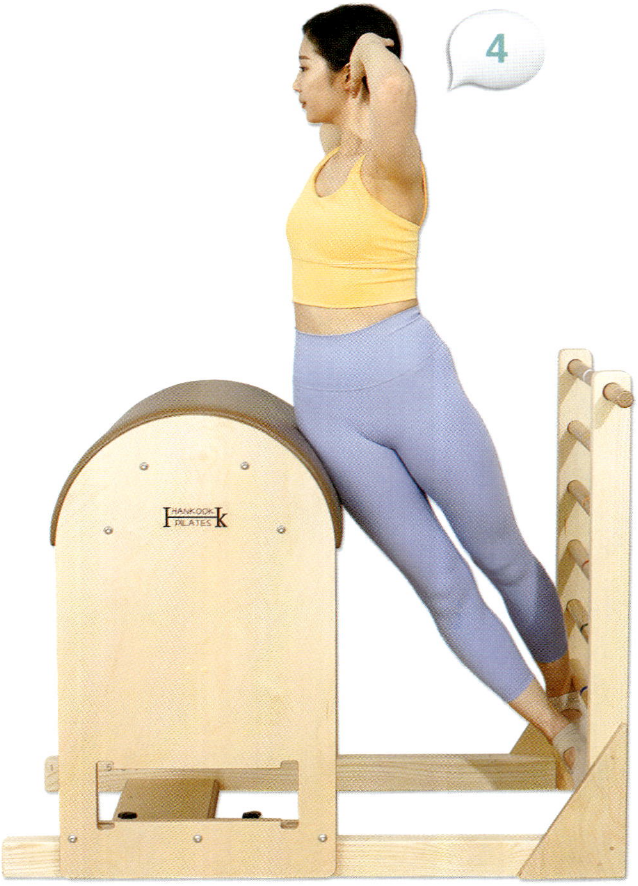
4

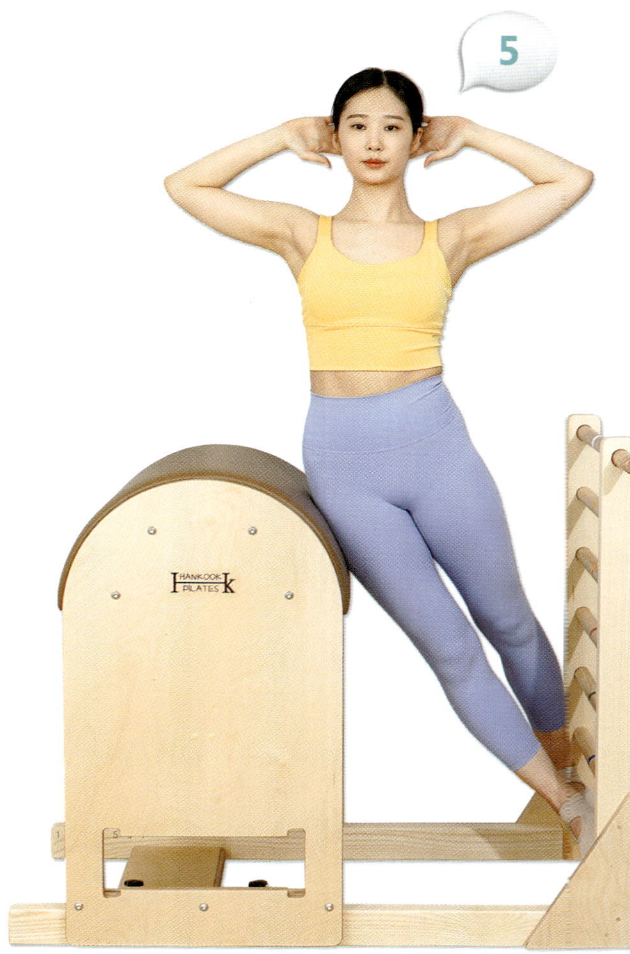
5

6

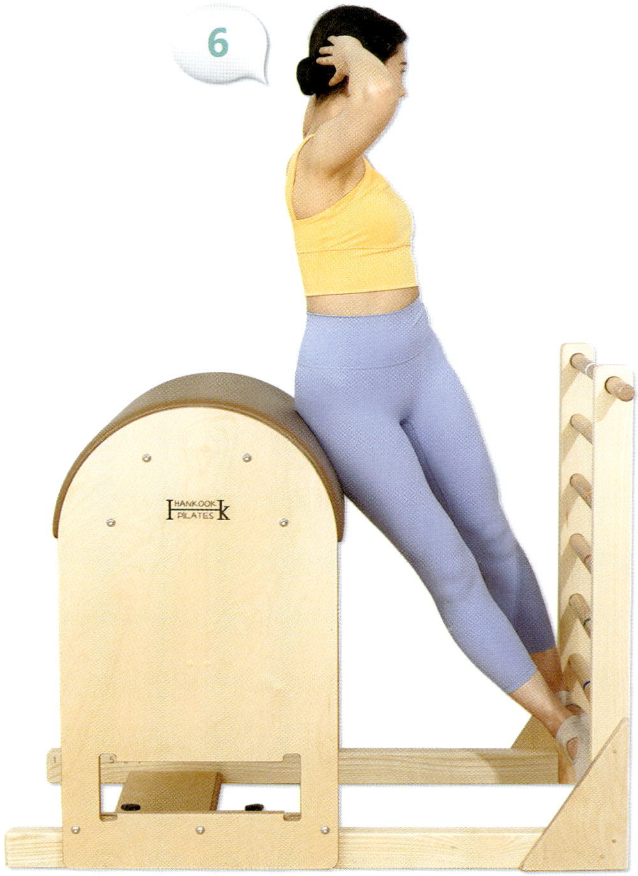

7

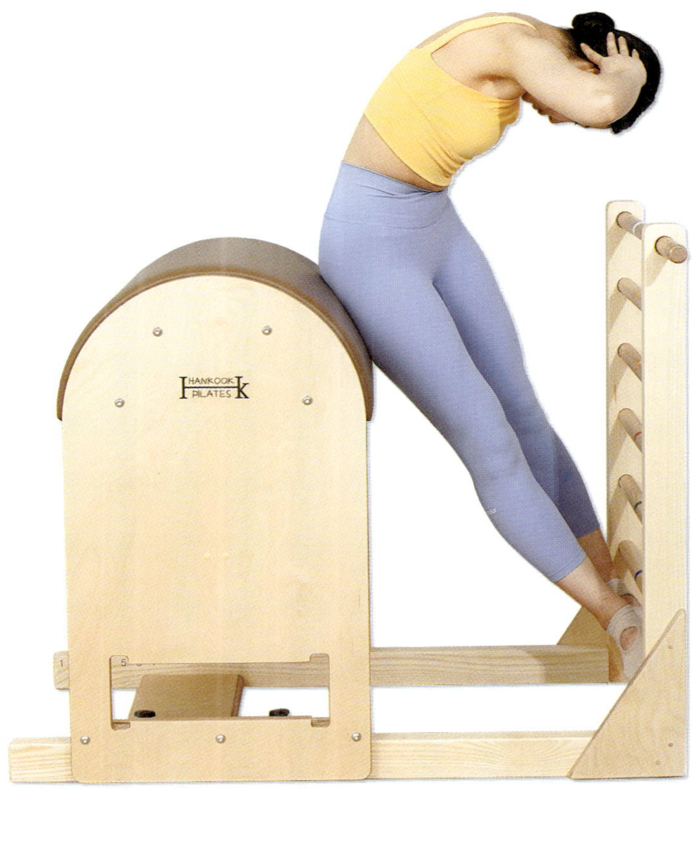

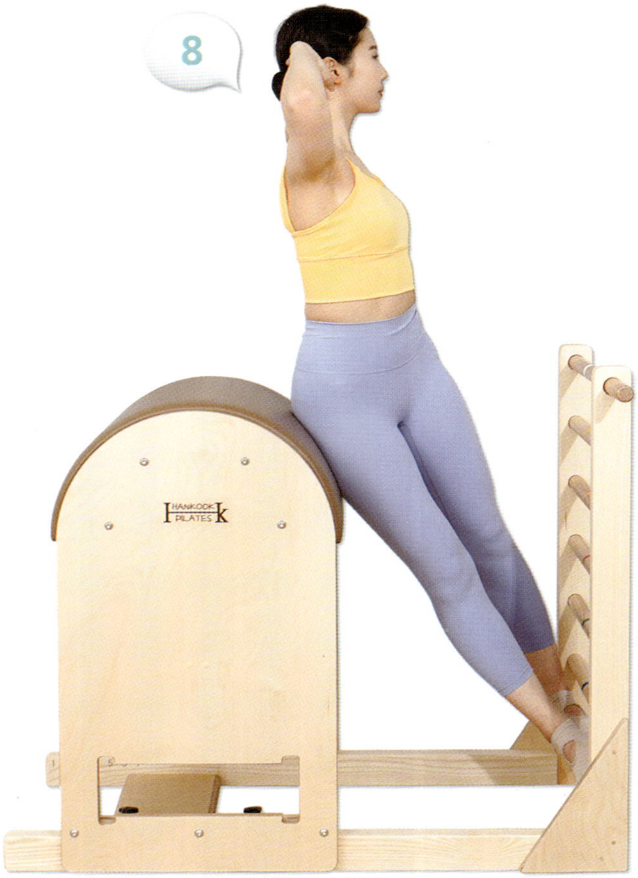
8
HANKOOK PILATES

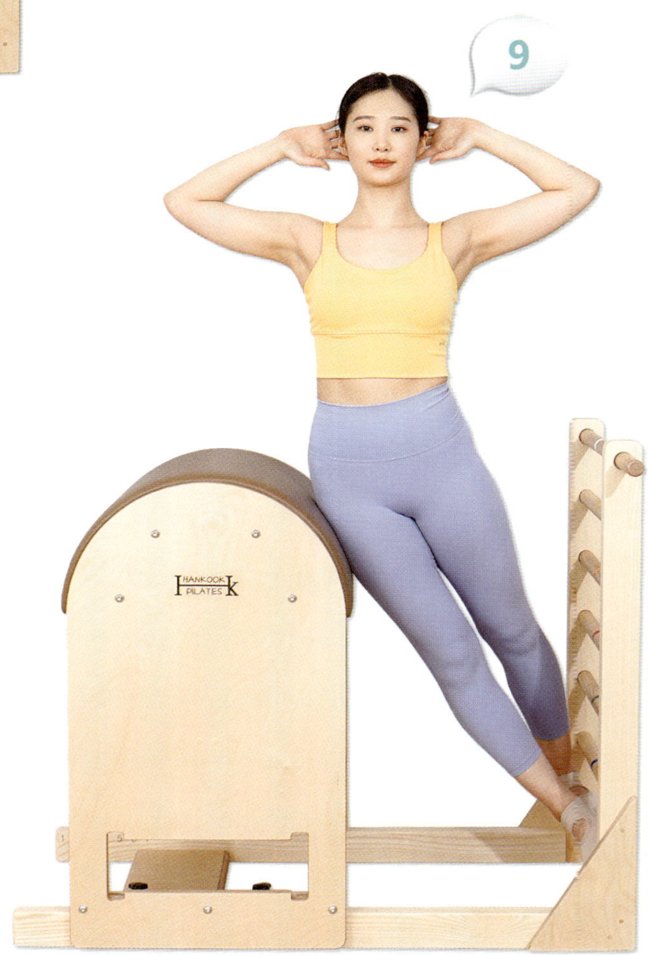
9
HANKOOK PILATES

03 트렁크 로테이션-프론 Trunk rotation-Prone

시작 자세

- 바렐 위에 엎드려 골반을 꼭대기에 놓고, 머리와 팔을 아래로 떨어뜨려 이완 자세를 취한다.
- 양발을 사다리 아래에 건다.

운동 방법

- 들숨: 숨을 들이마시며 자세를 준비한다.
- 날숨: 손등을 이마에 대고, 어깨뼈를 안정시키고 발부터 머리까지 몸이 일자가 되도록 한다.
- 들숨: 자세를 유지한다.
- 날숨: 골반을 안정적으로 유지하고 몸통 상단을 한쪽으로 돌림하면서 돌림하는 방향의 팔을 뻗는다.
- 들숨: 중심으로 돌림하여 돌아온다.
- 날숨: 골반을 안정적으로 유지하고 몸통 상단을 다른 쪽으로 돌림하면서 돌림하는 방향의 팔을 뻗는다.
- 들숨: 중심으로 돌림하여 돌아온다.

5회 반복한다.

- 날숨: 시작 자세로 돌아온다.

대상 근육

- 동작분석: 몸통 폄/굽힘, 몸통 돌림, 엉덩관절 폄/굽힘
- 주동근
  몸통 폄: 엉덩갈비근, 가장긴근, 가시근, 허리네모근, 반가시근, 돌림근, 뭇갈래근, 가시사이근
  몸통 왼쪽 돌림: 왼쪽 배바깥빗근, 오른쪽 배속빗근, 오른쪽 반가시근, 오른쪽 뭇갈래근, 오른쪽 돌림근
  엉덩관절 폄: 큰모음근, 큰볼기근, 중간볼기근, 넙다리두갈래근, 반막모양근, 반힘줄모양근
- 길항근
  몸통 굽힘: 배곧은근, 배바깥빗근, 배속빗근
  몸통 오른쪽 돌림: 오른쪽 배바깥빗근, 왼쪽 배속빗근, 왼쪽 반가시근, 왼쪽 뭇갈래근, 왼쪽 돌림근
  엉덩관절 굽힘: 허리근, 엉덩근, 넙다리빗근, 넙다리근막긴장근, 넙다리곧은근, 두덩근, 짧은모음근, 긴모음근, 큰모음근, 중간볼기근

주의 사항

- 허리에 병리적인 문제가 있는 경우에는 금지한다.

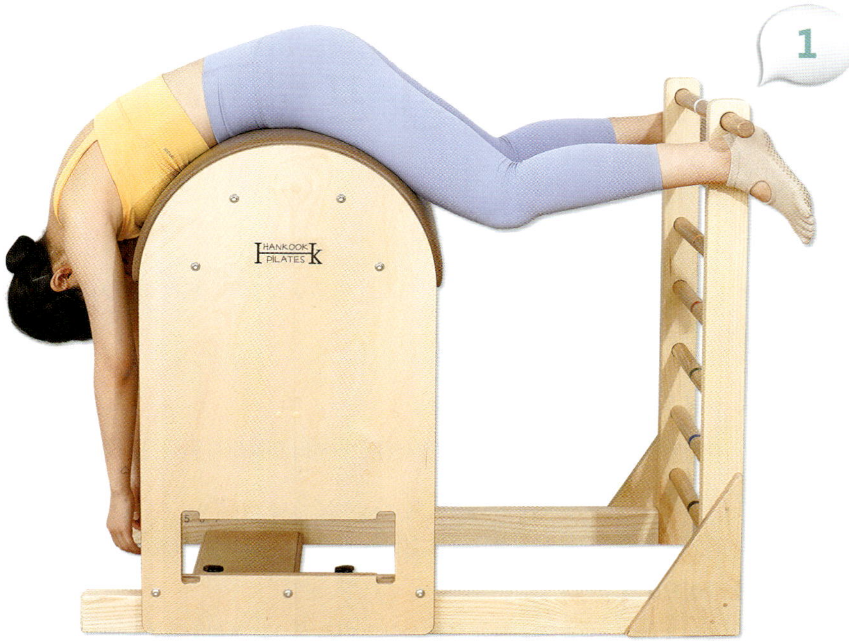
1

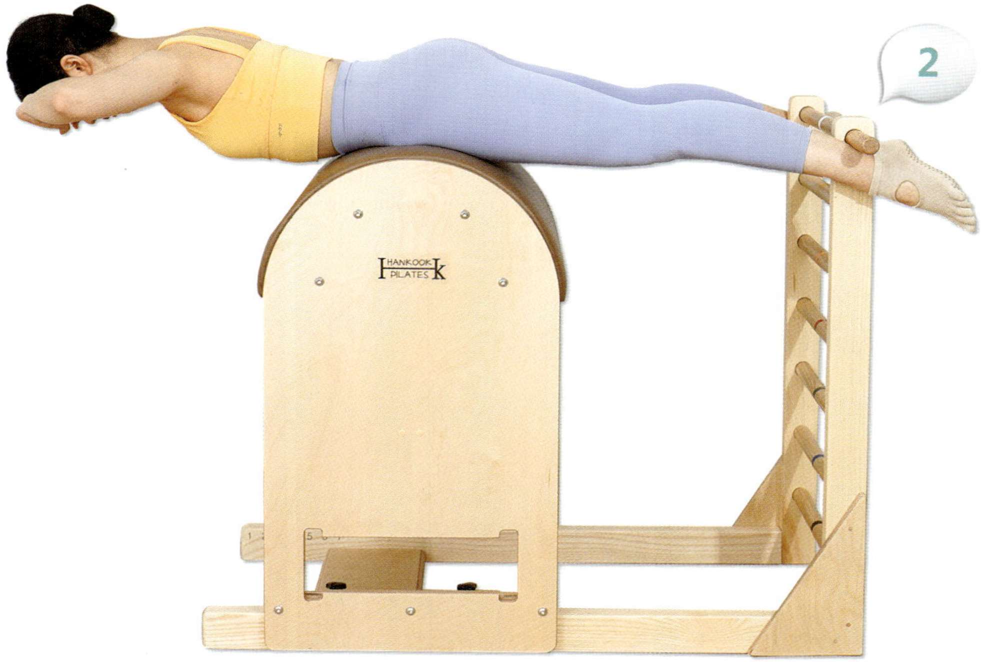
2

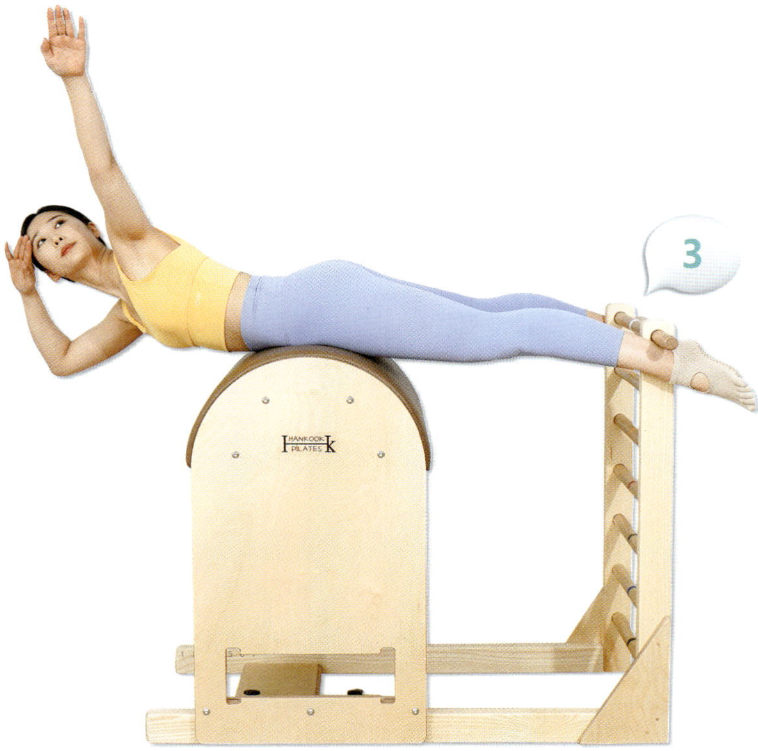
3

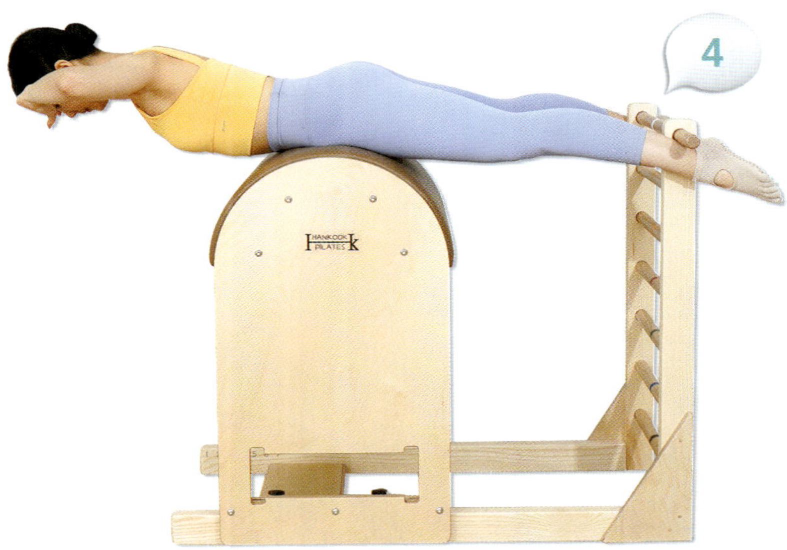
4

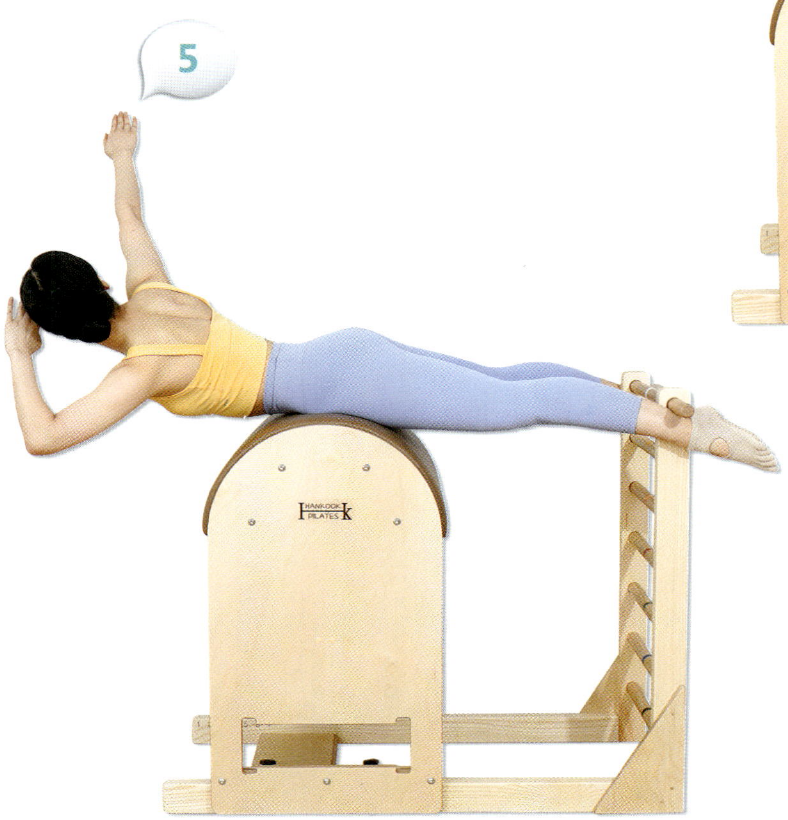
5

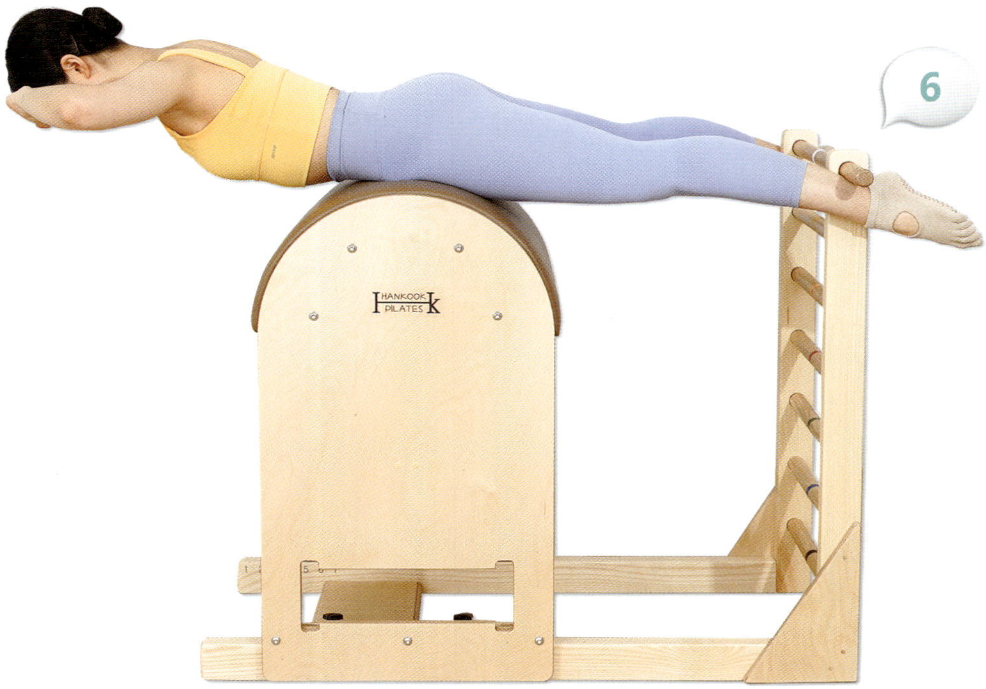
6

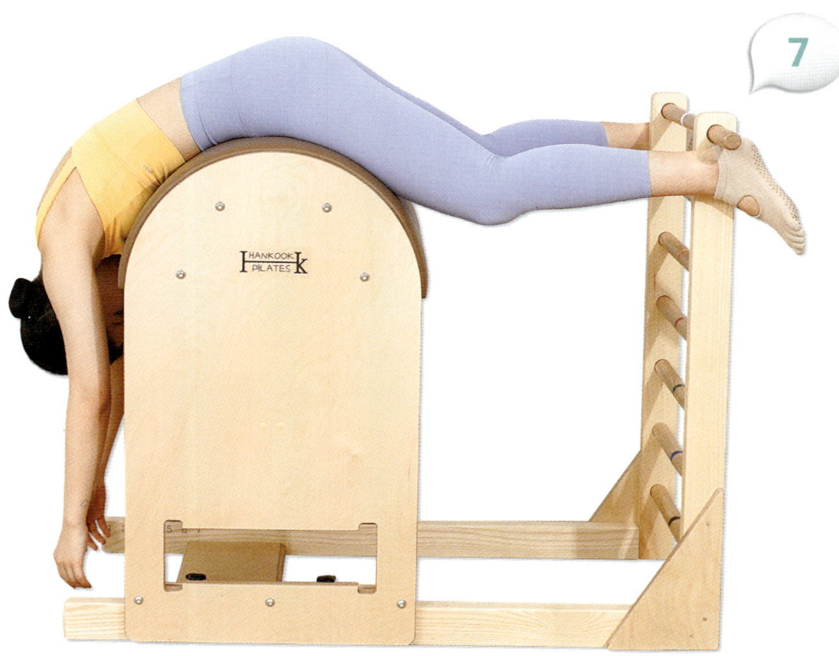
7

04 스완 다이브 프렙 Swan dive prep

시작 자세

- 바렐 위에 엎드려 머리를 사다리로부터 반대로 둔다.
- 발뒤꿈치를 윗단에 놓고, 양 발뒤꿈치를 붙인다.
- 턴아웃을 한다.

운동 방법

- 들숨: 가능한 한 발뒤꿈치를 붙이고 양다리를 늘여 골반을 앞으로 미끄러뜨린다. 동시에 척추를 중립으로 늘여 발에서부터 머리까지 한 선을 그리고(화살 자세), 양팔을 선을 따라 뻗고, 손바닥은 아래를 향하게 한다.
- 날숨: 척추를 늘이고, 가슴을 천장 쪽을 향해 뻗으며, 무릎을 굽히고 엉덩이를 늘인다. 동시에 양팔을 천장으로 뻗고, 약간 벌리며 손바닥이 서로를 향하게 돌린다.
- 들숨: 양다리를 늘이고, 몸통을 화살 자세로 늘여 내리며, 양팔을 몸의 선을 따라 뻗고, 손바닥은 아래를 향하게 한다. 내쉴 때 척추 늘이기와 들이마실 때 화살 자세로 내리기를 한 번 더 반복한다.
- 날숨: 무릎을 굽히고 골반을 미끄러뜨려 내리고, 몸통을 바렐 위로 굽히며 시작 자세로 돌아온다.

3세트 반복한다.

대상 근육

- 동작분석: 몸통 폄/굽힘, 어깨관절 폄/굽힘, 엉덩관절 폄/굽힘
- 주동근
  몸통 폄: 엉덩갈비근, 가장긴근, 가시근, 허리네모근, 반가시근, 돌림근, 뭇갈래근, 가시사이근
  어깨관절 폄: 어깨세모근, 넓은등근, 작은원근, 큰가슴근, 위팔세갈래근
  엉덩관절 폄: 큰모음근, 큰볼기근, 중간볼기근, 넙다리두갈래근, 반막모양근, 반힘줄모양근
- 길항근
  몸통 굽힘: 배곧은근, 배바깥빗근, 배속빗근
  어깨관절 굽힘: 어깨세모근, 큰가슴근, 부리위팔근, 위팔두갈래근
  엉덩관절 굽힘: 허리근, 엉덩근, 넙다리빗근, 넙다리근막긴장근, 넙다리곧은근, 두덩근, 짧은모음근, 긴모음근, 큰모음근, 중간볼기근

주의 사항

- 두 번째 동작에서 발끝부터 머리까지 사선으로 뻗어야 한다.

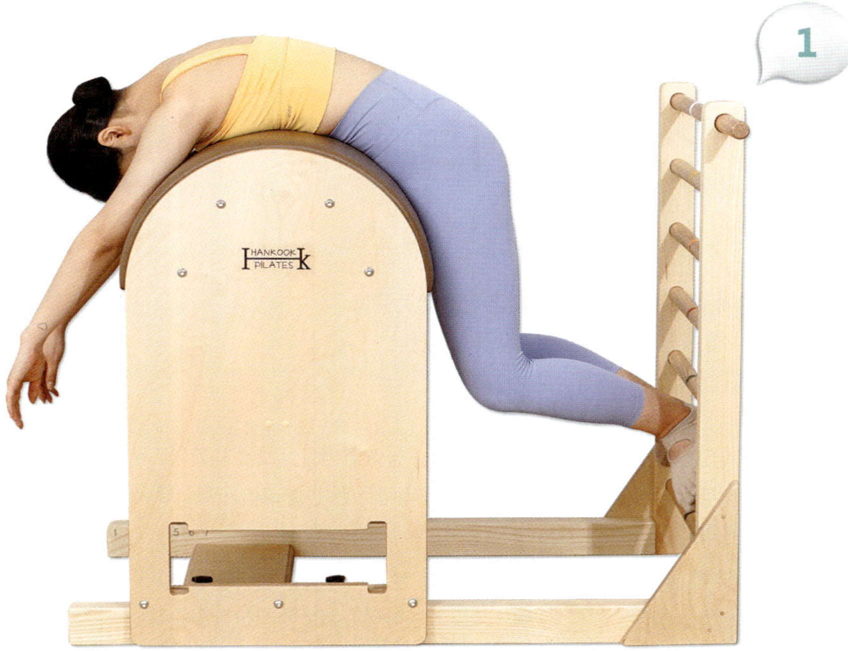
1

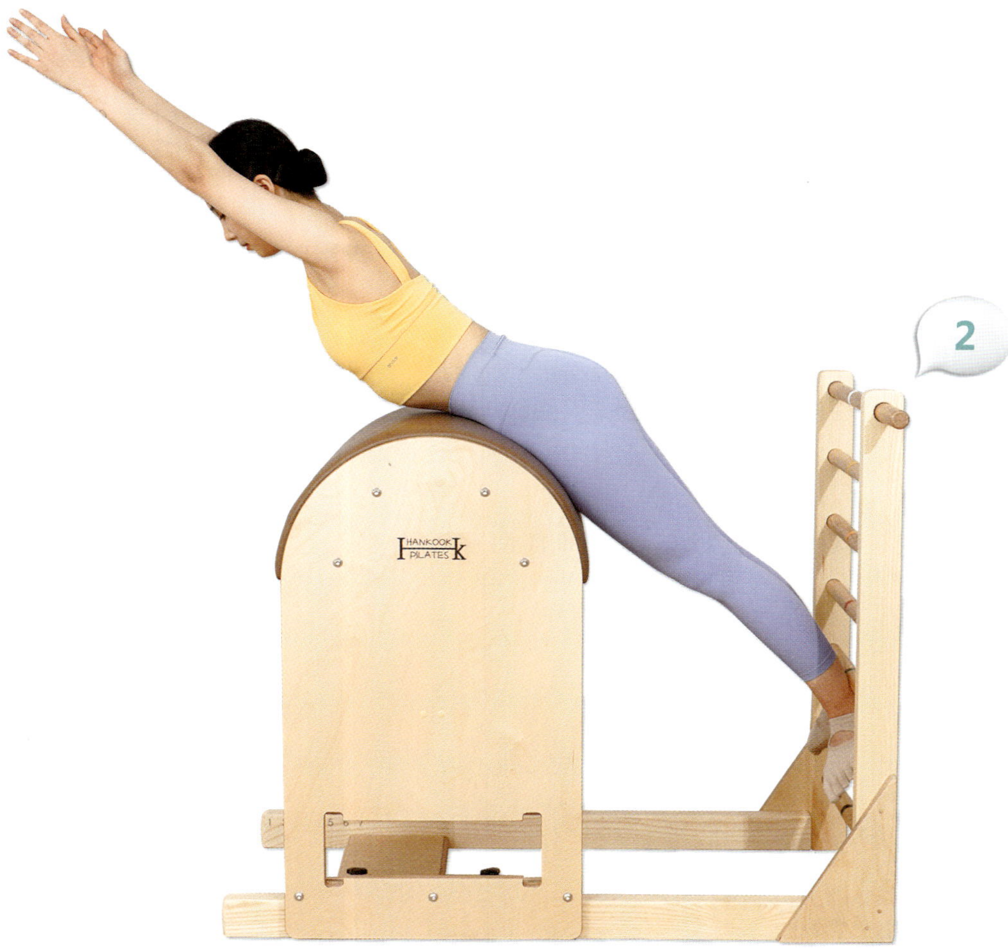
2

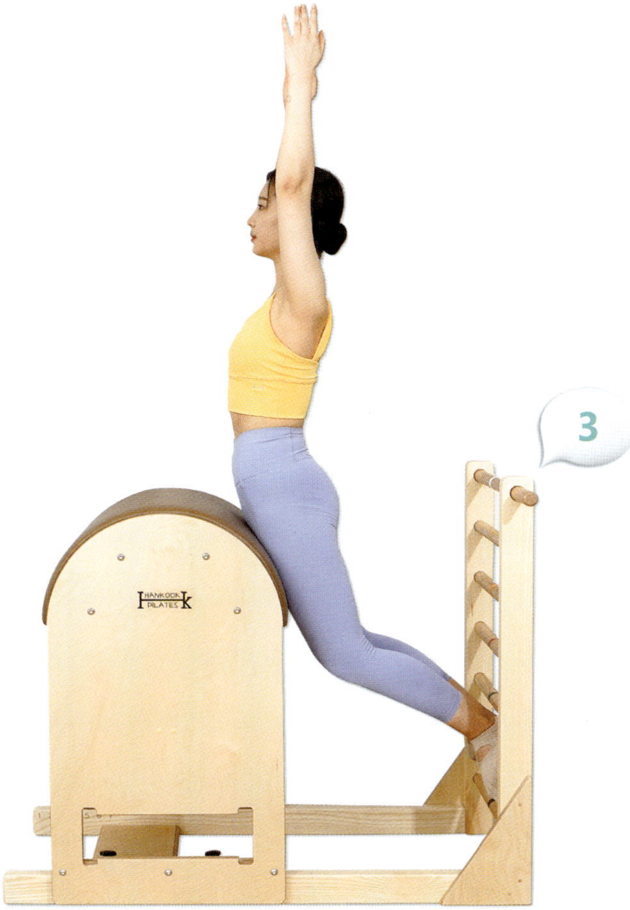
3

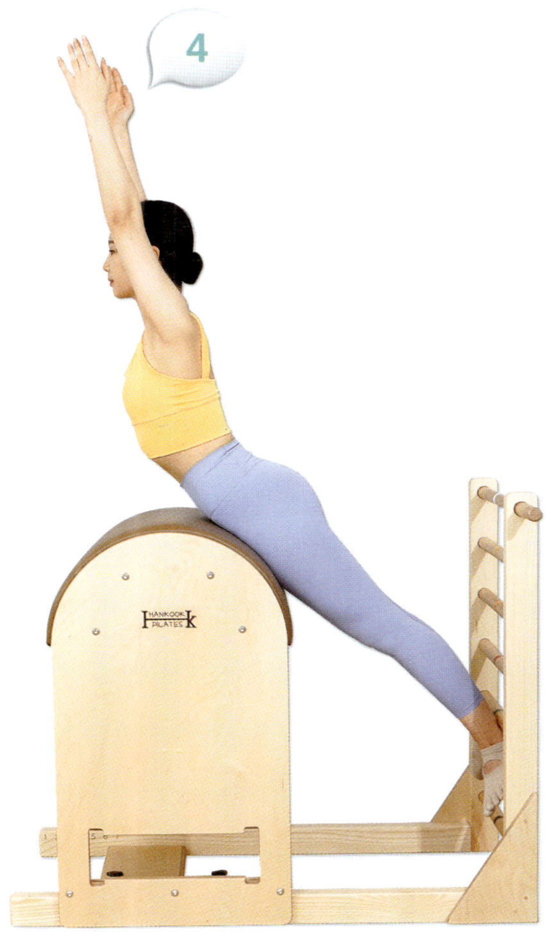
4

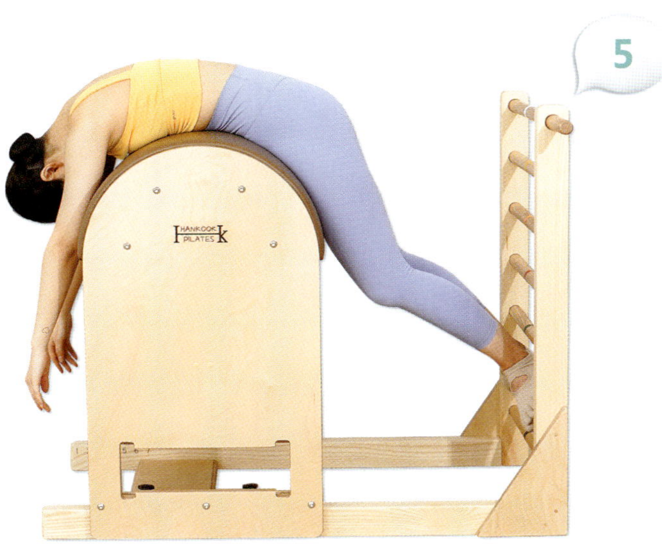
5

CHAPTER 15

PRONE SERIES-ON STOMACH

01 다운 앤 업 레그 Down & up legs

02 레그 써클 Leg circles

03 씨절 Scissors

04 비트 Beats

05 스완 다이브 핸즈 온 레더-롤링 Swan dive hands on ladder-Rolling

06 그래스호퍼 Grasshopper

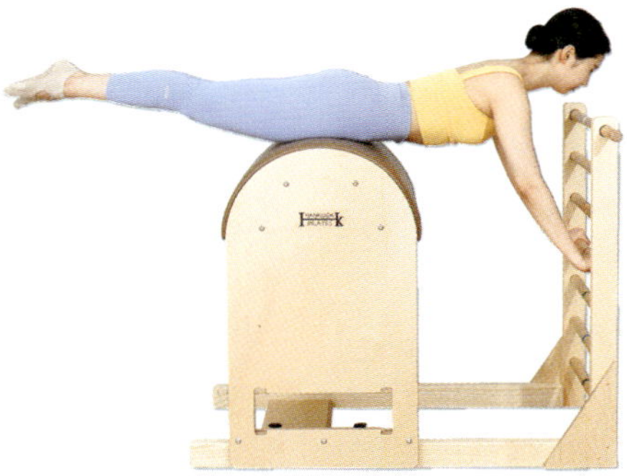

01 다운 앤 업 레그 Down & up legs

시작 자세

- 바렐에 엎드려 골반을 꼭대기에 놓고, 머리는 사다리를 향한다.
- 골반과 척추를 중립으로 한다.
- 양다리를 곧게 펴 평행하게 모음시키며, 골반의 안정성이 유지되는 한 가능한 다리를 높게 올린다.

운동 방법

- 들숨: 다리를 약간 내리고, 엉덩이를 굽힌다.
- 날숨: 골반의 안정성이 유지되는 한에서 엉덩이를 늘여 양다리를 올린다.
- 들숨: 시작위치로 돌아온다.

5~10회 반복한다.

대상 근육

- 동작분석: 몸통 폄/굽힘, 엉덩관절 폄/굽힘
- 주동근
  몸통 폄: 엉덩갈비근, 가장긴근, 가시근, 허리네모근, 반가시근, 돌림근, 뭇갈래근, 가시사이근
  엉덩관절 폄: 큰모음근, 큰볼기근, 중간볼기근, 넙다리두갈래근, 반막모양근, 반힘줄모양근
- 길항근
  몸통 굽힘: 배곧은근, 배바깥빗근, 배속빗근
  엉덩관절 굽힘: 허리근, 엉덩근, 넙다리빗근, 넙다리근막긴장근, 넙다리곧은근, 두덩근, 짧은모음근, 긴모음근, 큰모음근, 중간볼기근

주의 사항

- 목과 어깨에 긴장을 주지 않도록 한다.

1

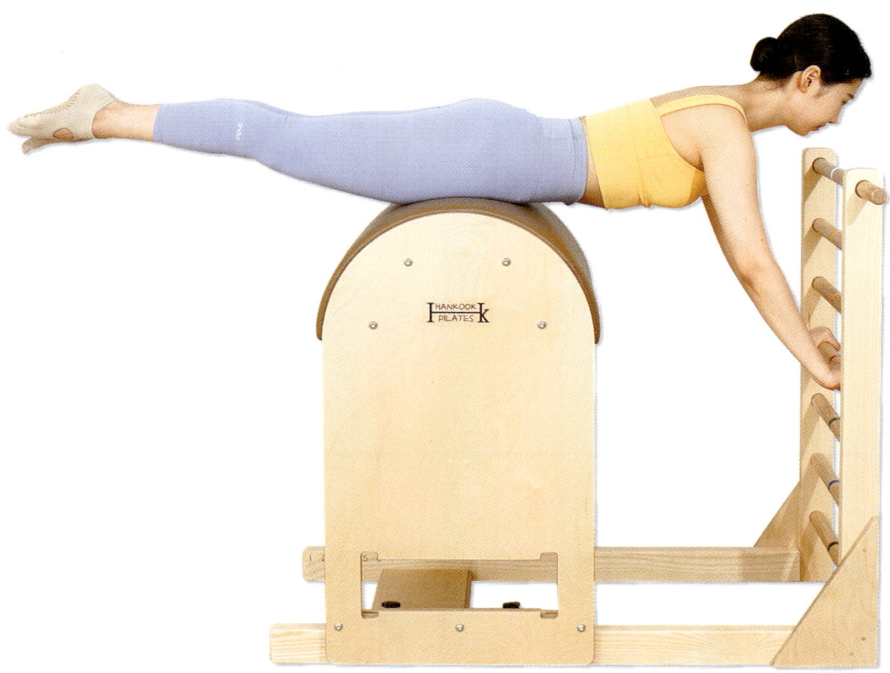

2

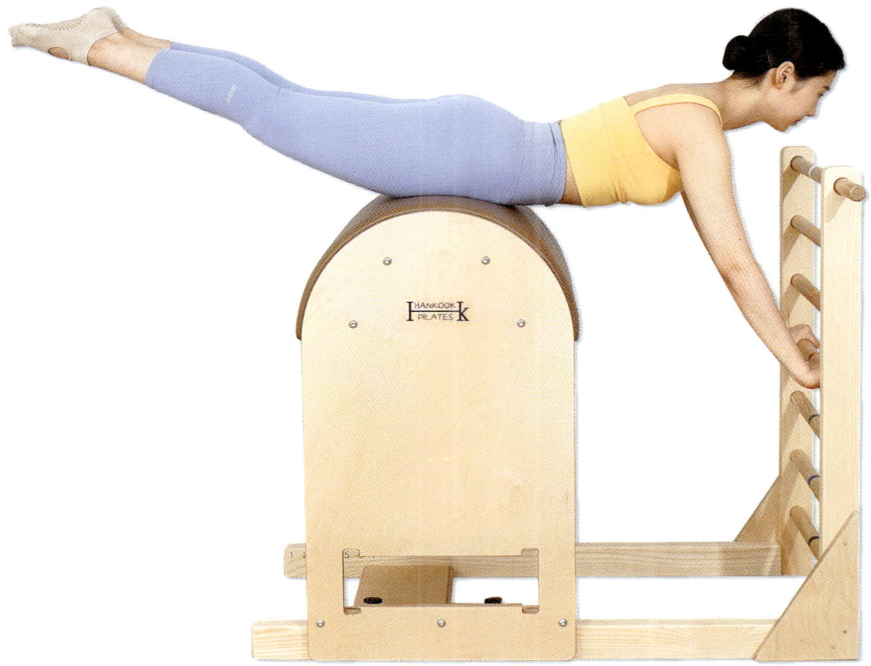

3

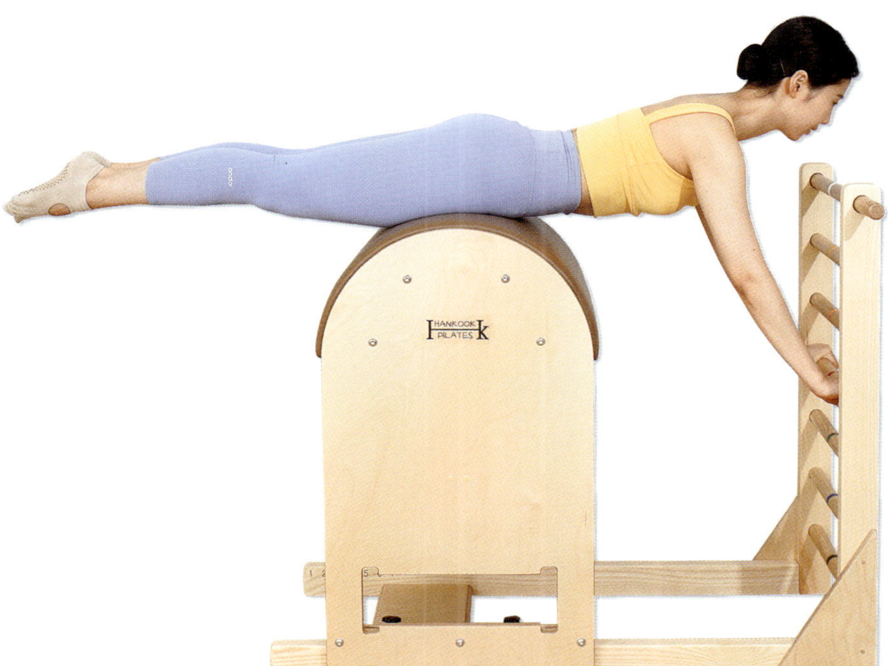

02 레그 써클 Leg circles

시작 자세

- 바렐 위에 엎드려 골반을 꼭대기에 놓고, 머리는 사다리 쪽을 향한다.

운동 방법

- **들숨:** 원을 그리며 다리를 내릴 때 벌림시키고, 원의 바닥 부분에서 모음한다.
- **날숨:** 모음을 유지하며 엉덩이를 늘여 골반의 안정성이 유지되는 한 가장 높게 다리를 들어 올린다.

8회 반복한다.

반대

- **들숨:** 모음을 유지하며 다리를 내린다.
- **날숨:** 엉덩이를 늘이고 다리를 들어 올린다. 원을 그릴 때 다리를 벌림시키고, 원의 꼭대기 부분에서 모음시킨다.

8회 반복한다.

대상 근육

- **동작분석:** 엉덩관절 벌림/모음, 엉덩관절 폄/굽힘
- **주동근**
  엉덩관절 벌림: 넙다리빗근, 넙다리근막긴장근, 궁둥구멍근, 큰볼기근, 중간볼기근, 작은볼기근
  엉덩관절 폄: 큰모음근, 큰볼기근, 중간볼기근, 넙다리두갈래근, 반막모양근, 반힘줄모양근
- **길항근**
  엉덩관절 모음: 두덩근, 짧은모음근, 긴모음근, 두덩정강근, 큰모음근, 큰볼기근, 위쌍둥이근, 아래쌍둥이근, 속폐쇄근, 바깥폐쇄근, 넙다리네모근
  엉덩관절 굽힘: 허리근, 엉덩근, 넙다리빗근, 넙다리근막긴장근, 넙다리곧은근, 두덩근, 짧은모음근, 긴모음근, 큰모음근, 중간볼기근

주의 사항

- 고관절의 움직임을 분리시킨다.
- 목과 어깨에 긴장을 주지 않도록 한다.
- 골반의 안정성을 유지한다.

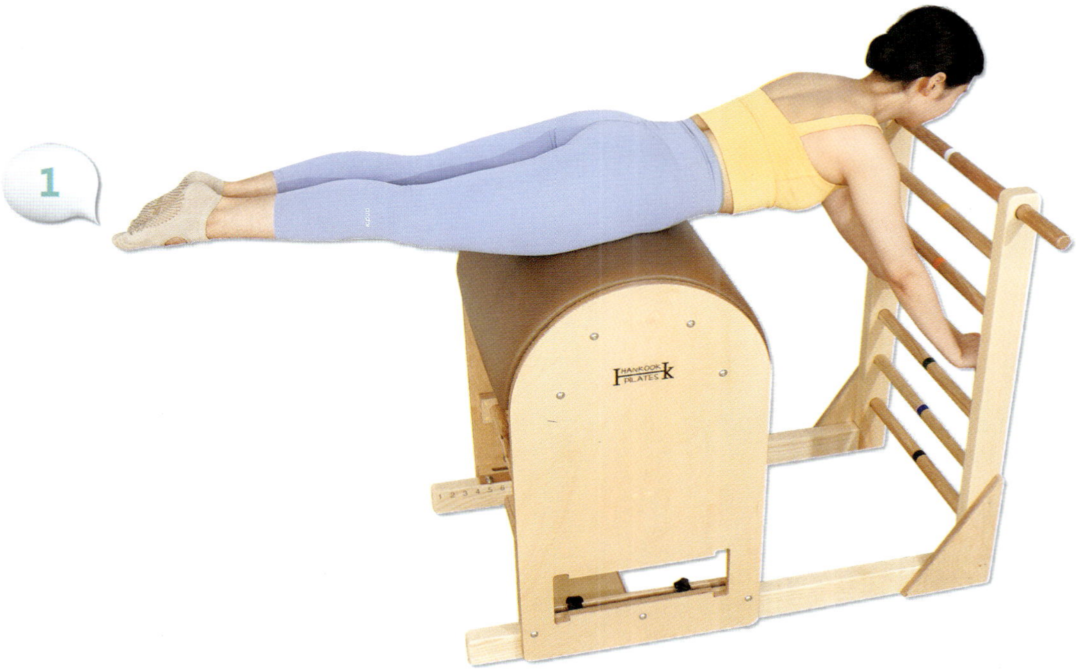
1

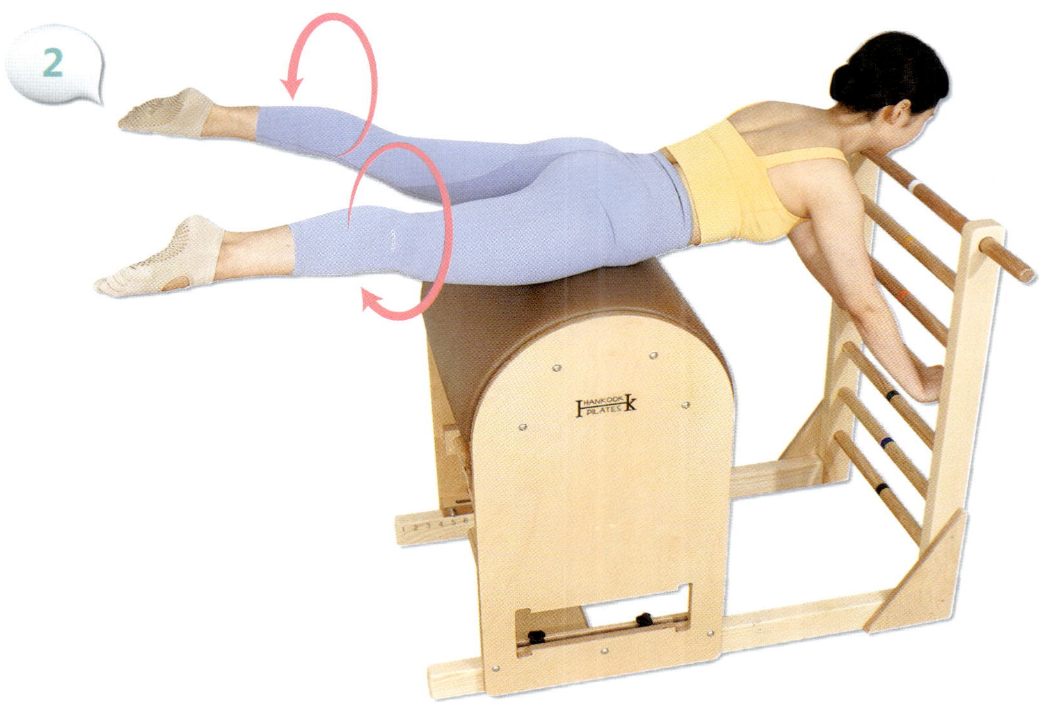
2

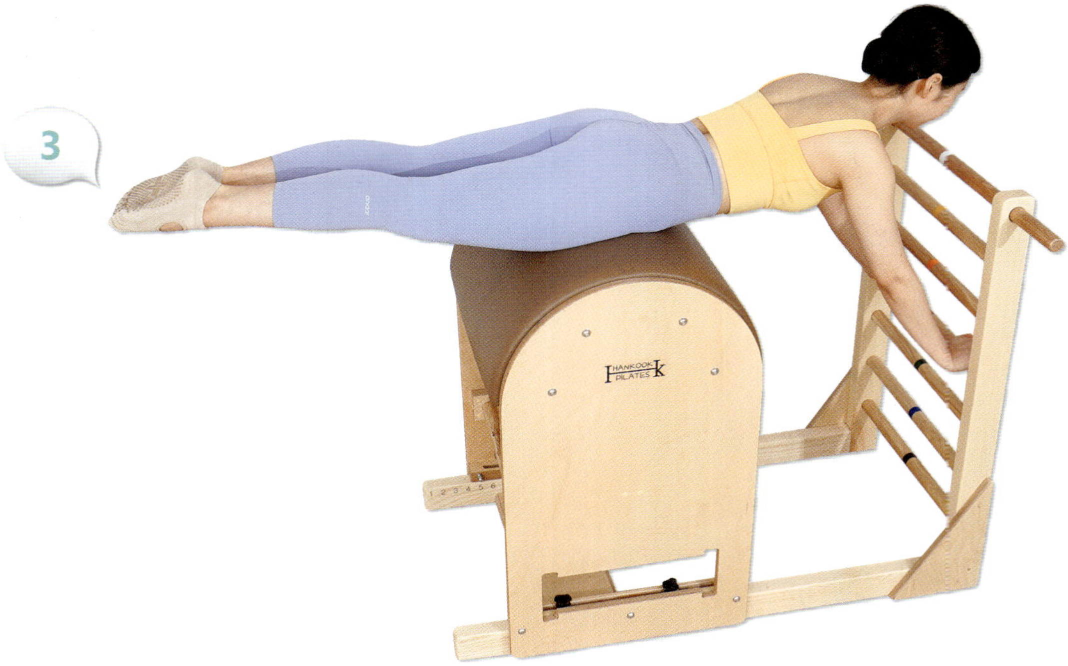
3

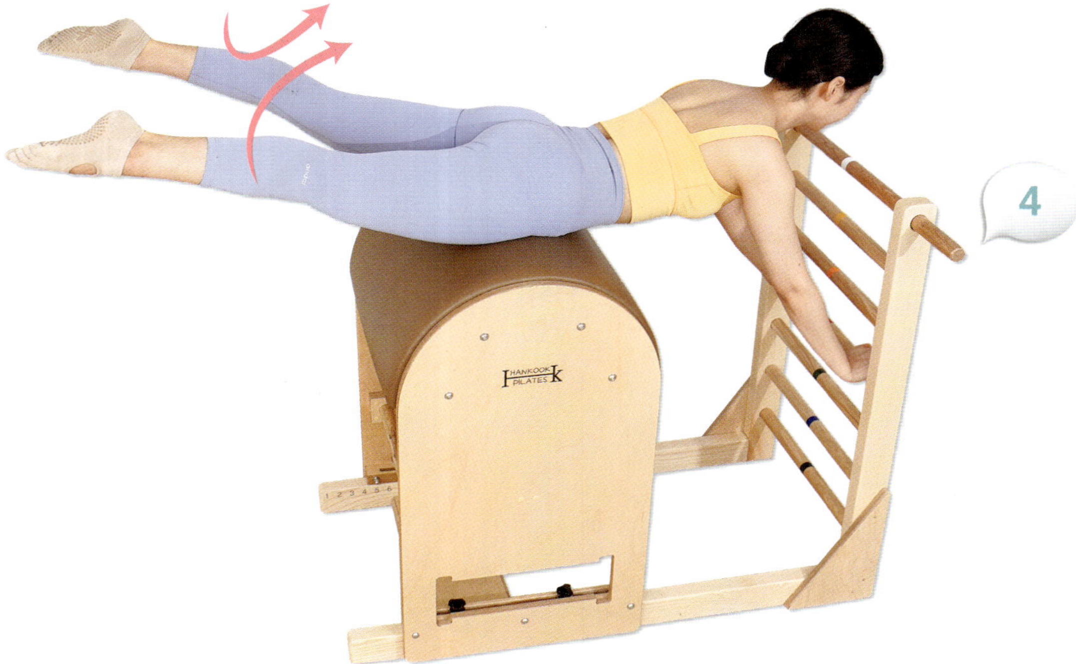
4

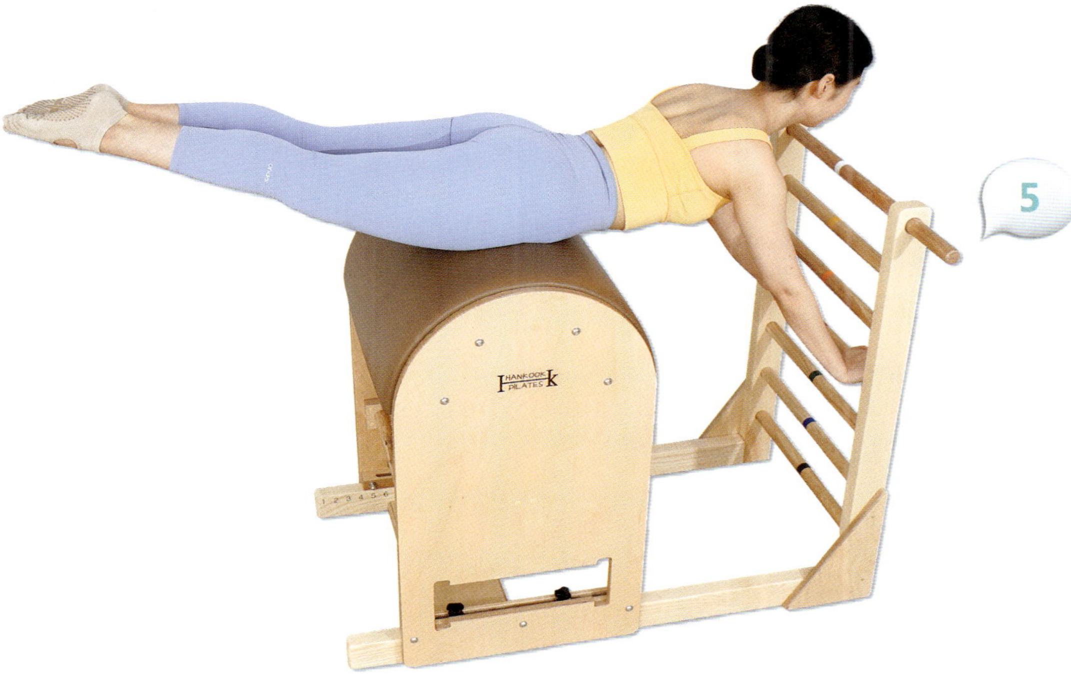
5

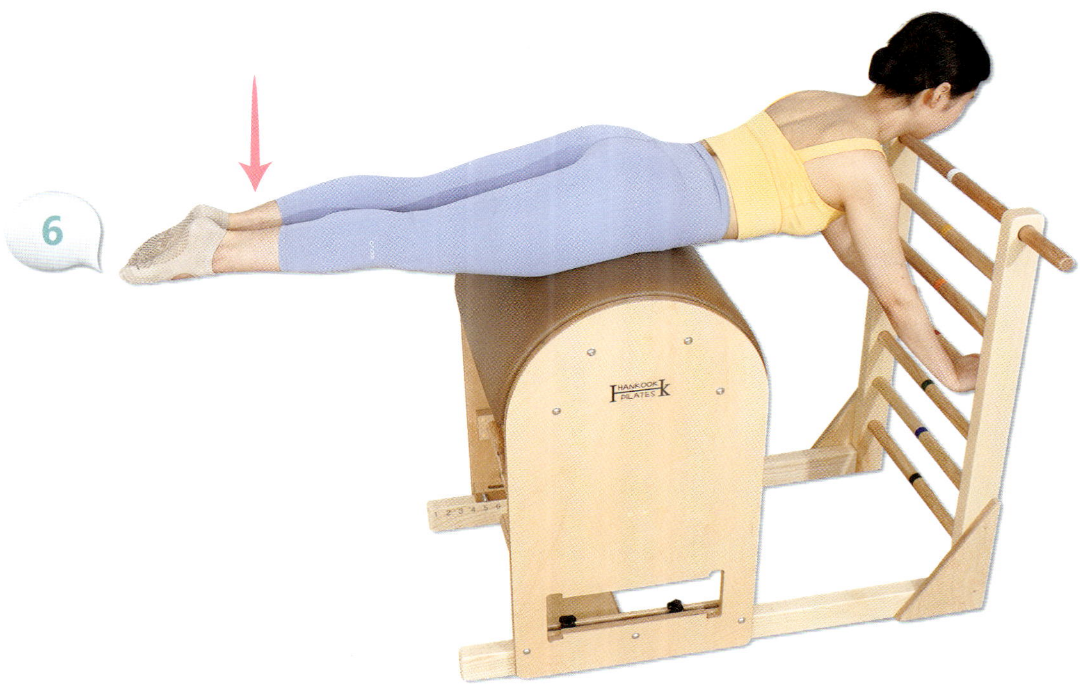
6

03 씨절 Scissors

시작 자세

- 바렐 위에 엎드려, 골반을 꼭대기에 놓고, 머리는 사다리를 향한다.
- 골반과 척추는 중립으로 한다.

운동 방법

- 들숨: 숨을 들이마시며 자세를 준비한다.
- 날숨: 5까지 셀 동안 진행한다. 한 다리를 올리고 다른 다리를 내린다. 숫자를 하나씩 셀 때마다 다리를 바꾼다.
- 들숨: 5까지 셀 동안 진행한다. 다리의 상호 운동을 계속한다.
- 날숨: 시작 자세로 돌아온다.

4세트 실시한다.

대상 근육

- 동작분석: 엉덩관절 폄/굽힘
- 주동근
  엉덩관절 폄: 큰모음근, 큰볼기근, 중간볼기근, 넙다리두갈래근, 반막모양근, 반힘줄모양근
- 길항근
  엉덩관절 굽힘: 허리근, 엉덩근, 넙다리빗근, 넙다리근막긴장근, 넙다리곧은근, 두덩근, 짧은모음근, 긴모음근, 큰모음근, 중간볼기근

주의 사항

- 엉덩관절의 움직임을 분리시킨다.
- 목과 어깨에 긴장을 주지 않도록 한다.
- 골반의 안정성을 유지한다.

1

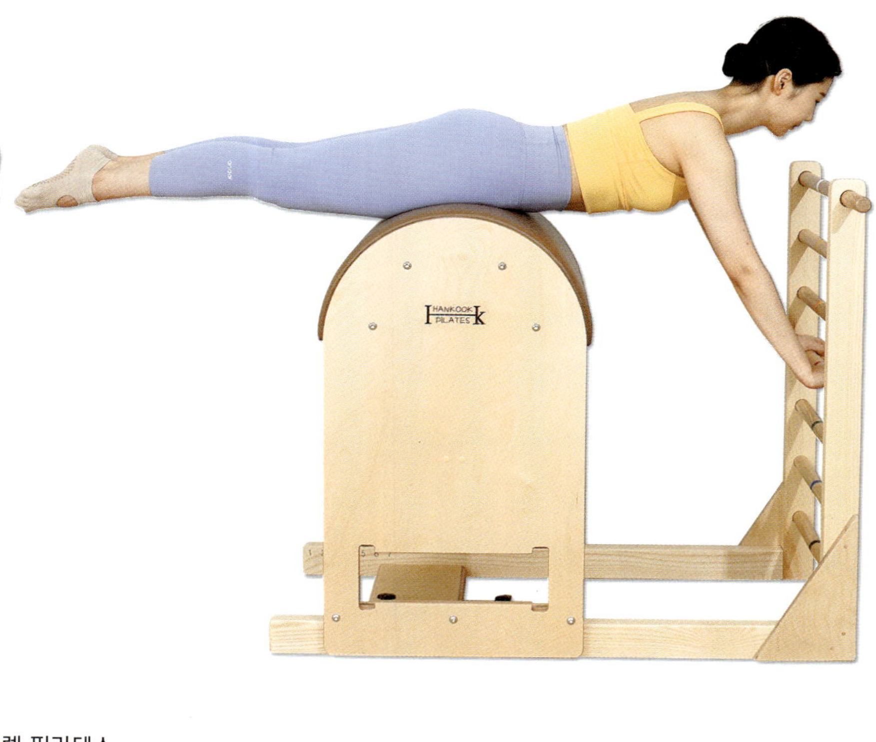

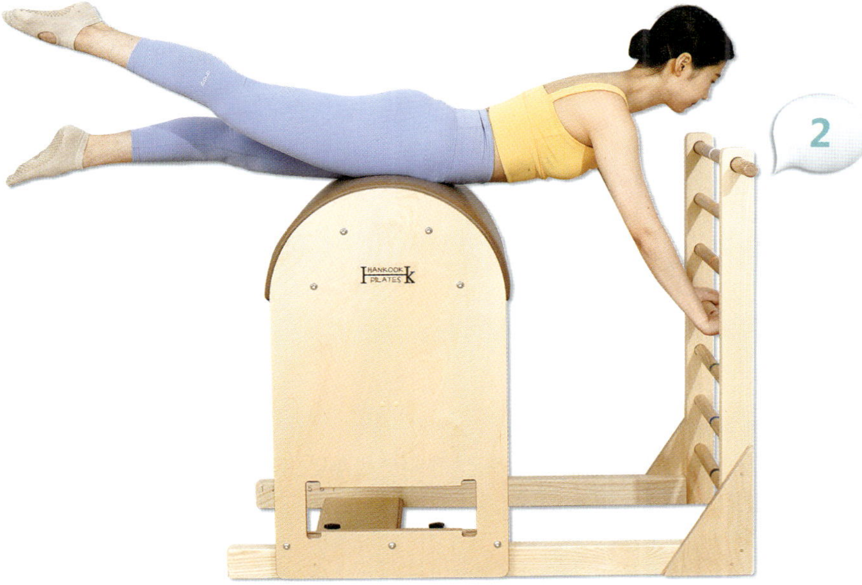
2

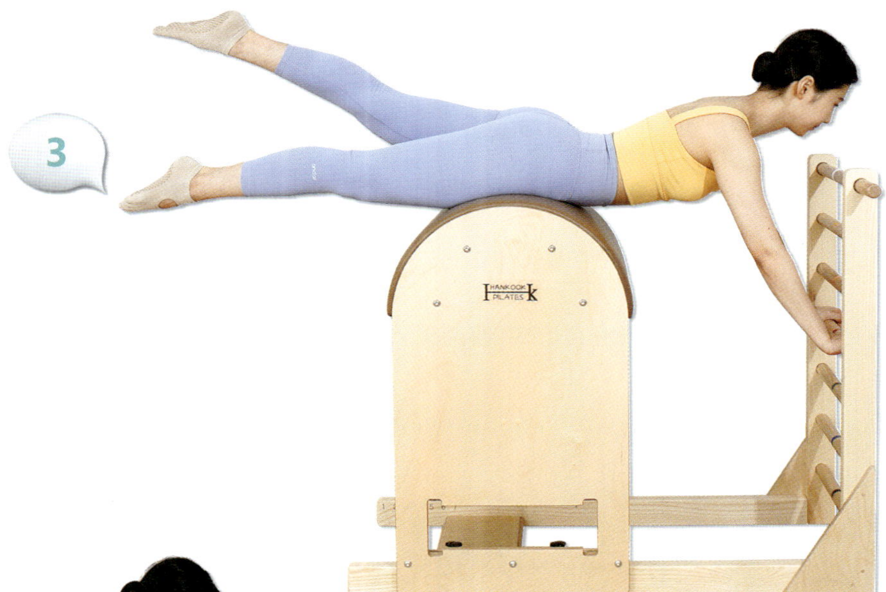
3

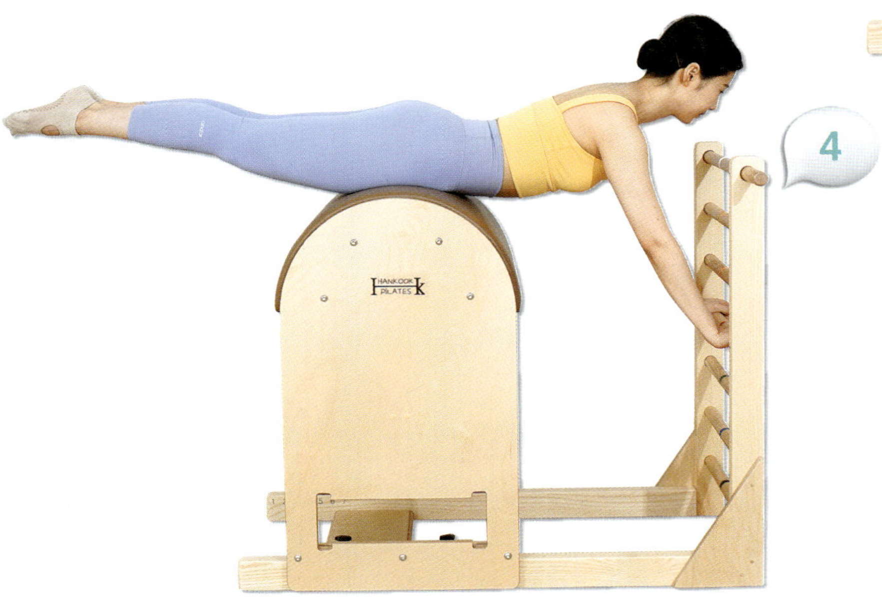
4

04 비트 Beats

시작 자세

- 바렐 위에 엎드려 골반을 꼭대기에 놓고, 머리는 사다리를 향한다.
- 골반과 척추는 중립으로 한다.

운동 방법

- 들숨: 숨을 들이마시며 자세를 준비한다.
- 날숨: 5까지 셀 동안 몸통과 골반을 안정되게 유지하고 발뒤꿈치를 다섯 번 부딪친다.
- 들숨: 발가락을 다섯 번 부딪친다.
- 날숨: 시작 자세로 돌아온다.

대상 근육

- 동작분석: 엉덩관절 안쪽돌림/바깥돌림, 엉덩관절 모음/벌림
- 주동근

  엉덩관절 안쪽돌림: 넙다리근막긴장근, 중간볼기근, 작은볼기근, 반막모양근, 반힘줄모양근

  엉덩관절 모음: 두덩근, 짧은모음근, 긴모음근, 두덩정강근, 큰모음근, 큰볼기근, 위쌍둥이근, 아래쌍둥이근, 속폐쇄근, 바깥폐쇄근, 넙다리네모근
- 길항근

  엉덩관절 바깥돌림: 허리근, 엉덩근, 넙다리빗근, 큰모음근, 중간볼기근, 궁둥구멍근, 위쌍둥이근, 아래쌍둥이근, 속폐쇄근, 넙다리네모근, 넙다리두갈래근

  엉덩관절 벌림: 넙다리빗근, 넙다리근막긴장근, 궁둥구멍근, 큰볼기근, 중간볼기근, 작은볼기근

주의 사항

- 골반을 중립으로 유지한다.

1

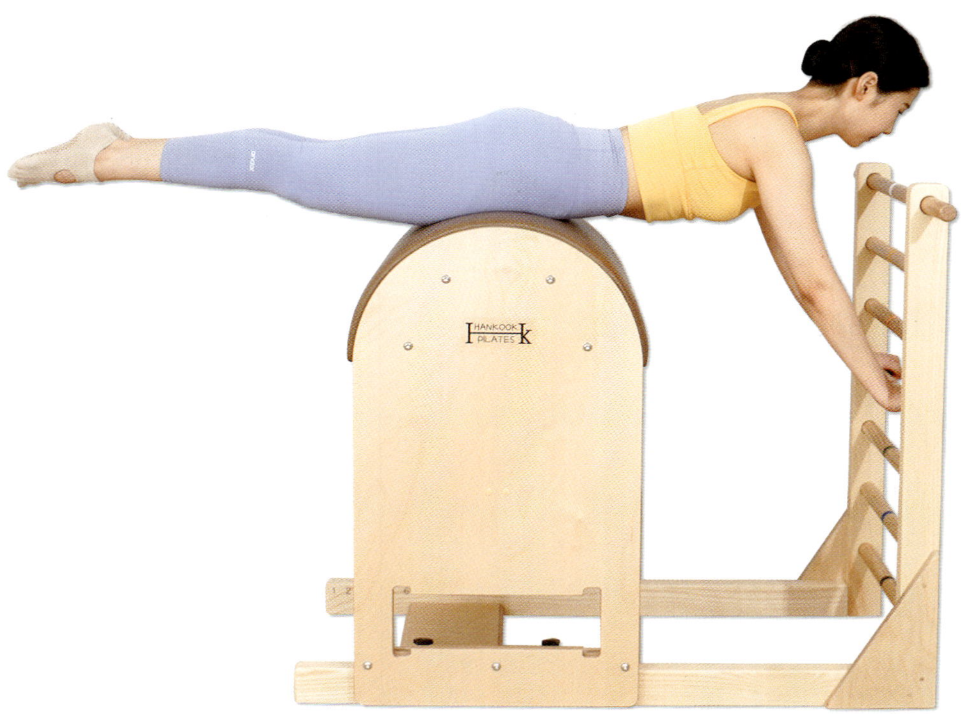

2

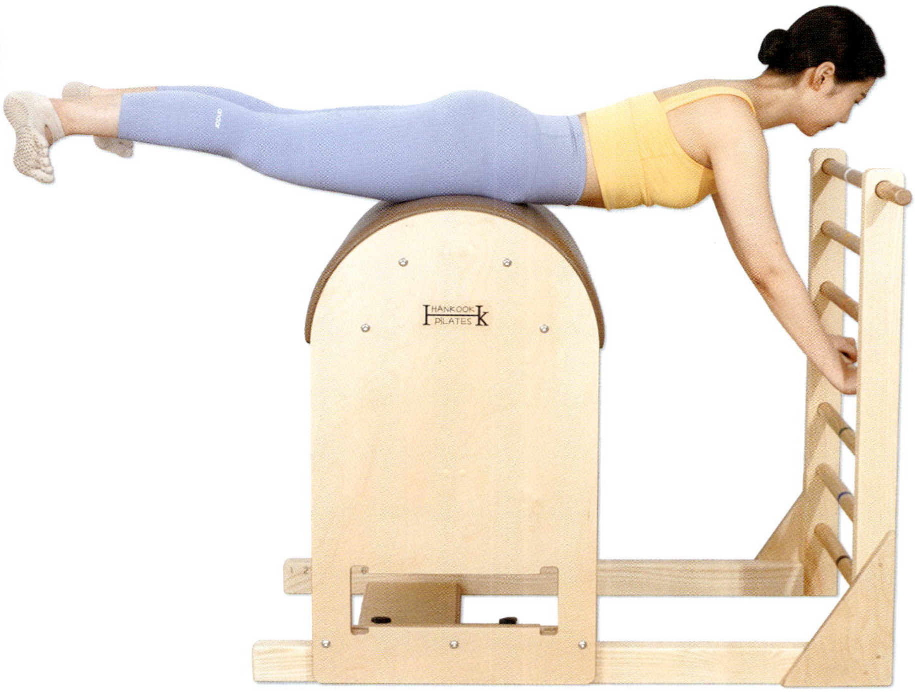

3

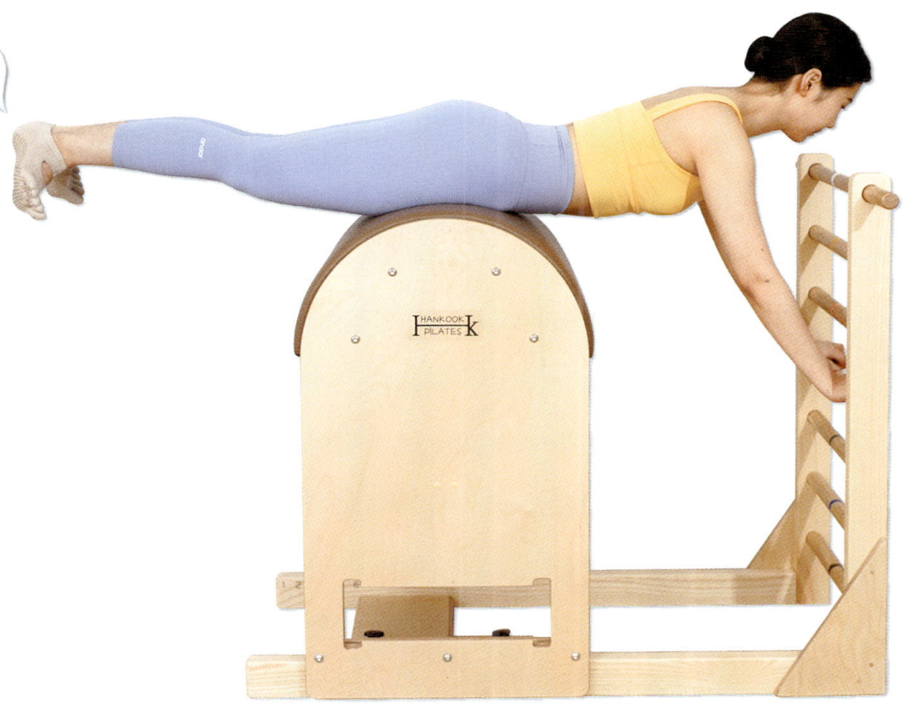

4

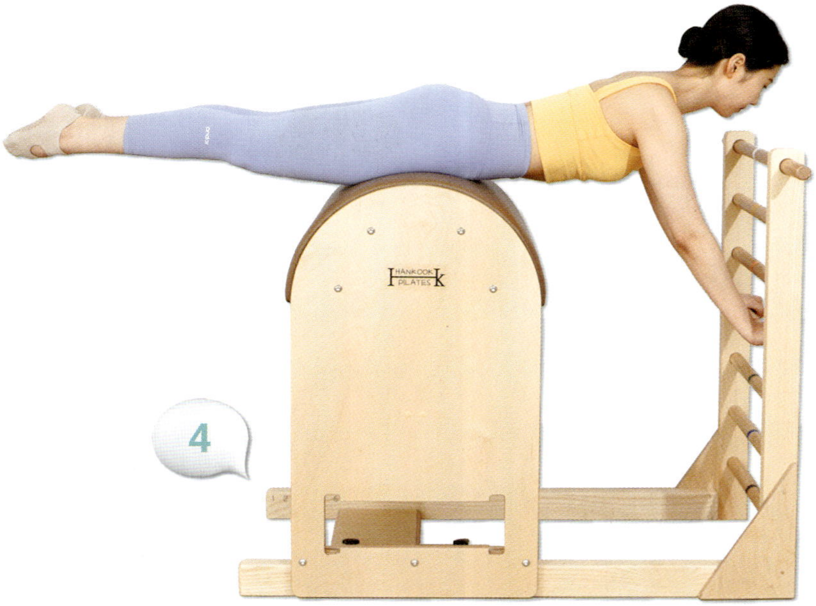

5

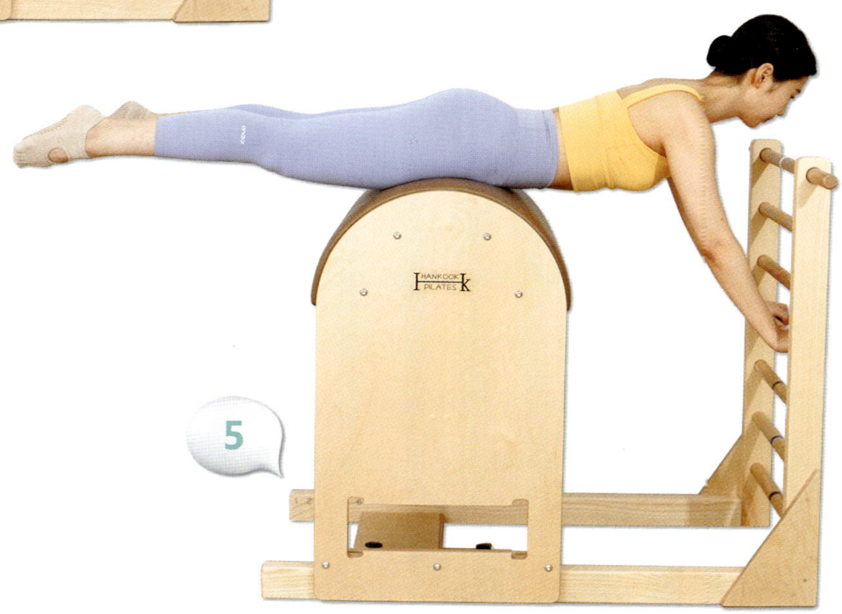

6

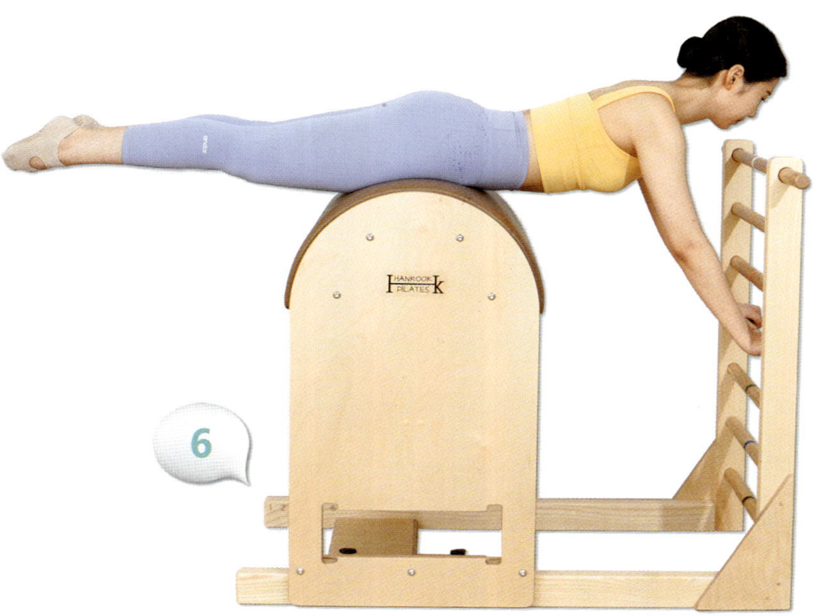

2번 동작 참고

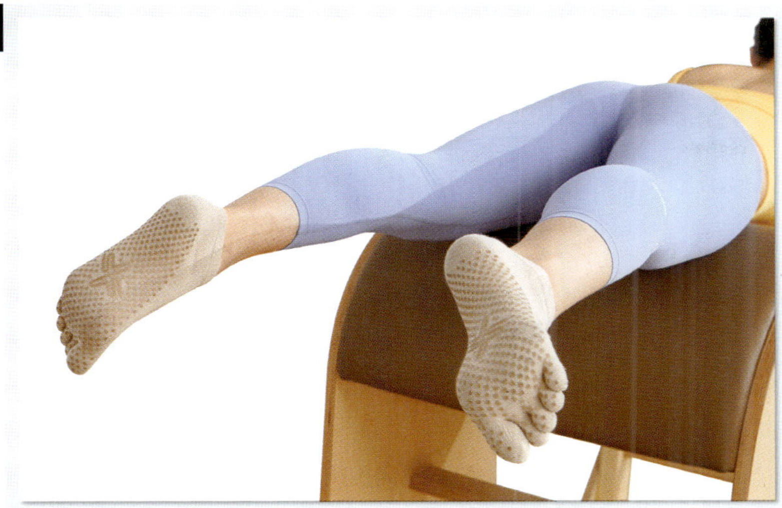

3번 동작 참고

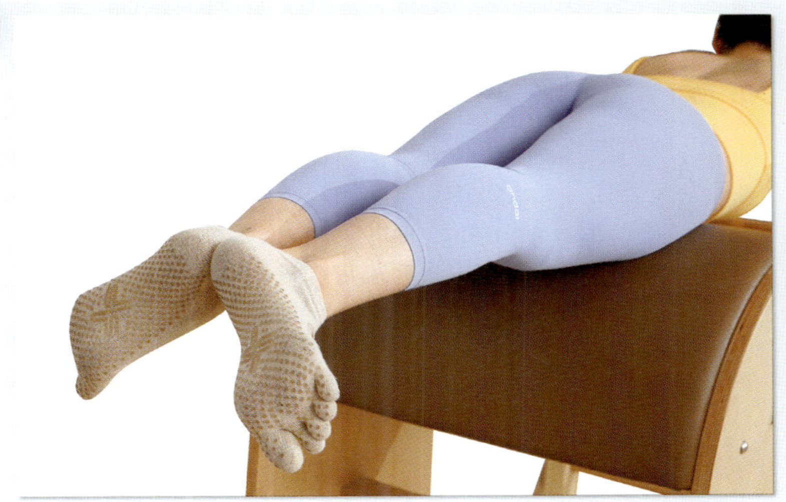

4번 동작 참고

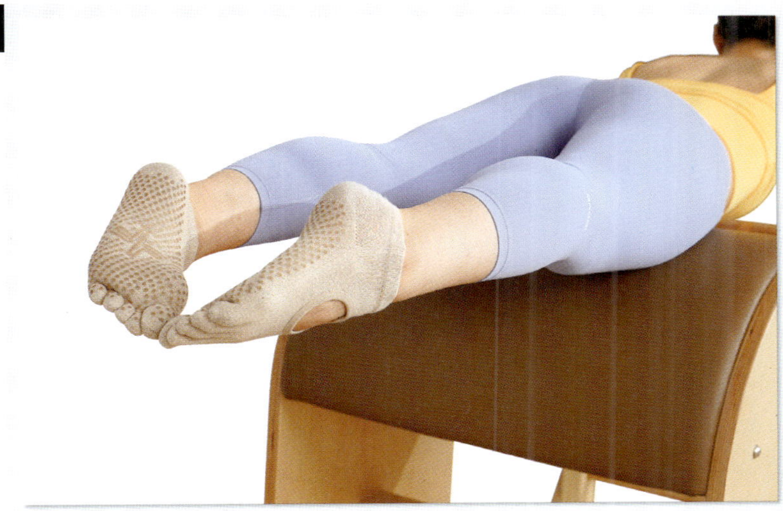

05 스완 다이브 핸즈 온 레더-롤링

Swan dive hands on ladder-Rolling

시작 자세

- 두덩뼈를 바렐 아치의 꼭대기에 놓고 머리는 사다리를 향한다.
- 양다리를 곧게 펴 측면으로 돌림시켜 벌림시키며 어깨너비보다 약간 넓게 하고 정렬한다.
- 양손은 위쪽 사다리를 잡는다.

운동 방법

- 들숨: 숨을 들이마시며 자세를 준비한다.
- 날숨: 다리를 뒤로 그리고 위로 뻗으며 시작하고 몸통을 앞으로 기울이기 위해 팔꿈치를 굽힌다.
- 들숨: 화살 모양과 어깨뼈의 안정을 유지하며, 몸통을 되돌려 시작 자세로 돌아오기 위해 팔꿈치를 편다.

5회 반복한다.

대상 근육

- 동작분석: 몸통 폄/굽힘, 엉덩관절 폄/굽힘, 팔꿉관절 폄/굽힘
- 주동근
  몸통 폄: 엉덩갈비근, 가장긴근, 가시근, 허리네모근, 반가시근, 돌림근, 뭇갈래근, 가시사이근
  엉덩관절 폄: 큰모음근, 큰볼기근, 중간볼기근, 넙다리두갈래근, 반막모양근, 반힘줄모양근
  팔꿉관절 폄: 위팔세갈래근, 팔꿈치근, 손뒤침근, 자쪽손목폄근, 손가락폄근, 새끼폄근
- 길항근
  몸통 굽힘: 배곧은근, 배바깥빗근, 배속빗근
  엉덩관절 굽힘: 허리근, 엉덩근, 넙다리빗근, 넙다리근막긴장근, 넙다리곧은근, 두덩근, 짧은모음근, 긴모음근, 큰모음근, 중간볼기근
  팔꿉관절 굽힘: 위팔두갈래근, 위팔근, 위팔노근, 노쪽손목굽힘근, 긴손바닥근, 자쪽손목굽힘근, 엎침근, 긴노쪽손목폄근, 짧은노쪽손목폄근

주의 사항

- 머리와 어깨를 낮추는 것이 아니라, 다리를 뒤로 그리고 위로 뻗고 팔꿈치를 굽히는 것으로 몸통 기울이기를 시작한다.

1

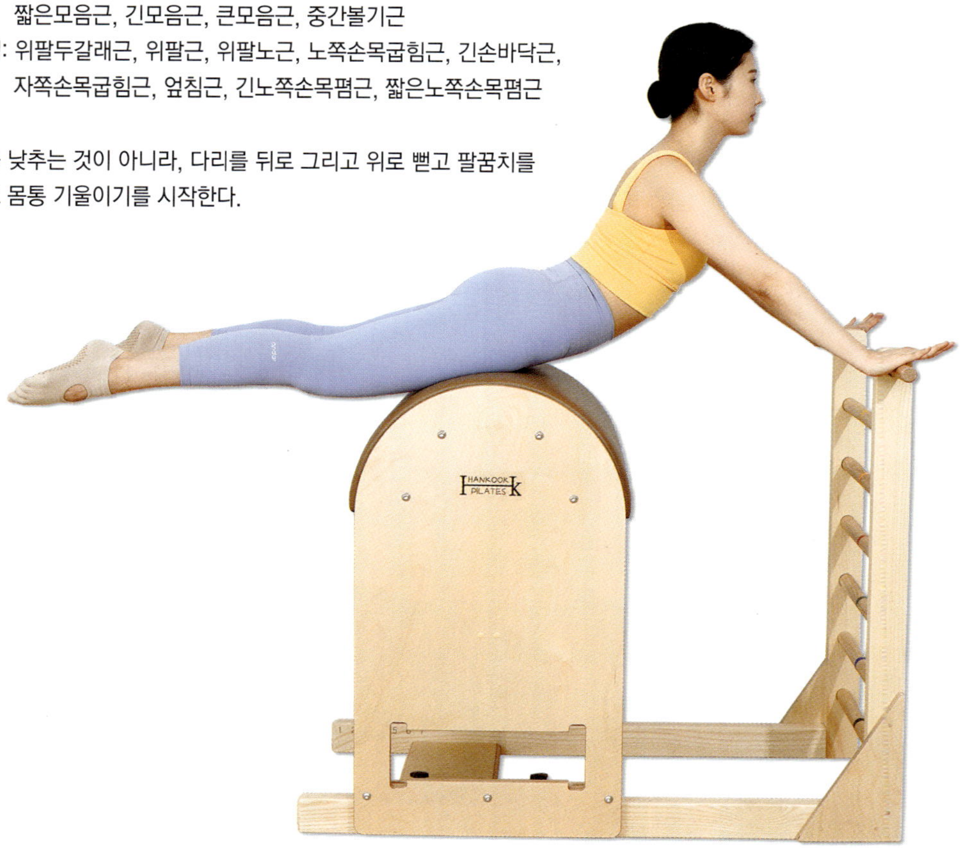

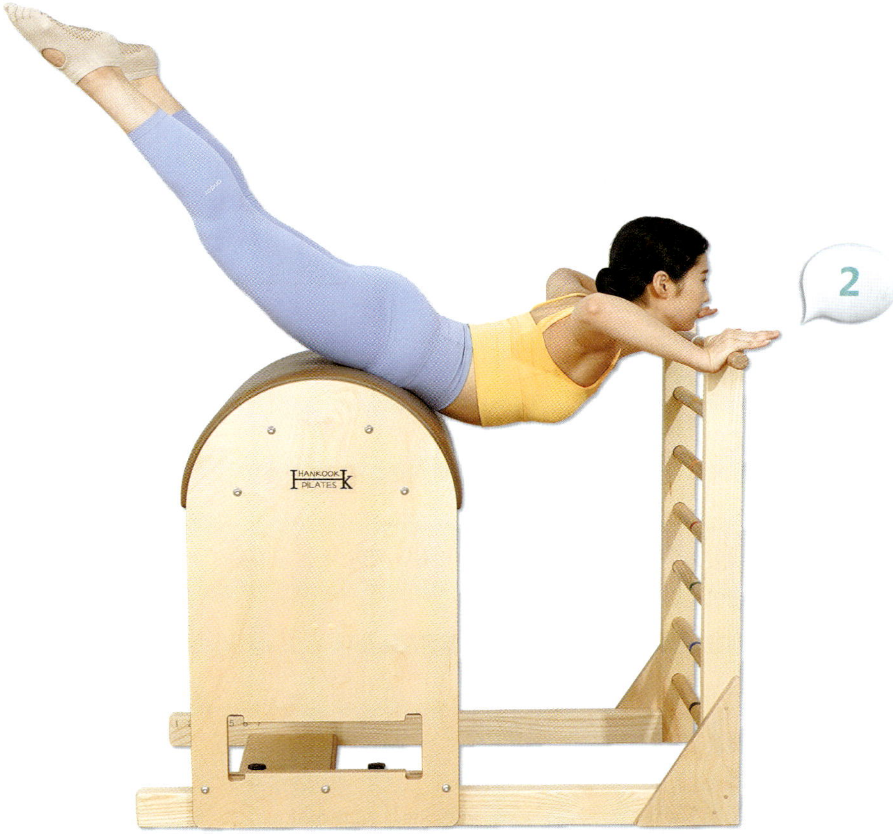
2

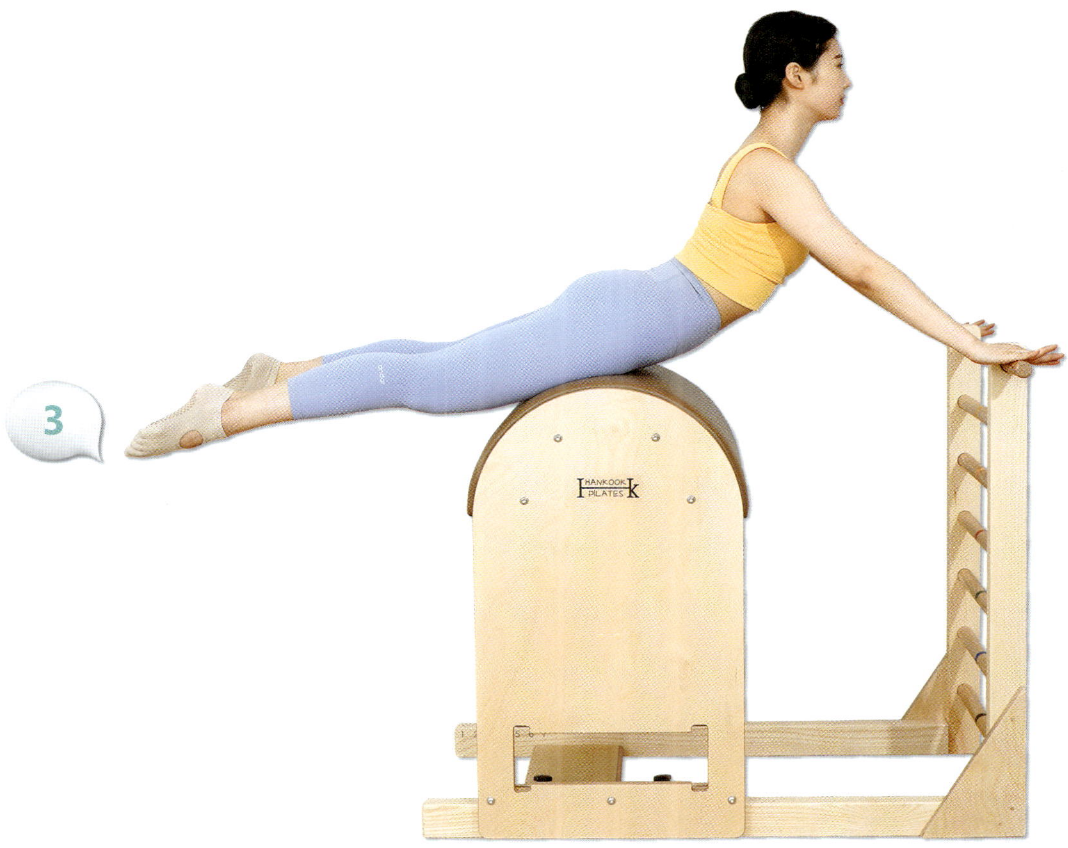
3

06 그래스호퍼 Grasshopper

시작 자세

- 척추를 늘이고 두덩뼈를 바렐 아치의 꼭대기에 놓고, 머리는 사다리를 향한다.
- 양다리를 곧게 펴 측면으로 돌림시켜 벌림시키며, 어깨너비보다 약간 넓게 하고 정렬한다.

운동 방법

- 들숨: 숨을 들이마시며 자세를 준비한다.
- 날숨: 척추와 엉덩이를 늘인 채로 화살 모양을 유지하고, 다리를 뒤로 그리고 위로 뻗으며 시작하고 몸통을 앞으로 기울이기 위해 팔꿈치를 굽힌다.
- 들숨: 몸통 자세를 유지하고 엉덩이를 가능한 한 많이 늘이고, 무릎을 굽혀 발목을 번갈아 가며 세 번 교차시킨다.
- 날숨: 몸통 자세를 유지하고 엉덩이를 가능한 한 많이 늘이고, 무릎을 편다.
- 들숨: 화살 모양과 어깨뼈의 안정을 유지하고, 몸통을 시작 자세로 되돌리기 위해 팔꿈치를 편다.

5회 반복한다.

대상 근육

- 동작분석: 팔꿉관절 굽힘/폄, 몸통 폄/굽힘, 엉덩관절 폄/굽힘, 무릎관절 굽힘/폄
- 주동근

  팔꿉관절 굽힘: 위팔두갈래근, 위팔근, 위팔노근, 노쪽손목굽힘근, 긴손바닥근, 자쪽손목굽힘근, 엎침근, 긴노쪽손목폄근, 짧은노쪽손목폄근

  몸통 폄: 엉덩갈비근, 가장긴근, 가시근, 허리네모근, 반가시근, 돌림근, 뭇갈래근, 가시사이근

  엉덩관절 폄: 큰모음근, 큰볼기근, 중간볼기근, 넙다리두갈래근, 반막모양근, 반힘줄모양근

  무릎관절 굽힘: 넙다리빗근, 두덩정강근, 넙다리두갈래근, 반막모양근, 반힘줄모양근, 오금근, 장딴지근
- 길항근

  팔꿉관절 폄: 위팔세갈래근, 팔꿈치근, 손뒤침근, 자쪽손목폄근, 손가락폄근, 새끼폄근

  몸통 굽힘: 배곧은근, 배바깥빗근, 배속빗근

  엉덩관절 굽힘: 허리근, 엉덩근, 넙다리빗근, 넙다리근막긴장근, 넙다리곧은근, 두덩근, 짧은모음근, 긴모음근, 큰모음근, 중간볼기근

  무릎관절 폄: 넙다리곧은근, 가쪽넓은근, 중간넓은근, 안쪽넓은근

주의 사항

- 허리뼈를 과도하게 늘이지 않도록 한다.
- 머리와 어깨를 낮추는 것이 아니라, 다리를 뒤로 그리고 위로 뻗고 팔꿈치를 굽히는 것으로 몸통 기울이기를 시작한다.

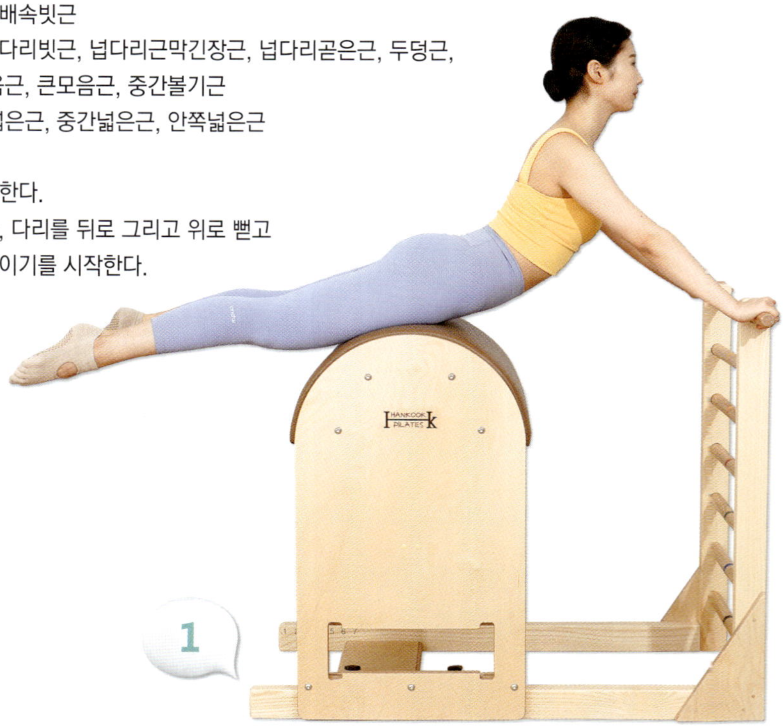

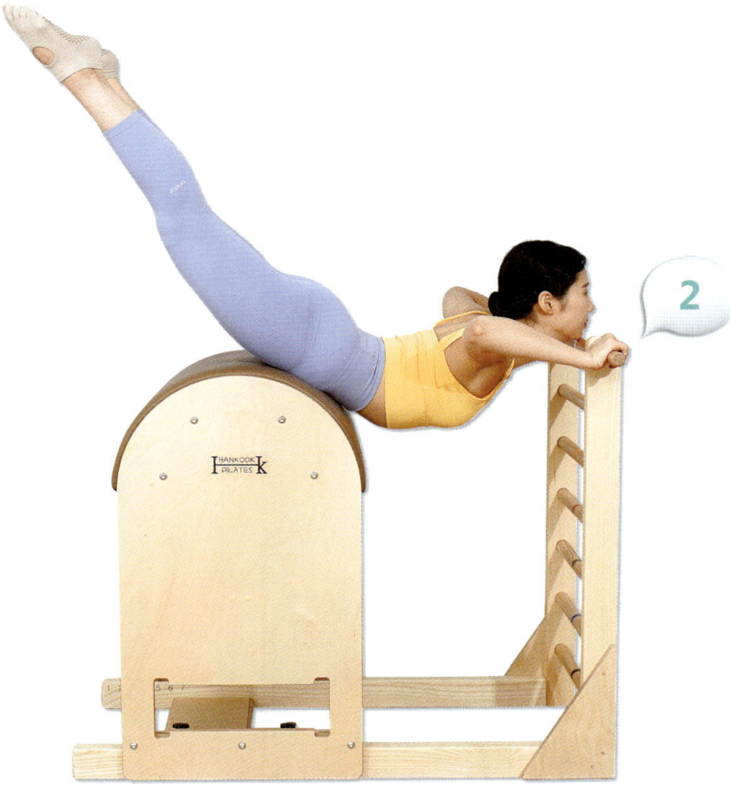
2

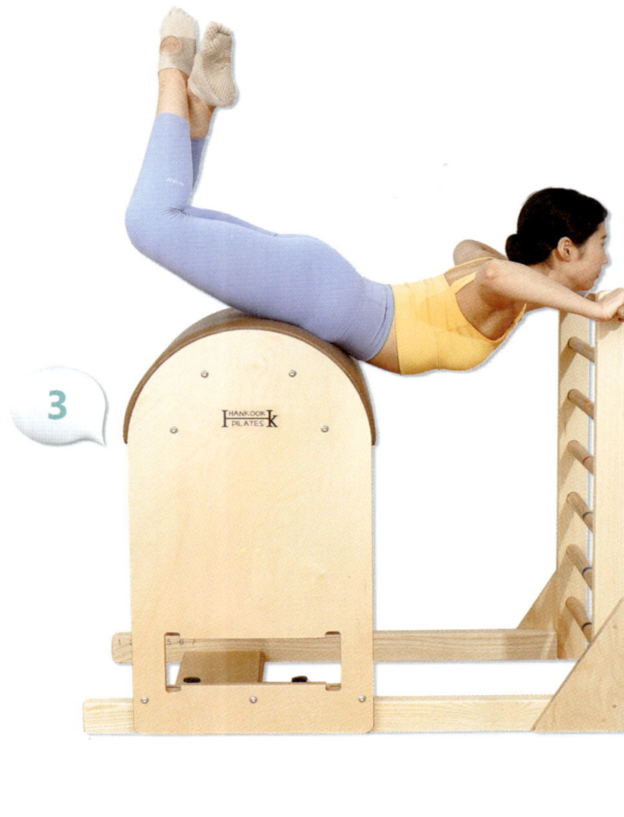
3

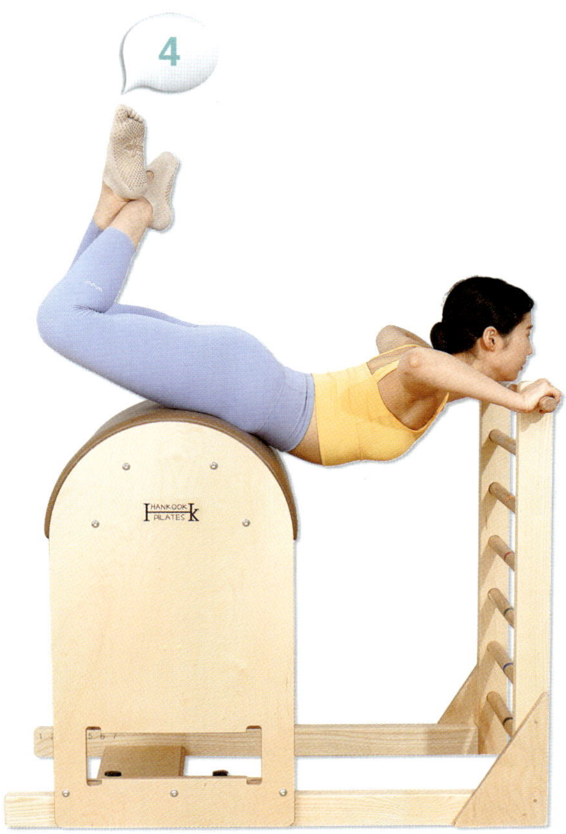
4

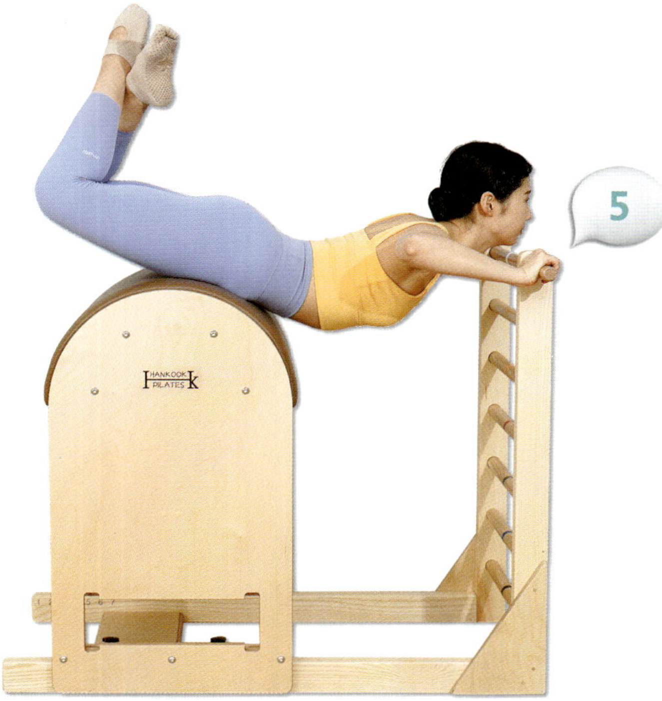
5

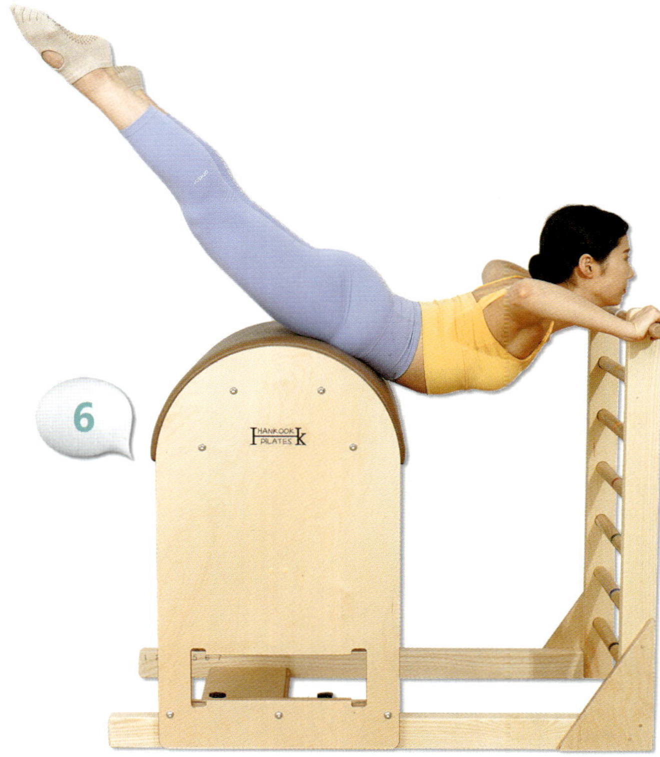
6

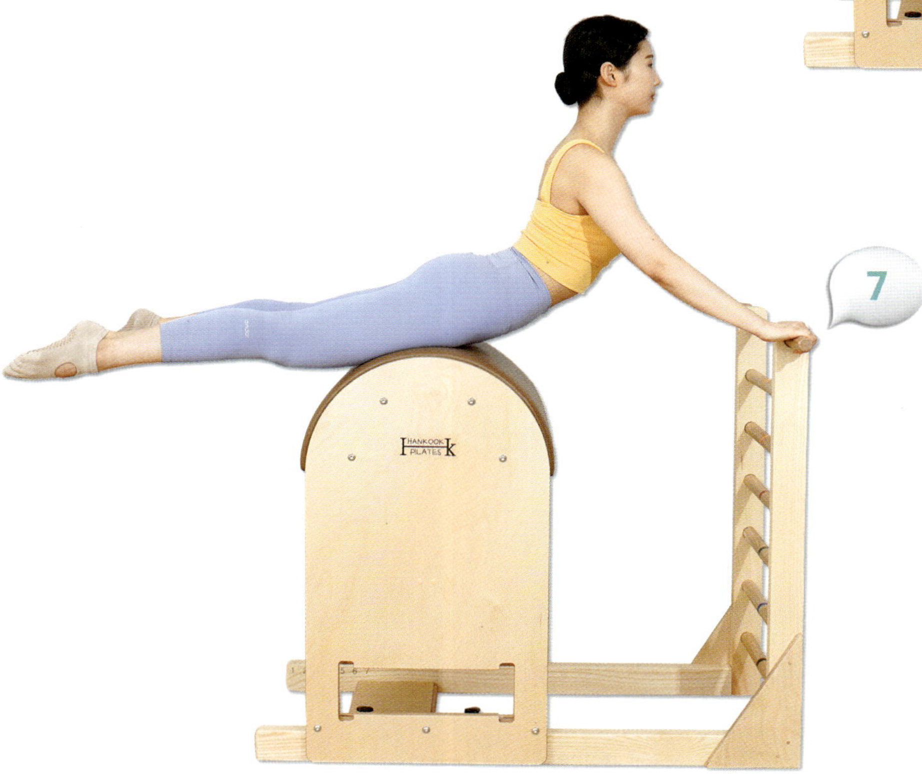
7

CHAPTER 16

SIDE LYING

01 사이드 레그 리프트 Side leg lifts

02 씨절 Scissors

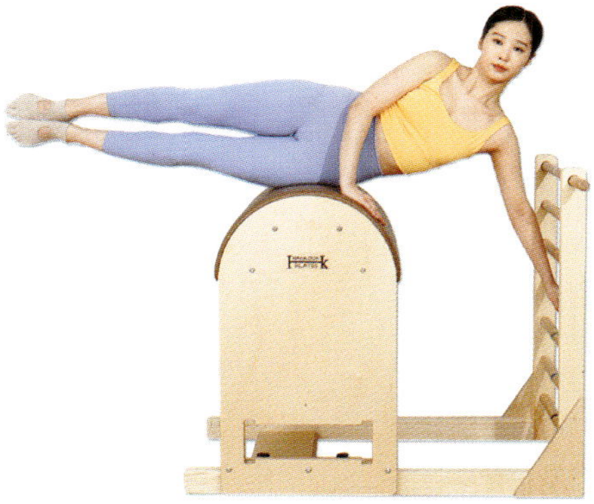

01 사이드 레그 리프트 Side leg lifts

시작 자세

- 바렐 위에 측면을 향해 누워, 머리는 사다리를 향하고 골반 측면은 꼭대기에 놓는다.
- 골반과 척추를 중립으로 한다.

운동 방법

다리 붙이기

- 들숨: 골반의 안정과 평행한 다리가 유지될 수 있는 한에서만 위쪽 다리를 벌림시킨다.
- 날숨: 아래쪽 다리를 모음시켜 위쪽 다리와 만나게 하고, 모음을 유지하며, 양다리를 함께 내린다.

양쪽 5~10회씩 반복한다.

양다리 같이

- 들숨: 숨을 들이마시며 자세를 준비한다.
- 날숨: 양다리를 모음시키고 골반의 안정이 유지될 수 있는 한 가장 높이 다리를 뻗는다.
- 들숨: 몸통과 같은 선에서 양다리를 내린다.

양쪽 5~10회씩 반복한다.

대상 근육

- 동작분석: 엉덩관절 벌림/모음
- 주동근
  엉덩관절 벌림: 넙다리빗근, 넙다리근막긴장근, 궁둥구멍근, 큰볼기근, 중간볼기근, 작은볼기근
- 길항근
  엉덩관절 모음: 두덩근, 짧은모음근, 긴모음근, 두덩정강근, 큰모음근, 큰볼기근, 위쌍둥이근, 아래쌍둥이근, 속폐쇄근, 바깥폐쇄근, 넙다리네모근

주의 사항

- 지속적으로 배바깥빗근을 사용한다.
- 골반이나 몸통 상단이 돌림하지 않도록 한다.

다리 붙이기 1

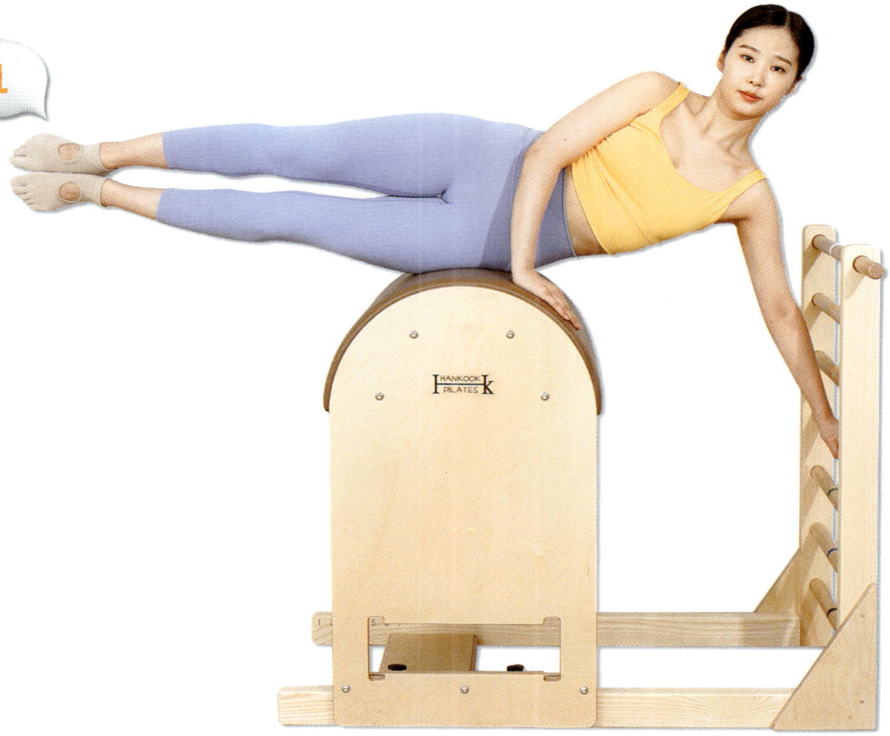

다리 붙이기 2

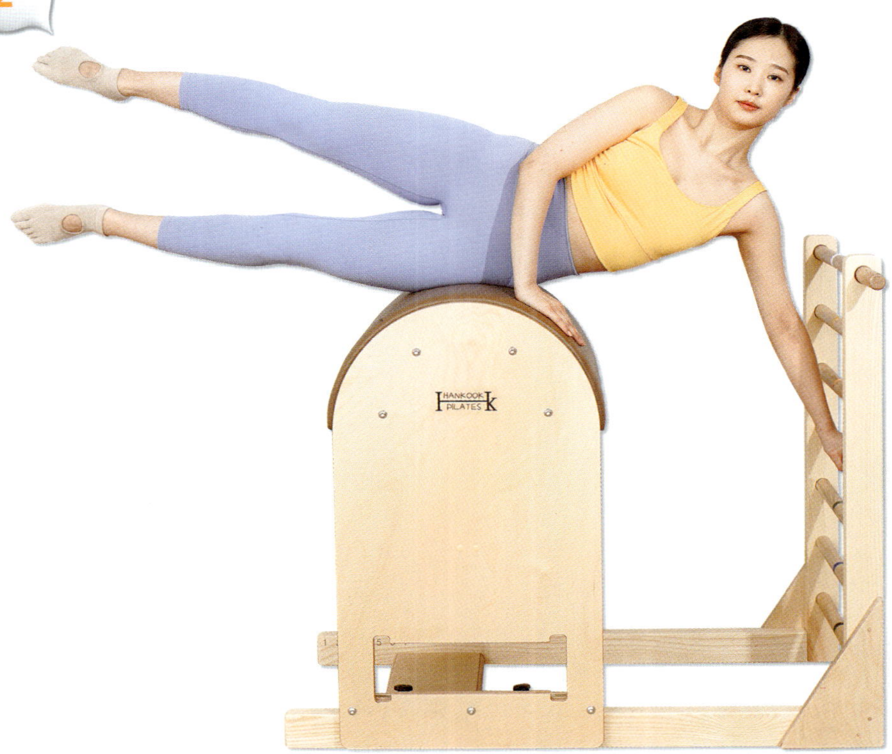

다리 붙이기 3

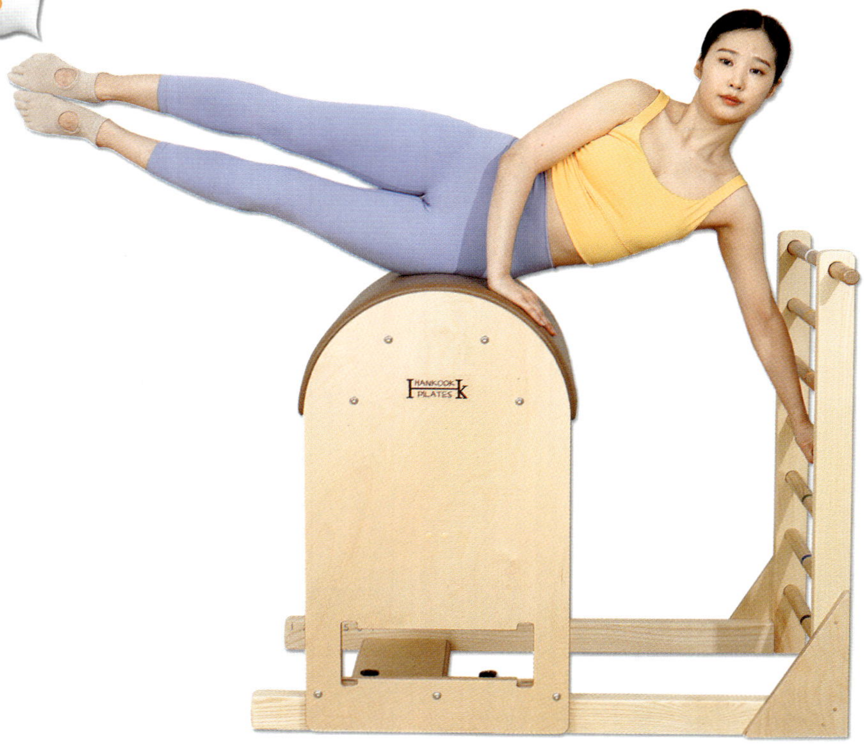

다리 붙이기 4

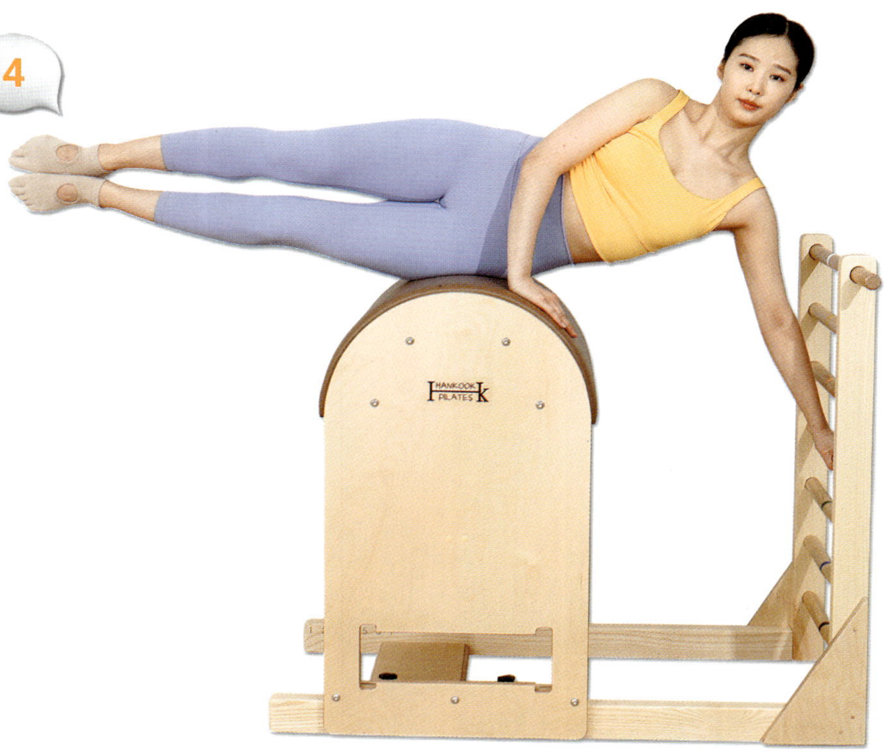

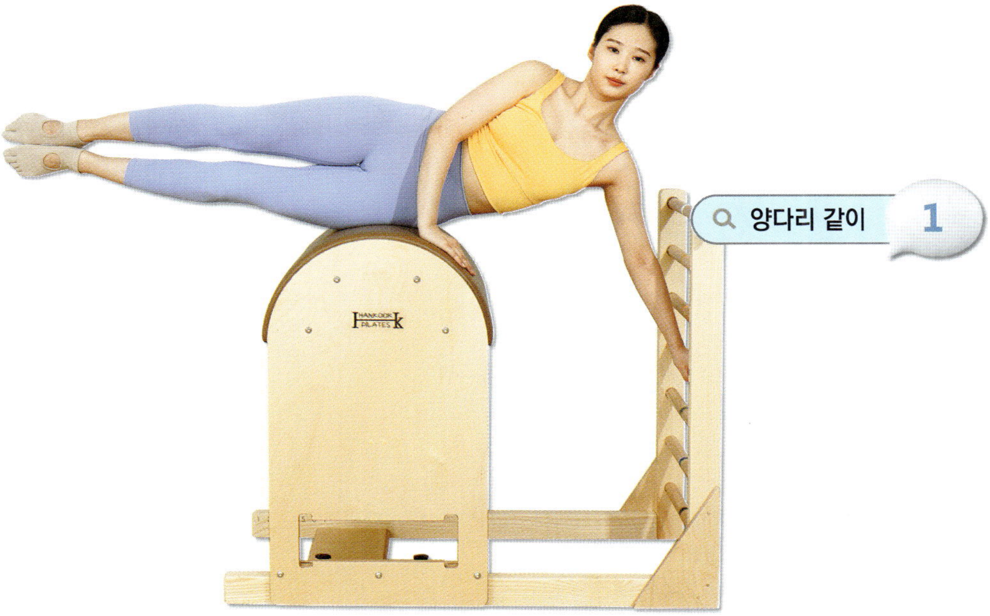
양다리 같이 1

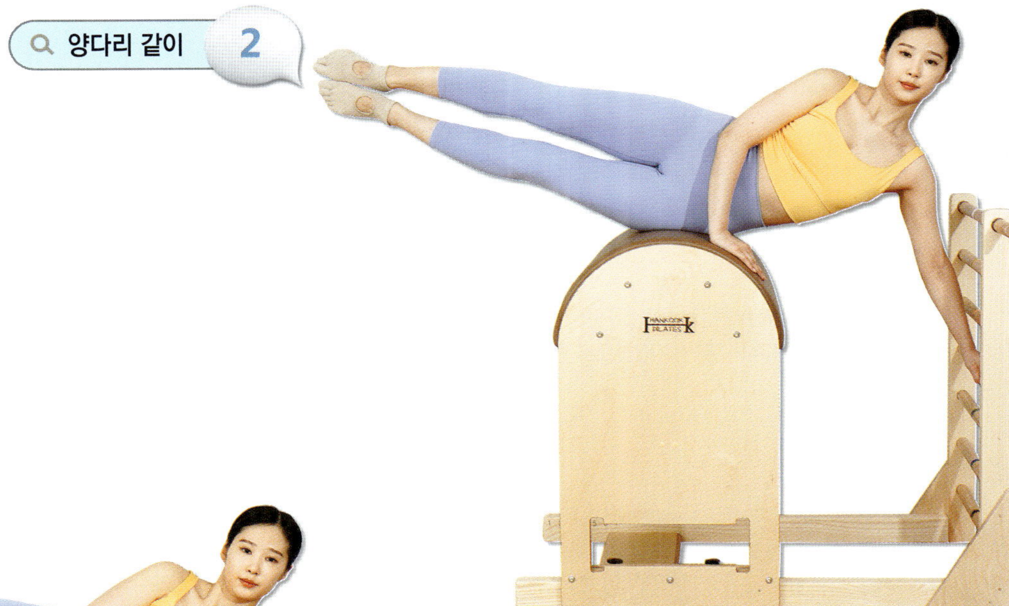
양다리 같이 2

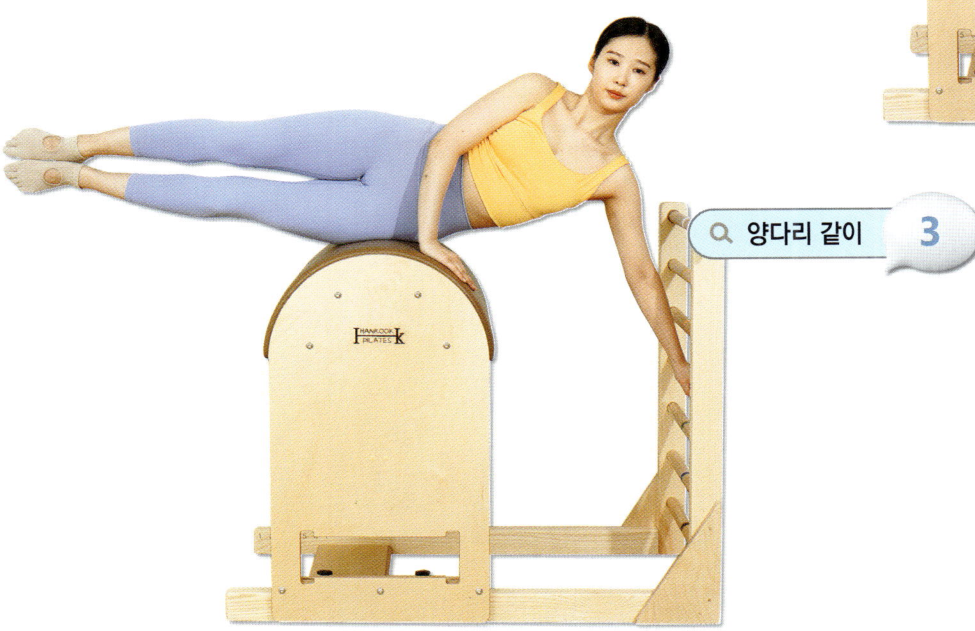
양다리 같이 3

02 씨절 Scissors

시작 자세

- 바렐 위에 측면을 향해 누워, 머리는 사다리를 향하고 골반 측면은 꼭대기에 놓는다.
- 골반과 척추를 중립으로 한다.

운동 방법

- 들숨: 숨을 들이마시며 자세를 준비한다.
- 날숨: 5까지 셀 동안 진행한다. 양다리를 곧고 평행하게, 골반은 안정되게 유지하며, 위쪽 다리를 앞으로, 아래쪽 다리를 같은 정도로 뒤로 뻗는다. 한 번 셀 때마다 다리를 바꾼다.
- 들숨: 5까지 셀 동안 진행한다. 다리의 상호 움직임을 계속한다.
- 날숨: 시작 자세로 돌아온다.

5세트 실시한다.

대상 근육

- 동작분석: 엉덩관절 폄/굽힘
- 주동근
  엉덩관절 폄: 큰모음근, 큰볼기근, 중간볼기근, 넙다리두갈래근, 반막모양근, 반힘줄모양근
- 길항근
  엉덩관절 굽힘: 허리근, 엉덩근, 넙다리빗근, 넙다리근막긴장근, 넙다리곧은근, 두덩근, 짧은모음근, 긴모음근, 큰모음근, 중간볼기근

주의 사항

- 골반이 돌림하지 않도록 한다
- 척추와 골반을 중립으로 한다.

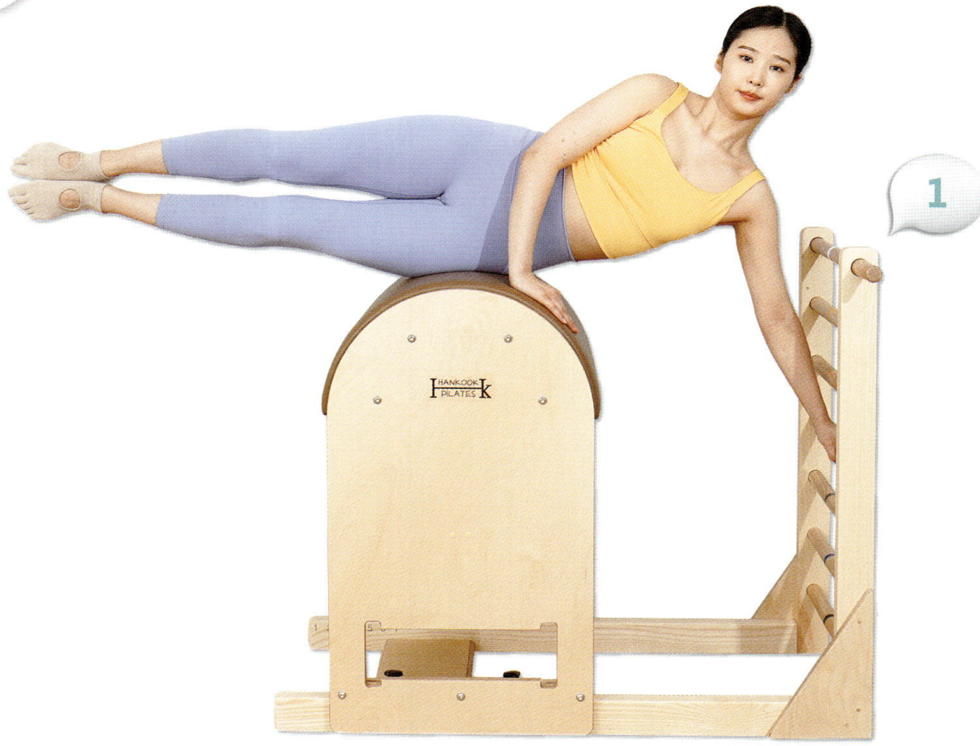

2

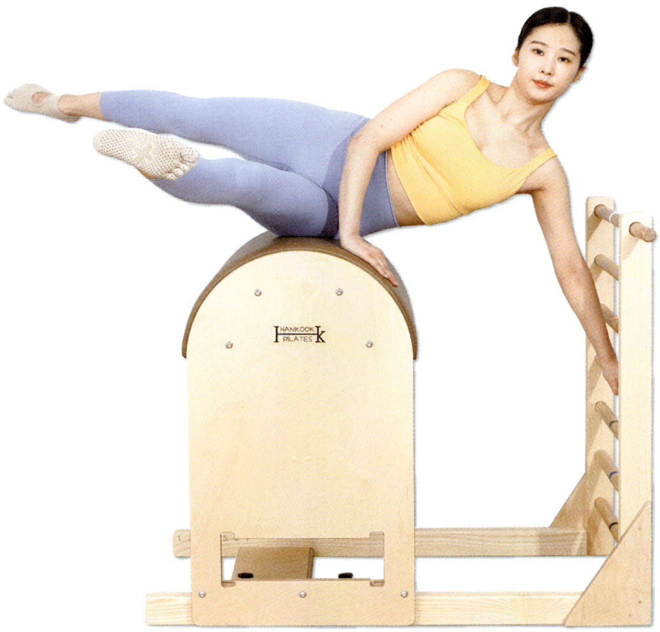

3

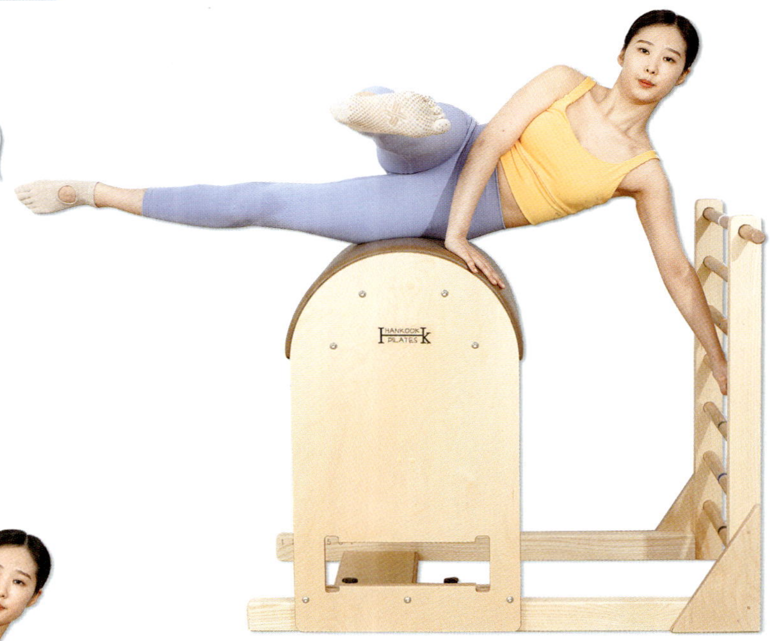

4

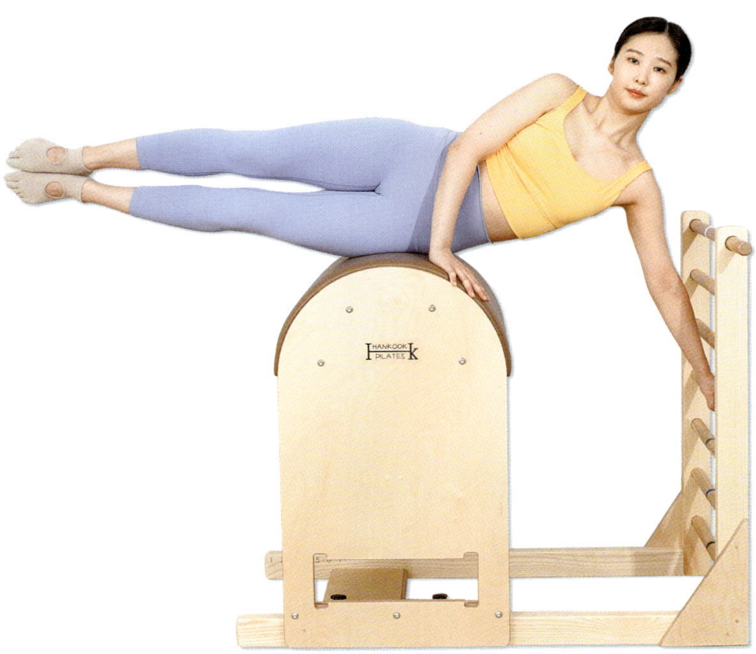

CHAPTER 17

SHORT BOX SERIES

01 롤 다운 라운드 백 Roll down round back

02 업라이트/플랫 백 Uplight/Flat back

03 스파인 트위스트 Spine twist

04 트위스트 위드 라운드 백 Twist with round back

05 린 Lean

06 린-트위스트 어라운드 더 월드 Lean-Twist around the world

07 트리 Tree

08 트리-레그 투 사이드 Tree-Leg to side

09 트리-레그 써클 Tree-Leg circles

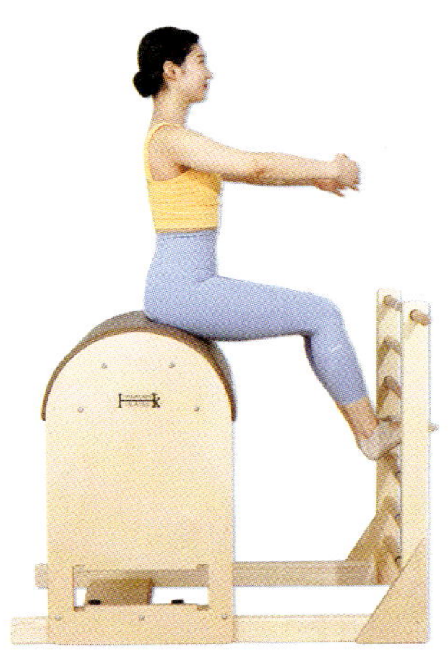

01 롤 다운 라운드 백 Roll down round back

시작 자세

- 바렐 꼭대기의 앞쪽에(뒤로 말 때 허리뼈가 꼭대기에 의해 지지되도록) 똑바로 앉는다.
- 골반과 척추를 중립으로 한다.

운동 방법

- 들숨: 숨을 들이마시며 자세를 준비한다.
- 날숨: 골반을 앞으로부터 떨어뜨리고 허리뼈를 굽힘으로써 시작하고, 엉치뼈를 바렐 위로 말아 올린다. 배근육의 동원을 유지하며 골반을 계속 말아 내리고, 척추 상단이 바렐 뒤쪽 너머로 뻗도록 하고, 양팔은 가슴 앞에 둔다.
- 들숨: 자세를 유지한다.
- 날숨: 양팔은 가슴 앞에 두고, 머리로부터 시작해서 척추를 연속적으로 굽히고, 몸통을 다리 위로 앞으로 가져오고 궁둥뼈결절의 꼭대기에 무게를 둔다.
- 들숨: 척추를 꼬리부터 머리까지 연속적으로 늘이고, 중립으로 돌아온다.

5회 반복한다.

대상 근육

- 동작분석: 몸통 굽힘/폄
- 주동근
  몸통 굽힘: 배곧은근, 배바깥빗근, 배속빗근
- 길항근
  몸통 폄: 엉덩갈비근, 가장긴근, 가시근, 허리네모근, 반가시근,
  돌림근, 뭇갈래근, 가시사이근

주의 사항

- 몸통을 뒤로 기대는 것이 아니라 C-곡선을 만든다.
- 말아 올리는 동안 단순히 엉덩이굽힘근으로 경첩을 단 듯이 운동하지 않고, 척추를 굽히기 위해 배근육을 가능한 많이 사용한다.

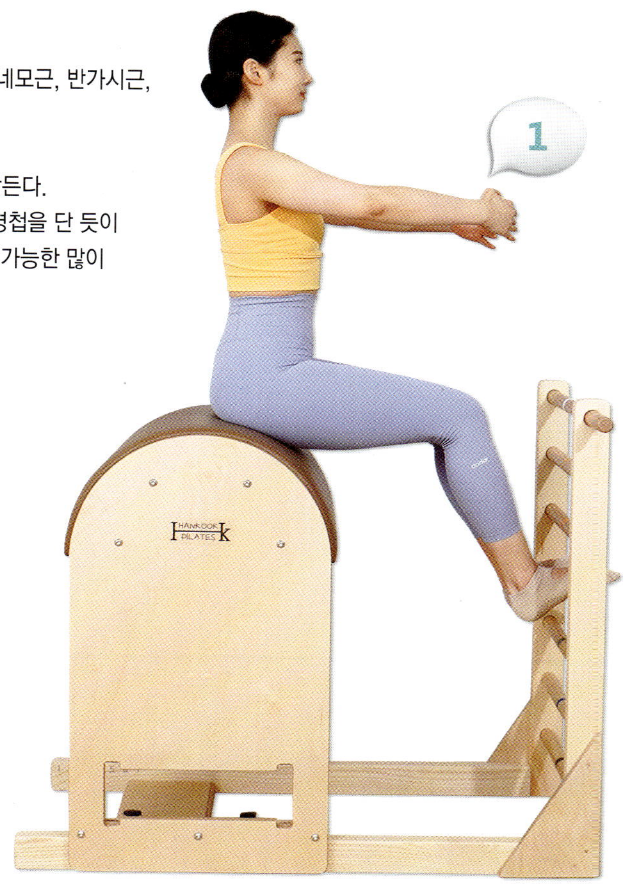

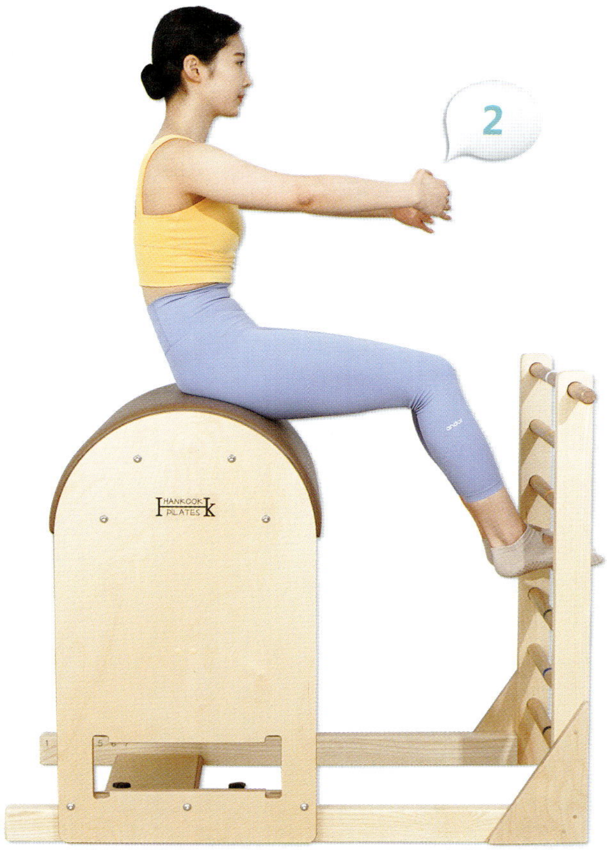
2

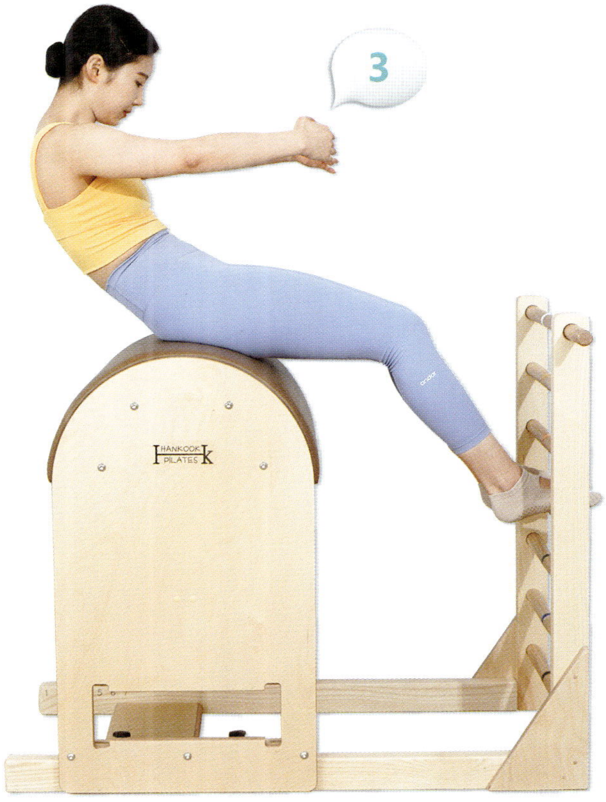
3

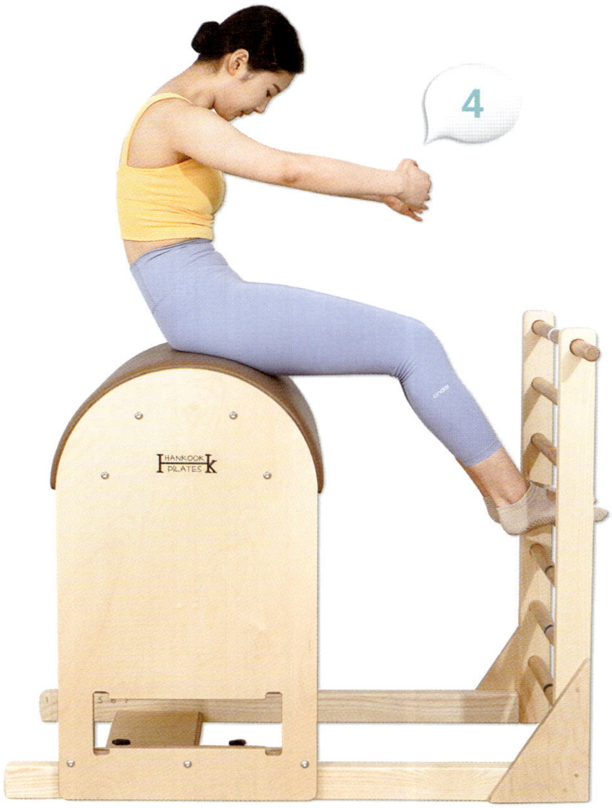
4

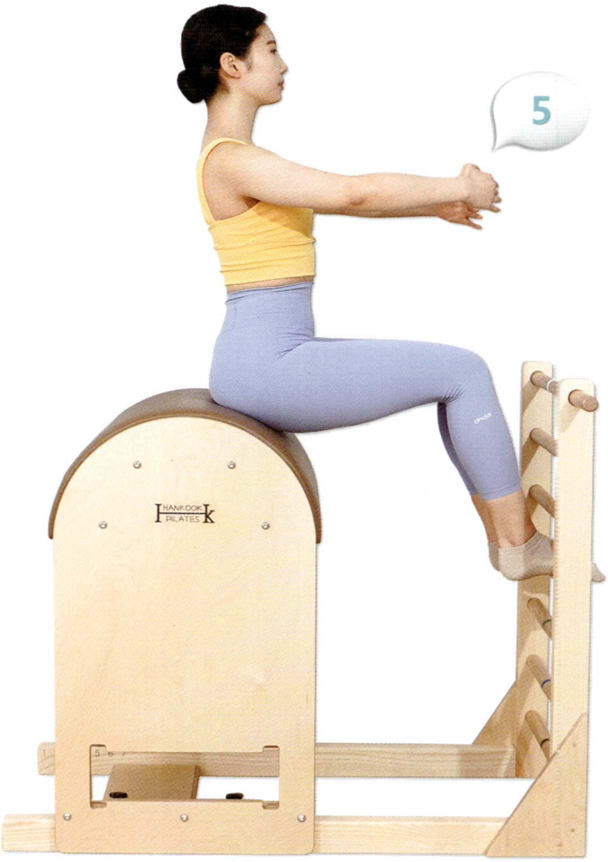
5

02 업라이트/플랫 백 Uplight/Flat back

시작 자세

- 바렐 꼭대기 가까이에 똑바로 앉아서 골반과 척추를 중립으로 하고 양팔을 머리 위로 올린다.

운동 방법

- 들숨: 숨을 들이마시며 자세를 준비한다.
- 날숨: 골반은 넙다리뼈 관절에 경첩을 달아놓은 듯 가능한 멀리 움직이며, 척추는 중립으로 유지한다.
- 들숨: 자세를 유지한다.
- 날숨: 시작 자세로 돌아온다. 궁둥뼈결절 바로 위에 무게를 둔다.

5회 반복한다.

대상 근육

- 동작분석: 몸통 굽힘/폄 (동시 수축)
- 주동근
  몸통 굽힘: 배곧은근, 배바깥빗근, 배속빗근
- 길항근
  몸통 폄: 엉덩갈비근, 가장긴근, 가시근, 허리네모근,
  반가시근, 돌림근, 뭇갈래근, 가시사이근

주의 사항

- 운동하는 동안 중립 척추와 어깨뼈의
  안정을 유지한다.

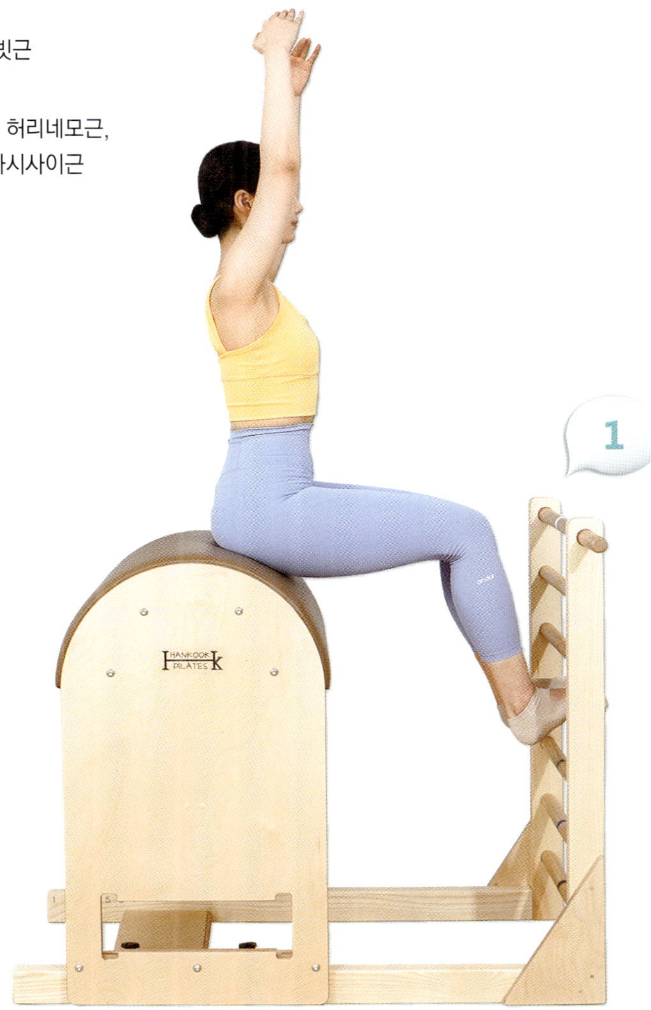

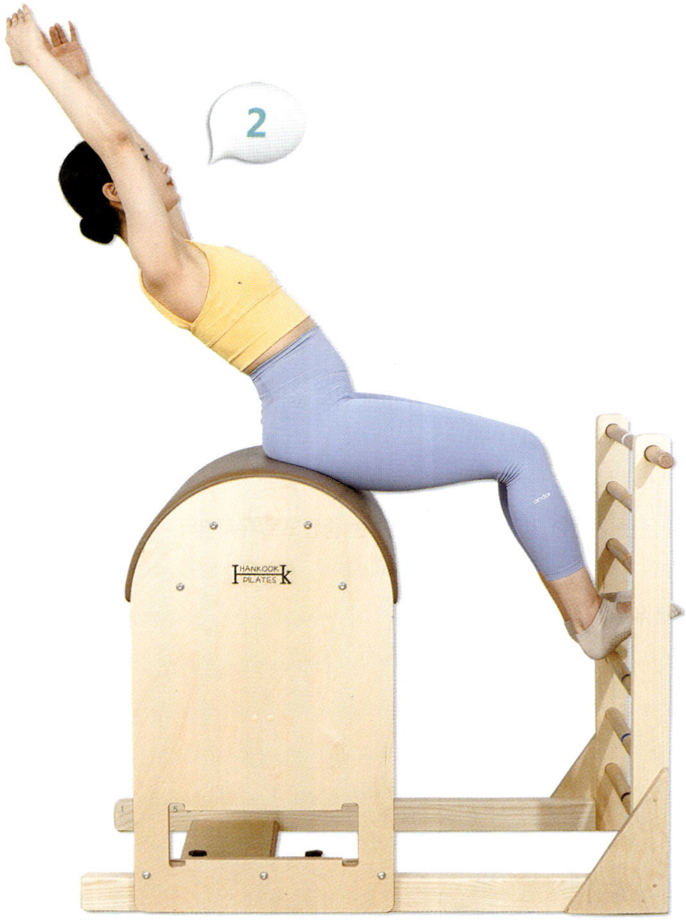
2
HANKOOK PILATES

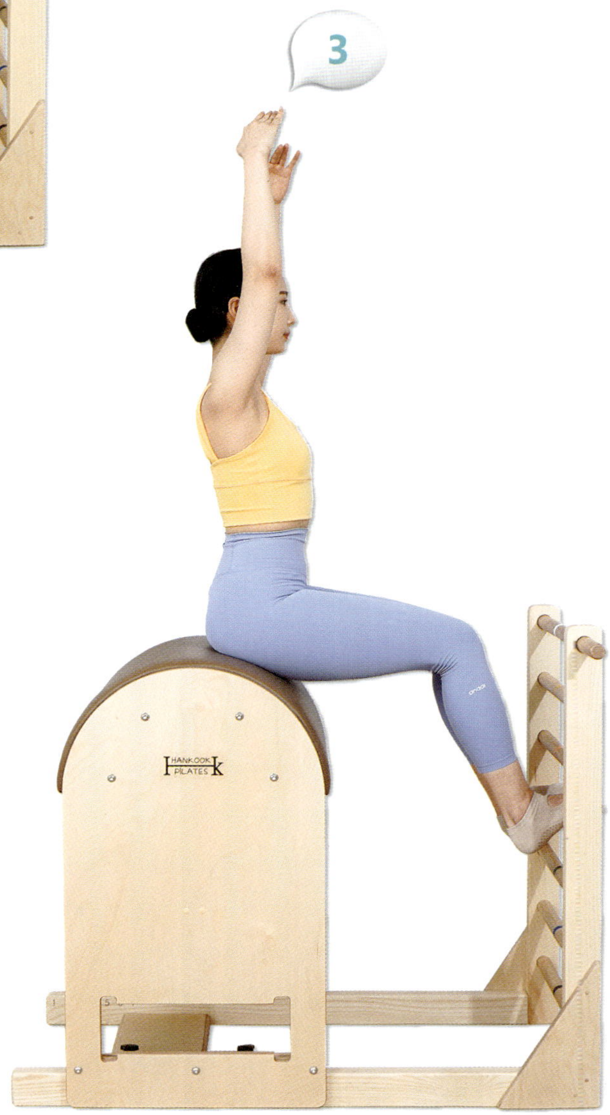
3
HANKOOK PILATES

03 스파인 트위스트 Spine twist

시작 자세

- 바렐 아치에 앉아 양발을 사다리 3~4번째 단에 지지한다.
- 팔을 수평으로 편다.

운동 방법

- 들숨: 숨을 들이마시며 자세를 준비한다.
- 날숨: 양팔을 수평으로 하고, 3회에 나누어 숨을 내쉬면서 몸통을 돌림한다(교대로).
- 들숨: 시작위치로 돌아온다.

5회 반복한다.

대상 근육

- 동작분석: 몸통 돌림, 어깨관절 벌림/모음
- 주동근
  몸통 오른쪽 돌림: 오른쪽 배바깥빗근, 왼쪽 배속빗근, 왼쪽 반가시근, 왼쪽 뭇갈래근, 왼쪽 돌림근
  어깨관절 벌림: 큰가슴근, 넓은등근, 큰원근, 작은원근, 부리위팔근, 위팔두갈래근
- 길항근
  몸통 왼쪽 돌림: 왼쪽 배바깥빗근, 오른쪽 배속빗근,
  오른쪽 반가시근, 오른쪽 뭇갈래근, 오른쪽 돌림근
  어깨관절 모음: 어깨세모근, 가시위근, 큰가슴근

주의 사항

- 어깨부터가 아니라 척추 아래로부터 나선형으로 올려 척추의 돌림을 시작한다.

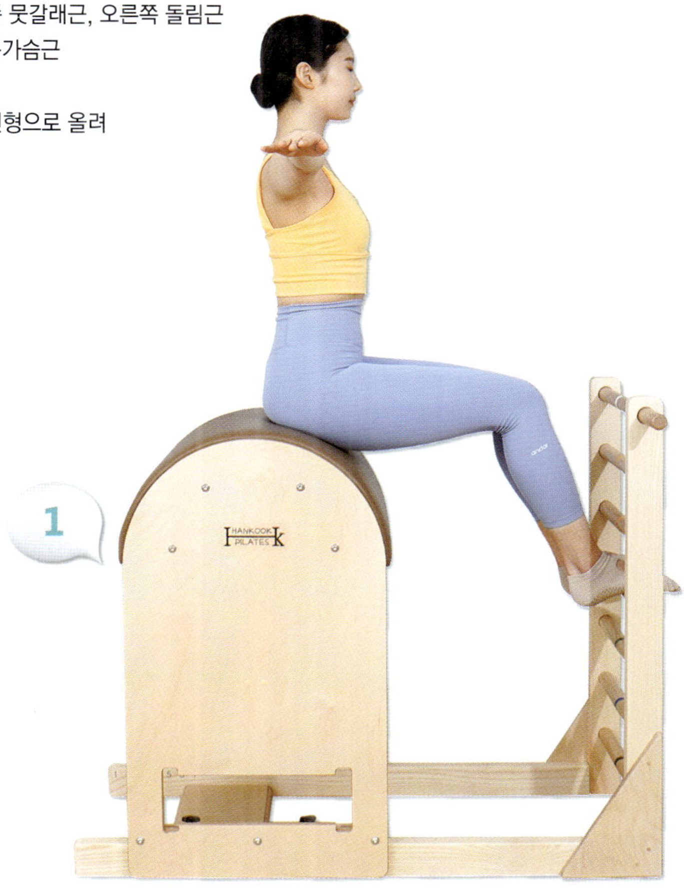

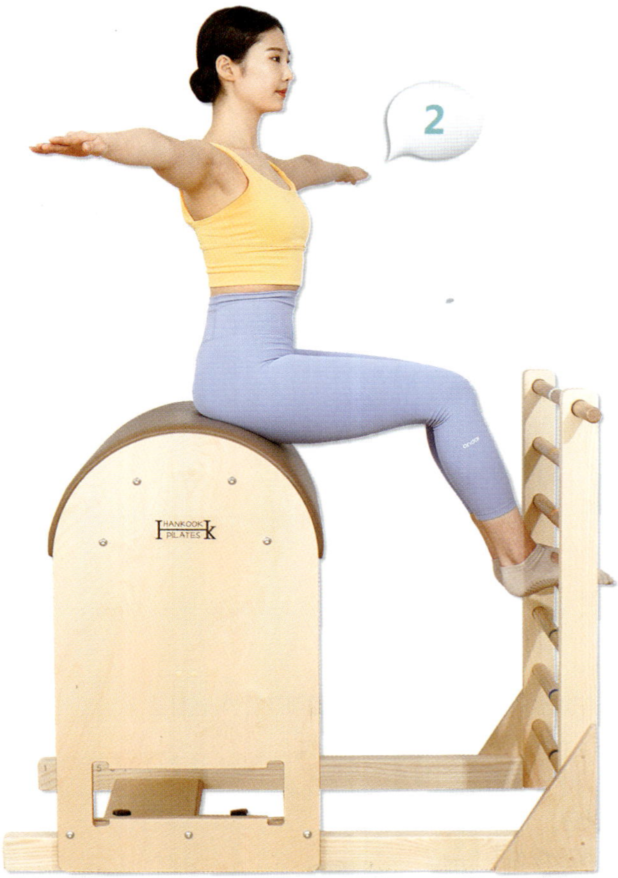
2

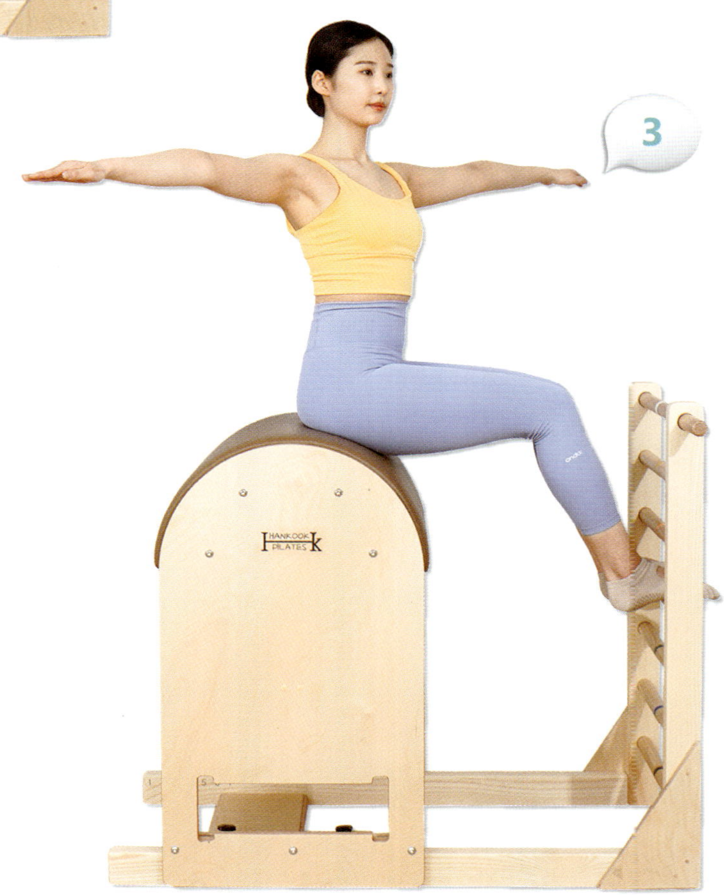
3

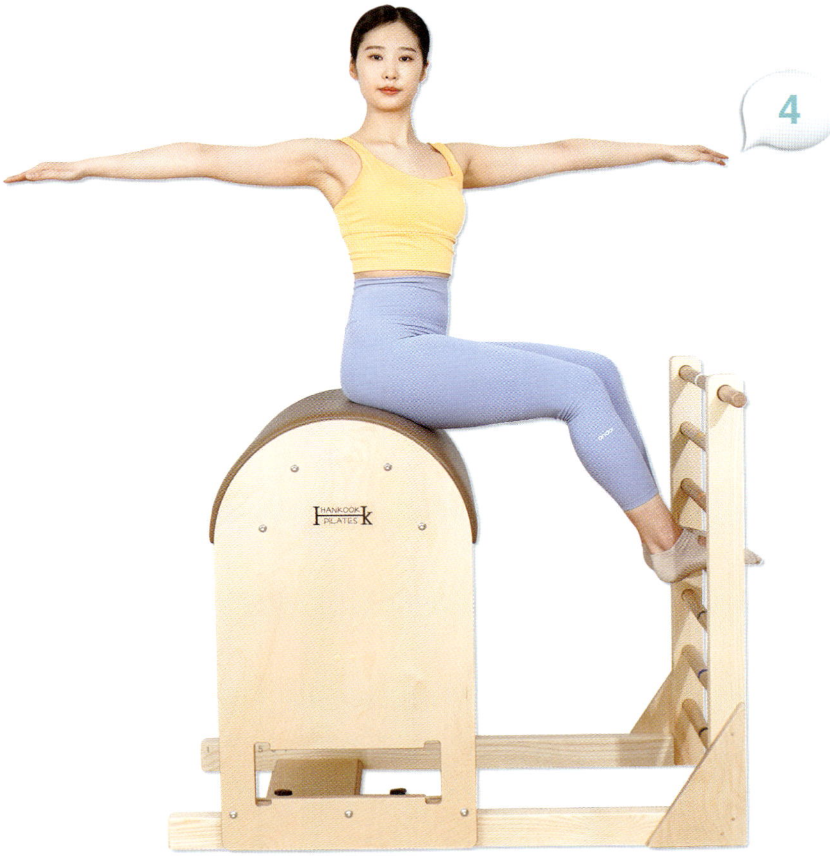
4

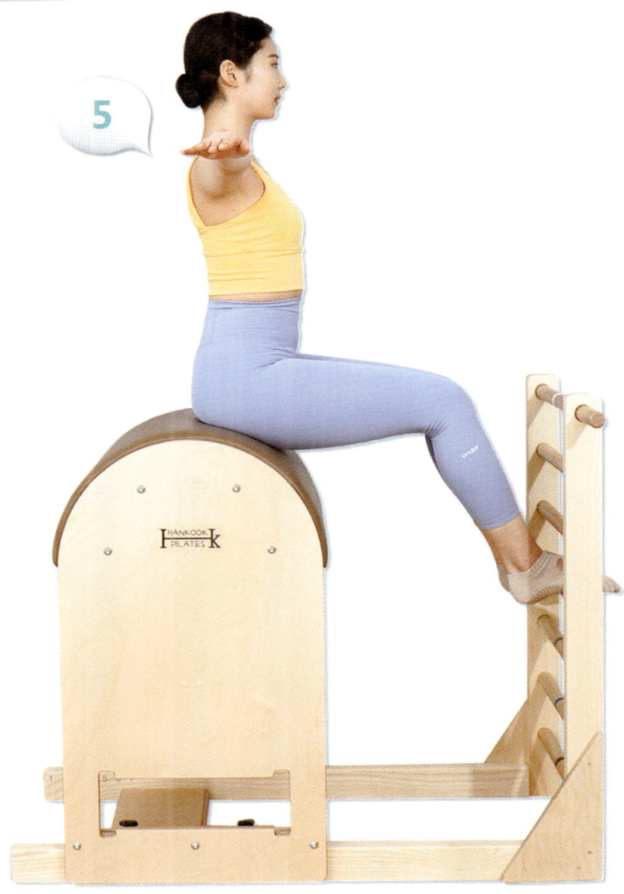
5

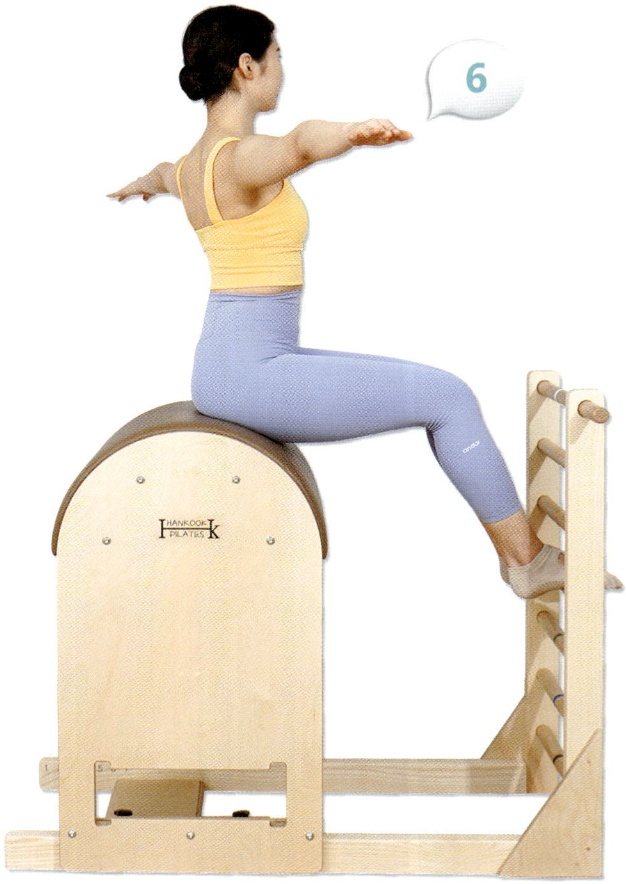
6
HANKOOK PILATES

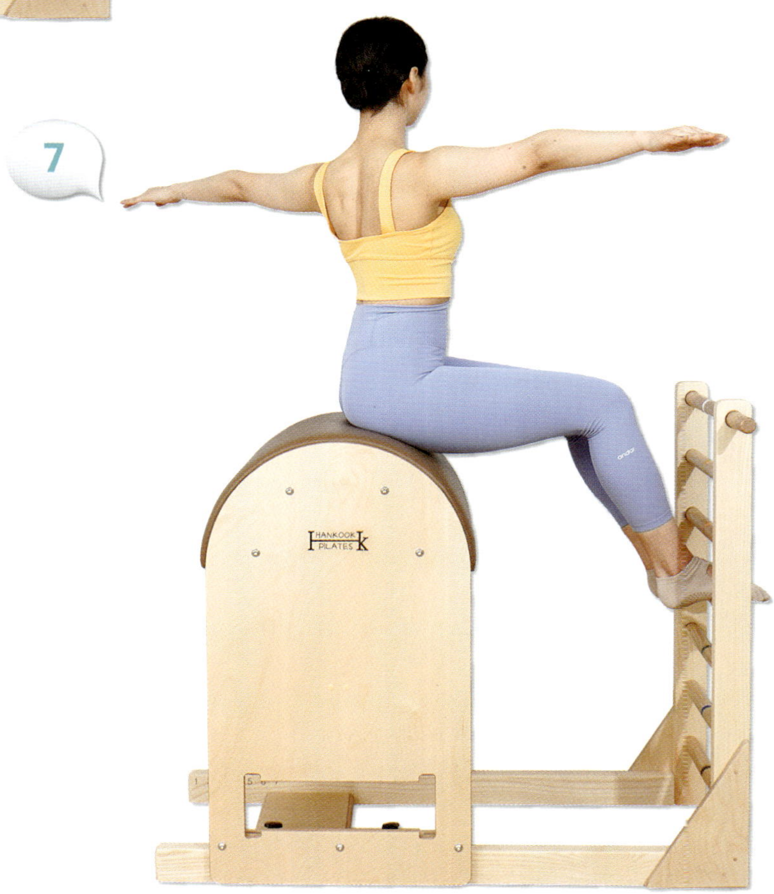
7
HANKOOK PILATES

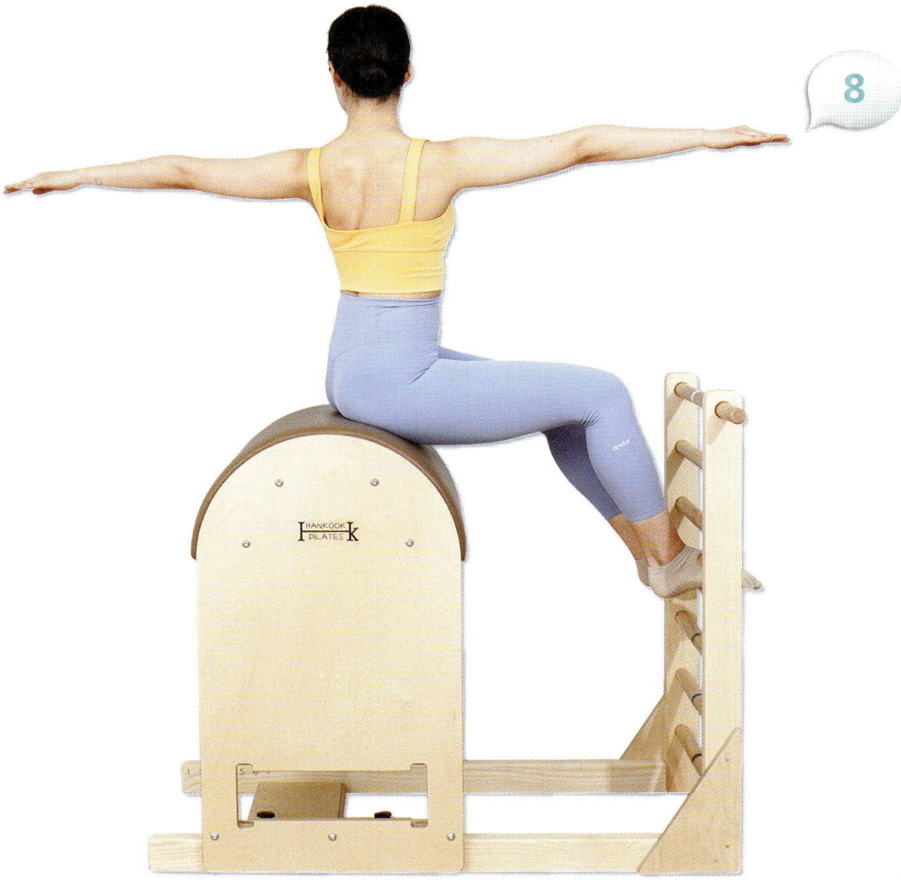
8

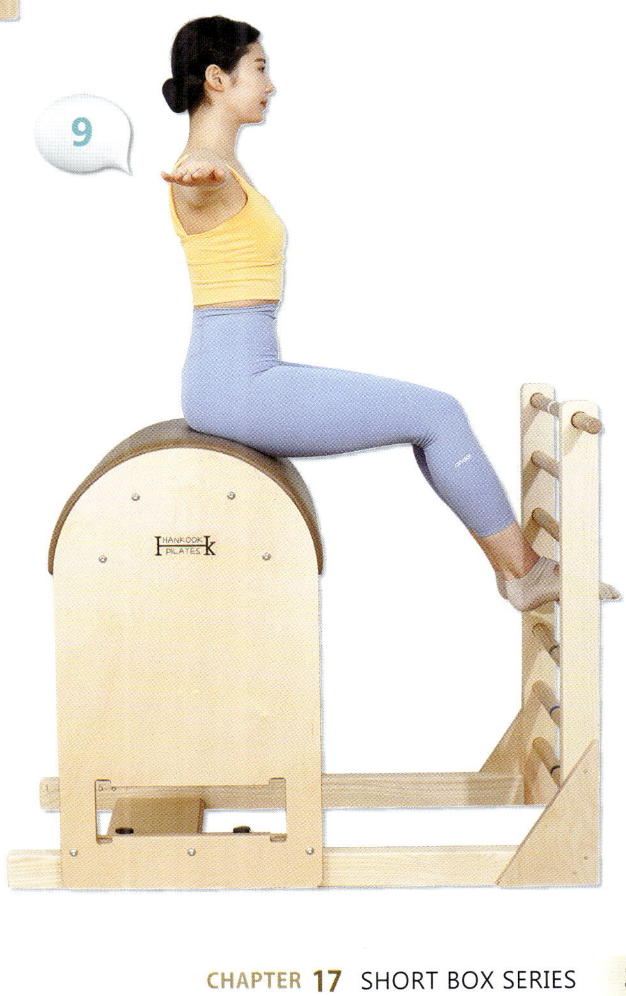
9

04 트위스트 위드 라운드 백 Twist with round back

시작 자세

- 바렐 꼭대기의 앞쪽에(뒤로 말 때 허리뼈가 꼭대기에 의해 지지되도록) 똑바로 앉아 골반과 척추를 중립으로 한다.
- 양팔은 어깨너비로 곧게 편다.

운동 방법

- 들숨: 숨을 들이마시며 자세를 준비한다.
- 날숨: 골반을 앞으로부터 떨어뜨리고 허리뼈를 굽힘으로써 시작하고, 배근육을 사용하여 허리뼈를 굽힌다. 척추 상단이 허리뼈에 반응하여 굽혀질 것이다(C-곡선).
- 들숨: 척추의 굽힘과 어깨뼈의 안정을 유지한다.
- 날숨: 한쪽 팔을 유지하고, 다른 쪽 팔과 몸통을 돌림한다. 시선은 손끝을 향한다.
- 들숨: 몸통을 돌림하여 정면으로 돌아온다.
- 날숨: 반대 방향도 실시한다.
- 들숨: 돌림하여 시작 자세로 돌아온다.

5회 반복한다.

대상 근육

- 동작분석: 몸통 굽힘/폄, 몸통 돌림, 어깨관절 벌림/모음
- 주동근
  몸통 굽힘: 배곧은근, 배바깥빗근, 배속빗근
  몸통 오른쪽 돌림: 오른쪽 배바깥빗근, 왼쪽 배속빗근, 왼쪽 반가시근, 왼쪽 뭇갈래근, 왼쪽 돌림근
  어깨관절 벌림: 큰가슴근, 넓은등근, 큰원근, 작은원근, 부리위팔근, 위팔두갈래근
- 길항근
  몸통 폄: 엉덩갈비근, 가장긴근, 가시근, 허리네모근, 반가시근, 돌림근, 뭇갈래근, 가시사이근
  몸통 왼쪽 돌림: 왼쪽 배바깥빗근, 오른쪽 배속빗근, 오른쪽 반가시근, 오른쪽 뭇갈래근, 오른쪽 돌림근
  어깨관절 모음: 어깨세모근, 가시위근, 큰가슴근

주의 사항

- 몸통을 뒤로 기대는 것이 아니라, 골반을 넙다리뼈 앞으로부터 떨어뜨리고 배근육을 사용하여 허리뼈의 굽힘을 증가시킴으로써 시작한다.
- 배가로근의 사용을 유지하고, 특히 몸 상단이 돌림할 때 더욱 유지한다.

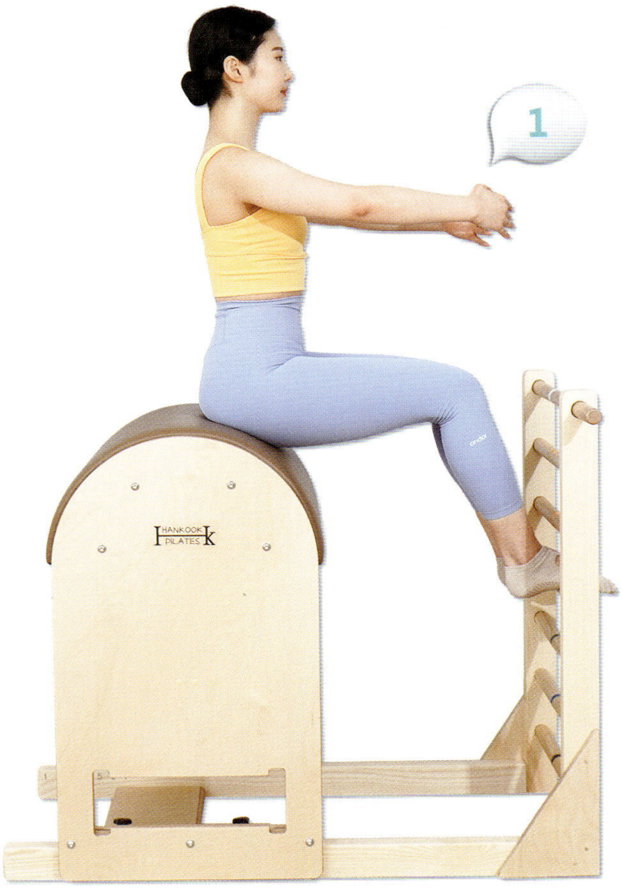
1

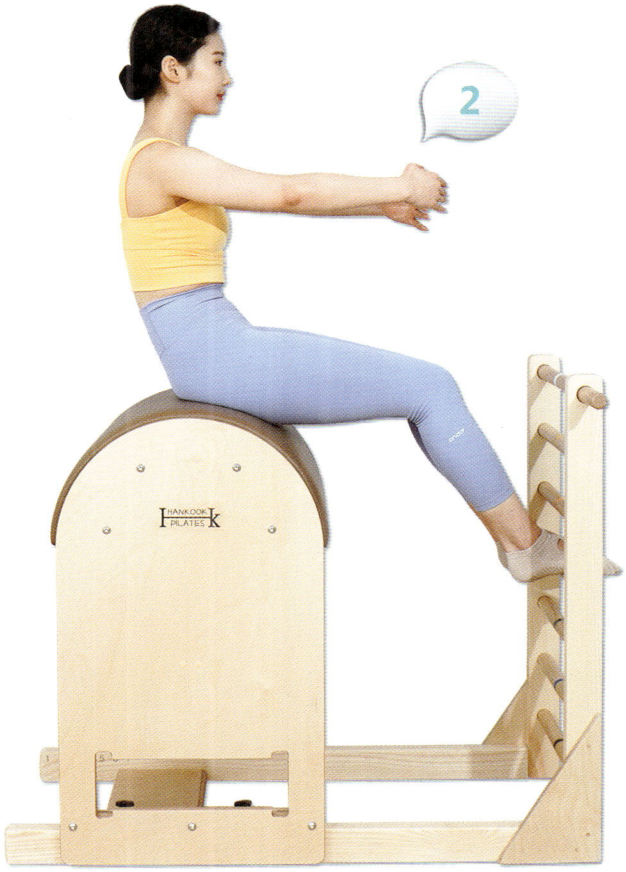
2

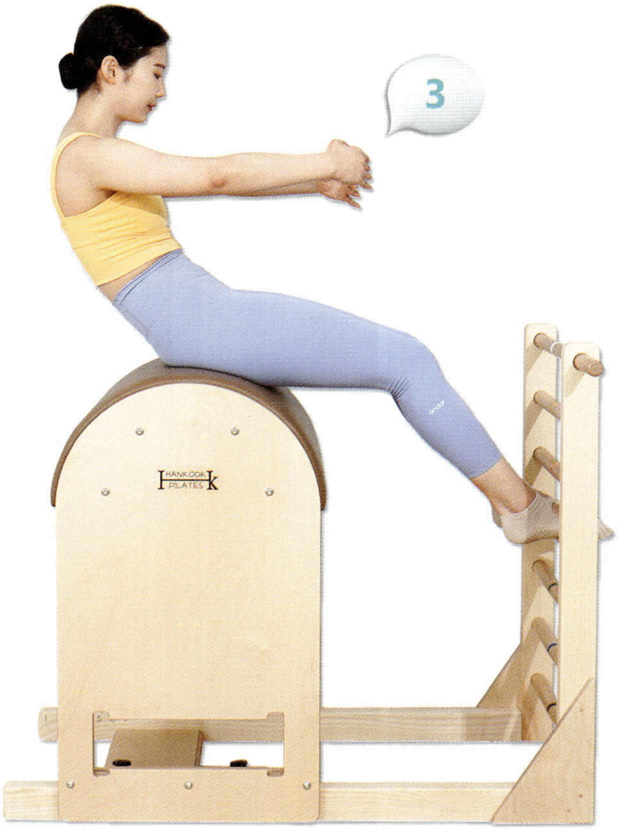
3

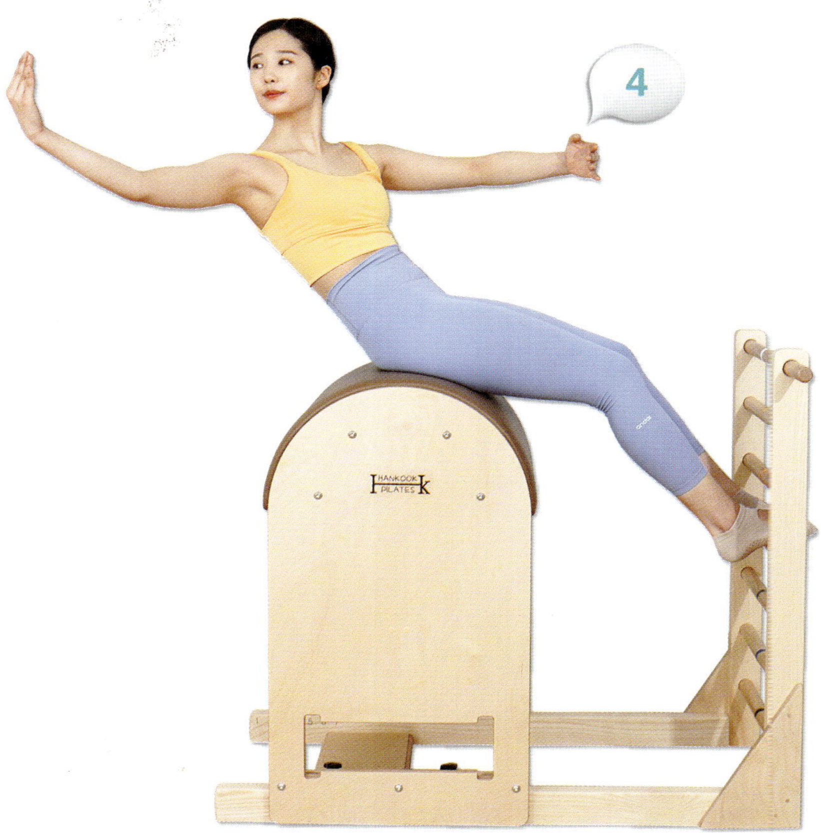
4

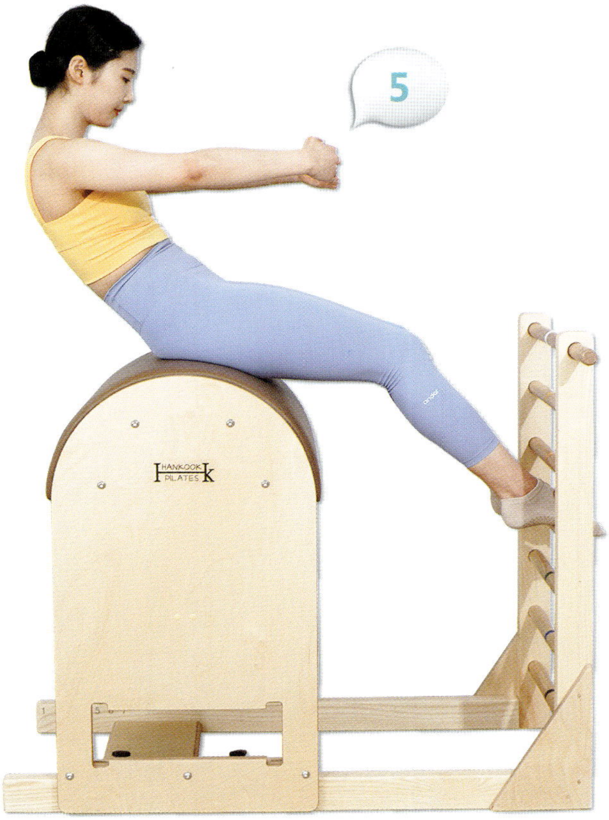
5
HANKOOK PILATES

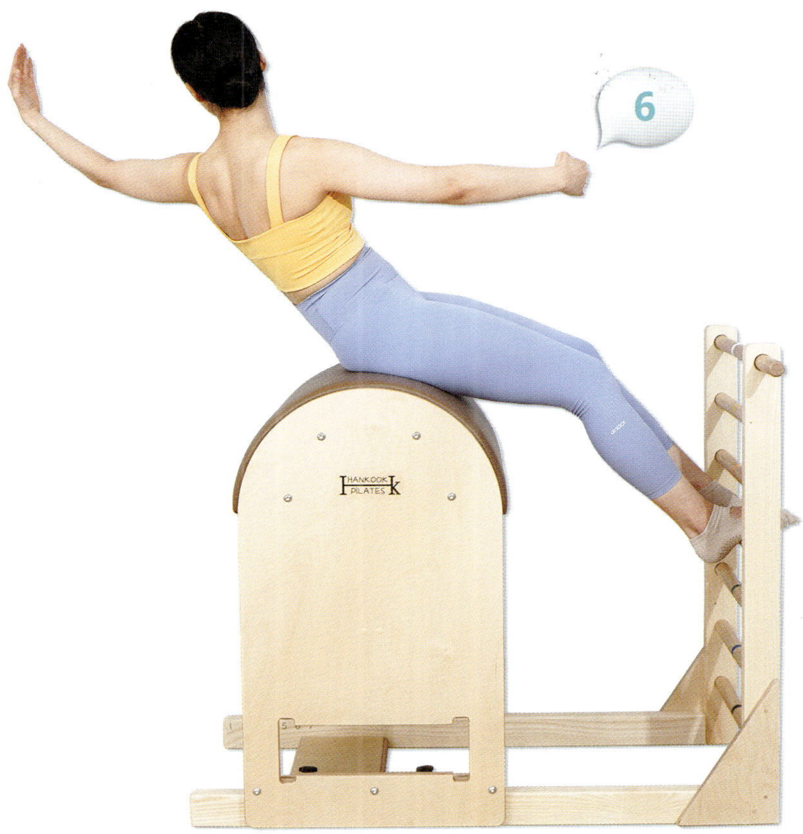
6
HANKOOK PILATES

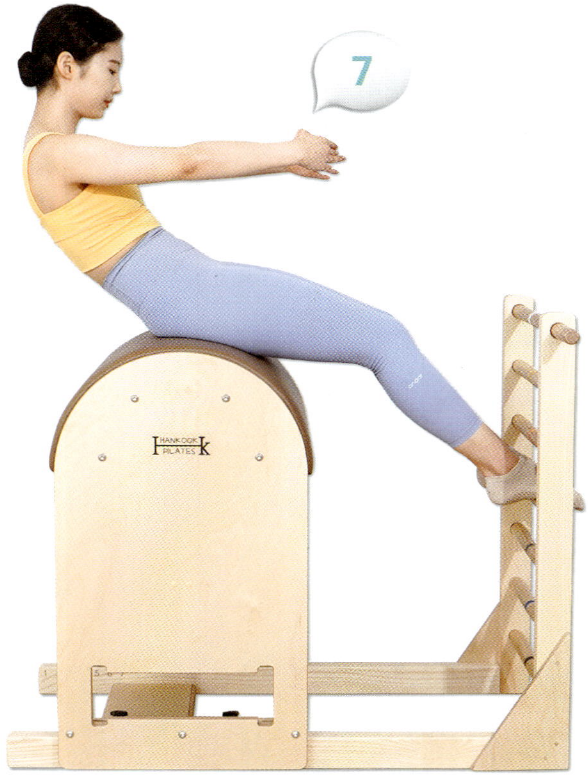
7

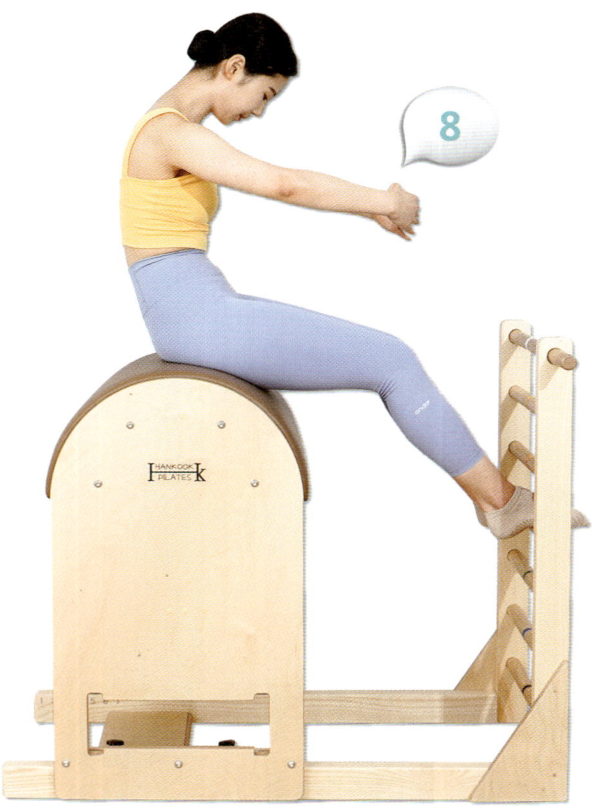
8

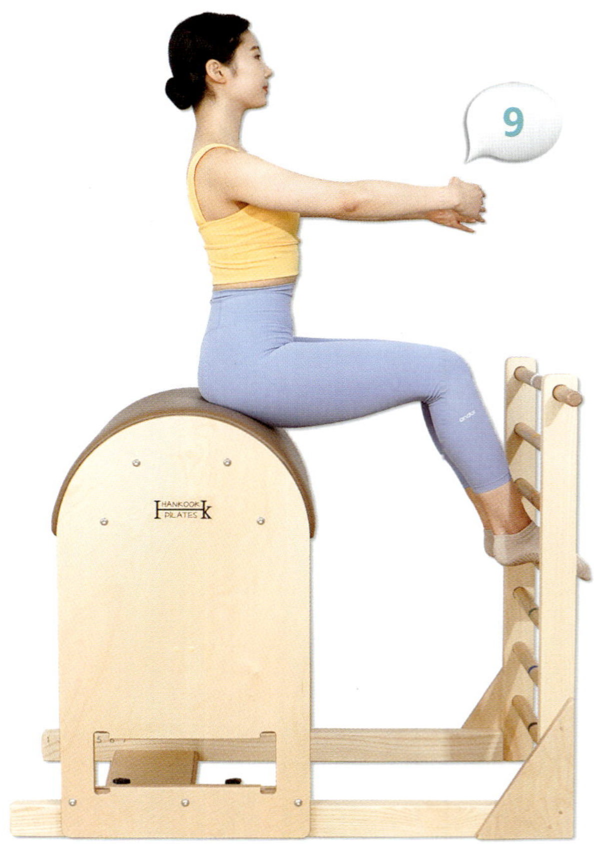
9

05 린 Lean

시작 자세

- 꼭대기 근처에 똑바로 앉아서, 골반과 척추를 중립으로 한다.
- 다리는 모음시키고, 발뒤꿈치는 무릎을 엉덩이 높이에 가져올 수 있을 정도로 적절한 사다리 단에 놓고, 발가락은 그 위 단에 건다.
- 팔은 어깨너비로 곧게 펴고, 머리 위로 봉을 잡는다(봉이 없을 시 손을 머리 위로 한다).

운동 방법

- 들숨: 척추의 중립, 골반의 앞으로의 수평, 머리 위의 양팔을 유지하며 몸통 위쪽을 한쪽으로 돌림시킨다.
- 날숨: 척추를 안정적으로 유지하며, 몸통 양쪽을 똑같이 길게 하고, 사선 뒤쪽으로 그리고 측면으로 기댄다. 반대쪽 엉덩이가 바렐에서 살짝 떨어지고 다리는 펴지게 된다.
- 들숨: 척추의 돌림을 유지하고, 몸통의 양쪽을 똑같이 길게 하고, 몸통을 수직으로 되돌려 무게가 궁둥뼈결절 위에 균일하게 실리도록 하며 무릎을 굽힌다.
- 날숨: 몸통 상단을 중심으로 돌림시킨다.

양쪽에 번갈아 가며 3회씩 반복한다.

대상 근육

- 동작분석: 어깨관절 벌림/모음, 몸통 돌림, 몸통 폄/굽힘 (동시 수축)
- 주동근
  어깨관절 벌림: 큰가슴근, 넓은등근, 큰원근, 작은원근, 부리위팔근, 위팔두갈래근
  몸통 오른쪽 돌림: 오른쪽 배바깥빗근, 왼쪽 배속빗근, 왼쪽 반가시근, 왼쪽 뭇갈래근, 왼쪽 돌림근
  몸통 폄: 엉덩갈비근, 가장긴근, 가시근, 허리네모근, 반가시근, 돌림근, 뭇갈래근, 가시사이근
- 길항근
  어깨관절 모음: 어깨세모근, 가시위근, 큰가슴근
  몸통 왼쪽 돌림: 왼쪽 배바깥빗근, 오른쪽 배속빗근, 오른쪽 반가시근, 오른쪽 뭇갈래근, 오른쪽 돌림근
  몸통 굽힘: 배곧은근, 배바깥빗근, 배속빗근

주의 사항

- 상체를 돌림할 때, 골반은 앞으로 수평을 유지한다.

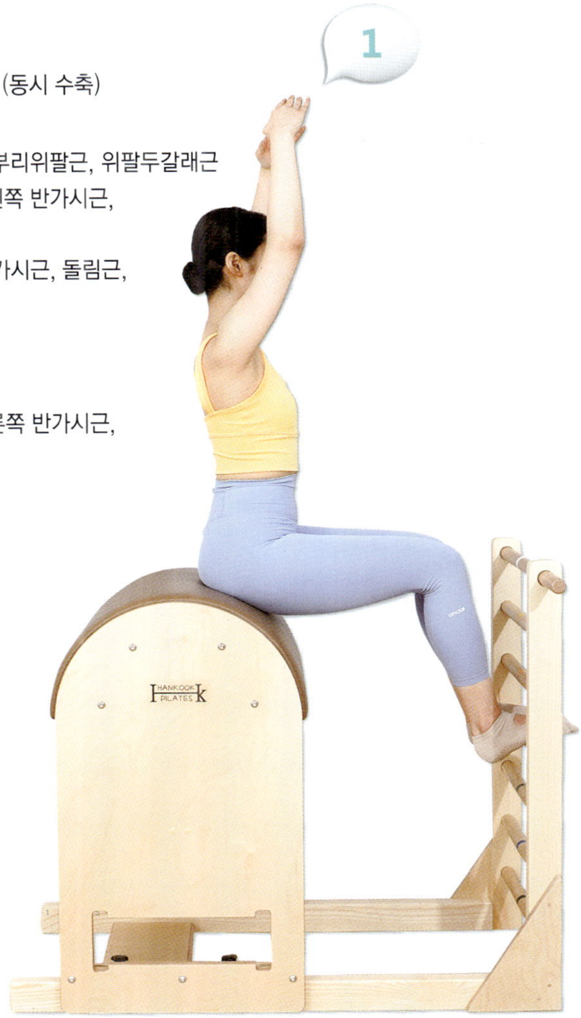

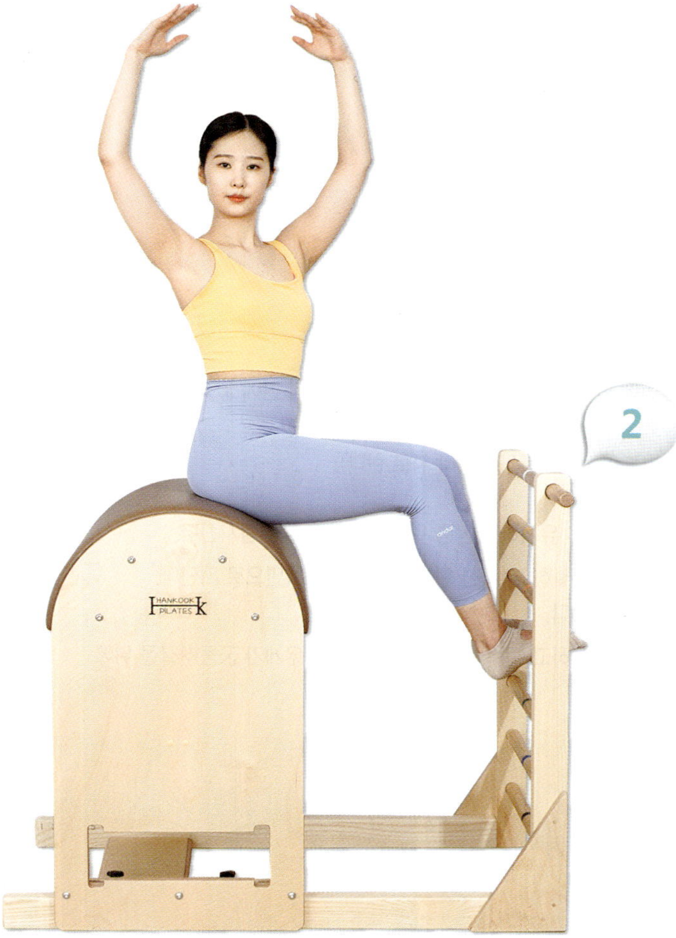
2

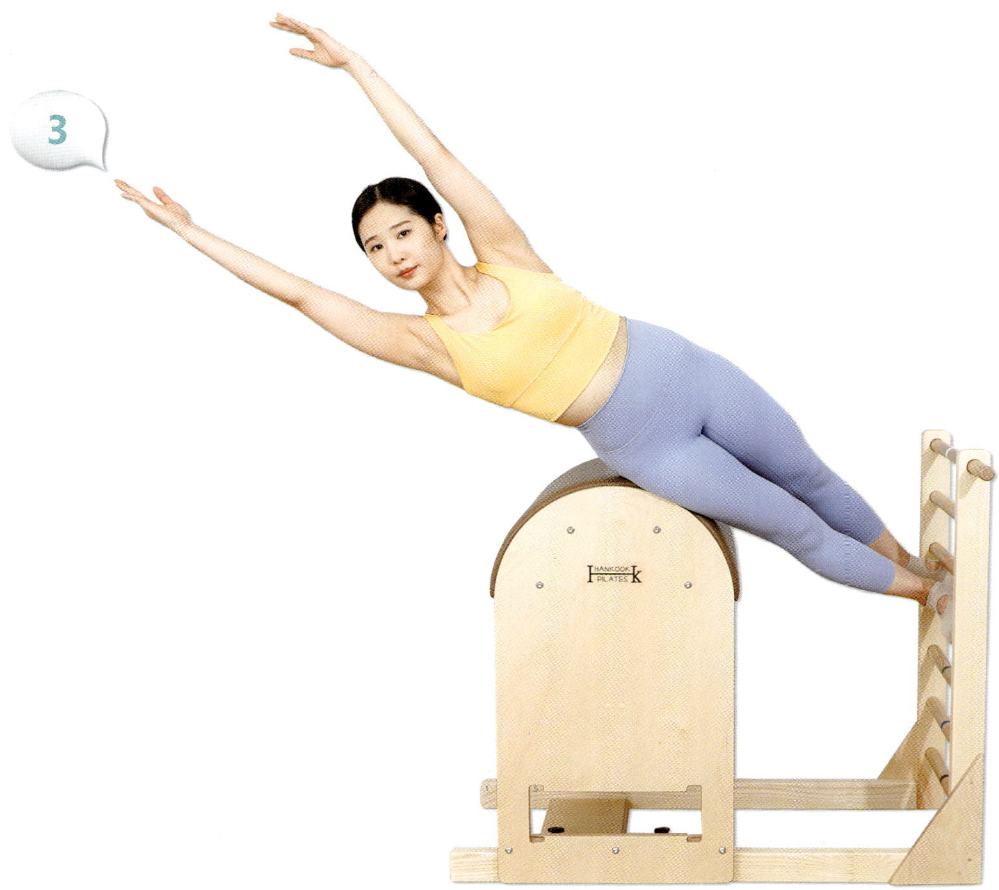
3

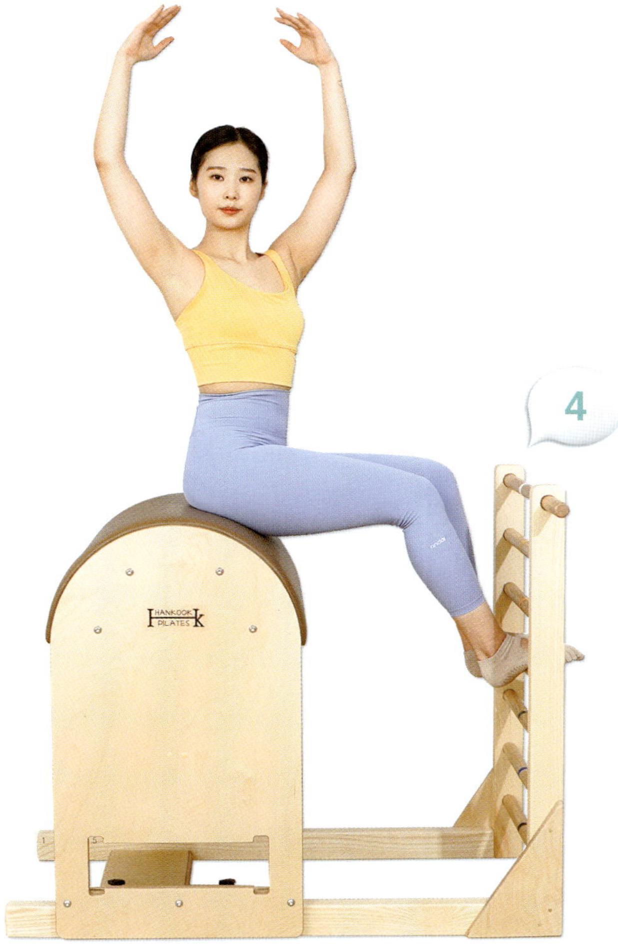
4

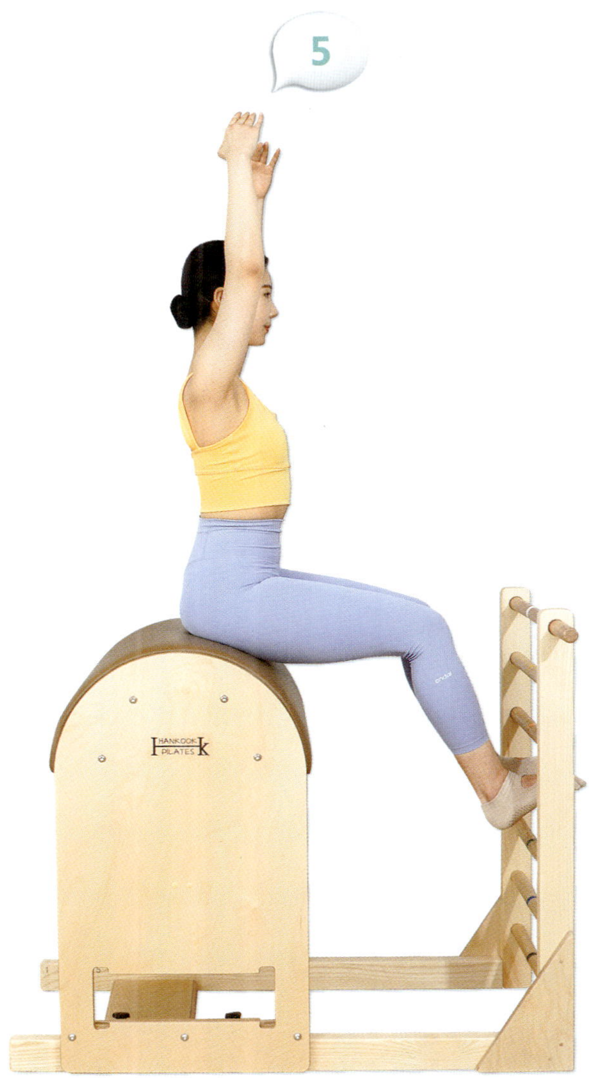
5

6

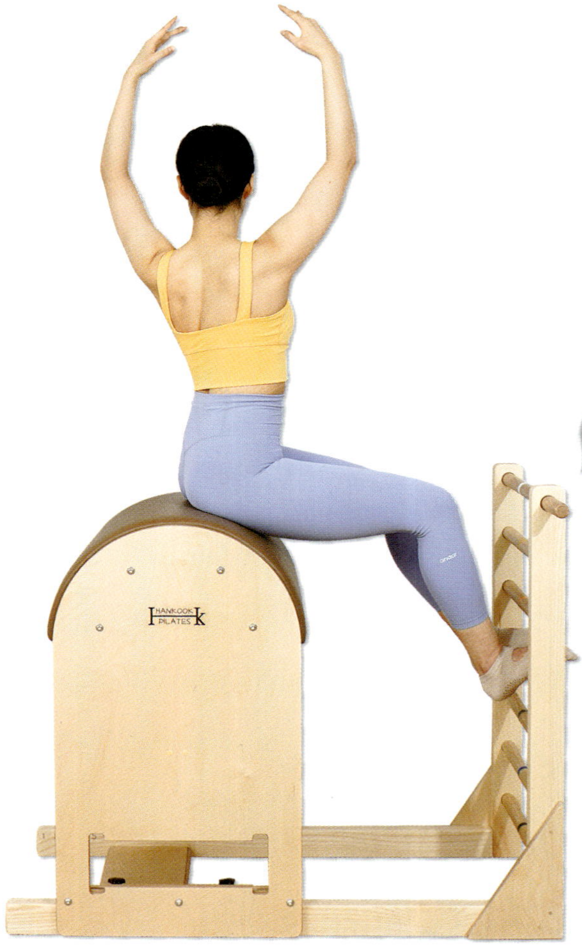

7

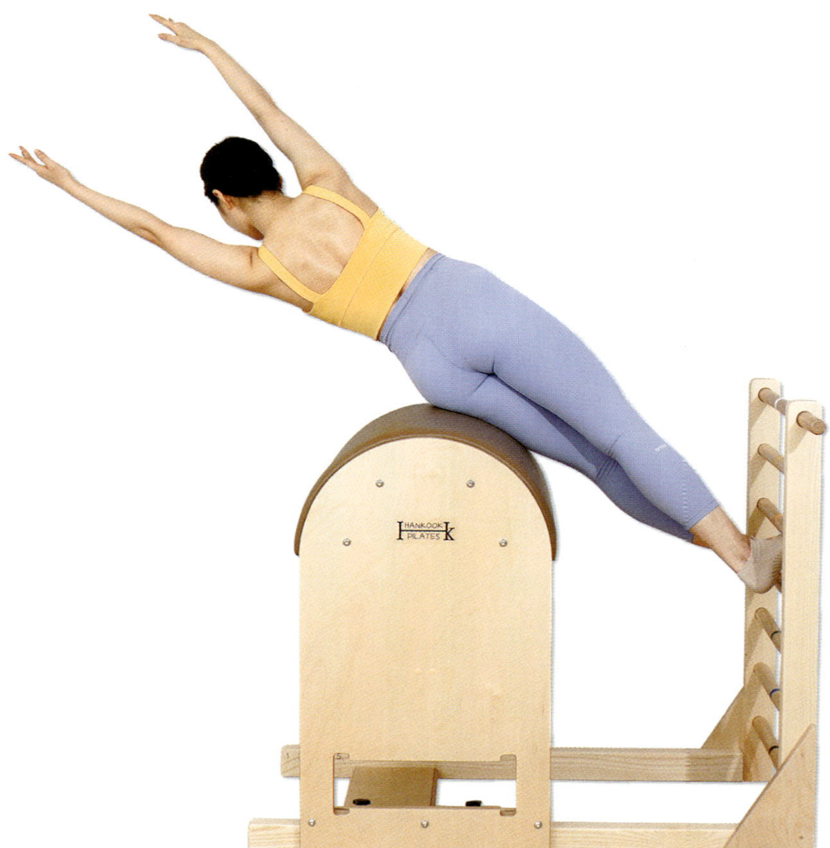

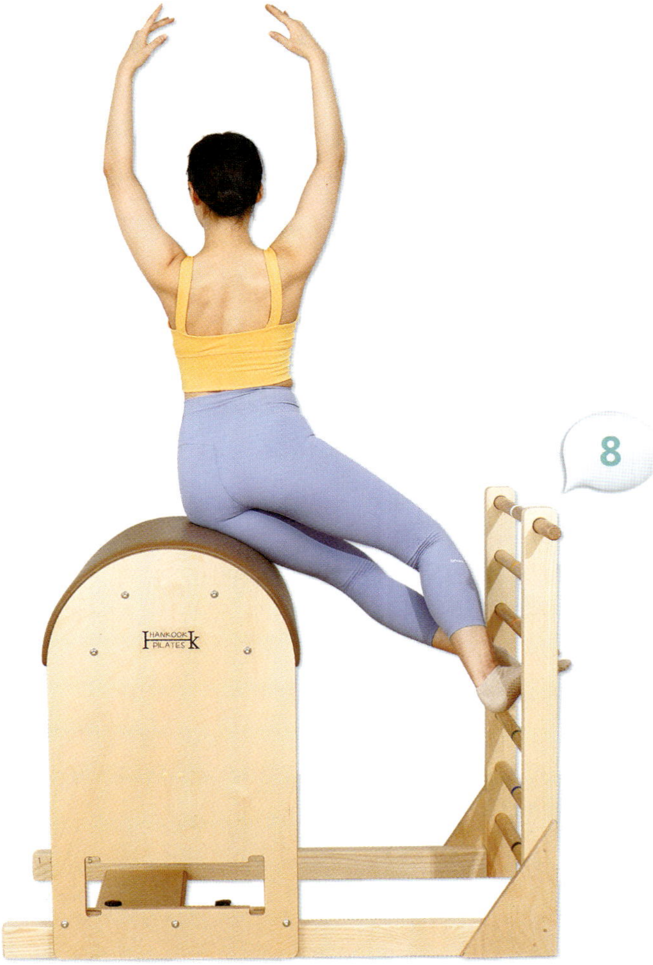
8

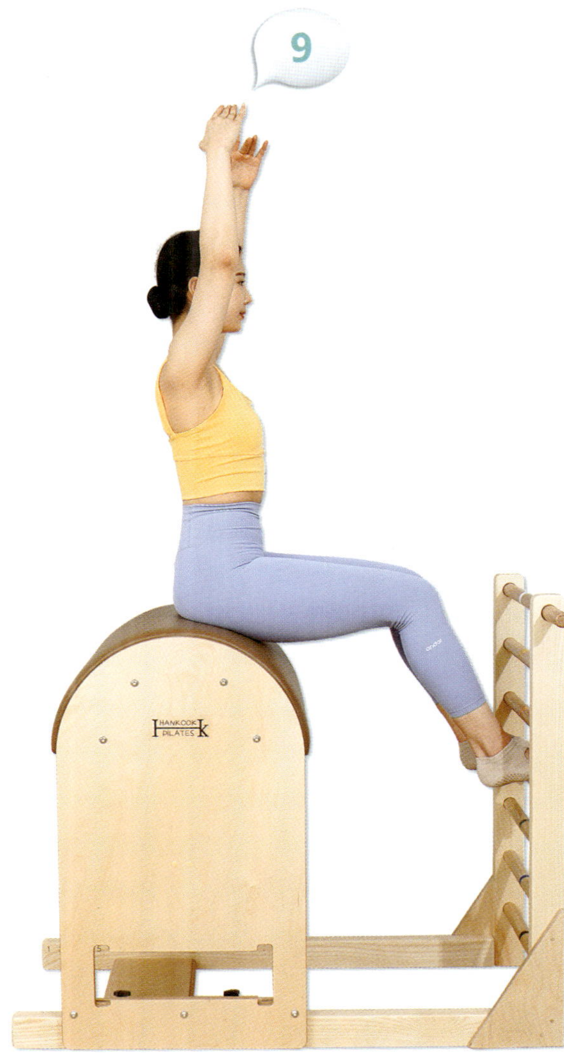
9

06 린-트위스트 어라운드 더 월드
Lean-Twist around the world

시작 자세

- 꼭대기 근처에 똑바로 앉아서 골반과 척추를 중립으로 한다.
- 다리는 모음시키고, 발뒤꿈치는 무릎을 엉덩이 높이에 가져올 수 있을 정도로 적절한 사다리 단에 놓고, 발가락은 그 위 단에 건다.
- 팔은 어깨너비로 곧게 펴고, 머리 위로 봉을 잡는다(봉이 없을 시 손을 머리 위로 한다).

운동 방법

- 들숨: 척추의 중립, 골반의 앞으로의 수평, 머리 위의 양팔을 유지하며 몸통 위쪽을 한쪽으로 돌림시킨다.
- 날숨: 척추를 안정적으로 유지하며, 몸통 양쪽을 똑같이 길게 하고, 사선 뒤쪽으로 그리고 측면으로 기댄다. 반대쪽 엉덩이가 바렐에서 살짝 떨어지고 다리는 펴지게 된다. 그 후, 계속해서 숨을 내쉬며 배근육을 수축하여 척추를 굽히고, 동시에 돌림하여 바렐 중앙으로 오도록 한다.
- 들숨: 척추를 반대쪽으로 돌림시키고 몸통 양쪽을 똑같이 길게 하여 사선으로 기대게 한다. 반대쪽 엉덩이가 바렐에서 약간 떨어지게 된다.
- 날숨: 척추의 돌림을 유지하고, 몸통 양쪽을 똑같이 길게 하며, 몸통을 수직으로 되돌려 무게가 궁둥뼈결절 위에 균일하게 실리도록 한다. 무릎을 굽히면서 시작위치로 돌아온다.

양쪽에 번갈아 가며 3~5회씩 반복한다.

대상 근육

- 동작분석: 몸통 돌림, 몸통 굽힘/폄
- 주동근

  몸통 오른쪽 돌림: 오른쪽 배바깥빗근, 왼쪽 배속빗근, 왼쪽 반가시근, 왼쪽 뭇갈래근, 왼쪽 돌림근

  몸통 굽힘: 배곧은근, 배바깥빗근, 배속빗근
- 길항근

  몸통 왼쪽 돌림: 왼쪽 배바깥빗근, 오른쪽 배속빗근, 오른쪽 반가시근, 오른쪽 뭇갈래근, 오른쪽 돌림근

  몸통 폄: 엉덩갈비근, 가장긴근, 가시근, 허리네모근, 반가시근, 돌림근, 뭇갈래근, 가시사이근

주의 사항

- 목과 어깨에 긴장이 가지 않도록 어깨뼈의 안정을 유지한다.
- 바렐 중앙으로 돌림할 때 굽힘을 강조한다.

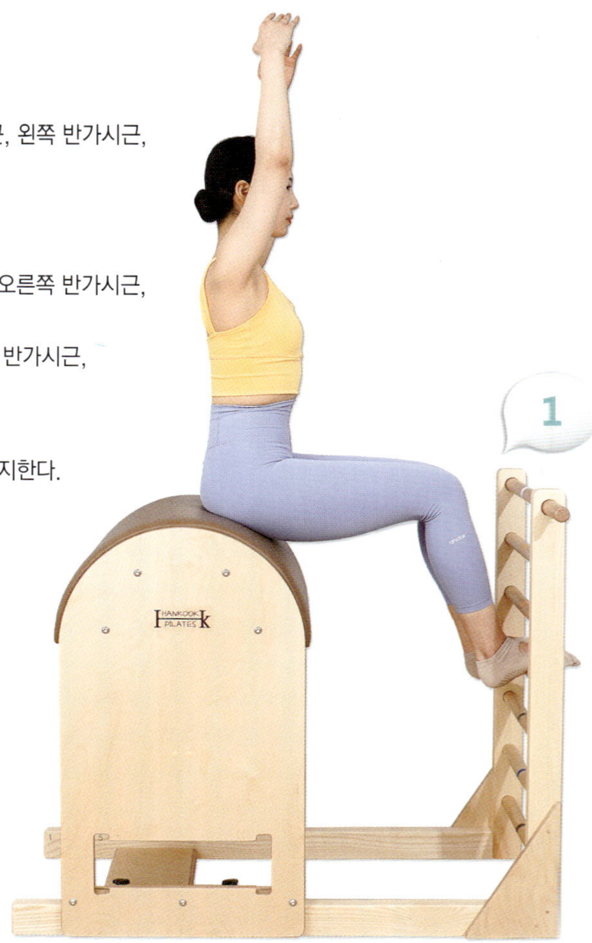

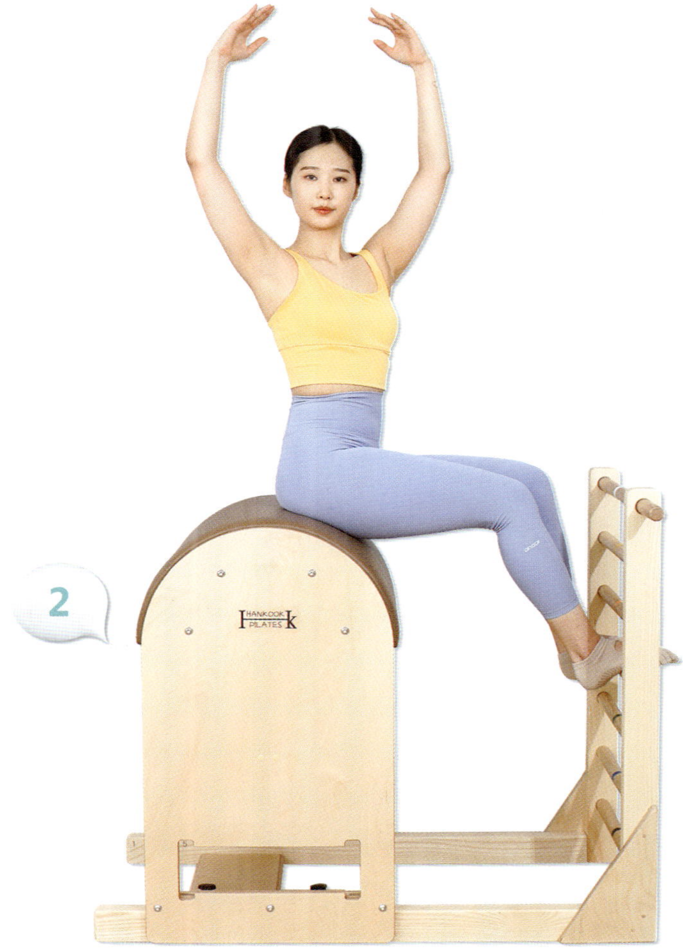
2
HANKOOK PILATES

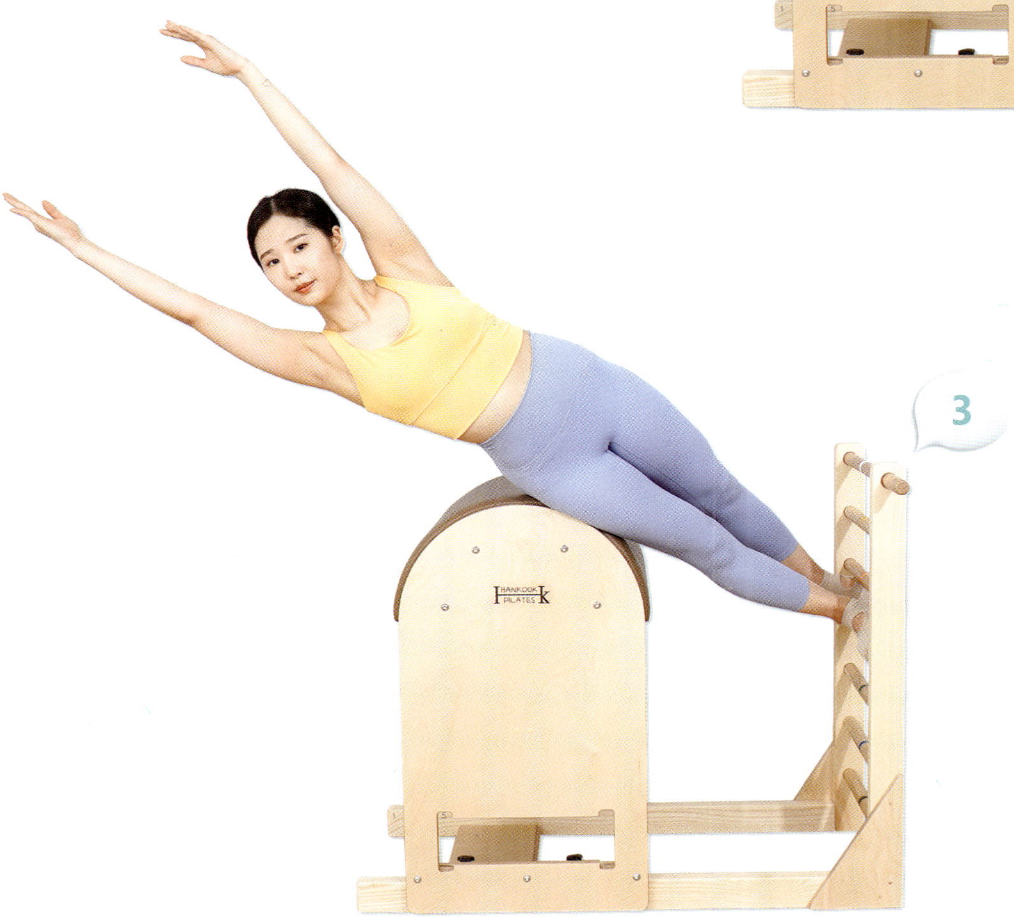
3
HANKOOK PILATES

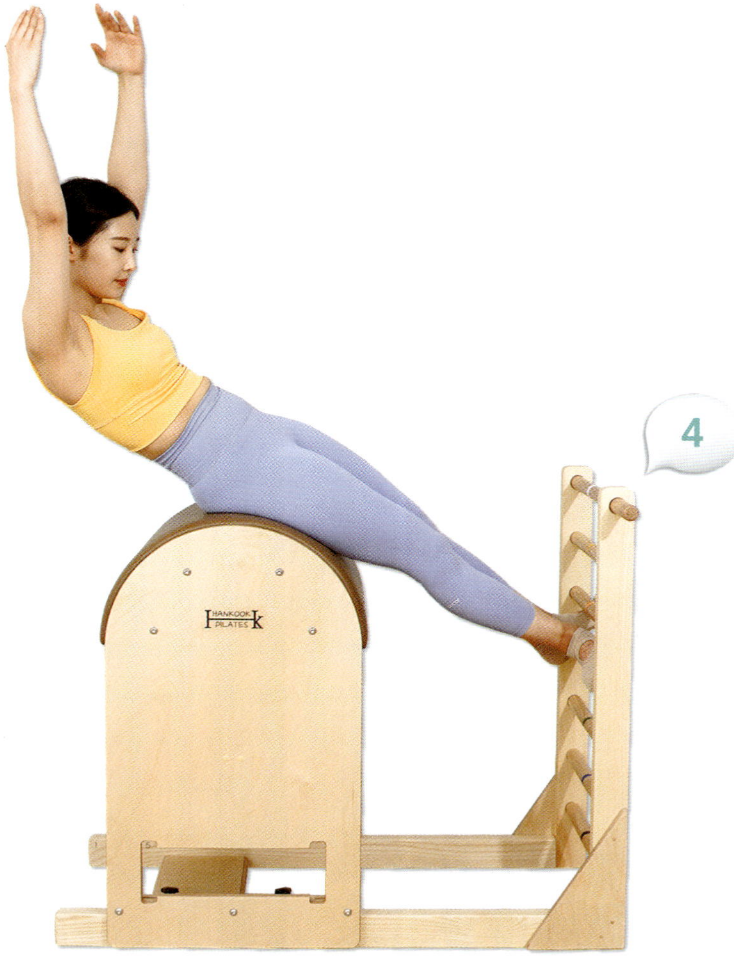
4

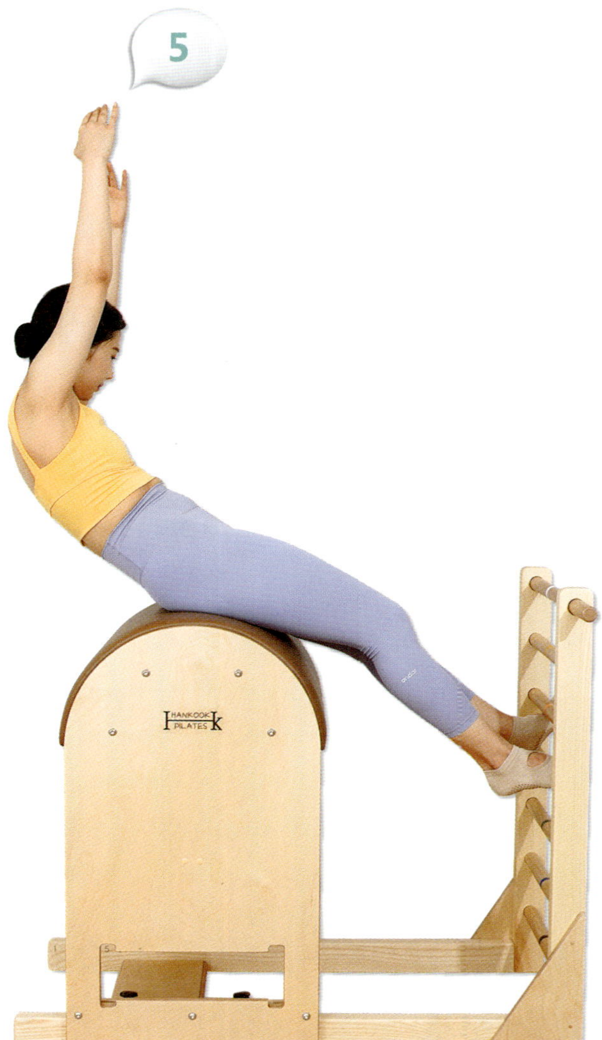
5

6

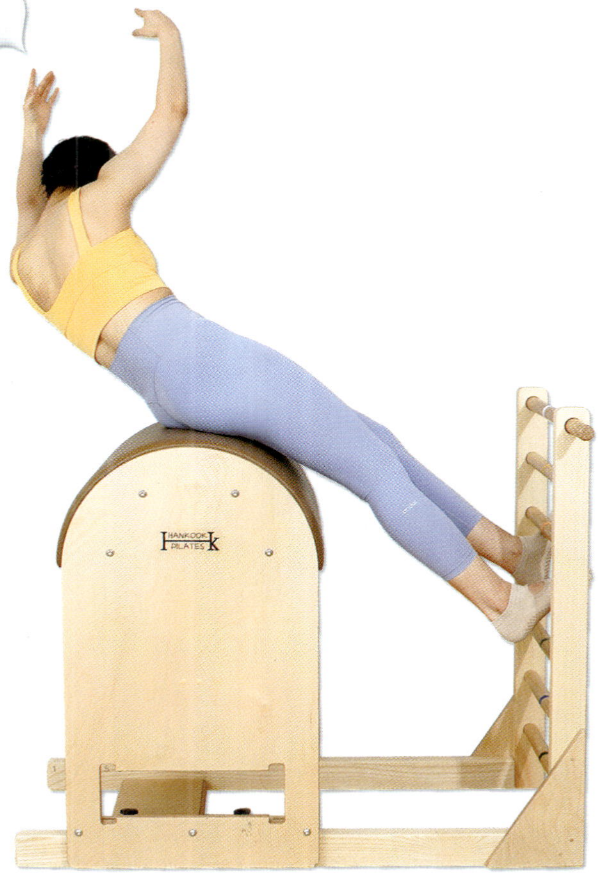

7

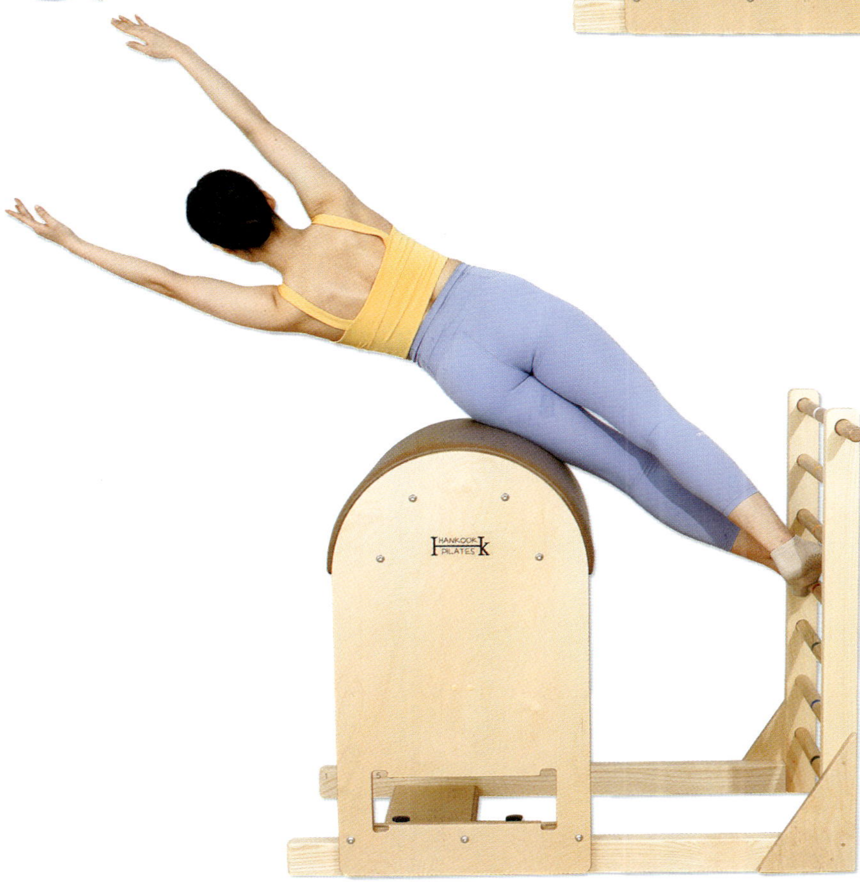

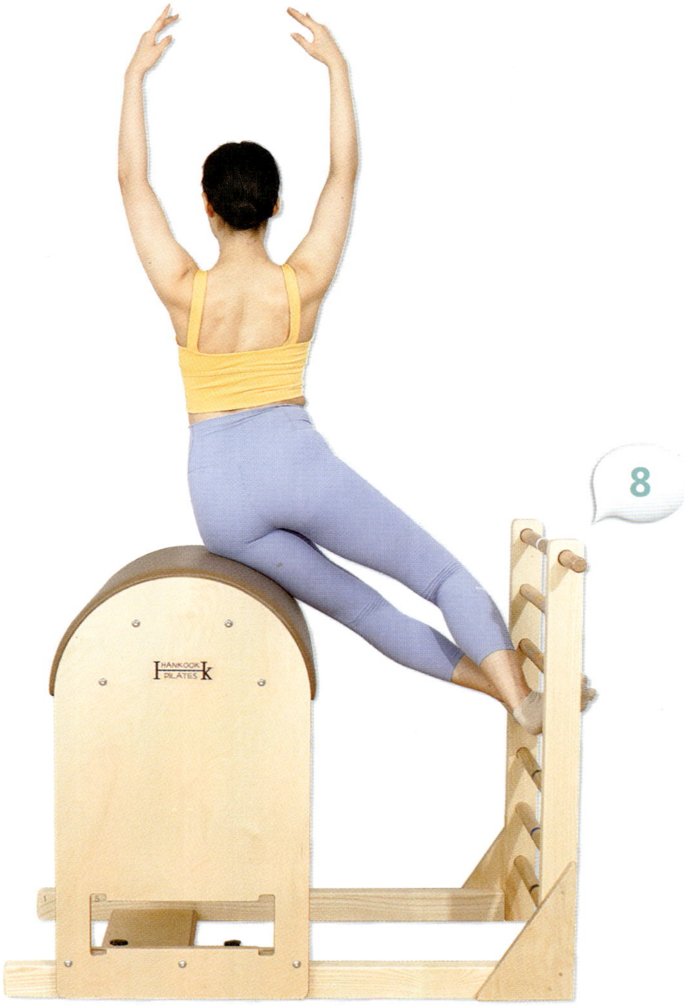
8

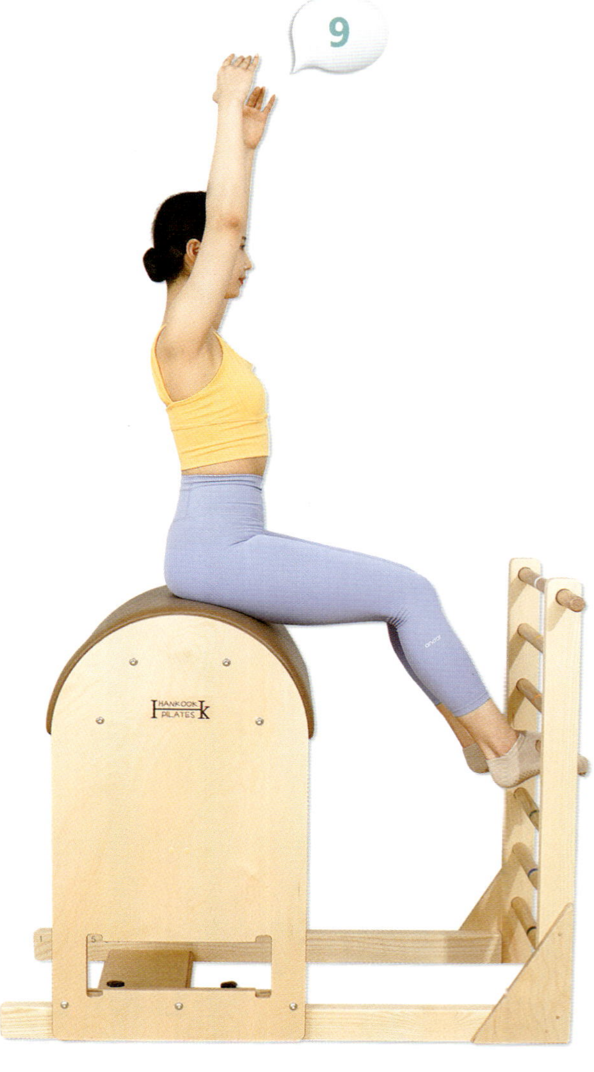
9

07 트리 Tree

시작 자세

- 바렐 아치에 앉아, 골반과 척추를 최대한 중립으로 한다.
- 무릎을 엉덩이보다 살짝 높이 가져올 수 있도록 적절한 사다리 단에 한쪽 발뒤꿈치를 놓고, 발가락은 그 위 단 아래에 건다.
- 다른 쪽 다리는 굽히고, 안쪽 손을 무릎 아래에 놓고, 바깥쪽 손은 발목을 잡는다.

운동 방법

- 들숨: 숨을 들이마시며 자세를 준비한다.
- 날숨: 몸통을 최대한 똑바로 유지하면서 골반을 수평으로 유지하고 무릎을 늘이며 넙다리뒤근을 늘인다.
- 들숨: 무릎을 시작 자세로 굽힌다.

3회 반복한다.

마지막 반복 시

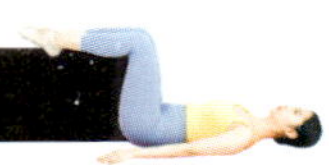

- 들숨: 다리를 곧게 편 채로 유지하고 다른 쪽 손을 발목으로 가져간다.
- 날숨: 골반을 앞으로부터 떨어뜨려 말면서 시작하고, 허리뼈를 굽히며 엉치뼈를 바렐 위로 말아 올린다(몸통 상단이 허리뼈에 반응하여 굽혀질 것이다). 동시에 손을 다리 뒤로 짚어 나무를 타고 내리듯이 내려간다.
  양팔을 머리 위로 아치를 그린다.
- 들숨: 배근육의 동원을 유지하고 계속해서 뒤로 말며, 척추를 늘이며 유지한다.
- 날숨: 척추를 굽힐 때 머리로부터 시작하며 앉은 자세로 말아 올라온다. 말아 올라오는 동안 손을 짚어 발목까지 가져온다.
- 들숨: 무릎을 굽히고, 안쪽 손을 무릎 아래에 두고, 바깥쪽 손으로 발목을 잡는다.
- 날숨: 허리를 늘이고, 똑바른 자세를 유지한다.

양쪽에 3회씩 반복한다.

대상 근육

- 동작분석: 엉덩관절 굽힘/폄, 무릎관절 폄/굽힘, 몸통 굽힘/폄
- 주동근
  엉덩관절 굽힘: 허리근, 엉덩근, 넙다리빗근, 넙다리근막긴장근, 넙다리곧은근, 두덩근, 짧은모음근, 긴모음근, 큰모음근, 중간볼기근
  무릎관절 폄: 넙다리곧은근, 가쪽넓은근, 중간넓은근, 안쪽넓은근
  몸통 굽힘: 배곧은근, 배바깥빗근, 배속빗근
- 길항근
  엉덩관절 폄: 큰모음근, 큰볼기근, 중간볼기근, 넙다리두갈래근, 반막모양근, 반힘줄모양근
  무릎관절 굽힘: 넙다리빗근, 두덩정강근, 넙다리두갈래근, 반막모양근, 반힘줄모양근, 오금근, 장딴지근
  몸통 폄: 엉덩갈비근, 가장긴근, 가시근, 허리네모근, 반가시근, 돌림근, 뭇갈래근, 가시사이근

주의 사항

- 말아 내려갈 때 엉치뼈 부위가 바렐에 닿도록 하고, 허리뼈를 과도하게 늘이지 않도록 한다.
- 말아 내려갈 때 꼬리부터 머리까지, 말아 올릴 때 머리부터 꼬리까지 척추관절을 분절화한다.
- 변형: 무릎 굽히기, 넙다리뒤근 긴장 시

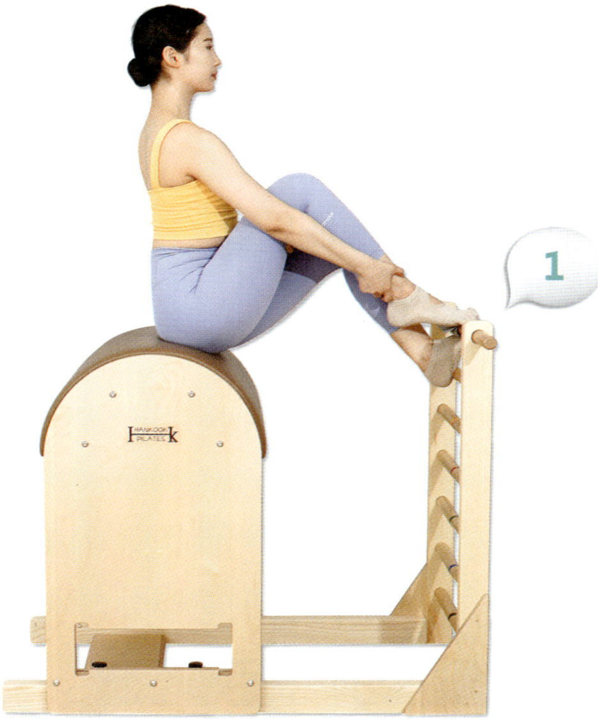
1

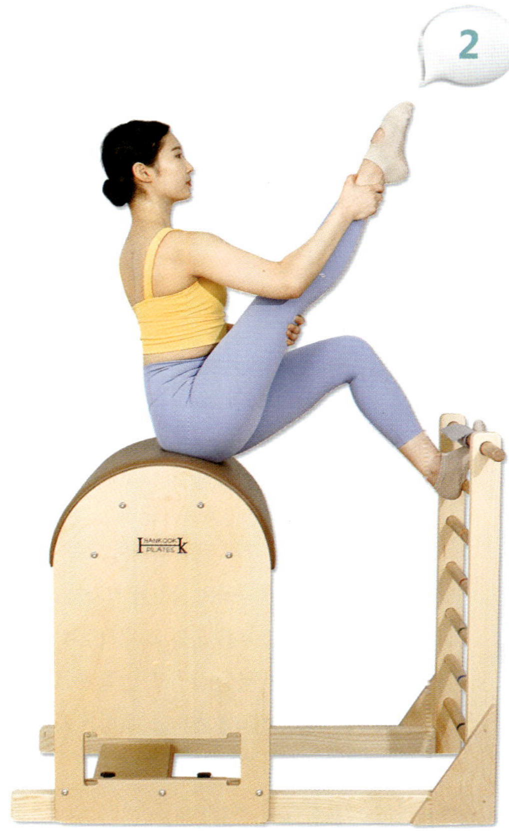
2

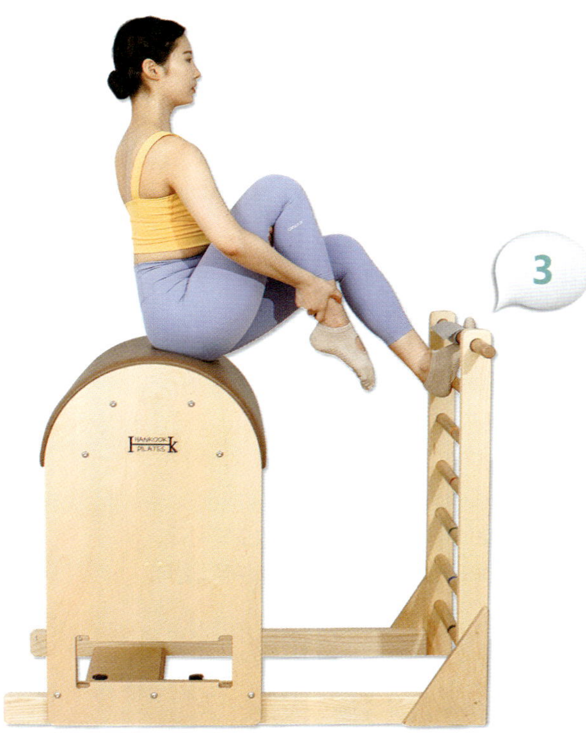
3

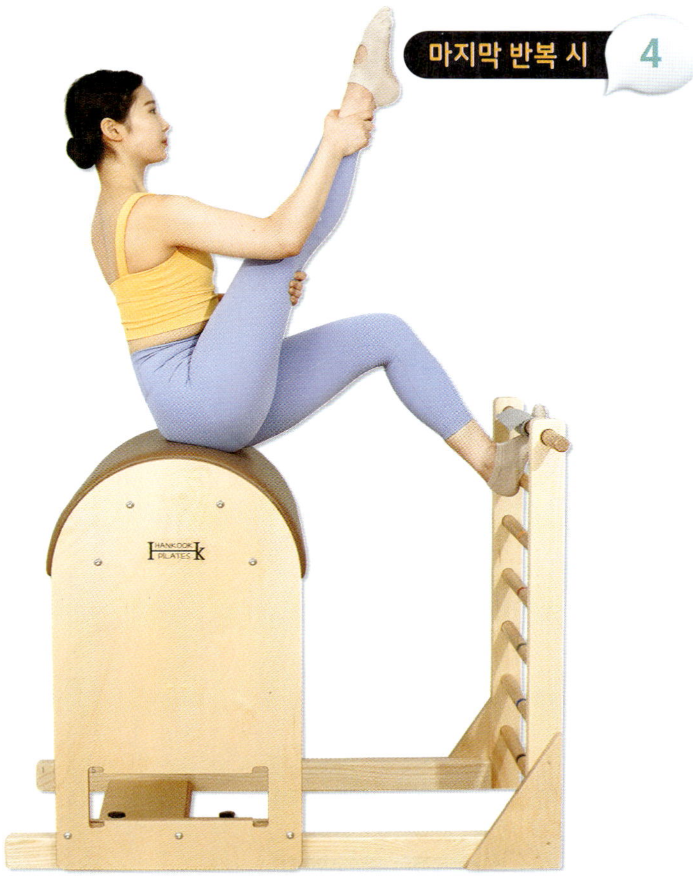
마지막 반복 시
4

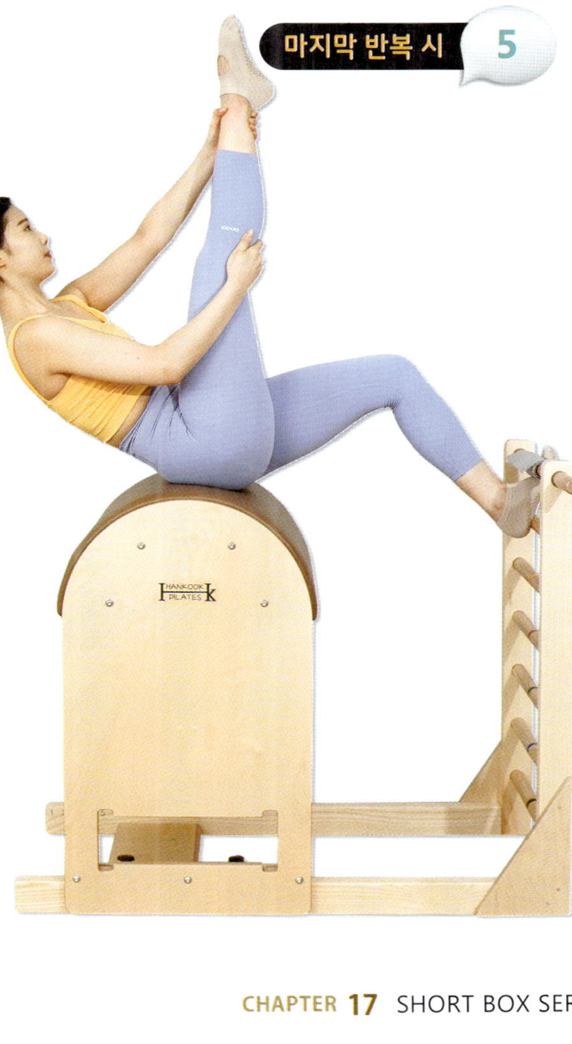
마지막 반복 시
5

마지막 반복 시 6

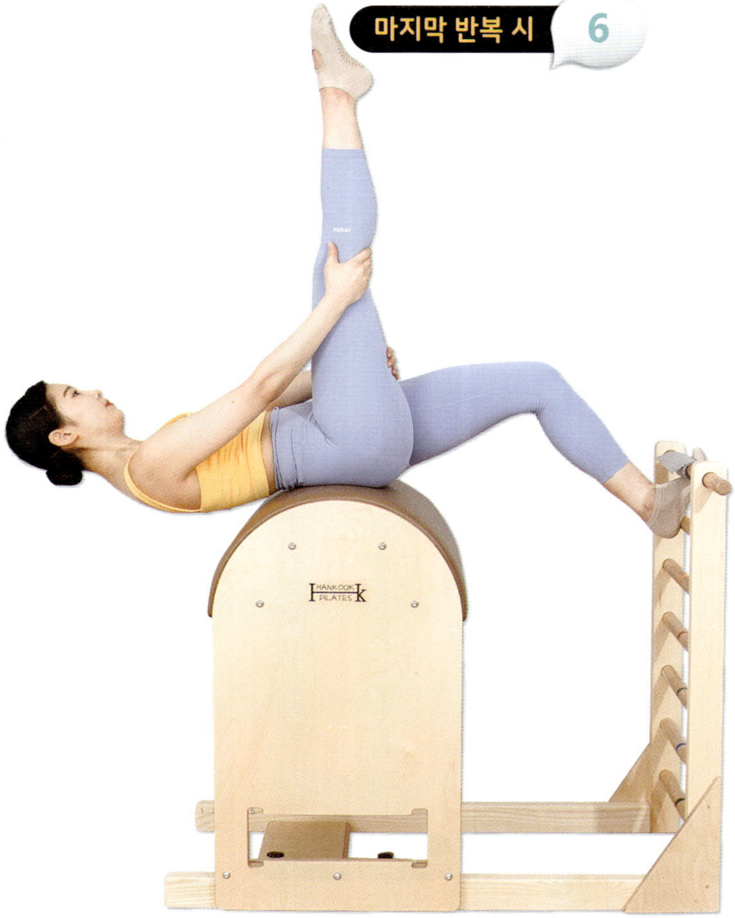

마지막 반복 시 7

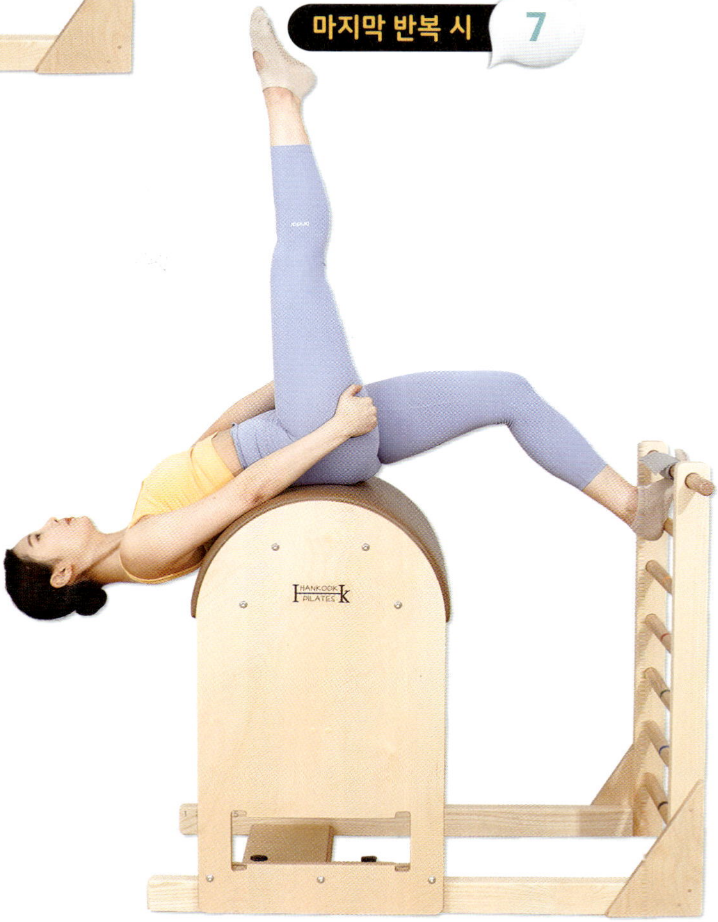

마지막 반복 시 8

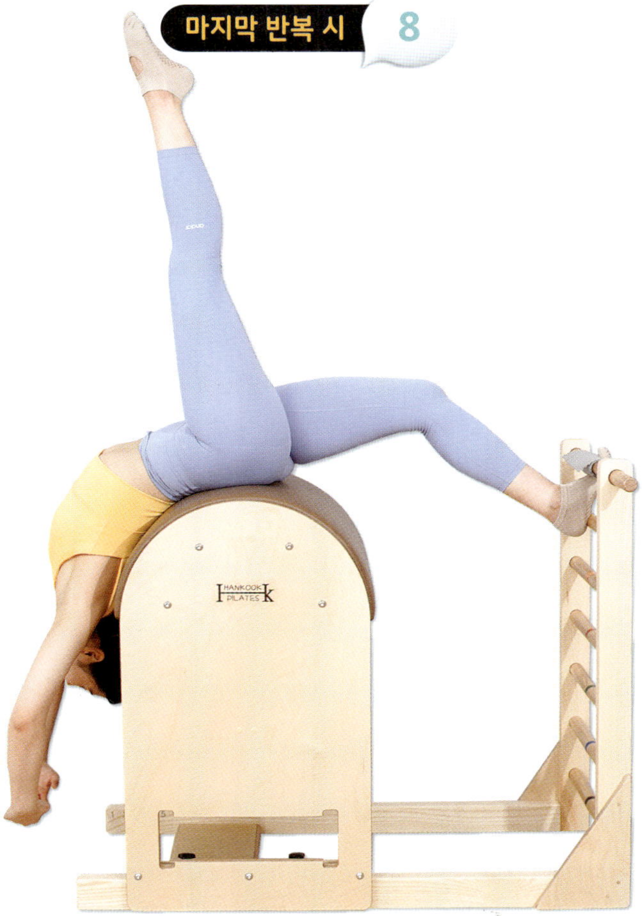

마지막 반복 시 9

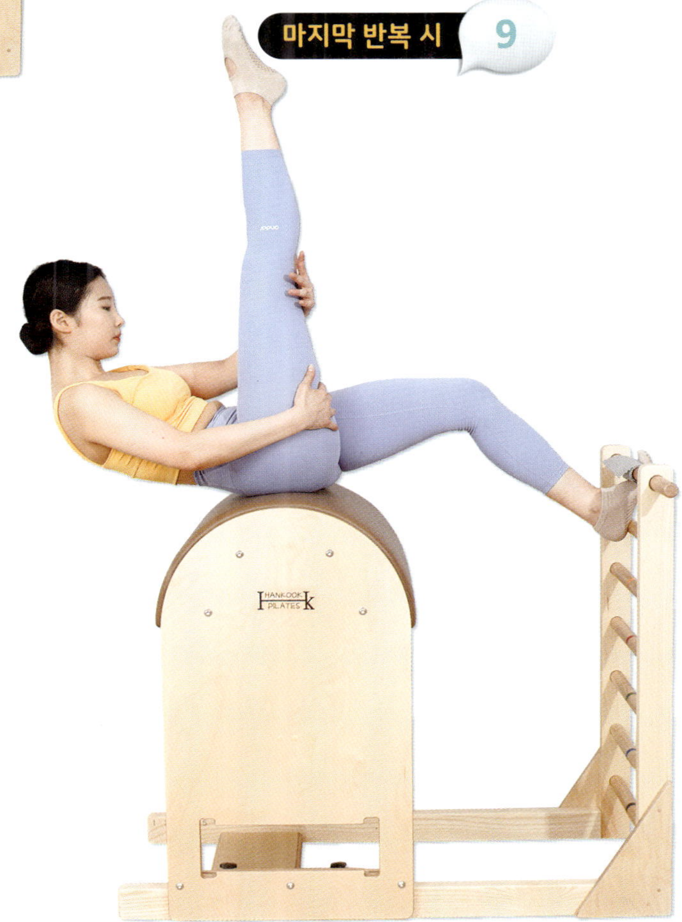

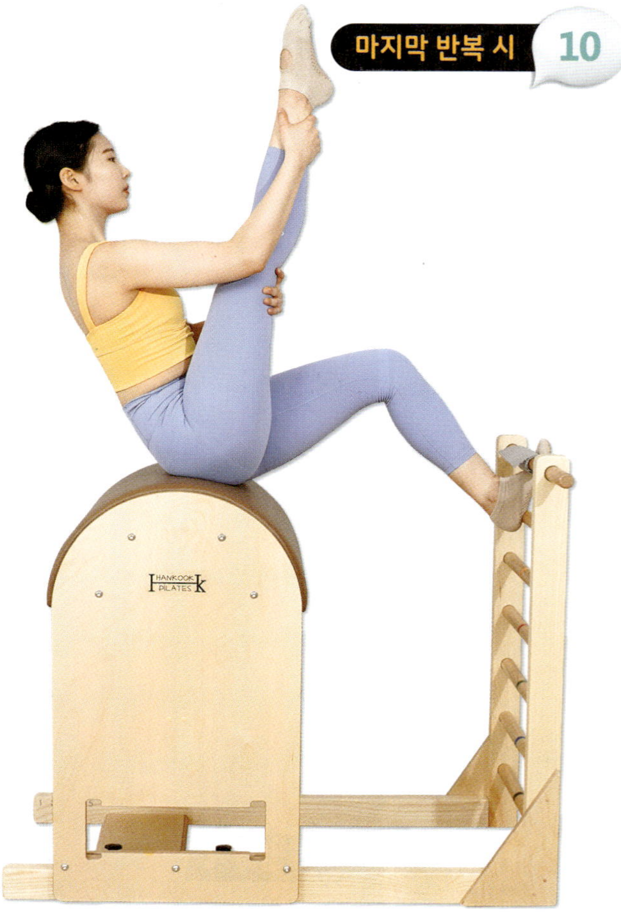
마지막 반복 시
10

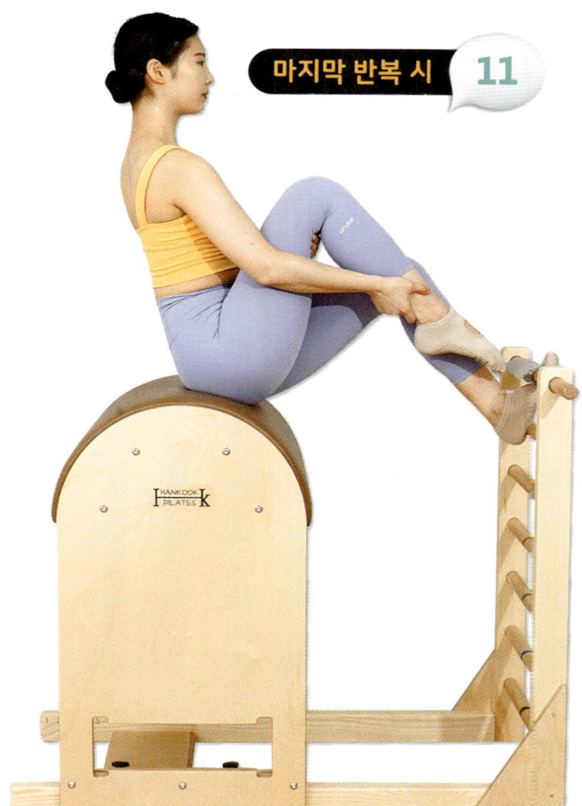
마지막 반복 시
11

08 트리-레그 투 사이드 Tree-Leg to side

시작 자세

- 바렐 아치에 앉아, 골반과 척추를 최대한 중립으로 한다.
- 무릎을 엉덩이보다 살짝 높이 가져올 수 있도록 적절한 사다리 단에 한쪽 발뒤꿈치를 놓고, 발가락은 그 위 단 아래에 건다.
- 다른 쪽 다리는 굽히고 안쪽 손을 무릎 아래에 놓고, 바깥쪽 손은 발목을 잡는다.

운동 방법

- 들숨: 숨을 들이마시며 자세를 준비한다.
- 날숨: 몸통을 최대한 똑바로 유지하면서 골반을 수평으로 유지하고, 무릎을 늘이며 넙다리뒤근을 늘인다.
- 들숨: 무릎을 시작 자세로 굽힌다.

3회 반복한다.

마지막 반복 시

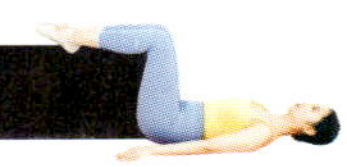

- 들숨: 다리를 곧게 편 채로 유지하고 다른 쪽 손을 발목으로 가져간다.
- 날숨: 골반을 앞으로부터 떨어뜨려 말면서 시작하고, 허리뼈를 굽히며 엉치뼈를 바렐 위로 말아 올린다. 몸통 상단이 허리뼈에 반응하여 굽혀질 것이다. 동시에 손을 다리 뒤로 짚어 나무를 타고 내리듯이 내려간다. 양팔은 머리 아래로 아치를 그린다.
- 들숨: 한쪽 손은 바렐 아치를 잡고 반대쪽 손은 운동하는 다리의 허벅지 안쪽에 놓는다. 동시에 다리를 측면으로 벌림시킨다.
- 날숨: 골반을 안정시키고, 배근육의 동원을 유지하고 계속해서 뒤로 말며, 척추를 최대한 늘인다.
- 들숨: 벌림된 다리를 시작위치로 되돌리고 양손은 머리 아래로 아치를 그린다.
- 날숨: 척추를 굽힐 때 머리로부터 시작하여 앉은 자세로 말아 올라온다. 말아 올라오는 동안 손을 짚어 발목까지 가져온다.
- 들숨: 무릎을 굽히고 안쪽 손을 무릎 아래에 두며, 바깥쪽 손으로 발목을 잡는다.
- 날숨: 허리를 늘이고 똑바른 자세를 유지한다.

양쪽에 3회씩 반복한다.

대상 근육

- 동작분석: 엉덩관절 굽힘/폄, 엉덩관절 벌림/모음
- 주동근
  - 엉덩관절 굽힘: 허리근, 엉덩근, 넙다리빗근, 넙다리근막긴장근, 넙다리곧은근, 두덩근, 짧은모음근, 긴모음근, 큰모음근, 중간볼기근
  - 엉덩관절 벌림: 넙다리빗근, 넙다리근막긴장근, 궁둥구멍근, 큰볼기근, 중간볼기근, 작은볼기근
- 길항근
  - 엉덩관절 폄: 큰모음근, 큰볼기근, 중간볼기근, 넙다리두갈래근, 반막모양근, 반힘줄모양근
  - 엉덩관절 모음: 두덩근, 짧은모음근, 긴모음근, 두덩정강근, 큰모음근, 큰볼기근, 위쌍둥이근, 아래쌍둥이근, 속폐쇄근, 바깥폐쇄근, 넙다리네모근

주의 사항

- 골반을 최대한 중립으로 유지한다.
- 다리를 옆으로 뻗을 때 골반이 돌림되지 않도록 동작의 범위를 조절한다.
- 변형: 무릎 굽히기, 넙다리뒤근 긴장 시

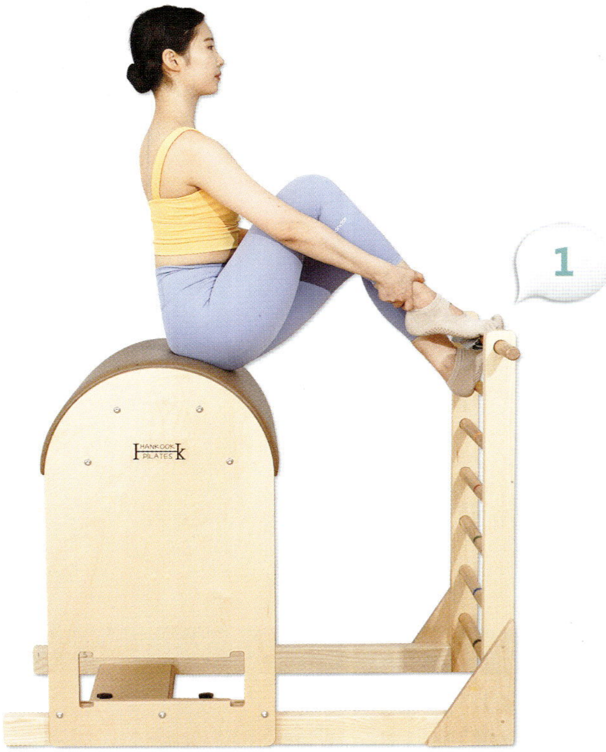
1

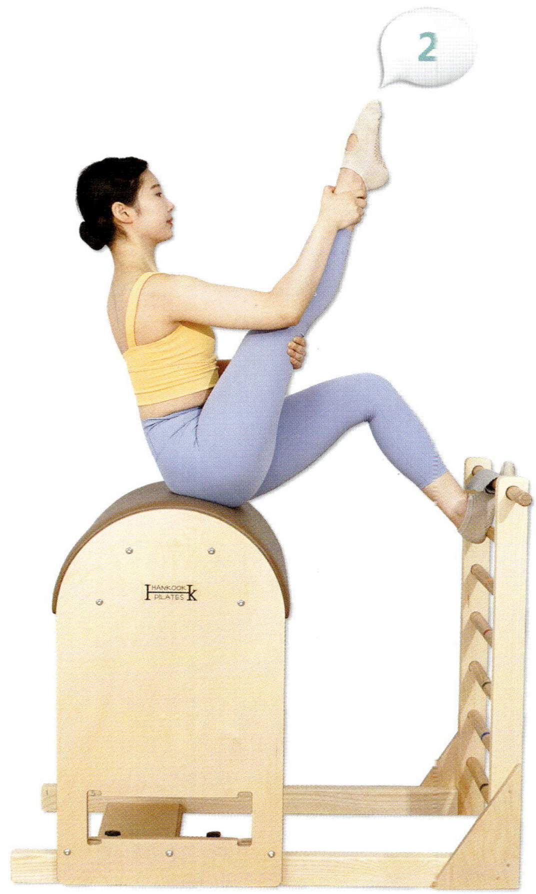
2

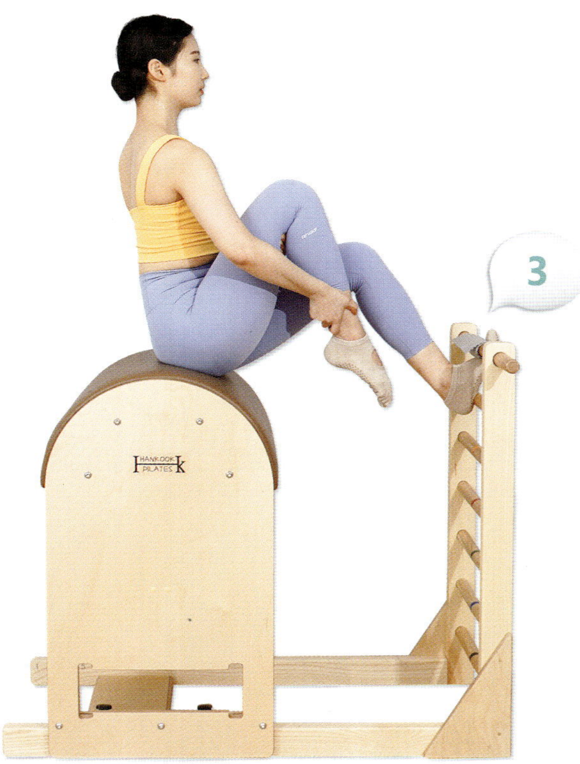
3

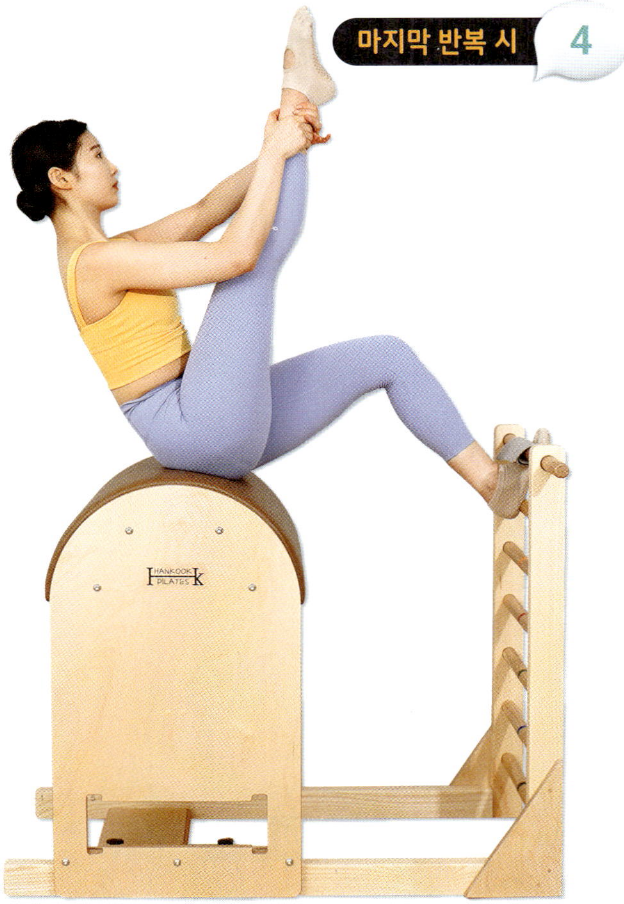
마지막 반복 시
4

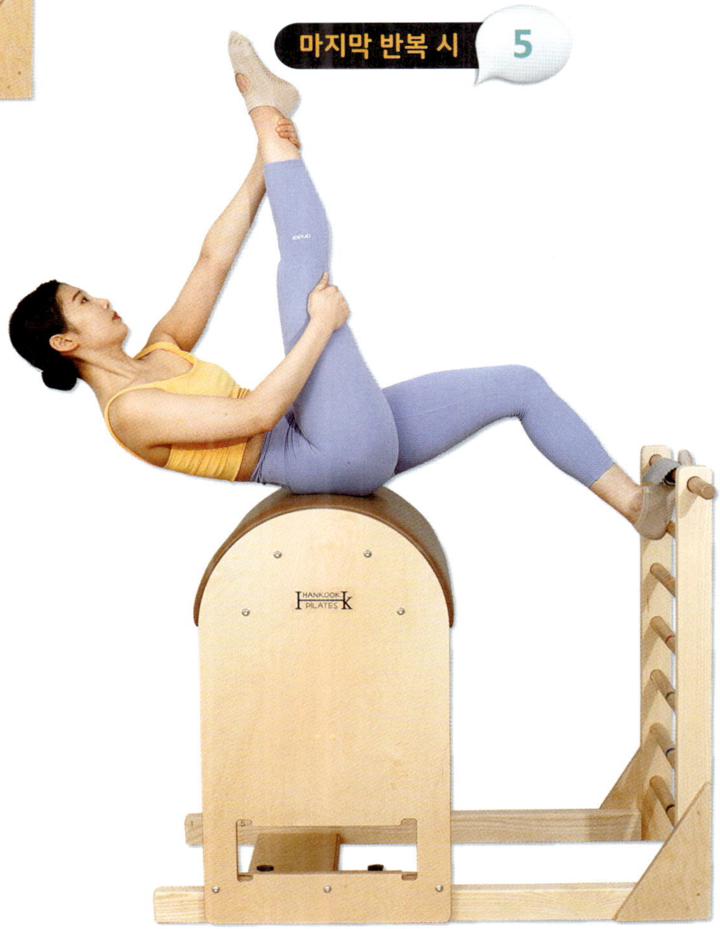
마지막 반복 시
5

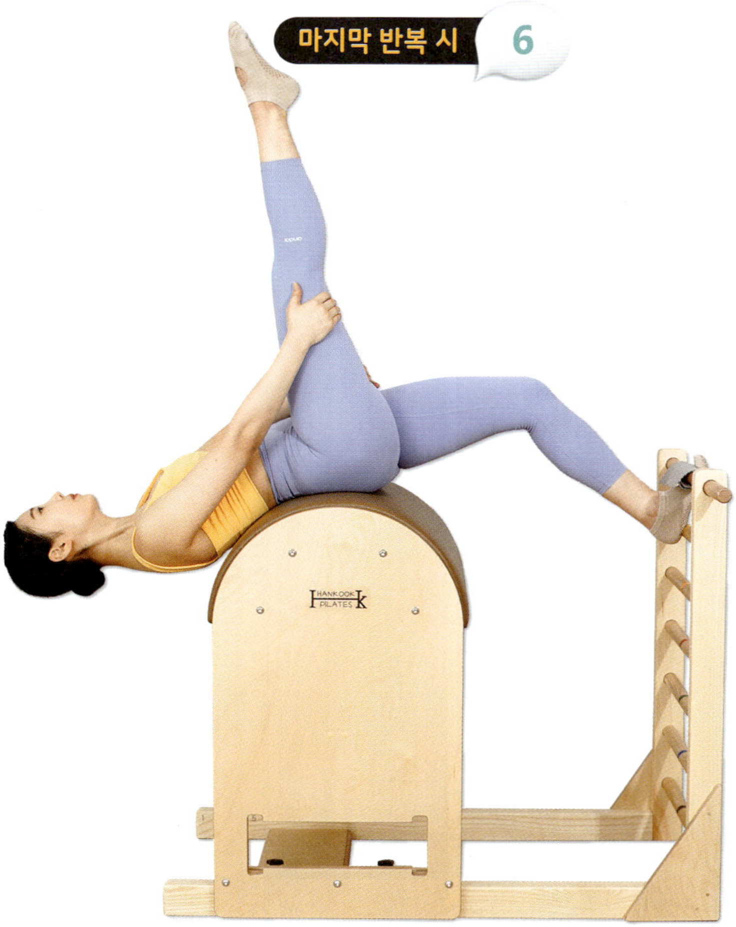
마지막 반복 시
6

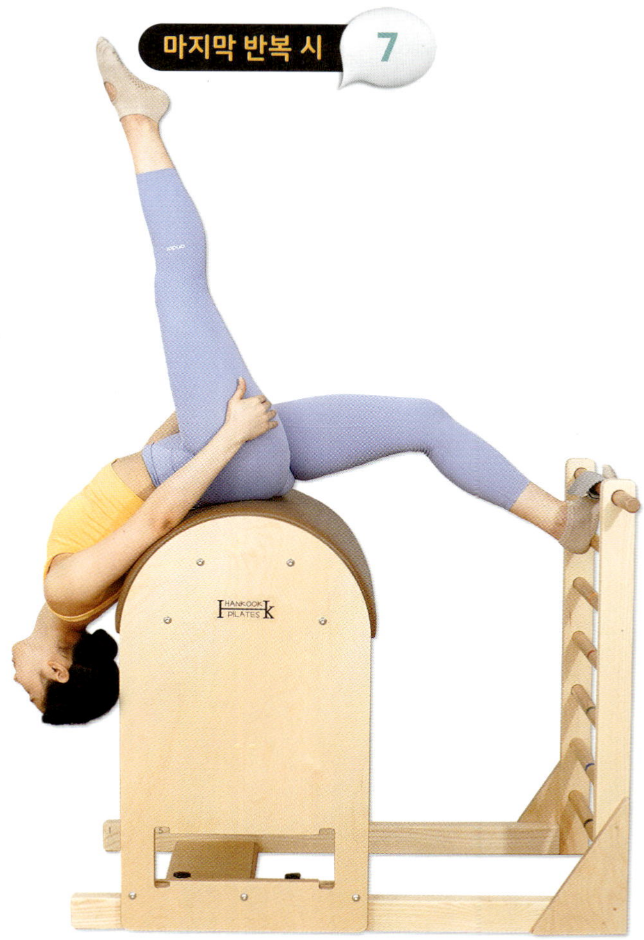
마지막 반복 시
7

마지막 반복 시 8

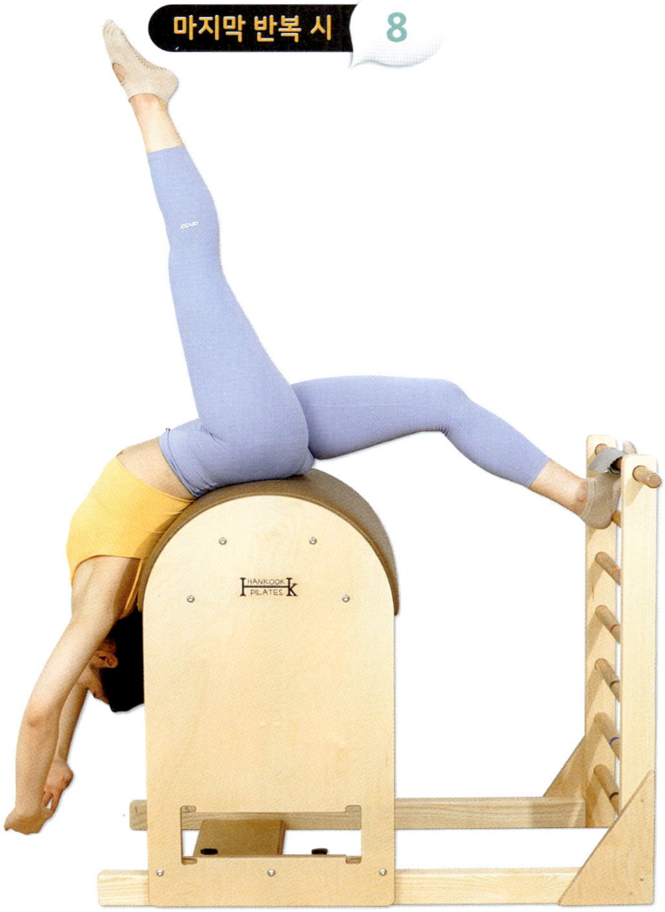

마지막 반복 시 9

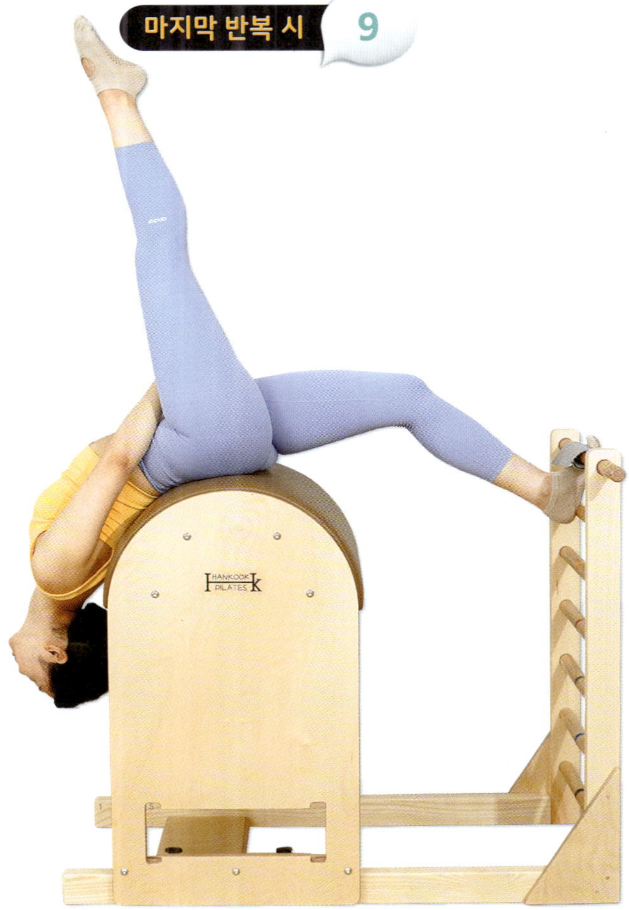

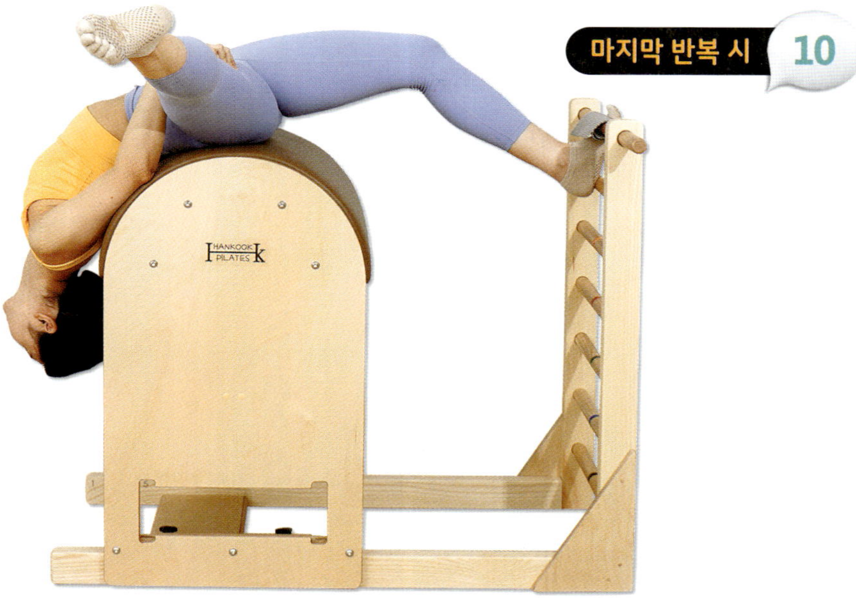
마지막 반복 시
10

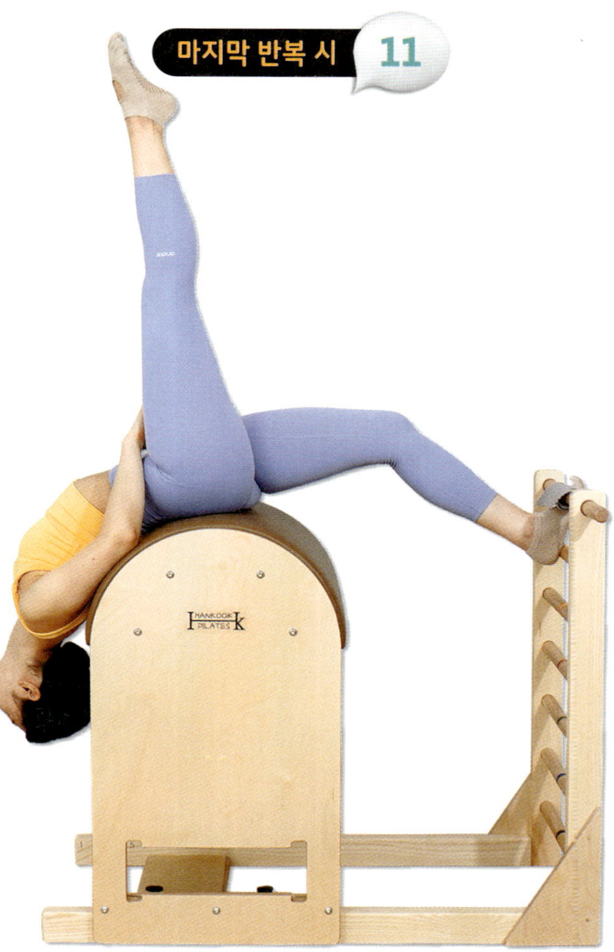
마지막 반복 시
11

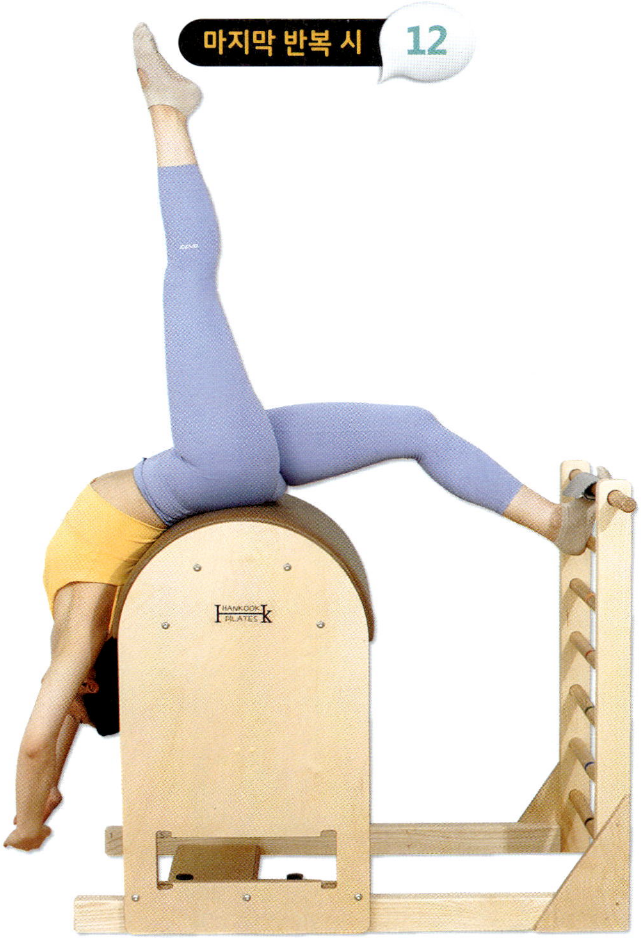
마지막 반복 시
12
HANKOOK PILATES

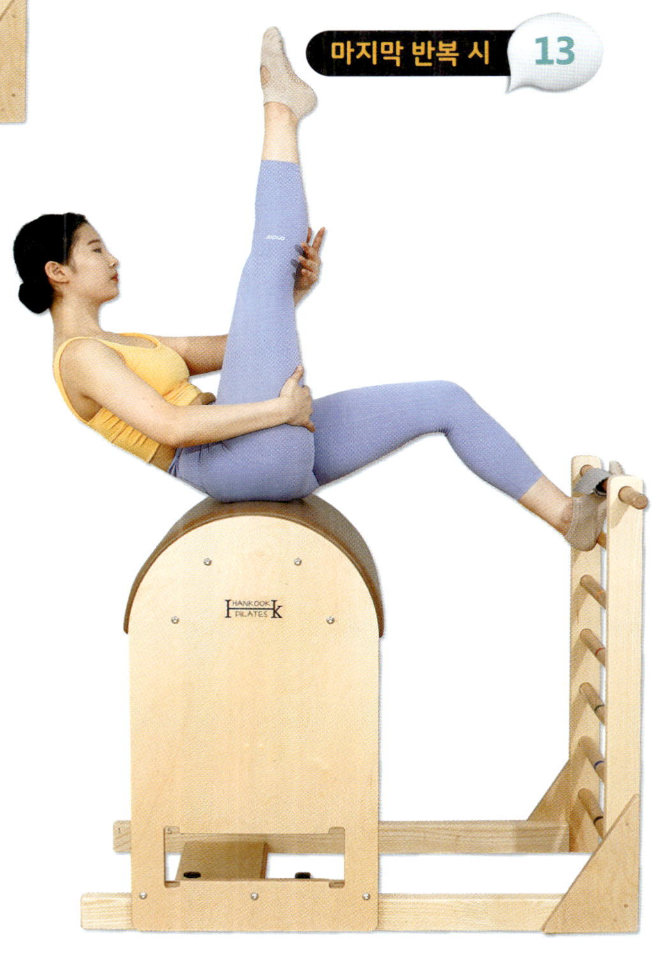
마지막 반복 시
13
HANKOOK PILATES

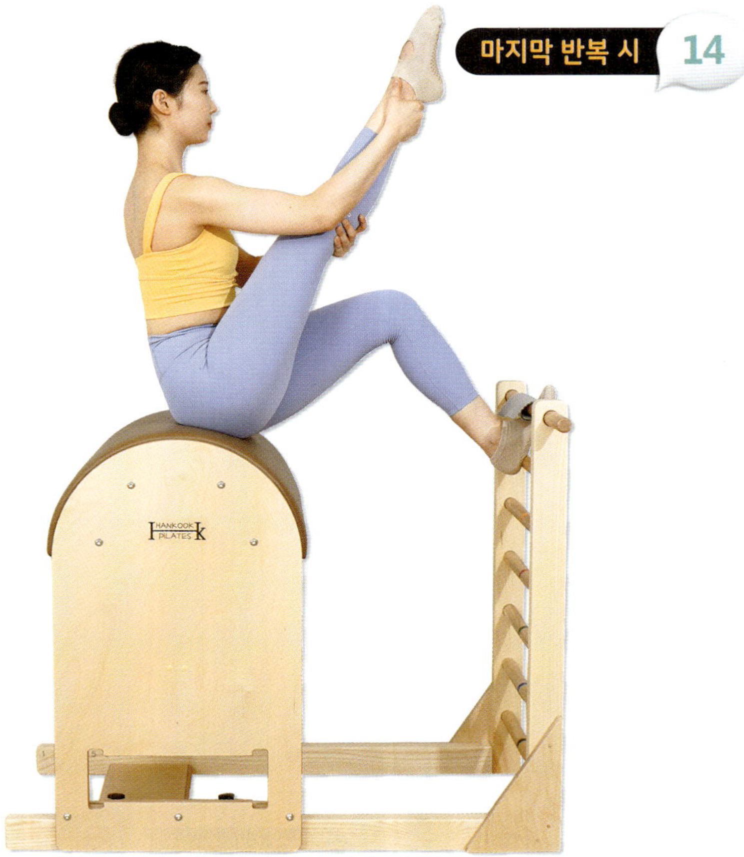
마지막 반복 시
14

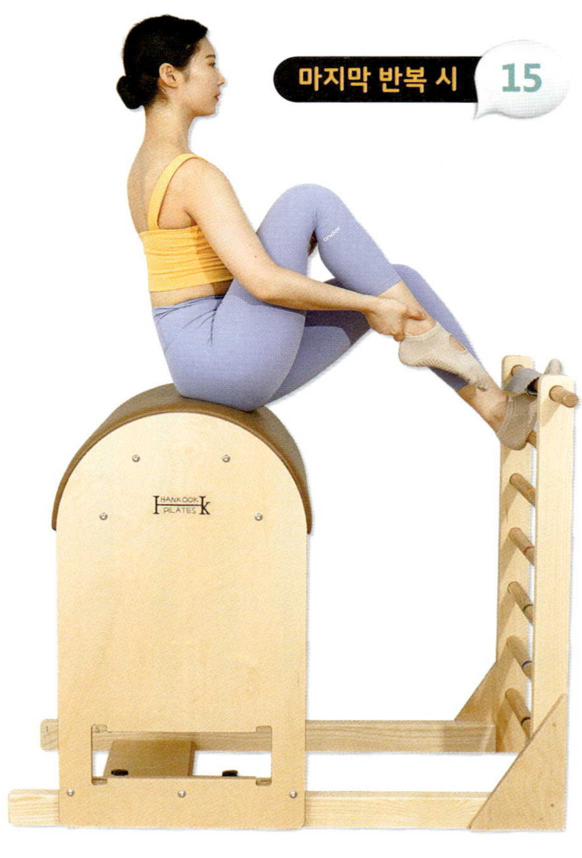
마지막 반복 시
15

09 트리-레그 써클 Tree-Leg circles

시작 자세

- 바렐 아치에 앉아, 골반과 척추를 최대한 중립으로 한다.
- 무릎을 엉덩이보다 살짝 높이 가져올 수 있도록 적절한 사다리 단에 한쪽 발뒤꿈치를 놓고, 발가락은 그 위 단 아래에 건다.
- 다른 쪽 다리는 굽히고 안쪽 손을 무릎 아래에 놓고, 바깥쪽 손은 발목을 잡는다.

운동 방법

- 들숨: 숨을 들이마시며 자세를 준비한다.
- 날숨: 몸통을 최대한 똑바로 유지하면서 골반을 수평으로 유지하고, 무릎을 늘이며 넙다리뒤근을 늘인다.
- 들숨: 무릎을 시작 자세로 굽힌다.

3회 반복한다.

마지막 반복 시

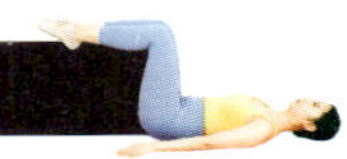

- 들숨: 다리를 곧게 편 채로 유지하고 다른 쪽 손을 발목으로 가져간다.
- 날숨: 위앞엉덩뼈가시를 지지하는 넙다리뼈 앞으로부터 떨어뜨려 말면서 시작하고 허리뼈를 굽히며, 엉치뼈를 바렐 위로 말아 올린다. 동시에 손을 다리 뒤로 짚어 내려간다.
- 들숨: 배근육의 동원을 유지하고 계속해서 뒤로 말며, 척추를 완전히 늘인다. 양손은 바렐 옆을 잡는다.
- 날숨: 허리뼈와 골반을 안정시키기 위해 배가로근을 동원시키고, 움직이는 다리를 순환운동하여(정중선을 먼저 교차한다) 작은 원을 그린다.
- 들숨: 자세를 유지한다.

양쪽에 3회씩 원을 그린다.

- 날숨: 척추를 굽힐 때 머리부터 시작해 말아 올려 시작 자세로 돌아온다. 말아 올라오는 동안 손을 발목까지 다리를 따라 짚어 올라간다.
- 들숨: 무릎을 굽힌다.
- 날숨: 허리를 늘이고 똑바른 자세를 유지한다.

양쪽에 3회씩 반복한다.

대상 근육

- 동작분석: 엉덩관절 굽힘/폄, 엉덩관절 벌림/모음
- 주동근
  - 엉덩관절 굽힘: 허리근, 엉덩근, 넙다리빗근, 넙다리근막긴장근, 넙다리곧은근, 두덩근, 짧은모음근, 긴모음근, 큰모음근, 중간볼기근
  - 엉덩관절 벌림: 넙다리빗근, 넙다리근막긴장근, 궁둥구멍근, 큰볼기근, 중간볼기근, 작은볼기근
- 길항근
  - 엉덩관절 폄: 큰모음근, 큰볼기근, 중간볼기근, 넙다리두갈래근, 반막모양근, 반힘줄모양근
  - 엉덩관절 모음: 두덩근, 짧은모음근, 긴모음근, 두덩정강근, 큰모음근, 큰볼기근, 위쌍둥이근, 아래쌍둥이근, 속폐쇄근, 바깥폐쇄근, 넙다리네모근

주의 사항

- 뒤로 기대면서가 아니라 넙다리뼈의 앞으로부터 골반을 떨어뜨려 말면서 시작하고, 배근육을 사용하여 허리뼈의 굽힘을 증가시킨다.
- 변형: 무릎 굽히기, 넙다리뒤근 긴장 시

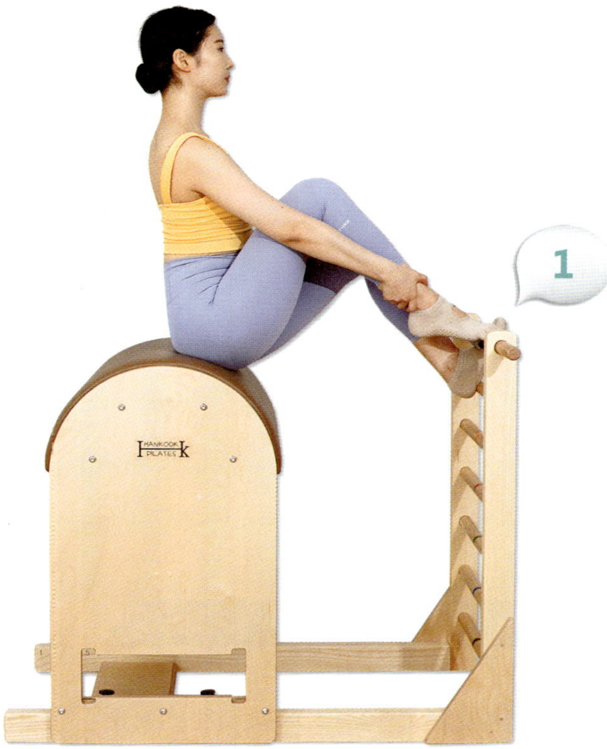
1

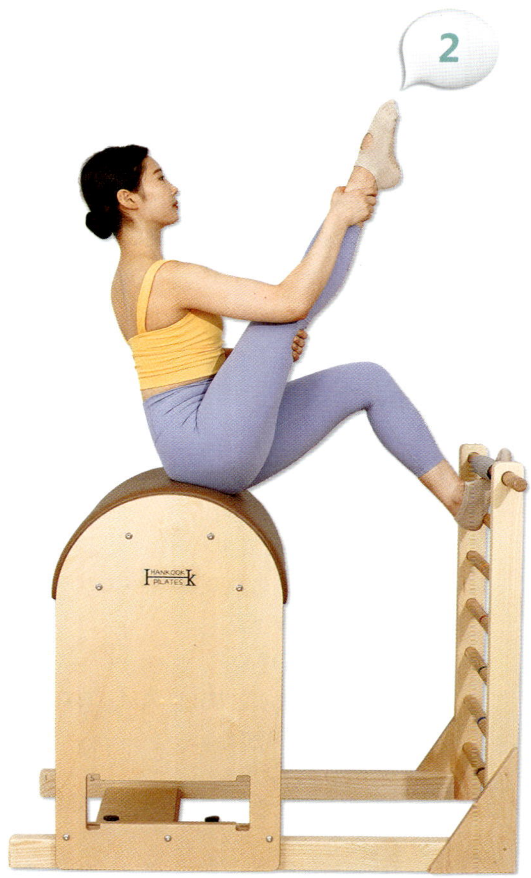
2

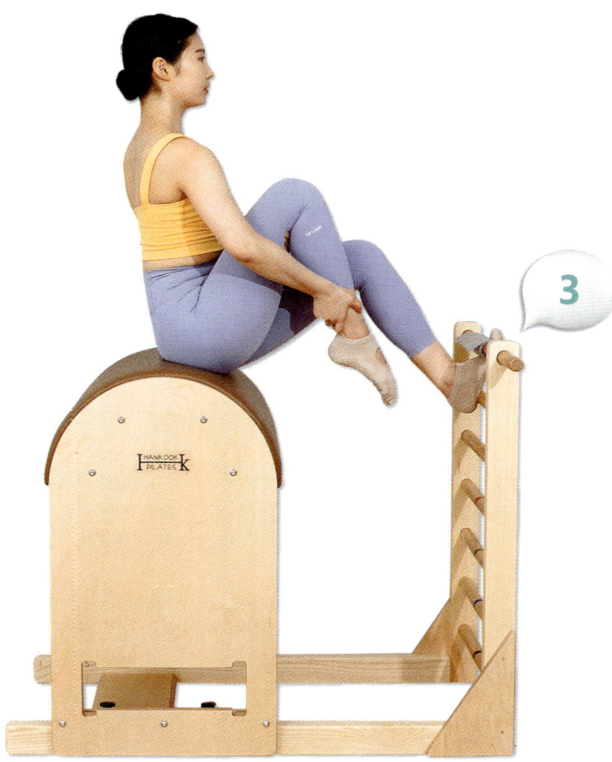
3

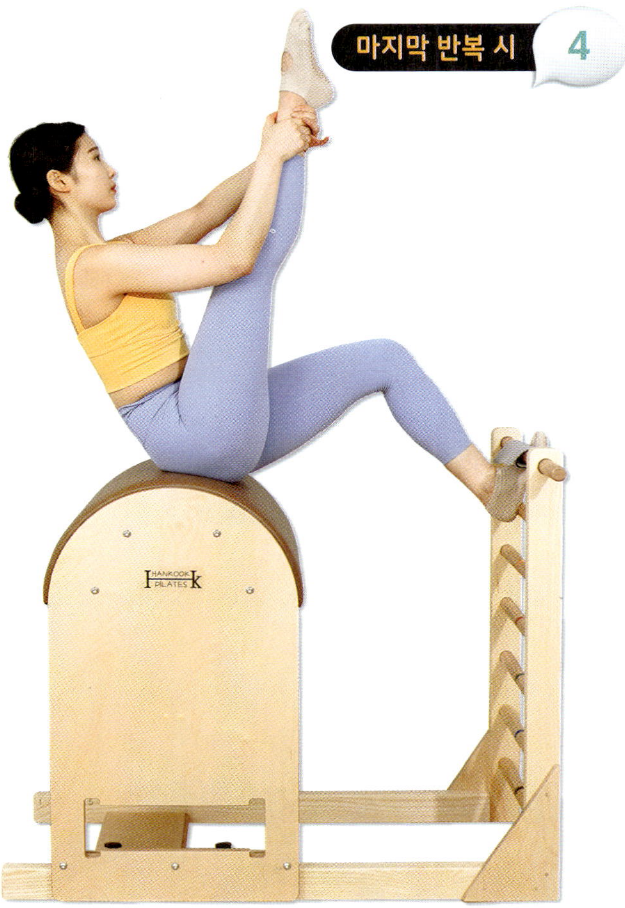
마지막 반복 시
4

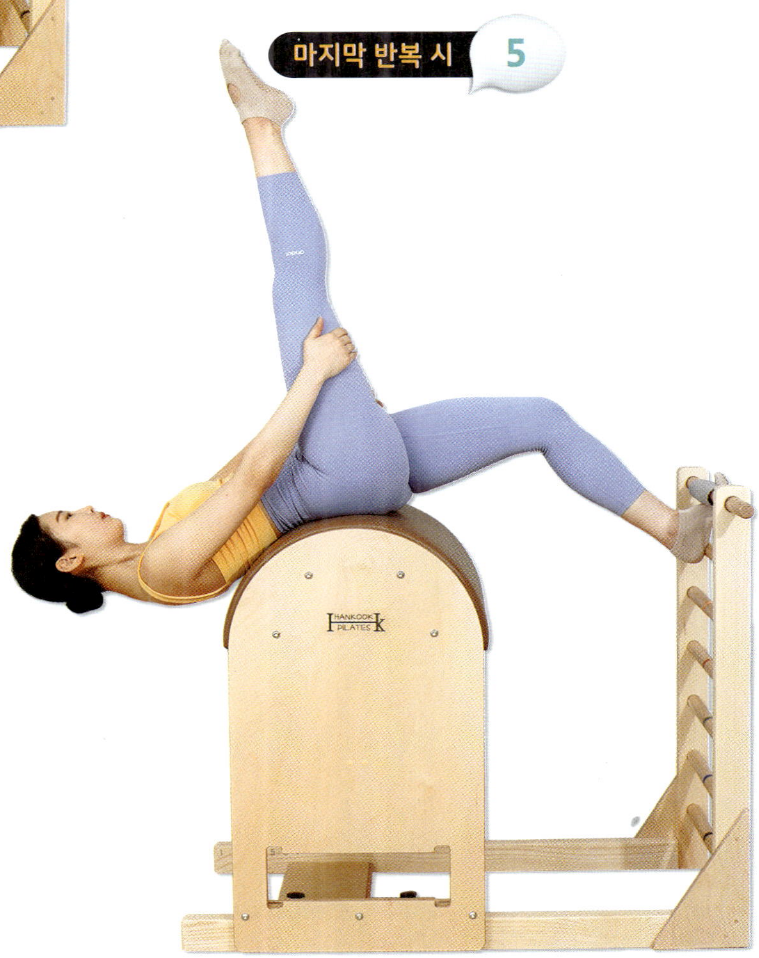
마지막 반복 시
5

마지막 반복 시 6

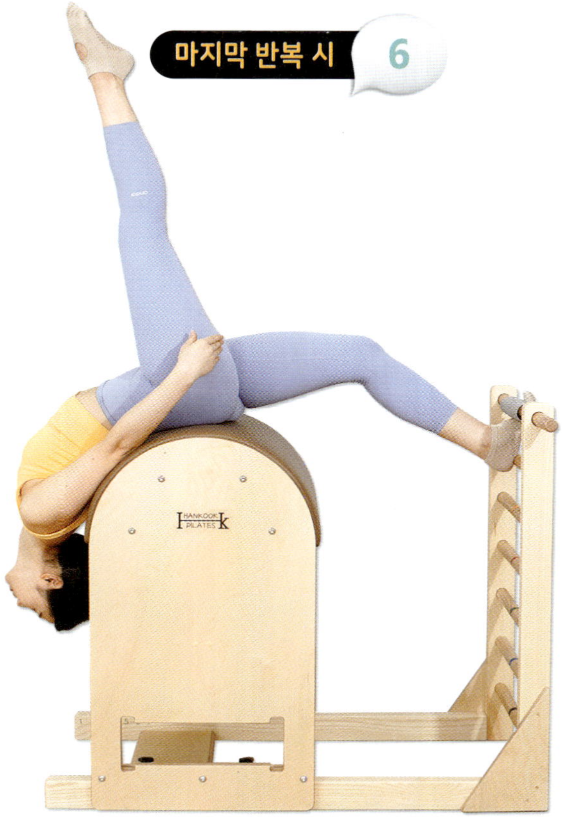

마지막 반복 시 7

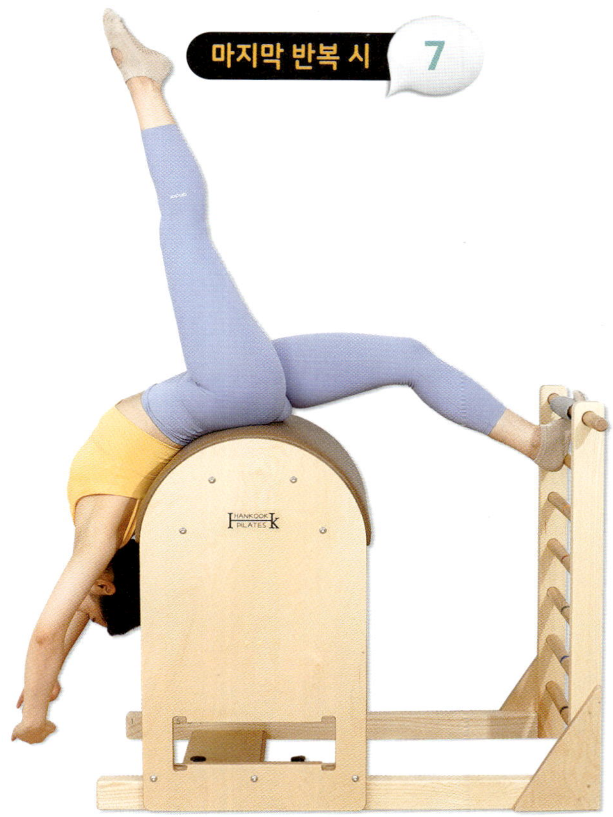

마지막 반복 시 8

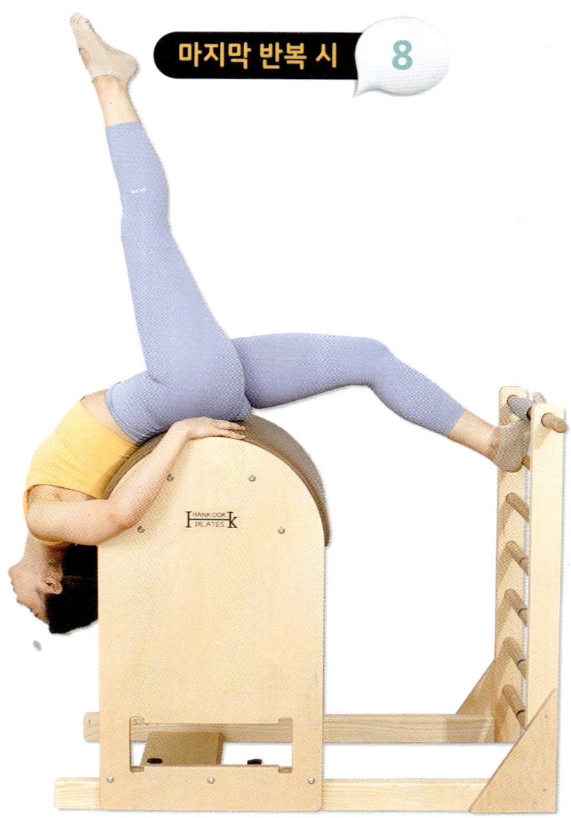

마지막 반복 시 9

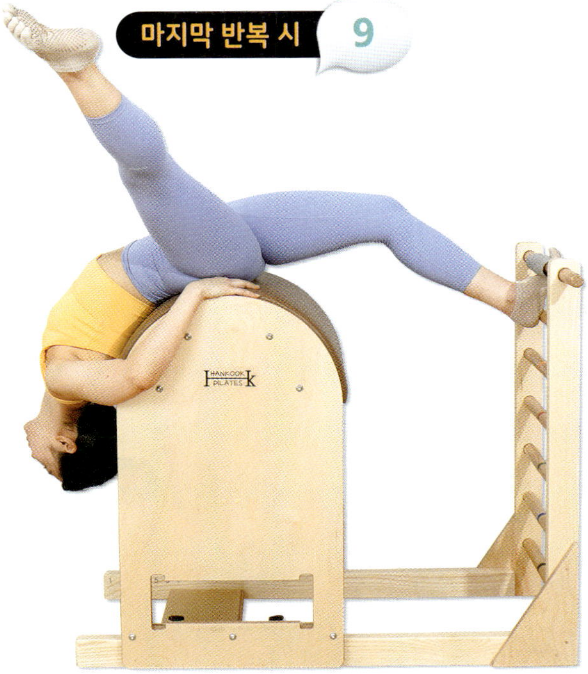

마지막 반복 시 10

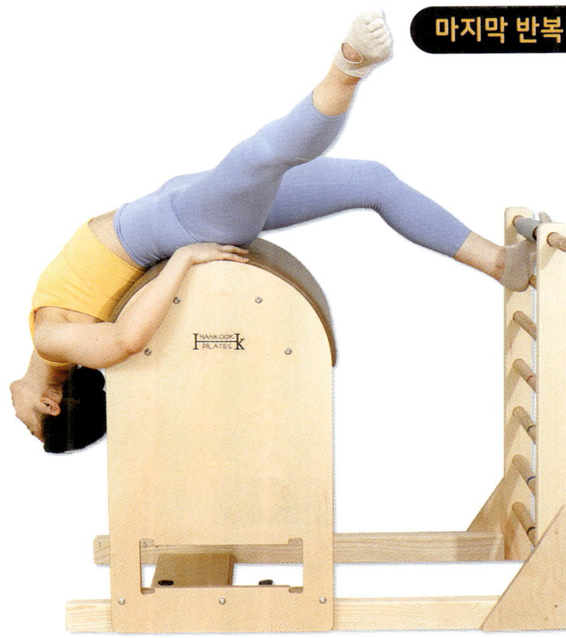

마지막 반복 시 11

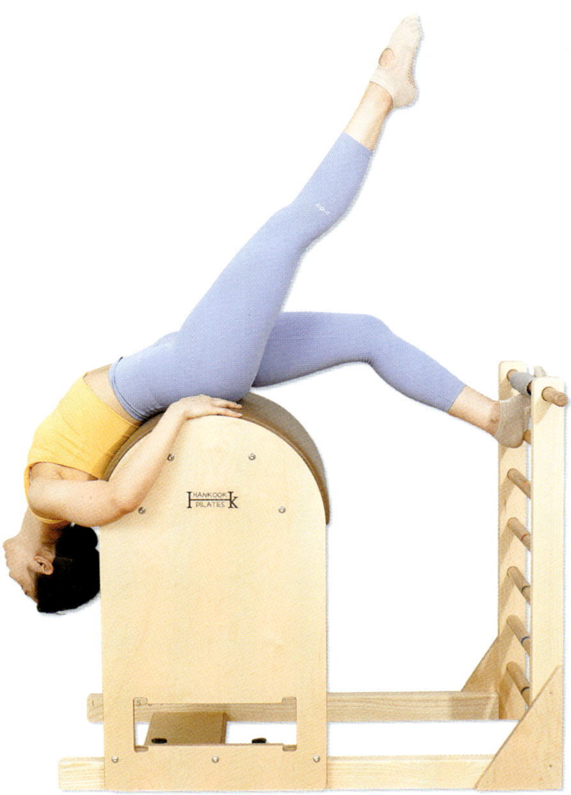

마지막 반복 시 12

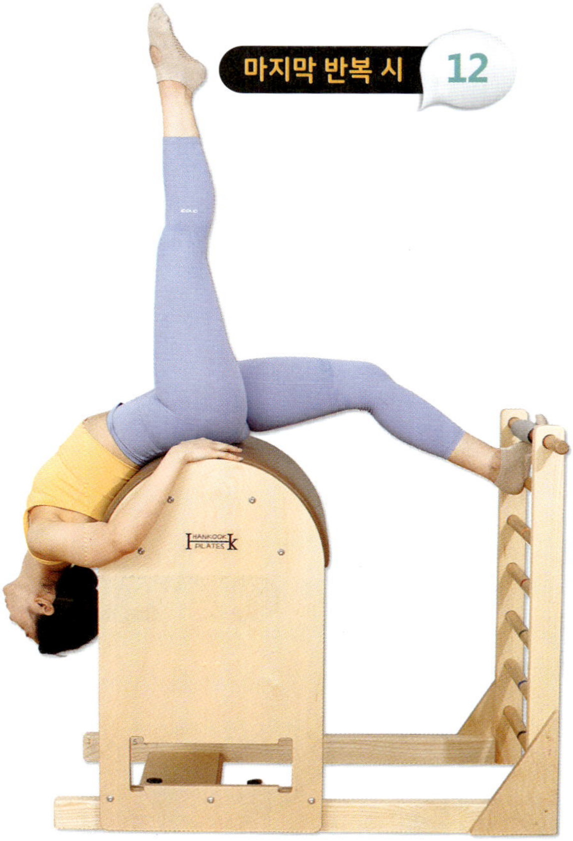

마지막 반복 시 13

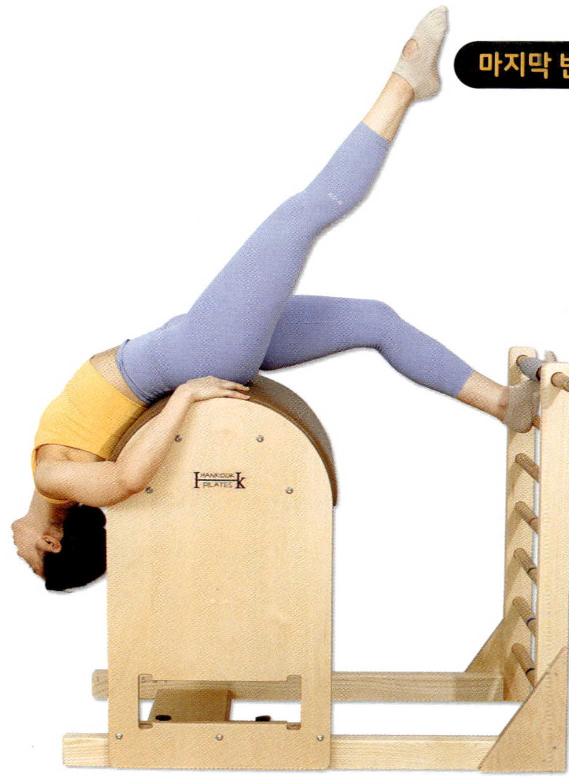

마지막 반복 시 14

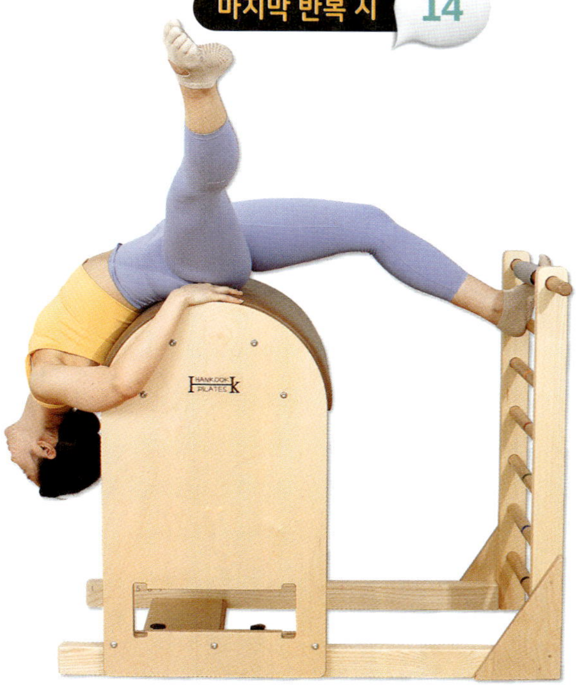

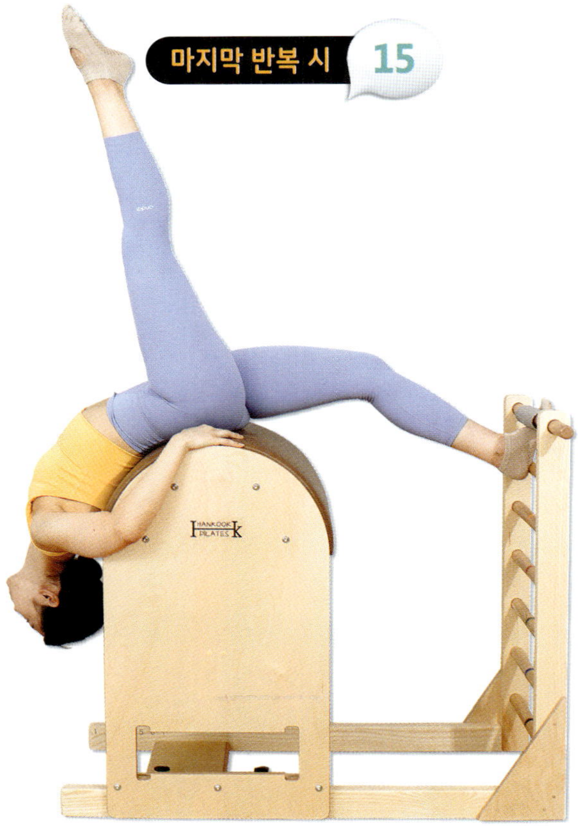
마지막 반복 시
15

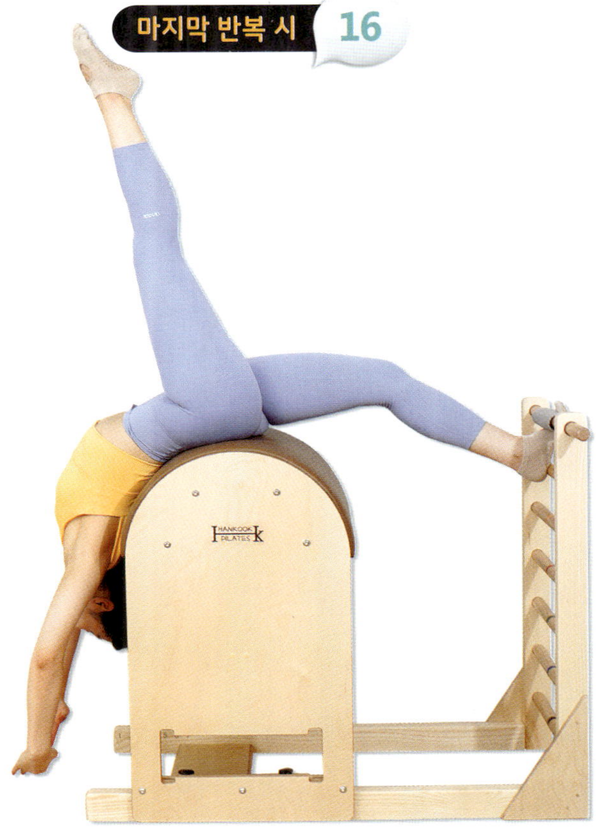
마지막 반복 시
16

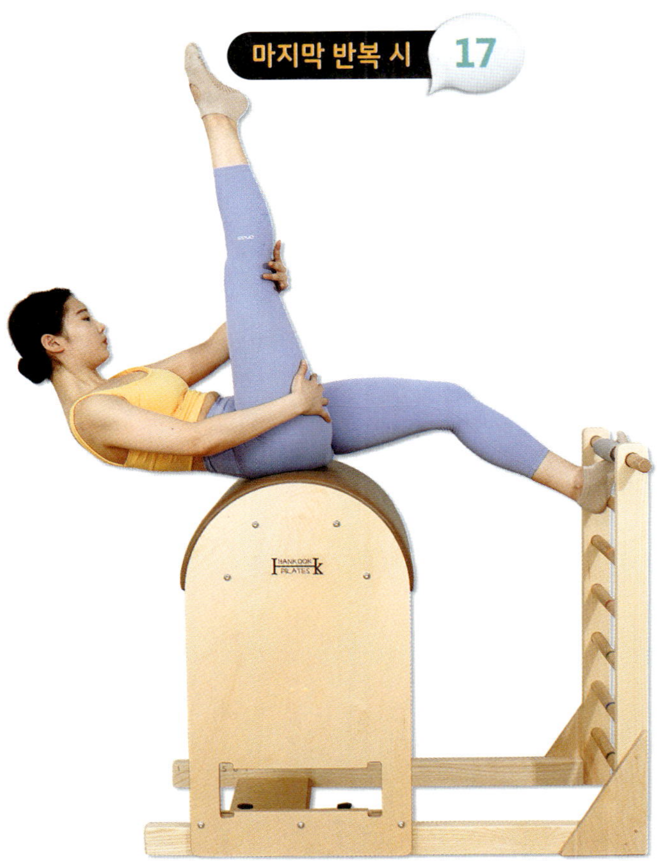
마지막 반복 시
17

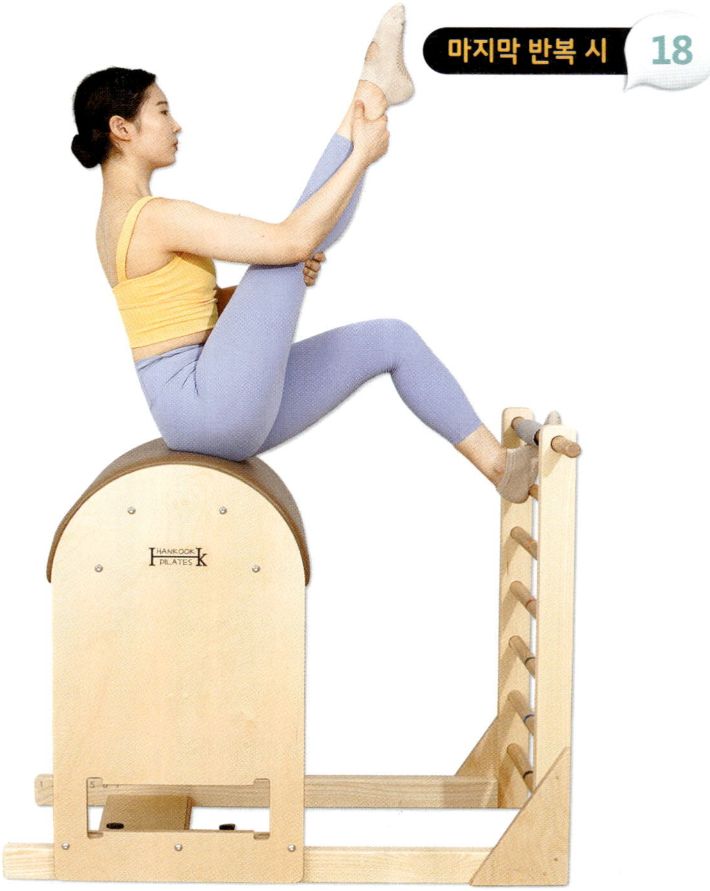
마지막 반복 시
18

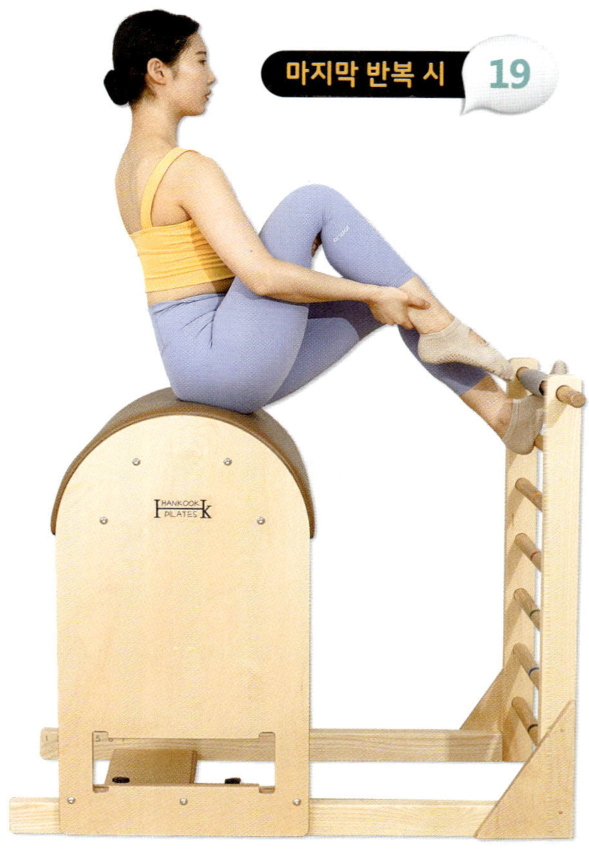
마지막 반복 시
19

CHAPTER 18

SITTING ON BARREL ARCH SERIES

01 씨절 Scissors

02 바이씨클 Bicycle

03 다운 앤 업 레그 Down & up legs

04 레그 써클 Leg circles

05 힙 써클 Hip circles

06 홀스백 Horseback

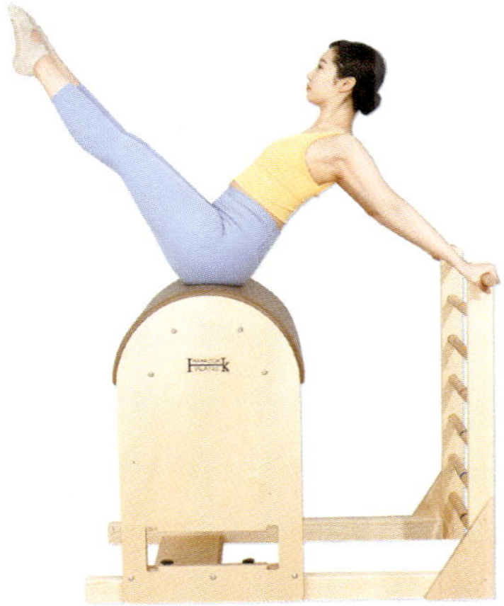

01 씨절 Scissors

시작 자세

- 바렐 꼭대기에 앉아, 사다리 반대쪽을 향한다. 팔은 몸 뒤로 곧게 펴고, 양손으로 사다리 단 꼭대기의 핸들을 잡는다.
- 다리를 곧게 펴 평행하게 모음시키고 엉덩이 쪽에서 굽혀 다리를 붙인다.

운동 방법

- 들숨: 숨을 들이마시며 자세를 준비한다.
- 날숨: 한쪽 다리를 아래로 내리고, 다른 쪽 다리는 유지한다.
- 들숨: 자세를 유지한다.
- 날숨: 반대쪽 다리를 아래로 내리고, 아래쪽 다리는 위쪽으로 올리면서 다리를 교차한다.
- 들숨: 자세를 유지한다.

8~10회 반복한다.

대상 근육

- 동작분석: 몸통 폄/굽힘, 엉덩관절 굽힘/폄
- 주동근

몸통 폄: 엉덩갈비근, 가장긴근, 가시근, 허리네모근, 반가시근, 돌림근, 뭇갈래근, 가시사이근
엉덩관절 굽힘: 허리근, 엉덩근, 넙다리빗근, 넙다리근막긴장근, 넙다리곧은근, 두덩근, 짧은모음근, 긴모음근, 큰모음근, 중간볼기근

- 길항근

몸통 굽힘: 배곧은근, 배바깥빗근, 배속빗근
엉덩관절 폄: 큰모음근, 큰볼기근, 중간볼기근, 넙다리두갈래근, 반막모양근, 반힘줄모양근

주의 사항

- 골반의 안정성을 잃지 않도록 한다.

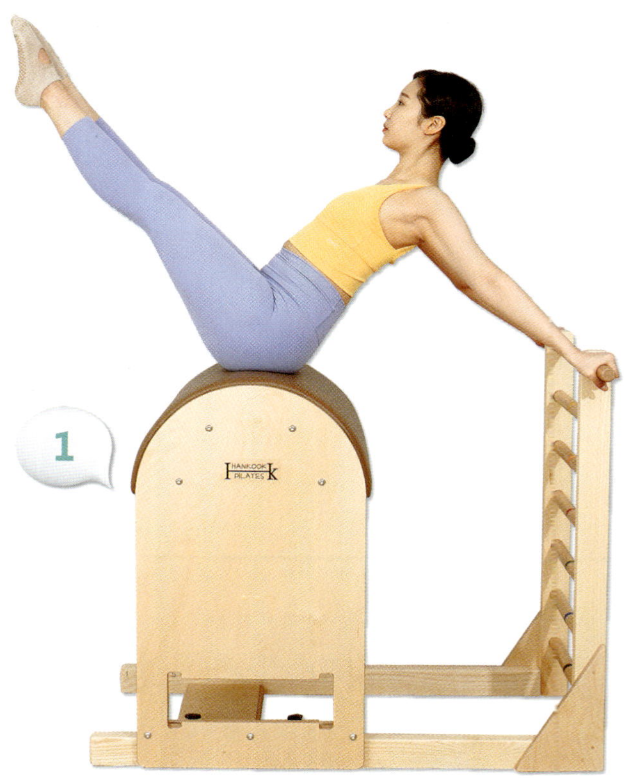

2

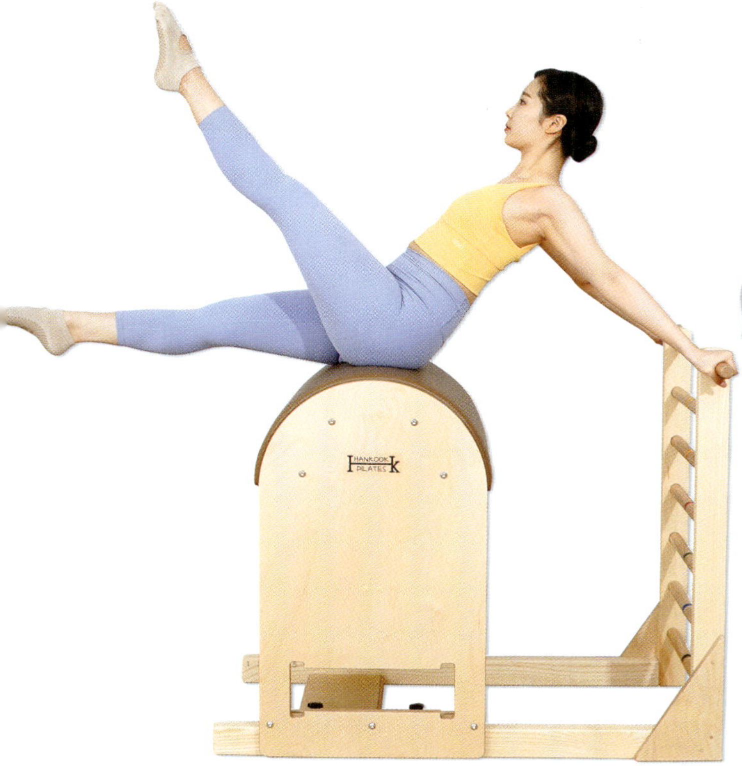

3

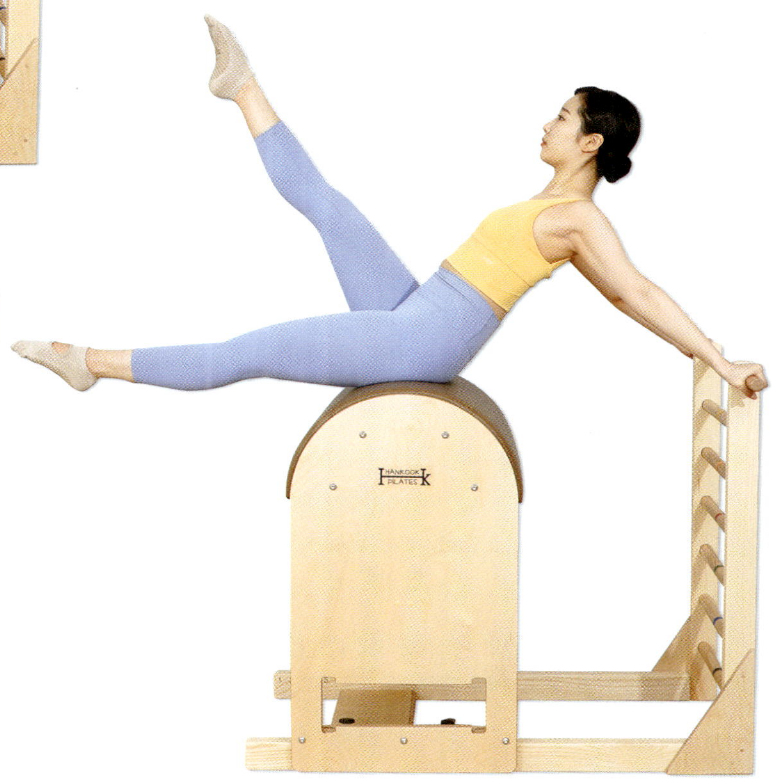

4

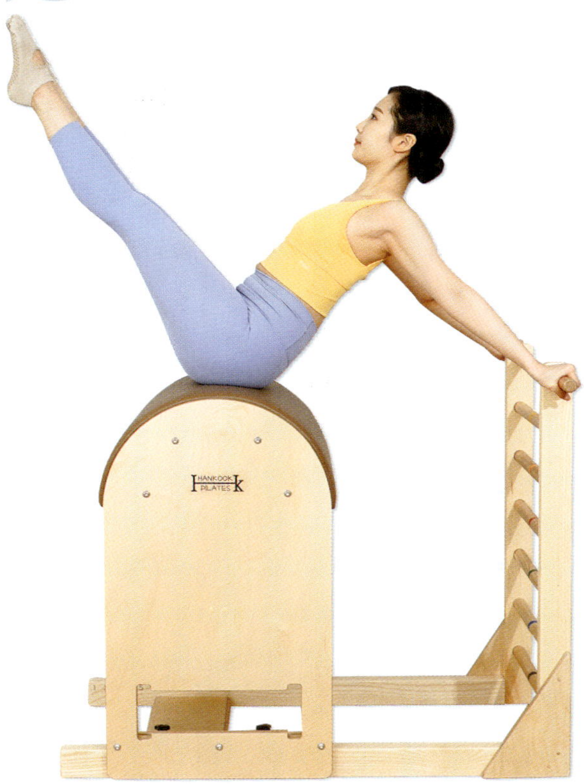

02 바이씨클 Bicycle

시작 자세

- 바렐 꼭대기에 앉아서 사다리 반대쪽을 향한다.
- 팔은 몸 뒤쪽으로 곧게 펴고, 양손으로 사다리 꼭대기의 핸들을 잡는다.
- 무게를 궁둥뼈결절 뒤에 싣고, 허리뼈를 살짝 굽히며, 등뼈는 늘인다.
- 다리를 곧게 펴 평행하게 모음시키고 엉덩이 쪽에서 굽혀 몸에 최대한 붙인다.

운동 방법

- 들숨: 골반의 안정성을 유지하고 한쪽 다리는 엉덩관절을 펴하고, 반대쪽 다리는 엉덩관절을 굽힘하여 가져온다.
- 날숨: 엉덩관절을 펴하며 늘임을 유지하고, 아래쪽 다리의 무릎을 굽히며 발바닥굽힘한다.
- 들숨: 엉덩관절을 굽히며 무릎을 펴하여 늘인다. 동시에 다른 다리는 엉덩관절을 펴하여 늘인다.
- 날숨: 위쪽 다리의 무릎을 굽히고 발바닥굽힘한다.
- 들숨: 엉덩관절을 굽히며 무릎을 펴하여 늘인다. 동시에 다른 다리는 엉덩관절을 펴하여 늘인다.

8~10번 반복한다.
반대 방향으로 시행한다.

대상 근육

- 동작분석: 엉덩관절 굽힘/폄, 무릎관절 굽힘/폄
- 주동근
  - 엉덩관절 굽힘: 허리근, 엉덩근, 넙다리빗근, 넙다리근막긴장근, 넙다리곧은근, 두덩근, 짧은모음근, 긴모음근, 큰모음근, 중간볼기근
  - 무릎관절 굽힘: 넙다리빗근, 두덩정강근, 넙다리두갈래근, 반막모양근, 반힘줄모양근, 오금근, 장딴지근
- 길항근
  - 엉덩관절 폄: 큰모음근, 큰볼기근, 중간볼기근, 넙다리두갈래근, 반막모양근, 반힘줄모양근
  - 무릎관절 폄: 넙다리곧은근, 가쪽넓은근, 중간넓은근, 안쪽넓은근

주의 사항

- 골반의 안정성을 잃지 않도록 한다.
- 어깨뼈의 안정성을 유지한다.

1

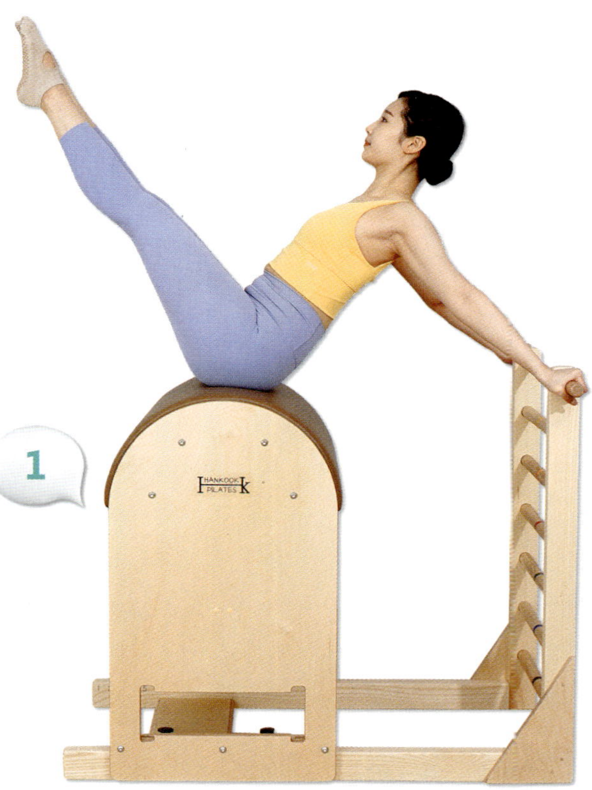

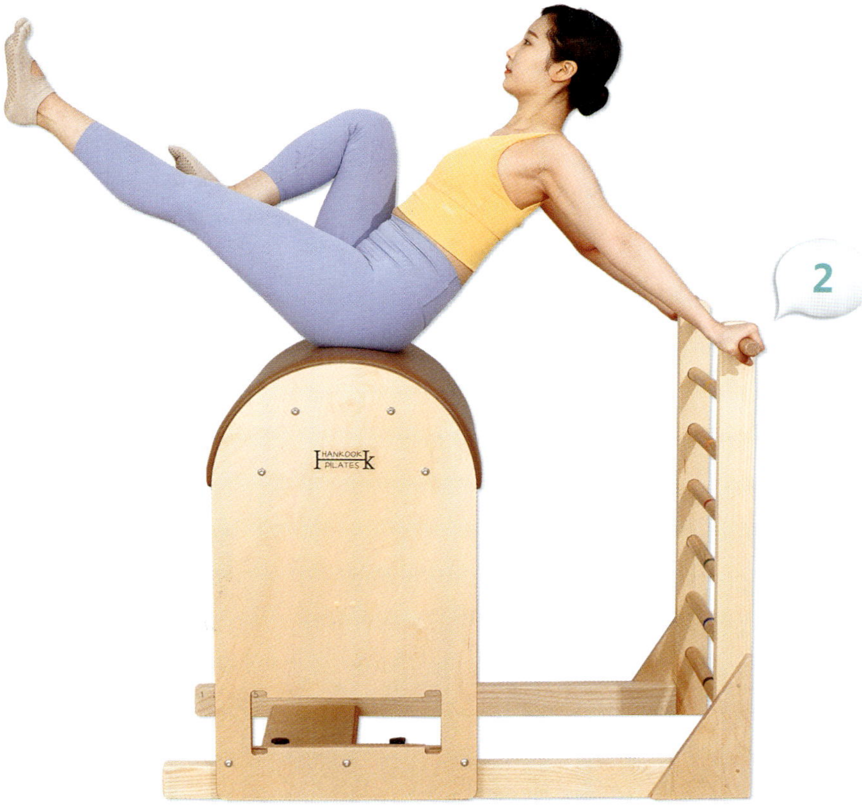
2

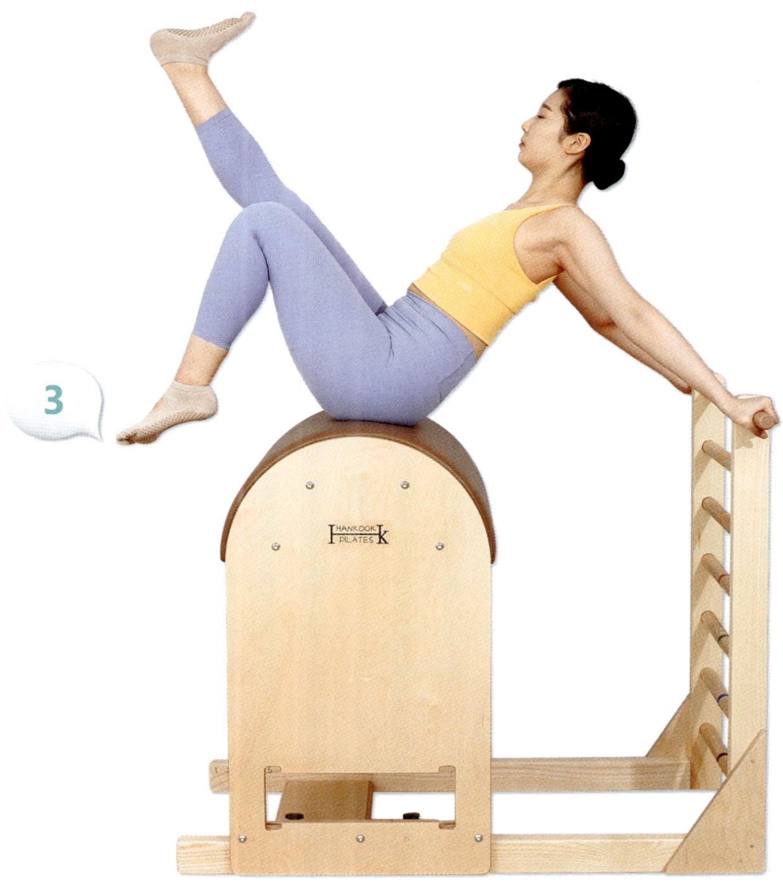
3

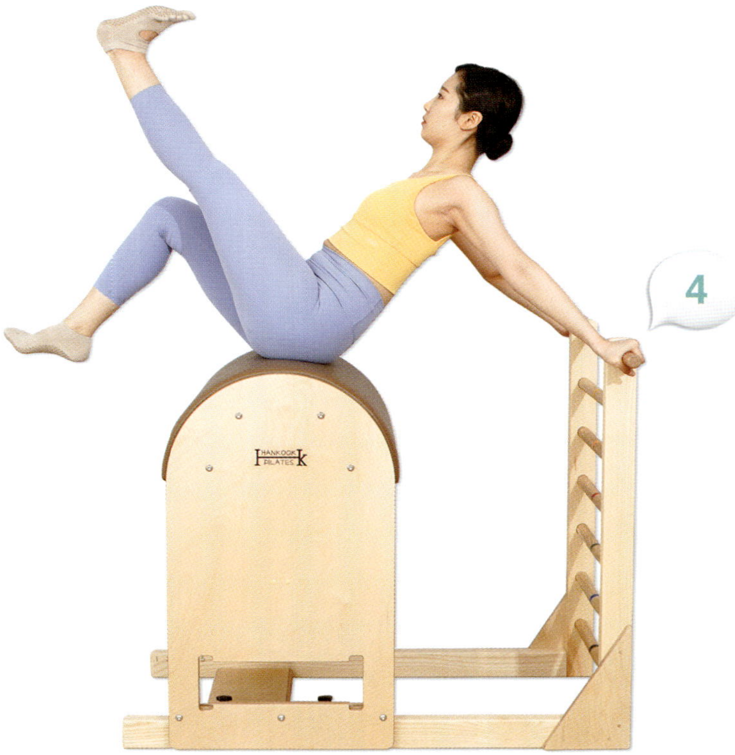
4

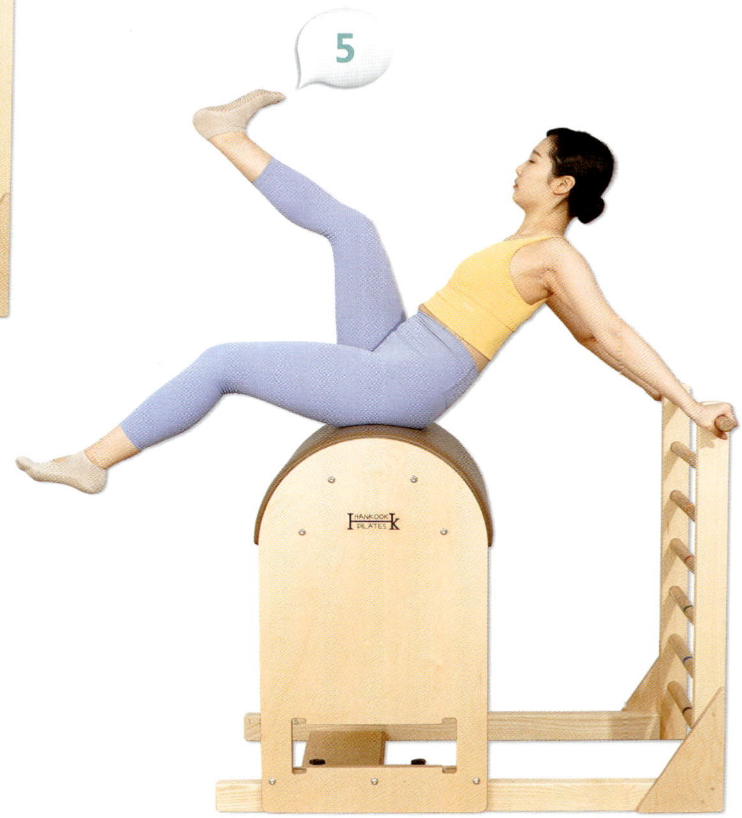
5

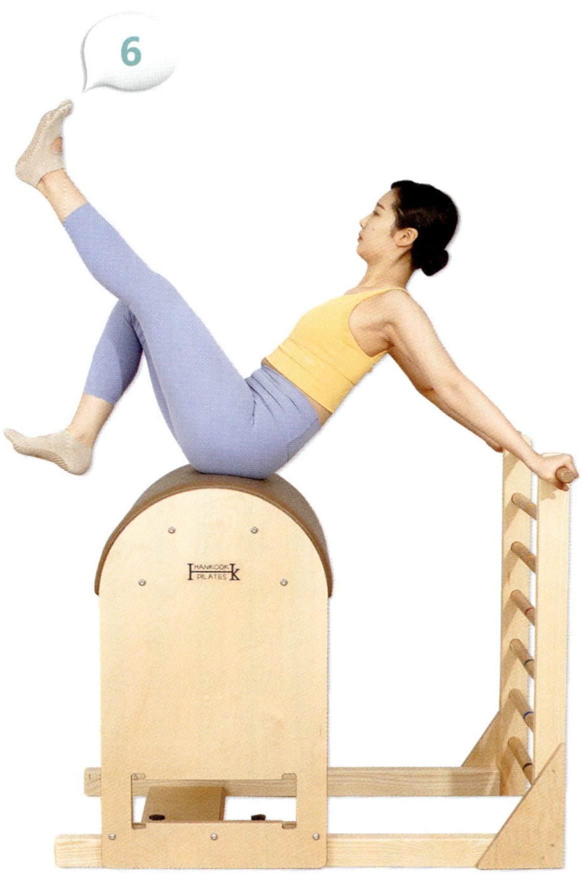
6

7

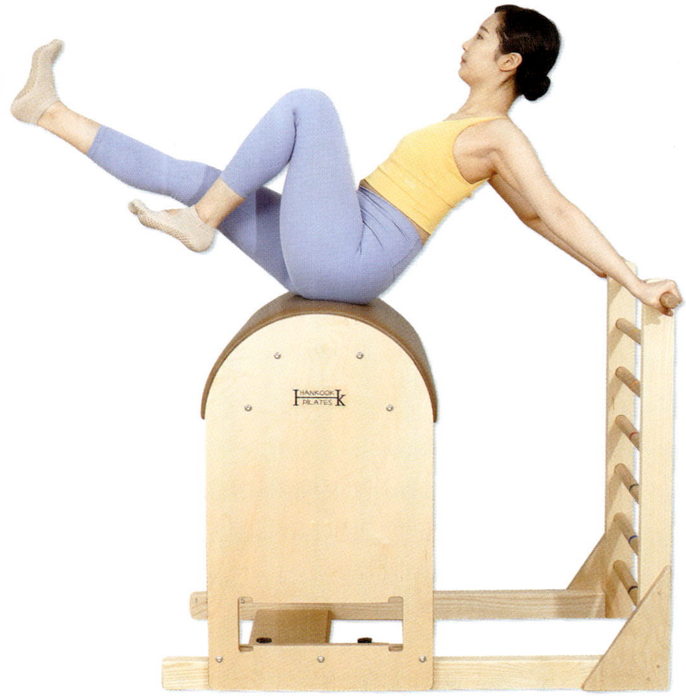

8

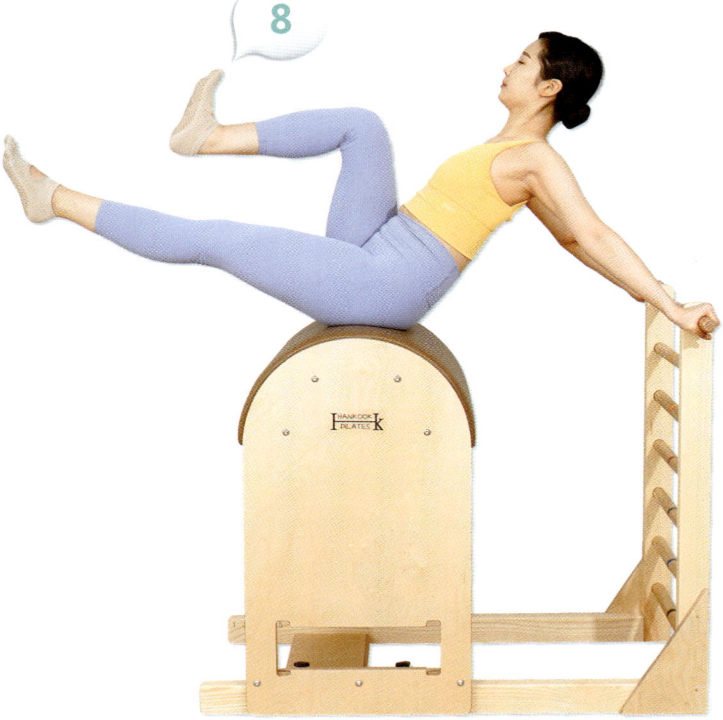

9

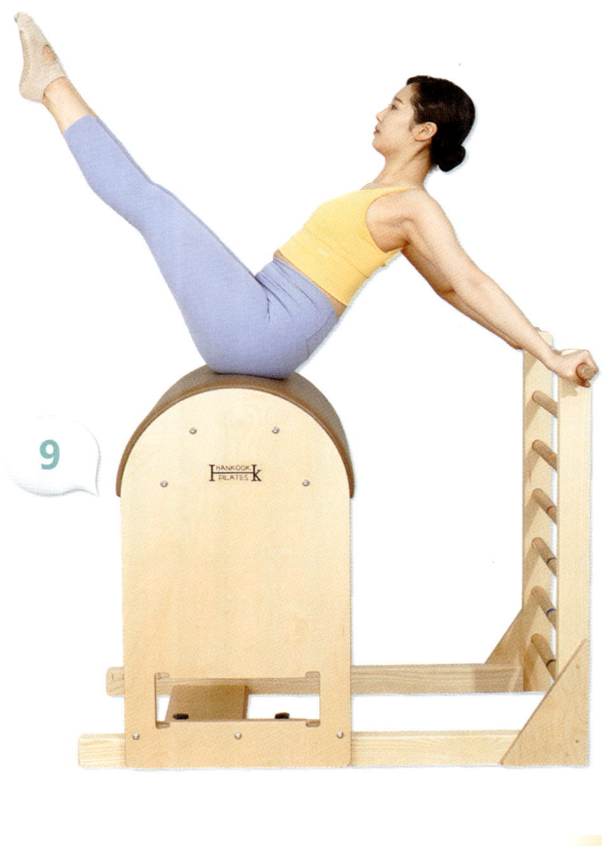

03 다운 앤 업 레그 Down & up legs

시작 자세

- 바렐의 꼭대기에 앉아서 사다리로부터 반대를 향한다.
- 팔은 몸 뒤로 곧게 펴고, 양손으로 사다리 꼭대기 단의 핸들을 잡는다.
- 궁둥뼈결절 뒤에 무게를 싣고, 허리뼈를 살짝 굽히며, 등뼈를 늘인다.
- 다리를 곧게 펴 모음시키고 엉덩이 쪽에서 몸에 최대한 가깝게 붙인다.

운동 방법

- 들숨: 숨을 들이마시며 자세를 준비한다.
- 날숨: 골반의 안정이 유지되는 한 몸통으로부터 다리를 가장 멀리 내린다.
- 들숨: 다리를 몸통 쪽으로 경첩을 단 듯 움직이며 시작 자세로 돌아온다.

6~8회 반복한다.

대상 근육

- 동작분석: 엉덩관절 굽힘/폄
- 주동근

  엉덩관절 굽힘: 허리근, 엉덩근, 넙다리빗근, 넙다리근막긴장근, 넙다리곧은근, 두덩근, 짧은모음근, 긴모음근, 큰모음근, 중간볼기근
- 길항근

  엉덩관절 폄: 큰모음근, 큰볼기근, 중간볼기근, 넙다리두갈래근, 반막모양근, 반힘줄모양근

주의 사항

- 다리를 내릴 때 엉덩이굽힘근이 늘어나도록 하고, 조이거나 골반의 안정을 잃지 않도록 한다.
- 어깨뼈의 안정성을 유지한다.

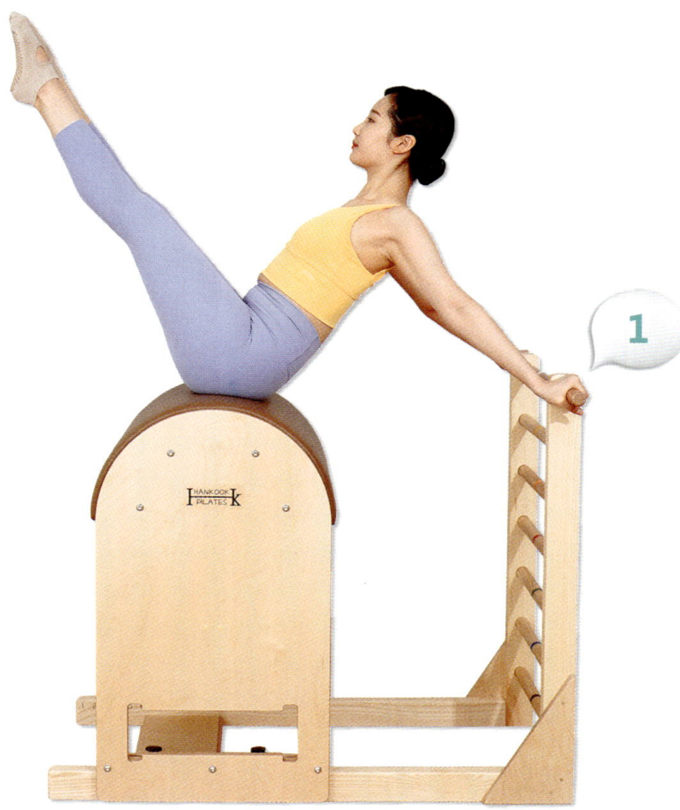

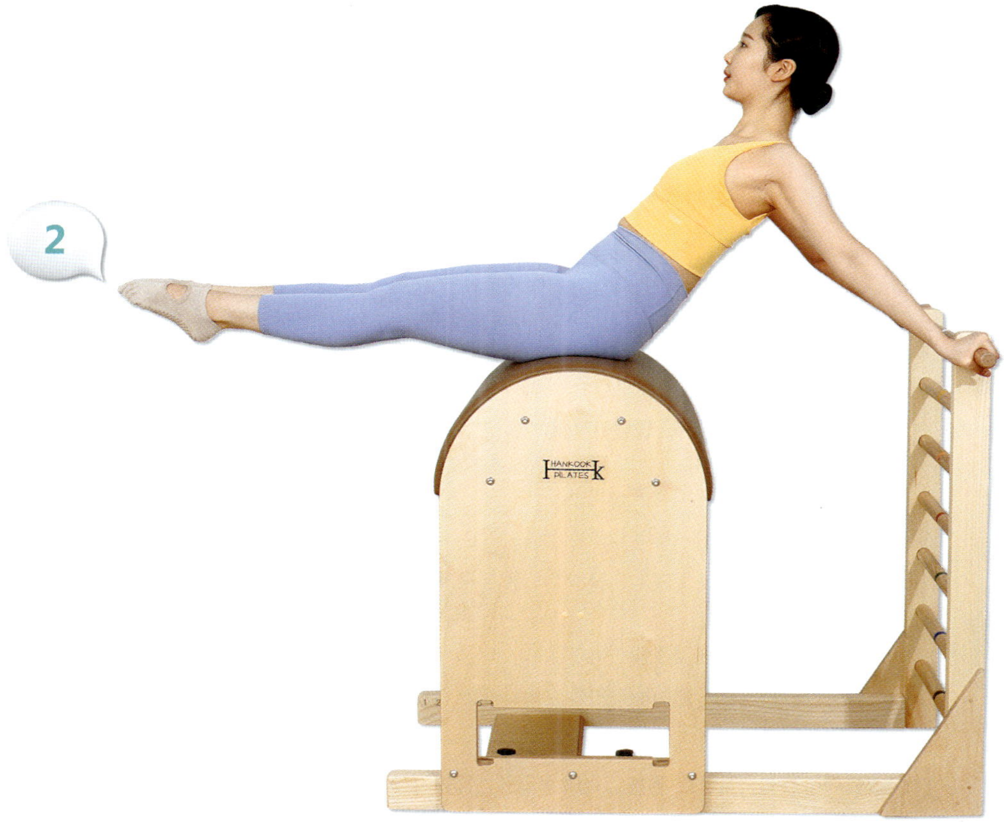
2

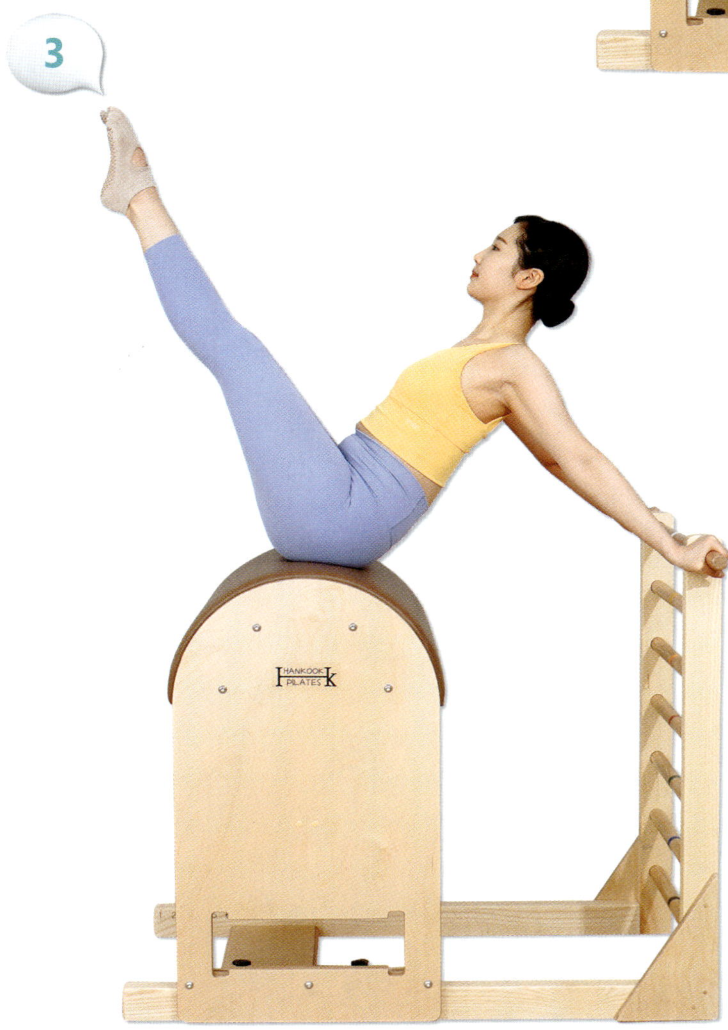
3

04 레그 써클 Leg circles

시작 자세

- 바렐의 꼭대기에 앉아서, 사다리로부터 반대쪽을 향한다.
- 팔은 몸 뒤로 곧게 뻗고, 양손으로 사다리 꼭대기의 핸들을 잡는다.
- 궁둥뼈결절 뒤에 무게를 싣고, 허리뼈는 약간 굽히고, 등뼈는 늘인다.
- 다리는 곧게 펴 모음시키고 엉덩이 쪽에서 굽혀 몸에 최대한 가깝게 붙인다.

운동 방법

- 들숨: 숨을 들이마시며 자세를 준비한다.
- 날숨: 골반의 안정을 유지하며 다리를 벌림시키고, 내릴 때 원을 그리며 원의 바닥 부분에서 모음시킨다.
- 들숨: 모음을 유지하며 엉덩이를 굽혀 다리를 몸통 쪽으로 경첩을 단 듯 움직인다.

5회 반복한다.

- 들숨: 숨을 들이마시며 자세를 준비한다.
- 날숨: 골반의 안정을 유지하며 다리를 모음시키고, 다리를 내린다.
- 들숨: 자세를 유지한다.
- 날숨: 다리를 벌림시키고, 원을 그리며 올리고, 엉덩이를 굽히며 원 꼭대기 부분에서 모음시킨다.

5회 반복한다.

대상 근육

- 동작분석: 엉덩관절 굽힘/폄, 엉덩관절 벌림/모음
- 주동근
  엉덩관절 굽힘: 허리근, 엉덩근, 넙다리빗근, 넙다리근막긴장근, 넙다리곧은근, 두덩근, 짧은모음근, 긴모음근, 큰모음근, 중간볼기근
  엉덩관절 벌림: 넙다리빗근, 넙다리근막긴장근, 궁둥구멍근, 큰볼기근, 중간볼기근, 작은볼기근
- 길항근
  엉덩관절 폄: 큰모음근, 큰볼기근, 중간볼기근, 넙다리두갈래근, 반막모양근, 반힘줄모양근
  엉덩관절 모음: 두덩근, 짧은모음근, 긴모음근, 두덩정강근, 큰모음근, 큰볼기근, 위쌍둥이근, 아래쌍둥이근, 속폐쇄근, 바깥폐쇄근, 넙다리네모근

주의 사항

- 골반의 안정성을 유지한다.
- 어깨뼈의 안정성을 유지한다.

1

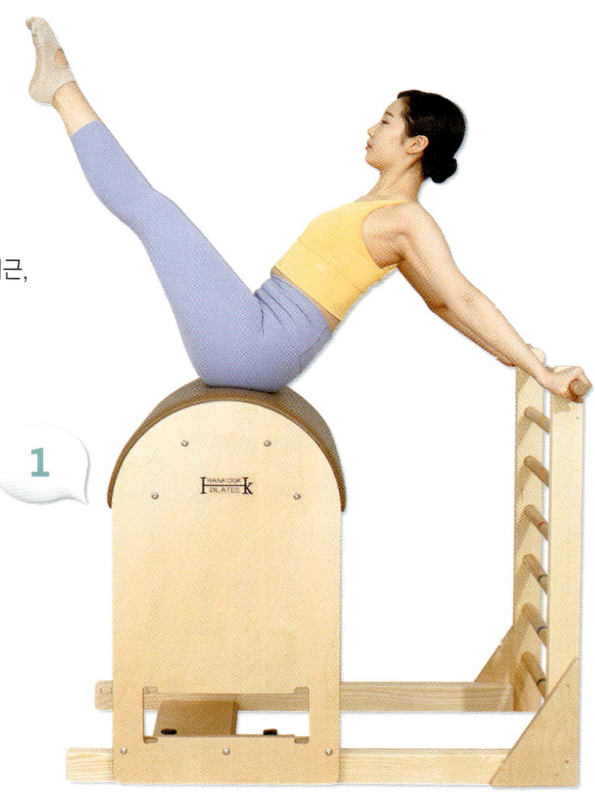

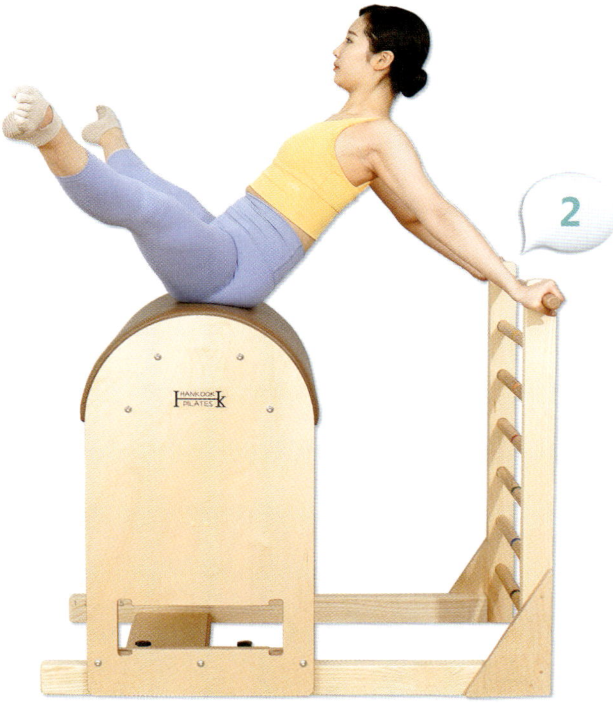
2

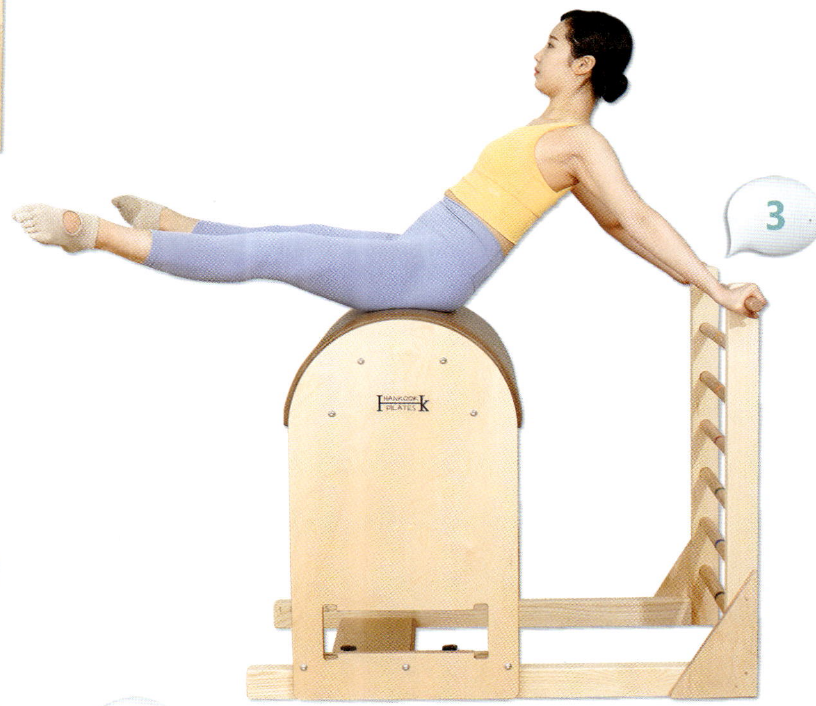
3

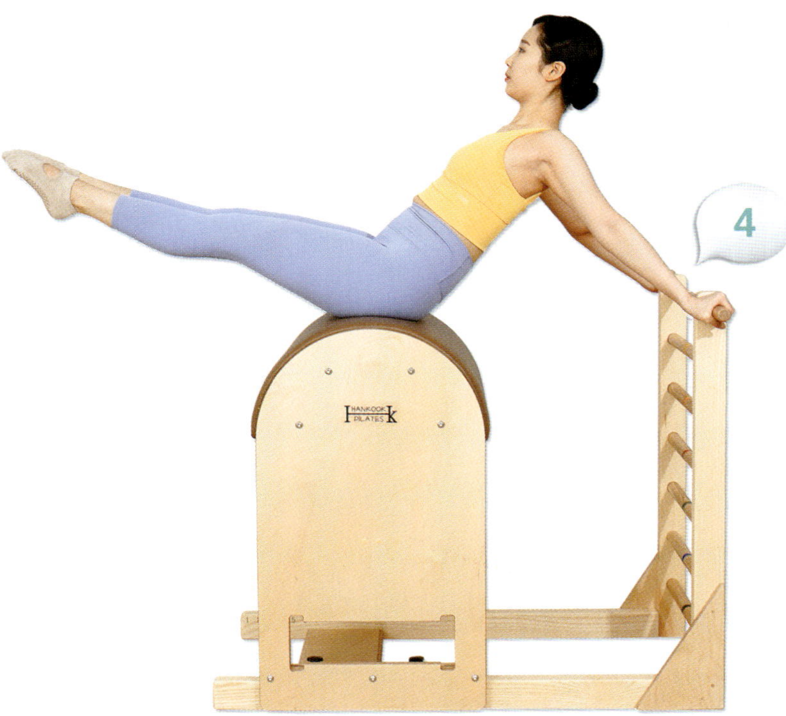
4

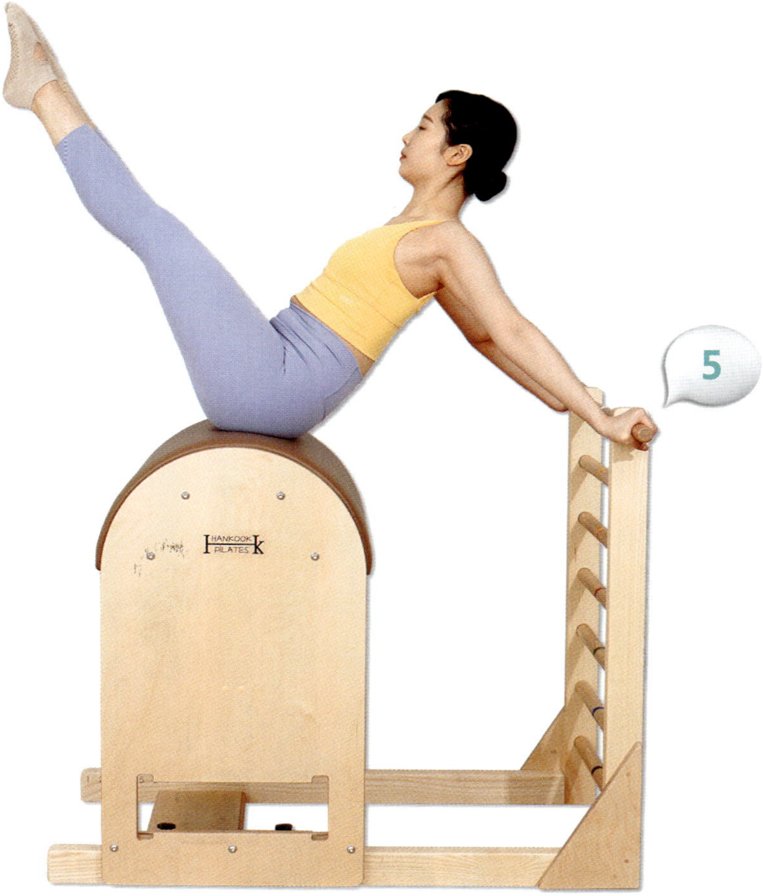
5

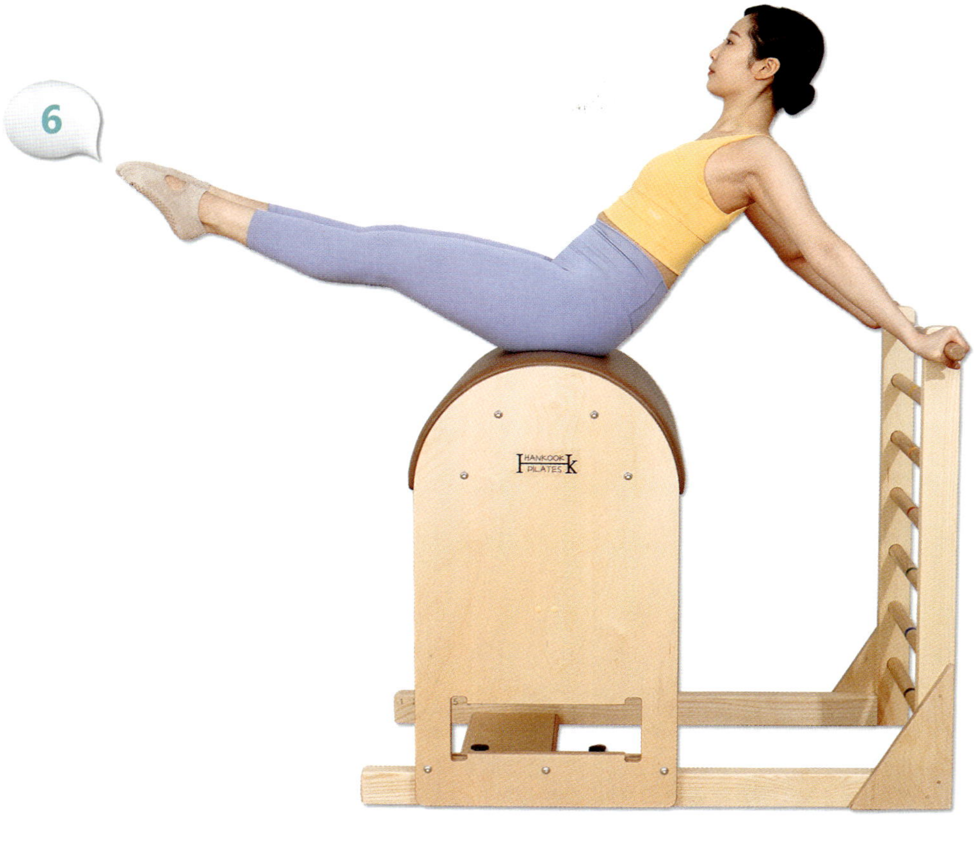
6

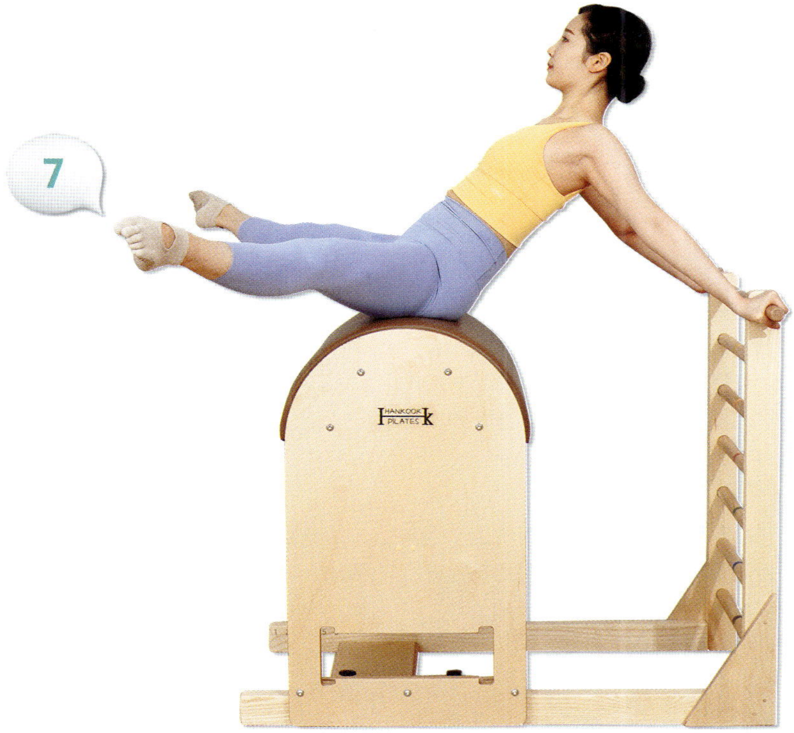
7

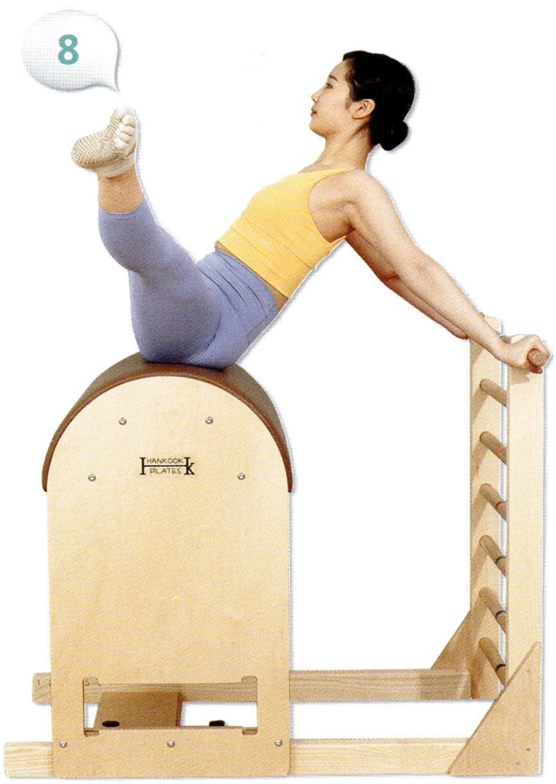
8

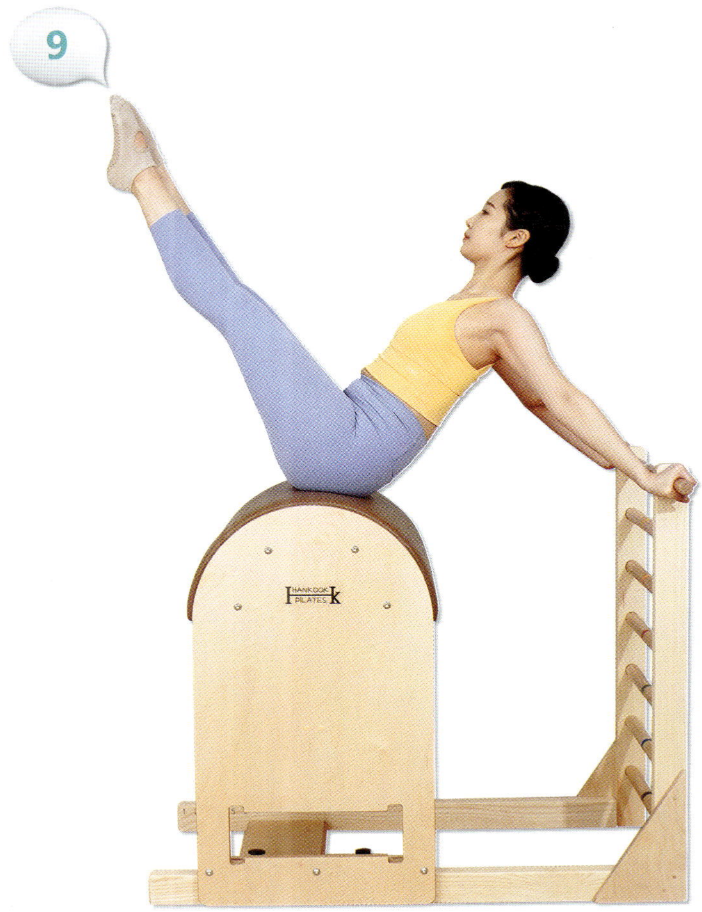
9

05 힙 써클 Hip circles

시작 자세

- 바렐의 꼭대기에 앉아서, 사다리로부터 반대를 향한다.
- 팔은 몸 뒤로 곧게 뻗고, 양손으로 사다리 꼭대기의 핸들을 잡는다.
- 궁둥뼈결절 뒤에 무게를 싣고, 허리뼈는 살짝 굽히고, 등뼈는 늘인다.
- 양다리를 곧게 펴 모음시키고, 엉덩이 쪽에서 굽혀 몸에 최대한 가깝게 붙는다.

운동 방법

- 들숨: 숨을 들이마시며 자세를 준비한다.
- 날숨: 골반의 안정을 유지하며, 다리를 평행하게 모음시킨다. 양다리를 한 방향으로 순환운동하기 시작하며, 다리를 몸통으로부터 떨어뜨려 뻗는다. 원의 2/3 동안 숨을 내쉰다.
- 들숨: 원을 완성하고 다리를 시작 자세로 되돌린다.

양쪽에 번갈아 가며 3회씩 반복한다.

대상 근육

- 동작분석: 몸통 돌림
- 주동근
  몸통 오른쪽 돌림: 오른쪽 배바깥빗근, 왼쪽 배속빗근, 왼쪽 반가시근, 왼쪽 뭇갈래근, 왼쪽 돌림근
- 길항근
  몸통 왼쪽 돌림: 왼쪽 배바깥빗근, 오른쪽 배속빗근, 오른쪽 반가시근,
  오른쪽 뭇갈래근, 오른쪽 돌림근

주의 사항

- 골반의 안정성을 유지한다.
- 어깨뼈의 안정성을 유지한다.

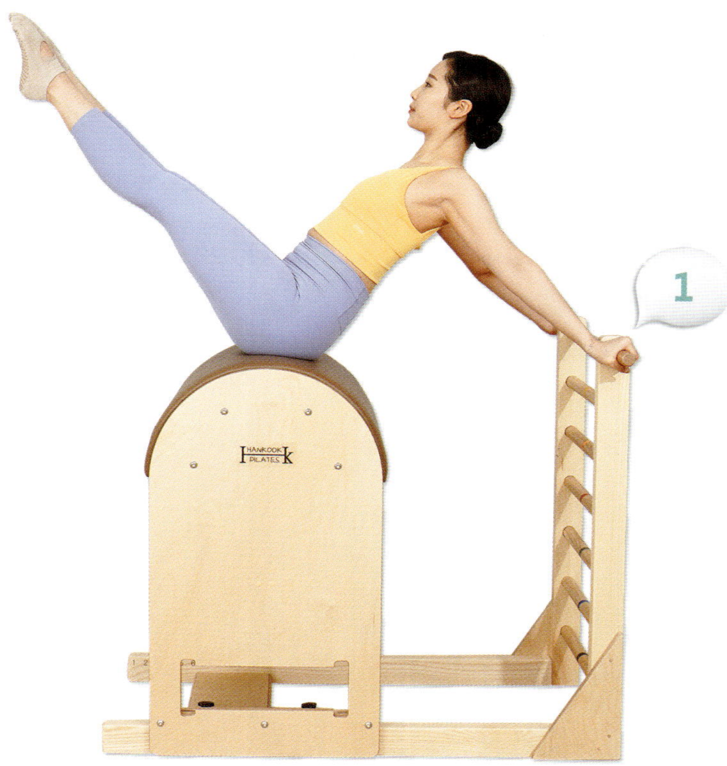

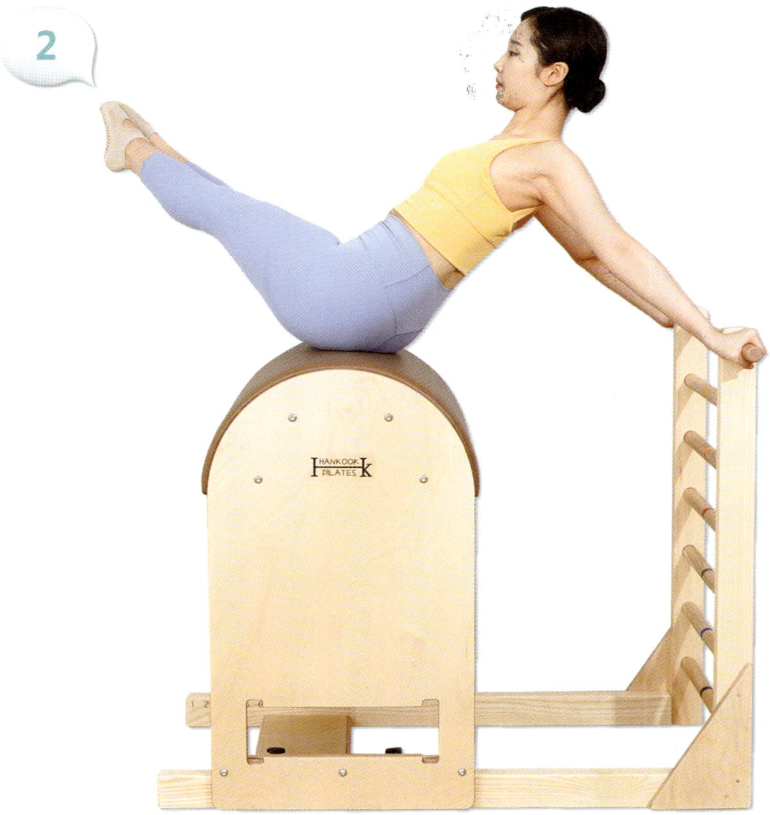
2

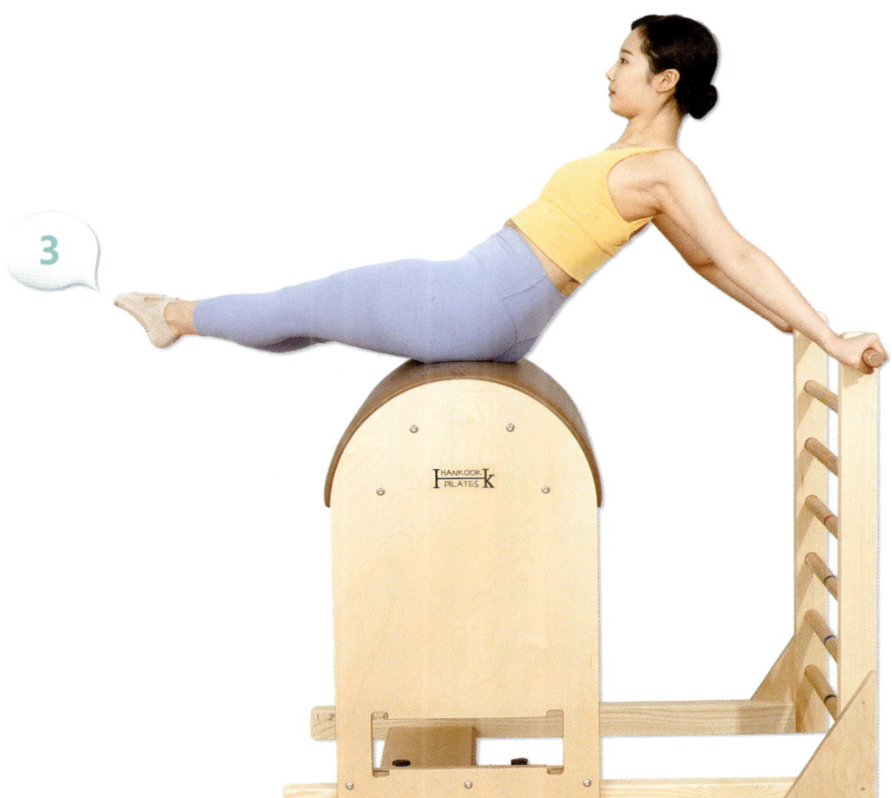
3

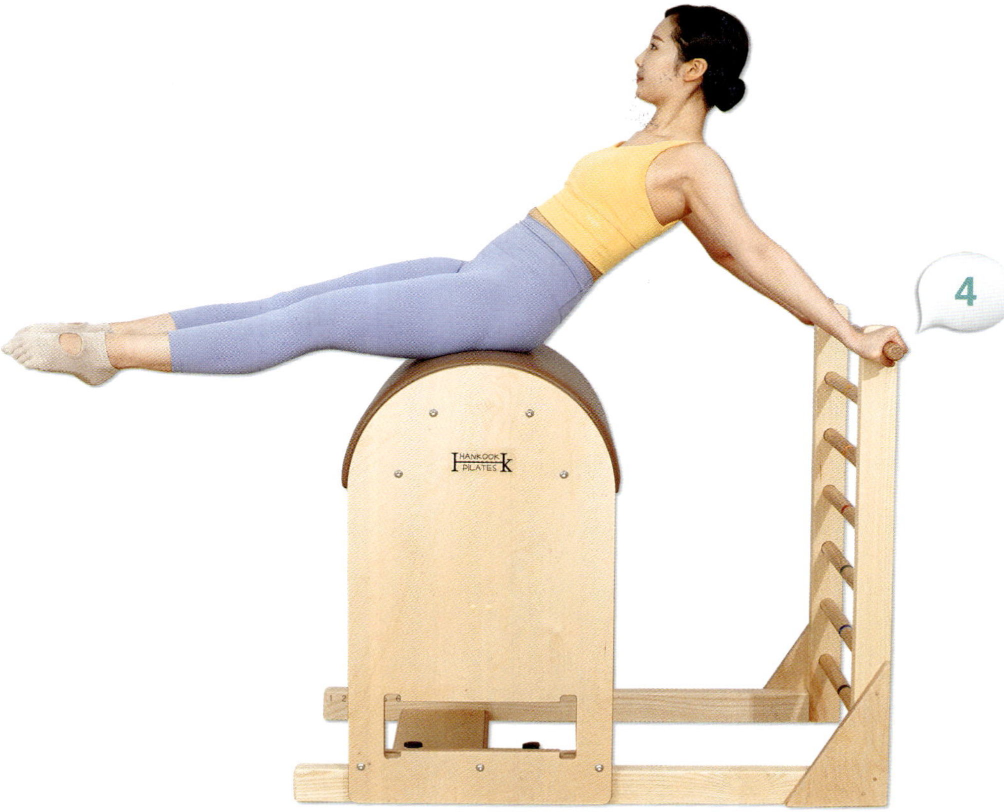
HANKOOK PILATES
4

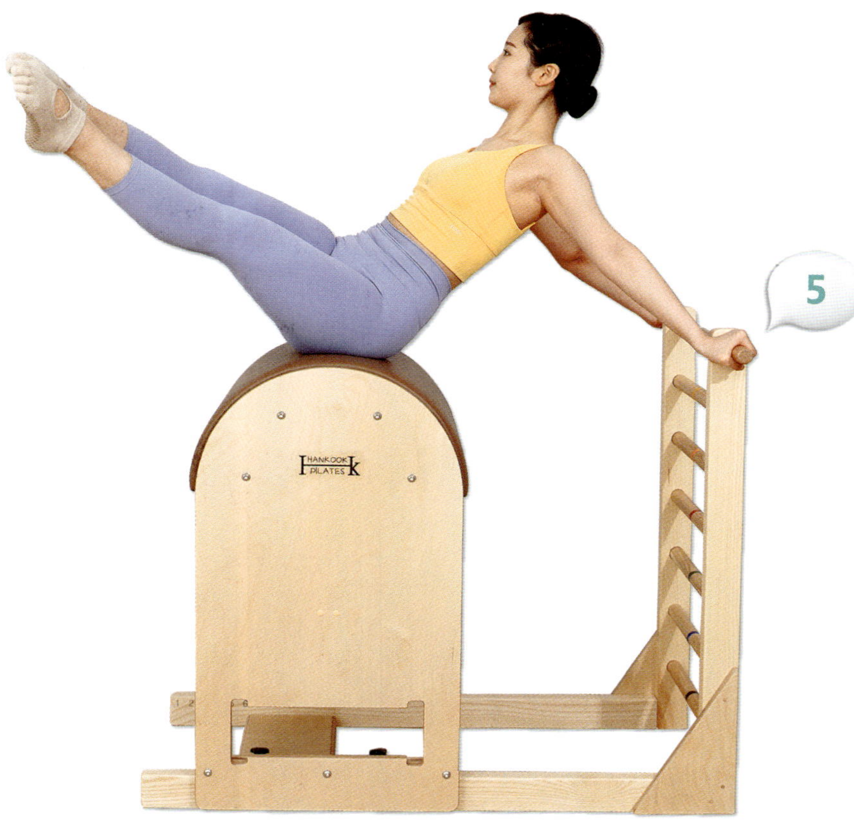
HANKOOK PILATES
5

6

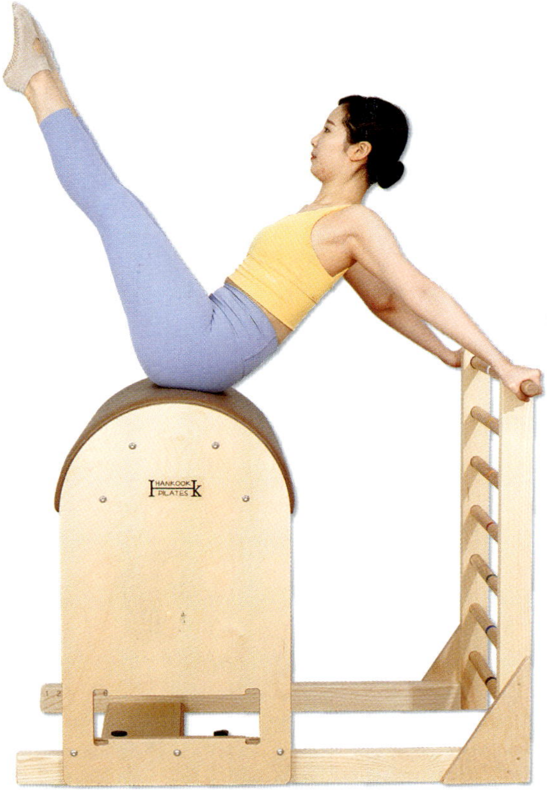

7

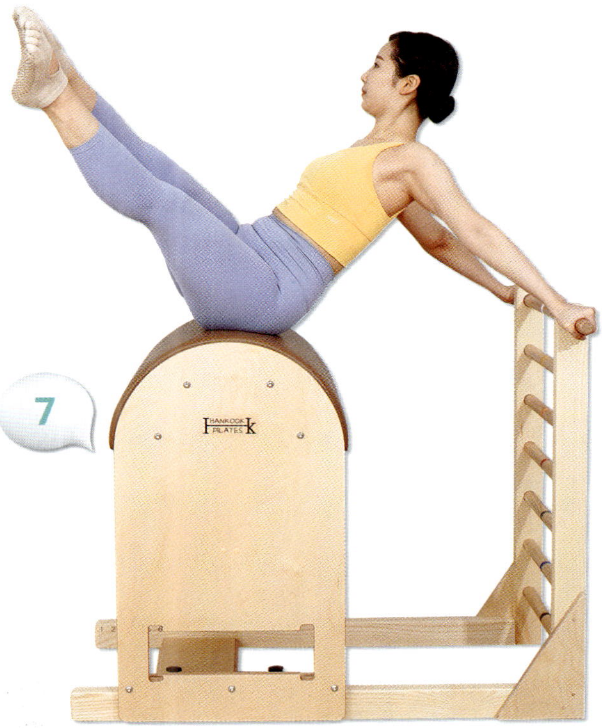

8

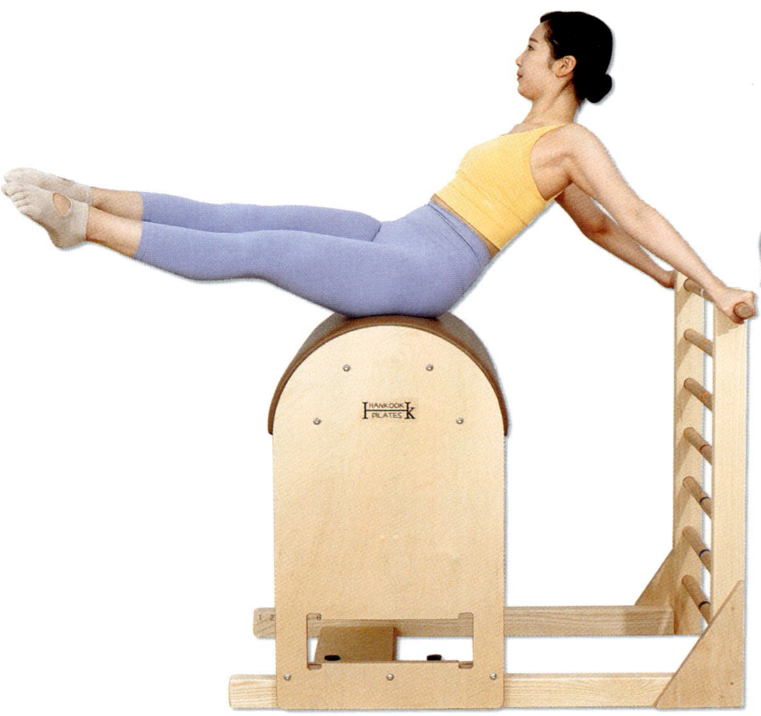

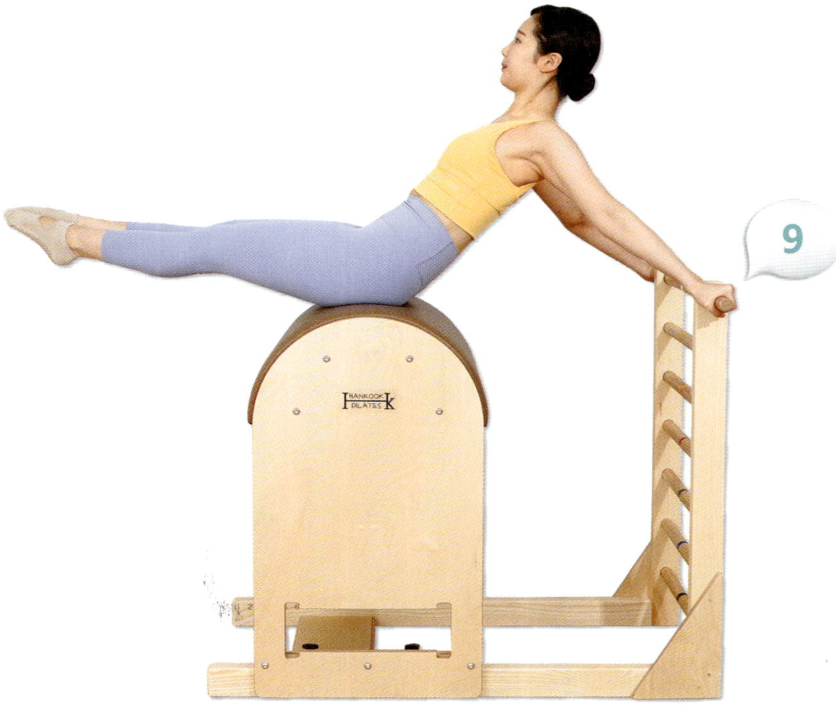
9

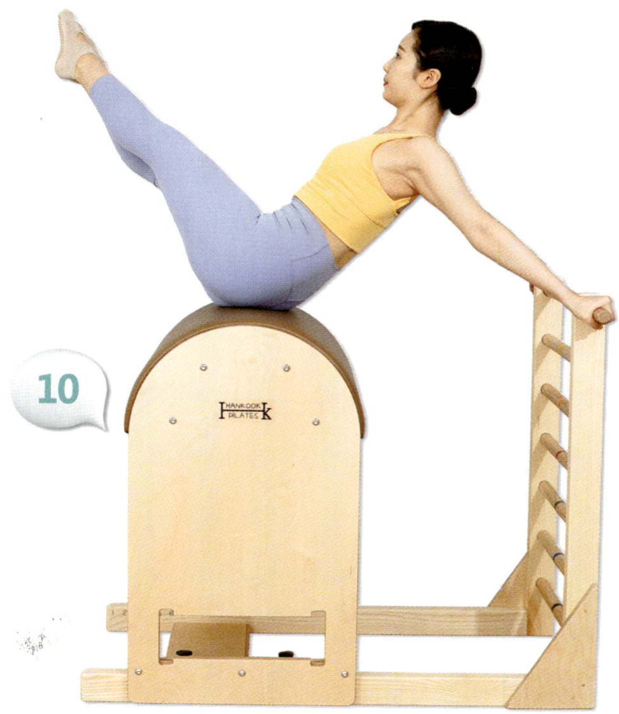
10

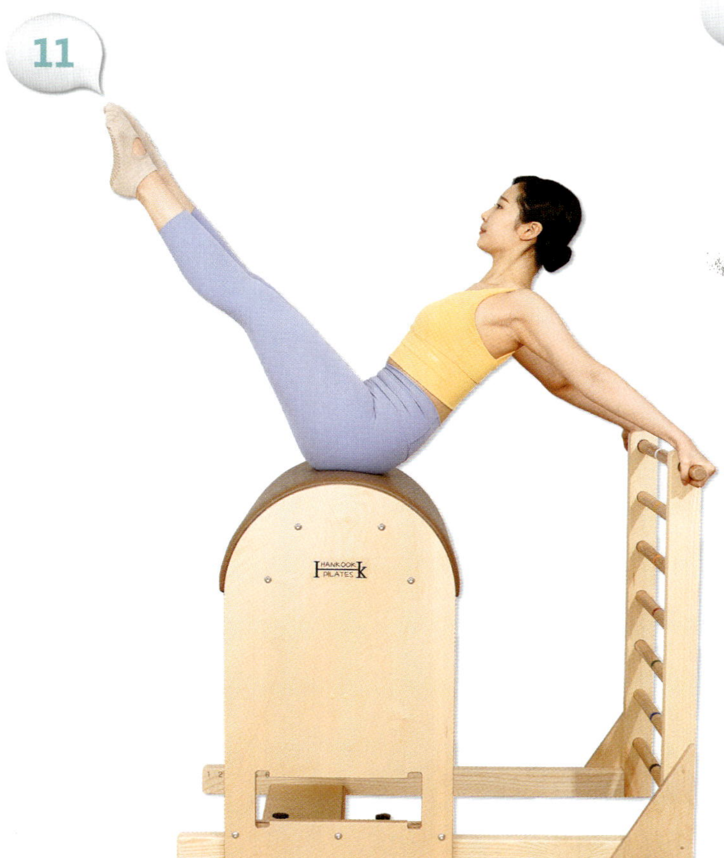
11

06 홀스백 Horseback

시작 자세

- 바렐의 꼭대기에서 측면을 보고 두 다리를 벌리고 앉는다.
- 골반과 척추는 중립으로 한다.
- 무릎을 굽히고, 발은 무릎 바로 밑에 두고, 발목은 발등 쪽으로 굽힘한다.
- 팔꿈치는 옆에서 굽히고, 손바닥은 위를 향하게 한다.

운동 방법

- 들숨: 숨을 들이마시며 자세를 준비한다.
- 날숨: 골반 뒤쪽을 넙다리뼈 뒤쪽으로 끌어당기며 허리뼈를 굽히고, 공중으로 약간 되돌린다. 허벅지 안쪽을 모음시켜 골반을 바렐로부터 들어 올린다. 동시에 등뼈를 늘이고, 양팔을 눈높이에서 앞으로 뻗고 무릎을 늘이며, 발목을 발바닥 쪽으로 굽히고 발을 약간 앞으로 뻗고, 발가락은 부드럽게 향하도록 한다.
- 들숨: 팔을 옆으로 하여 원을 그리며, 팔꿈치를 굽히고, 팔을 옆으로 가져온다. 동시에 무릎을 굽히고 발바닥굽힘하며, 시작 자세로 돌아온다.

5회 반복한다.

대상 근육

- 동작분석: 엉덩관절 모음/벌림, 몸통 굽힘/폄
- 주동근
  엉덩관절 모음: 두덩근, 짧은모음근, 긴모음근, 두덩정강근, 큰모음근, 큰볼기근, 위쌍둥이근, 아래쌍둥이근, 속폐쇄근, 바깥폐쇄근, 넙다리네모근
  몸통 굽힘: 배곧은근, 배바깥빗근, 배속빗근
- 길항근
  엉덩관절 벌림: 넙다리빗근, 넙다리근막긴장근, 궁둥구멍근, 큰볼기근, 중간볼기근, 작은볼기근
  몸통 폄: 엉덩갈비근, 가장긴근, 가시근, 허리네모근, 반가시근, 돌림근, 뭇갈래근, 가시사이근

주의 사항

- 배근육과 엉덩이굽힘근을 동원하여 골반을 뒤쪽으로 굽히고, 동작을 시작할 때 허리뼈를 굽힌다.

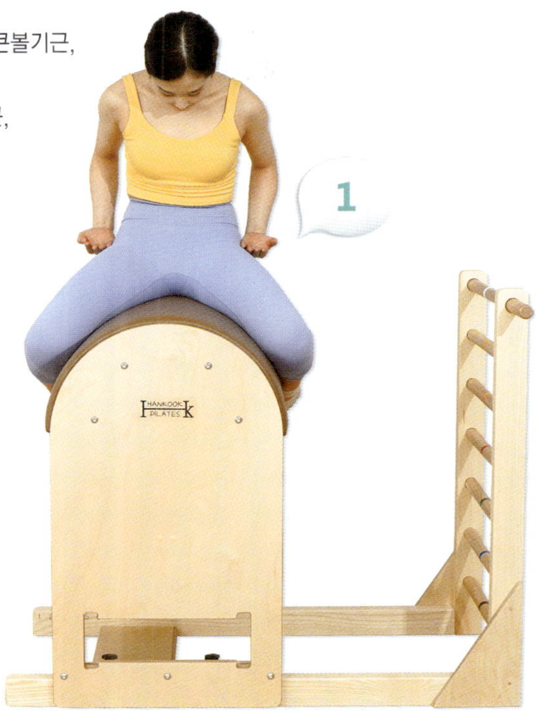

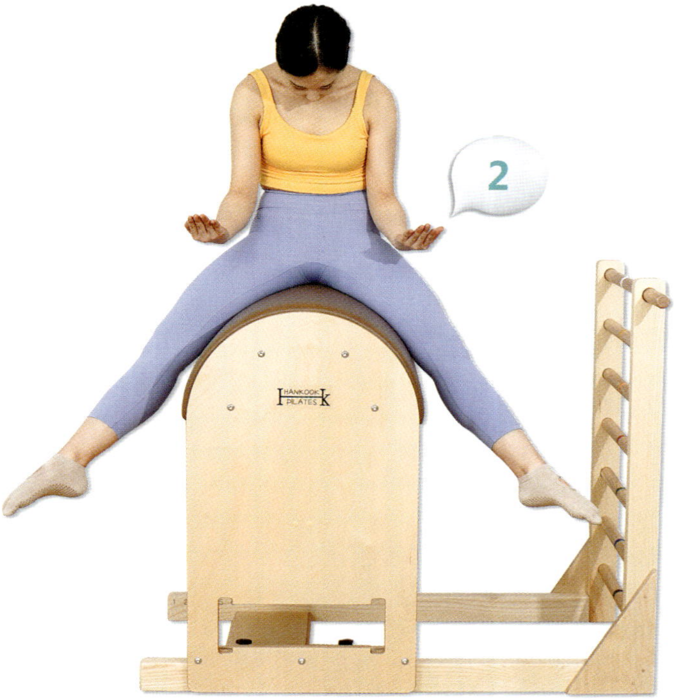
2

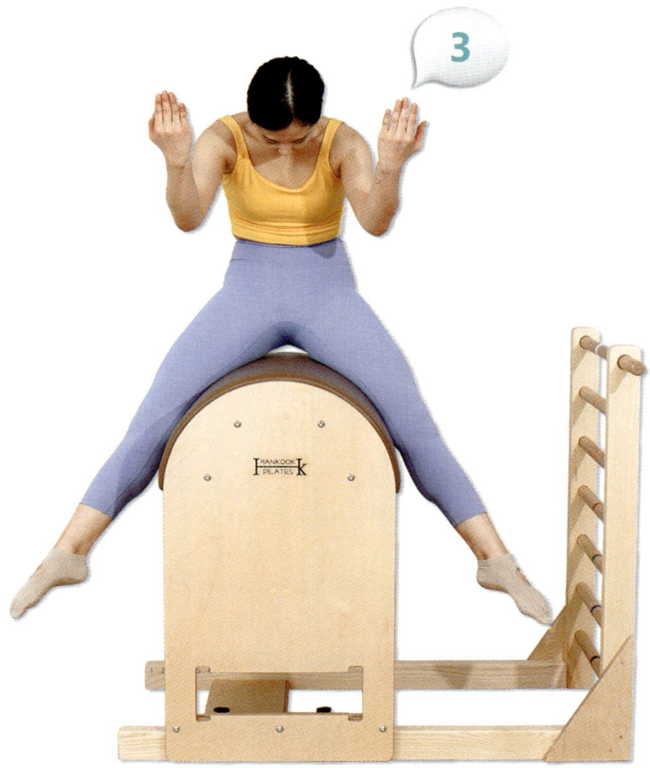
3

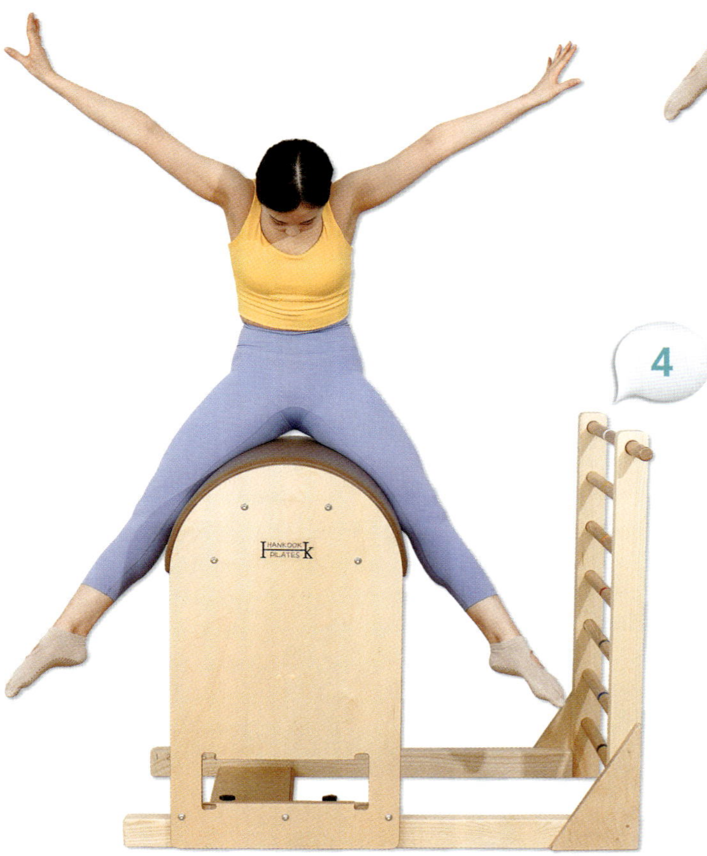
4

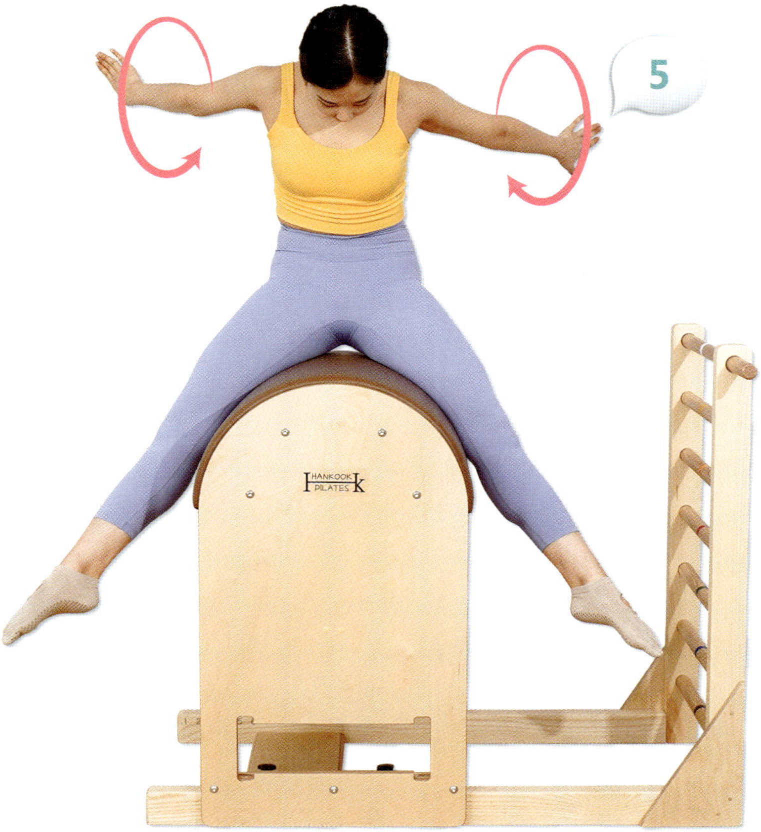
5

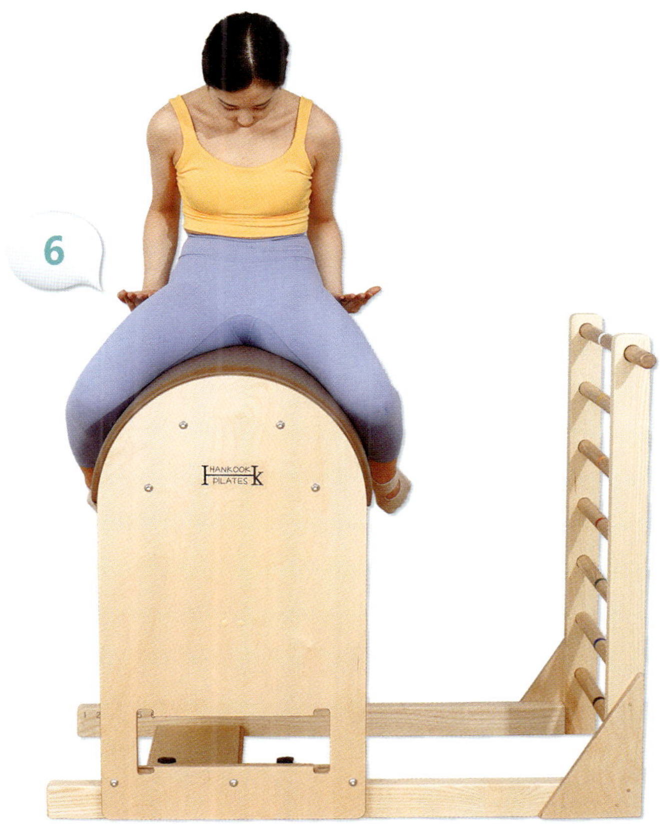
6

CHAPTER 19

FLAT BACK POSITION SERIES

01 씨절 Scissors

02 바이씨클 Bicycle

03 다운 앤 업 레그 Down & up legs

04 레그 써클 Leg circles

05 콕스크루 Corkscrew

06 핸드스탠드 Handstand

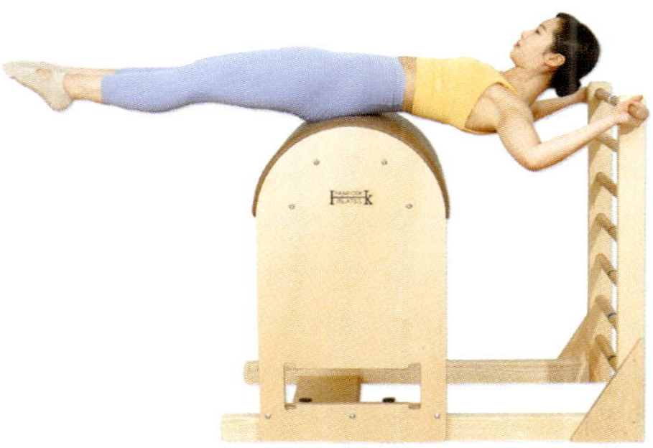

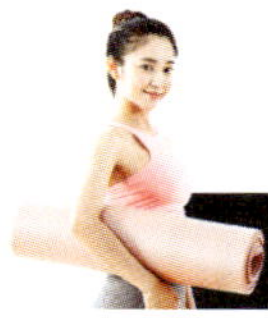

주목

- 모든 flat back 운동은 훈련된 전문가가 지켜보아야 한다.

01 씨절 Scissors

시작 자세

- 반듯이 누워 골반을 바렐 아치 위에 올린다.
- 몸통 상단은 중립으로 바닥과 평행하게 한다. 염좌를 막기 위해 목뼈는 약간 굽힐 수 있다.
- 양팔을 머리 위로 하고, 팔꿈치를 굽히며, 사다리 꼭대기의 핸들을 잡는다.
- 안정성에 대한 능력에 따라 손바닥을 위 또는 아래를 향하게 한다.

운동 방법

- 들숨: 숨을 들이마시며 자세를 준비한다.
- 날숨: 한 다리를 엉덩이 쪽에서 뻗고, 다른 다리의 무릎을 펴서 교차한다.
- 들숨: 다리가 서로를 스쳐 지나가도록 하며 바꾼다.
- 날숨: 반대쪽 다리를 엉덩이 쪽에서 뻗고, 다른 다리의 무릎을 펴서 교차한다.
- 들숨: 다리가 서로를 스쳐 지나가도록 하며 바꾼다.

6회 반복한다.

대상 근육

- 동작분석: 몸통 굽힘/폄, 엉덩관절 굽힘/폄
- 주동근

  몸통 굽힘: 배곧은근, 배바깥빗근, 배속빗근

  엉덩관절 굽힘: 허리근, 엉덩근, 넙다리빗근, 넙다리근막긴장근, 넙다리곧은근, 두덩근, 짧은모음근, 긴모음근, 큰모음근, 중간볼기근
- 길항근

  몸통 폄: 엉덩갈비근, 가장긴근, 가시근, 허리네모근, 반가시근, 돌림근, 뭇갈래근, 가시사이근

  엉덩관절 폄: 큰모음근, 큰볼기근, 중간볼기근, 넙다리두갈래근, 반막모양근, 반힘줄모양근

주의 사항

- 다리가 상호적으로 움직일 때 척추를 안정시키기 위해 배가로근과 배바깥빗근의 동원을 유지한다.
- 팔과 어깨의 지지와 머리와 목의 약간의 굽힘을 유지하여 목에 과도한 긴장을 주지 않도록 한다.

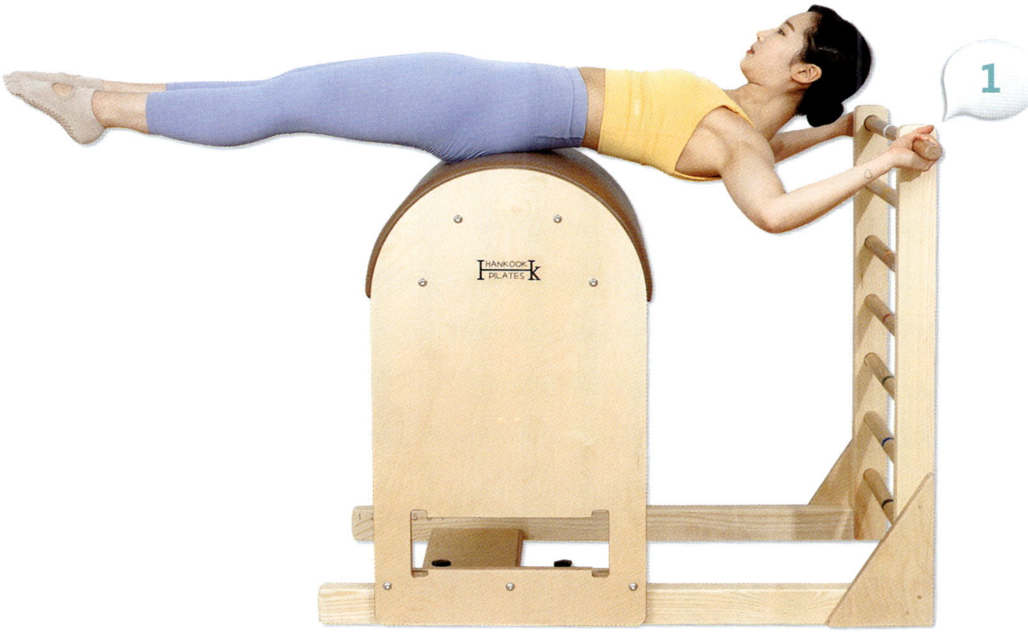
1

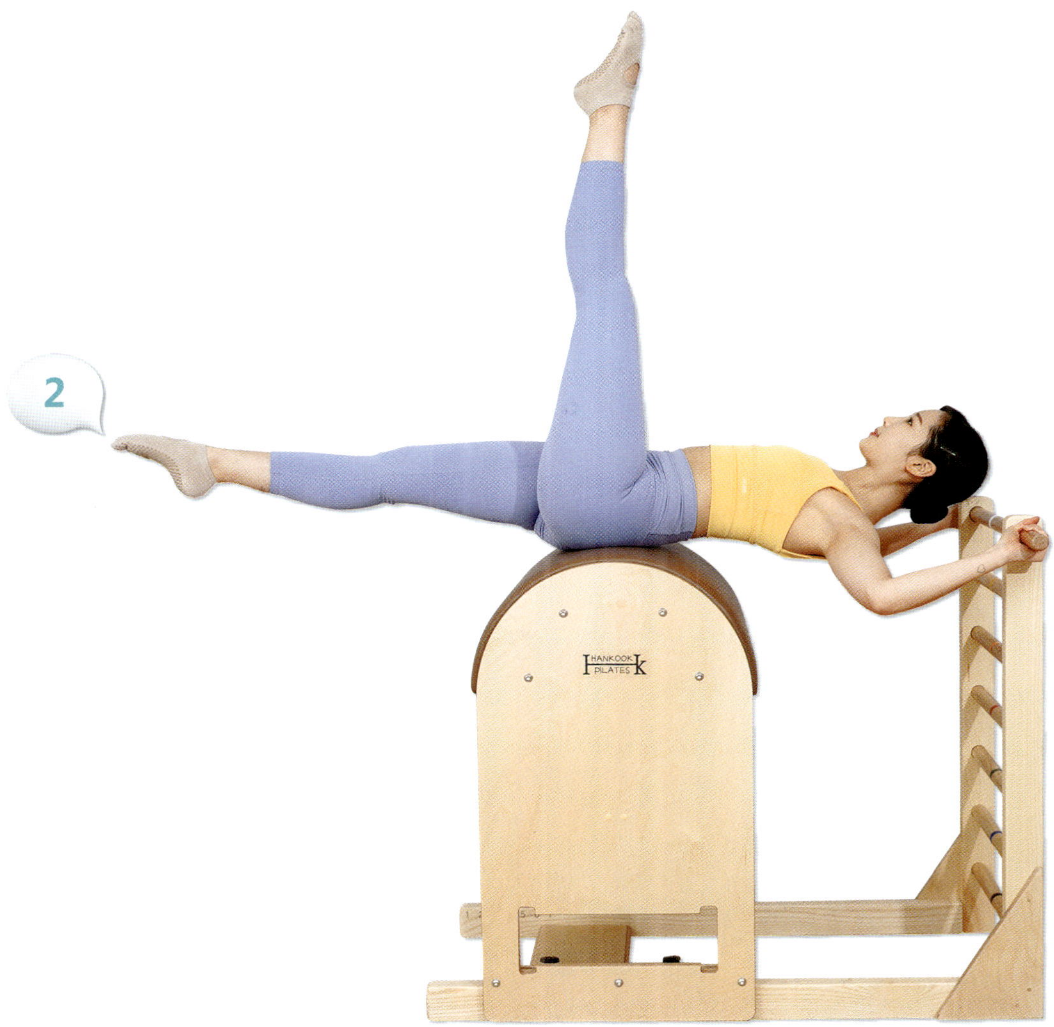
2

3

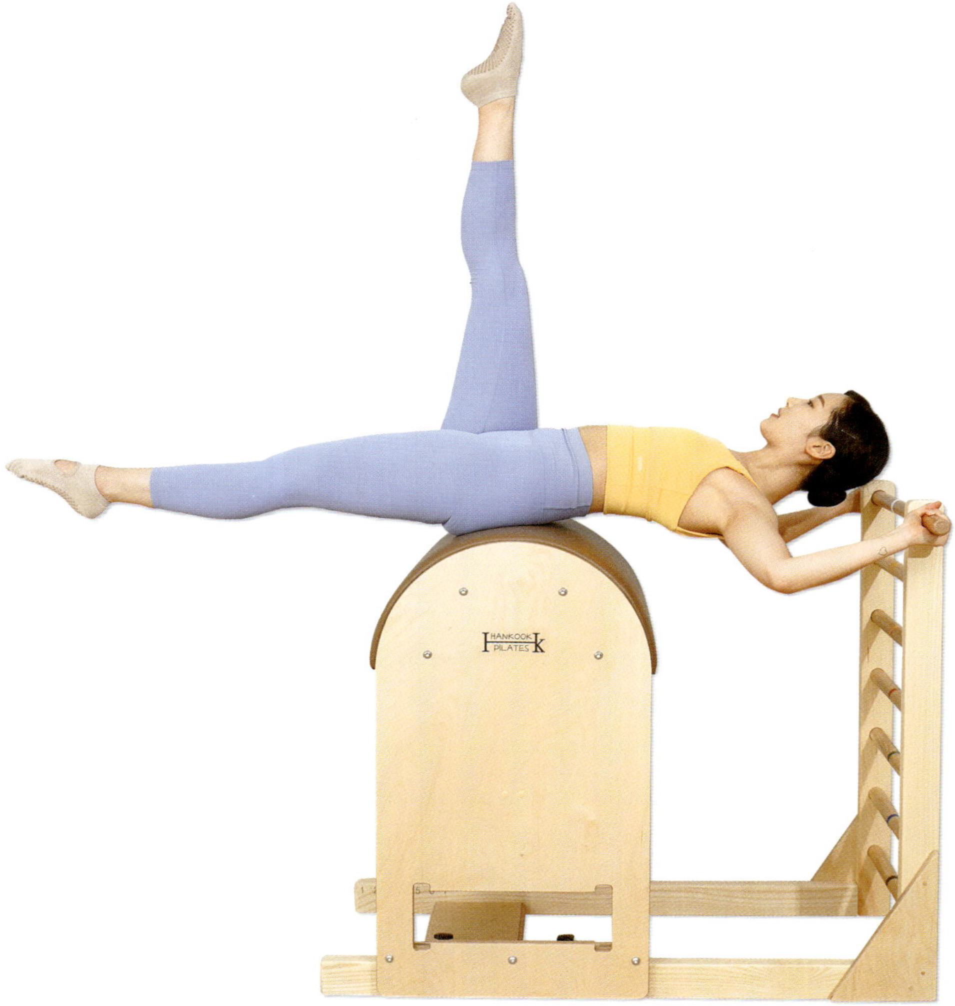

4

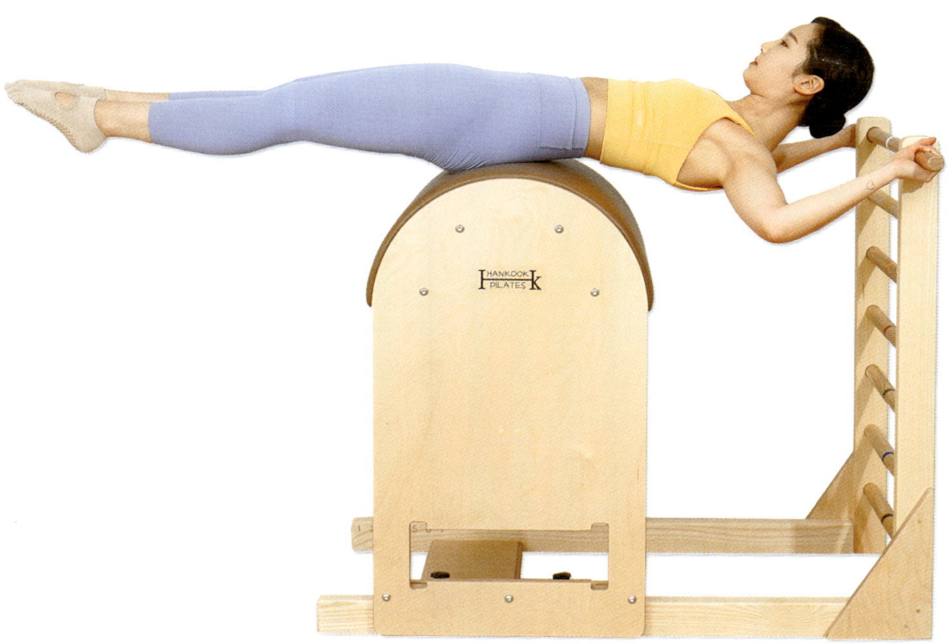

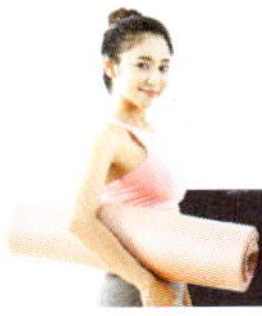

주목

- 모든 flat back 운동은 훈련된 전문가가 지켜보아야 한다.

02 바이씨클 Bicycle

시작 자세

- 반듯이 누워 골반을 바렐 아치 위에 올린다.
- 몸통 상단은 중립으로 바닥과 평행하게 한다. 염좌를 막기 위해 목뼈는 약간 굽힐 수 있다.
- 양팔을 머리 위로 하고, 팔꿈치를 굽히며, 사다리 꼭대기의 핸들을 잡는다.
- 안정성에 대한 능력에 따라 손바닥을 위 또는 아래를 향하게 한다.

운동 방법

- 들숨: 골반의 안정을 유지하고 한 다리를 엉덩이 쪽에서 뻗고, 다른 다리를 엉덩이 쪽에서 굽혀 가져온다.
- 날숨: 아래쪽 다리를 굽히며, 발바닥굽힘한다.
- 들숨: 엉덩이를 굽혀 가져오고 무릎을 늘인다. 동시에 다른 다리를 엉덩이 쪽에서 늘인다.
- 날숨: 아래쪽 다리의 무릎을 굽히고 발바닥굽힘한다.
- 들숨: 엉덩이를 굽혀 가져오고 무릎을 뻗는다. 동시에 다른 다리를 엉덩이 쪽에서 늘인다.

6회 반복한다.

반대

- 들숨: 골반의 안정성을 유지하고 한 다리를 엉덩이 쪽에서 늘여 뻗고, 다른 다리를 엉덩이 쪽에서 굽혀 가져온다.
- 날숨: 엉덩이의 늘임을 유지하고 위쪽 다리의 무릎을 굽히고, 발바닥굽힘한다.
- 들숨: 엉덩이를 굽히고 무릎을 늘인다. 동시에 다른 쪽 다리를 엉덩이 쪽에서 굽힌다.
- 날숨: 위쪽 다리의 무릎을 굽히며, 발바닥굽힘한다.
- 들숨: 엉덩이를 늘여 가져오고 무릎을 뻗는다. 동시에 다른 쪽 다리를 엉덩이 쪽에서 굽힌다.

6회 반복한다.

대상 근육

- 동작분석: 몸통 굽힘/폄, 엉덩관절 굽힘/폄, 무릎관절 굽힘/폄
- 주동근
  몸통 굽힘: 배곧은근, 배바깥빗근, 배속빗근
  엉덩관절 굽힘: 허리근, 엉덩근, 넙다리빗근, 넙다리근막긴장근, 넙다리곧은근, 두덩근, 짧은모음근, 긴모음근, 큰모음근, 중간볼기근
  무릎관절 굽힘: 넙다리빗근, 두덩정강근, 넙다리두갈래근, 반막모양근, 반힘줄모양근, 오금근, 장딴지근
- 길항근
  몸통 폄: 엉덩갈비근, 가장긴근, 가시근, 허리네모근, 반가시근, 돌림근, 뭇갈래근, 가시사이근
  엉덩관절 폄: 큰모음근, 큰볼기근, 중간볼기근, 넙다리두갈래근, 반막모양근, 반힘줄모양근
  무릎관절 폄: 넙다리곧은근, 가쪽넓은근, 중간넓은근, 안쪽넓은근

주의 사항

- 무릎을 앞으로 굽힐 때 엉덩이를 가능한 많이 굽힌 채 유지한다.
- 반대 방향에서 무릎을 굽힌 채 유지하고 엉덩이 쪽에서 최대한 늘인다.

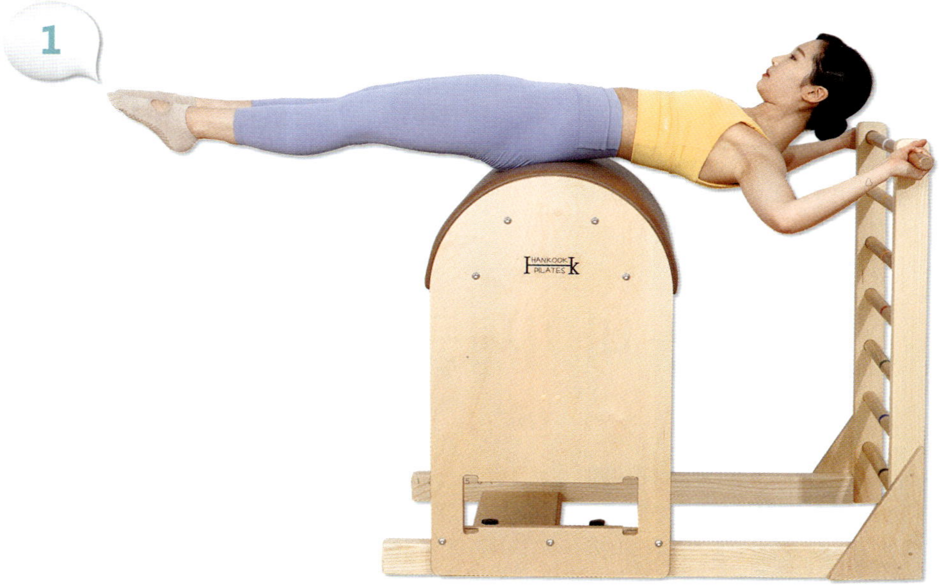
1

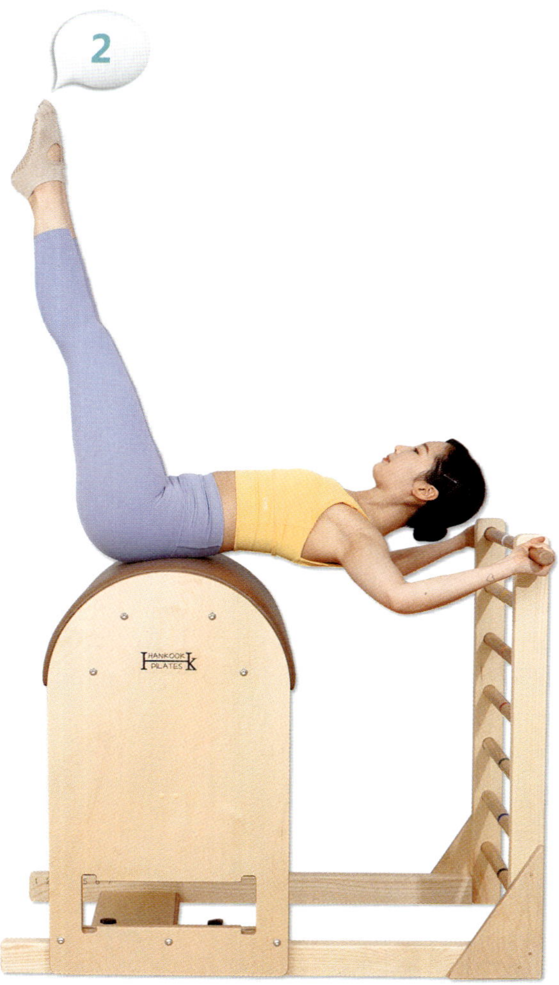
2

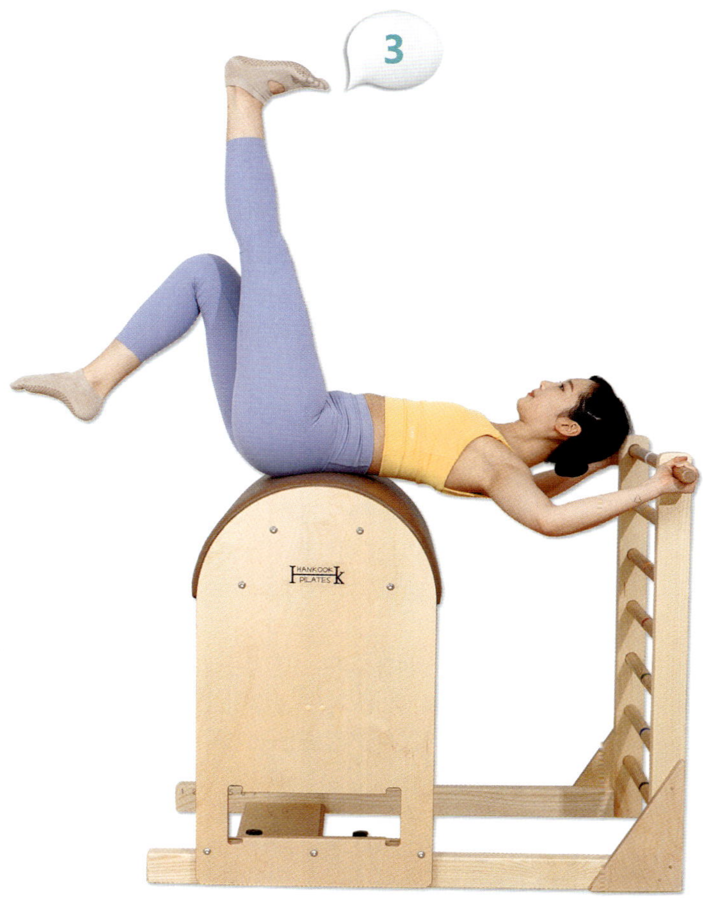
3

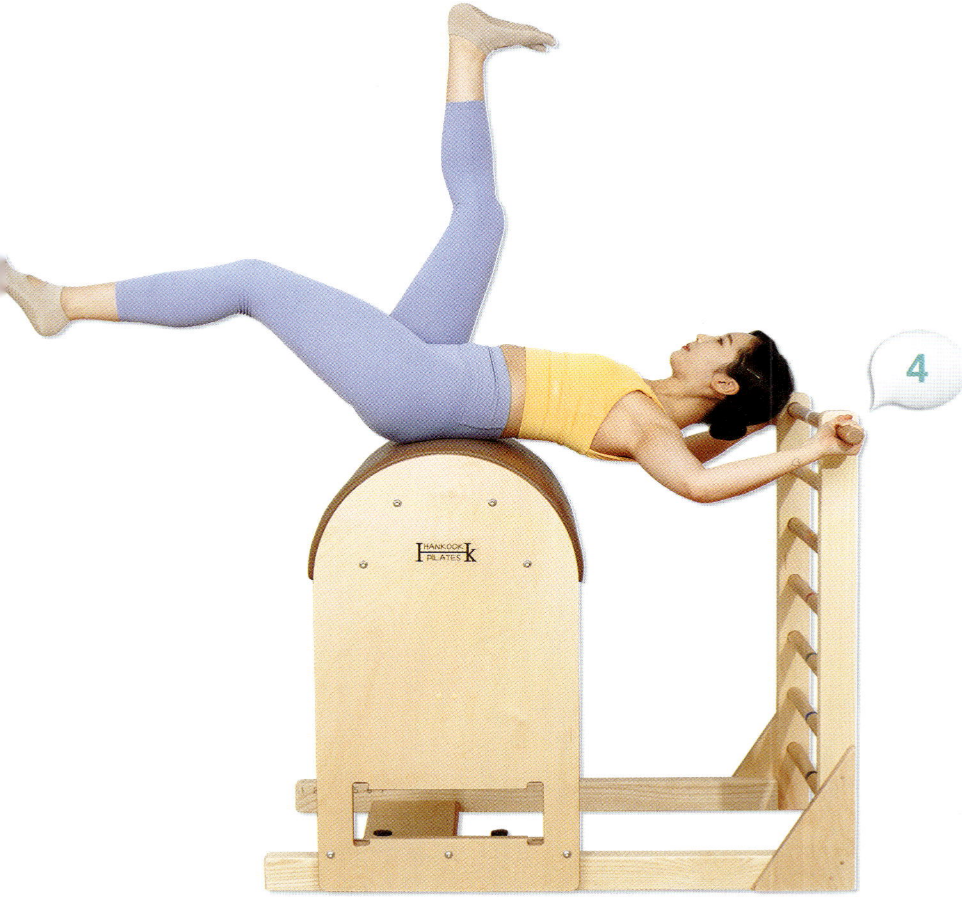
4

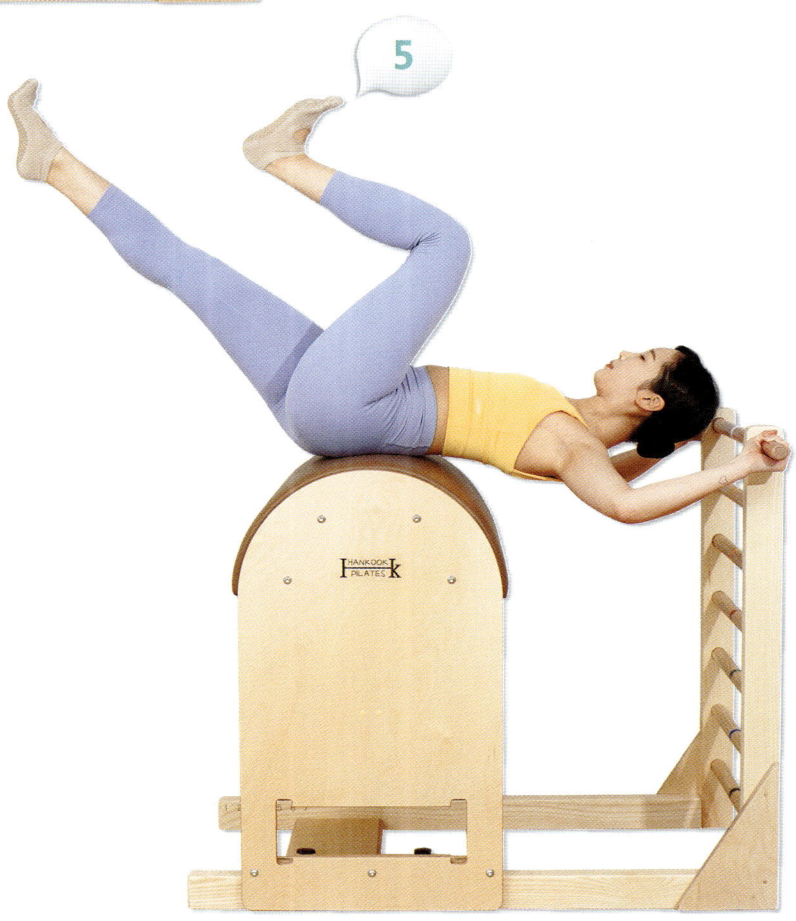
5

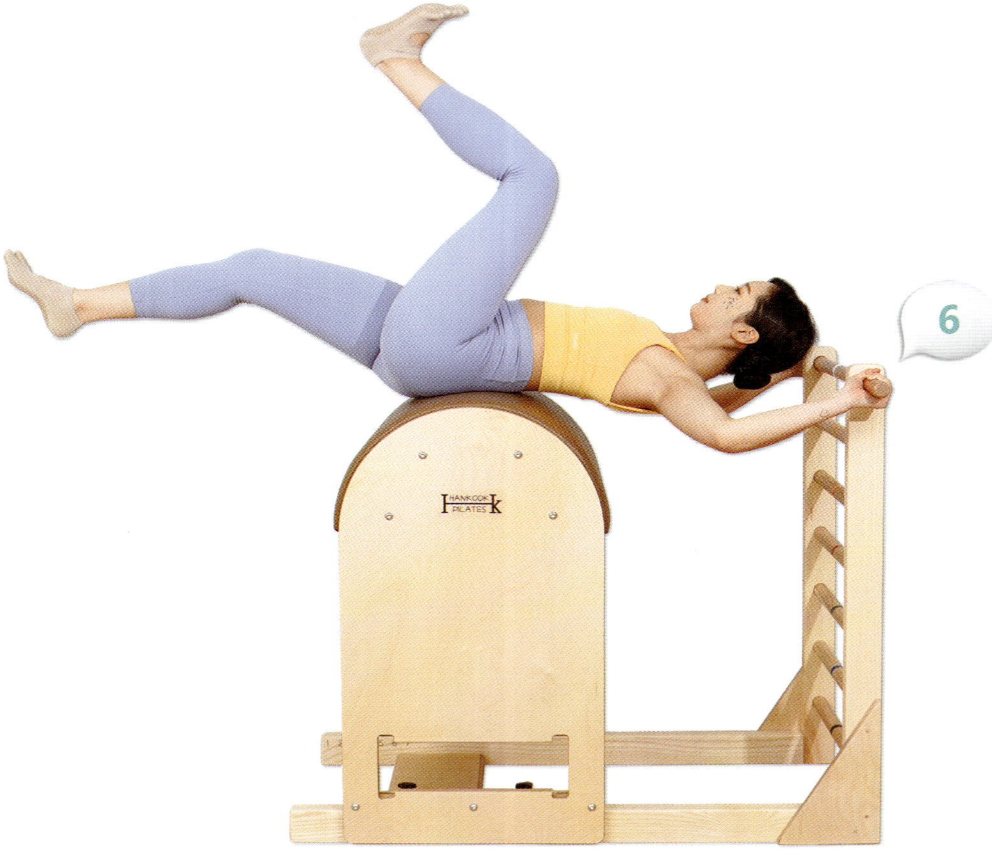
6

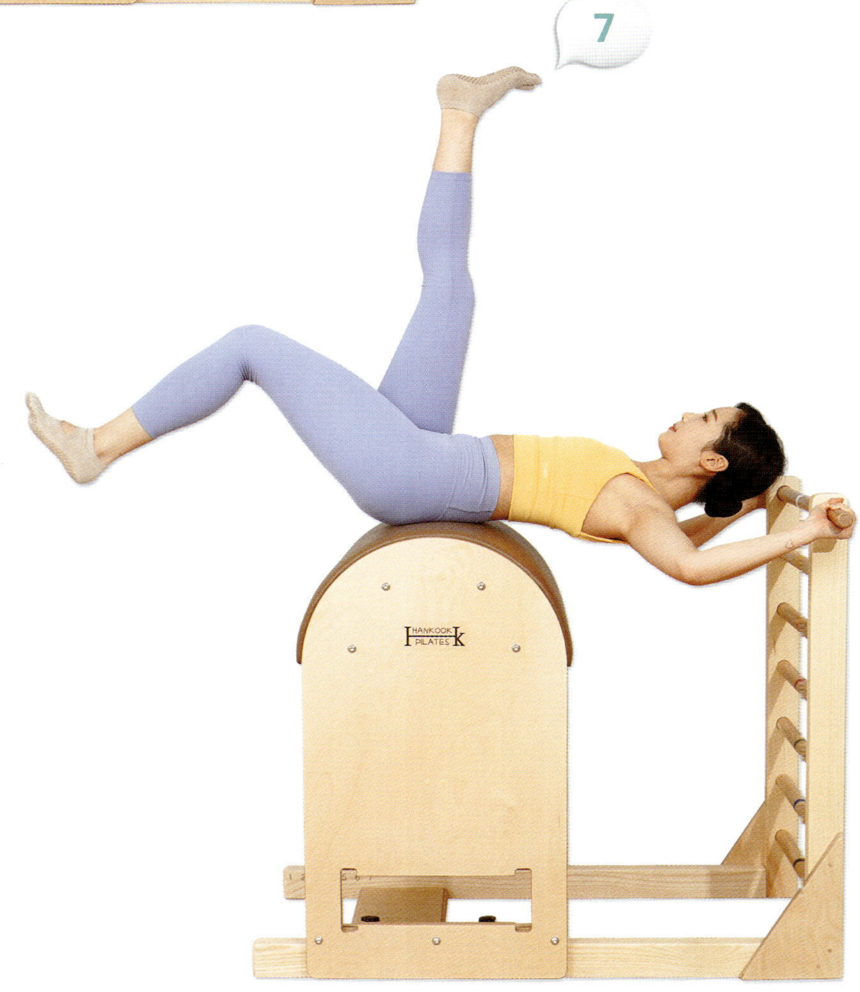
7

8

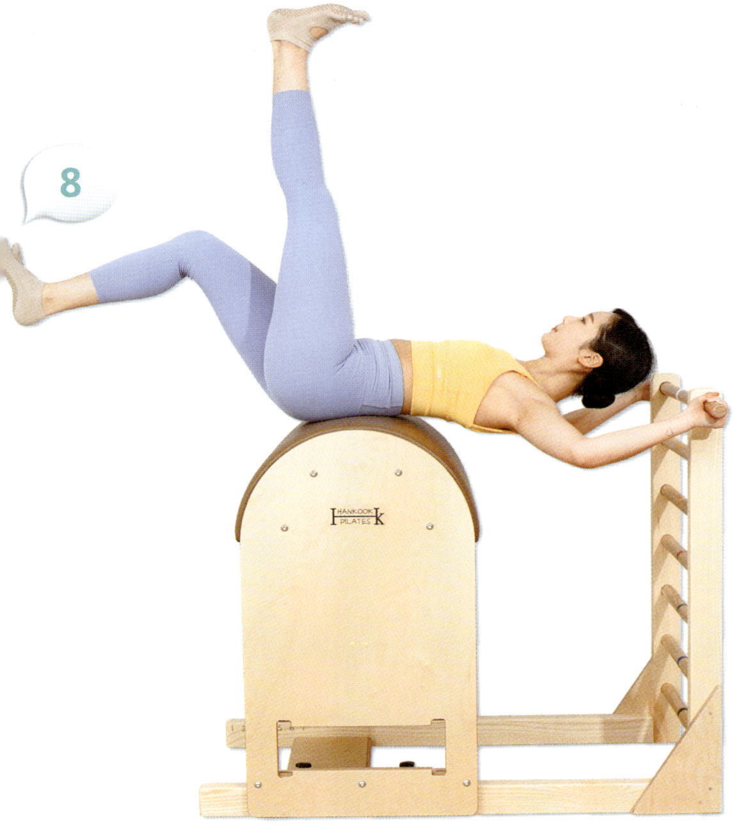

9

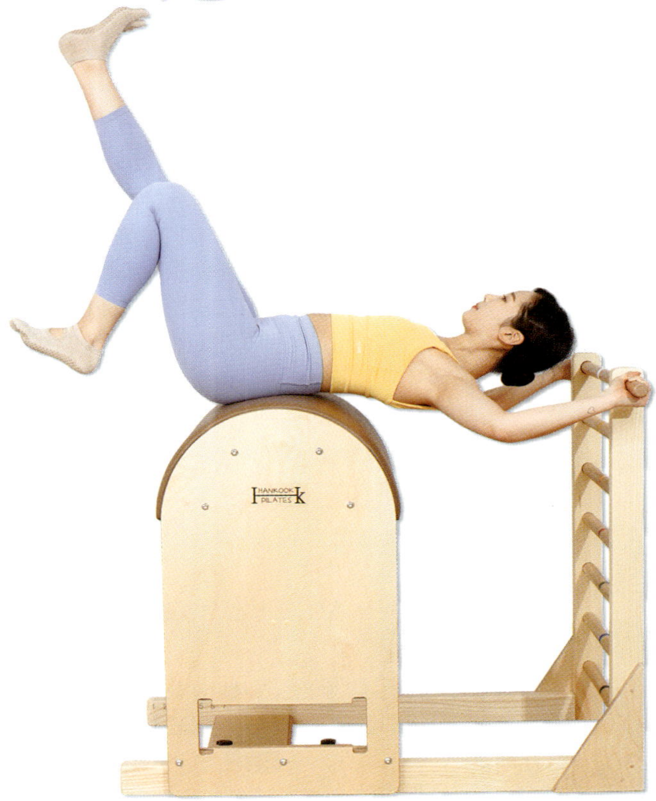

10

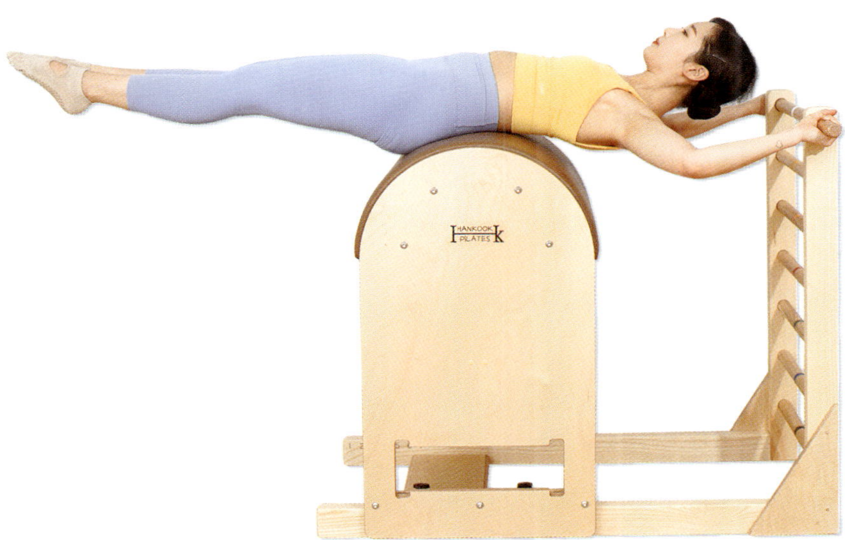

주목

- 모든 flat back 운동은 훈련된 전문가가 지켜보아야 한다.

03 다운 앤 업 레그 Down & up legs

시작 자세

- 반듯이 누워 골반을 바렐 아치 위에 올린다.
- 몸통 상단은 중립으로 바닥과 평행하게 한다.
- 염좌를 막기 위해 목뼈는 약간 굽힐 수 있다.
- 양팔을 머리 위로 하고, 팔꿈치를 굽히며, 사다리 꼭대기의 핸들을 잡는다.
- 안정성에 대한 능력에 따라 손바닥을 위 또는 아래를 향하게 한다.

운동 방법

- 들숨: 숨을 들이마시며 자세를 준비한다.
- 날숨: 몸통 쪽으로 다리를 경첩을 달아놓은 듯 움직인다(엉덩관절 굽힘근과 코어근육을 이용하여 다리를 90°까지 들어 올린다).
- 들숨: 골반의 안정이 유지될 수 있는 한 다리를 몸통에서 가장 멀리 내린다.

6회 반복한다.

대상 근육

- 동작분석: 몸통 굽힘/폄, 엉덩관절 굽힘/폄
- 주동근

  몸통 굽힘: 배곧은근, 배바깥빗근, 배속빗근

  엉덩관절 굽힘: 허리근, 엉덩근, 넙다리빗근, 넙다리근막긴장근, 넙다리곧은근, 두덩근, 짧은모음근, 긴모음근, 큰모음근, 중간볼기근
- 길항근

  몸통 폄: 엉덩갈비근, 가장긴근, 가시근, 허리네모근, 반가시근, 돌림근, 뭇갈래근, 가시사이근

  엉덩관절 폄: 큰모음근, 큰볼기근, 중간볼기근, 넙다리두갈래근, 반막모양근, 반힘줄모양근

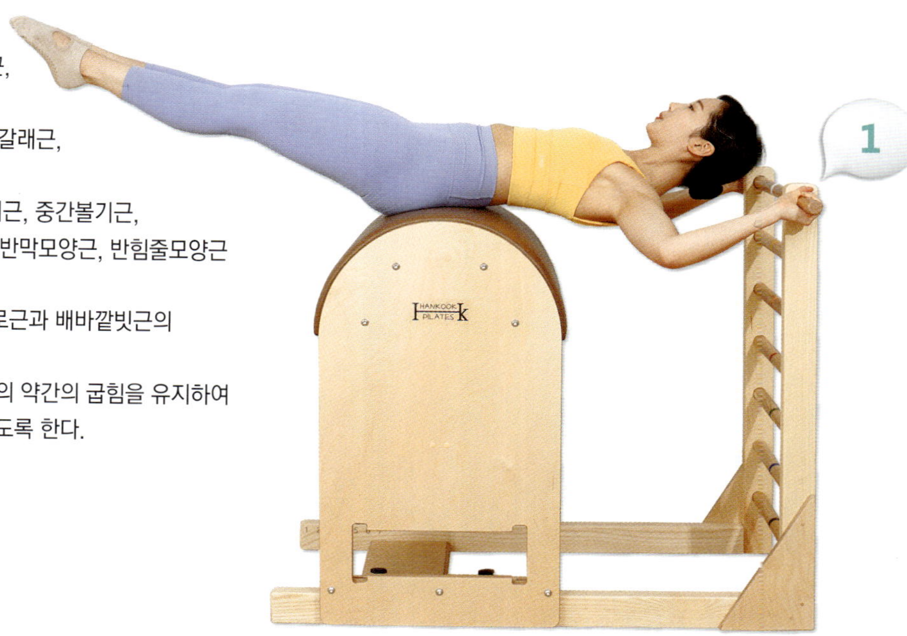

주의 사항

- 척추를 안정시키기 위해 배가로근과 배바깥빗근의 동원을 유지한다.
- 팔과 어깨의 지지와 머리와 목의 약간의 굽힘을 유지하여 목에 과도하게 긴장을 주지 않도록 한다.

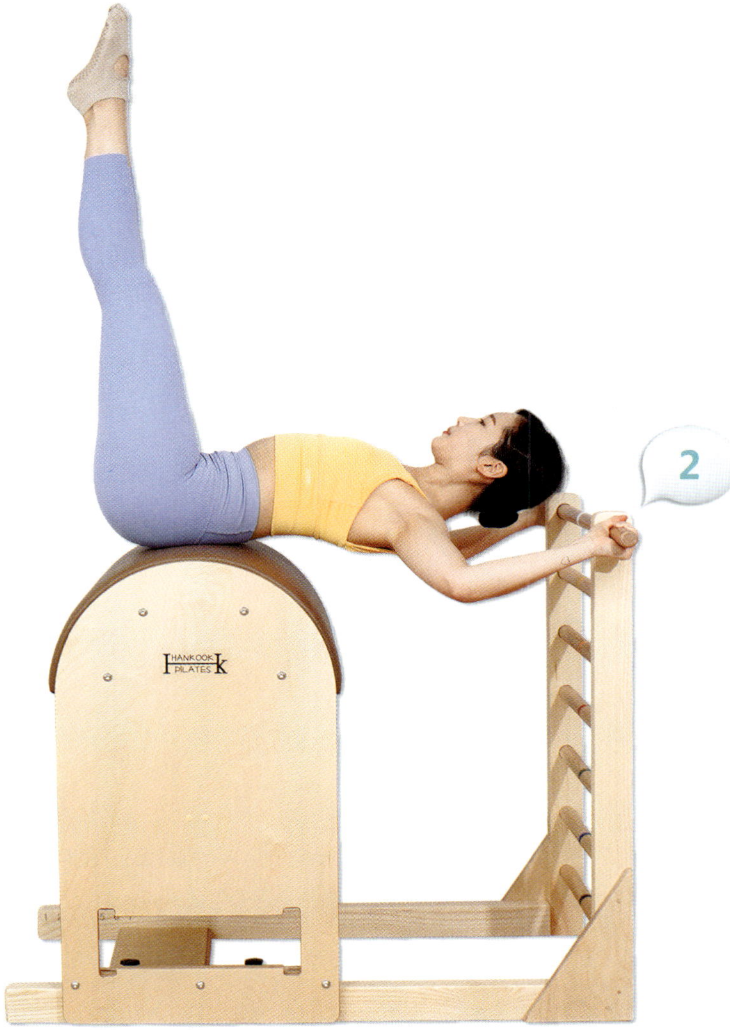
2

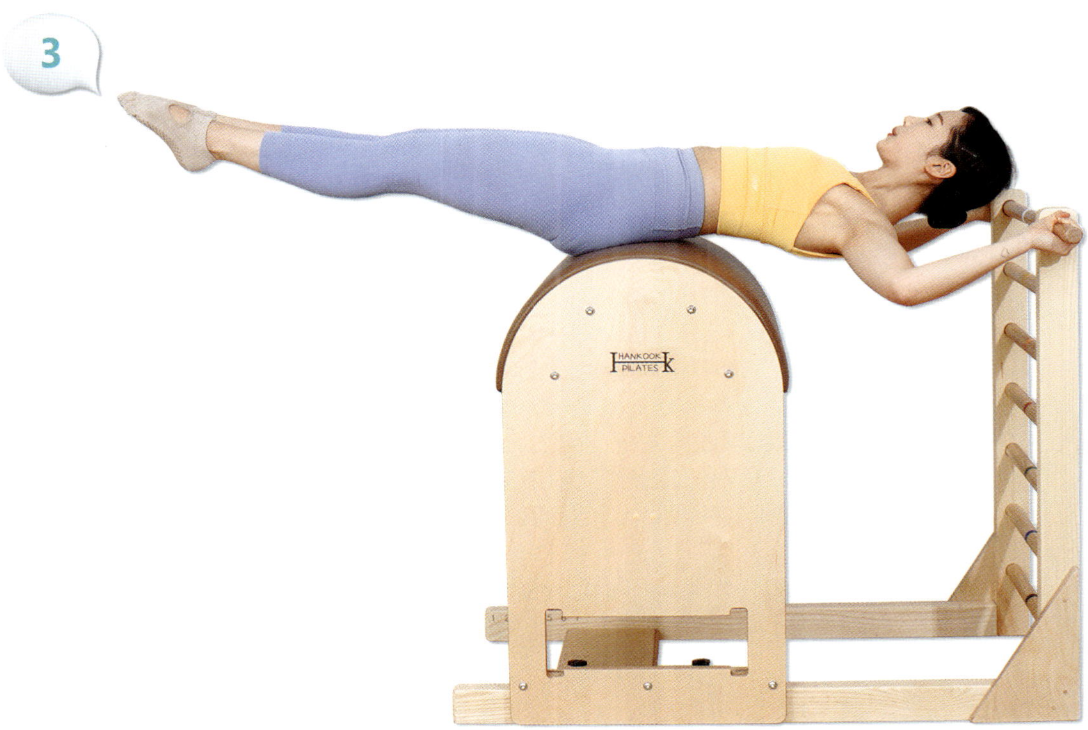
3

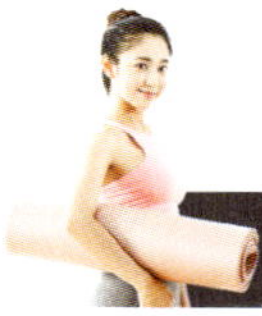

주목

- 모든 flat back 운동은 훈련된 전문가가 지켜보아야 한다.

04 레그 써클 Leg circles

시작 자세

- 반듯이 누워 골반을 바렐 아치 위에 올린다.
- 몸통 상단은 중립으로 바닥과 평행하게 한다.
- 염좌를 막기 위해 목뼈는 약간 굽힐 수 있다.
- 양팔을 머리 위로 하고, 팔꿈치를 굽히며, 사다리 꼭대기의 핸들을 잡는다.
- 안정성에 대한 능력에 따라 손바닥은 위 또는 아래를 향하게 한다.

운동 방법

- 들숨: 숨을 들이마시며 자세를 준비한다.
- 날숨: 골반의 안정을 유지하며 다리를 벌림시키고, 내릴 때 원을 그리고 원의 바닥 부분에서 모음시킨다.
- 들숨: 모음을 유지하고 엉덩이를 굽혀 다리를 몸통 쪽으로 경첩을 달아놓은 듯 움직인다.

5회 반복한다.

반대로

- 들숨: 숨을 들이마시며 자세를 준비한다.
- 날숨: 골반의 안정을 유지하고 다리를 모음시키며, 다리를 내린다.
- 들숨: 다리를 벌림시키고, 원을 그리며 올려 원 꼭대기에서 모음시킨다.

5회 반복한다.

대상 근육

- 동작분석: 몸통 굽힘/폄, 엉덩관절 굽힘/폄, 엉덩관절 모음/벌림
- 주동근

  몸통 굽힘: 배곧은근, 배바깥빗근, 배속빗근

  엉덩관절 굽힘: 허리근, 엉덩근, 넙다리빗근, 넙다리근막긴장근, 넙다리곧은근, 두덩근, 짧은모음근, 긴모음근, 큰모음근, 중간볼기근

  엉덩관절 모음: 두덩근, 짧은모음근, 긴모음근, 두덩정강근, 큰모음근, 큰볼기근, 위쌍둥이근, 아래쌍둥이근, 속폐쇄근, 바깥폐쇄근, 넙다리네모근
- 길항근

  몸통 폄: 엉덩갈비근, 가장긴근, 가시근, 허리네모근, 반가시근, 돌림근, 뭇갈래근, 가시사이근

  엉덩관절 폄: 큰모음근, 큰볼기근, 중간볼기근, 넙다리두갈래근, 반막모양근, 반힘줄모양근

  엉덩관절 벌림: 넙다리빗근, 넙다리근막긴장근, 궁둥구멍근, 큰볼기근, 중간볼기근, 작은볼기근

주의 사항

- 척추를 안정시키기 위해 배가로근과 배바깥빗근의 동원을 유지한다.
- 팔과 어깨의 지지와 머리와 목의 약간의 굽힘을 유지하여 목에 과도하게 긴장을 주지 않도록 한다.

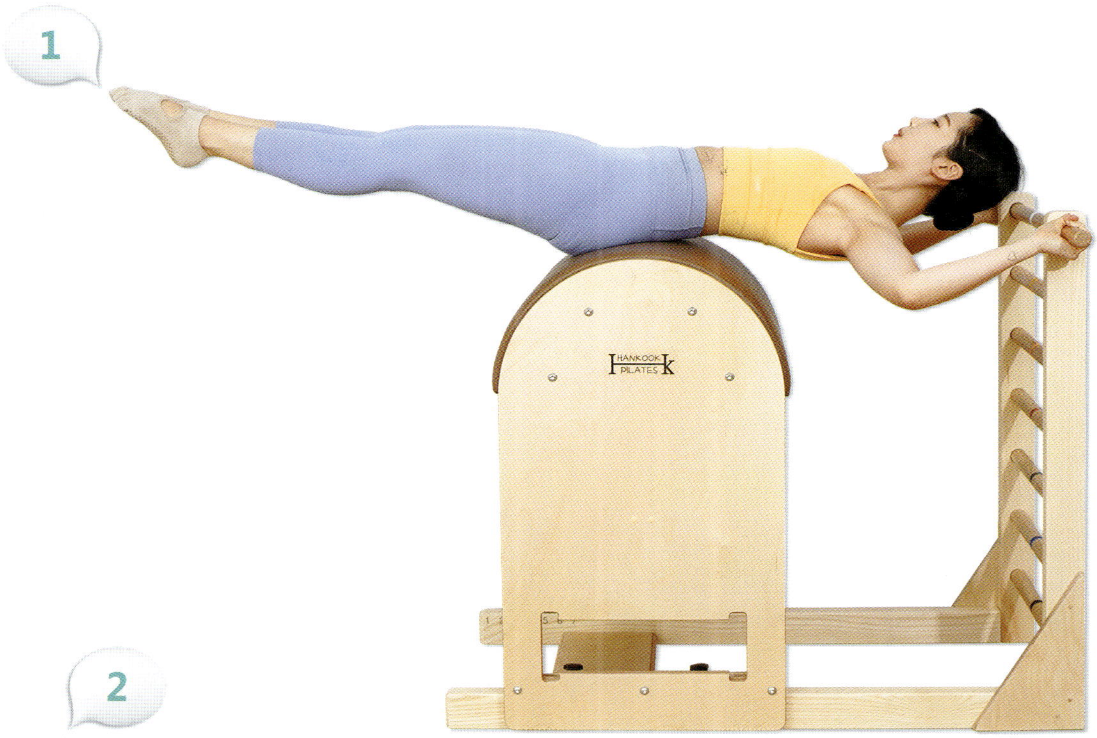
1

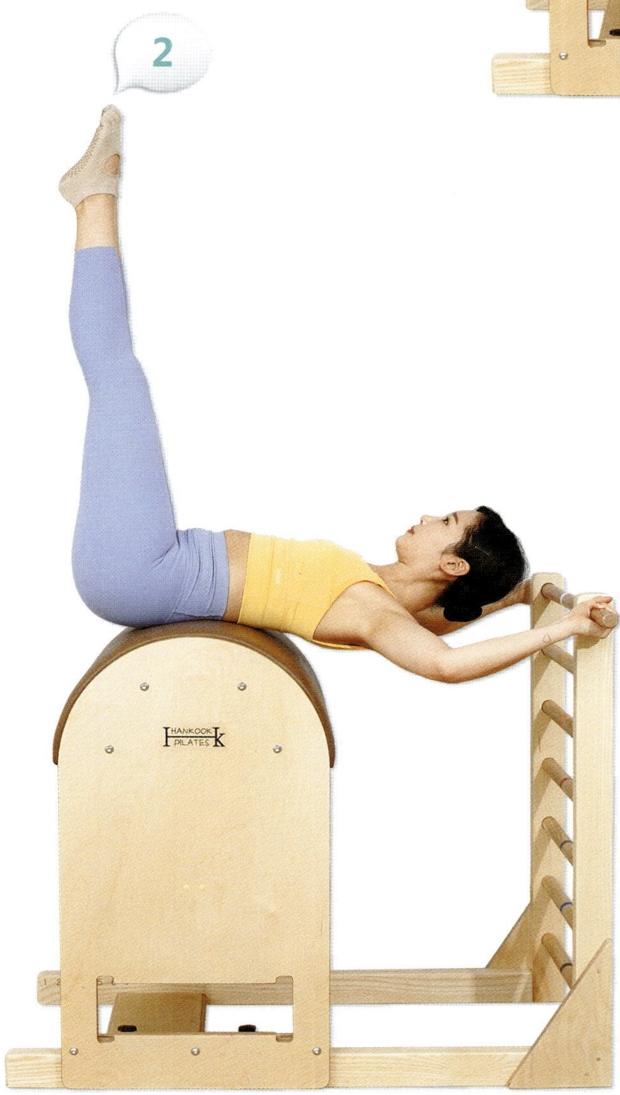
2

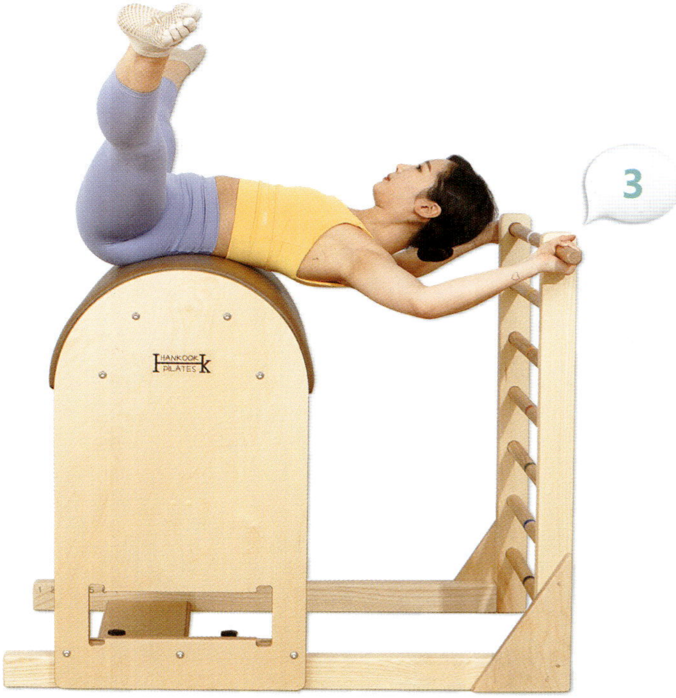
3

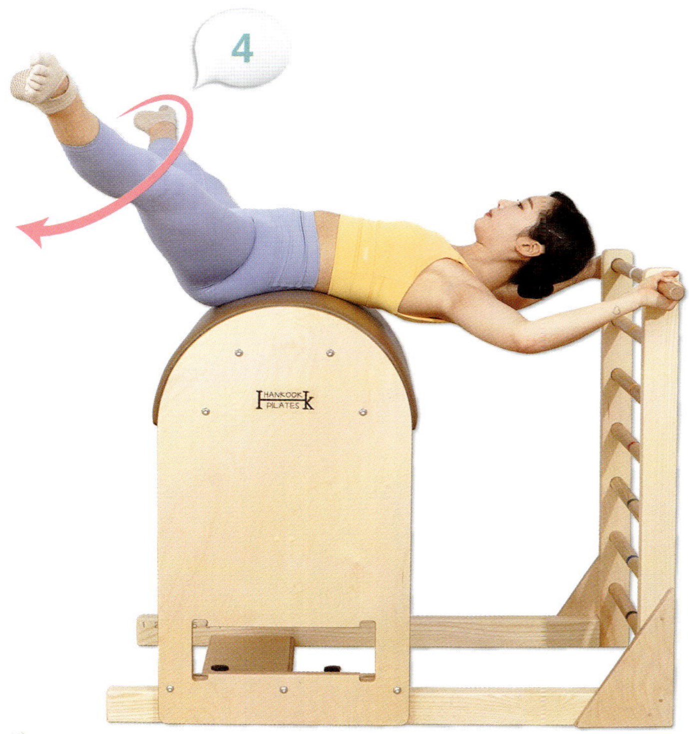
4

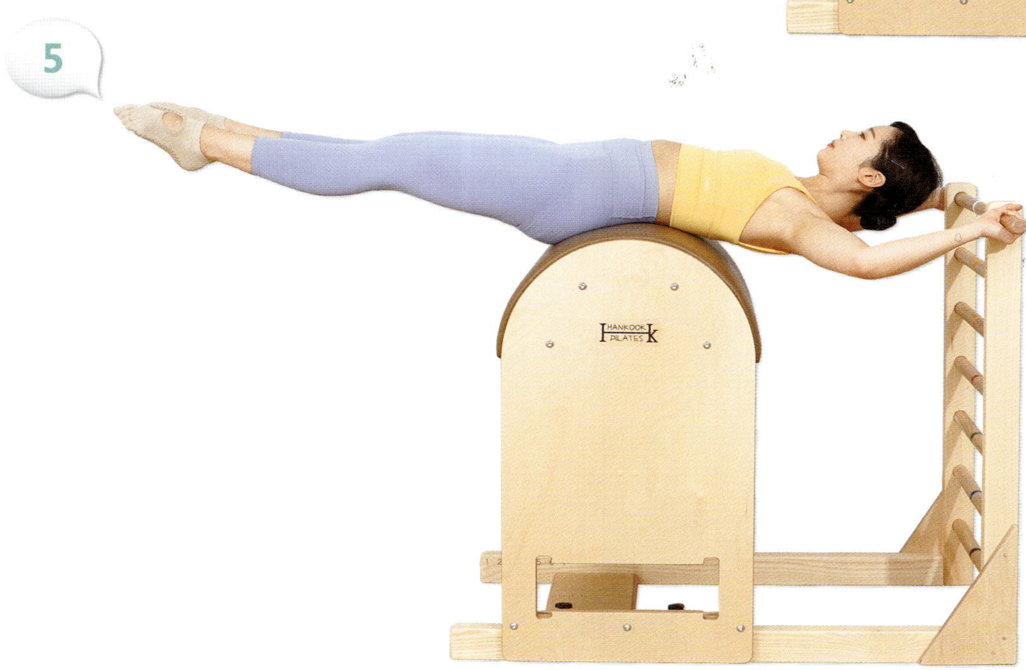
5

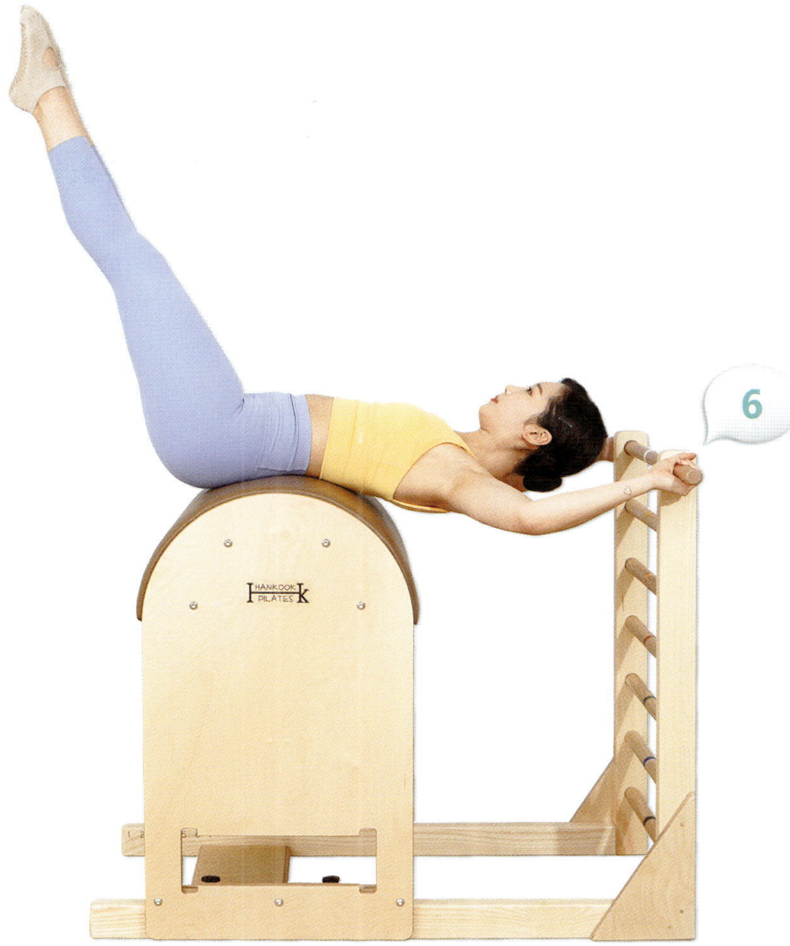
6
HANKOOK PILATES

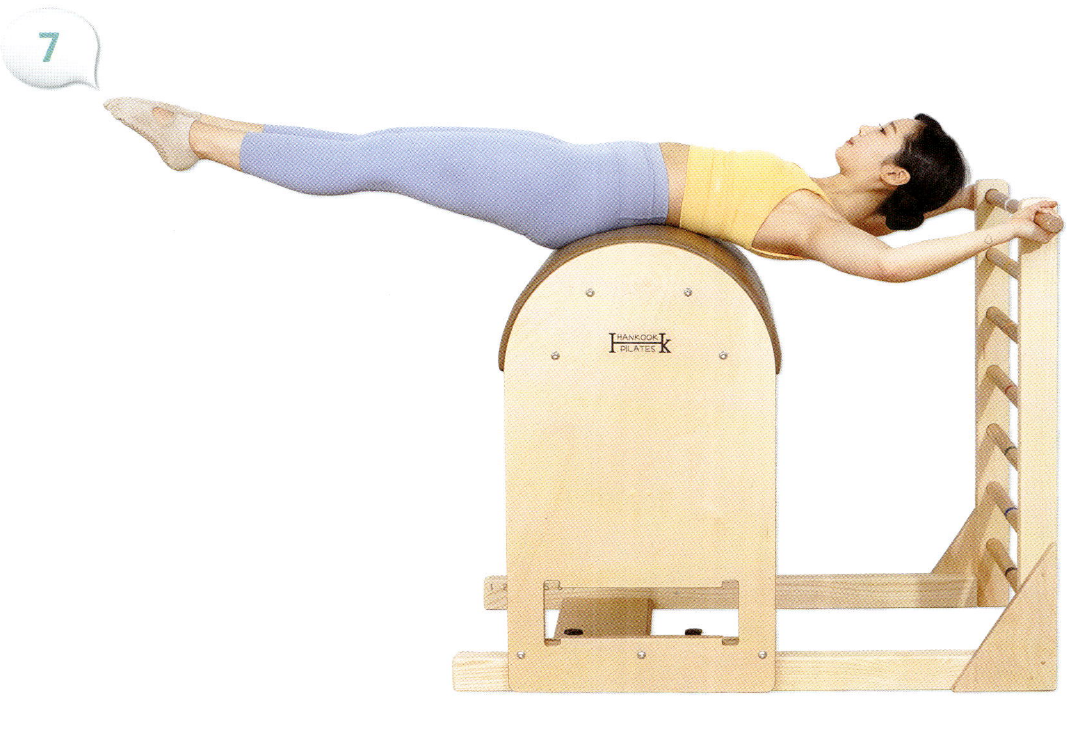
7
HANKOOK PILATES

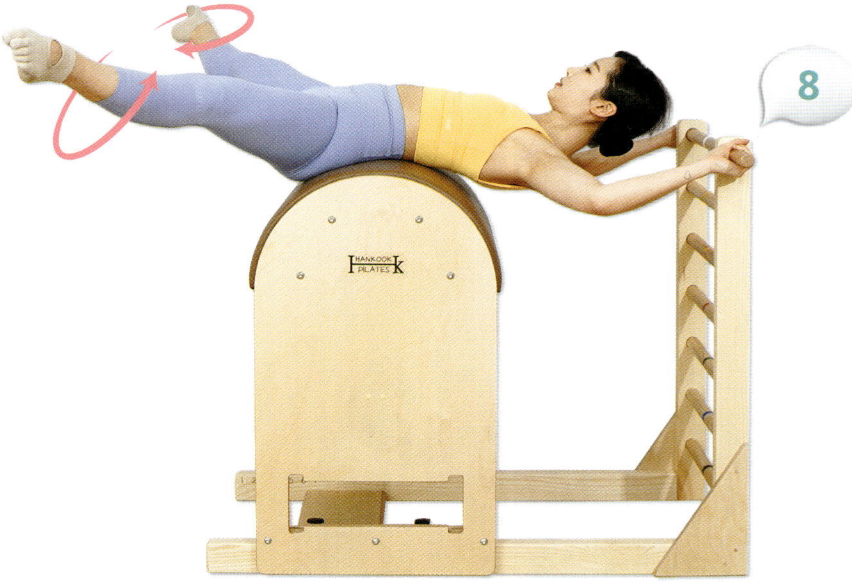
8

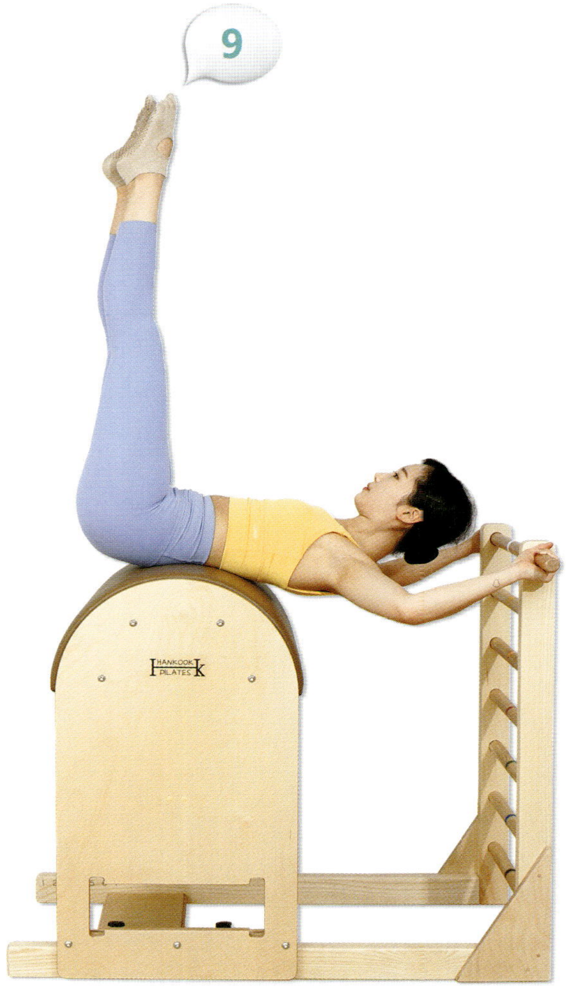
9

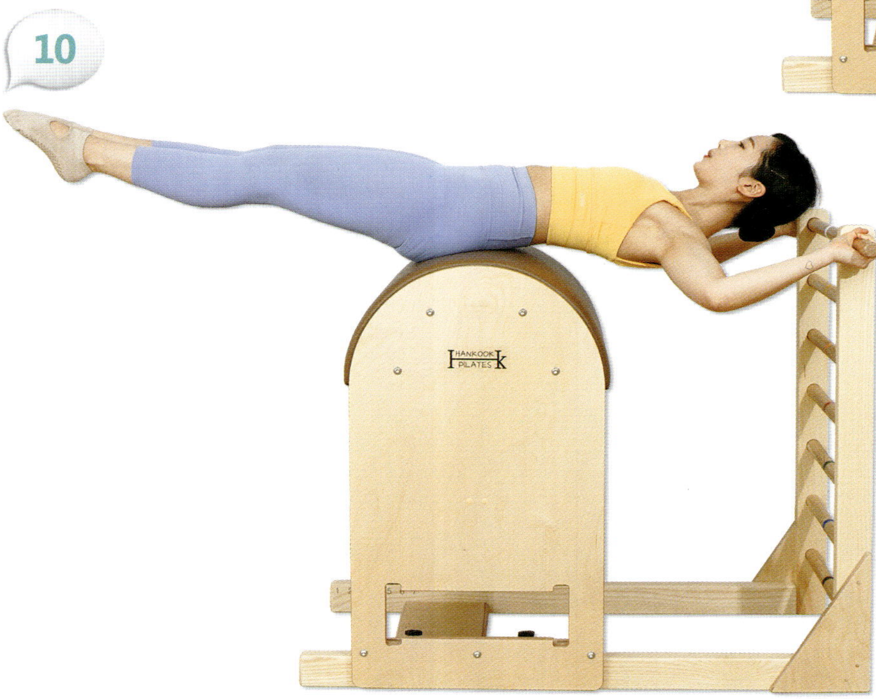
10

05 콕스크루 Corkscrew

시작 자세

- 바렐의 꼭대기에 앉아서 사다리로부터 반대를 향한다.
- 팔은 몸 뒤로 곧게 뻗고, 양손으로 자신에게 맞는 위치의 사다리 단을 잡는다.
- 궁둥뼈결절 뒤에 무게를 싣고, 허리뼈는 살짝 굽히고, 등뼈는 늘인다.
- 양다리를 곧게 펴 모음한다.

운동 방법

- 들숨: 숨을 들이마시며 자세를 준비한다.
- 날숨: 골반의 안정을 유지하며, 다리를 평행하게 모음시킨다. 양쪽 다리를 유지한 채 엉덩이로 S자를 그리며 시작하고, 다리를 몸통으로부터 떨어뜨려 뻗는다.
- 들숨: 시작 자세로 돌아온다.

양쪽에 번갈아 가며 3회씩 반복한다.

대상 근육

- 동작분석: 몸통 굽힘/폄, 엉덩관절 굽힘/폄
- 주동근
  몸통 굽힘: 배곧은근, 배바깥빗근, 배속빗근
  엉덩관절 굽힘: 허리근, 엉덩근, 넙다리빗근, 넙다리근막긴장근, 넙다리곧은근, 두덩근, 짧은모음근, 긴모음근, 큰모음근, 중간볼기근
- 길항근
  몸통 폄: 엉덩갈비근, 가장긴근, 가시근, 허리네모근, 반가시근, 돌림근, 뭇갈래근, 가시사이근
  엉덩관절 폄: 큰모음근, 큰볼기근, 중간볼기근, 넙다리두갈래근, 반막모양근, 반힘줄모양근

주의 사항

- 골반의 안정성을 유지한다.
- 어깨뼈의 안정성을 유지한다.

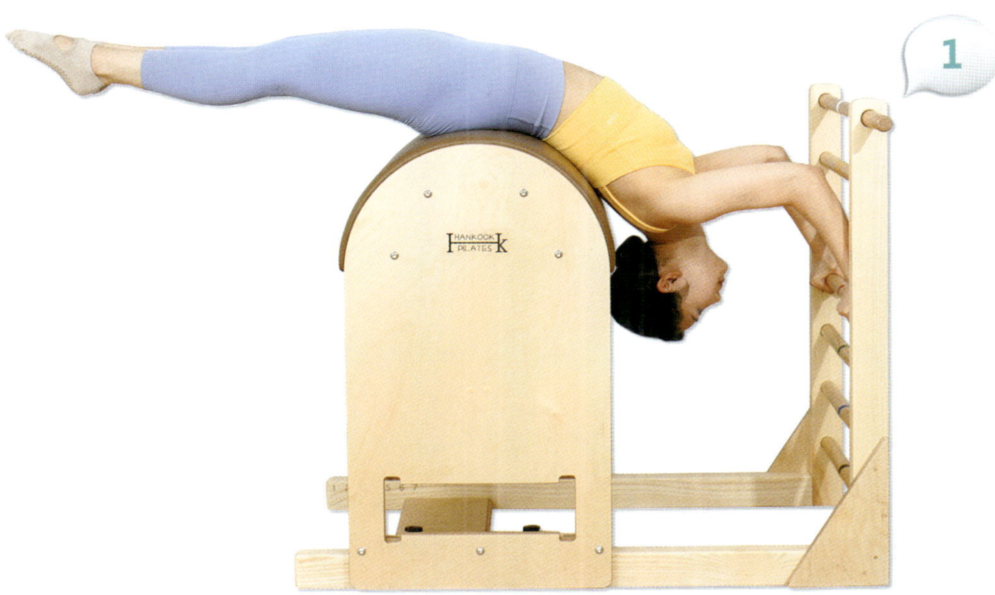

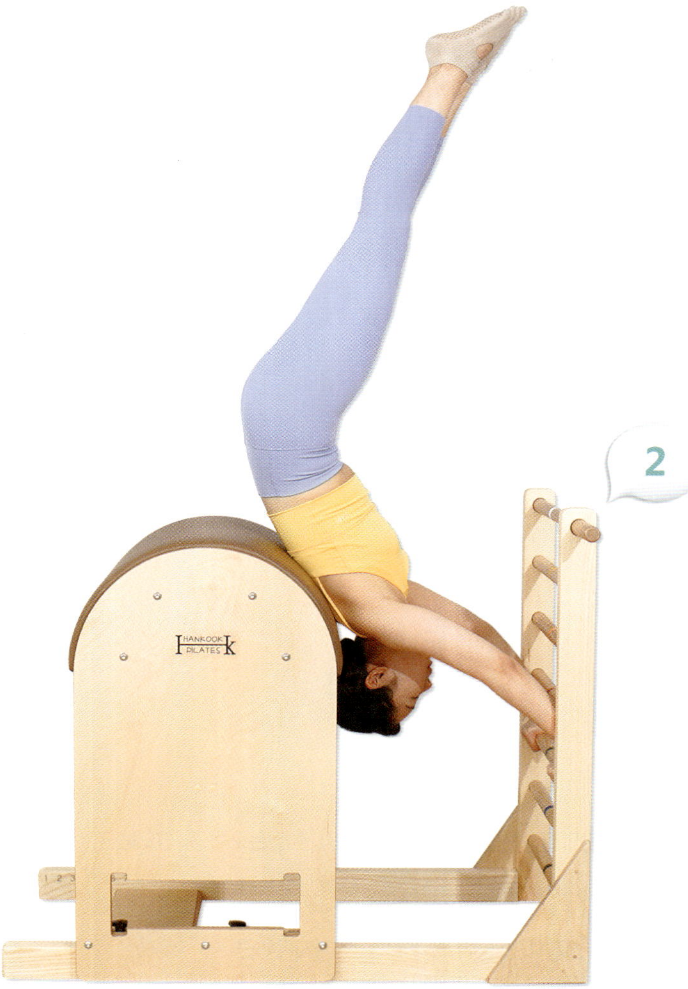
2

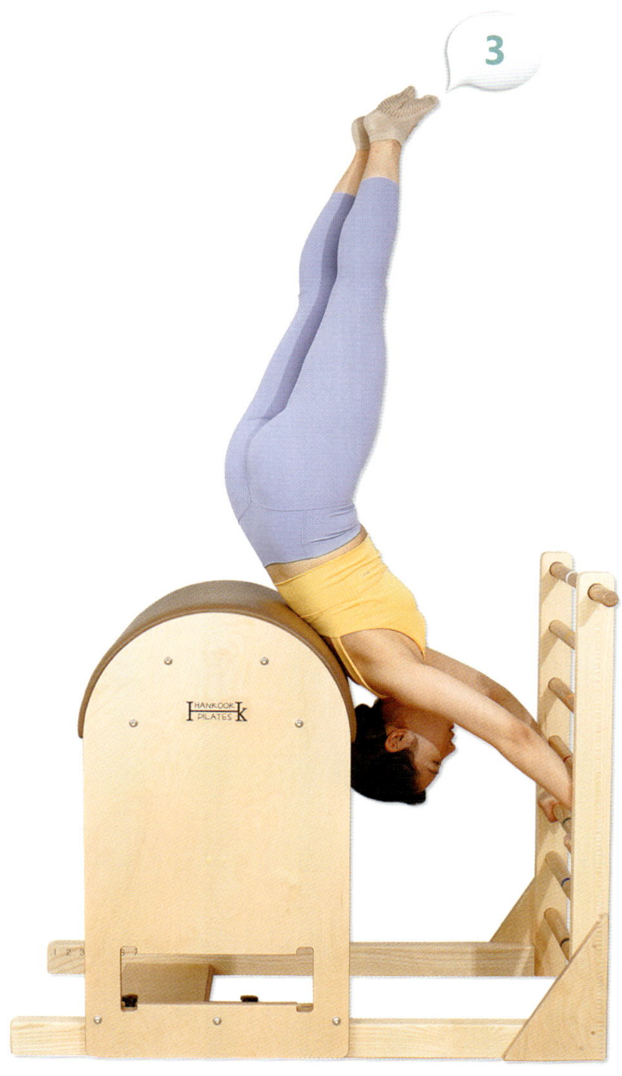
3

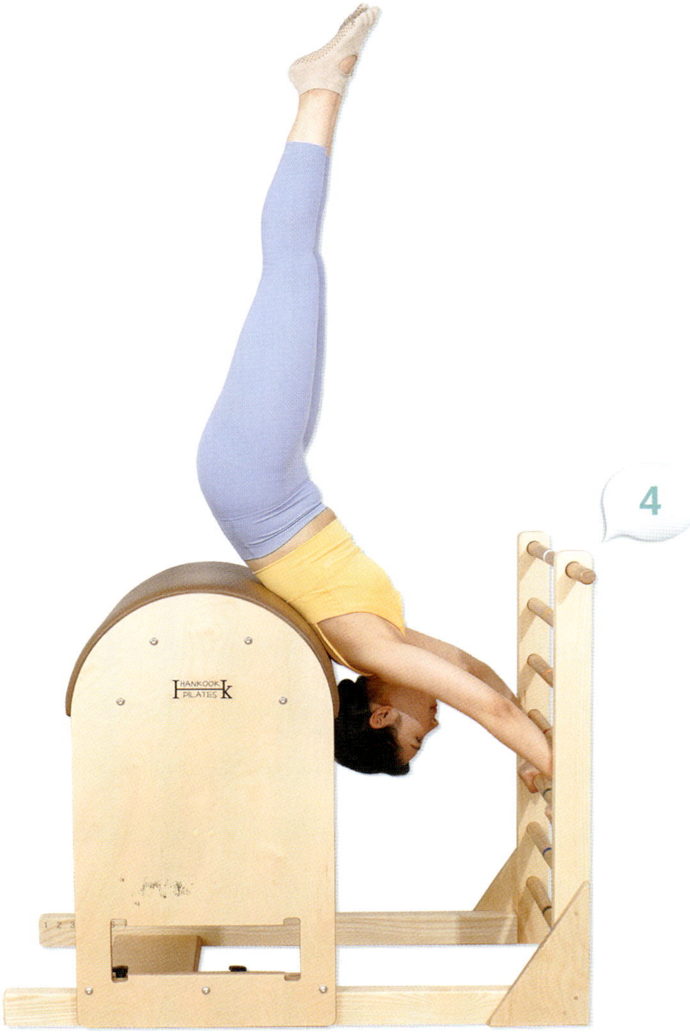
4

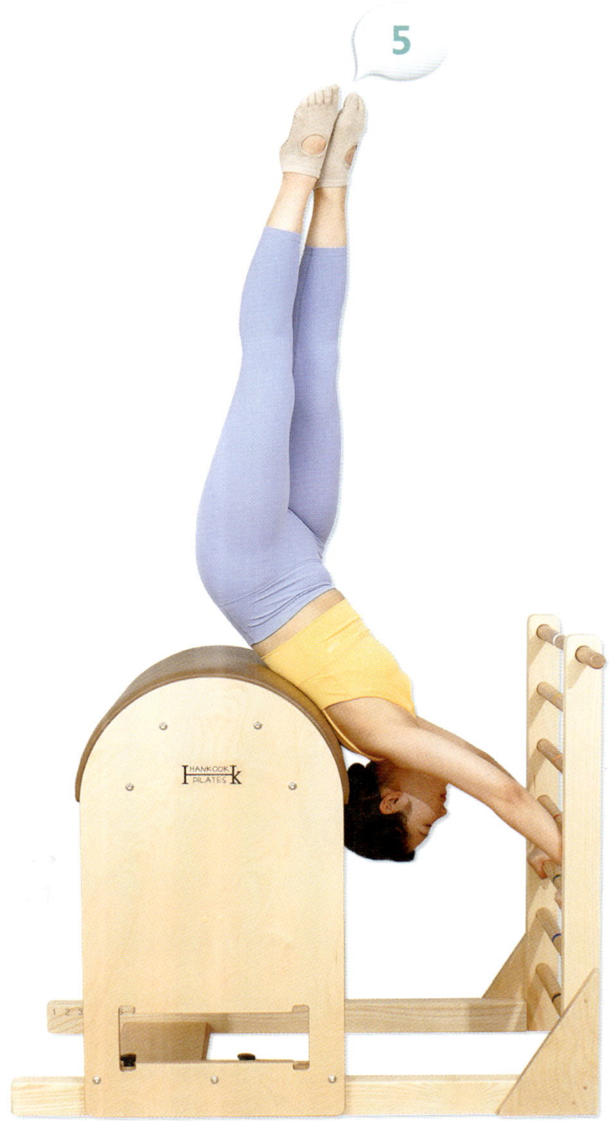
5

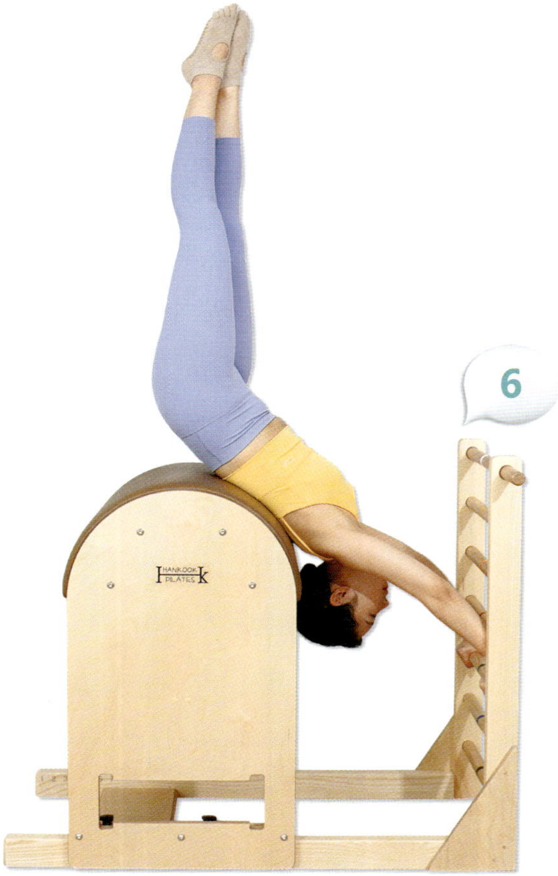
6

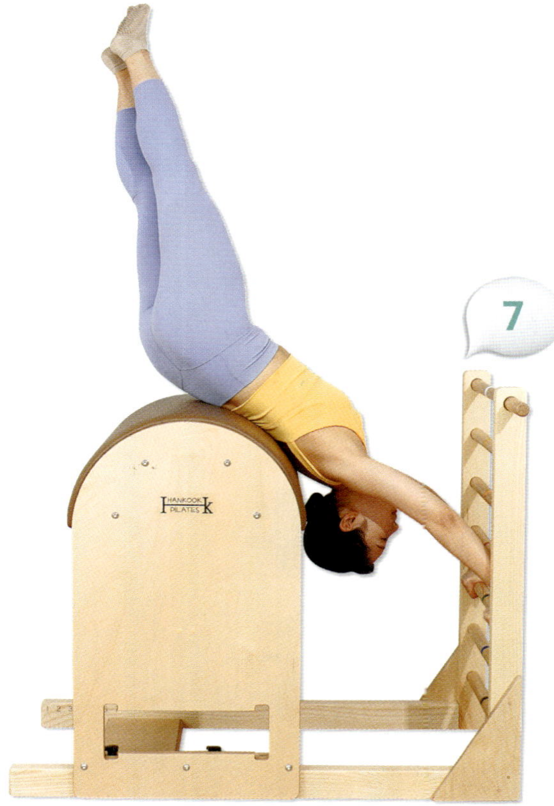
7

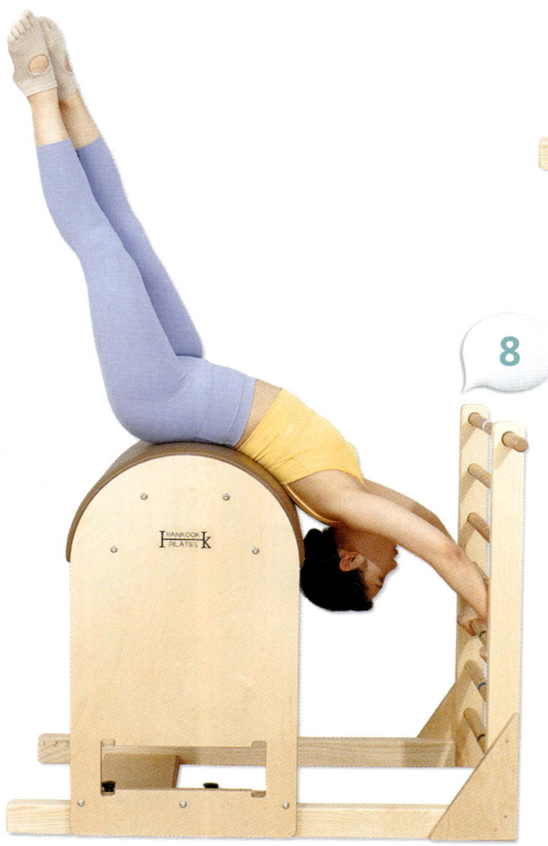
8

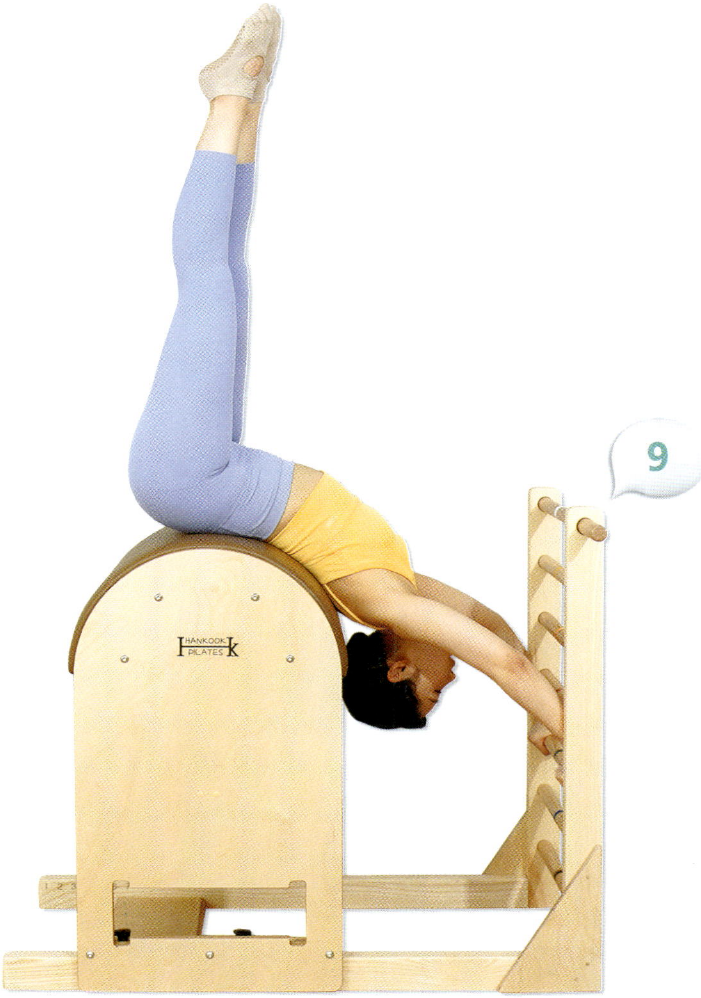
9

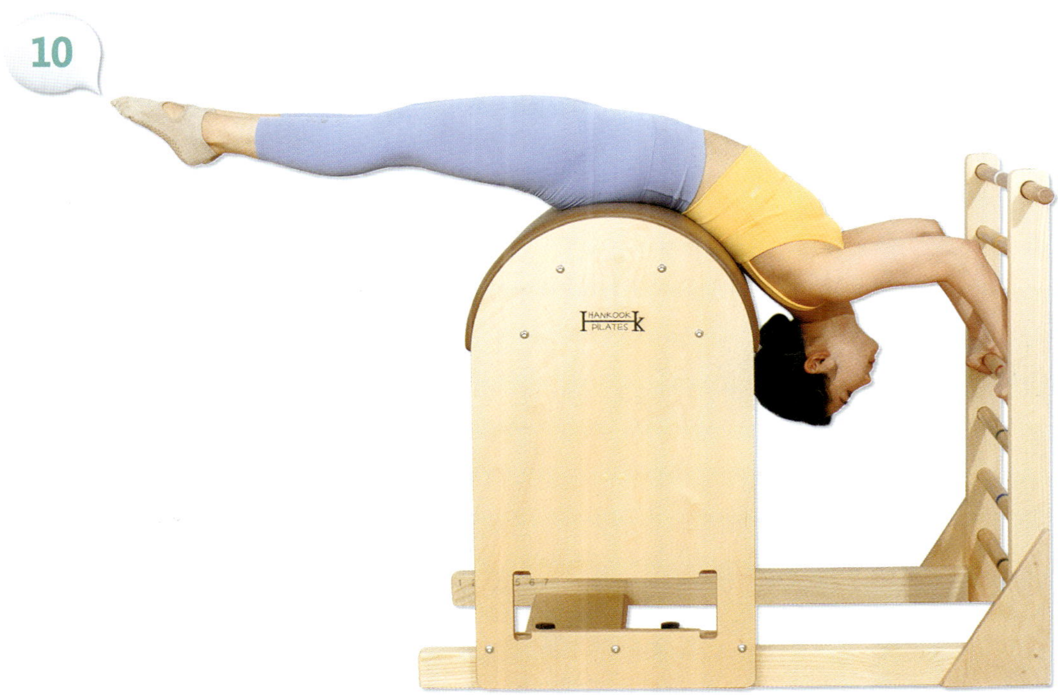
10

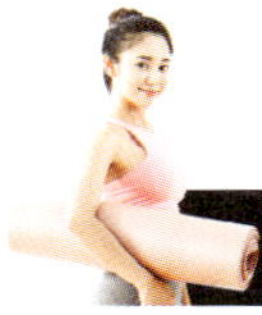

주목

- 운동을 시작할 때와 운동 중에 훈련된 전문가가 지켜보아야 한다.

06 핸드스탠드 Handstand

시작 자세

- 팔을 바닥에 대고 바렐 바깥쪽에서 바렐 쪽으로 물구나무서기를 준비한다.
- 바렐 사다리에 발을 걸고, 롤 다운해서 바렐 아치에 척추를 감아 팔을 바닥에 댄다.

운동 방법

- 들숨: 숨을 들이마시며 자세를 준비한다.
- 날숨: 물구나무서기 자세에서 허리뼈의 곡선이 바렐에 편안히 맞대어 쉴 수 있도록 충분히 바렐과 가깝게 한다. 다리는 곧게 펴 평행하게 모음시키고, 천장을 바로 향하도록 한다.
- 들숨: 자세를 유지한다.
- 날숨: 척추를 굽혀 골반을 바렐로부터 떨어뜨리고 가슴우리 바로 위로 가져온다. 등뼈가 바렐에 닿아 있도록 유지하고, 다리는 천장을 바로 향하도록 한다.
- 들숨: 천천히 한 다리씩 내리고 바렐을 마주보고 선다.

3~5회 반복한다.

대상 근육

- 동작분석: 몸통 폄/굽힘
- 주동근
  몸통 폄: 엉덩갈비근, 가장긴근, 가시근, 허리네모근, 반가시근, 돌림근, 뭇갈래근, 가시사이근
- 길항근
  몸통 굽힘: 배곧은근, 배바깥빗근, 배속빗근

주의 사항

- 어깨뼈, 어깨, 팔의 안정을 유지한다.
- 골반과 허리뼈가 떨어질 때 바렐에 맞댄 등뼈의 지지를 유지한다.
- 균형을 찾기 위해 중력의 중심을 손 너머로 보낸다.
- 목뼈에 과도한 긴장이 가지 않도록 시선이 바로 앞을 향하도록 유지한다.

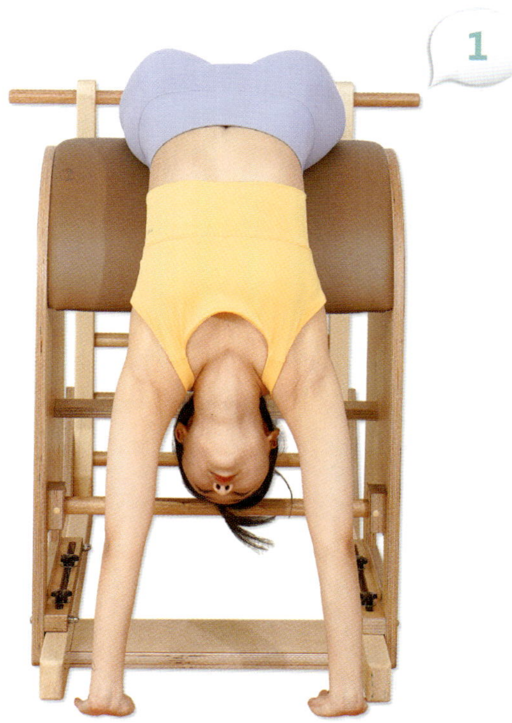

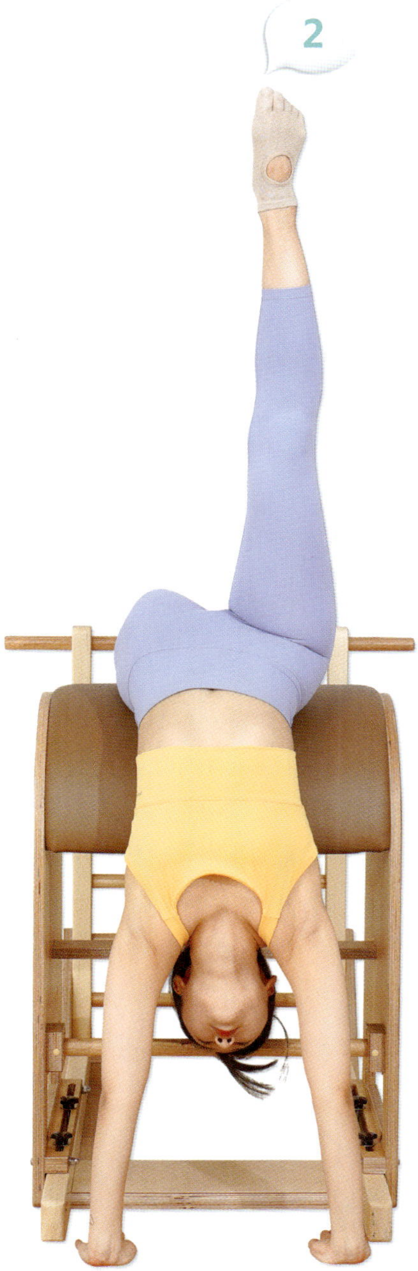
2

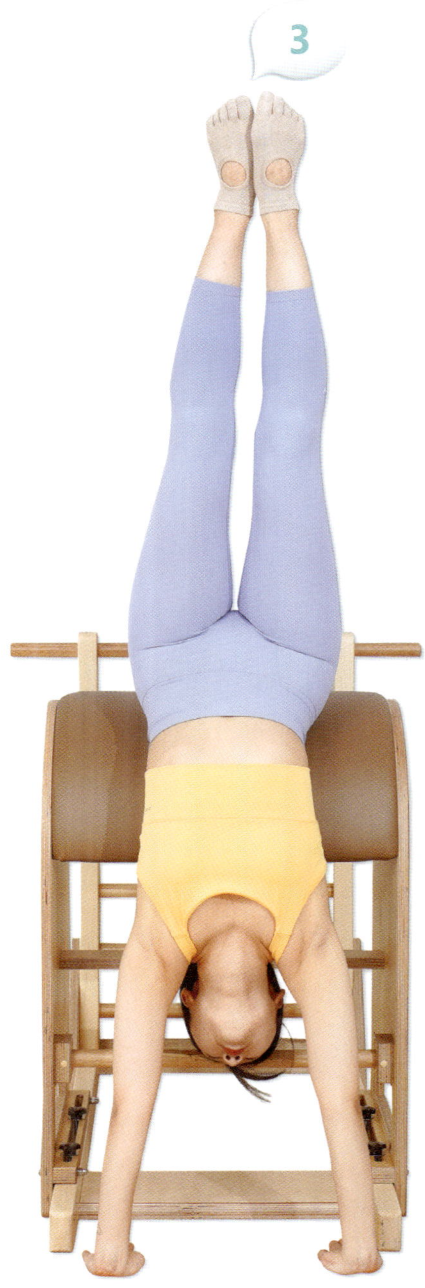
3

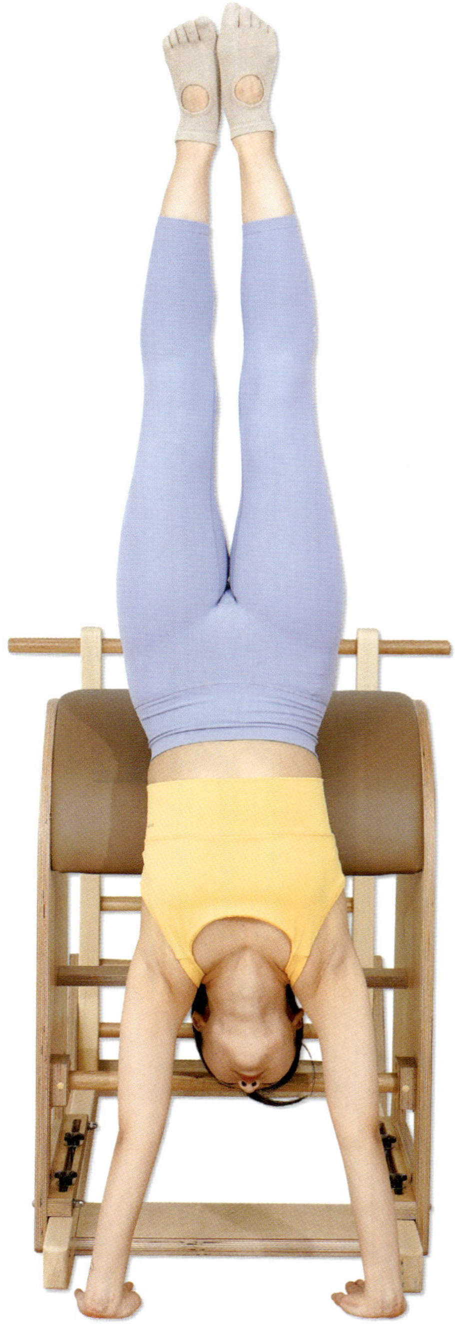

4

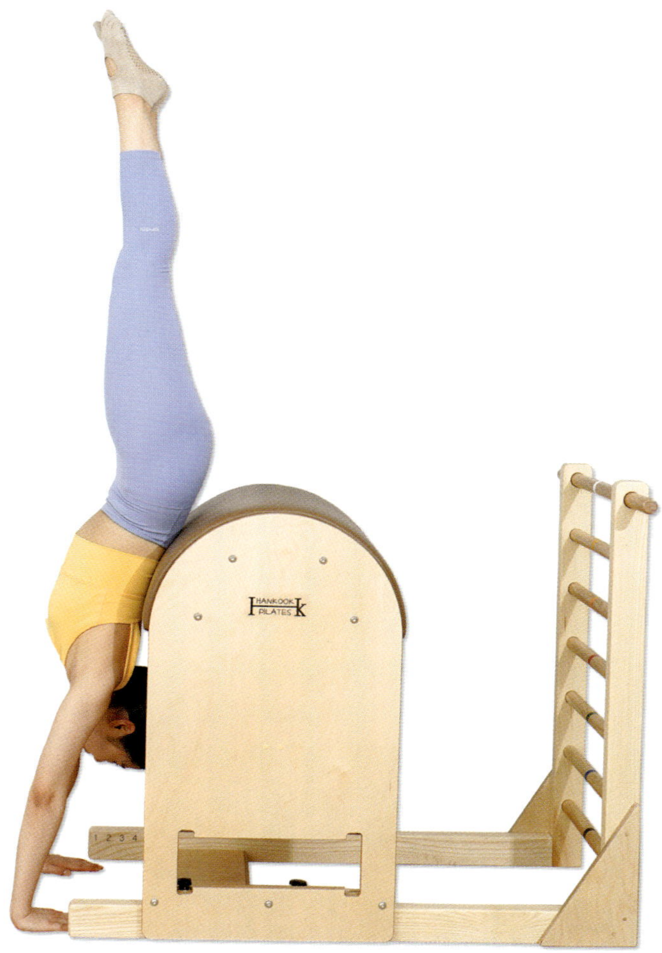

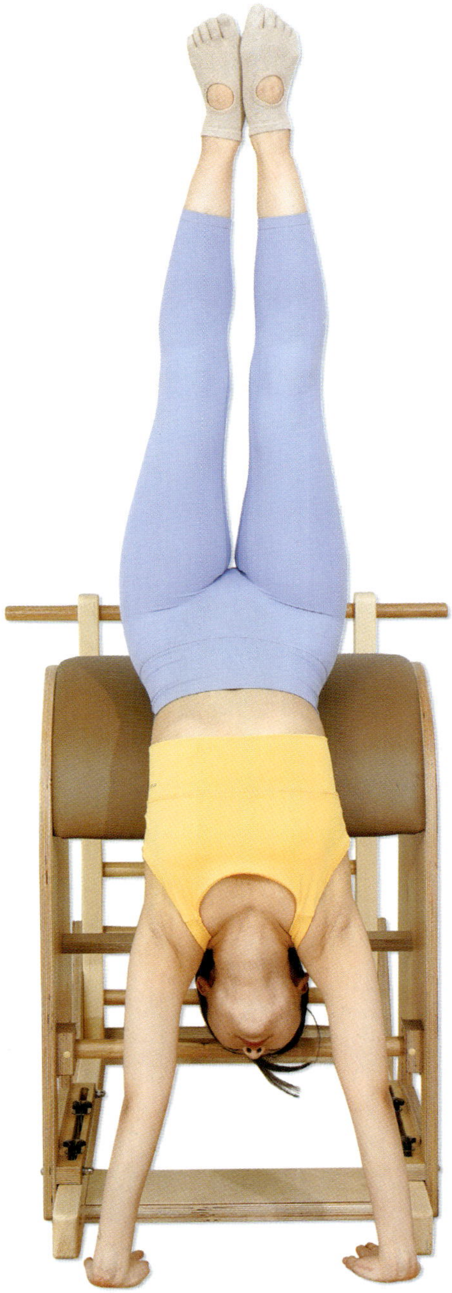

5

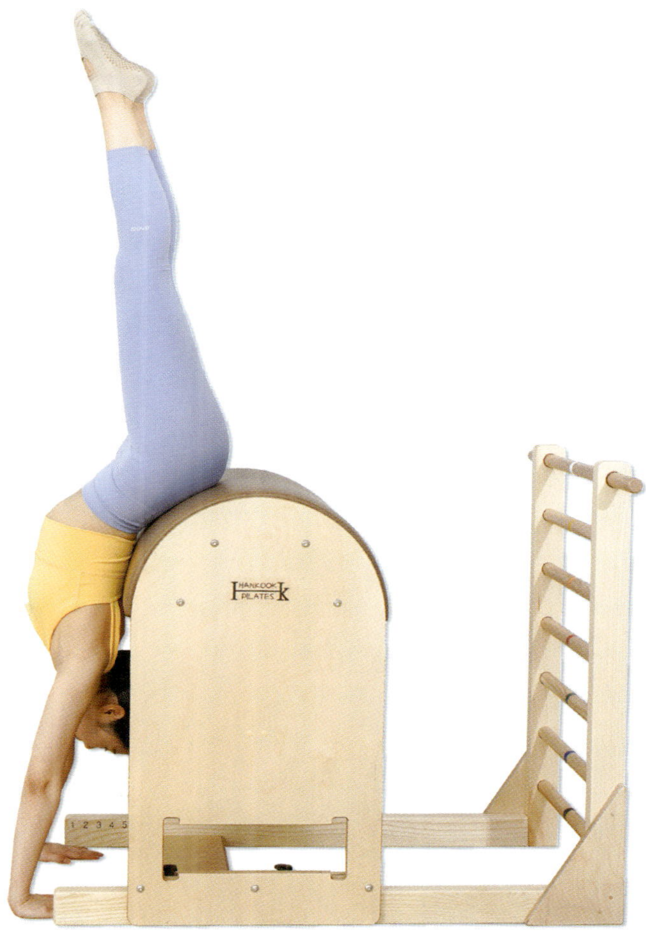

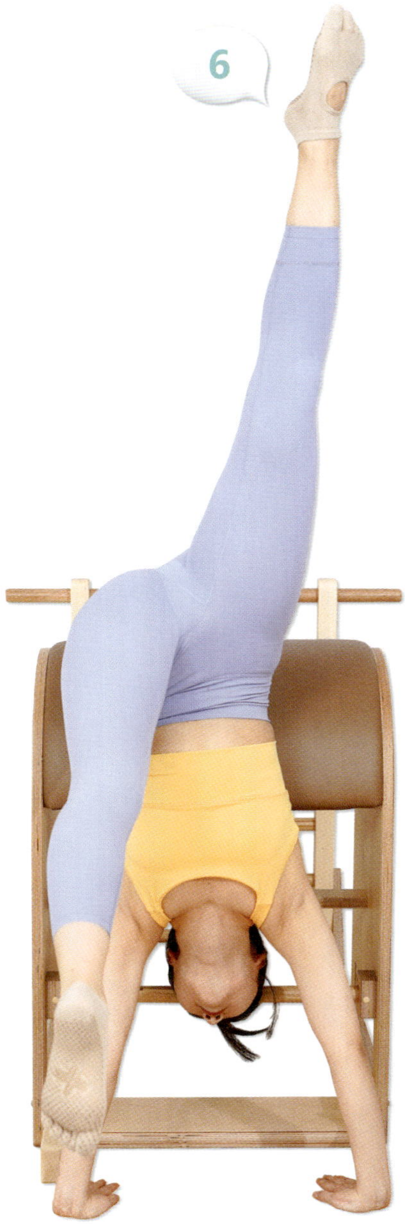
6

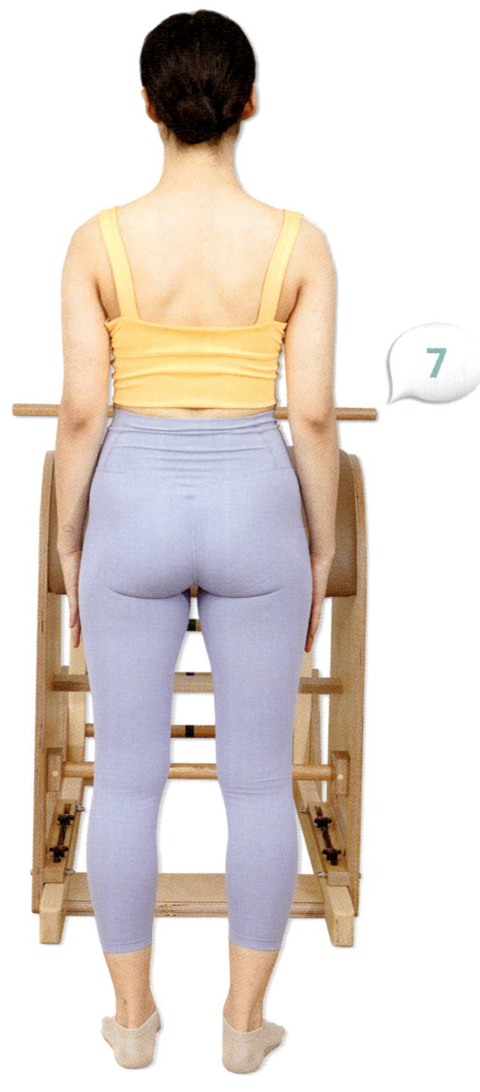
7

참고문헌

Reformer

Anthony L, Kenyi D. Hack Your Low Back With Pilates Reformer Stretching. CreateSpace Independent Publishing Platform, 2017

Anthony L, Kenyi D. Stretching for Stiffies: A Full Body Pilates Reformer Stretching Routine for Every Body. Rebus Press, 2016.

Anthony L, Kenyi D. Stretching on the Pilates Reformer Essential Cues and Images. Rebus Press, 2016.

Catherine W. P-i-l-a-t-e-s Instructor Manual Reformer Level 1. Gardners Books, 2011.

Catherine W. P-i-l-a-t-e-s Instructor Manual Reformer Level 2. Gardners Books, 2011.

Catherine W. P-i-l-a-t-e-s Instructor Manual Reformer Level 3. Gardners Books, 2011.

Catherine W. P-i-l-a-t-e-s Instructor Manual Reformer Level 4. Gardners Books, 2011.

Catherine W. P-i-l-a-t-e-s Instructor Manual Reformer Level 5. Gardners Books, 2011.

Christine RR, Marci C. The Pilates Reformer. Phi Pilates, 2001.

Christine RR. Reforming Human Movement. CreateSpace Independent Publishing Platform, 2015.

Deborah L. The PMA Pilates Certification Exam Study Guide. Pilates Method Alliance, 2014.

Ellie H. Ellie Herman's Pilates Reformer. Ellie Herman Books, 2017.

Eme C. Pilates Expanded Reformer, Cadillac, Wunda Chair & Barrels Photo Encyclopedia. CreateSpace Independent Publishing Platform, 2012.

Eme C. Pilates Expanded Supplemental Exercises To The Reformer, Cadillac, Wunda Chair & Barrels Photo Encyclopedia. CreateSpace Independent Publishing Platform, 2013.

Gewengier V, Bohlander A. Pilates - a Teachers' Manual, Springer, 2014.

Lynne R, Helge F, Jacqueline K, Gordon T. The Official Body Control Pilates Manual. Pan Macmillan, 2002.

Moria M, Beth E. Stott Pilates Advanced Reformer. Merrithew International Incorporated, 2013

Moria M, Beth E. Stott Pilates Essential Reformer. Merrithew International Incorporated, 2010.

Moria M, Beth E. Stott Pilates Intermediate Reformer. Merrithew International Incorporated, 2010.

Reiner G. The Pilates Reformer: Part I - The Traditional Exercises. Independently Published, 2020.

Barrel

Catherine W. P-i-l-a-t-e-s Instructor Manual Ladder Barrel Levels 1-5. Gardners Books, 2011.

Deborah L. The PMA Pilates Certification Exam Study Guide. Pilates Method Alliance, 2014.

Ellie H. Ellie Herman's Pilates Arc & Barrels. Ellie Herman Books, 2010.

Eme C. Pilates Expanded Reformer, Cadillac, Wunda Chair & Barrels Photo Encyclopedia. CreateSpace Independent Publishing Platform, 2012.

Eme C. Pilates Expanded Supplemental Exercises To The Reformer, Cadillac, Wunda Chair & Barrels Photo Encyclopedia. CreateSpace Independent Publishing Platform, 2013.

Gewengier V, Bohlander A. Pilates - a Teachers' Manual, Springer, 2014.

Lynne R, Helge F, Jacqueline K, Gordon T. The Official Body Control Pilates Manual. Pan Macmillan, 2002.

Moria M, Beth E. Stott Pilates Complete Arc Barrel. Merrithew International Incorporated, 2013.

Moria M, Beth E. Stott Pilates Complete ladder Barrel. Merrithew International Incorporated, 2011